高等院校医疗器械系列"十三五"规划教材
高等教育医工融合教材·医学影像技术专业

超声设备及检查技术

主 编 刘 红 徐辉雄
副主编 黄备建 姜立新

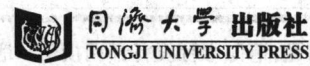
同济大学 出版社
TONGJI UNIVERSITY PRESS

内 容 提 要

本书内容分超声设备和超声检查技术两部分,全书19章。1—6章着重医用超声成像仪的构造、成像技术、成像原理及数字电路分析,并对关键技术的研究及最新进展做了简明扼要的介绍;7—19章注重融合理工科知识在检查技术中的应用,系统介绍图像采集、处理、存储及传输的基本知识、基本理论和基本技能,全面阐述心血管、腹部、妇产、浅表、肌骨的超声解剖概要、扫查方法、图像特征及注意事项等内容。

本书具有内容应用性强、理论解释严谨、知识结构清晰的特点,可供医学影像技术、生物医学工程和医疗器械等相关专业教学使用,也可供超声医学规范化培训人员和医学超声设备培训人员参考。

本书建议教学时数80学时。

图书在版编目(CIP)数据

超声设备及检查技术/刘红,徐辉雄主编. --上海:
同济大学出版社,2020.1
高等院校医疗器械系列"十三五"规划教材
ISBN 978-7-5608-8902-3

Ⅰ.①超… Ⅱ.①刘… ②徐… Ⅲ.①超声波诊断机—高等学校—教材 Ⅳ.①R445.1

中国版本图书馆 CIP 数据核字(2019)第 290457 号

超声设备及检查技术

主 编 刘 红 徐辉雄
副主编 黄备建 姜立新

责任编辑 张 睿　**责任校对** 谢卫奋　**封面设计** 陈益平

出版发行	同济大学出版社　www.tongjipress.com.cn
	(地址:上海市四平路1239号 邮编:200092 电话:021-65985622)
经　销	全国各地新华书店
印　刷	常熟市华顺印刷有限公司
开　本	787mm×1092mm 1/16
印　张	31　插页 24
字　数	849 000
版　次	2020年1月第1版　2020年1月第1次印刷
书　号	ISBN 978-7-5608-8902-3
定　价	98.00元

本书若有印装质量问题,请向本社发行部调换　　版权所有　侵权必究

编　委（按姓氏笔画为序）

　　吕　丹　（上海健康医学院医疗器械学院）
　　刘　红　（上海健康医学院医学影像学院）
　　李哲旭　（上海健康医学院医学影像学院）
　　何　峥　（上海中医药大学附属曙光医院）
　　应　涛　（上海交通大学附属第六人民医院）
　　张一峰　（同济大学附属第十人民医院）
　　陈红燕　（复旦大学附属闵行医院）
　　陈　曼　（上海交通大学附属同仁医院）
　　季正标　（复旦大学附属中山医院）
　　周进祝　（上海健康医学院医学影像学院）
　　姜立新　（上海交通大学附属第六人民医院）
　　徐辉雄　（同济大学附属第十人民医院）
　　黄国倩　（复旦大学附属华山医院）
　　黄备建　（复旦大学附属中山医院）
　　程海凭　（上海健康医学院医疗器械学院）

前　言

教材是教学的基本依据和基础资源,也是反映产业升级和结构调整对技术技能型本科人才新要求的载体。一本好教材不仅能传授知识与技能,而且是培养学生科学思维习惯、分析研究问题能力的必要条件。本教材的编写始终按照《教育部关于"十二五"普通高等教育本科教材建设的若干意见》的精神,以确保优质教育资源进课堂为目标。本教材编写思考的逻辑起点是根据本科医学影像技术专业教育规律、学生的成长规律和就业岗位(群)的任职要求,充分发挥教材在提高人才培养质量中的基础性作用。为凸显教材编写科学、精准、规范,内容先进、实用、适用,凸显医工融合的特色,教材编写前就超声设备及检查技术的岗位设置、典型工作任务、行业对人才培养的要求等内容开展广泛调研,为教材编写提供了有效的信息和依据,并据此召开了编委会,研讨拟定课程标准、编写整体规划及具体编写要求,奠定了"好读、好学、好教"的教材编写基础。

本教材编写坚持行业专家主导、院校合作的教材开发机制。遴选在教学、科研方面成就显著及具有精湛技术技能水平的临床一线行业专家引领教材编写(占62%),博采众家之长,将学科、行业的新知识、新技术、新技能、新成果融入到教材编写中。教材内容注重在传授知识的同时,传授获取知识的方法,培养学生具备一定的对技术操作规范的消化、吸收、改良、反求、创新能力,确保教材编写切实反映行业职业岗位能力标准,对接临床操作流程、操作指南,符合行业用人需求,有利于拓展学生可持续发展空间,体现医工融合及"三基五性"技术应用性的教材内涵。

本教材强调医工融合共同培养超声技术人员,借鉴国际超声医学医师、技师协同发展、各司其职的工作模式,从侧重技术操作层面的角度撰写临床常用超声检查技术,以满足超声技师的人才培养需求。全书共19章,涵盖了临床超声检查工作的基本内容。1—6章着重医用超声成像仪的构造、成像技术、成像原理及电路分析;7—19章注重融合理工科知识在检查技术中的应用,介绍图像采集、处理、存储及传输的基本知识、基本理论、基本技能,系统阐述心血管、腹部、妇产、浅表、肌骨的超声解剖概要、扫查方法、图像特征、注意事项等内容,服务"精准诊断、技术先行"的行业要求。每章前均列出"学习目标",每章学习内容后有围绕学习目标和教学重点的"本章小结""目标检测",突出重点教学内容;并通过临床案例分析、超声检查新技术介绍、专业学习网站推介等,拓宽相关专业知识与能力,以充分调动学生主动学习的积极性,同时培养学生的创新意识、解决问题的实践能力和可持续发展的潜能。在教材后增加了"参考文献",供学生进一步学习时参考。鉴于本书编者都是具有丰富临床超声检查实践和教学经验的专家、学者,因此本书有较强的实用性和可读性,可供医学影像技术本科专业教学使用,也可供超声医学规范化培训人员及医学超声设备培训人员参考。本教材建议教学时数80学时,5学分(16学时/1学分),理论与实践学时比为36∶44。

  本书编写过程中得到上海健康医学院医学影像学院何培忠教授、办公室杜文炜主任,海军军医大学(第二军医大学)附属长海医院超声科金修才主任、上海交通大学附属第六人民医院超声医学科严雨霖医师,复旦大学附属闵行医院超声医学科刘莹医师、俞芳芸护师,上海交通大学附属同仁医院超声医学科唐蕾、江建伟医师,复旦大学附属中山医院超声医学科丁红教授,复旦大学附属华山医院超声医学科周青医师,同济大学附属第十人民医院超声医学科李小龙、伯小皖医师的鼎力支持和帮助,谨在此表示诚挚的感谢!

  由于水平和时间所限,书中难免存在疏漏、不足甚或错误之处,恳请广大师生和读者不吝赐教和指正。

刘红   徐辉雄
2019.10

目 录

前　言

第一章　医学超声发展简史 ··· 1
 第一节　医学超声成像历史 ·· 1
 第二节　多普勒超声成像历史 ·· 4
 第三节　超声治疗历史 ·· 5
 本章小结 ·· 7
 目标检测 ·· 7

第二章　超声声学基础 ··· 8
 第一节　超声波的定义及特性 ·· 8
 第二节　超声波的产生和分类 ·· 9
 第三节　常用超声声学物理量 ··· 11
 第四节　超声波的传播特性和在生物组织中的衰减 ···················· 15
 第五节　超声的生物效应 ·· 21
 本章小结 ··· 22
 目标检测 ··· 22

第三章　医学超声成像技术 ·· 24
 第一节　医学超声成像的基本原理 ·· 24
 第二节　脉冲回波成像模式的显示型式和主要参数 ···················· 28
 第三节　多普勒模式的显示型式 ··· 35
 第四节　超声成像新技术 ·· 42
 本章小结 ··· 49
 目标检测 ··· 49

第四章 医用超声换能器 … 51
第一节 换能器材料和压电效应 … 51
第二节 换能器声场特性 … 56
第三节 探头的分类及结构 … 62
本章小结 … 67
目标检测 … 67

第五章 超声设备的原理及组成 … 69
第一节 超声波束的扫描 … 69
第二节 超声发射部分 … 73
第三节 超声接收前端电路组成 … 76
第四节 超声回波信号处理技术 … 82
第五节 超声图像处理技术 … 84
本章小结 … 94
目标检测 … 94

第六章 全数字B型超声诊断仪典型电路分析 … 96
第一节 探头板分析 … 97
第二节 脉冲板分析 … 99
第三节 整序板分析 … 101
第四节 波束合成板分析 … 101
第五节 数字板分析 … 103
第六节 控制面板分析 … 104
本章小结 … 105
目标检测 … 105

第七章 超声检查技术绪论 … 107
第一节 超声检查技术概述 … 107
第二节 医用超声诊断仪的使用 … 108
第三节 超声扫查的基本程序与操作方法 … 112
第四节 常见超声图像伪像的识别与规避 … 115
第五节 超声回声的描述与声像图观察的基本内容 … 118

第六节　超声检查技术学习指导 ··· 121
　　本章小结 ·· 122
　　目标检测 ·· 122

第八章　肝超声检查 ·· 125
　　第一节　肝超声检查基础 ·· 125
　　第二节　肝超声扫查方法和途径 ··· 126
　　第三节　正常肝声像图表现和肝超声测值 ···································· 134
　　第四节　肝超声扫查要点 ·· 138
　　第五节　肝常见疾病超声表现 ··· 138
　　第六节　肝超声检查新技术 ··· 150
　　知识拓展 ·· 152
　　本章小结 ·· 156
　　目标检测 ·· 156

第九章　胆囊与胆管超声检查 ·· 158
　　第一节　胆囊与胆管超声检查基础 ··· 158
　　第二节　胆囊与胆管超声扫查方法和途径 ···································· 158
　　第三节　胆囊与胆管声像图表现和超声测值 ································ 160
　　第四节　胆囊与胆管扫查要点 ··· 161
　　第五节　胆囊与胆管常见疾病超声表现 ······································· 161
　　知识拓展 ·· 174
　　本章小结 ·· 175
　　目标检测 ·· 175

第十章　脾超声检查 ·· 177
　　第一节　脾超声检查基础 ·· 177
　　第二节　脾常见疾病超声表现 ··· 180
　　第三节　脾先天异常超声扫查要点 ··· 185
　　知识拓展 ·· 186
　　本章小结 ·· 187
　　目标检测 ·· 187

第十一章　胰腺超声检查 ... 190
　　第一节　胰腺超声检查基础 ... 190
　　第二节　胰腺常见疾病超声表现 ... 193
　　知识拓展 ... 203
　　本章小结 ... 204
　　目标检测 ... 204

第十二章　泌尿及男性生殖系统超声检查 ... 208
　　第一节　肾超声检查 ... 208
　　第二节　输尿管超声检查 ... 216
　　第三节　膀胱超声检查 ... 220
　　第四节　前列腺超声检查 ... 223
　　第五节　阴囊超声检查 ... 228
　　知识拓展 ... 232
　　本章小结 ... 234
　　目标检测 ... 234

第十三章　腹膜后间隙与肾上腺超声检查 ... 236
　　第一节　腹膜后间隙与肾上腺超声检查基础 ... 236
　　第二节　腹膜后常见疾病超声表现 ... 238
　　第三节　肾上腺常见疾病超声表现 ... 243
　　知识拓展 ... 245
　　本章小结 ... 246
　　目标检测 ... 246

第十四章　妇科超声检查 ... 249
　　第一节　子宫及附件超声检查基础 ... 249
　　第二节　子宫及附件常见疾病超声表现 ... 252
　　第三节　妇科超声检查新技术 ... 258
　　知识拓展 ... 259
　　本章小结 ... 261
　　目标检测 ... 261

第十五章 产科超声检查 ... 263

- 第一节 正常早期妊娠声像图 ... 263
- 第二节 正常中晚期妊娠声像图 ... 265
- 第三节 异常妊娠超声表现 ... 268
- 第四节 异常胎盘超声表现 ... 271
- 第五节 胎儿先天性畸形的超声诊断 ... 272
- 第六节 产科超声检查新技术 ... 275
- 知识拓展 ... 276
- 本章小结 ... 277
- 目标检测 ... 278

第十六章 正常心脏超声检查 ... 280

- 第一节 心脏解剖概要 ... 280
- 第二节 正常超声心动图概述 ... 283
- 第三节 检查前的准备工作 ... 284
- 第四节 二维超声心动图 ... 285
- 第五节 M型超声心动图的基本图像 ... 293
- 第六节 各瓣膜彩色血流图像 ... 297
- 第七节 各瓣膜频谱多普勒的正常波型 ... 299
- 第八节 二尖瓣环组织多普勒频谱 ... 301
- 本章小结 ... 302
- 目标检测 ... 302

第十七章 心脏疾病超声检查 ... 305

- 第一节 心脏瓣膜病超声表现 ... 305
- 第二节 先天性心脏病超声表现 ... 315
- 第三节 原发性心肌病超声表现 ... 323
- 第四节 冠状动脉粥样硬化性心脏病超声表现 ... 327
- 第五节 高血压性心脏病超声表现 ... 331
- 第六节 心脏黏液瘤超声表现 ... 331
- 第七节 心包积液超声表现 ... 332
- 第八节 心功能测定 ... 335

本章小结 ·· 346
　　目标检测 ·· 346

第十八章　浅表器官超声检查 ························· 349
　　第一节　甲状腺超声检查 ························· 349
　　第二节　乳腺超声检查 ···························· 371
　　第三节　淋巴结超声检查 ························· 390
　　知识拓展 ·· 413
　　本章小结 ·· 418
　　目标检测 ·· 419

第十九章　肌肉-骨骼系统超声检查 ··················· 424
　　第一节　肌肉-骨骼系统超声检查基础 ········· 424
　　第二节　肩关节超声检查 ························· 425
　　第三节　肘关节超声检查 ························· 432
　　第四节　手与腕关节超声检查 ··················· 439
　　第五节　髋关节及大腿超声检查 ················ 446
　　第六节　膝关节超声检查 ························· 451
　　第七节　足踝关节与小腿超声检查 ············· 460
　　第八节　肌肉-骨骼系统超声检查新技术 ····· 466
　　知识拓展 ·· 466
　　本章小结 ·· 469
　　目标检测 ·· 470

参考答案 ·· 473

参考文献 ·· 479

附录　彩图汇总

第一章
医学超声发展简史

> **学习目标**
> 1. 掌握：医学超声成像的历史。
> 2. 熟悉：多普勒超声诊断发展历史。
> 3. 了解：超声治疗应用。

继19世纪末到20世纪初在物理学上相继发现了压电效应与逆压电效应之后，人们发现了利用电子学技术产生超声波的办法，从此揭开了超声技术的历史篇章。如今超声波扫描技术已成为现代医学诊断和临床治疗不可缺少的工具。利用超声波的物理特性与人体器官、组织的声学特性相互作用后得到诊断或治疗效果的一门崭新学科——医学超声（Medical Ultrasound）也应运而生。

第一节 医学超声成像历史

超声波技术的发展距今已有220余年的历史，意大利生物学家拉扎罗·斯帕兰扎尼（Lazzaro Spallanzani）被公认为超声波技术研究领域的第一人，1794年，斯帕兰扎尼通过对蝙蝠进行研究得出了非视觉回声定位的基本结论，首次将超声技术引入人类研究视线。1880年，法国物理学家居里兄弟（Pierre Curie 和 Jacques Curie）研究发现，当沿着某些方向压缩晶体（如石英、电气石和罗歇尔盐）时，晶体表面会产生电荷，且电荷量与所施压力成比例。这一现象被称为压电效应，也是超声换能器发射-接收超声波的起点。压电材料可以因机械变形产生电场，也可以因电场作用产生机械变形，这种固有的机-电耦合效应使得压电材料日后在医学超声中得到了广泛的应用。

超声波技术作为一项工程技术出现于20世纪初。超声在生物医学上的初始应用建立在超声在军事工业中应用的技术基础上。1912年4月12日，英国客轮Titanic号与冰山相撞沉没；第一次世界大战期间德国使用潜艇击沉同盟国几千艘舰船。这些事件驱使许多科学家都致力于研究能发现水下障碍和潜艇的探测器。现代超声学时代便起源于法国科学家保罗·朗之万（Paul Langevin）的不懈努力。1915年，朗之万发明了水听器，被世界医学超声教育大会誉为世界上"第一个换能器"。1917年，他发明了用于水下探测的石英夹层超声换能器，同时问世的还有采用超声波探测水下潜艇目标的"水下定位法"。美国海军在此基础上进一步展开研究，于1921年将声纳（Sonar）用于探测潜艇。现代医学超声诊断仪在原理上与声纳极为相似。

1928年,被誉为超声检测之父的苏联物理学家索科洛夫(Sergei Sokolov)提出超声可以用来对金属等固体中的缺陷进行无损检测(Non-Damage Test,NDT),至此穿透传输技术理论问世。20世纪30年代,超声波治疗作为一种物理疗法,被用来为欧洲足球队队员缓解关节炎疼痛和湿疹,并消毒疫苗,从而使超声治疗成为医学超声中最先发展的领域。

1939年,第二次世界大战爆发,激发了超声检测技术在军事领域的新发展,利用超声波探测海下潜艇技术日趋完善,也陆续拉开了应用超声波进行工业无损检测、零件清洗、焊接等工程应用的帷幕。另一方面,战争使得医学超声研究暂时趋于停顿。直到1942年,奥地利医生杜西克(Karl Theo Dussik)受雷达技术和金属探伤技术的启发,第一次将工业超声探伤原理用于医学诊断,利用两条垂直的连续超声波经过颅内时的衰减确定颅内肿瘤和积水,随后设计了称为"Hyperphonography"的仪器用于诊断。1946年,美国科学家费尔斯通(Floyd Firestone)通过改进雷达仪器而独立设计的一项反射镜(Reflectoscope)专利,能够发射短脉冲且放大器特性较好,首次实现了单一超声换能器发射-接收双工模式。1948年,美国医生路德维希(George Ludwig)研制成功用于检测胆结石的A型超声仪器。开创了超声技术用于医学诊断先河的美籍医生怀尔德(John Wild),于1949年在研究肠扩张时使用超声成功测量了在体肠壁厚度。

1949年召开的第一次国际超声医学大会,为全世界范围的医学超声研究者们提供了史无前例的发展契机。1949—1951年间,来自美国科罗拉多大学的道格拉斯·洪瑞(Douglas Howry)和约瑟夫·福尔摩斯(Joseph Holmes)成为B型超声设备和二维B型线阵换能器制造的先驱;美籍医生怀尔德(John Wild)与里德(John Reid)合作研制成功一种手持接触式B型扫描仪来检测乳腺肿瘤。这些成果轰动了医学影像诊断领域,成为医学超声发展的里程碑。1953年,瑞典医生英格·埃德勒(Inge Edler)和工程师赫兹(Carl Hertz)使用西门子造船厂的一台回波测试控制设备,成功地完成了第一例超声心动图,作为将超声脉冲回波成像技术应用于心脏病诊断的第一人,埃德勒被誉为"超声心动图之父"。1954年,美国科学家贾菲(Bernard Jaffe)发现人造极化锆钛酸铅压电陶瓷(Piezoelectric Lead Zirconate Titanate,PZT)具有很强的压电活性,极大地促进了工业和医用超声技术的进一步发展。20世纪50年代中期,尽管在美国、日本和欧洲的一些地区出现了不少医学超声先驱者,但影响最为深远的当数苏格兰妇产科专家伊恩·唐纳德(Ian Donald)教授的团队在格拉斯哥为促进产科超声实用技术和应用所做出的巨大贡献,他们于1957年研制出首款非接触式探头,次年发表了题为《脉冲超声探查腹部脏器实践》的著名文章,同时将超声波应用纳入妇产科医学诊断领域,这使得超声波在随后的几十年里在医疗实践中得到了更广泛的应用。20世纪50年代末期,连续波和脉冲波多普勒(Doppler)技术以及超声显微镜问世。

20世纪60年代开始,医学超声系统的商业化进程得到较大推动,医生们开始将超声波应用于腹部器官的探测。电子学和压电材料的快速技术进步为医学超声进一步实现从双稳态图像到灰度图像,从静止图像到实时动态图像提供了技术基础。随着成像技术的进步,多普勒超声技术也在不断发展,1966年,美国科学家贝克(Donald Baker)、沃特金斯(Dennis Watkins)和里德(John Reid)共同开发的脉冲多普勒超声技术使得心脏各层血流状态的成像得以实现。双工超声扫描(Duplex Scanning)以及随后的彩色多普勒成像技术的发展,为研究人体器官、肿瘤等的循环和血供状况提供了更广阔的空间。到了20世纪70年代,微芯片的出现以及计算机处理能力的指数级增长,使得集成了数字波束形成、信号增强以及数据分析和显示新方法(如功率多普勒和三维成像等)的超声诊疗系统进入临床实践,连续波多普勒、频谱波多普勒和彩色多普勒超声成像等技术得到了长足发展。东京大学的马场一宪(Kazunori Baba)教授于1986年开发出三维超声技术,并拍摄了胎儿的三维图像。20世纪90年代,三维成像及彩色显示技术有了新的进步。全数字化超声诊断系统进入医学临床应用。超声诊断已从单一器官扩大到全身,从静态扩展到动态,从模拟扩展到全数字化。同时开始发展了新参量成像,如利用超声非线性技术发展的谐波成像,利用多波(纵波和横波)的弹性成像等。超声诊断开始进入一个综合多参量多功能的超声诊断系统阶段。这一阶段的超声诊断系统不仅利用超声回波的幅度和多普勒信号,还利用非线性的谐波信号;不仅利用超声纵波,还利用超声横波获取剪切模量来检测组织。超声诊断给临床带来越来越丰富、越来越有效的诊断信息。

进入新世纪,随着多媒体和互联网时代的到来,全数字化超声诊断系统正在与图像存储与传输系统(Picture Archiving and Communication Systems,PACS)进行结合。未来超声诊断系统的基本配置已展现于临床。

纵观超声医学成像技术的发展历史,可以看出超声医学成像技术沿着从低维到高维(一维、二维、三维、四维)和从解剖结构到功能成像的道路发展。图1-1总结了医学超声发展的重要人物和发展里程碑。

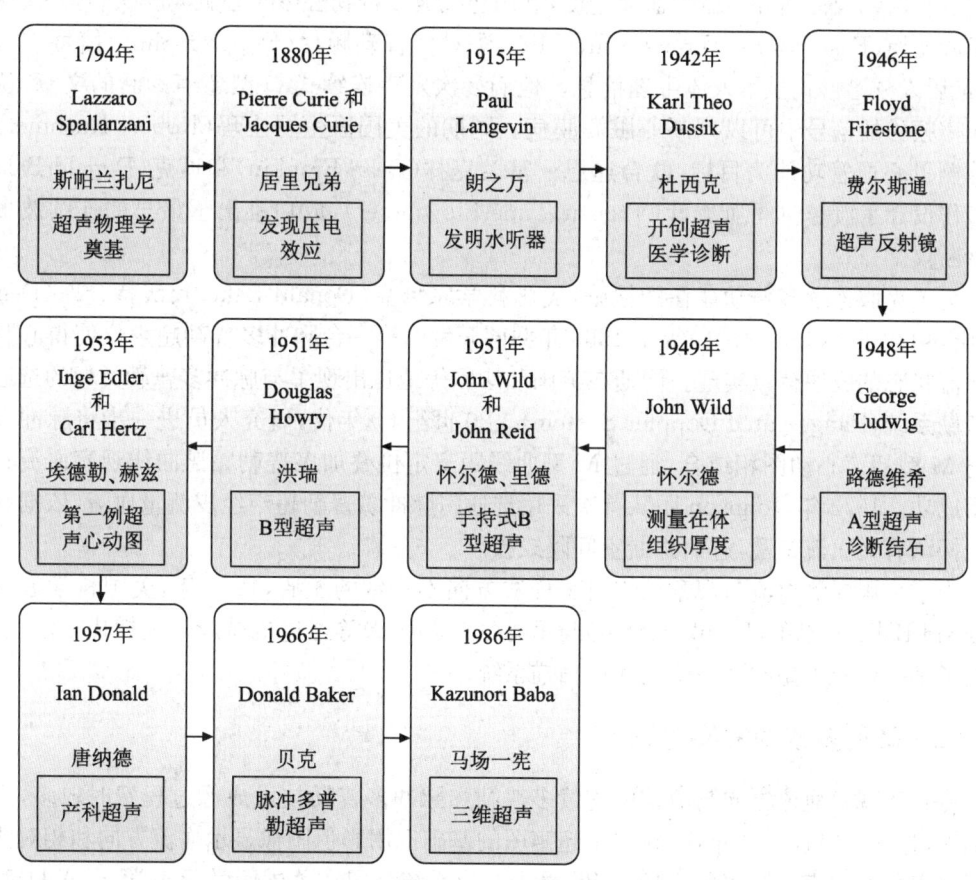

图1-1 医学超声发展的重要人物和发展里程碑

第二节　多普勒超声成像历史

1842年，光学多普勒效应（Doppler effect）由克里斯蒂安·多普勒（Christian Doppler）首次提出。不久后的1845年，贝斯·巴洛特（Bays Bellot）通过一群音乐家在火车上演奏校准过的音符，测试了声波的多普勒效应。多普勒超声（Doppler Ultrasound）成像技术问世伊始，逐渐在血流感知、波形分析、血流定位和血流二维成像等方面展现了重要的临床应用价值。而后出现的多普勒双工（Duplex）和彩色多普勒扫描（Color Doppler Scanning）技术，极大地扩展了多普勒技术的诊断深度和广度。近年来实时速度测量和血流分布成像尤其受到超声科医生的青睐，例如对于检测心血管内的血流方向、流速和湍流程度、检测分级颈内动脉粥样硬化斑块和诊断深静脉血栓形成以及横膈活动状态等，多普勒超声是首选的无创成像方法。

一、连续多普勒与脉冲多普勒发展进程

1955年，日本学者里村茂夫（Shigeo Satomura）团队首次将超声多普勒效应原理应用于研究心脏活动及评估外周血管血流速度，利用连续波多普勒法诊断心脏瓣膜疾病，并用快速傅里叶变换（Fast Fourier Transform，FFT）法对多普勒频移（Doppler Shift）信号进行处理，最后以频谱形式显示人体生理信息。他们多次发表连续式D型超声诊断的文章，认为从超声频移的信号中可以判断心脏瓣膜病。同期的美国医生罗士玛（Robert Rushmer）以在体测量心血管功能为目标，联合迪恩·富兰克林（Dean Frankin）和贝克（Donald Baker）等合作设计了渡越时间血流计（Transit Time Flowmeter），成功推出了最早的连续波多普勒诊断仪。

为了克服连续多普勒存在的缺陷，美国科学家贝克（Donald Baker）、沃特金斯（Dennis Watkins）和里德（John Reid）等于1966年共同开发的第一台脉冲多普勒超声仪使得心脏各层血流状态的成像得以实现。同期在英国和法国等地也出现了与脉冲多普勒类似的选通门多普勒系统（Range-gated Doppler System）。20世纪60年代，研究人员进一步将脉冲多普勒与M型超声心动图相结合，通过M型曲线距离定位叠加多普勒频谱曲线观察血流状况获得成功。1972年，Johnson团队首次采用选通门脉冲多普勒超声经皮测量血流，依据频谱曲线探测有无血流紊乱，进而诊断室间隔缺损。

为了克服探测血流与观察结构时采样线方向不一致的矛盾，1974年，美国科学家贝克（Donald Baker）、巴伯（Frank Barber）与里德（John Reid）等通过机械旋转式扫描方法，成功发明了第一台双工型脉冲多普勒回声扫描系统。

二、彩色多普勒发展进程

专长于观察血流方向与流速的连续多普勒和脉冲多普勒技术成像过程费时较多，且常有漏误，进入20世纪80年代，在二维超声图的基础上用彩色图像显示血流方向和相对流速的彩色多普勒超声逐渐兴起。1983年，量子医疗系统公司在美国医学超声学会（AIUM）会议上介绍了实时彩色多普勒成像的概念，次年第一批彩色图像面世。其后的临床实践证实，

彩色多普勒技术在先心病、瓣膜疾病和主动脉瘤等的诊断上均取得了满意的效果,有极大的实用价值。同期随机噪声和伪随机码超声多普勒技术被研究。1984年,日本Aloka公司凭借优秀的自相关流速及其分散程度提取算法生产了世界上第一台实时彩色多普勒扫描仪SSD-880CW,同期不少超声设备生产企业相继推出自己的超声多普勒仪,将超声无损检测血流向前推进了一大步,使其临床应用更为广泛。

三、组织多普勒发展进程

1955年,日本学者里村茂夫(Shigeo Satomura)和吉田常雄(Tsuneo Yoshida)等采用超声多普勒原理测量心脏、外周血管及眼部血管的搏动后,发表了一篇关于"机械振动测量的新方法及其应用"的论文,其中明确指出可以通过多普勒信号获得心脏运动信息,这一成果使得心脏功能的无创评估发生了革命性的变化。1958年,他们开始使用自制的多普勒流量计研究颅外血供,并且成功证实在体表可以检测动脉和静脉的超声多普勒信号,一举开创了通过正常/病变血管经皮分析心动周期血流信息的先河。

1971年,美国科学家克斯狄斯(John Kostis)等成功应用脉冲多普勒取样容积获得了来自左心室后壁的瞬时速度。1989年,Isaaz将多普勒技术应用于检测室壁运动信息,完成了对正常人及心肌病患者室壁运动的频谱分析。直到1992年,英国学者迪肯(Mc. Dicken)等第一次将彩色多普勒原理应用于组织运动模块的研究,提出将彩色编码技术应用于模拟组织多普勒超声评价组织运动速度,从而使得多普勒组织成像技术可以评价室壁运动的方向。组织多普勒超声技术作为脉冲多普勒的一种变体,在超声心动图的基础上通过追踪心腔内红细胞的运动,将心肌组织作为二次声源,对局部组织频移进行数学变换,测量整个心动周期的心肌运动速度,从而评价心脏收缩和舒张功能。进入21世纪后,随着计算机技术的发展,许多学者不断完善和丰富了组织多普勒成像技术的基础理论和临床应用。

第三节 超声治疗历史

超声治疗指的是利用超声波的能量(热学机制、机械机制、空化机制等)作用于人体器官、组织的病变部位,以达到治疗疾病和促进机体康复的目的。超声治疗的兴起早于超声诊断,从1915年,法国科学家保罗·朗之万(Paul Langevin)首先在水中发射了超声波之后,现代超声技术的头十年里,超声波对人体的影响引起了很多学者关注。朗之万用石英石传感器进行的测试,导致了水下鱼类的死亡。范戴克(Van Dyke)教授在1924年观察到,当接触到共振石英棒时,会有明显的皮肤灼伤,同期也有很多关于超声生物学效应的论文相继发表。强度较高的超声波能对组织产生损伤效应,而这种损伤效应可以被利用来治疗疾病,超声治疗初见端倪。20世纪30年代早期,超声医学应用越来越受到关注。1930年,德国柏林已经出现了应用超声治疗坐骨神经痛的成功案例。1932年,弗伦德里希(H. Freundlich)等建议将超声热效应引入临床治疗。接下来超声治疗在物理治疗实践中不断发展,主要用于治疗软组织疾病。1935年,约翰内斯·格鲁茨马赫(Johannes Gruetzmacher)发现,当在压电换能器上放置一个凹面时,超声波可以被聚焦。聚焦超声由此问世。1938年,德国科学家波尔曼(Raimar Pohlman)首次证明了低频超声波对人体组织的治疗作用,并在德国柏林开展了超声波物理疗法,尤其指出换能器声强应限制在 5 W/cm², 且换能器必须处于运动状态, 同时注意必须避免超声波入射骨组织。进入 20 世纪 40 年代, 超声波疗法在关节炎疼痛、胃溃疡、湿疹、哮喘、痔疮、尿失禁甚至心绞痛等诸多领域均有尝试, 一度被认为是治病良方。1942 年, 里恩(John Lynn)等提出可以将超声波高度聚焦后产生的高温非侵入性地定位摧毁体内目标病变组织, 并在牛肝深处组织得以实践, 这一实验结果轰动一时。同年, 世界上第一台聚焦超声设备诞生于美国。物理学家弗莱兄弟(William Fry & Francis Fry)开发了一种四阵元聚焦超声设备, 可精确定位病灶而不损伤周围组织。第二次世界大战后, 大量战争中的病患迫切需要行之有效的治疗方案, 人们对超声治疗领域表现出极大关注。在 1949 年召开的第一次国际超声医学大会上, 关于超声治疗的物理学、生物学效应和临床应用的论文多达 75 篇。很快在 1956 年的第二届国际超声医学大会上, 超声治疗学进入了实用成熟阶段。同期, 弗莱兄弟也成功实现开颅手术后使用聚焦超声对基底神经节进行部分切除。

进入 20 世纪 70 年代后, 科学家们能够有效控制聚焦超声波束(宽 1~2 mm, 长 3~4 mm)损伤或破坏特定范围内的组织, 超声手术刀无血、无感染的显著优点明显优于传统手术刀, 逐渐受到重视和推广, 主要用于脑、肝、肾、脊髓、牙、眼和耳的外科治疗。20 世纪 80 年代, 高强度冲击波开始用于肾结石机械破碎, 这种非手术治疗的碎石术迅速取代外科手术成为最常见的治疗选择。超声能量在治疗中的应用不断扩大。1988 年, 由 Coleman 和 Lizzie 合作开发的用于治疗青光眼的 Sonocare CST-100 治疗超声系统, 成为第一个获得 FDA 批准的聚焦超声系统。

1992 年, 瓦兰西(G. Vallancien)等发表论文, 首次论证了超声波聚焦体外热疗 (Focused Extracorporeal Pyrotherapy, FEP)的临床可行性。他们采用焦距为 32 cm, 能量焦点为 10 mm(高)×1.5 mm(宽)的聚焦超声装置对 50 例患者进行了体外聚焦热疗的可行性研究。该装置能够在焦区产生 120℃ 的峰值温度。对 28 例良性前列腺增生患者、12 例浅表膀胱肿瘤患者、8 例肾治疗患者和 2 例转移性肝癌患者均取得较好的治疗效果。从此高强度聚焦超声的非侵入性治疗方法逐渐应用于临床。1993 年, 加拿大学者海尼伦(Kullervo Hynynen)等首次提出在无创聚焦超声治疗中引入磁共振成像技术来实现图像引导和监测组织损伤的设想, 磁共振引导聚焦超声(MRgFUS)的概念问世。1998 年, 海尼伦(Kullervo Hynynen)等论证了使用大型相控阵换能器穿透颅骨进行聚焦和消融的可行性, 并提出了利用超声空化效应经颅治疗的好处。1999 年, 中国的重庆海扶公司和美国 INSIGHTEC 公司成立, 非侵入式超声治疗设备研发迎来了新的机遇, 在全球范围内有力地推动聚焦超声波的治疗方法, 同时开展突破性研究。

目前, 超声在医学治疗中的应用已被广泛接受, 利用超声生物效应的有益实践日渐增多。目前已被批准的应用包括子宫肌瘤消融、白内障摘除、手术组织切割和止血、经皮给药、骨折愈合等。在所有这些应用超声生物效应的治疗中, 都要求仔细考虑标准化、超声剂量测定、效益保证和副作用风险最小化, 以确保患者获得最佳的效益风险比。

2016 年, 约翰·格里沙姆(John Grisham)在著作《肿瘤》(The Tumor)中着重讲述了聚焦超声的治疗潜力, 以提高人们对这项技术的认识, 该书年销售量高达 80 多万册。使用聚集声头到达组织深层特定病灶部位的加热治癌法在临床中的治疗实践越来越广泛。目前, 全世界的科学家们正努力完善聚焦超声治疗设备, 从声源设计、组织损坏机理、消融区域的影像学特征、应用范围的推广等方面进行了广泛而细致的研究,使其不断满足医学临床治疗的各种需要。

本 章 小 结

本章以历史时间轴线为导引,向读者展开了自19世纪末开始的医学超声发展的一幅幅画卷。重点梳理了超声医学发展的里程碑贡献,进而结合现代超声诊断脉冲回波反射法、多普勒超声诊断和超声治疗等三大现代医学超声发展的主要方向进行详细的历史回顾。

目 标 检 测

1. 请比较压电效应和逆压电效应的基本原理,思考一下为何逆压电效应的发现晚于压电效应的发现。
2. 最早的B型超声医学诊断应用是如何进行的?
3. 最早的超声治疗是如何展开的?
4. 首次发现压电效应的科学家是(　　)。
   A. 居里夫人　　B. 居里兄弟　　C. 居里先生　　D. 朗之万　　E. 波尔
5. 第一次国际超声医学会议于(　　)年召开。
   A. 1880　　B. 1931　　C. 1937　　D. 1949　　E. 1955
6. 连续波和脉冲波多普勒(Doppler)技术发端于20世纪(　　)年代。
   A. 30　　B. 40　　C. 50　　D. 60　　E. 70
7. 彩色血流成像设备最早出现于(　　)。
   A. 德国　　B. 美国　　C. 日本　　D. 挪威　　E. 英国

第二章
超声声学基础

> **学习目标**
> 1. 掌握：超声波声学物理量。
> 2. 熟悉：超声波的基本属性；超声波的传播特性。
> 3. 了解：超声波的生物效应。

超声波是介质中质点振动状态的传播过程。超声的发射、超声在介质中的传播以及超声的接收环节，所有这些都是机械振动的过程。超声声学是医学超声仪器的根本理论基础。医学超声学的研究任务，主要是围绕声波在生物体中的传播规律展开，同时涉及超声和生物体相互作用所产生的各种物理效应。本章主要阐述超声波在生物体中的传播特性与效应，为后续研究医学超声仪器打下基础。

第一节 超声波的定义及特性

自然界里有各种各样的波，但根据其性质基本上分为两大类：电磁波和机械波。

电磁波是由于电磁力的作用产生的，是电磁场的变化在空间的传播过程，它传播的是电磁能量。无线电波、可见光和X射线等均属于电磁波。电磁波可以在真空中和介质中传播。它在空气中的传播速度可达310 km/s。

机械波是由于机械力（弹性力）的作用，使得机械振动在连续的弹性介质内传播的过程，它传播的是机械能量。我们熟悉的声波、水波和地震波等均为机械波。机械波只能在介质中传播而不能在真空中传播。传播速度一般从每秒几百米至几千米，比电磁波传播速度要低得多。机械波按其频率可分成各种不同的波（表2-1）。可以看到，声波是机械波，即振动在连续介质中的传播。

表2-1 机械波分类

机械波	次声波	声波（可听声）	超声波	高频超声	特高频超声
频率	<20 Hz	20 Hz~2×10^4 Hz	$2\times(10^4\sim10^8)$ Hz	$10^8\sim10^{10}$ Hz	>10^{10} Hz

一、超声波的基本属性

超声波是频率范围在$2\times(10^4\sim10^8)$ Hz的声波，其频率范围高于人耳听觉范围。由于超声波的频率恰好处于射频段，所以常常用射频声波来模拟超声波。超声波的频率范围很宽,而医学超声的频率范围集中在 20 kHz~40 MHz 之间,超声诊断用超声频率多在 1~10 MHz 范围内,相应的波长在 0.15~1.5 mm 之间。由于超声波独特的高频特性,其波长较短,因而超声波具有音频声波所不具备的空间分辨力,使得超声波能够应用于临床医学领域。

医学超声学主要研究超声在人体组织中的传播、效应、作用机制和应用,它是一门交叉科学。其原理涉及物理、生物、医学、化学、数学等自然科学,其技术涉及电子、计算机、机械、材料等工程科学。

二、超声波的典型特性

超声波波长很短,由此决定了超声波具有一些重要特性,使其能广泛用于生物医学领域。

(一) 方向性好

超声波是频率很高、波长很短的机械波,医学中使用的波长为毫米数量级。超声波像光波一样具有良好的束射性,可以定向发射,犹如一束手电筒光束可以在黑暗中寻找到所需物品一样在被测部位扫描。

(二) 能量高

超声波频率远高于声波。能量与频率的平方成正比,因此超声波的能量远大于声波的能量。如 1 MHz 的超声波能量相当于同振幅的 1 kHz 的声波能量的 100 万倍。

(三) 便于传播

在医学超声设备中,特别是超声波脉冲反射法仪器中,利用了超声波具有几何声学的一些特点,如在介质中直线传播、遇界面产生反射、折射等。同时也利用了超声波在几何尺寸小于或等于波长的介质时,会出现的散射、衍射等现象。

(四) 穿透能力强

超声波在生物介质中传播时,存在着因扩散、散射、吸收与界面反射所引起的衰减。尽管如此,选用恰当的工作频率和发射功率,仍可获得人体内部的生物信息。

第二节 超声波的产生和分类

一、超声波的产生

应用超声波进行诊断和治疗,首先要解决的问题是如何产生超声波。目前能采用许多方法来产生超声波,如利用激光可以得到频率高至几百兆赫兹或几千兆赫兹的超声;基于光学方法的接收和观察被用于超声全息和超声声场显示等方面。尽管如此,目前医学超声设备大多采用声-电换能器来实现超声波的发射与接收。

二、超声波的类型

超声波的分类方法很多,本书主要介绍几种常见的分类方法。

(一) 根据质点的振动方向分类

由机械波的产生原理可知,后一个质点的振动是由前一个质点的振动带动的,所以只要找到了前一个质点(靠近波源一方的质点)的位置,就可以判断后一个质点的振动方向。按照质点的不同振动方向,常可见横波和纵波。

1. 横波

介质中质点振动方向与波的传播方向互相垂直的波称为横波(Shear Wave/Traversal Wave),用 S 或 T 表示,如图 2-1 所示。当介质质点受到交变的剪切应力作用时,产生切变形变,从而形成横波,故横波又称切变波。只有固体介质才能承受剪切应力,液体和气体介质不能承受剪切应力,因此横波只能在固体介质中传播,不能在液体和气体介质中传播。

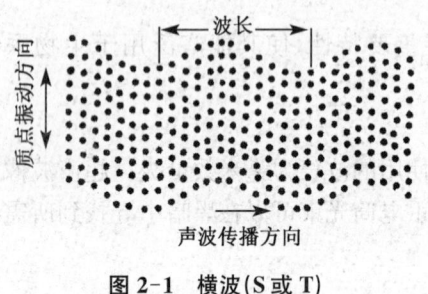

图 2-1 横波(S 或 T)　　　　　　图 2-2 纵波(L)

2. 纵波

波在介质中传播时,介质质点振动方向与波的传播方向相一致的波,称为纵波(Longitudinal Wave),可用 L 表示。当纵波通过介质传播时,介质中各点会出现周期性的稀疏和稠密现象(图 2-2),因此纵波也称疏密波或压缩波。纵波是超声诊断与治疗中常用的波型。

(二) 根据波的形状分类

波的形状是根据波阵面的形状来区分的。同一时刻介质中振动相位相同的所有质点所连成的面,称为波阵面。某一时刻,波动所到达的空间各点所连成的面,称为波前。波的传播方向称为波线。由以上定义可知,波前是最前面的波阵面,是波阵面的特例。任一时刻,波前只有一个,而波阵面却有多个。在各向同性的介质中,波线恒垂直于波阵面或波前。根据波阵面的形状不同,可以把不同波源发出的波分为平面波、柱面波和球面波。

1. 平面波

波阵面为互相平行的平面的波,称为平面波(Plane Wave)。平面波的波源为一平面,如图 2-3 所示。尺寸远大于波长的刚性平面波源在各向同性的介质中辐射的波可视为平面波,平面波束不扩散,平面波各质点振幅是一个常数,不随距离而变化。

2. 柱面波

波阵面为同轴圆柱面的波,称为柱面波(Cylindrical Wave)。柱面波的波源为一条线,如图 2-4 所示。长度远大于波长的线状波源在各向同性介质中辐射的波可视为柱面波。柱面波波束向四周扩散,柱面波各质点的振幅与距离的平方根成反比。

3. 球面波

波阵面为同心球面的波,称为球面波(Spherical Wave)。球面波的波源为一点,如图 2-5 所示。尺寸远小于波长的点波源在各向同性的介质中辐射的波可视为球面波。球面波波束向四面八方扩散,球面波各质点的振幅与距离成反比。

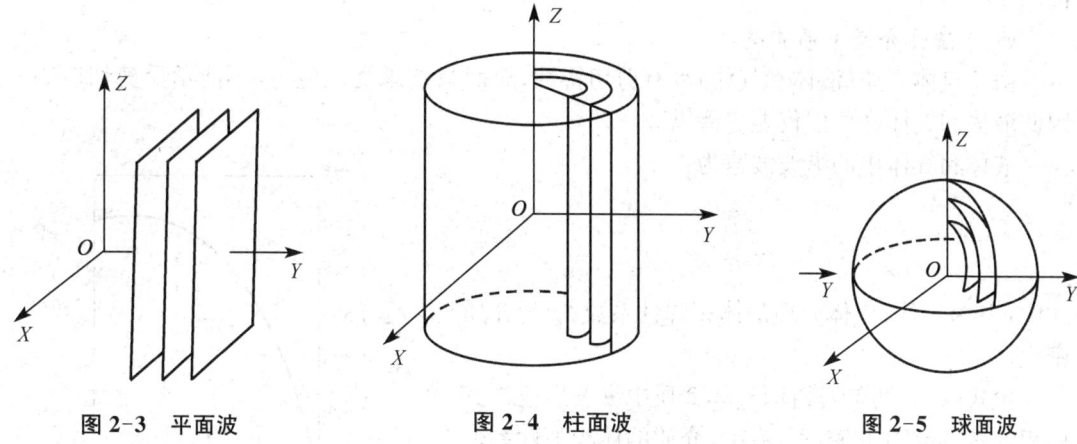

图 2-3 平面波　　　图 2-4 柱面波　　　图 2-5 球面波

(三) 根据振动的持续时间分类

根据波源振动持续时间的长短,可将波动分为连续波和脉冲波。

1. 连续波

如图 2-6 所示,波源持续不断地振动所形成的波,称为连续波。

2. 脉冲波

如图 2-7 所示,波源振动持续时间很短,间歇产生的波,称为脉冲波。

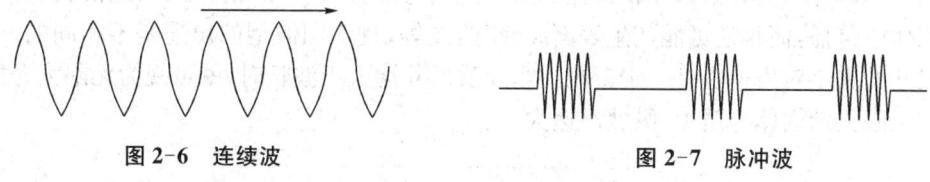

图 2-6 连续波　　　　　　　　　图 2-7 脉冲波

第三节　常用超声声学物理量

超声声学参量是学习超声波动方程以及探索超声声场的基本要素。本节特选取常用的超声声学物理量进行介绍。表 2-2 所示为这些基本物理量简单归纳。

表 2-2　常用超声声学物理量概览

声学物理量	声速	瞬时声压	声压幅值	质点振幅	质点振速	声阻抗率	瞬时声强	平均声强	声辐射压
符号	c	p	P_m	A	v	Z_c	$I(t)$	I	F
单位	m/s	Pa	Pa	m	m/s	Pa·s/m	W/cm^2	W/cm^2	Pa

一、超声波波速

超声波在介质中的传播速度与介质的杨氏弹性模量 E 和介质的密度 ρ 有关。对一定的介质,杨氏弹性模量 E 和密度 ρ 为常数,故声速还随其波型不同而异。超声的特性不同时,介质弹性变形形式不同,声速也不一样。因此超声在介质中的传播速度,是表征介质声学特性的重要参数。

(一)流体介质中的声速

由于流体介质(液体和气体)没有剪切特性,故而只能承受压应力,不能承受剪切应力,因此液体和气体介质中仅能传播纵波。

液体和气体中的纵波波速为:

$$c_L = \sqrt{\frac{B}{\rho}} \tag{2-1}$$

式中,B 为液体、气体介质的体积弹性系数;ρ 为介质密度。

由式(2-1)可知,液体、气体介质中纵波声速与其体积弹性系数 B 和密度 ρ 有关,介质的体积弹性系数 B 越大,密度 ρ 越小,则声速越大。由于介质的体积弹性系数 B 与温度息息相关,因此声速也与温度有关。图 2-8 所示为水中的声速与温度的变化关系,明显可见,声波在常温下具有正温度系数的特性,在 74℃ 左右时达到极大值。

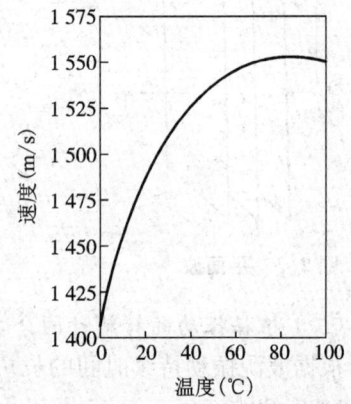

图 2-8 水中的声速与温度的变化曲线

(二)固体介质中的声速

由于固体介质具有诸如体积弹性、剪切弹性、弯曲弹性等多种弹性,因此横波和纵波均可在固体中传播,而且还可能产生表面波、扭曲波等,且不同波型的声速是不相同的。此外介质尺寸的大小对声速也有一定影响。当介质尺寸远大于波长时,就可视为无限大介质。

在无限大的固体介质中,纵波声速为:

$$c_L = \sqrt{\frac{E}{\rho} \cdot \frac{1-\lambda}{(1+\lambda)(1-2\lambda)}} \tag{2-2}$$

横波声速为:

$$c_S = \sqrt{\frac{G}{\rho}} = \sqrt{\frac{E}{\rho} \cdot \frac{1}{2(1+\lambda)}} \tag{2-3}$$

此处可定义切变弹性系数 α 和 β 为:

$$\begin{cases} \alpha = \dfrac{E\lambda}{(1+\lambda)(1-2\lambda)} \\ \beta = \dfrac{E}{2(1+\lambda)} \end{cases} \tag{2-4}$$

式中,ρ 是介质的密度;λ 是介质的泊松比;E 是介质的杨氏弹性模量;G 是介质的切变弹性模量。

由式(2-2)和式(2-3)可知:①固体介质中的声速与介质密度 ρ 和杨氏弹性模量 E 等参数有关,不同的介质,声速不同,介质的杨氏弹性模量 E 越大,密度 ρ 越小,则声速越大;②声速还与波型有关,同一固体介质中纵波、横波的声速各不相同,并且相互之间满足 $c_L > c_S$ 的关系。

二、超声波声压

垂直作用于单位面积上的压力称为压强。对流体媒质而言,在无扰动时的平衡态,介质各点所具有的压强称为静态压强 p_0。而当介质中有超声波传播时,由于介质空间中存在一个由扰动产生的声场,使得介质中压强交替变化,超声声场中某一点在某一瞬时所具有的压强记为 p_1。如式(2-5)所示,瞬时压强 p_1 与静态压强 p_0 之差,就定义为该点的声压,用 p 表示,单位为帕斯卡(Pa)。声压 p 是一个标量,一般来讲是空间和时间的函数。这里注意 $1\,\text{Pa} = 1\,\text{N/m}^2$。

$$p = p_1 - p_0 \tag{2-5}$$

超声声压 p 可以通过仪器直接测量,但仪器读数是声压的有效值 p_e。声场中某一瞬时的声压值称为瞬时声压,在一定持续时间内最大的瞬时声压称为峰值声压,对于时间按简谐规律变化的声压而言,峰值声压即是声压的振幅。而瞬时声压对时间取均方根值便可得到声压有效值 p_e:

$$p_e = \sqrt{\frac{1}{T}\int_0^T p^2 \,\mathrm{d}t} \tag{2-6}$$

其中,T 为求时间平均所用的时间,应当选取为足够长的时间或周期的整数倍。

对于平面波而言,我们可以认为其声源为无限大平面,因而平面波质点振动幅度不随距声源距离的变化而变化,进一步求解理想流体的平面波动方程的解,即可得出超声波在介质中传播的数学表达式。这里以平面余弦波为例进行推导。

设平面余弦波 ξ 为:

$$\xi = A\cos\omega\left(t - \frac{x}{c}\right) \tag{2-7}$$

其中,A 为介质中质点的振幅;ω 为介质中质点振动的圆频率,$\omega = 2\pi f$;c 为介质中的声速;t 为时间点;x 为至波源的距离。

其声压为:

$$p = \rho c A\omega \cos\left[\omega\left(t - \frac{x}{c}\right) + \frac{\pi}{2}\right] = -\rho c A\omega \sin\left(t - \frac{x}{c}\right) \tag{2-8}$$

定义声压的峰值(又称声压幅值)P_m 为:

$$|P_m| = |\rho c A\omega| \tag{2-9}$$

由以上推导可以看到:①超声场中某一点的声压 p 随时间按正弦函数规律周期性地变化;②超声场中某一点的声压幅值 P_m 与该点处质点振幅 A 和圆频率 ω 成正比,而鉴于 $\omega = 2\pi f$,超声声场中某一点的声压 p 与超声波的频率 f 成正比。由于超声波的频率很高,远大于声波的频率,故超声波的声压也远大于普通声波的声压。

三、声阻抗率

在超声波传播过程中,介质中某一点的声压幅值 P_m 与该处质点振动速度 v 是相互关联的两个物理量,这种关联关系是由介质所决定的。因此定义一个专门的声学参量——声阻抗率(常用 Z_c 表示)来表述 P_m 和 v 的关系。由式(2-10)可以得到声阻抗率 Z_c 的一般定义式:

$$Z_c = \frac{P_m}{v} \tag{2-10}$$

声阻抗率 Z_c 表示超声场中介质对质点振动的阻碍作用,因此在同一声压下,声阻抗率越大,质点的振动速度就越小。由于相位的作用,声阻抗率 Z_c 可以为复数,其相角表示声压 P_m 与振动速度 v 之间的相位差。对于无衰减平面波,声阻抗率 Z_c 为实数,单位为 Pa·s/m,在数值上等于介质密度 ρ 与介质中声速 c 的乘积,即:

$$Z_c = \rho c \tag{2-11}$$

由于固体、液体和气体三者的波速 c 和密度 ρ 相差很大,因此它们的声阻抗率 Z_c 也大不相同。在同一固体介质中,由于纵波、横波、表面波等的波速不同,因此它们的声阻抗率也不一样。温度的变化对介质密度和波速都有影响,所以温度变化对声阻抗率也有一定影响。声阻抗率是由介质本身固有特征决定的,它是衡量介质声学性质的重要参数。超声波在界面上的反射和透射率与界面两侧介质的声阻抗率密切相关。对于生物体软组织,其声阻抗率与水的声阻抗率相近。

四、声强

单位时间内,声波强度定义为与声波传播方向垂直的单位截面上流过的声能量,简称为声强(常用 I 表示,单位为 W/cm^2)。瞬时声强 $I(t)$ 可表示为:

$$I(t) = pv = Z_c v^2 = \frac{p^2}{Z_c} \tag{2-12}$$

对于平面余弦波,其平均声强 I 为:

$$I = \frac{1}{\lambda} \int_0^\lambda \frac{p^2}{Z_c} dx = \frac{1}{2} \rho c A^2 \omega^2 = \frac{P_m^2}{2Z_c} \tag{2-13}$$

由式(2-13)可知,超声声场中,声强 I 与声压幅值 P_m 成正比,与频率 f 成正比。由于超声波的频率很高,故超声波的声强很大,这是超声波被广泛用于医学诊断与治疗的重要物理依据。

五、辐射压与声功率

超声波穿过任何界面和媒质时,除存在交变声压外,还存在静态声压,使超声波在传播方向上的声强减少,这种静态声压被称为辐射压。它与振动的频率无关,而只与声功率有关。在平面波全吸收的条件下,声辐射压力 F 与声功率 W 的关系为 $F = W/c$,其中 c 是声速。对于全反射性界面,因为入射力等于反射力,因而由于声波产生的辐射压力增加 1 倍,即 $F = 2W/c$。

声功率的测量方法之一,就是采用天平来测量辐射压力,而超声强度可以从测得的超声功率除以接收超声的面积来获得。

鉴于超声声学物理量数目繁多且彼此之间相互关联,特将本节主要公式总结见表2-3。

表 2-3 典型超声声学物理量定义总结(平面余弦波)

序号	物理量名称	物理量国际单位	定义式
1	声速 c	m/s	$c_L \backslash c_S$ 各自定义,$c_L > c_S$
2	声压 p	Pa	$p = -\rho c A \omega \sin\left(t - \dfrac{x}{c}\right)$
3	声阻抗率 Z_c	Pa·s/m	$Z_c = \rho c$
4	平均声强 I	W/cm²	$I = \dfrac{1}{2}\rho c A^2 \omega^2 = \dfrac{P_m^2}{2Z_c}$

第四节 超声波的传播特性和在生物组织中的衰减

与其他波动过程一样,当超声波在介质中进行传播时也有波的叠加、反射、透射、衍射、散射以及吸收、衰减等物理特性,一般均遵循几何光学基本原则。

一、超声波的传播特性

(一) 声波叠加(Acoustic Superposition)

波的叠加原理描述了波的独立性以及质点受到几个波同时作用时的振动叠加性。

当几个波在同一介质中传播并相遇时,相遇处质点的振动是各列波引起的分振动的合成,任一时刻该质点的位移是各个波引起的分位移的矢量和。

这里尤其要注意,相遇后各个波仍保持它们各自原有的特性(频率、波长、振幅、振动方向等)不变,并按照自己原来的传播方向继续前进,好像在各自的传播过程中没有遇到其他波一样。

假设两个同频声波 A 和 B 到达介质中某点时的瞬时声压 p_A、p_B,分别如式(2-14)所示:

$$\begin{cases} p_A = P_{mA}\cos(\omega t - \varphi_A) \\ p_B = P_{mB}\cos(\omega t - \varphi_B) \end{cases} \quad (2\text{-}14)$$

其中,P_{mA}、P_{mB} 分别为两个声波的峰值声压,ω 为声波圆频率,φ_A、φ_B 分别为两个声波的初相。

叠加后的峰值声压 P_m 则为:

$$P_m = \sqrt{P_{mA}^2 + P_{mB}^2 + 2P_{mA}P_{mB}\cos(\varphi_1 - \varphi_2)} \quad (2\text{-}15)$$

(二) 声波干涉(Acoustic Interference)

波的干涉是波动的重要特性。两列频率相同或相近的声波在同一声场区域内相遇时,由于波叠加的结果,会使某些地方的振动始终互相加强,而另一些地方的振动始终互相减弱或完全抵消,这种现象称为波的干涉现象。这时合成声场的声场参量,其幅值的空间分布和时间分布均不等于原有声场参量。产生干涉现象的波称为相干波,产生干涉现象的波源称为相干波源。

波的叠加原理是波干涉现象的基础。干涉现象的产生是相干波传播到空间各点时波程不同所致。当波程差等于波长的整数倍时,两列相干波相遇时互相加强,合成振幅达最大值;当波程差等于半波长的奇数倍时,两列相干波相遇时互相减弱,合成振幅达到最小值。如两列波的振幅相同,则互相完全抵消。

两列振幅相同的相干波,在同一直线上沿相反方向传播时,互相叠加而成的波称为驻波。驻波是波的干涉现象的特例。当介质厚度等于半波长的整数倍时,即 $t=n\lambda/2$ 时,就会产生驻波。驻波中振幅最大的点称为波峰,振幅为零的点称为波节。在超声波探头设计中,通常压电芯片厚度 $t=\lambda/2$,目的就是形成驻波,产生共振,使得合成振幅达到最大,这时探头辐射超声波的效率最高。

(三) 声波衍射(Acoustic Diffraction)

声波遇到障碍物或其他介质而使特性阻抗不连续,因而声波的波阵面发生畸变的现象称为声波衍射。波的衍射现象是波动的又一重要特性。超声波在传播过程中遇到障碍物时,一方面产生反射、折射,另一方面产生绕射(即衍射),衍射本领的大小取决于障碍物的尺寸 D 和波长 λ 的相对大小。

当 $D\ll\lambda$ 时,几乎只衍射无反射,这时无反射回波。

当 $D\gg\lambda$ 时,几乎只反射无衍射,这时反射回波很强。

当 D 与 λ 相当时,既反射又衍射,由于波的衍射使反射回波减弱,一般认为超声波能探测到的最小病灶尺寸为 $\lambda/2$,这是一个重要原因。

(四) 声波反射(Acoustic Reflection)和声波透射(Acoustic Transmission)

声波入射到两种声学特性阻抗不同介质之间的分界面上引起声波返回的过程称为声波反射(Acoustic Reflection)。因介质中声速的空间变化而引起的声传播方向改变的过程称为声波折射。而声波穿过介质之间的界面或介质层的现象称为声波透射(Acoustic Transmission)。在界面上声能(声压、声强)的分配和传播方向的变化都将遵循一定的规律。

1. 超声波垂直入射到平界面上的反射和透射

本节首先讨论超声波垂直入射到平界面上的反射和透射情况,主要涉及声能的分配。

当超声波垂直入射到足够大的光滑平界面时,将在第一介质中产生一个与入射波方向相反的反射波,在第二介质中产生一个与入射波方向相同的透射波,如图 2-9 所示。反射波与透射波的声压(或声强)是按一定规律分配的。这个分配比例由声压反射率(或声强反射率)和透射率(或声强透射率)来表示。

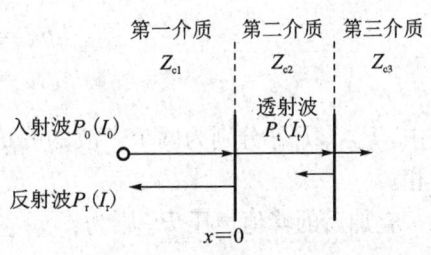

图 2-9 超声波垂直入射到单一平界面

设入射波的声压为 P_0 (声强为 I_0),反射波的声压为 P_r (声强为 I_r),透射波的声压为 P_t (声强为 I_t)。

第一介质和第二介质交界面上反射波声压 P_r 与入射波声压 P_0 之比,称为界面的声压反射率(Pressure Reflection Coefficient)，用 r 表示为：

$$r = \frac{P_r}{P_0} = \frac{Z_{c2} - Z_{c1}}{Z_{c2} + Z_{c1}} \quad (2\text{-}16)$$

式中，Z_{c1} 是第一介质的声阻抗率；Z_{c2} 是第二介质的声阻抗率。

反射波声强 I_r 与入射波声强 I_0 之比，称为声强反射率，用 R 表示如下：

$$R = \frac{I_r}{I_0} = \frac{\frac{P_r^2}{2Z_{c1}}}{\frac{P_0^2}{2Z_{c1}}} = \frac{P_r^2}{P_0^2} = r^2 = \left(\frac{Z_{c2} - Z_{c1}}{Z_{c2} + Z_{c1}}\right)^2 \quad (2\text{-}17)$$

界面上透射波声压 P_t 与入射波声压 P_0 之比，称为界面的声压透射率(Pressure Transmission Coefficient)，用 t 表示如下：

$$t = \frac{P_t}{P_0} = \frac{2Z_{c2}}{Z_{c2} + Z_{c1}} \quad (2\text{-}18)$$

透射波声强 I_t 与入射波声强 I_0 之比，称为声强透射率，用 T 表示如下：

$$T = \frac{I_t}{I_0} = \frac{\frac{P_t^2}{2Z_{c2}}}{\frac{P_0^2}{2Z_{c1}}} = \frac{Z_{c1}}{Z_{c2}} \times \frac{P_t^2}{P_0^2} = \frac{Z_{c1}}{Z_{c2}} \times t^2 = \frac{4Z_{c1}Z_{c2}}{(Z_{c2} + Z_{c1})^2} \quad (2\text{-}19)$$

由以上公式不难发现，$R + T = 1$。

在理想情况下，超声波垂直入射到平界面上时，声压和声强的分配比例仅与界面两侧介质的声阻抗有关。下面讨论几种常见界面上的声压声强反射和透射情况：

(1) 当 $Z_{c2} > Z_{c1}$ 时，可以得到：

$$r = \frac{P_r}{P_0} = \frac{Z_{c2} - Z_{c1}}{Z_{c2} + Z_{c1}} > 0 \quad (2\text{-}20)$$

即反射波声压与入射波声压同相位，界面上反射波与入射波叠加类似驻波，合成声压振幅增大为 $P_0 + P_r$。

(2) 当 $Z_{c2} < Z_{c1}$ 时，可以得到：

$$r = \frac{P_r}{P_0} = \frac{Z_{c2} - Z_{c1}}{Z_{c2} + Z_{c1}} < 0 \quad (2\text{-}21)$$

即反射声压与入射声压相位相反，反射波与入射波合成声压振幅减小。

(3) 当 $Z_{c2} \ll Z_{c1}$ 时，可以得到：

$$r = \frac{P_r}{P_0} = \frac{Z_{c2} - Z_{c1}}{Z_{c2} + Z_{c1}} \approx \frac{-Z_{c1}}{Z_{c1}} = -1$$
$$t = \frac{P_t}{P_0} = \frac{2Z_{c2}}{Z_{c2} + Z_{c1}} \approx \frac{2Z_{c2}}{Z_{c1}} \approx 0 \quad (2\text{-}22)$$

即声压反射率趋于-1,透射率趋于0,即声压几乎全反射,无透射,只是反射波声压与入射波声压有180°相位变化。超声诊断中,探头和人体间如不施加耦合剂,则形成固(换能器)-气界面,超声波将无法进入人体。

(4) 当 $Z_{c1} \approx Z_{c2}$ 时,可以得到:

$$r = \frac{P_r}{P_0} = \frac{Z_{c2} - Z_{c1}}{Z_{c2} + Z_{c1}} \approx \frac{Z_{c2} - Z_{c2}}{Z_{c2} + Z_{c2}} = 0$$

$$t = \frac{P_t}{P_0} = \frac{2Z_{c2}}{Z_{c2} + Z_{c1}} \approx \frac{2Z_{c2}}{Z_{c2} + Z_{c2}} = 1$$
(2-23)

即超声波垂直入射到两种声阻抗差很小的介质组成的界面时,几乎全透射,无反射。

以上讨论的是超声波纵波垂直入射到单一平界面上的声压、声强反射率和透射率公式,同样适用于横波入射的情况。但必须注意的是固体/液体或固体/气体界面上,横波全反射,因为横波不能在液体和气体中传播。

2. 超声波倾斜入射到平界面上的反射和透射

当超声波倾斜入射到异质界面时,除产生反射、透射现象以外,还往往伴随着波型转换现象。

(1) 波型转换:当超声波倾斜入射到异质界面时,除了产生与入射波同类型的反射波和透射波以外,还会产生与入射波不同类型的反射波和透射波,这种现象称为波型转换。波型转换现象只发生在倾斜入射场合,而且与界面两侧介质的状态有关。由于液体气体介质中只能传播纵波,因此波型转换只可能在固体中产生。

同时还应指出,尽管气体介质理论上可以传播纵波,但由于气体声阻抗远小于固体和液体的声阻抗,使超声波在固/气或液/气界面上产生全反射。因此可以认为超声波难以从固体和液体中进入气体。

(2) 反射、透射定律:超声波在介质中的传播方向,通常用声波的传播方向与界面法线的夹角来描述(图 2-10)。入射波方向与法线间的夹角,称为入射角,常用 α 表示。反射波方向与法线间的夹角,称为反射角,常用 γ 表示。透射波方向与法线间的夹角,称为透射角,常用 β 表示。

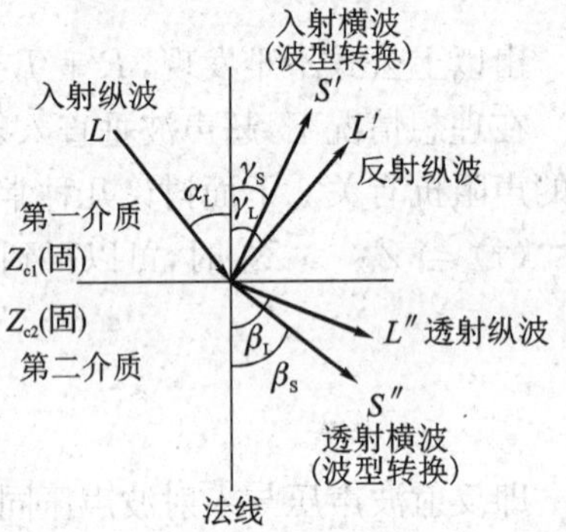

图 2-10 纵波倾斜入射到固/固界面上

超声波倾斜入射到异质界面时,反射波和透射波的传播方向由反射、透射定律(又称斯涅尔定律,Snell's law)来确定。即:

$$\frac{\sin \alpha_L}{c_{L1}} = \frac{\sin \gamma_L}{c_{L1}} = \frac{\sin \gamma_S}{c_{S1}} = \frac{\sin \beta_L}{c_{L2}} = \frac{\sin \beta_S}{c_{S2}} = k$$
(2-24)

式中,α_L 为纵波的入射角;γ_L 为纵波的反射角,γ_S 为横波的反射角;β_L 为纵波的透射角,β_S 为横波的透射角;c_{L1} 为第一介质中的纵波声速,c_{S1} 为第一介质中的横波声速;c_{L2} 为第二介质的纵波声速,c_{S2} 为第二介质中的横波声速。

由式(2-24)和图 2-10 很容易总结得到反射、透射定律的基本特征:①反射、透射波线与入射波线分别在法线的两侧;②任何一种反射波或透射波所对应传播角度的正弦值与相应的声速之比恒等于一个定值;③若相同介质中的声速相同,则对应的传播角度便相等,因此同种波型的反射角与入射角相等。声速大,正弦值大,对应的传播角度就大。因此纵波反射角 γ_L 大于横波反射角 γ_S,纵波透射角 β_L 大于横波透射角 β_S。

波的反射率和透射率不仅与界面两侧介质的声阻抗有关,而且还与入射波的类型及入射角的大小有关。界面声阻抗差越大,反射波幅度也越大。超声波纵波倾斜入射到由声阻抗率为 Z_{c1} 和 Z_{c2} 两种介质所构成的界面上时,声压反射率 r 和声压透射率 t 分别为:

$$\begin{cases} r = \dfrac{P_r}{P_0} = \dfrac{Z_{c2}\cos\alpha_L - Z_{c1}\cos\beta_L}{Z_{c2}\cos\alpha_L + Z_{c1}\cos\beta_L} \\ t = \dfrac{P_t}{P_0} = \dfrac{2Z_{c2}\cos\alpha_L}{Z_{c2}\cos\alpha_L + Z_{c1}\cos\beta_L} \end{cases} \quad (2\text{-}25)$$

声强反射率 R 和声强透射率 T 分别为:

$$\begin{cases} R = \dfrac{I_r}{I_0} = \left(\dfrac{Z_{c2}\cos\alpha_L - Z_{c1}\cos\beta_L}{Z_{c2}\cos\alpha_L + Z_{c1}\cos\beta_L}\right)^2 \\ T = \dfrac{I_t}{I_0} = \dfrac{4Z_{c1}Z_{c2}\cos\alpha_L\cos\beta_L}{(Z_{c2}\cos\alpha_L + Z_{c1}\cos\beta_L)^2} \\ R + T = 1 \end{cases} \quad (2\text{-}26)$$

(五) 临界角

如图 2-11 所示,超声波纵波倾斜入射到界面上,若第二介质纵波波速 c_{L2} 大于第一介质中的纵波波速 c_{L1},则纵波透射角 β_L 大于纵波入射角 α_L。随着 α_L 增加,β_L 也增加,当 α_L 增加到一定程度时,β_L 增至 90°。这时,所对应的纵波入射角称为第一临界角,用 α_I 表示。

根据反射、透射定律得:

$$\frac{\sin\alpha_L}{c_{L1}} = \frac{\sin\beta_L}{c_{L2}} \quad (2\text{-}27)$$

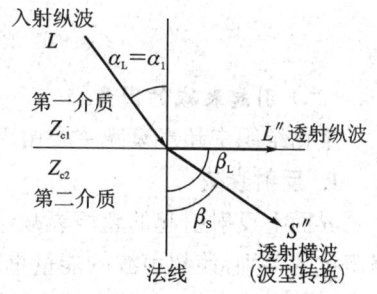

图 2-11 第一临界角示意图

令 $\beta_L = 90°$,得第一临界角 α_I 为:

$$\alpha_I = \arcsin\frac{c_{L1}}{c_{L2}} \quad (2\text{-}28)$$

这里需要注意,只有当 $c_{L2} > c_{L1}$ 时,才会出现第一临界角。当 $\alpha_L = \alpha_I$ 时,第二介质中无透射纵波,但仍存在透射横波。

同理可求得当 $\beta_S = 90°$ 时,所对应的纵波入射角(称为第二临界角 α_{II})为:

$$\alpha_{II} = \arcsin\frac{c_{L1}}{c_{S2}} \quad (2\text{-}29)$$

当 $\alpha_L = \alpha_{II}$ 时,第二介质中既无透射横波,又无透射纵波。这时在介质表面将产生表面波。因此,只有当第二介质横波波速 c_{S2} 大于第一介质纵波波速 c_{L1} 时,才会出现第二临界角 α_{II}。

二、超声衰减

(一) 衰减系数定义

当超声波在实际介质中传播时,原始声能随距离的增加而减少,且会在介质中重新进行声能的分配。影响衰减的因素很多。这些因素包括:声速的扩散使单位面积上的能量减少;非镜面反射引起的散射使按原始传播方向传输的能量迅速减少;波型变换时能量分配给两种或多种波型,以不同速度向不同方向传输;吸收、超声能量转换成热能等。对于沿着 z 方向传播的平面波,声能的指数衰减可表示为:

$$A_z = A_0 e^{-\mu_0 z} \quad (2-30)$$

其中,A_0 是波的变量(例如质点的声强或声压)在 $z=0$ 时的初始峰值;A_z 是相同的变量在 z 位置的峰值;μ_0 是介质的幅度衰减系数,单位为 Np/cm。

进一步推导可得:

$$\mu_0 = -\left(\frac{1}{z}\right)\ln\left(\frac{A_0}{A_z}\right) \text{Np/cm} \quad (2-31)$$

通常习惯用衰减系数 α 描述衰减程度。α 定义为每厘米衰减多少分贝,即 dB/cm,于是可以得到:

$$\alpha = 20(\lg e)\mu_0 = 8.636\mu_0 \text{ dB/cm} \quad (2-32)$$

(二) 引起衰减的因素

生物组织中超声衰减主要由声束反射、散射、扩散和组织吸收等因素产生。

1. 反射衰减

界面上反射引起的超声衰减,是引起衰减的一个重要方面。在声阻抗异质界面上,根据声阻抗的差别,使超声波的能量重新分配,超声波的弹性反射使透射进入更深层组织中的声波能量下降,从而引起传播超声波随距离增加而衰减。

2. 散射衰减

当超声波遇到的障碍物的尺寸小于和近似等于波长时,发生散射和衍射,使传播方向和路径发生了不可逆转的改变,使超声能量衰减。

实际介质是非均匀的,声波传播到不同声阻抗的界面时,将引起镜面反射(界面大时)及散射(界面小时),散射将使超声能量沿着新的路径传播,从而导致沿原方向传播的能量减小,即引起散射衰减。

在发生散射时,散射波的强度与障碍物的大小有关,随障碍物直径与波长的比值增大而加强。单一障碍物和散射中心对于入射波能量的消耗上不致妨碍超声检测,但是在波的传播区域内有许多这种散射中心时,那么入射波的能量将由此渐渐地被大量甚至全部散射消耗殆尽。散射是引起超声衰减的重要因素之一。

3. 扩散衰减

超声在理想介质中传播时,超声衰减主要来自超声波束的扩散。即由于离声源一定距离以后,声场面积过大,声能分散在更大面积上。

4. 吸收衰减

超声在均匀介质中传播时,由于振动引起的弹性摩擦将一部分超声能量转变为其他形式的能量,因而表现为超声能量被介质吸收了,因而沿原传播方向的超声能量衰减。

吸收衰减主要有三种情况:

(1) 黏滞吸收:是指超声在介质中传播时,由于黏滞性,介质质点运动时相互产生弹性摩擦,使一部分声能转化为热能。

(2) 弛豫吸收:是指通过介质传导把一部分热能辐射出去而使声能减少。

(3) 热传导吸收:是指声能转化成热能之后,通过传导使热量散失。

超声波被介质吸收的原因与波型和介质的性质有关。在没有黏滞性的介质中,超声能量的衰减正比于频率。

(三) 衰减随超声波频率的变化

在各种人体组织中(除了肺部),声波的能量吸收并转变为其他形式的能量(如热能)是引起超声衰减的主要因素。实验结果表明,当超声频率在 1~15 MHz 范围内,超声波被人体组织吸收的系数几乎与频率成正比,其吸收衰减系数为 0.5~3.5 dB/(cm·MHz)。几乎 80% 的超声波被胶原蛋白所吸收。吸收衰减系数主要由超声频率、组织黏滞性等决定。

第五节 超声的生物效应

近 10 多年来,各国研究人员在器官、细胞、分子等水平上对超声生物效应进行了广泛研究。这一研究的起因主要有两个方面。第一,自超声技术引入医学领域时,人们就考虑超声的安全性,如何确定一个有科学依据的、合理的超声安全剂量值,而这个剂量值的提出只有在充分了解超声生物效应的基础上才能办到。第二,要研究超声波治疗方法与机理以及疗效评价,也必须研究超声生物效应。超声生物效应是一个十分复杂的问题,它取决于许多物理学和生物学方面的因素,如声强度、辐射时间、声场瞬间和空间结构,组织类型与生理状态、温度、压力等外部条件。过多的变量使超声生物效应的理论分析和实验研究都变得非常复杂。目前,已报道了大量的实验结果,但研究者之间的实验方法及其条件相差很大,使结果难以进行比较,本节只对超声生物效应基本的机理和规律加以简单阐述。

一、热效应

热效应是超声波对人体组织产生的主要生物效应。

被组织吸收的超声波对分子产生作用会导致两种基本的结果:①分子振动和转动能量发生可逆转性的增加,这一点由组织温度上升所体现。②分子结构永久性地被改变。

由于组织有相当高的吸收系数,而热传导性较差,如果组织中温度升高足够大,组织将被损伤,如蛋白改变。在生物组织中,似乎绝大部分损耗掉的声能是由大的蛋白质分子经各种弛豫过程所吸收。然而,值得庆幸的是,超声对人体的作用不像 X 射线具有累积效应,并且更重要的是,与 X 射线不同,超声声子能量还不足以引起危险的电离损害。

二、机械效应

超声波在人体中传播时的振动和压力会对细胞和组织结构产生直接的效应,如细胞和细胞器可能会被高强度超声波产生的剪切力所粉碎。这一损伤属机械效应。

三、超声空化

声空化可以定义为充有气体和水蒸汽的空腔在外场作用下发生振荡的任何现象。传统习惯把声空化分为稳态空化与瞬态空化。在超声生物效应中,空化受到人们的特别重视;其原因主要是:①应用于医学临床的超声在大多数情况下可能在生物组织中引起不同程度的空化。空化可以通过温度升高和施加机械力来影响生物系统,还可以通过产生自由基引起化学变化。猛烈的声空化会引起高热和更大的机械力,可能对组织造成严重的损伤和破坏。②空化的机理相当复杂,在对声空化的研究中还有许多未知的领域。即使在诊断超声的低剂量水平,也不能排除空化的生物效应。

四、生化效应

超声生化效应在很大的程度上取决于辐射超声的强度和持续时间。在一定的阈值范围内,超声对人体的损伤相比其治疗作用可以忽略不计。

本 章 小 结

本章主要涉及超声波的产生、接收和在介质中的传播规律以及超声波的各种生物效应,尤其强调反射、散射、绕射、折射和衰减等超声成像基本物理原理,为后续章节学习超声成像原理、伪像、超声诊断显像方式等核心概念打下基础。

目 标 检 测

1. 比较超声成像基础中,反射、散射、绕射和折射的基本特点。
2. 界面两侧介质的声特性阻抗差是如何决定反射能量的大小的?
3. 简述超声波的产生机理。
4. 超声波的频率下限为(　　)Hz。
   A. 2 000　　　B. 20 000　　　C. 200 000　　　D. 2 000 000　　　E. 20 000 000
5. 超声的分辨力不受下列(　　)因素的影响。
   A. 超声频率　　　　　　　　　　　　　B. 脉宽
   C. 脉冲重复频率　　　　　　　　　　　D. 声束宽度
   E. 声场分布
6. 超声波的生物效应不包括(　　)。
   A. 致热　　　B. 空化　　　C. 电离　　　D. 机械　　　E. 生化
7. 超声束与平整的界面保持(　　)时,回波反射最强。
   A. 0°　　　B. 30°　　　C. 45°　　　D. 90°　　　E. 180°

8. 人体组织体液回声按其强弱排列,正确的是( )。
   A. 胰腺＜肝脏　　　　　　　　　　　B. 肝脏＜肾皮质
   C. 肾皮质＜肾骨髓质　　　　　　　　D. 肾窦＜胰腺
   E. 胆汁＜血液

9. 超声基本物理量中,频率f、波长λ和声速c之间的关系为( )。
   A. $\lambda=1/2c \cdot f$　　　　　　　　B. $\lambda=c/f$
   C. $c=1/2\lambda \cdot f$　　　　　　　　D. $c=2\lambda \cdot f$
   E. $f=c \cdot \lambda$

10. 不属于压电材料的是( )。
    A. 石英晶体　　B. 钛酸钡　　C. PVDF　　D. 氟碳化物　　E. 压电陶瓷

11. 以下论述错误的是( )。
    A. 波动过程中能量传播是靠相邻两质点的相互碰撞完成的
    B. 机械波的波动频率等于振动频率
    C. 超声波扩散衰减的大小与介质无关
    D. 同种固体材料中,纵、横波声速之比为常数
    E. 对同一材料而言,横波的衰减系数比纵波大得多

12. 以下说法中正确的论述是( )。
    A. 超声波的频率越高,传播速度越快
    B. 声压差2倍,则两信号的分贝差为6 dB
    C. 材料的声阻抗越大,超声波传播时衰减越大
    D. 平面波垂直入射到界面时,入射声压等于透射声压和反射声压之和
    E. 平面波垂直入射到界面时,入射能量等于透射能量和反射能量之和

13. 超声波的传播方式为( )。
    A. 纵波　　B. 横波　　C. 表面波　　D. 球面波　　E. 多种形式

14. 超声诊断设备中,主要利用的超声传播方式是( )。
    A. 纵波　　B. 横波　　C. 表面波　　D. 球面波　　E. 多种形式

15. 声阻抗值大小的排序为( )。
    A. 液体＞固体＞气体　　　　　　　　B. 固体＞液体＞气体
    C. 气体＞固体＞液体　　　　　　　　D. 气体＞液体＞固体
    E. 固体＞气体＞液体

第三章
医学超声成像技术

> **学习目标**
> 1. 掌握：脉冲回波法成像的显示型式；多普勒法成像的显示型式。
> 2. 熟悉：超声成像基本原理；脉冲回波法成像模式基本参数。
> 3. 了解：超声成像新技术。

超声波在生物组织中传播时可以看成是有限振幅声波，遇到声阻抗不同的界面就会发生声波的反射、透射、散射和衍射，入射声波的能量在传播方向上发生改变。利用返回换能器的回波信号获得的结构信息可以重建组织分布图像。目前临床使用的超声诊断成像技术可分为两大类，即脉冲回波法超声成像技术和多普勒超声成像技术。

第一节 医学超声成像的基本原理

超声诊断设备成像有很多种方法，大致可分为以下几种：

1. 脉冲回波法：信息产生于超声经过人体组织界面的反射和散射的变化，这是目前使用最多的方法。如 A 型、B 型、C 型、F 型、PPI 型、M 型等均采用这种方法。

2. 透射法：信息产生于超声透过人体组织后的变化，如超声全息、透射型超声 CT，透射型超声显微镜等。

3. 透过反射法：信息产生于超声透过人体组织及经组织界面反射、散射的变化。如透过反射型脑超声诊断仪、透过反射型超声 CT、透过反射型超声显微镜和透过反射型超声多普勒测量系统等。

4. 多普勒法：信息产生于人体组织界面和运动细胞散射引起的超声频率、相位的变化。如目前已广泛采用的多普勒诊断系统、血液检测仪、胎儿听诊器等。

本节将主要介绍应用广泛的脉冲回波法和多普勒法的基本原理。

一、脉冲回波法

基于脉冲回波法的超声成像技术是利用超声束在传播路径上遇到不均匀界面时能发生反射的这一物理特性。由于人体不同组织器官或同一组织器官处于正常与病变状态下的声学特性阻抗不同，当一束具有特殊性质的超声束（发射强度处于安全范围之内）射入人体后，将经过不同声阻抗和不同衰减特性的器官与组织，产生不同的反射与衰减，引起强度不同的反射或折射回波。反射回波主要携带的是超声成像的位置和声阻抗信息，这种不同的反射与衰减是构成超声成像技术的基础。

脉冲回波法的原理如图 3-1 所示。

脉冲发射的瞬间,产生一个短的应力波向人体内部传播。显示器上光点垂直偏移(a)。

超声脉冲以恒速通过介质 1,光点在显示器上形成水平扫描线(b)。

当超声脉冲传播至介质 1 和介质 2 的分界面(c)时,一部分超声能量经界面反射。同时,由于人体组织界面两边的声学差异通常不是很大,故大部分能量穿过界面继续向前传播(d)。

当反射回声到达探头(e)时,换能器将回声信号变为电信号,再经过接收放大器放大,成为垂直偏转板的输入信号,产生光点轨迹的垂直偏转,形成界面反射回声脉冲。

显示器上两个脉冲间的距离(时间)与介质的厚度成正比,反射脉冲的幅值与界面的声反射特性有关。如果过程重复的速度足够快(大于 20 帧/秒)就可显示出稳定的波形(f)。

一般情况下,脉冲超声的发射与接收是由同一换能器完成的,根据发

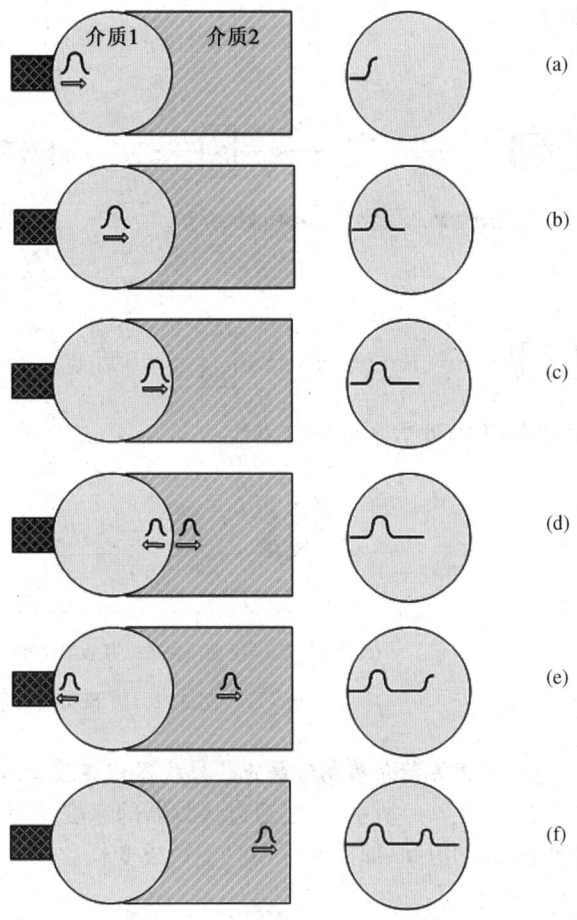

图 3-1 脉冲回声法的基本原理

射脉冲和回波脉冲相隔的时间 t,可以算出反射界面与换能器(声源)之间的距离 s:

$$s = ct/2 \tag{3-1}$$

式中,c 为声波在介质中的传播速度,在工程计算中,取平均值为 1 540 m/s。

超声回波成像的基本原理以 3 个物理假定为前提:①声束在介质中以直线传播,以此估计成像的方位;②人体内各种组织器官中超声传播的声速恒定,以此估计成像的距离;③人体内各介质的吸收系数均匀一致,以此确定增益补偿等技术参数。

二、多普勒法

当声源、接收器、介质之间存在相对运动时,接收器收到的超声频率与超声声源发射的频率之间产生差异,这种现象称为多普勒效应,由此产生的频率变化称为多普勒频移。

产生多普勒效应的原因在于声源和接收器之间的运动。这里的运动,都是相对于静止的介质而言。运动的形式有以下几种情况,如图 3-2,其中 T 为声源,R 为接收器,c 为声波在静止介质中的传播速度,v_r 为接收器的运动速度矢量,v_s 为声源的运动速度矢量。接收器

和声源的速度矢量与声波传播方向相同取"－"号,反之取"＋"号,以下推导将均以(＋)为例。

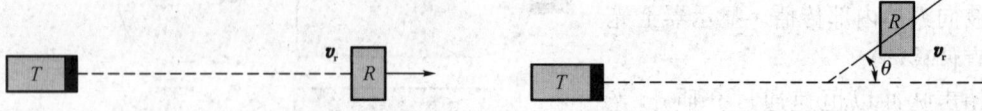

(a) 声源与介质静止,接收器以速度v_r相对介质运动　　(b) 声源与介质静止,接收器运动速度与声速传播方向成θ角

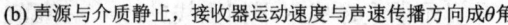

(c) 声源以速度v_s相对介质运动,接收器相对静止　　(d) 声源速度v_s与声束方向成θ角运动,接收器相对静止

(e) 声源速度v_s与声束方向成θ_2,接收器速度v_r与声速传播方向成θ_1角运动

图 3-2　波源和接收器的运动

(一) 声源与介质相对静止,接收器以速度 v_r 相对介质运动

如图 3-2(a)所示,声波通过接收器的速度变为 $c+v_r$,这种情况下,接收器接收声波一个波长 λ_0 的时间(即周期 T')将变短或变长。

$$T' = \frac{\lambda_0}{c+v_r} = \frac{c}{(c+v_r)f_0} \tag{3-2}$$

接收器收到的频率 f' 为:

$$f' = \frac{1}{T'} = \frac{(c+v_r)}{c}f_0 \tag{3-3}$$

一般,速度矢量与声束传播方向之间成 θ 角,如图 3-2(b)所示。此时,式(3-3)中速度 v_r 应取速度矢量在声束方向的投影 $v_r\cos\theta$,则:

$$f' = \frac{(c+v_r\cos\theta)}{c}f_0 \tag{3-4}$$

令

$$f_d = f' - f_0 = \frac{v_r\cos\theta}{c}f_0 \tag{3-5}$$

式中,f_d 为多普勒频移。

(二) 声源以速度 v_s 相对于介质运动,接收器相对静止

如图 3-2(c)所示,由于声源运动,使波长变短了(或变长了) $\Delta\lambda$,$\Delta\lambda = v_s/f_0$。则声波波长 λ' 为:

$$\lambda' = \lambda_0 - \Delta\lambda = \frac{c - v_s}{f_0} \tag{3-6}$$

$$f' = \frac{c}{\lambda'} = \frac{c}{c - v_s} f_0 \tag{3-7}$$

同理,考虑到速度矢量 v 与声束方向之间成 θ 角,如图 3-2(d)所示,式(3-7)变成:

$$f' = \frac{c}{c - v_s \cos\theta} f_0 \tag{3-8}$$

令

$$f_d = f' - f_0 = \frac{-v_s \cos\theta}{c - v_s \cos\theta} f_0 \tag{3-9}$$

式中,f_d 为多普勒频移。

临床超声诊断中,由于 $c \gg v_s$,上式可以近似为:

$$f_d = \frac{-v_s \cos\theta}{c} f_0 \tag{3-10}$$

(三) 声源以 v_s 相对介质运动,接收器以速度 v_r 相对介质运动

如图 3-2(e)所示,由于声源的运动,波长有所增减。由于接收器的运动,接收一个波长的时间发生变化。因此,二者同时运动时,观察者所接收到的频率 f' 为:

$$f' = \frac{c + v_r \cos\theta_1}{c - v_s \cos\theta_2} f_0 \tag{3-11}$$

式中,θ_1 和 θ_2 为速度 v_s、v_r 与声束之间的夹角。

此时的多普勒频移为:

$$f_d = f' - f_0 \approx \frac{f_0}{c}(v_r \cos\theta_1 + v_s \cos\theta_2) \tag{3-12}$$

(四) 医学多普勒信号测量

在医学超声多普勒技术中常使用反射式探头,发射声源和接收器位于运动体一侧,如图 3-3 所示。这里的运动体是血流、瓣膜或胎儿,设它们以速度 v 运动,与发射声束、接收声束之间的夹角分别为 φ_i,φ_r,声源的发射频率为 f_0,则运动接收到的频率按式(3-4)为:

$$f' = \frac{c + v\cos\varphi_i}{c} f_0 \tag{3-13}$$

声波被运动体反射(或散射),此反射(或散射)的声波按照惠更斯原理可以认为是一个新的声源,是以速度 v 运动着的声源,它发出的声波被静止的接收器接收,按式(3-8),接收到的频率应为:

$$f'' = \frac{c}{c - v\cos\varphi_r} f' \tag{3-14}$$

将式(3-13)代入式(3-14)得:

$$f'' = \frac{c + v\cos\varphi_i}{c - v\cos\varphi_r} f_0 \tag{3-15}$$

由于 $c \gg v\cos\varphi_r$，多普勒频移为：

$$f_d = f'' - f_0 = \frac{vf_0}{c}(\cos\varphi_i + \cos\varphi_r) \tag{3-16}$$

在换能器中发射晶片和接收晶片靠得很近，可以认为 $\varphi_i = \varphi_r = \theta$，则式(3-16)成为：

$$f_d = \frac{2vf_0}{c}\cos\theta \tag{3-17}$$

当流速矢量与声束方向夹角 $0° \leqslant \theta < 90°$，$f_d > 0$ 称正向流，即回波频率高于入射频率；反之，当 $90° < \theta \leqslant 180°$，$f_d < 0$ 称反向流，此时回波频率低于入射频率；当 $\theta = 90°$ 时，$f_d = 0$。

式(3-17)还可变为：

$$v = \frac{c}{2\cos\theta} \times \frac{f_d}{f_0} \tag{3-18}$$

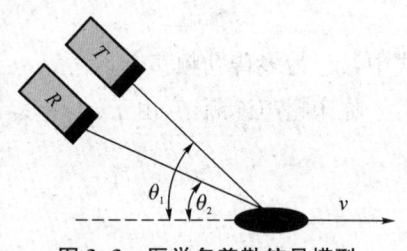

图 3-3 医学多普勒信号模型

即，当 f_0 与 θ 已知，并检测出接收信号的频移 f_d 时，就能计算出目标物体的流速 v。这是多普勒技术检测血液流速的基础。

第二节 脉冲回波成像模式的显示型式和主要参数

一、典型脉冲回波成像模式的显示型式

(一) A 型(Amplitude Mode)超声

A 型超声简称为 A 超，是根据超声脉冲回波原理设计的幅度调制型设备，是最早、最基本的一维诊断设备。

A 型超声荧光屏上的横坐标代表超声波的传播时间，相当于深度；纵坐标代表回波信号的幅度，如图 3-4 所示。医生可以根据回波信号出现的位置确定病灶在组织中的深度、大小等。

A 型超声先于 B 型超声出现，但由于仅能提供一维的诊断信息而落后于能提供二维诊断信息的 B 型超声的发展。尤其是实时 B 型断面显像广泛应用于临床之后，A 型超声越来越少。但 A 型超声很适用于静止的、简单解剖结构的扫查和线性测量，目前它在脑中线检查、眼科检查中还在发

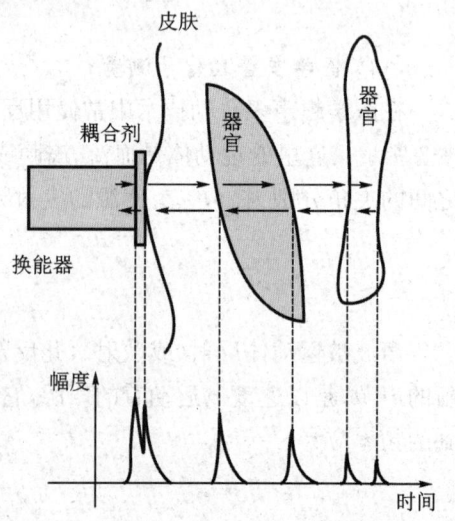

图 3-4 A 型超声原理示意图

挥重要作用。

(二) B 型(Brightness Mode)超声

B 型超声简称为 B 超,是亮度调制型显像模式。其工作原理是借助于换能器或波束的动态扫描,获得多组回波信息,并把回波信息调制成灰阶显示,形成断面图像,因此也称断面显像。

B 超图像的 x 轴代表声束的扫描方向,y 轴代表声波传入人体内的时间或者深度,其亮度由对应空间点上的超声回波幅度调制:回波强,则光点亮;回波弱,则光点暗。从物理上来看,一帧 B 超图像大体上可看成是人体内某个断面上阻抗变化界面的分布,如图 3-5 所示。

目前,B 超广泛应用于临床,它几乎可以对人体所有的脏器进行诊断,如心、肝、胆、胰、肾、眼、乳房和妊娠子宫等。由于 B 超可以清晰地显示各脏器及周围器官的各种断面像,图像富于实体感,接近于解剖的真实结构,所以 B 超已成为超声影像诊断中的主要手段。

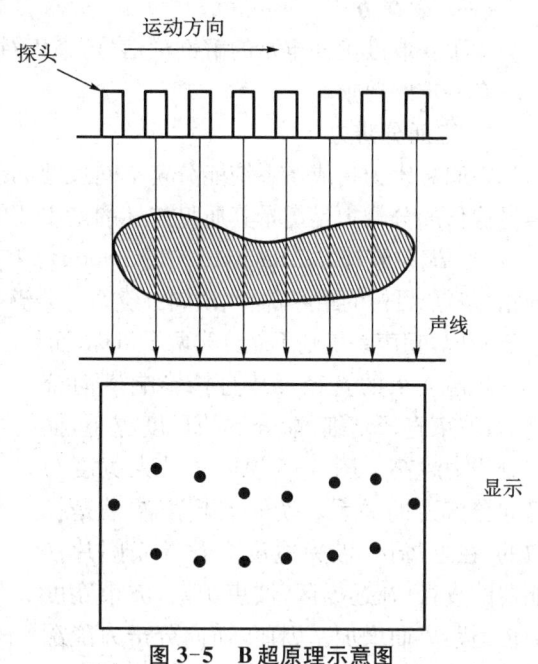

图 3-5　B 超原理示意图

(三) M 型(Motion Mode)超声

M 型超声简称为 M 超。对于运动脏器,各界面反射回波的位置及信号大小都是随时间变化的,M 超是在辉度调制型中加入慢扫描锯齿波,使回声光点从左向右自行移动扫描,故它是 B 型超声中的一种特殊的显示方式。

M 超图像的纵坐标为扫描深度,即超声的传播时间(回声代表被测结构所处的深度位置),横坐标为光点慢扫描时间。当探头固定一点扫查时,从光点的移动可观察反射体的深度及其活动状况,显示出时间位置曲线图(Time Position Recording),如图 3-6 所示。

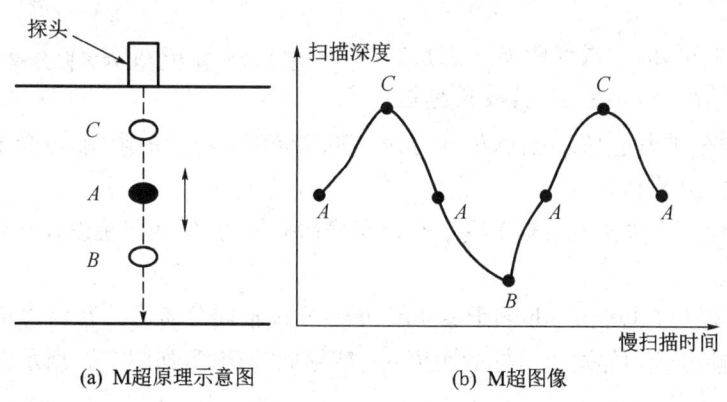

(a) M 超原理示意图　　　　(b) M 超图像

图 3-6　M 超图像

临床上常以 M 超来探测心脏，获得心脏结构与运动变化、血流时空信息及其周邻关系等定量结果，因此 M 超也称作 M 型心动图。如果手持探头与光点移动同步扫查时，则可出现二维切面图，M 型超声多与 B 型或 D 型同时显示和应用。

二、脉冲回波成像模式的基本参数

（一）分辨力

为了获取准确和丰富的解剖学信号，临床对超声的空间分辨力、对比分辨力和时间分辨力均有一定的要求。

1. 空间分辨力

空间分辨力指成像系统能分辨空间尺寸的能力，即能区分开来的两点间最短距离。超声显像仪的分辨力是衡量其质量好坏的最重要的指标。

（1）横向分辨力(Transverse Resolution)：在垂直于声束的横断面上，超声系统刚好能分开相邻两个目标的距离 δ_1，叫横向分辨率。分辨率越小，分辨力越高。当两个目标之间的距离小于 δ_1 时，超声系统则不能分辨两个目标，而是误认为是一个比实际物体尺寸要大的目标。

超声波束的直径尺寸直接影响横向分辨力，波束直径越细，能分辨的尺度越小，横向分辨力越高。图 3-7 说明了波束宽度与横向分辨力的关系。换能器超声波束是扩散的，在近场区，波束宽度大致等于圆片换能器的直径；在远场区，波束扩散，波束宽度随传播距离而增加。因而，横向分辨力随深度的增加而下降。

两个被测成像点的横向分辨率的理论值为：

$$\delta_1 = 1.22 \frac{\lambda z}{D} \qquad (3-19)$$

式中，D 为波束直径；λ 为声波的波长；z 为成像距离。

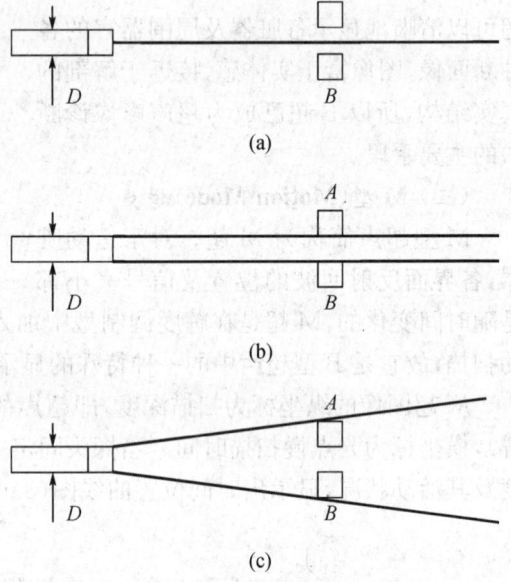

图 3-7 波束宽度对横向分辨力的影响

由式(3-19)可知，在成像距离 z 和换能器直径一定的情况下，频率越高，波长越短，δ_1 值越小，横向分辨力越好。因此，横向分辨力不仅受声束特性的影响，也受工作频率、换能器尺寸和传播距离的影响。

常采用聚焦等方法使波束宽度变窄来提高横向分辨力，但在焦距以外声束增粗，横向分辨力变得更差。

（2）纵向分辨力(Longitudinal Resolution)：又称轴向分辨力。在沿声束传播方向上，超声系统刚好能分开相邻两个目标的距离 δ_a，叫纵向分辨率，如图 3-8 所示。

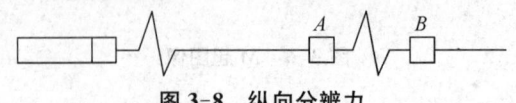

图 3-8 纵向分辨力

在连续波情况下,纵向分辨率为:

$$\delta_a = 16\frac{\lambda z^2}{D^2} \quad (3-20)$$

在脉冲波情况下,纵向分辨率主要取决于脉冲持续时间,有:

$$\delta_a = \frac{1}{2}ct_d \approx \frac{cN}{2f_c} \quad (3-21)$$

式中,t_d 为脉冲持续时间,c 为声速,N 为一次脉冲中包含的声波周期数,f_c 为发射脉冲的中心频率。

其中,脉冲持续时间 t_d 不仅由超声频率 f_c 和脉冲包络所含声波周数 N 决定,而且还受到增益的影响。图 3-9 表示由同一发射脉冲和同一反射界面所产生的同一个接收脉冲。当系统检测阈值一定时,随着系统增益增加,达到检测阈值以上的脉冲宽度越宽。图中,(a)、(b)、(c)、(d) 分别为增益 0 dB、10 dB、20 dB、30 dB 对应的波形。(a) 不能在显示器显示,(b)、(c)、(d) 的声脉冲持续时间分别为 1.6 μs、2.7 μs、3.5 μs,则对应的 δ_a 分别是 1.2 mm、2.0 mm、2.6 mm。可见,增加增益可以提高灵敏度,但却降低了纵向分辨力。

由上述可见,影响整个系统总体纵向分辨力的因素很多,目前医用超声系统的纵向分辨力性能远比横向分辨力要好。

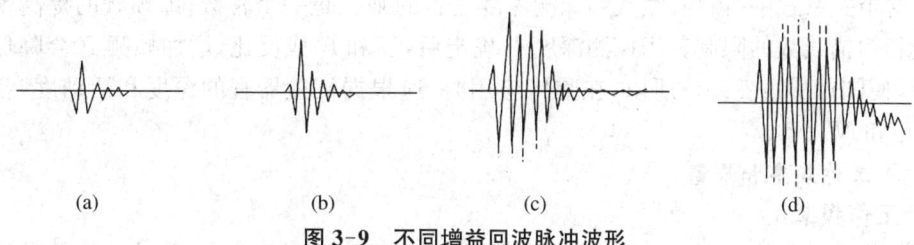

图 3-9 不同增益回波脉冲波形

(3) 侧向分辨力(Lateral Resolution):对于单晶或环形换能器而言,因声场呈圆柱形,故侧向分辨力和横向分辨力是相等的;对于线阵、面阵及相控阵换能器,其声束的截面呈矩形,就有侧向分辨力和横向分辨力的区别。一般将换能器短轴方向的分辨力称为横向分辨力(厚度分辨力);换能器长轴方向的分辨力称为侧向分辨力,如图 3-10 所示。

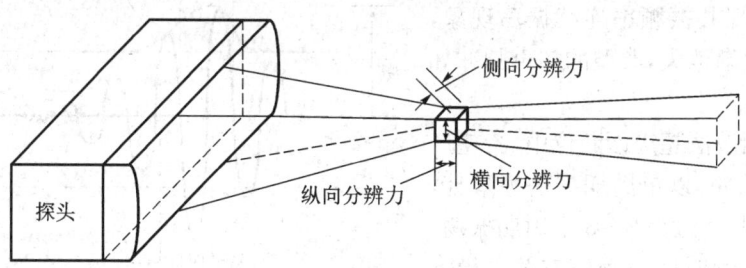

图 3-10 空间分辨力示意图

2. 对比度分辨力

对比度是评价图像质量的另一个重要参数,它反映成像系统从图像的亮度(灰阶)差异来识别被成像物体或结构的能力。

脉冲回波法超声诊断仪的对比度主要取决于反射特性和纹理。反射特性主要来自于生物介质的声特性阻抗差,两种组织的阻抗差越大,其反射强度越大,对比度也越大。对比度的量度也可以用声强反射系数的对数形式表示,如表3-1所示。

表3-1 不同人体组织界面的声强反射系数对数值

人体组织界面	肾/肝	肝/肌肉	脾/肝	脑/颅骨	肌肉/颅骨
声强反射系数对数值(dB)	−41	−37	−50	−3.6	−3.8

人体软组织界面的反射系数对数值一般为 −20～−50 dB 之间。由表3-1可知,从肌肉向骨质组织发射超声波形成强反射,而肾肝界面的反射量很小。软组织界面的弱反射,使得深部组织的超声显像成为可能。

3. 时间分辨力

单位时间成像的幅数,即帧频,它表示时间分辨力。帧频越高,获取图像的时间越短,成像速度越快,时间分辨力越高。对运动的器官和组织进行实时观察时,要求有较高的时间分辨力。但时间分辨力是有极限的,它符合关系式:

$$PNF \leqslant c/2 \tag{3-22}$$

式中,P 为探测深度;N 为一帧的超声束扫描线数;F 为帧频;c 为声速。

在这个关系式中,帧频、线数和探测深度三者的乘积是一个常数,即帧频的提高受到检测深度和扫描线数的限制。当探测深度 P 确定后,N 和 F 成反比,增加帧频 F 会降低扫描线数 N,使图像质量变差。所以,在临床应用时,应根据被检器官的深度和活动度,合理选择 P、F 和 N。

(二)工作频率和带宽

1. 工作频率

工作频率是指换能器与系统连接后,所辐射的实际超声频率。在脉冲波和伪随机超声系统中,指发射超声信号的载波频率。最佳工作频率的选择与分辨力、探测深度、组织中的衰减、反射和散射特性等许多因素有关。

在发射过程中,超声换能器的晶片将受到电脉冲的激励,受激励的换能器产生应力波,将出现共振频率连续振荡现象,并随着阻尼逐渐消失,典型的超声脉冲如图 3-11 所示。

在脉冲回波法超声诊断仪中,希望产生窄的超声脉冲,以单周期振荡为最佳,但这很难做到,一般为 2～3 个周期振荡。实际的脉冲持续时间与阈值有关。最大振幅的周期为 T_0,工作频率 $f_0 = 1/T_0$,这个频率理论上应等于晶片共振频率(标称频率),标称频率与晶片的厚度有关。实际上,压电晶片增加了负载,工作频率总是低于标称频率。

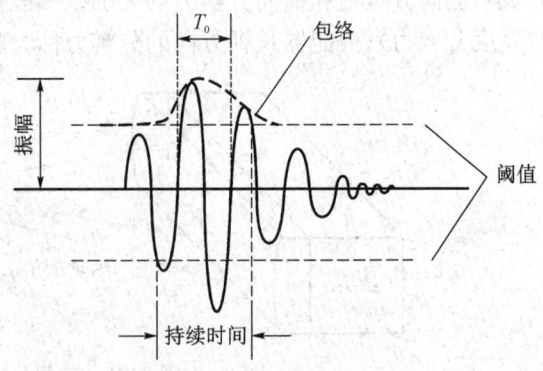

图 3-11 典型的超声脉冲图

在医学超声的实际应用中,所检测的不是单周期振荡,而是振荡的波群经过阈值限定后的 2～3 个全振荡波形,是如图 3-11 中的包络波形。由频谱分析可知,这种包络脉冲包含许多谐波分量,而最大能量集中于中心频率 f_c 附近。f_c 与脉冲持续时间 t_d 的关系为:

$$f_c = \frac{1}{t_d} \tag{3-23}$$

在理想情况下,超声频率越高,分辨力也越高。然而,实际上这是不可能的,超声工作频率的增加有一定的极限。在探测目标的深度、组织的反射率及衰减已知时,此极限主要由信噪比决定,也部分地取决于对扫描增益补偿所要求的精度。在此情况下,应根据获得较高分辨力的要求选定尽可能高的工作频率。

一般脉冲超声回声诊断仪的工作频率的选择由探测对象决定,如表 3-2 所示。

表 3-2 探测不同组织的诊断仪使用的频率范围

探测对象	频率范围(MHz)	对应波长(mm)
腹部、神经	1～3	1.54～0.51
心血管	2～5	0.77～0.30
眼	5～20	0.30～0.77

2. 频带带宽

(1) 信号带宽:信号带宽与脉冲包络信号的中心频率处的最大振幅有关,可由最大振幅下降 3 dB 处的两个频率相减求得,常称 3 dB 带宽。

(2) 系统带宽:系统带宽主要指包括发射通道、发射和接收换能器、接收射频放大器等在内的射频通道的整体系统带宽。系统带宽直接影响整个设备的总分辨率、灵敏度和信噪比。带宽宽,则接收到的信号频谱丰富,波形失真小。但当带宽增加时,因噪声频谱比信号频谱宽,过宽的系统带宽将使信噪比下降,灵敏度降低。所以,系统带宽也应折中选择,且各级带宽应相配。目前,换能器是限制系统带宽的主要因素。

医用超声设计中,为了尽量利用换能器带宽,提高分辨力,同时又具有较高的灵敏度和信噪比,一般使发射和接收处理射频通道的带宽等于或略大于超声换能器的带宽。

(三) 动态范围

动态范围是表征超声诊断设备接收或处理有用信息的能力,一般用 dB 值表示:

$$DR = 20\lg \frac{U_{max}}{U_{min}} \tag{3-24}$$

式中,DR 为动态范围,U_{max} 为信号的最大值,U_{min} 为信号的最小值。

对超声诊断仪来说,动态范围常用输入动态范围 DR_i 和输出动态范围 DR_o 来表示。

1. 输入动态范围

$$DR_i = 20\lg \frac{U_{imax}}{U_{imin}} \tag{3-25}$$

式中,U_{imax} 和 U_{imin} 分别是系统输入端所容纳的最大和最小信号幅度。

2. 输出动态范围

$$DR_o = 20\lg \frac{U_{omax}}{U_{omin}} \tag{3-26}$$

式中，U_{omax} 和 U_{omin} 分别是系统输出端所能允许的最大和最小信号幅度。超过 U_{omax} 时，信号将产生饱和失真；小于 U_{omin} 时，信号不能被检测。

对于脉冲回波法超声诊断仪，最小有用信号等于阈值电平或信号中的噪声电平，而通常放大器的输入端接有保护二极管，所以，动态范围一般在 80~100 dB 范围，甚至达 120 dB。动态范围大，所显示图像的层次丰富，图像清晰。

整个脉冲回声系统的有效动态范围受诸多因素的影响，由于受显像设备特性的限制，通常不可能做得很大。

（四）**脉冲重复频率**

指脉冲回波法超声诊断仪每秒钟重复发射超声脉冲的次数，即探头激励脉冲的频率。图 3-12 中的脉冲重复频率 $F=1/T$，T 为两次发射脉冲信号的间隔，即为声波往返可利用的最大时间。

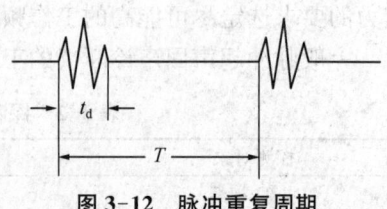

图 3-12　脉冲重复周期

下限频率 F_L：即最低重复频率。根据采样理论，观察运动目标时，重复频率应不小于最高运动频率 F_m 的两倍，即 $F_L \geqslant 2F_m$。如探查心脏时，运动体的最高频率为二尖瓣的频率，约等于 100 Hz。为了保证足够的亮度积累使图像或波形清晰、稳定，系统的重复频率 F_L 应大于 200 Hz。

上限频率 F_H：取决于最大探测深度 l_d 与界面对此反射衰减的时间。为了不发生距离模糊，在发射下一个周期的脉冲信号之前，来自最大探测深度目标的回波信号已到达接收器。因此：

$$F_H \leqslant \frac{c}{2l_d}. \tag{3-27}$$

例如：探测深度为 20 cm，超声速度为 1 540 m/s，则脉冲回波系统中，最大重复频率 $F_H = 3\,800$ Hz，重复周期 $T=263\,\mu s$。由于生物组织存在多重界面，传播时产生多次反射，可能造成回声图形的混乱与模糊。一般，实际选用的重复频率为 1 000~2 000 Hz 之间，这样既可有足够的亮度，又不致图像模糊。

总之，脉冲重复频率必须根据具体的使用要求来考虑。

（五）**探测深度**

指仪器发射的超声波束可以穿透并能显示出回声图像的被测介质深度。超声医学成像系统的探测深度由受检目标确定，如腹部成像需要有 20 cm 的工作距离，而用于眼球的探测深度为 10 cm。

影响作用距离的主要因素是脉冲信号在传播途径中的衰减，这是由于组织的吸收、反射、折射、散射等原因引起的。要提高仪器的探测深度有三个方面的途径。

1. 降低工作频率。但是降低工作频率，分辨力随之下降，这是一个限制。

2. 提高接收器的灵敏度和扩大动态范围，使之能接收较远距离的微弱的反射信号。但这要受到换能器噪声的限制，信噪比极限对诊断超声的最大探测深度上的限制为 300 个波长左右。

3. 加大发射功率，使远距离的微小声阻抗差也能产生较强反射，从而远距离的病灶也能被探测到。但要考虑安全剂量的限制。

因此，为照顾到各方面的指标，应合理选取探测深度。

第三节 多普勒模式的显示型式

一、频谱多普勒血流模式

多普勒技术在血流运动超声检测领域是一个非常重要的组成部分,引发了持续的关注、深入的研究和广泛的应用。多普勒成像的发展历史走过了各个阶段。其中,连续多普勒成像、脉冲多普勒成像、高脉冲重复频率多普勒为频谱多普勒检测模式。

(一) 连续多普勒(Continuous Wave Doppler, CWD)

连续多普勒是最早出现的一种多普勒技术。连续多普勒成像采用双晶片探头,一个(组)晶片连续发射超声束,另一个(组)晶片连续接收反射回声。由于多普勒效应,探头接收的信号相对于发射超声有一个频移,不同的频移对应于不同的目标运动速度。如图3-13所示。

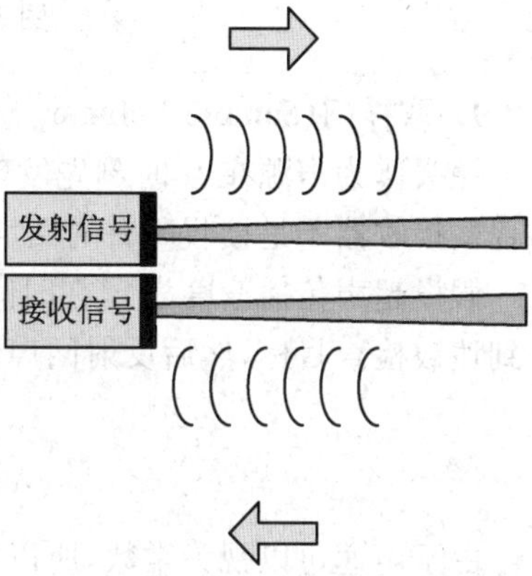

从理论上讲,连续多普勒的取样频率可为无穷大,最大测速可不受限制。但实际上,连续多普勒的最大可测速度受数模转换器工作速度的限制。连续多普勒对于定量分析狭窄处高速血流、反流、分流的流速和压力阶差等非常有价值。

图3-13 连续多普勒发射与接收

由于连续多普勒将声束传播方向出现的所有运动目标多普勒频移全部记录下来,因此无法确定声束内回声信号的深度来源。也就是说,连续多普勒的主要缺点是没有距离选通功能,不能进行定位诊断。但这种高速血流总是发生于病变部位,可以借助二维声像图判定最高血流速度发生的部位,弥补连续多普勒的这一缺点。

(二) 脉冲多普勒(Pulse Wave Doppler, PWD)

脉冲多普勒是最常用的一种频谱多普勒技术。脉冲多普勒成像采用单个换能器按照一定的时间间隔发射-接收超声波,如图3-14所示。

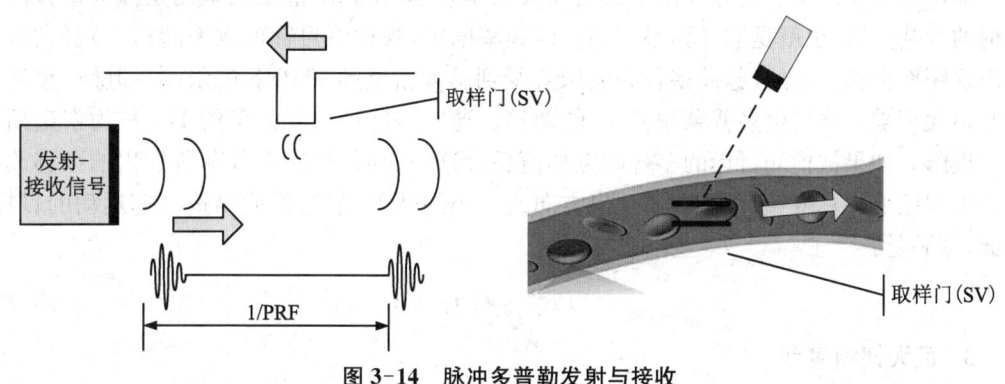

图3-14 脉冲多普勒发射与接收

其工作时序如图 3-15 所示。

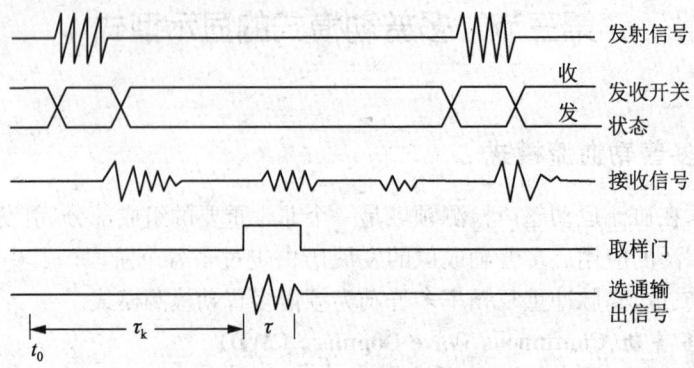

图 3-15 脉冲多普勒工作时序图

1. 取样门(Sample Volume, SV)

探头作为声源在 t_0 时刻先发射一组超声波,然后转为接收状态,接收反射回声。脉冲多普勒接收器不是接收所有的回声,而是通过距离选通器(取样门)来选择特定深度的信号。假设超声传播速度为 c,在时间 $T=1/PRF$(PRF 为脉冲重复频率)内,脉冲超声波从探头到达被检查目标,然后反射回声到探头,则探头到检查目标的距离 S 可表示为:

$$S = \frac{c \times T}{2} \tag{3-28}$$

由于声速可以视为常数,所以检查深度就与发射到接收信号的时间成正比,通过选择不同的脉冲重复频率,就能得到来自不同深度运动目标的反射信号,能够对相应深度进行定位诊断。这种脉冲超声对不同深度运动目标探查的方式即为距离选通。用距离选通技术接收所需要分析的目标区域信号的过程称为取样,所选定的取样区域称为取样门。

在大多数仪器中,取样门的宽度和高度是不可调的,但可通过设置不同的脉冲持续时间,达到调节取样门长度以改变取样大小的目的。在一个脉冲周期内,接收信号时间间隔越长,取样门就越大。但在固定脉冲频率的情况下,接收信号时间间隔长就造成发射信号时间短,超声强度减弱,会影响声像图成像质量。

2. 脉冲重复频率(Pulse Repetition Frequency, PRF)

脉冲多普勒所发射的脉冲频率就是探头工作频率,而脉冲重复频率则是探头每秒内所发射的脉冲个数,也就是取样频率。当取样频率固定,被检测目标的频率超过一定值时,就会出现频率失真。因此,脉冲多普勒成像会受到脉冲重复频率 PRF 的限制,即脉冲重复频率必须大于被检测目标多普勒频移 f_d 的两倍。通常将脉冲重复频率的 1/2 称为奈奎斯特频率极限。如果被检测目标的多普勒频移值超过这一极限,脉冲多普勒所检出的频移改变就会出现频率失真或频率混叠,表现出方向或大小的伪差,故其不能测量高速运动的目标。因此,须满足:

$$PRF > 2f_d \tag{3-29}$$

3. 最大探测深度

来自深部的回波信号应该在下一次发射脉冲之前到达换能器。因此,沿声束路径上的

最大探测深度 $R_{\max}$ 为：

$$R_{\max} = c/2PRF \tag{3-30}$$

4. 最大可测流速

因为血流的速度为：

$$v = \frac{f_d \cdot c}{2f_0 \cos\theta} \tag{3-31}$$

则

$$v_{\max} = \frac{PRF \times c}{4f_0 \cos\theta} \tag{3-32}$$

在脉冲多普勒成像过程中，要注意选择脉冲重复频率和调整速度量程，避免出现频率失真。

脉冲多普勒技术的最大优点就是能够与二维超声图像配合，精确地定位测量某一处范围（取样门）内的目标流速情况，它具有较好的距离分辨力（深度分辨力）。

脉冲多普勒技术的主要不足是它所能测量的最大目标流速有一定限度，而异常血流速度常常超过这个限度。临床中脉冲多普勒主要用于正常瓣口或低速血流的定量分析，通过测定血流速度时间积分和瓣口面积可计算通过瓣口或血管的血流量。

（三）高脉冲重复频率多普勒（High pulse repetition frequency，HPRF）

为了既保留脉冲多普勒定位诊断的优点，又弥补其测量目标速度有限的缺点，将脉冲多普勒与连续多普勒成像方式相结合，即为高脉冲重复频率多普勒成像技术。如图 3-16 所示。

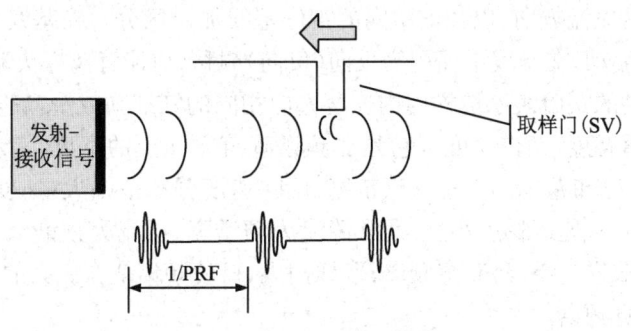

图 3-16　高脉冲重复频率多普勒

高脉冲重复频率多普勒是对脉冲多普勒的一种改进。它的特点是当探头在发射一组超声脉冲波之后，不等到取样门的回声信号返回到探头，就再次发射新的超声脉冲，然后接收到的回声信号是第一组脉冲的回声。这样的方式相当于在固定脉冲超声中插入新的信号，提高了发射脉冲频率。根据公式（3-17），频移就增加了一倍。由公式（3-18）可知，目标速度的测量范围也相应扩大了一倍。随着脉冲重复频率的成倍增加，最大可测目标速度的范围也相应的成倍增加。但实际上，在大多数仪器中，高脉冲重复频率多普勒最大可测目标速度最多可扩展到脉冲多普勒最大可测速度的三倍。

高脉冲重复频率多普勒实际上是介于脉冲多普勒和连续多普勒之间的一种技术。它测量的最大目标速度明显得到了提高,但它的定位准确性不如脉冲多普勒,频谱质量也较脉冲多普勒差些。

(四) 多普勒血流信号的频谱分析

由于血管中的血流沿着径向存在一个流速剖面,因此回波信号中包含各种频率分量。为了真实反映这一情况,最好的方法无疑是对多普勒血流信号作频谱分析,并把其中包含的各种频率分量显示出来。频谱分析法的基础是快速傅里叶转换技术(Fast Fourier Transform,FFT)。

频谱显示有多种方式,最常用的是"速度(频移)-时间"显示谱图,如图 3-17 所示。

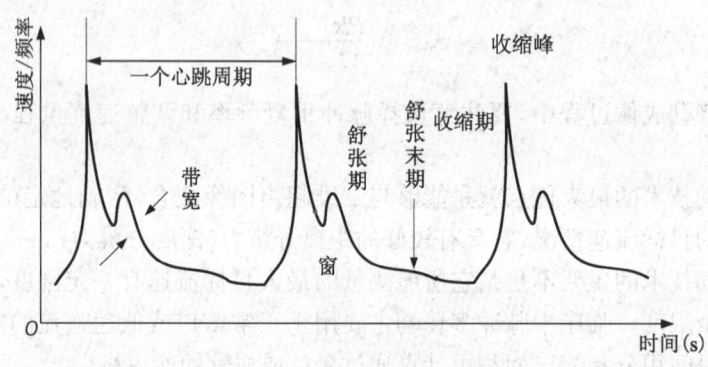

图 3-17　速度(频移)-时间谱图

由图 3-17 可见,谱图中的横轴以时间表示血流持续时间,单位为秒(s);纵轴代表血流速度(频移)大小,单位为 cm/s(Hz)。现说明它的频谱波形的意义:

1. 方向:显示血流方向,以频谱中间的零位基线加以区分。在基线上面的频谱为正向频移,血流朝探头流动;在基线下面则为反向(负向)频移,血流背离探头流动。

2. 灰阶:频谱的灰阶表示取样门内速度方向相同的红细胞数量,灰阶高的数量多。

3. 带宽:频谱宽度(频带宽度),它是在频谱垂直方向上的宽度,表示某一时刻取样门中红细胞运动速度分布范围的大小。频带宽,反映速度分布范围大(速度梯度大);频带窄,反映速度分布范围小(速度梯度小)。通常湍流为频谱宽,层流为频谱窄。频谱宽度也受取样门大小的影响,取样门小,易获窄频谱;取样门大,可使频谱变宽。大的动脉,常为窄频谱;外周小动脉,常为宽频谱。

4. 收缩峰:在心动周期内达到的收缩峰频率,即峰值流速。

5. 舒张末期:将要进入下一个收缩期的舒张期最末点,此点为舒张末期流速。

6. 窗:无频率显示区域,也称为"频窗"。

二、多普勒成像

多普勒成像(Doppler Imaging)是通过多普勒技术获取的人体血流(或组织)的运动速度在组织平面上分布,并以灰阶或彩色方式形成的运动速度分布图。在二维超声图的基础上,用彩色图像实时显示血流的方向和相对速度的技术,称为彩色多普勒血流成像法(Color Dopple Flow Imaging,CDFI)或彩色血流图(Color Flow Mappig,CFM)。在此基础上,彩色多普勒能量图和方向能量图以及彩色多普勒组织成像法相继出现。采用多普勒显像技术,既可了解人体组织的结构学信息,又可了解人体的血流(或组织)的运动学信息。所以,具有这类技术的超声诊断仪被称为双功系统。

(一) 彩色多普勒血流成像

彩色多普勒血流成像(简称"彩超")是采用脉冲超声多普勒和 B 超混合成像的系统装置。其原理是:利用多道选通技术可在同一时间内获得多个取样门内的回波信号,结合相控阵扫描对此断层上取样门内的回波信号进行频谱分析或自相关处理,获得速度大小和方向。同时滤去迟缓部位的低频信号,再将提取的信号转变为红色、蓝色、绿色的伪彩显示。彩色多普勒血流显像提供了一幅既有解剖结构的实时断面,又有动态变化的彩色血流的声像图。它是继心导管技术以来心血管疾病检查的一项重大突破,被称为无创伤性血管造影。

彩色血流成像系统的结构如图 3-18 所示。

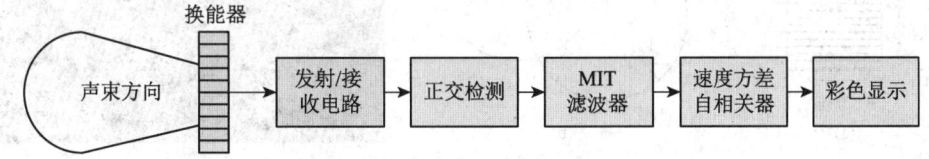

图 3-18 彩色多普勒血流成像基本示意图

1. 发射和接收电路:彩色超声多普勒血流成像扫描方式采用机械扇形扫描或相控阵扫描,在每一个扫描声束方向反复发射和接收多次脉冲超声波,如 8~12 次。将每次接收回波信号经正交解调后,由模拟信号转换为数字信号。

2. MTI(Moving Targets Indicator)滤波器:MTI 实际上是一种壁滤波器。它将滤除壁层、瓣等动作迟缓部位的多普勒低频分量。MTI 滤波器有高通滤波和低通滤波,它的性能决定显示血流图的质量。如果性能不佳,就会出现非血流成分(如心壁、瓣膜等)的伪像,致使整个图像带红色或蓝色,或低速血流不显示。

3. 自相关器:用于对比来自同一取样部位的两个以上的多普勒频移信号,分析其相位差。计算平均多普勒血流速度、速度离散度以及平均功率。它由延迟电路、复数乘法器和积分器组成。

4. 显示:在彩色多普勒成像时,采用人眼敏感和分辨率高的彩色显示方式,分为三种输出方式,如图 3-19 所示:

(1) 速度方式:用于显示血流速度的大小和方向。血流速度在二维超声中表现为与扫描声线平行和垂直两个分量。在平行方向上的血流速度分量朝向探头的流动,用红色表示;背向探头的流动用蓝色表示;与扫描线垂直的血流速度分量无色彩显示。血流速度大小以颜色的亮度来显示,流速越快,色彩越亮;流速越慢则色彩越暗;无流动则不显色。

(2) 方差方式:在血液流动过程中,当速度超过所规定的显示范围或血流方向发生紊乱时,彩色血流图像中会出现绿色斑点。这是利用了方差显示的结果。方差大小表示血流紊乱或湍流的程度,即混乱度,用绿色色调表示。湍流的速度方差越大,绿色的亮度就越大;速度方差越小,绿色亮度越小。彩色多普勒血流显像利用三原色和二次色表示血流速度的方向和湍流。如果朝向探头方向运动的红色血流;出现湍流,则表现为红色为主、红黄相间的血流频谱。如果湍流速度很快,会出现色彩逆转,显示为以红色为主、五彩镶嵌状的血流频谱。背离探头方向的蓝色血流在流速、方向改变后也会出现以蓝色为主的五彩镶嵌状图形。

(3) 功率方式：表示多普勒频移功率的大小，即对多普勒信号频率曲线下的面积(功率)进行彩色编码。血流速度大小及方向的色彩表达与速度方式一致，彩色亮度表示功率的大小。功率越大，色彩亮度越大。

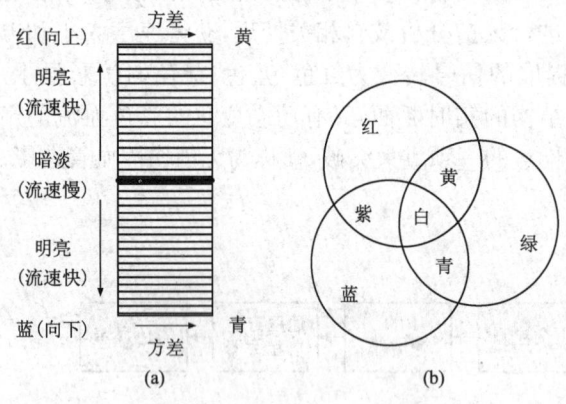

图 3-19 血流的彩色显示规律

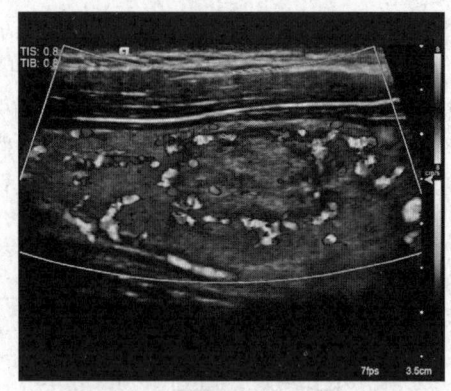

图 3-20 血流的彩色图像实例

与连续多普勒和脉冲多普勒相比，彩色多普勒能在二维切面上直观地显示血流方向、血流速度和血流状态等重要信息。对血流的性质和流速在心脏、血管内的分布比连续和脉冲多普勒显示更快、更直观，可明确分流与反流的起源、部位、方向和性质。

但是，彩色多普勒血流成像由于采用自相关技术，得到的是平均血流速度，对血流的定量分析不如脉冲和连续多普勒成像。而且，为了获得较大范围的彩色血流显示，每秒帧数必须减少，二维图像质量往往下降。彩色多普勒血流显示也会受超声入射角以及频移的影响，当血流速度引起的频移超过奈奎斯特频率极限时，彩色信号就会出现混迭，表现为彩色逆转。在有高速射流时，由于混迭和湍流的出现，可使多种色彩混合而出现白色，在有明显血流紊乱时，可出现多彩斑点血流镶嵌图形。

(二) 彩色多普勒能量图(Color Doppler Energy，CDE)

彩色多普勒能量图又称功率多普勒显像(Power Doppler Imaging，PDI)、彩色多普勒能量显像(Color Doppler Power Imaging，CDPI)。CDE 通常以单色(红色)表示血流信息。

与 CDFI 比较，CDE 具有如下特点：

1. 从超声物理上来讲，探头接受从血管内红细胞反射回来的多普勒信号，包括频移和振幅(能量)。这种信号被分解并能提取和显示三种多普勒参数：平均血流速度、加速度和能量(信号强度)。CDFI 仅利用频移信号，用自相关频率分析法提取平均速度和加速度两种多普勒参数，用来反映血流速度、方向和加速度。但这些信号的显示由于探测角度的影响，测定低速血流的能力受到限制。CDE 则利用反射多普勒信号中第3种参数——能量。利用血流中红

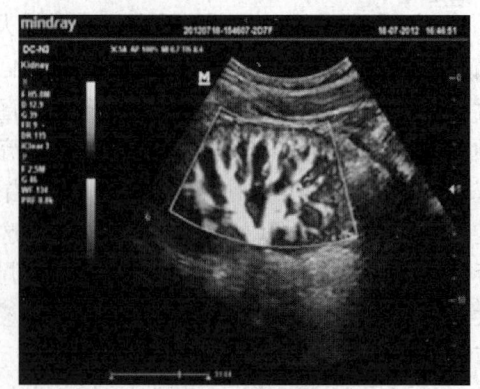

图 3-21 彩色多普勒能量图实例

细胞的密度散射强度或能量分布，即单位面积红细胞通过的数量及信号振幅大小进行成像。所有CDE中彩色信号的色彩和亮度代表着多普勒信号能量的大小，能量大小与红细胞数目相关。CDE显示的是血流中与散射体相对应的能量信号参数，不是速度参数。即使血流平均速度为零，只要存在运动的红细胞，能量积分不等于零，就能用能量图显示，所以CDE能显示低速血流。

2. 成像相对不受超声入射角的影响。CDFI采用速度模式，当多普勒角度发生变化时，频移将随之变化，即CDFI的信号受探测角度的影响。而CDE成像参数是能量，所得到的是全方位的血流信息，信号显示探测不受角度的影响，且血流信号丰富，血管连续性好，能显示完整的血管网或血管树，特别是对微小血管和迂曲血管能完整显示其连续性。

3. 由于CDE显示的是血流能量信息，而不是速度信息，故不能直接显示血流性质和方向。

4. 对高速血流不产生彩色混叠。在CDFI成像中，当平均频率大于1/2 PRF时CDFI就会发生信号混叠，当显示的频率超过那奎斯特极限时，图像的色彩发生逆转，表现为五彩镶嵌的血流信号参数，影响图像的观察。CDE则不受那奎斯特极限的限制，因而无色彩逆转现象。

5. 动态范围大。正常人体有四种血流状态：低流量与高流速、低流量与低流速、高流量与低流速和高流量与高流速。对某一器官或病变来讲，存在着多种血流状态。如肾脏，当单一的静脉彩色血流量显示清晰时，常常可见大部分动脉血流出现色彩逆转现象，而在显示最佳的动脉血流时，则不得不舍弃部分静脉信号。在CDE血流成像中能克服此现象而显示较大范围内血流信号，甚至可显示肾皮质极低的灌注信号。

（三）彩色多普勒方向性能量图（Directional Color Angio，DCA）

彩色多普勒能量图的能量信号被探测并替代了平均流速，对低速血流及微弱多普勒信号的敏感度的优势超过了CDFI。但这种敏感度的增加是在丢失全部速度信息的代价上获得的，且不具有方向性信息。所以，彩色多普勒方向性能量图是探测低速血流的补充形式。它既以能量型多普勒显示血流，又能表示血流的方向，综合了前两种技术的优势。既能敏感地显示低速血流，又以双色表示血流方向。该成像方式也称彩色多普勒速度能量图（Convergent Color Doppler，CCD）。

（四）彩色多普勒组织成像（Color Doppler Tissue Imaging，CDTI）

多普勒组织成像主要用于评价心脏收缩和舒张功能。活体心脏多普勒信息主要由流动的血液以及运动的室壁产生，血液和室壁的结构、运动的速度及振幅是完全不同的，因而产生不同的多普勒信号特征。心腔内血液的信号特征为高频低振幅，而心肌的信号特征为低频高振幅。

在常规超声心动图检查仪器中，为了避免心室壁多普勒信号对血流信号的干扰，回波信号先通过高通滤波器，将低速高振幅的心肌信号滤除，仅保留高速低振幅的血流信号。在此基础上产生一些定量的测定，以血流的信息来推断心肌本身的状态及功能。而CDTI技术恰与普通超声心动图相反，它在启动该功能时，来自室壁运动的低频高振幅信号不再通过高通滤波器，而是通过一系列自相关信号处理技术，对代表心肌运动的多普勒频移信号进行分析和彩色编码，以多种方式显示出来以供临床应用。

多普勒组织显像有以下几种模式：

1. DTI 速度图(Doppler Tissue Velocity，DTV)：DTV 是对室壁运动的速度快慢及方向进行彩色编码，朝向探头运动的心肌被编码成暖色，运动速度由低到高依次被编码成红色、橙色和白色。背离运动探头的心肌被编码成冷色，运动速度由低到高依次被编码成蓝色、浅蓝色、白色，无色表示无心肌运动。

2. DTI 能量图(Doppler Tissue Energy，DTE)：DTE 用心室壁的多普勒信号强度为信息来源。其心室壁运动的信号强度大于血流的信号强度，滤除血流信号后，用心肌组织反射回的多普勒信号强度(振幅)的平方值表示能量，描绘成能量-频谱曲线。DTE 根据曲线下面积大小进行彩色编码，形成二维彩色心肌组织运动图像，多普勒能量信号与心肌内散射体数量有关，与多普勒频移值大小无关。DTE 从全新角度描述了心肌的运动状态。

3. DTI 频谱图(Doppler Tissue Pulsed Wave Spectrum，DTI-PW)：DTI-PW 就是将脉冲多普勒取样容积放置于心肌壁内，随着心动周期的变化，对收缩期和舒张期的心肌运动速度及时间进行分析。它是目前 DTI 中应用最广，研究最多的一种。

4. DTI M 型显示模式(Doppler Tissue Mmode，DTI-M mode)：DTI-M mode 帧频高，因而是多普勒组织显像技术中分辨率最高的一种显示方式。DTI-M mode 用彩色编码显示室壁的运动，从彩色的浓淡及彩色的变化来反映跨壁速度随心动周期各时相的变化，以及室壁各层次收缩、舒张运动的速度及方向。

5. DTI 加速度图(Doppler Tissue Acceleration，DTA)：DTA 是在 DTI 速度图的基础上计算单位时间内心肌运动速度的变化率，并对心肌运动的加速度进行彩色编码，以蓝、绿、红等色阶分别表示较低至较高的加速度。它能直观、半定量化反映一个心动周期中，各部位心肌运动速度由零增至最大的时间顺序。对于评价心脏的传导功能、心肌的激动顺序十分有用。

第四节　超声成像新技术

一、三维超声成像技术

三维超声成像分为静态三维成像(Static Three Dimensional Imaging)和动态三维成像(Dynamic Three Dimensional Imaging)。动态三维成像由于参考时间因素(心动周期)，用整体显像法重建感兴趣区域准实时活动的三维图像，又被称为四维超声心动图。

(一) 三维超声技术的发展

三维超声技术的发展可分为三个阶段：

1. 静态三维成像技术。采用自由臂扫查方式进行三维数据采集，其成像方式是利用二维探头对目标进行逐面扫查，获得多个二维图像信息，再将二维图像信息重建为三维立体影像。

自由臂扫查法具有探查范围大、自动适应体表轮廓等特点。根据有无定位系统可分为以下两种方式：

(1) 无定位系统自由臂扫查法：采用常规的超声探头，由医师手持探头在被检体表平行均匀地移动，获得一系列平行排序的二维图像，然后通过重建得到近似的静态三维图像。

此法的好处是简单、方便、廉价,但要求医师手法均匀平稳,否则重建的图像质量不好。不足之处是目前仅限于表面成像,且不能进行定量的测量及不能进行动态成像。

(2) 有定位系统的自由臂扫查法:利用电磁位置传感器进行定位的自由臂扫查法,一般将由3个互相垂直的线圈组成的电磁接收器固定在常规超声探头上,当探头在磁场(成像系统带有磁场发生器)中移动时,电磁接收器会输出若干(一般为6个)自由度的参数,给出探头在磁场中的位置和方向。在这个系统中,磁场发生器的空间位置是固定的,且被称为空间参照原点。这样,综合探头接收的图像信息和位置信息,就可以进行三维重建。这种扫查法的特点是失真小,且可以进行空间定位和测量。不足之处是易受外部电磁场干扰,影响定位位置和方向的准确性。

静态三维成像技术的优点是无需特殊的探头,价格低廉。缺点是成像速度慢,图像质量差,临床应用价值不大。

2. 动态三维成像技术。采用非自由臂方式进行扫查,其扫查速度快且三维数据采集的时间短,可以实现连续动态显示脏器的三维图像,故称为动态三维成像。

其成像原理与自由臂三维的成像原理相同,区别在于设计了专门的容积探头,提高了成像速度,可以瞬间重建,所以也称为准实时三维,但并不是真正意义的实时三维。它还是逐个断面进行扫查,然后三维重建,因此仍需重建过程。其探头的内部有一个小马达,带动晶片进行摆动,逐一扫过每个层面,通过计算机强大的数据采集和处理功能,重建为立体图像。

目前,容积三维技术的应用比较广泛,因其扫查范围大,在妇产科、腹部检查方面有很大优势。但在心脏领域的检查方面存在局限,因为心脏是运动的脏器,通过重建方式来获得运动三维图像还存在一些技术瓶颈。

3. 实时三维成像(四维)技术。当三维成像速度达到24帧/秒以上时,就可得到实时的动态影像,即实时三维成像。

实时三维超声成像技术的实现得益于矩阵探头的出现,采用二维面阵探头,用电子相控阵的原理控制声束进行扫查,从而实现三维数据采集。主机接收的回波信号可以遍及三维的任意立体空间,覆盖的范围之内没有盲区,实时更新所覆盖范围内形态的变化,即实时反映三维影像信息。

(二) 三维超声成像原理

三维超声成像关键技术为:数据采集及三维重建。

1. 三维数据采集是实现三维成像的第一步,也是确保三维成像质量的关键一步。根据三维成像技术的发展过程可分为间接三维数据采集和直接三维数据采集,如图3-22。

(1) 间接三维数据采集:以二维超声技术为基础,三维数据的采集是借助已有的二维超声成像系统完成的。在采集二维图像数据的同时,采集与该图像有关的位置信息,再将图像与位置信息同步存入计算机,重建出三维图像。间接三维数据采集是通过探头的移动来实现,根据探头移动轨迹的不同,采集方式又分为平移式、倾斜式和旋转式。

平移式采集的数据是一组等间隔的相互平行的二维图像,如图3-22(a)所示。因此,重构三维图像比较容易。在多普勒血流成像中,由于平面相互平行,容易识别声束与血流间的夹角。此类系统已被成功应用于血管成像、颈动脉血流测量等场合。

倾斜式扫描是将探头固定放在患者的皮肤表面,然后使探头绕一条与探头平行的轴摆动,由此得到一系列等角度(类似扇形的)分布的二维图像,如图3-22(b)所示。这类系统的

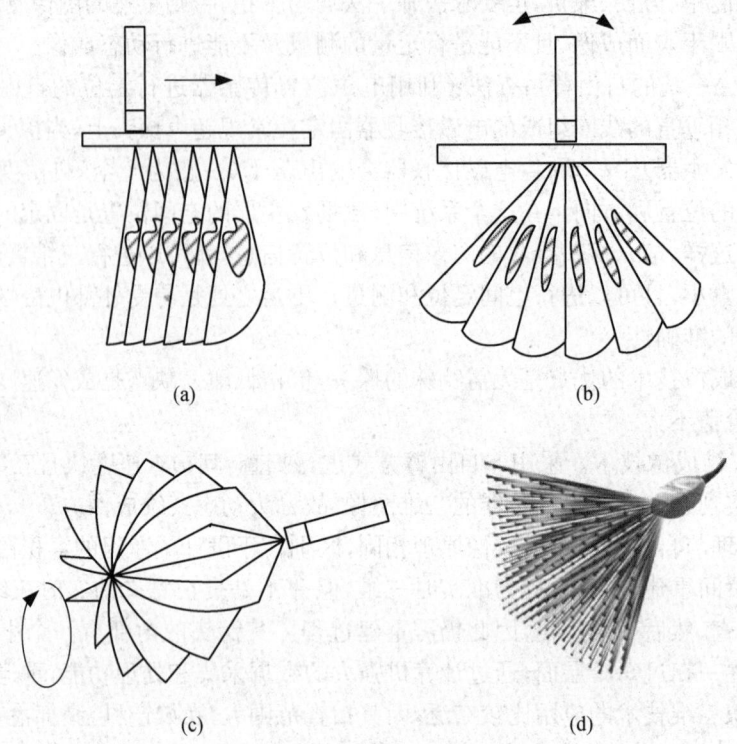

图 3-22 三维超声数据采集技术

优势是容易手持操作,扫描的视野较大。而且,因为探头摆动的有关参数已事先设计完成,三维图像重构的速度也较快。缺点是随着探查深度的变化,空间分辨率变差。三维数据在各个方向上分辨率的不一致性也给图像重构带来麻烦。

旋转式的扫描装置是让探头围绕与探头垂直的轴旋转(一般要大于 180°),最后得到类似圆锥形的三维数据,如图 3-22(c)所示。这类系统同样存在空间分辨率不均匀的问题。此外,为了实现准确的三维重构,在数据采集过程中必须保持旋转轴位置固定不变,否则会直接影响三维重建的精度。

间接三维数据采集在采集信息时需要以平行、扇形或旋转方式改变转动探头的方向。例如在心脏检查过程中,用旋转法在每一方位采集完整心动周期的二维图像,全方位转动180°时需要积累 60~90 个心动周期的二维图像,再将这 1 000 余帧二维图像数字化存储到锥体形数据库,经计算机重建而成三维图像。其缺陷有:不是真正的实时,而是多个心动周期图像后处理的结果;取样费时烦琐,成像速度缓慢;受呼吸、心律不齐或声轴位移的干扰,常常出现伪像,影响图像的质量。

(2)直接三维数据采集:采用矩阵探头直接获得三维体积的数据。图 3-22(d)为直接三维数据采集示意图。

直接三维数据采集的出现很好地解决了间接三维成像的缺陷。矩阵探头换能器晶体片被纵向、横向多线均匀切割为呈矩阵形排列的多达 60×60=3 600 个或 80×80=6 400 个微型正方形晶片。由计算机控制,使发射声束按相控阵方式沿 Y 轴进行方位转向形成二维图像,再沿 Z 轴方向扇形移动进行立体仰角转向形成金字塔形数据库。

直接三维数据采集方式由于发射时采取多条声束同时并行扫描,超大量数据快速处理,发射声束脉冲的重复频率大幅度提高,三维图像的帧频亦随之增加,无需脱机处理,成像快,失真小,免除了呼吸和位移的干扰,故能直接显示为真正的实时三维图像。应用此法检查时探头不需移动,切面的间距均匀,取样的时相和切面的方向易于控制,快速成像,实时显示组织结构的活动时相。

2. 三维数据采集后进行三维重建。三维重建技术有立体几何构成法（GCS 模型）、表面轮廓提取法、体元模型法（voxel 模型）等技术。①立体几何构成法：将人体脏器假设为多个不同形态的几何组合,需要大量的几何原型。对于描述人体复杂结构的三维形态并不完全适合,现已很少应用。②表面轮廓提取法：将三维超声空间中一系列坐标点相互连接,形成若干简单直线来描述脏器的轮廓,曾用于心脏表面的三维重建。该技术所用计算机内存少,运动速度较快。缺点是：需人工对脏器的组织结构勾边,既费时又受操作者主观因素的影响；不能对细小结构进行三维重建；不具灰阶特征,难以显示解剖细节,故未被临床采用。③体元模型法：是目前最为理想的动态三维超声成像技术,可对结构的所有组织信息进行重建。在体元模型法中,三维物体被划分成依次排列的小立方体,每个小立方体称为一个体元。一定数目的体元按相应的空间位置排列可构成三维立体图像。体元模型法需要具有相当高精度和速度的计算机系统。

二、谐波成像

一个振动系统的最低固有频率（Natural Frequency）称为基频（Fundamental Frequency）,而频率等于基频的整数倍的正弦波则是谐波（harmonic）。人体组织（包括血液）的回波,其基频的幅度远大于谐波。所以在超声成像中,往往滤去谐波,仅用基波的信息进行成像。而在某些谐波丰富的情况下,通过滤去基波,利用谐波的信息进行成像,这类成像方法称为谐波成像。

谐波成像的方法很多,但主要分为：造影谐波成像（Contrast Harmonic Imaging, CHI）,组织谐波成像（Tissue Harmonic Imaging, THI）和能量对比谐波成像技术（Power Contrast Harmonic Imaging, PCHI）。

造影谐波成像是利用超声造影剂微泡（直径 1~10 μm）产生较强的二次谐波信号进行成像,故又称为二次谐波成像（Second Harmonic Imaging, SHI）。造影谐波成像明显提高了信噪比,可有效地观察心内膜、外周小血管以及组织的血流灌注情况。

组织谐波成像又称频谱合成成像或频率转换技术,是利用超宽频探头接收非线性的高频谐波信号,将多频率信号放大、平均处理后再实时成像。由于接收频率的提高,对较深组织的分辨力也有了较大的提高,明显增强了对细微病变的显现力。

能量对比谐波成像技术在常规对比谐波成像基础上,结合振幅多普勒能量技术,提高对造影剂的敏感性,尤其对微小颗粒更敏感,有利于显示小病变和早期病变。由于造影剂和组织的回波均具有谐波,而 PCHI 能使血流从组织中分离开来,更有利于判定病变内的血供情况。同时还能相对延长造影剂的显像时间,节省造影剂。

（一）**基本原理**

在声压相对较高的情况下,超声波在人体组织中的传播速度将随着传播的深度发生变化。下式给出了这种变化关系。

$$c(z) = c_0 + \left(1 + \frac{B}{2A}\right) \cdot u(z) \tag{3-33}$$

式中，c_0 是超声波在介质中传播的平均速度；$c(z)$ 是超声波在深度 z 处的传播速度；$u(z)$ 是深度 z 处粒子移动的速度；$\left(1 + \frac{B}{2A}\right)$ 表征非线性程度的项。

上式表明，在每个深度 z 点上的超声波速度 $c(z)$ 并不是恒定的，它被粒子移动速度 $u(z)$ 和非线性系数修正了。这一过程表现为在超声波传播的路径上，当声压为正时，介质质元移动的速度是正的（即沿超声波传播方向移动），声速也随之增大；而当声压为负时，介质质元移动的速度是负的（即向换能器方向移动），声速也随之减小。这就造成发射的正弦波在传播过程中出现了畸变。这种畸变会随着传播深度的增加而更加严重，如图 3-23 所示。当发射的正弦波的频率为 f_0（称为基波或一次谐波）时，畸变的波形中将出现二次谐波 $2f_0$、三次谐波 $3f_0$ 等成分。随着超声波传播深度的增加，波形的畸变越来越严重，由此造成的谐波成分也会相应的增加。通常情况下所说的谐波成像是指检测数倍于发射频率的信号成分（如二次谐波 $2f_0$、三次谐波 $3f_0$ 等成分），但也有人提出可以利用次谐波来成像，所检测的成分是发射频率的几分之一（如二分之一的发射频率 $1/2f_0$）。

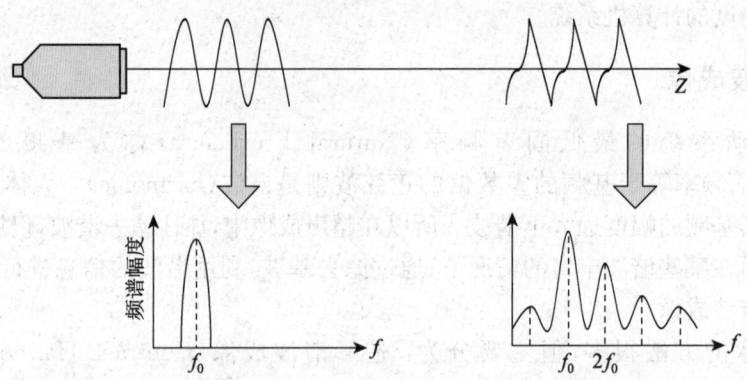

图 3-23 超声波传播过程中的非线性失真造成波形畸变

（二）组织谐波成像

近年来，组织结构谐波成像很快发展起来并成为结构成像的另一种标准模式。

由于三次谐波以上的成分已经非常微弱，因此在目前的成像系统中，通常采用二次谐波来成像。二次谐波成分的幅度 A_2 可以用下式来表示：

$$A_2 = \left(1 + \frac{B}{2A}\right) \cdot \left(\frac{\pi f}{\rho c^3}\right) \cdot z \cdot p^2 \tag{3-34}$$

式中，c^3 是超声波在介质中传播的平均速度；z 为深度；f 为频率；ρ 为介质密度；p 为声压；$\left(1 + \frac{B}{2A}\right)$ 表征非线性程度的项。

图 3-24 示意了基波及二次谐波传播中覆盖的区域[3-24(a)]和大致的幅度曲线[3-24(b)]。由于波形的畸变是在超声波传播的过程中积累起来的，因此在靠近换能器的皮肤层，组织谐波实际上是零。随着超声传入组织的深度的增加，二次谐波的成分逐渐增加，它的幅度与声压的二次方成正比。直到超声波的基波成分本身在传播过程中受到衰减，声

压明显减弱,二次谐波强度降低。

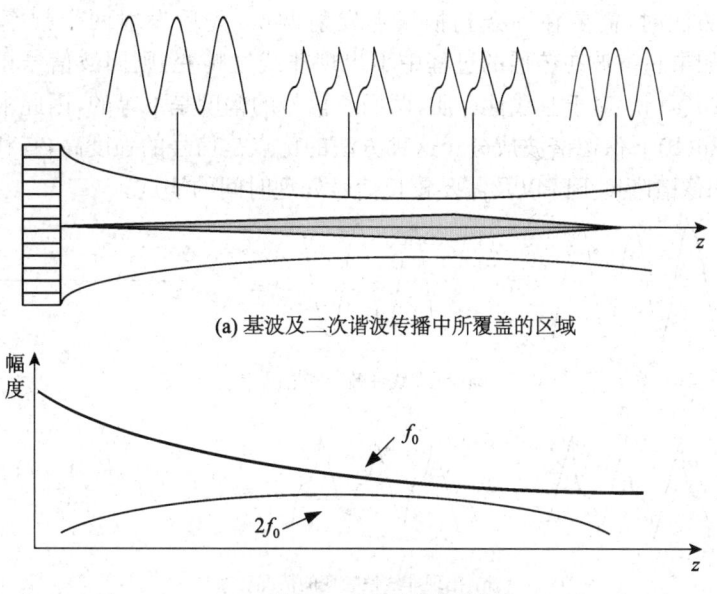

(a) 基波及二次谐波传播中所覆盖的区域

(b) 基波及二次谐波的幅度曲线

图 3-24　基波与二次谐波传播的区域

组织谐波成像允许使用低频发送,这是比较重要的。另外,谐波是在声束的中央产生的,在这个位置声压达到最大值,因此谐波成像方式相当于是自动处在声学焦点上。但是这种成像模式需要使用宽带的换能器。

为了有效地从回波信号中恢复出二次谐波成分,一般采用以下两种方法:

1. 谐波频段滤波法

在理想情况下,如果发射的基波信号的频段控制的比较好,则由此产生的二次谐波成分与基波成分之间就会分开处在各自的频段上,如图 3-25(a)。在这种情况下,可以设计一个高通滤波器,来滤除基波成分,提取二次谐波成分。但是,如果发射基波信号的频带比较宽,则产生的二次谐波成分就可能与基波发生重叠,如图 3-25(b),一旦发生这种情况,就会影响二次谐波成分的检测效果。

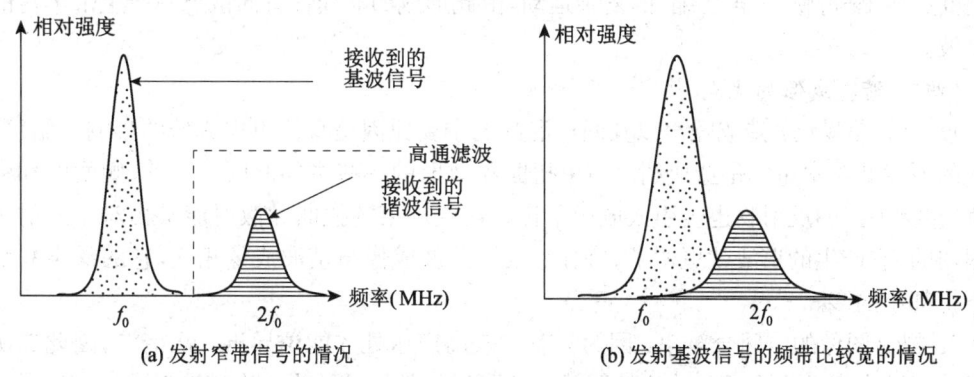

(a) 发射窄带信号的情况　　　　　　(b) 发射基波信号的频带比较宽的情况

图 3-25　基波与二次谐波频带特性

2. 发射脉冲相位反转法

采用这种方法时，需要在一条扫描线上发射两次，先后发射两个频率一致但相位差 $180°$ 的脉冲。如果超声波在传播的过程中不出现非线性畸变，则回波信号相加后的幅度接近为零[图 3-26(a)]。对于非线性介质，两回声信号的幅度是不等的，因此求和后两信号不会抵消[图 3-26(b)]，保留谐波成分。这种方法的优点是信号的强度高，有利于收集有用信息，但是存在图像清晰度下降以及需要较长信号处理时间的缺点。

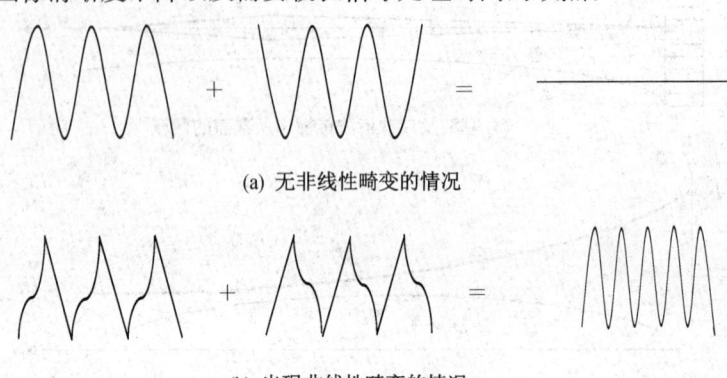

(a) 无非线性畸变的情况

(b) 出现非线性畸变的情况

图 3-26 脉冲逆转序列法

（三）造影剂谐波成像

超声造影剂(Ultrasound Contrast Agent，UCA)是一类能够显著增强医学超声检测信号的诊断药剂。在人体微小血管和组织灌注检测与成像方面，使用 UCA 进行超声检测具有成像效果好、实时、操作简便、无离子辐射、无损性、适用面广等优点，因此在医学临床检测中得到越来越广泛的应用。

目前通常使用的超声造影剂一般为微泡型造影剂。由于超声回波信号的散射强度与微泡直径的 6 次方成正比，因此直径小于微米级的微泡不适宜作为目前超声诊断的造影材料。此外直径超过 10 个微米的微泡由于不能通过微循环系统，也不能用于人体微管的造影，因此目常用的微泡造影剂直径为 $3\sim 5~\mu m$。当造影剂经静脉被注入人体后，微泡通过肺循环到达左右心室腔直至全身血管。一方面，血液中悬浮的大量造影剂微粒极大增强了背向散射信号，使得由血液产生的回波信号被显著增强；另一方面，造影剂微泡在声压的作用下产生"膨胀-压缩-再膨胀-再压缩"的复杂运动，由此形成的非线性背向散射中产生了丰富的二次谐波。

（四）谐波成像的优点

1. 提高信噪比：造成噪声以及回声混乱的主要原因是身体组织成份的影响。脂肪量、表皮的厚度和含水量都是造成超声声束扭曲和散射的一些主要原因。另外，侧面的和旁瓣厚度，包括人工的反射物也会引入成像干扰。这些声束的扭曲和散射能量相对于入射声能是很弱的，它产生的谐波就更弱了。因此，组织谐波成像与基波成像相比，它的噪声和引入的干扰都小的多。

2. 提高图像的空间分辨率：因为只有在较高声压处才能诱导出二次谐波，因此二次谐波只在基波声束的中央部分才比较明显。这可以等效地被认为二次谐波对应的声束是比较窄的。超声声束变窄使得横向分辨力提高。

3. 提高远场的清晰度：由于接收的高频谐波分量的衰减只是在中程中发生，也就是说，其衰减比在通常情况下小了一半。因此，谐波成像可以增加深层组织的可见度。

本章小结

本章重点阐述了医学超声成像的基本原理以及医学超声临床主流的成像技术，并围绕各种成像模式的基本工程参数和相关成像设备进行详细讲述。最后结合目前国内外医学超声成像领域的研究热点，对超声成像新技术进行了简要介绍。

目标检测

1. 连续多普勒和脉冲多普勒法的异同点表现在哪些方面？
2. 脉冲多普勒法中，脉冲重复频率 PRF 有何限制条件？
3. 三维超声成像与传统的二维超声成像相比，技术的革新在哪里？
4. 谐波成像技术的优势是什么？
5. 下列（　　）不是超声诊断设备的特点。

A. 无创　　　　　　　　　　　　　　B. 对软组织的鉴别力较高

C. 对人体无辐射伤害　　　　　　　　D. 对人体有辐射伤害

E. 可进行一维、二维、三维、四维成像

6. 以下（　　）型式不属于基于脉冲回波技术的超声诊断技术。

A. A 型　　　　B. B 型　　　　C. M 型　　　　D. D 型　　　　E. 谐波成像

7. 按成像原理分，超声诊断设备可分为（　　）。

A. A 型、B 型和 M 型等型式

B. 基于脉冲回波技术和基于多普勒频移技术

C. 一维、二维、三维和四维

D. 黑白、彩色、全数字和便携式

E. A 型、B 型和 D 型等型式

8. （　　）超声是 B 型超声的特殊形式。

A. A 型　　　　B. C 型　　　　C. M 型　　　　D. D 型　　　　E. 4D

9. B 型超声的显示图像是（　　）。

A. 人体每个深度上不同界面回波信号的幅度图

B. 人体每个深度上不同界面随时间运动的轨迹图

C. 亮度调制的人体组织或脏器的二维断层图

D. 距离换能器某一指定深度处的与超声束垂直的平面图

E. 人体每个深度上不同界面回波信号的能量图

10. 采用超声多普勒技术诊断血流时，主要利用的是血流中红细胞的（　　）特性。

A. 反射　　　　B. 透射　　　　C. 折射　　　　D. 散射　　　　E. 绕射

11. 多普勒效应使得接收器接收的声波频率变为( )。
    A. 偏移频率值
    B. 产生频偏后的频率
    C. 以声源频率为参考点产生的偏移频率
    D. 声源频率
    E. 被测体的运动速度

12. 在临床超声诊断中,多普勒效应主要被用于( )。
    A. 腹部诊断
    B. 妇科诊断
    C. 小儿诊断
    D. 心脏和血流诊断
    E. 眼科诊断

13. 超声多普勒技术中的频移通常处于( )区域。
    A. 次声   B. 可听声   C. 超声   D. 特超声   E. 非可听声

14. 声源和接收器相对运动方向呈一定角度时,接收器的频偏反映的是( )。
    A. 被测体的运动速度在连线上的投影
    B. 被测体的运动方向
    C. 被测体的运动速度
    D. 被测体的物理尺寸
    E. 被测体的运动速度

第四章 医用超声换能器

> **学习目标**
> 1. 掌握：压电效应机制；医用超声探头结构。
> 2. 熟悉：医用超声探头类型；换能器声场特性。
> 3. 了解：压电材料。

超声成像技术是利用超声换能器发出的超声波进入人体组织后,在人体不同声特性阻抗的分界处形成反射回声而进行成像处理的技术。作为医用超声发射和回声接收器件的超声探头,工作于医学超声系统与患者之间,是超声设备中拥有最高技术密集度的核心部件,其特性参数决定整个设备的性能。

本章将围绕换能器材料、压电效应、换能器声场特性、医用超声探头的结构及分类作详细地介绍。

第一节 换能器材料和压电效应

一、压电效应

压电效应(Piezoelectricity),是电介质材料中一种机械能与电能互换的现象,此现象最早由法国物理学家居里兄弟发现。压电材料可以因机械变形产生电场,也可以因电场作用产生机械变形,这种固有的机-电耦合效应使得压电材料在工程中得到了广泛的应用。压电效应有两种形式：正压电效应及逆压电效应。

(一) 正压电效应

某些电介质在沿一定方向上受到外力的作用而变形时,其内部会产生电极化现象,同时在它的两个表面上产生正负相反的电荷;当外力撤去后,介质又恢复到不带电的状态;当外力作用方向改变时,电荷的极性也随之改变。这种现象称为正压电效应,如图4-1所示。超声接收换能器是采用了正压电效应,

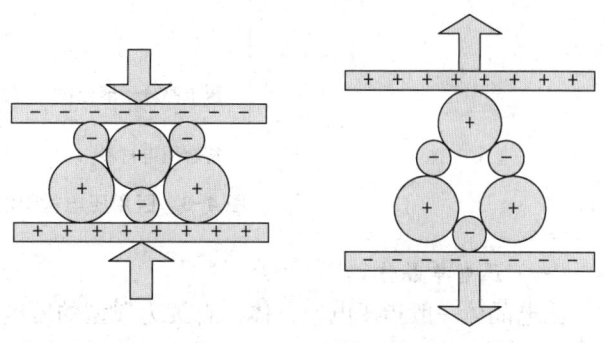

图4-1 正压电效应示意图

将来自人体的声压转变为电压。

（二）逆压电效应

在电介质的极化方向上施加电场，由于电场作用，引起材料内部正负电荷中心位移，这一极化位移使材料内部产生应力，从而导致宏观上的几何形变；电场去掉后，电介质的变形随之消失。这种现象称为逆压电效应，如图4-2所示。超声波发射换能器是采用了逆压电效应，将电能转变为声压，并向人体发射。

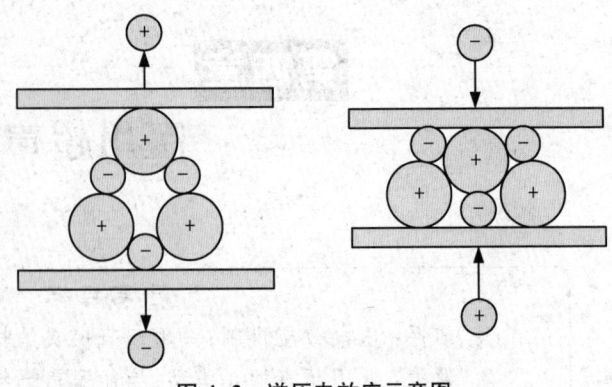

图4-2 逆压电效应示意图

二、压电材料

医用超声换能器的核心是压电振子，它是采用具有压电效应的压电材料制成的。目前的压电材料品种繁多、性能各异，可分为四大类，如图4-3所示。

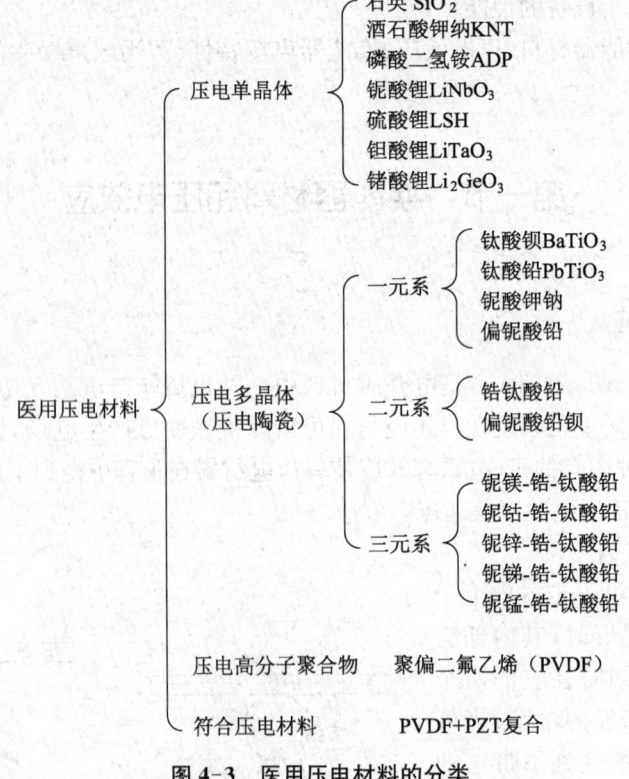

图4-3 医用压电材料的分类

（一）压电单晶体

压电晶体一般指压电单晶体。石英为典型的压电单晶体，只要按一定的方向切割，就具有显著的压电效应。石英是六面棱形的天然晶体，属三角晶系，在它的不同轴上有不同的物理特性，x 轴为电轴，y 轴为机械轴，z 轴为光轴，如图 4-4(a)。x 轴又分别有三个极化轴 x_1、x_2、x_3，各轴夹角为 $120°$。

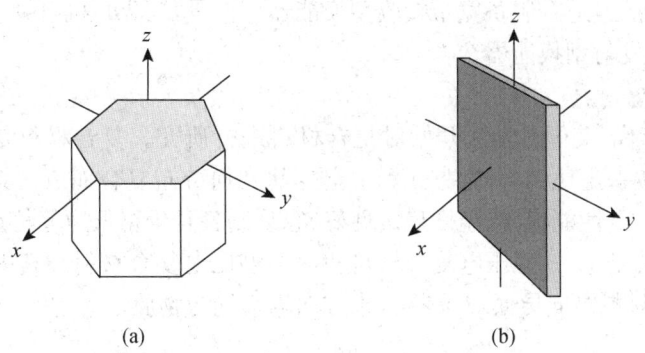

图 4-4　石英晶体模型及 X 切割方式

晶体在某一压电轴的方向上受压或拉伸时，就在这一压电轴的两端以及垂直于压电轴的面上产生相反电荷，而且最多电荷出现在压电轴的两端。超声换能器所用石英晶片大多用 X 切割法，即所切薄片之面与 x 轴垂直，如图 4-4(b) 所示。如在 x 轴方向压缩或拉伸，则会 x 轴的两个面上分别出现正负电荷。

按 X 切割法得到的石英晶体片，在两面外加交变电场时，晶体片产生厚度的压缩及伸张，即晶体片产生厚度振动。此振动加到弹性介质上，介质亦将在 x 轴向上振动，产生纵波。如外加交变电场频率高于 20 kHz，则这种纵波即是超声波。当外加交变电场频率与石英晶片固有频率一致时，由于共振，晶片的振幅可达最大。石英的固有振动频率与其厚度有关，晶体片越薄，固有振动频率越高。

天然石英单晶由于昂贵，加工不便，在超声诊断中用得很少。只有在频率较高时，才显示出其优点。另外，一些人工培养的晶体也具有压电性，如磷酸二氢氨、硫酸锂、铌酸锂等。这种单晶体材料的制作过程非常复杂，需要在极严格的高温控制下生长，每小时仅能拉出 1 mm。目前，有部分三维超声成像设备配有单晶体矩阵换能器。

（二）压电多晶体

多晶体是指具有相同排列方式但晶格相不一致的晶体。压电多晶体需要用原料进行混合、成型、高温烧结而成。

压电陶瓷是典型的压电多晶体，因具有转换效率快、与电路匹配高、机械强度好、成型简单、制造工艺成熟和成本低等优势而得到广泛应用。但压电陶瓷材料存在压电性受温度和时间影响、抗拉强度低、具有较高的声阻抗、不易与人体组织和水的声阻抗匹配等缺陷。

钛酸钡是最先研制出来的人造陶瓷材料，但自 1955 年以来，PZT（锆钛酸铅）逐步取代了其位置。PZT 是由铁电相材料和反铁电相材料构成的固溶体，其制备成型简单、原材料价格低、可制成各种复杂的形状，是目前国内外生产厂商制备压电超声换能器的一种重要的压电材料。

（三）压电高分子聚合物

1969 年，具有实用价值的有机压电材料——压电高分子聚合材料被研制成功。这是一种半结晶聚合物，其中性能较好的材料为聚偏氟乙烯（PVF_2 或 PVDF），分子式为

$(CH_2—CF_2)_n$,材料外貌与聚乙烯相似。以聚偏氟乙烯（PVDF）为代表的压电高分子聚合物具有柔韧性高、成本低、结构简单和声阻抗低等优点。因其声阻抗接近水和人体组织，所以不需要制备匹配层，适合制备宽带接收型换能器。但是，PVDF机电耦合系数和发射常数较低，不适合制备发射型换能器。

（四）复合压电材料

20世纪70年代，美国科学家开始对复合材料进行研究。复合材料是将压电陶瓷或单晶体与其他材料按一定比例、一定方式和一定空间几何分布复合而成。具有机电耦合系数较高、声阻抗较低、电性能优异、温度稳定性好、容易制备且价格低廉等特点。在医用超声换能器中应用较多的是1-3型压电复合材料和2-2型压电复合材料。其中1-3型压电复合材料，1是指压电材料纵向导通，3是指三维方向均为绝缘物质。

三、压电振子

压电体可极化面覆盖上激励电极后，即成为压电振子。它具有正压电效应和逆压电效应，是换能器的核心部分。

（一）压电振子的共振特性

压电振子是弹性体，本身存在固有频率，当外界施加的频率等于固有频率（共振频率）时，它就产生机械谐振。机械谐振时振幅最大，弹性能量也最大，压电体此时发生的形变也最大，机械谐振又可通过压电效应而产生电信号和最大电荷。

将一个经过极化工艺处理过的压电陶瓷原片按图4-5（a）所示的电路连接。改变信号频率，压电振子的等效阻抗的绝对值$|Z|$将随着信号源的频率f变化，如图4-5（b）所示。

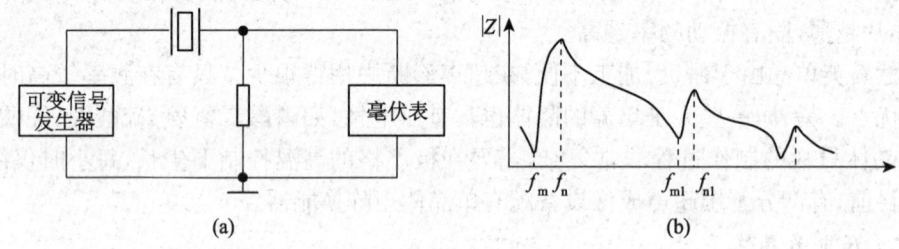

图4-5 测试电路示意图及压电振子阻抗特性曲线

当信号频率等于f_m时，振子的电流最大而阻抗绝对值最小。因此f_m称为最小阻抗频率，亦称最大传输频率或最大导纳频率。当信号频率增加至f_n，振子的电流最小而阻抗最大，故f_n称为最大阻抗频率，亦称为最小传输频率或最小导纳频率。根据谐振理论可知，压电振子在最小阻抗频率f_m附近，存在一个频率f_r，在此频率处，信号电压与电流的相位相同，f_r称为压电振子的谐振频率。相应地在最大阻抗频率f_n附近，存在一个频率f_a，在此频率处，信号电压与电流的相位相反，f_a称为压电振子的反谐振频率。只有当压电振子的机械损耗等于零时，振子的最小阻抗频率等于其谐振频率，而最大阻抗频率等于反谐振频率。

（二）压电振子的等效电路

压电振子的等效电路表示法可以将一个有关声、力、电复杂系统的问题转化成一个简单电路来处理。它是分析和设计超声换能器的一种重要方法。当压电振子只是单面声辐射，且工作在谐振动频率附近,就可用具有两个电输入端和两个机械输入端的四端网络来表示,如图 4-6 表示。

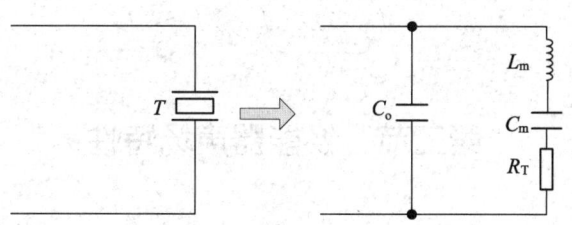

图 4-6 压电振子等效电路

C_o 是压电振子两极间的电容,又称静态电容。C_m 相当于晶片的机械柔韧性,又称为动态电容。L_m 是描述振动系统惯性大小的一个量,又称为动态电感。R_T 描述机械损耗,又称动态电阻。

1. 压电振子的等效电阻 $R_T = 0$ 时:当压电振子的机械损耗等于零,振子的等效电阻为零。此时,振子的最小和最大阻抗频率分别为:

$$f_m = \frac{1}{2\pi\sqrt{L_m C_m}}$$

$$f_n = \frac{1}{2\pi\sqrt{L_m\left(\dfrac{C_m C_o}{C_m + C_o}\right)}} \tag{4-1}$$

根据电路理论可知,当信号频率为 $f_s = \dfrac{1}{2\pi\sqrt{L_m C_m}}$ 时,LC 电路中出现串联谐振。当信号频率为 $f_p = \dfrac{1}{2\pi\sqrt{L_m\left(\dfrac{C_m C_o}{C_m + C_o}\right)}}$ 时,LC 电路中出现并联谐振。因此,f_s 称为串联谐振频率,而 f_p 称为并联谐振频率。

2. 压电振子的等效电阻 $R_T \neq 0$ 时:当压电振子的机械损耗不等于零,振子的等效电阻不为零。此时,各项频率分别为:

$$\begin{aligned} f_m &= f_s\left(1 - \frac{1}{2M^2\gamma}\right) \\ f_n &= f_p\left(1 + \frac{1}{2M^2\gamma}\right) \\ f_r &= f_s\left(1 + \frac{1}{2M^2\gamma}\right) \\ f_a &= f_p\left(1 - \frac{1}{2M^2\gamma}\right) \end{aligned} \tag{4-2}$$

其中,$M = \dfrac{Q_m}{\gamma} = \dfrac{1}{2\pi f_s C_o R_m}$ 称为压电振子的优值;Q_m 是机械品质因数;$\gamma = \dfrac{C_o}{C_m}$ 为电容比。

由此可知,压电振子的机械损耗越大,频率的差别越大。6个特征频率之间存在如下关系:

$$f_m < f_s < f_r \quad f_a < f_p < f_n \tag{4-3}$$

第二节 换能器声场特性

弹性介质中充满超声能量的空间称为超声场。不同的超声振源及不同的传播条件将形成不同的超声能量的空间分布。了解换能器所辐射的声场和检测到的声信息是各种医学超声应用的基础。

一、单元换能器的辐射声场

(一)换能器声场的基本计算方法与公式

声学理论已经证明,各种换能器的辐射声场,可以根据惠更斯原理,利用著名的克希霍夫积分定理来计算。这一定理实际上是声波运动方程的一种积分形式。它利用任意封闭曲面上的"边值"表示曲面内任一点的场值。设所求声场中任意点 Q 处的速度势为 Φ_q,包围 Q 点的曲面 S 上的速度势为 Φ_s,克希霍夫积分具有下述形式:

$$\Phi_q = \frac{1}{4\pi}\left[\iint_s \left(-\frac{\partial \Phi_s}{\partial n}\right)\frac{e^{-jkr}}{r}ds + \iint_s \Phi_s \frac{\partial}{\partial n}\left(\frac{e^{-jkr}}{r}\right)ds\right] \tag{4-4}$$

式中,$-\frac{\partial \Phi_s}{\partial n}$ 为曲面 S 上法向振动速度分布;r 为由辐射面上某一积分面 ds 到 Q 点的矢径;n 为 ds 面的内法线;k 为 $\frac{2\pi}{\lambda}$ 为圆波数。

对嵌于无限大障碍板上作单面辐射的振动表面,式(4-4)将变换为:

$$\Phi_q = \frac{1}{2\pi}\iint_s \left(-\frac{\partial \Phi_s}{\partial n}\right)\frac{e^{-jkr}}{r}ds \tag{4-5}$$

实际上,若换能器的辐射面孔径比声波波长大很多,即满足高频近似条件时,有无障板存在对声场影响不大。在超声诊断中,这一条件一般总能满足,因此,此式便可用作计算各种换能器声场的基本公式。

由式(4-5)明显看出,要计算换能器的辐射声场,实际上只需要预知下述三项内容:

1. 换能器辐射面 S 的几何形状及尺寸:由于声波最基本的波形是平面波、球面波和柱面波,所以实用的换能器也多采用平面、球面、柱面或具有类似这些形状并带有某种对称性的形式。一旦确定了辐射面的形状和尺寸,就可方便地利用各种坐标换算,获得矢径 r 及辐射面上积分面元 ds 的具体表示式,并确定积分的上下限。

2. 辐射面上法向振速分布:常用的法向振速分布多采用均匀振动或某种中心强、边沿弱的轴对称形式。在此种情况下,可将法向振速分布简单表示为:

$$-\frac{\partial \Phi_s}{\partial n} = u_0 q(R_1) \tag{4-6}$$

式中，u_0 为辐射面中心处的振速幅度；$q(R_1)$ 为归一化振模函数。

由式(4-6)可知，当 $q(R_1) = 1$ 时，表示辐射面作均匀振动，此时 $-\frac{\partial \Phi_s}{\partial n}$ 为常量，使积分简化。振模函数及其他对应的振动状态有以下几种：

$q(R_1) = e^{-\left(\frac{R_1}{a}\right)^2}$ 为高斯函数，晶体边沿"软"固定方式；

$q(R_1) = J_0\left(2.405 \frac{R_1}{a}\right)$ 为贝塞尔函数，晶体边沿"硬"固定方式；

$q(R_1) = 1 - \left(\frac{R_1}{a}\right)^2$ 为二项式函数，边沿钳住的薄晶片；

$q(R_1) = \left[1 - \left(\frac{R_1}{a}\right)^2\right]^2$ 为二项式平方函数，边沿钳住的厚晶片。

3. 确定计算的近似条件：应用上，最关心的往往是换能器近场轴上声压分布和远场指向性。应根据要求计算声场所处的距离范围，正确选择矢径 r 的近似条件：

(1) 当计算的声场位于靠近辐射面的临近区域（一般认为 $r \approx 0 \sim D$，D 为辐射面孔径）时，被积函数中矢径 r 均取其精确表达式。在直角坐标系中，设辐射面位于 $z=0$ 平面上，声场中某点 $Q(x, y, z)$，则有：

$$r = \sqrt{(x-x_1)^2 + (y-y_1)^2 + z^2} = z\sqrt{1 + \left(\frac{x-x_1}{z}\right)^2 + \left(\frac{y-y_1}{z}\right)^2} \tag{4-7}$$

(2) 当计算的声场处于换能器的近场区域（一般认为 $r \approx D \sim D^2/\lambda$）时，可采用菲涅尔近似。

$$r \approx z\left[1 + \frac{x^2 - y^2}{2z^2}\right] \tag{4-8}$$

(3) 当计算的声场处于换能器的远场区域（$r > D^2/\lambda$），采用夫琅和费近似。

$$r \approx z \tag{4-9}$$

明确了上述三方面的预知条件，根据式(4-5)，可以方便地写出各种换能器的辐射声场具体表达式。但是，所写出的这些积分式只有很少数有解析解，并且多属于几何形状或振模简单的情况（如均匀振动）。

生物组织本身绝非单一的各向同性的介质，不同组织由不同成分构成，各组织器官有不同的形状、尺寸，其反射界面也是非光滑的平面。因此，描述组织内的超声场就极其困难。这里用最简单的平面圆片换能器所产生的辐射声场来描述近似理想的辐射声场。

(二) 圆片换能器声源轴线上的声场

圆片换能器采用厚度伸缩振动方式产生纵波。以下假设圆片上各点振幅和相位均匀分布，如图 4-7 所示。

分析圆形换能器声场坐标图。圆平面在 xOy 面上，坐标原点在圆心，声场相对于穿过圆形换能器中心的 z 轴是旋转对称的，因此可设声场中的观察点 $Q(0, 0, z)$ 就位于 xOz 平面的轴线上,它离开原点的距离为 r_0,圆半径为 a,r 为从面元 ds 到空间观察点 Q 的距离。对 ds 积分,就可得到整个圆形辐射器的辐射声压 p。

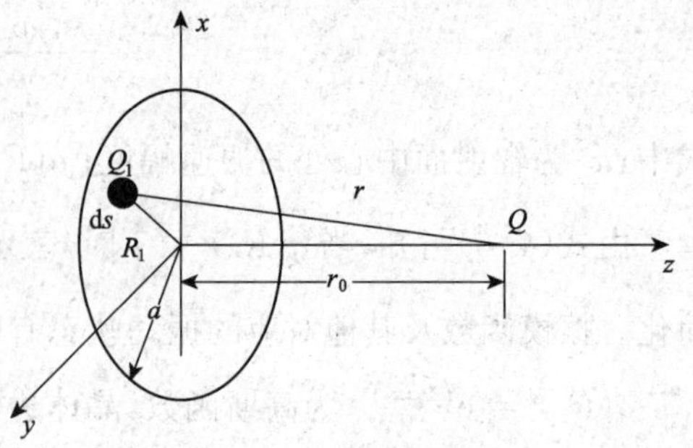

假设 $q(R_1) = 1$,声压的幅值表达式为:

$$p_m = 2p_0 \sin\left[\frac{k}{2}(a^2+z^2)^{\frac{1}{2}} - z\right] \quad (4-10)$$

图 4-7 圆片换能器

式中,$k = \frac{2\pi}{\lambda}$;λ 为波长;p_0 为声源处起始声压。

分析式(4-10)可知:

(1) 在 z 较小的区域,即在声源附近,当 $\frac{k}{2}(\sqrt{a^2+z^2}-z) = n\pi (n=1,2,3,\cdots)$ 时,声压幅值为零;而当 $\frac{k}{2}(\sqrt{a^2+z^2}-z) = \left(n+\frac{1}{2}\right)\pi (n=1,2,3,\cdots)$ 时,声压值出现极大。可见,在这一区域,由于声波的强烈干涉,轴线上声压呈极大极小值相间出现的起伏状态,且随距离的增加,极大与极小值的距离间隔逐渐增宽。

(2) 当 $z > 2a$ 时,

$$\sin\frac{k}{2}(\sqrt{a^2+z^2}-z) \approx \sin\frac{ka^2}{4z} = \sin\frac{\pi}{2}\frac{a^2}{\lambda z} = \sin\frac{\pi}{2}\frac{z_0}{z} \quad (4-11)$$

$$z_0 = \frac{a^2}{\lambda}$$

当 $z = z_0$ 时,声压幅值最大,而当 $z > z_0$ 后,由于 $\sin\left(\frac{\pi}{2}\frac{z_0}{z}\right) \approx \frac{\pi}{2}\frac{z_0}{z}$,

$$p_m \approx \frac{p_0 \pi z_0}{z} = \frac{p_0 S}{\lambda z} \quad (4-12)$$

式中,$S = \pi a^2$,即圆盘面积。

从式(4-12)可知,p_m 与 z 成反比,即当 z 足够大时,圆形声源轴线上的声压随距离的增加而衰减。其中 z_0 是最远一个极大的位置,可以看作圆片换能器声场由近场过渡到远场的分界线。式(4-10)可以用图 4-8 的曲线表示。

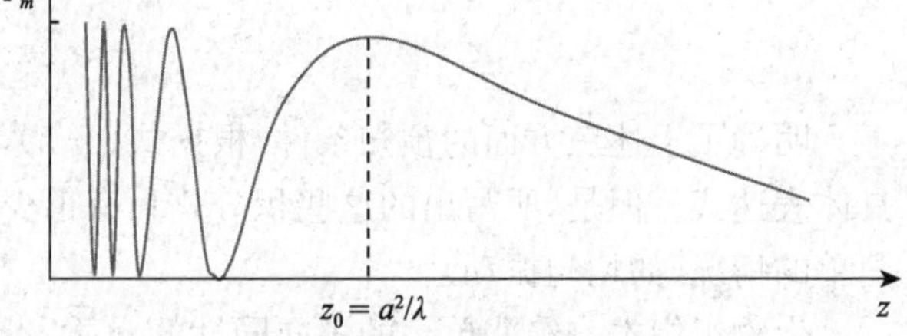

图 4-8 圆形平面活塞式换能器声压的分布曲线及示意图

在超声诊断用换能器设计中,一般应尽量使被测区域远于 z_0,以避免声场本身起伏影响检测结果。当必须使被测区域处于换能器声场的近区($z < z_0$)时,则应采取措施,尽量减弱近场声场起伏。选择适当的 $q(R_1)$ 函数就是一种途径。

(三) 圆片换能器远场的指向性

指向性函数是描述发射器辐射声场(自由远场)或接收灵敏度的空间分布函数。在换能器远场中任一方向上的声压幅值 $p_{\theta r}$ 与最大值方向上的声压幅值 p_{0r} 之比定义为该换能器辐射声场的指向性函数。即:

$$D_s = \frac{p_{\theta r}}{p_{0r}} \quad (4-13)$$

对于圆片换能器归一化指向性函数为:

$$D_s = \frac{2J_1(ka\sin\theta)}{ka\sin\theta} \quad (4-14)$$

如图 4-9 所示。式中,J_1 为第一类一阶贝塞尔函数。

分析式(4-14)可以得到以下几点:

1. 随着 ka 值的增大,即随着辐射面积的加大或频率的提高,指向性愈加尖锐。

2. J_1 函数有一系列零值,当 $ka\sin\theta$ 为 3.83 是第一个根值,由此定义指向性主瓣开角(或称声束的半扩散角)为:

$$\theta = \arcsin\frac{3.83}{ka} = \arcsin 0.61\frac{\lambda}{a} \quad (4-15)$$

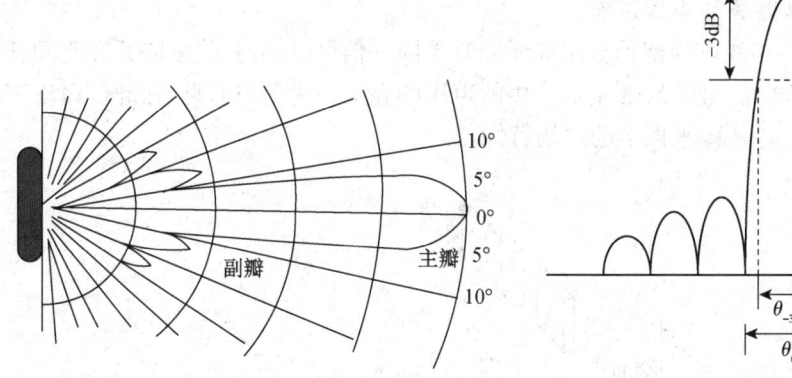
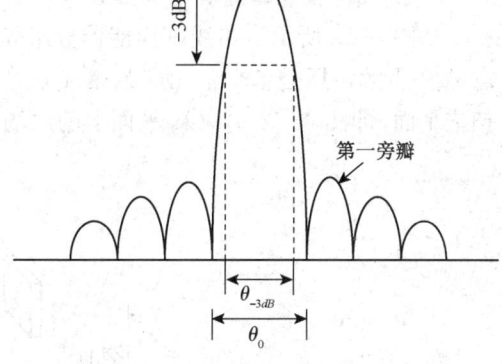

图 4-9　圆形平面活塞式换能器的远场波瓣图及示意图　　图 4-10　波束方向参量表示示意图

可见,主瓣宽度随频率升高而变尖锐变窄,但旁瓣数目增加。圆片换能器半径增加时,主瓣波束也变窄。θ_0 是主波束所张的角度,称之为方向锐度角(2θ)。习惯上波束宽度是指相应低于 3 分贝的开角,即半功率点之间的开角,用 θ_{-3dB} 表示,如图 4-10 所示。

综合上述关系,可用图 4-11 描绘一个平面圆形活塞式换能器的声束特征:在近场,声束以声源面积为底呈圆柱形向前传播,但是声场存在起伏;在远场,声束按主瓣开角 θ 随距离而扩散传播,虽声束中无大起伏,但其声压幅度逐渐减弱。

二、多元换能器的辐射声场

单阵元换能器主要探测声束轴向上各点组织的情况,也就是说获得的声信息是一维轴向上的组织特征。为了得到一个面(纵切面或横断面上)的情况,往往要移动或旋转换能器,这种扫描很慢且很不方便。20 世纪 70 年代以来,由于多阵元超声换能器的出现,使超声断层实时成像技术飞速发展。目前多阵元换能器的质量仍是实时成像的关键,它直接影响图像质量好坏。

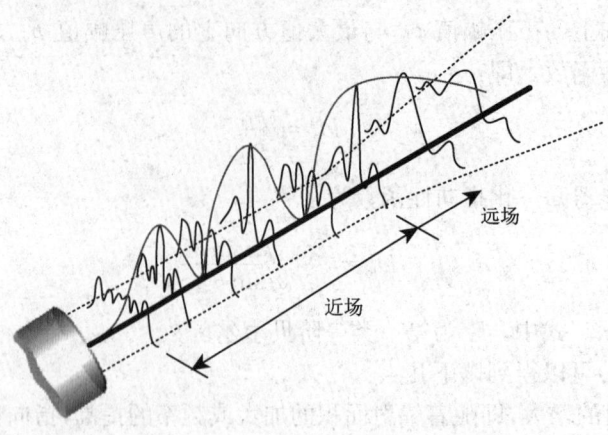

图 4-11　圆形平面活塞式换能器的声束特征示意图

多阵元换能器的声场仍可利用惠更斯原理，将各个阵元看成一个惠更斯声源，然后将各声源的声场叠加而得。均匀线阵是最基本且最重要的一种阵列。

（一）线阵换能器超声场声压分布

如图 4-12 所示。当线阵换能器分组阵元同时受同一信号激励时，线阵阵元在空间任一点 A 产生的声压是各个单元声源在 A 点产生的声压的叠加。为简单起见，在此仅讨论声束扫描平面，即图 4-12 中 xOz 平面上的声场特性。

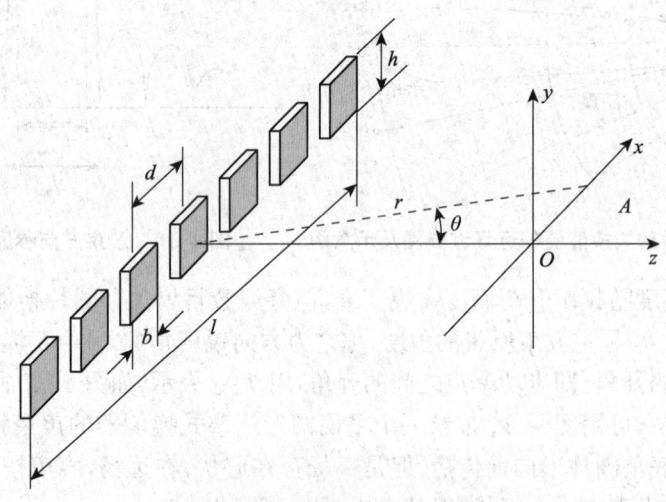

图 4-12　线阵换能器声场坐标系

当各个阵元同时受同一激励信号激励产生超声波，且每个阵元上振动振幅和相位均匀分布时，可以求得整个线阵声源在 A 点所产生的声压振幅为：

$$p_m = \frac{np_0}{r} \left| \frac{\sin[(\pi n d/\lambda)\sin\theta]}{n\sin[(\pi d/\lambda)\sin\theta]} \right| \tag{4-16}$$

式中，n 为阵元数目；p_0 为阵元表面起始声压振幅。

（二）线阵换能器声束指向性

1. 指向性函数 D_s

由式(4-16)可以求得 xOz 平面上 D_s 为：

$$D_s = \frac{p_{\theta r}}{p_{0r}} = \frac{\sin\left[n\dfrac{kd\sin\theta}{2}\right]}{n\sin\left[\dfrac{kd\sin\theta}{2}\right]} \tag{4-17}$$

2. 波束特征

n 元均匀线阵波束图如图 4-13 所示，有主瓣、栅瓣和旁瓣，且栅瓣周期出现。

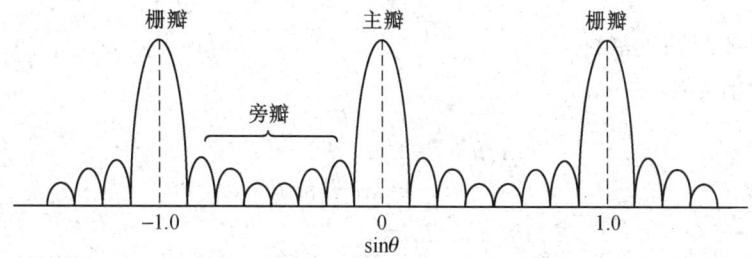

图 4-13 n 元均匀线阵波束分布图

由式(4-17)可知，当

$$\theta = \arcsin\left(\pm l\frac{\lambda}{d}\right),\ l = 0, 1, 2, \cdots, (n-1) \tag{4-18}$$

时，会出现一系列极大值。

当 $l=0$ 时，为主极大值，即主瓣位置。

当 $l=1, 2, \cdots$，时，为次极大值，即栅瓣位置。

栅瓣的出现会降低系统信噪比，甚至出现假目标(伪差)，因此必须消除栅瓣。

若使主瓣和栅瓣之间最后一个极小值出现在 $\theta_{n-1} = \pm\dfrac{\pi}{2}$，则在 $-\dfrac{\pi}{2}$ 至 $+\dfrac{\pi}{2}$ 范围内将不出现栅瓣，因此将 θ_{n-1} 代入上述极小值方程可得消除删除栅瓣的条件为：

$$d/\lambda \leqslant (n-1)/n \tag{4-19}$$

3. 均匀线阵的方向参数

(1) 方向锐角 θ_0：根据方向锐角定义及极小值条件可知，方向锐角

$$\theta_0 = 2\theta = 2\arcsin(\lambda/nd) \tag{4-20}$$

(2) 波束角 $\theta_{-3\mathrm{dB}}$：由指向性函数，若 $\dfrac{\theta_{-3\mathrm{dB}}}{2} = \theta_h$，则当

$$D_s = \frac{\sin\left[\left(\dfrac{\pi n d}{\lambda}\right)\sin\theta_h\right]}{n\sin\left[\left(\dfrac{\pi d}{\lambda}\right)\sin\theta_h\right]} = \frac{1}{\sqrt{2}} \tag{4-21}$$

可求得

$$\theta_h = \arcsin\left(0.42\frac{\lambda}{nd}\right) \tag{4-22}$$

则

$$\theta_{-3\mathrm{dB}} = 2\theta_h = 2\arcsin\left(0.42\frac{\lambda}{nd}\right) \tag{4-23}$$

(3) 旁瓣级：旁瓣位置出现在下列角度

$$\theta_i = \arcsin\left[\left(i+\frac{1}{2}\right)\frac{\lambda}{nd}\right] \tag{4-24}$$

式中，i 为 n 除不尽的正整数。

旁瓣的幅值为：

$$A(\theta_i) = \frac{1}{n\sin\left(\dfrac{nd}{\lambda}\sin\theta_i\right)} \tag{4-25}$$

当 $n \to \infty$ 时，第一旁瓣幅值，$A(\theta_1) = 0.212$，其第一旁瓣级为：

$$M_{\mathrm{dB}} = 20\lg\left|n\sin\left(\frac{3\pi}{2n}\right)\right|^{-1} = -13.5\ \mathrm{dB} \tag{4-26}$$

第三节 探头的分类及结构

一、医用超声探头分类

医用诊断仪器中使用的超声探头种类繁多，分类方法多种多样，同一种探头有不同的名称。超声探头通常是从以下几个方面进行分类：

1. 按波束控制方式：线扫探头、相控阵探头、机械扇扫（包括单元式、多元切换式和环阵）探头等；
2. 按探头所用阵元（压电晶体）数目：单元探头和多元探头；
3. 按探头的几何形状：矩形探头、弧形探头（凸形探头）、喇叭形探头、圆形探头、菊花形探头等；
4. 按诊断部位：心脏探头、腹部探头、眼科探头、颅脑探头等；
5. 按应用方式：体外探头、体内探头、穿刺活检探头等。

二、医用超声探头结构

（一）单元探头

单元探头是指仅有一片压电晶片的探头，简称单探头。在超声诊断仪发展的初期，广泛用于 A 型超声诊断仪。随着超声诊断仪的发展，A 型超声诊断仪大多被 B 型超声诊断仪取代,单元探头的数量大幅减少。目前的应用范围主要有 A 型眼科超声诊断仪、M 型超声诊断仪,同时在颈颅多普勒诊断仪也有应用。

图 4-14 为典型的单元探头结构,主要分为换能器、壳体、电缆和其他部分组成。

1. 换能器

(1) 匹配层(一层或多层):压电晶体和人体皮肤声阻抗存在很大的差别,如果换能器直接与人体接触并发射超声,超声在晶体和皮肤界面上发生反射,达不到检查的结果。因此,匹配层介于换能器和人体之间,使晶体辐射的超声有效进入人体,实现对组织的检查。

(2) 压电晶体:在发射时将电信号转换成超声波,在接收时将超声波转换成电信号。压电晶体的厚度决定发射超声的频率,其形状决定声束的形状和声场分布。

(3) 吸声材料:由于压电元件具有双向辐射作用,当发射脉冲激励时,它不仅向前辐射声能,而且也向后进行辐射。吸声材料的作用是吸收晶体背向辐射的超声,减少或消除晶体两端之间超声的多次反射造成的干扰。同时,吸声材料可以增大晶片阻尼,使晶体发射窄脉冲,从而提高纵向分辨力。

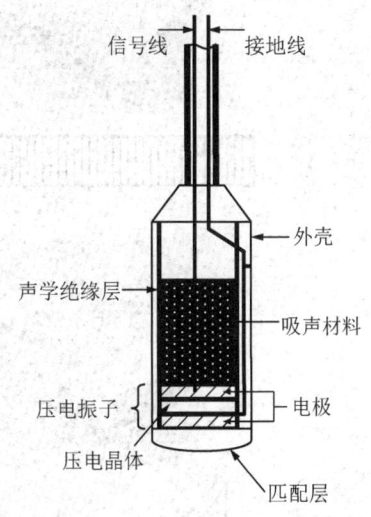

图 4-14 单元探头结构示意图

2. 保护层和外壳

主要用于保护仪器,起支撑、容纳、密封、绝缘、承压、屏蔽及保护振子的作用。

3. 电极、导线

用于传导电信号。

4. 声学绝缘层

位于壳体与振动体之间,防止超声能量传至外壳引起反射,产生干扰信号。

(二) 多元探头

多元探头中压电晶片不是整片,而是被切割成数十至数百个小窄条(称为阵元)。阵元间以吸声较强的橡胶相隔。阵元按线阵排列且尺寸较长的称为线阵探头,如图 4-15(a)所示;按线性排列且尺寸较小的心脏探头叫相控阵探头,如图 4-15(b)所示;按曲面线阵排列,尺寸与线阵探头相当或略小的探头叫凸面探头,如图 4-15(c)所示;图 4-15(d)是方阵探头。线阵阵元数目目前已有 20、40、60、120、256 和 400 等。它们在逻辑电路的控制下,按指定顺序发射-接收超声波,以获取所需要的超声场。

1. 电子线阵探头

电子线阵探头以其较高的分辨力和灵敏度、波束容易控制、实现动态聚焦等特点已被广泛地采用。电子线阵探头主要由六部分组成:多元换能器、声透镜、匹配层、吸声材料、二极管开关控制器和外壳,基本结构如图 4-16(a)所示。

多元换能器:其结构如图 4-16(b)所示。换能器的阵元通常是采用切割法制造工艺,即对一定宽度一定厚度的矩形压电晶体,通过计算机程控顺序开槽。开槽宽度应小于 0.1 mm,开槽深度则取决于探头的工作频率。

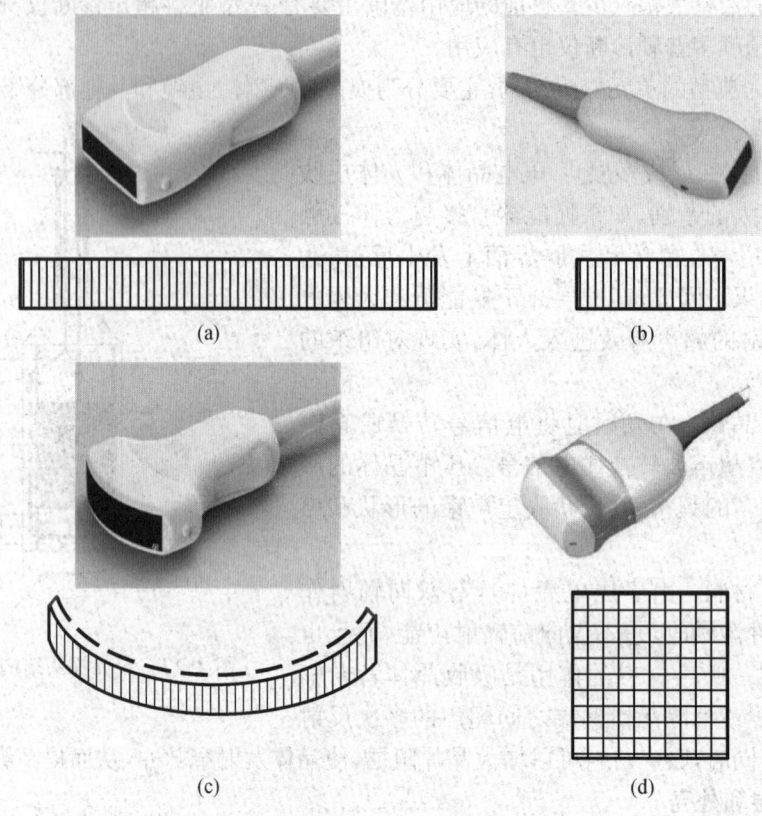

图 4-15 多元探头

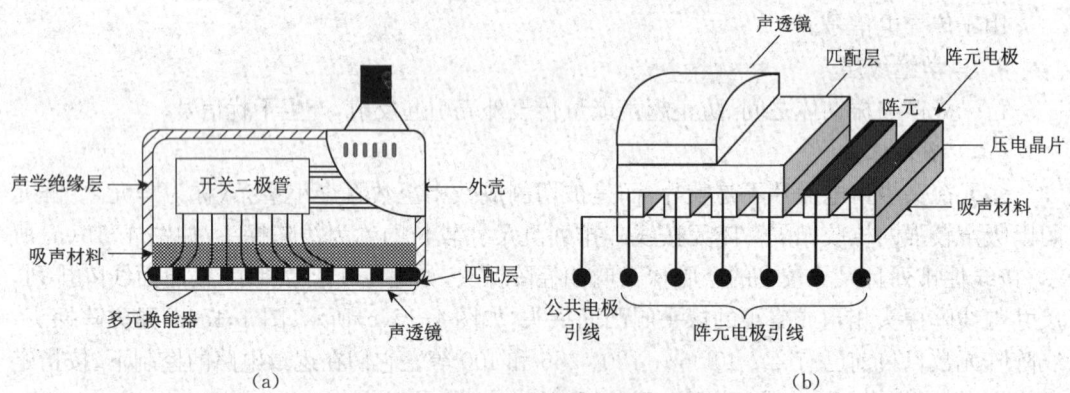

图 4-16 线阵换能器结构示意图

每个阵元的宽度,一是考虑辐射强度,宽度窄则阵元的有效面积小,辐射强度小,影响探测灵敏度;二是波束的扩散角,宽度窄则近场区域以外扩散角大,声束主瓣宽,副瓣大,横向分辨力下降。要使副瓣小,则应满足阵元中心间距小于半波长。考虑到切割难度,通常取单个阵元宽度与厚度之比小于 0.6。因此,工作频率越高,换能器的制作难度越大。

目前主要采用组合阵元方式,即每一组激励阵元由几个晶片组成(这样的一个组合称作一群),则可以较好地解决互耦与工艺的矛盾。比如将 100 mm×10 mm×0.8 mm 的压电晶体均匀刻画成64个窄条,若每一个窄条作为一个阵元,远不能满足中心间距小于半波长的条件。而如果将此压电晶体刻画成256个窄条,每4个窄条作为一个阵元(发射时给予同相激励),探头仍为64个阵元(或称为64群),但尺寸结构可以满足以上条件。

2. 凸形探头

凸形探头的结构与线阵探头相同,只是阵元排列成凸形。相同阵元结构凸形探头的视野要比线阵探头大。由于其探查视场为扇形,故对某些声窗较小的脏器的探查比线阵探头优越。但凸形探头波束扫描远程扩散,必须给予线插补,否则会因线密度低而影响图像的清晰度。

3. 相控阵探头

相控阵探头是通过控制压电振子的激励顺序和信号延时,达到对声束方向、焦点位置与大小等声场特性控制的目的。相控阵探头可以实现波束电子相控扇形扫描,因此又可以称为电子扇扫探头。该探头主要用于心脏疾患的诊断,在彩色多普勒超声诊断中配备较多。

相控阵超声探头结构与线阵探头的结构相似。它主要由换能器、吸声材料、声透镜以及匹配层等几部分组成。如图4-17所示。

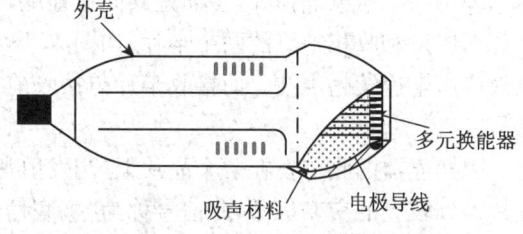

图4-17 相控阵探头结构示意图

相控阵探头与线阵探头不同之处主要有两点:

(1) 在探头中没有开关控制器。是因为相控阵探头中各阵元不是分组、分时工作的,而是同时被激励。因此,不需要用控制器来选择参与工作的阵元。

(2) 相控阵探头的体积和声窗面积都较小。是因为相控阵探头是通过控制超声波束的方向来实现扇形的扫描方式,其近场波束尺寸小。也正因为如此,它具有机械扇形扫描探头的优点,可以通过一个小的"窗口"对一个较大的扇形视野进行探查。

一般相控阵探头的换能器由32个(多的也有48个)阵元组成,材料的厚度取决于探头工作频率下所用材料的半波长厚度。32个阵元由33根(负极引线公用)引线引出,通过电缆与主机相连。

(三) 机械扫描探头

机械扫描曾经是B型超声诊断仪的主要扫描方式,随着技术的日益发展,大部分已被电子扫描取代。而机械扫描探头由于端面小、成本低等优点在一些领域还有着广泛的应用,尤其在高频超声(≥10 MHz)成像领域。

机械扫描一般都采用单阵元圆形换能器,以机械方式驱动换能器在某一平面内运动进行扫描,以获得二维图像。这类探头可在俯仰方向获得与扫描方向相同的分辨率。

机械扫描的扫描方式及驱动方式有许多种。以扫描方式来分,有扇形扫描(扇面扫描)、线性扫描(矩形平面扫描)和圆周扫描(全景周角扫描);以驱动动力源分,有电机驱动和电磁驱动。

(四) 超声多普勒探头

超声多普勒探头结构因发射信号和工作方式的不同而不同。多普勒探头分为脉冲多普勒探头和连续波多普勒探头。

脉冲多普勒探头基本结构和单阵元探头结构相同,发射、接收共用一个压电晶体。

连续波多普勒超声换能器的特点在于用两个晶片分别作为发射和接收换能器。按其构造又可分为分隔式、分离式和重叠式多普勒换能器。

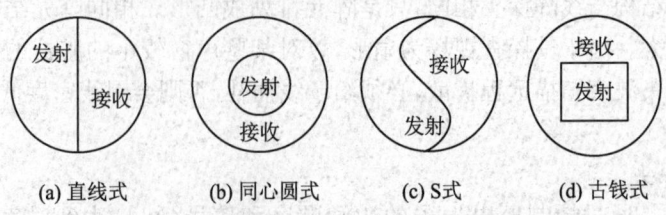

图 4-18 分隔式连续波多普勒超声换能器结构

1. 分隔式

采用一个压电晶体片,一面是共同接地端,与人体相接触,另一面只将电极镀层从中间分开形成发和收相绝缘的两个半片,如图 4-18 所示。发射半片与发射功放连接,利用逆压电效应产生连续超声波。而接收半片与接收前置放大电路相连,放大接收到的连续波超声信号。

因换能器的收与发在一个晶片上,当发射片加高频电压产生连续超声的同时,又会使接收片得到较大的交变信号,此信号称为"基底信号",简称"基底"。如基底信号较大,就容易使前级放大器饱和,而接受回来的多普勒信号得不到有效的放大,甚至高频杂音和多普勒效应共存而难以分辨。

2. 分离式

如图 4-19(a) 所示。结构上把同一晶片切开,形成同面积的收发两个部分,而且两部分之间加隔电隔声材料。收发两部分朝向人体的一面经引线连到公共地端,而背向人体的一面的两部分分别与发射功放输出和接收前放输入相连。分隔式中,收、发两部分只隔电而不隔声,而分离式中的收、发两部分既是电绝缘也是声绝缘。因此减小了基底信号,接收到的多普勒信号放大效果得到提高。一般收、发两部分相同,可以互换。当收、发两部分不同时,如接收部分晶片大于发射部分晶片,收、发两部分不能互换。

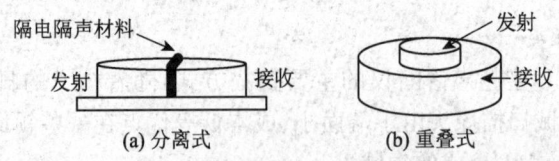

图 4-19 分离式和重叠式连续波多普勒超声换能器结构

3. 重叠式

如图 4-19(b) 所示。由两个晶片重叠构成,两晶片间用同频率的晶片或厚度适宜的环氧树脂隔离。接触人体的晶片作接收换能器,另一晶片作发射换能器。如用 PZT 型压电材料做晶片,重叠式可简化为单一晶片,既发又收,故收、发声束间没有夹角,测量精度较一般分离式高,对较大反射体运动目标的测量灵敏度也较高。在测量人体表浅血管壁运动时,重叠式比分离式多普勒换能器的效果好。但重叠式换能器的缺点是基底信号较大,对较小的非平面反射体,在没有较好的平衡基底信号时,测量灵敏度比分离式低。

（五）专用超声探头

专用超声探头是指专门用于某个领域的具有特殊技术要求的超声探头,这种探头可以采用线阵阵列式、凸阵阵列式、相控阵阵列式、环阵阵列式、机械扇形扫描式等各种形式。

1. 穿刺探头

介入性超声是现代超声医学的一个重要分支,各种超声穿刺探头及附加的导向器是介入性超声学的工具。这是在超声显像发展的基础上,为了进一步满足临床诊断和治疗的需要而发展起来的。其主要作用是在实时超声的监视或引导下,完成各种活检、抽液、穿刺、造影、血管引流、注药输血、癌灶注药等操作,可以避免某些外科手术,且达到与外科手术相同的效果。常用的穿刺探头可分为两大类:专用线阵扫描穿刺探头和附加导向器的穿刺用探头。

目前超声设备多数配有穿刺架,可配套安装于线阵、凸阵、相控阵、腔内探头等各种类型探头上。将穿刺架安装在普通探头长轴的一端或侧方,引导穿刺针进入穿刺目标,不但扩大了普通扫描探头的效用,也节省了购买专用穿刺探头的费用。

2. 腔内探头

腔内探头是通过相应的体腔,避开肺气、肠胃气和骨组织,接近被检的深部组织,提高可检查性和分辨力。目前已有经直肠探头、经尿道探头、经阴道探头、经食管探头、胃镜探头和腹腔镜探头。

这些探头有机械式、线控式和凸阵式;有不同的扇形角;有单平面式和多平面式。腔内探头频率都比较高,一般在 6 MHz 左右。近年还发展了口径小于 2 mm、频率在 30 MHz 以上的经血管探头。

3. 术中探头

术中探头主要用于手术过程中显示体内结构及手术器械的位置,属于高频探头,频率在 7 MHz 左右。具有体积小、分辨力高的特点。术中探头的基本结构与普通的超声探头基本相似,它们的换能器也是由声透镜、匹配层、压电晶片和背衬材料所组成的。它们与普通探头的区别在于制成了适宜用于术中的造型。

本 章 小 结

本章针对医用超声换能器的声场效应及其具体结构进行详细讲解,尤其强调按照换能器的材料→物理压电效应→声场特性→结构的知识脉络展开学习。同时对临床专用超声探头进行介绍,基本覆盖了医用超声换能器的临床应用范围。

目 标 检 测

1. 描述医用超声单阵元探头的基本结构。
2. 目前临床中使用最广泛的医用超声探头的材料有哪些？它们各自有何特点？
3. 医用超声探头可以分为哪些不同种类？

4. 凸阵探头和相控阵探头有什么异同之处?
5. 关于压电效应,下列描述错误的是( )。
   A. 当在压电材料两端施加压力时,压电效应将压力机械能转换成电能
   B. 当在压电材料两端施加一交变电场时,压电效应将电能转换成机械能
   C. 当压电材料两端的外力去掉后,它又会恢复到不带电的状态
   D. 当压电材料两端的外力去掉后,压电材料仍将保有电能
   E. 当压电材料两端的电场去掉后,它将不再产生机械波
6. 压电效应分为( )种。
   A. 2　　　　　B. 3　　　　　C. 4　　　　　D. 5　　　　　E. 6
7. 逆压电效应是指( )。
   A. 在压电材料两端施加压力时,在它的两个电极面上会产生电荷
   B. 在压电材料两端施加一交变电场时,它会出现与交变电场同样频率的机械振动
   C. 在任一材料两端施加一交变电场时,都会出现与交变电场同样频率的机械振动
   D. 在压电材料两端施加一交变电场时,它会出现不同于与交变电场频率的机械振动
   E. 在压电材料两端施加压力时,在它的两个电极面上不会产生电荷
8. 超声成像过程中,发射超声波是利用了换能器的( )效应。
   A. 强压电　　　B. 正压电　　　C. 逆压电　　　D. 弱压电　　　E. 全压电
9. 最常见于超声探头换能器的压电材料是( )。
   A. 压电陶瓷　　　　　　　　　B. 压电高分子聚合物
   C. 复合压电材料　　　　　　　D. 压电单晶体
   E. 复合压电晶体
10. 关于压电陶瓷,下列描述错误的是( )。
    A. 机电转换效率高　　　　　　B. 易与电路匹配
    C. 性能稳定　　　　　　　　　D. 声特性阻抗低
    E. 声特性阻抗高
11. 超声探头基本结构中的核心部件是( )。
    A. 阻抗匹配层　　　　　　　　B. 声透镜
    C. 背衬吸收层　　　　　　　　D. 压电振子
    E. 外壳
12. 按结构分类,超声探头一般可分为( )。
    A. 单阵元探头和多阵元探头　　B. 电子线阵探头和腔内探头
    C. 单频率探头和多频探头　　　D. 宽频探头和变频探头
    E. 腔内探头和体表探头
13. 下列( )不是超声探头的主要特性参数。
    A. 工作频率　　　　　　　　　B. 阵元数
    C. 检测灵敏度　　　　　　　　D. 检测分辨力
    E. 标称频率
14. 压电单晶换能器的频带宽度比传统的压电陶瓷换能器要高出( )。
    A. 5%　　　　　B. 10%　　　　C. 20%　　　　D. 30%　　　　E. 40%

第五章
超声设备的原理及组成

> **学习目标**
> 1. 掌握：超声波束扫描技术；超声接收前端电路组成。
> 2. 熟悉：超声回波信号处理技术；扫描变换器。
> 3. 了解：超声图像后处理技术。

第一节 超声波束的扫描

要实现超声成像，超声波束必须扫描，以形成多条扫线，从而形成一个扫描面。超声波束扫描可以有多种技术：手动扫描、机械扫描和电子扫描。手动扫描是早期采用的技术，由于速度较慢在二维超声成像中已经不再采用。机械扫描目前还有采用，但已经越来越少。电子扫描主要分成电子相控阵扫描和电子线阵扫描，是主流的扫描方式。本节主要介绍两种电子扫描的原理。

一、电子线阵扫描

电子线阵探头是利用电子开关切换阵元，使之按一定的顺序轮流工作，从而产生不同位置的声束来实现扫描。由于电子聚焦的原因，每次发射和接受都是由一组阵元组合在一起工作，扫描切换时也是由一组阵元切换到另一组阵元。这种组合切换可以有不同的分组顺序，也就形成了不同的扫描方式。B超仪中常用的扫描方式有组合顺序扫描、组合间隔扫描和微角扫描等。现分述如下：

（一）组合顺序扫描

如图 5-1 所示，设阵元总数为 n，每次分组阵元数为 m（例如设 $m=5$），激励顺序为：1~5，2~6，3~7，4~8，……具体工作过程如表 5-1。组合顺序扫描是用电子开关按顺序地切换相邻 m 个阵元，即每次切换均是首尾各增减一个阵元，保持组合阵元数 m 不变，并且发射和接收都用同一组阵元。

这种扫描方法最简单。每次声束的位置主要看发射和接收声束的中心轴位置，相邻声束的位移等于阵元中心距 d，其总的扫线数可以表示为：

$$N = n - m + 1 \tag{5-1}$$

此种扫描声束的线距等于阵元间距，图像质量不高。

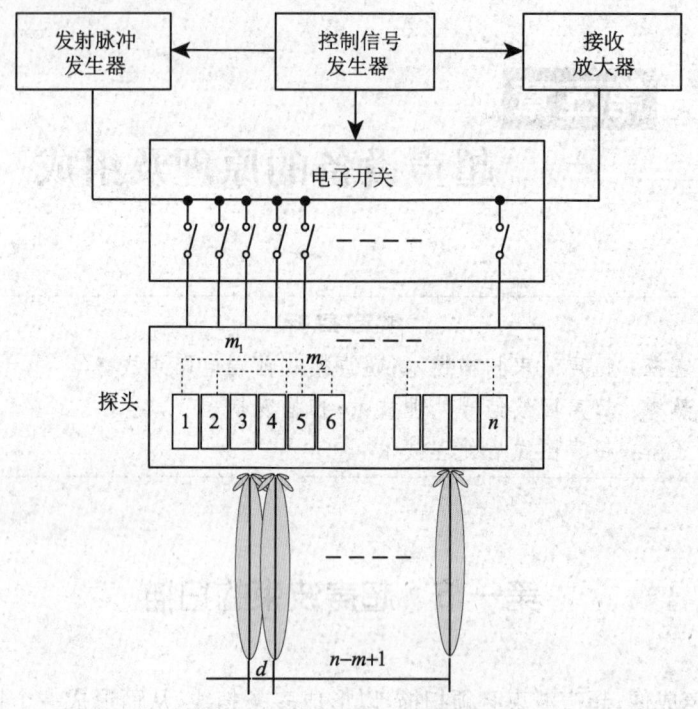

图 5-1 组合顺序扫描示意图

表 5-1 组合顺序扫描工作过程

声线序号	发射阵元序号	接收阵元序号	声束中心位置	相邻声束位移
1	1~5	1~5	阵元 3 中心	
2	2~6	2~6	阵元 4 中心	d
3	3~7	3~7	阵元 5 中心	d
4	4~8	4~8	阵元 6 中心	d
...	...	...	...	...
N	$(n-m+1)-n$	$(n-m+1)-n$	阵元$(n-m/2)$中心	d

（二）组合间隔扫描

要提高图像质量，必须缩小声束线距，可采用组合间隔扫描方式。组合间隔扫描分为 $d/2$ 间隔扫描和 $d/4$ 间隔扫描两种。

1. $d/2$ 间隔扫描

设阵元总数为 n，组合阵元分为两组：一组为 m，一组为 $m+1$。如图 5-2，设 $m=5$，$m+1=6$，分组激励次序为 1~5，1~6，2~6，2~7，…，具体工作过程如表 5-2 所示。即在组合顺序扫描基础上多插入了一个阵元的组合扫过程。基于上述同样的理由，每次声束的位置仍然看发射和接收声束的中心位置，这时相邻声束位移为 $d/2$，与组合顺序扫描相比，这种扫描方式扫线密

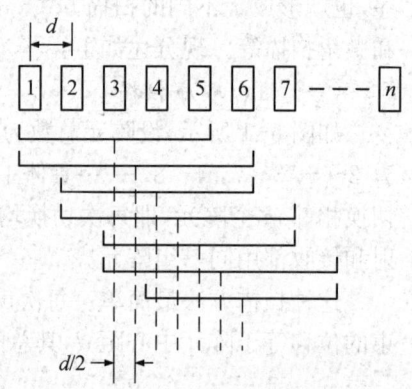

图 5-2 $d/2$ 间隔扫描示意图

度和总线数都增加到前一种方式的 2 倍,使生成的图像可以更加清晰。

表 5-2 $d/2$ 组合间隔扫描工作过程

声线序号	发射阵元序号	接收阵元序号	声束中心位置	相邻声束位移
1	1～5	1～5	阵元 3 中心	
2	1～6	1～6	阵元 3、4 中间	$d/2$
3	2～6	2～6	阵元 4 中心	$d/2$
4	2～7	2～7	阵元 4、5 中间	$d/2$
5	3～7	3～7	阵元 5 中心	$d/2$
6	3～8	3～8	阵元 5、6 中间	$d/2$
…	…	…	…	…

2. $d/4$ 间隔扫描

其工作过程如图 5-3 和表 5-3 所示。这种扫描方式不仅前后两次工作时组合阵元数会有不同,而且每次发射和接收有时用不同的阵元组合,每次综合的声束中心位置由发射声束和接收声束折中确定,即综合的声束中心位于发射声束和接收声束的几何中心。

结果可见,这种扫描方式相邻声束位移缩小到 $d/4$。在其他条件不变时,与组合顺序扫描方式相比较,其扫线密度和总线数都增加到 4 倍,因此图像质量可望得到进一步的改善。其缺点是,由于每次发射和接收阵元的分组比较复杂,因此收发控制电路复杂。

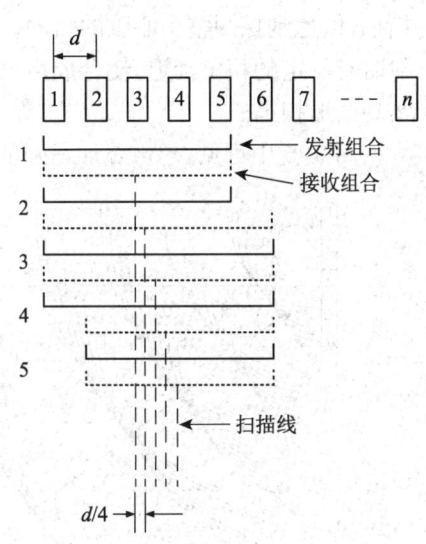

图 5-3 $d/4$ 间隔扫描示意图

表 5-3 $d/4$ 组合间隔扫描工作过程

声线序号	发射阵元序号	接收阵元序号	声束中心位置	相邻声束位移
1	1～5	1～5	阵元 3 中心	
2	1～5	1～6	阵元 3 中心右偏 $d/4$	$d/4$
3	1～6	1～6	阵元 3、4 中间	$d/4$
4	1～6	2～6	阵元 3、4 中间右偏 $d/4$	$d/4$
5	2～6	2～6	阵元 4 中心	$d/4$
…	…	…	…	…

(三)微角扫描

微角扫描的波束分布如图 5-4 所示,将一幅图像分奇数场(A)、偶数场(B)两场进行扫描,先扫奇数场 N 条线,再扫偶数场 N 条线。每次扫描采用相同的组合切换扫描方式,但是运用了偏转技术使奇数场和偶数场扫线相对于中心线各向左右方向偏转一个微小角度,例如奇数场偏转角 $+\alpha$,见图中 A 线;偶数场偏转角 $-\alpha$,如图中 B 线。这样奇偶两场扫线是不重叠的,可以使扫线密度在原来基础增加一倍,总体扫线数达 $2N$ 条,图像的清晰度可以有所提高。但需要说明的是：由于引入微角偏向，声束扫描线不平行，而显示扫描线仍然平行，即声束和显示光栅在空间位置上并不严格对应，故图像存在微小的畸变。虽然在声束近场影响很小，但在声束远场可能畸变逐渐增大，因此偏角 α 必须控制在很小的范围内。

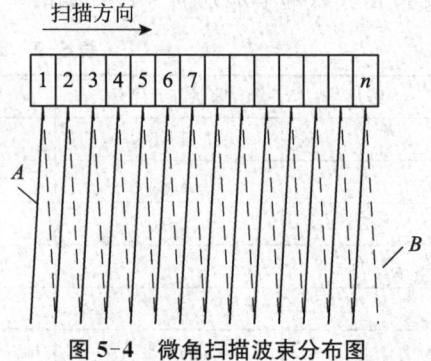

图 5-4　微角扫描波束分布图

二、电子相控阵扫描

电子相控阵波束扫描是运用电子相控偏转的原理，使超声束改变方向实现扫描。它采用尺寸较小的多阵元换能器发射和接收声束，使声束很容易通过胸部肋骨间小窗口透入体内做扇形扫描，以达到探测整个心脏的目的。相控阵超声断面成像利用线（或面）阵式换能器阵元发射时有一定的相位延迟，使合成声束的轴线与线阵平面中心线有一个夹角，随夹角的变化可实现扇形扫描。

图 5-5 中可见，超声叠加增强的区域沿着偏离正前方的一个方向传播。

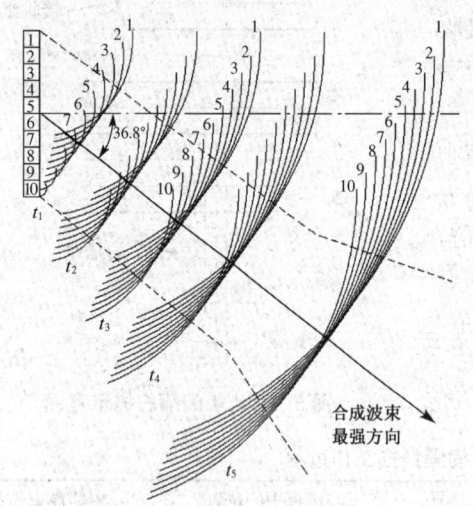

图 5-5　电子相控发射偏转原理图

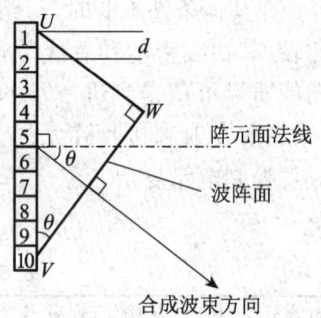

图 5-6　延时计算原理图

相控偏转的偏转角度受阵元被激励的延迟时间控制，各个阵元延迟时间的差值将决定偏转角。计算这个延迟时间差值，可参考图 5-6。在三角形 UVW 中，VW 是各个阵元发射的超声波叠加增强形成的波面线，假定此时 10 号阵元即将发射超声波，故此线 V 点位于 10 号阵元表面中心；UW 垂直于 VW，U 点位于 1 号阵元表面中心，所以 UW 等于 1 号阵元发射的超声波早于 10 号阵元发射的超声波提前传播的距离；UV 是 1 号阵元与 10 号阵元的中心距。因此有如下关系。

$$UW = 9ct_d, \quad UV = 9d \tag{5-2}$$

$$\therefore \sin\theta = \frac{UW}{UV} = \frac{ct_d}{d} \tag{5-3}$$

$$\therefore \theta = \sin^{-1}\frac{ct_d}{d} \qquad (5\text{-}4)$$

式中，t_d 是相邻阵元被激励的延迟时间差(或称相位差)；θ 角等于角 UVW。

不难看出，θ 角等于合成波束的传播方向与超声探头正前方向的夹角。只要每次发射时改变各个阵元被激励的延迟时间差值，即可以改变叠加超声的传播方向，从而实现超声的扇形扫描。

第二节　超声发射部分

一、发射电路

超声波发射部分是脉冲回波法超声诊断设备的关键部分。超声信号的发射可以是一个阵元对应一个发射电路，这将使得发射电路具有很强的灵活性，但这也将使得发射电路的体积变得非常庞大。从超声的扫查方式可以看出，在扫查线生成的过程中，只有某一部分发射电路和接收电路在工作。在工作实际中，为了减少发射电路的数目，一般通过高压阵列开关，使几个阵元共用一个发射电路，从而减少发射电路的数量。

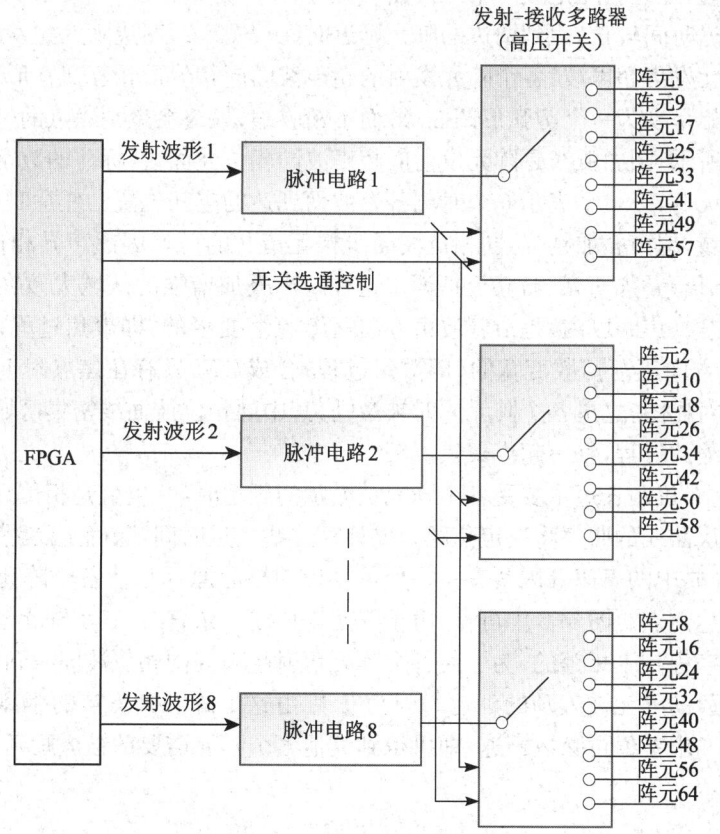

图 5-7　64 阵元的阵列开关示意图

以具有 64 个阵元、系统只有 8 个收发通道的超声系统为例,每次发射和接收时只能有相邻的 8 个阵元参与,这一部分称为子阵。采用的连接方式是通过 FPGA 对发射-接收多路器(高压开关)进行选择。发射波形 1 与阵元(1,9,17,25,33,41,49,57)连接,发射波形 2 与阵元(2,10,18,26,34,42,50,58)连接,依次形成 8 个子阵。由于超声发射通道是分组复用的,在 FPGA 内部需要进行整序处理。

FPGA 输出的发射波形信号是逻辑信号,其幅度较小,如果直接用来激励探头中的阵元,产生的超声振荡很弱,不足以对人体深度目标的探测。所以超声成像仪器都是将这一逻辑脉冲转换成一个幅度、宽度、频率、功率等都能满足成像要求的振荡脉冲,这一转换是采用发射脉冲电路实现的。发射脉冲的幅度和宽度是两个重要指标,一般而言,幅度越大,则超声功率越强,而且接收灵敏度也越高;脉宽越窄,则轴向分辨力越高。发射脉冲产生电路输出的电压脉冲幅度应满足产生超声成像所需的足够功率的超声输出,这个幅度值一般在 100 V 以上。

二、发射电子聚焦

发射电子聚焦实质上是对各个阵元不同时的激励,即每次一个激励脉冲经过不同的延迟时间后到达各个阵元,使得这些阵元发射的声场在某个既定的传播区域,由于同相位相遇时叠加增强,而异相位相遇时叠加减弱,甚至抵消,形成波阵面的汇聚,产生聚焦。

更具体地说,延迟时间是按一个二次曲线(最简单的是圆弧线)的关系变化,激励脉冲到中间的阵元延迟时间较长,而到两边的阵元延迟时间较短。即两边阵元先发出超声波,然后依次中间的阵元发出超声波,各个阵元发射的超声波的同相位面相互交叠形成一个波阵面,这个波阵面开始呈现为一个圆弧形凹面,继而不断收缩,最终会聚到焦点的过程。

如图 5-8 所示,图中弧线是阵元发射的超声波同相位波面线(标注的数字表明其来源的阵元号),t_1、t_2、t_3、…、t_6 表示 6 个时刻各个波面到达的空间位置。任意时刻,同相位波面线越密集的区域,超声叠加越强,同相位波面线相互错开的区域因超声异相位(只要相位差不是 2π 的整数倍)叠加而减弱,甚至抵消。这种超声叠加增强的区域大致在上下两条虚线之间,在焦点左边(焦距以内)是沿着波束方向逐渐收缩变窄的,即聚焦过程;而在焦距以外则是沿着波束方向逐渐扩散变宽的,即散焦过程;合成波束只有在焦点附近才是比较狭窄的。图 5-9 是对比图,这里各个阵元同时被激励,其中同相位波面线密集区域——即超声增强区域没有收缩的过程,没有超声聚焦。

聚焦过程中,焦距长短主要受各个阵元被激励的延迟时间(也就是相位)控制,各个延迟时间形成的二次曲线的曲率将决定焦距。要计算这些延迟时间,除确定焦距外,还与相邻阵元的中心距、介质中的声速等因素有关。聚焦过程的核心原理是使各个阵元辐射超声的同相位波同时到达焦点。图 5-8 中可见,由于阵元排列成一条直线,各个阵元辐射超声到达焦点的距离——声程是不相等的,为了使各个阵元辐射超声的同相位波同时到达焦点,如果假定最边沿(最远)的阵元被激励的延迟时间为 0,则由这个阵元到焦点的距离与其他各个阵元到焦点的距离求差值再除以声速,即可得到其他各个阵元需要的被激励延迟时间,因此可得出如下公式:

$$L_i = \left| \frac{m+1}{2} - i \right| d \tag{5-5}$$

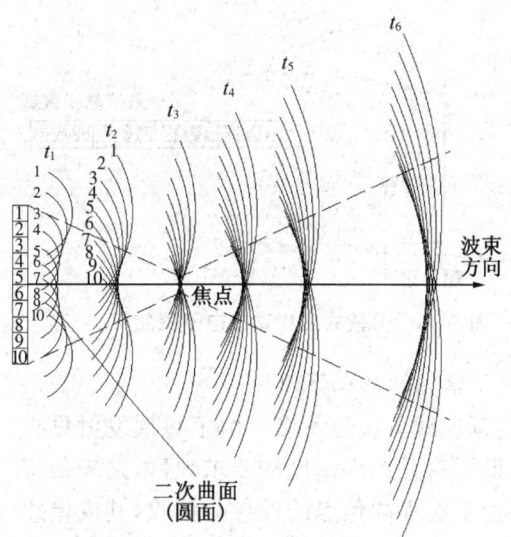
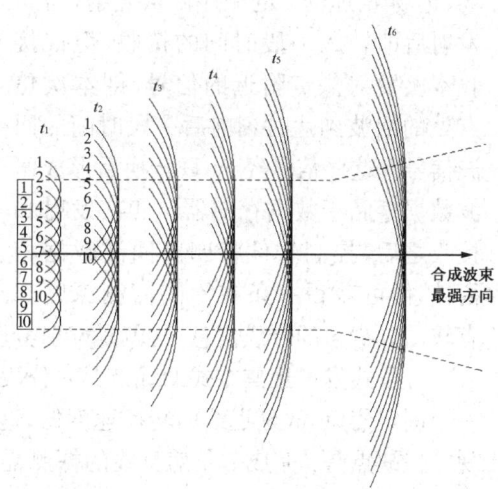

图 5-8 超声发射电子聚焦原理示意图　　　　图 5-9 同时激励各个阵元超声叠加情况

$$t_i = \frac{\sqrt{F^2+L_1^2}-\sqrt{F^2+L_i^2}}{c} \tag{5-6}$$

式中,m 是组合激励的阵元数;i 是阵元序号;d 是相邻阵元的中心距;L_i 是第 i 号阵元中心到阵元组中心的距离;t_i 是第 i 号阵元被激励的延迟时间;F 是焦距;c 为声速。

设:$F=30$ mm,$d=0.5$ mm,$m=8$,人体组织内平均声速为 $c=1540$ m/s,则由公式 5-5 和 5-6 可得:$t_1 = t_8 = 0$ ns,$t_2 = t_7 = 13.9$ ns,$t_3 = t_6 = 23.2$ ns,$t_4 = t_5 = 27.8$ ns。实现超声电子聚焦需要纳秒级的激励脉冲延迟时间控制。

在进行顺序扫描时,1~8 阵元发射波形的聚焦示意图如图 5-10 所示。

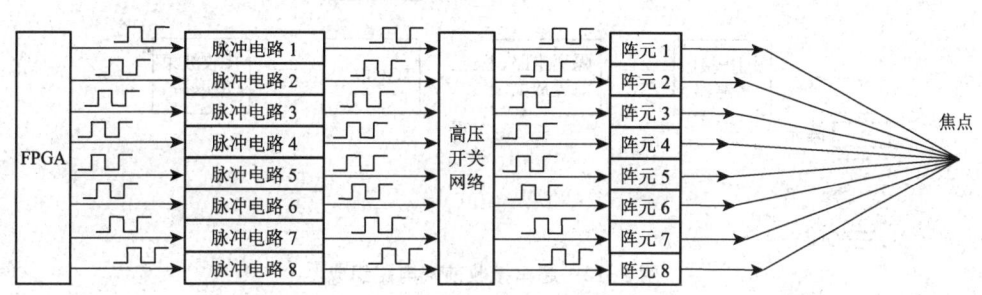

图 5-10　发射聚焦示意图

三、发射动态电子聚焦

为了在整个探测深度范围内波束都能良好的会聚,可以采用动态电子聚焦。以上的讨论可以看出,通过改变各个阵元被激励的延迟时间二次曲线关系的曲率,达到改变焦距的目的。

超声发射过程中的动态电子聚焦一般是分段式动态电子聚焦。如图 5-11 是一个简单的例子。其中将探测深度分成四段:近场(N)、中场(M)、远场 1(F_1)、远场 2(F_2)。每段中间有一个焦点,共四个焦距。这四个焦距由阵元被激励的不同的延迟时间关系(不同的二次曲线的曲率)确定。工作时按近场、中场、远场1、远场2的顺序四次发射,每次发射后即转入一段时间的接收,但仅接收本次发射焦点附近的信号,即本次焦点处的回波到达时刻前后一段时间的回波信号。这些信号经 A/D 转换后形成回波数据存储于数据存储器。四次发射和接收之后,控制软件将四段回波数据相衔接,便可获得一条在不同探测深度都

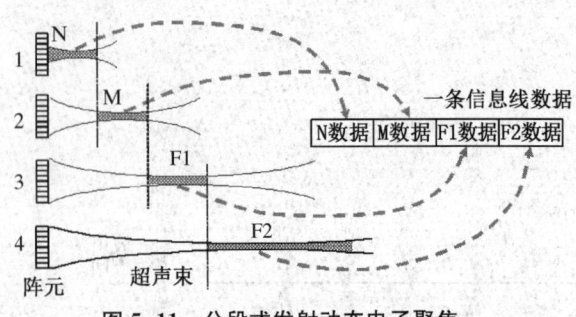

图 5-11 分段式发射动态电子聚焦

有较高分辨力的合成信息,这就是发射分段动态电子聚焦的基本原理。

分段式发射聚焦方式的优点是:分段数少,故延迟线分级数不多。由于每次发射只有一个固定焦点,故延迟线的转换速度低,这不仅降低了对元器件速度的要求,且电路较易实现。但缺点是:完成一条信息线的探测需要经过若干次不同焦点的发射与接收,其成像速度显著降低,实时性下降,焦点较多时不利于对心脏等快速运动脏器的成像。

第三节 超声接收前端电路组成

超声接收电路主要负责回波信号的放大和波束形成。在接收电路的前端,通常由接收隔离与前置放大电路、TGC放大电路及波束形成器组成,如图 5-12 所示。

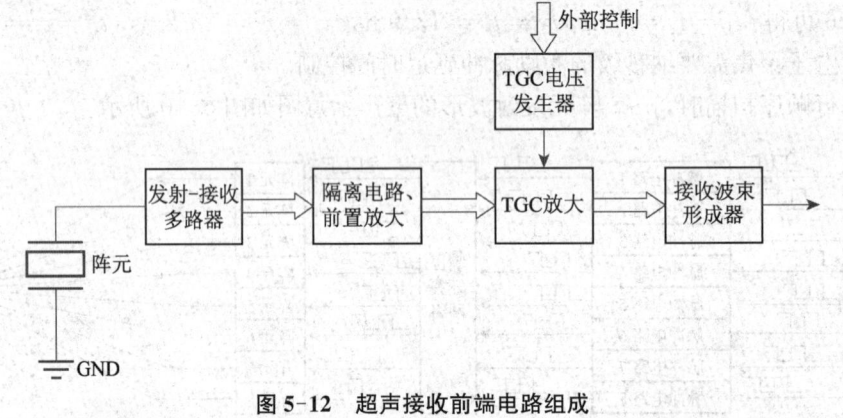

图 5-12 超声接收前端电路组成

一、接收隔离电路

在超声诊断设备中,除连续波多普勒血流检测设备外,绝大多数采用的都是收发共用换能器的方式。这就意味着大功率的超声发射电路必须与高灵敏的接收电路相连接。为了避免接收电路被高压发射脉冲所损坏,在超声前置放大器的前面就必须有一级隔离保护电路。超声隔离电路的目的是让大幅度信号不能通过,而小幅度的信号几乎无衰减的通过,如图 5-13 所示。

图 5-13(a)中,电容 C_1 提供交流耦合通道。D_1、D_2 是隔离二极管。当阵元上的交流信

号大于±0.7 V 时,二极管导通,交流信号被限制在±0.7 V 以内。TR 是压电换能阵元。L_1 是峰化电感,减小阵元分布电容引起的振荡,使脉冲变窄。

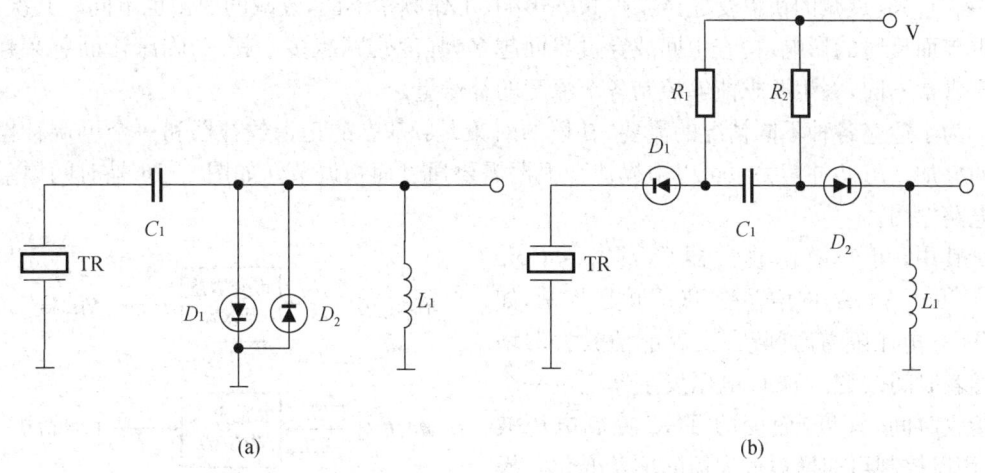

图 5-13 发射接收开关

目前,一些公司已经推出了多通道桥式二极管隔离电路,专门针对超声电路应用,典型的芯片有 TI 公司的 TX810,如图 5-14 所示。

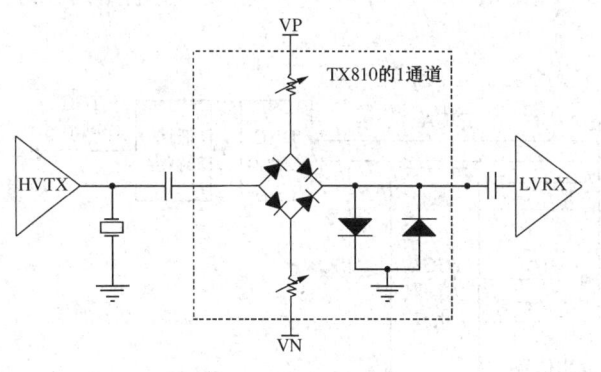

图 5-14 TX810 内部结构

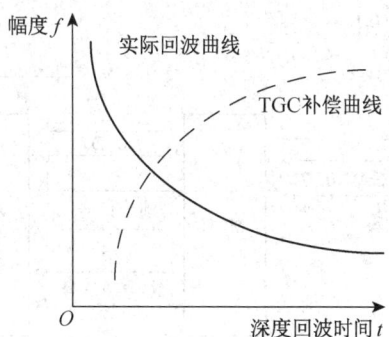

图 5-15 超声回波信号衰减与补偿曲线

二、TGC 放大

(一) 时间增益补偿作用

由于超声波随传播距离(时间)会造成衰减,使相同反射系数的界面近距离反射强,远距离反射弱,若不给予补偿,则图像将随深度(时间)而逐渐变暗。时间增益补偿的原理是:控制接收放大器增益随探测时间的增加而加大,以补偿超声随传播距离(时间)的衰减。

一般将这个技术称为时间增益补偿(Time Gain Compensation,TGC)。由于它的目的是探测深度上的信号补偿,所以也有称为深度增益补偿(Depth Gain Compensation,DGC)。还有人将其称为灵敏度时间控制(Sensitivity Time Control,STC),因为改变放大器的增益就是改变接收灵敏度,使其随时间而受到控制,所以这种称呼也是可以理解的。

因为超声传播强度是随着时间(距离)呈负指数衰减的关系,而声-电转换、前置放大等环节输入输出基本是线性关系,所以电信号也是随着时间(距离)呈负指数衰减,可以用正指数变化的放大予以补偿,如图 5-15 所示。但是这仅仅是大致的补偿关系,实际情况要复杂得多。首先,衰减的快慢受超声工作频率影响,工作频率不同,衰减的快慢也不同。其次,受多重界面反射的影响,检查中回波穿过界面越多,强度衰减越多。其三,临床诊断感兴趣的深度常常不同,医生要求能够控制各个深度的补偿量。

为了适应各种不同情况的需要,补偿的对策是:基本的正指数补偿和一个可调补偿关系的叠加。可调补偿关系可以由操作者根据需要通过面板调节。如图 5-16 是时间增益补偿电路框图。

其中,可变增益放大器(Variable Gain Amplifer, VGA)的增益受 TGC 电压控制,如果 TGC 电压随着时间改变,就能使放大器增益随着时间改变。TGC 电压发生器产生一个随接收时间(深度)而变的 TGC 控制电压波形,用以控制可变增益放大器的增益变化。操作者由面板输入调节量,可调整 TGC 电压的波形,实现临床随机干预 TGC 过程的目的。

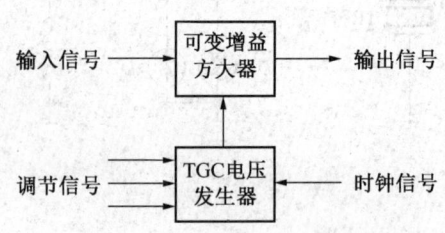

图 5-16 时间增益补偿电路框图

(二) TGC 电压发生器

TGC 电压产生电路有多种形式,图 5-17 给出了 8 段可调 TGC 电压产生电路的原理框图。

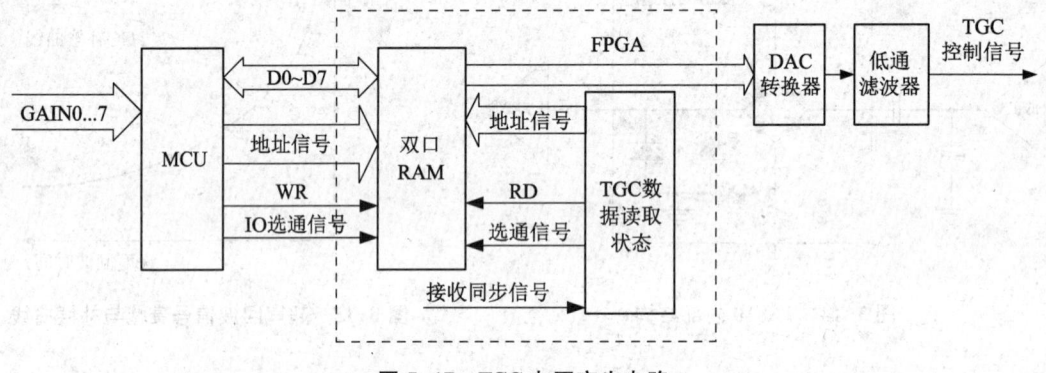

图 5-17 TGC 电压产生电路

通过 MCU 采集 8 个电位器的电压变化($GAIN_{0-7}$ 面板电位器产生)并修正 TGC 曲线数据,将数据写入到 FPGA 的双口 RAM 中。当 TGC 数据读取状态收到超声回波信号的接收同步信号时,FPGA 依次输出 TCG 曲线数据至 DAC 转换器,将各点数值转换为电压,最后经低通滤波器输出 TGC 控制信号。

(三) 可变增益放大器

可变增益放大器是一种受电压控制可以改变增益的放大器。目前,很多公司推出了 VGA 增益放大器。如 TI 公司的 VCA2616,这是一款高集成度、双接收通道的信号放大器,每个通道由低噪声前置放大器(LNP)和可变增益放大器(VCA+PGA)组成,如图 5-18 所示。

低噪声前置放大器(LNP)可以接收微弱的回波信号,提供 5 dB、17 dB、22 dB、25 dB

的固定增益,经放大后输入给 VGA (VCA+PGA),PGA 的增益范围用户可以编程,实现增益范围从 0 dB 到电特性参数表中的最大值(45 dB)。TGC 电路的输出信号与 VCA Control 连接,同时调节 VCA 的增益。

三、波束合成

模拟式超声设备与数字式超声设备在硬件方面的差异主要表现在接收波束合成的实现方法上。图5-19表示其两类的对比图。在模拟信号回声处

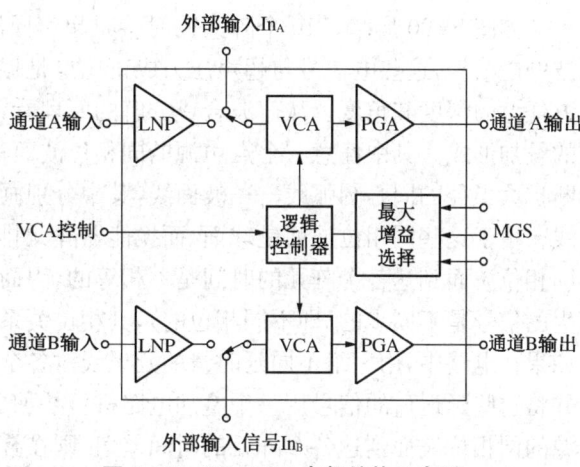

图 5-18 VCA2616 内部结构示意图

理模式中,波束信号形成和射频信号解调之后才将模拟信号转换为数字信号,只使用 1 个 A/D 转换器。在数字信号回声处理模式中,数字延时之前就需要将模拟信号转换为数字信号,需要使用和通道数一样多的A/D 转换器,且对 A/D 转换器的分辨率和采样率要求高。由于以前的芯片水平很难达到高速的采样要求,早期的超声设备采用的是模拟波束合成的方式。

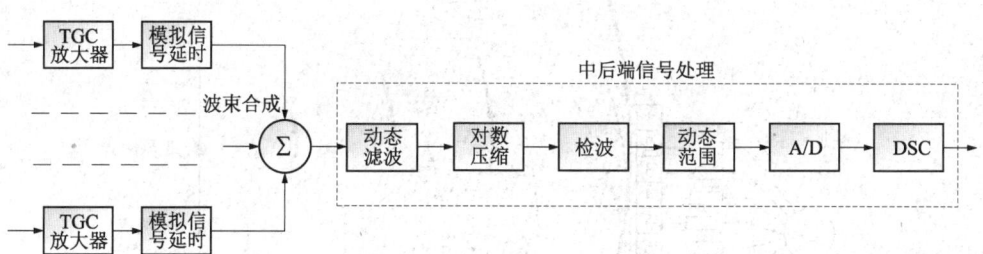

(a) 模拟式回声信号处理模式

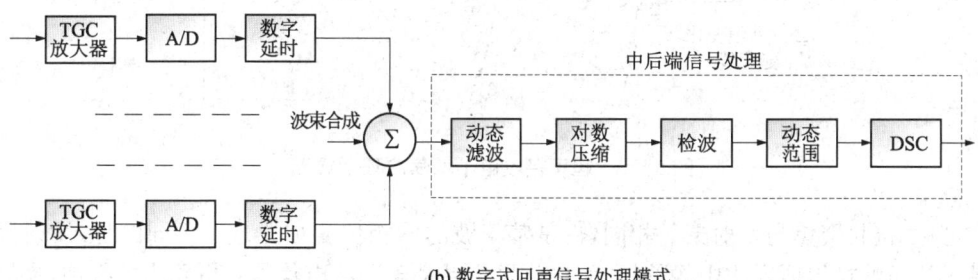

(b) 数字式回声信号处理模式

图 5-19 模拟式和数字式回声处理模式的区别

波束合成是超声成像中最为重要的技术,主要包括动态聚焦,可变孔径等环节。

(一)接收电子聚焦

1. 接收电子聚焦原理

超声波束除了可以进行发射电子聚焦外,从超声信息线的角度,还可以进行接收电子聚焦。接收聚焦与发射聚焦原理上有许多相似之处,但概念和做法上有些许不同。

如图 5-20 所示。10 个阵元同时接收超声回波信号,经压电效应转换超声能量产生回波的电信号,这些电信号与超声压力成正比也是振荡信号。超声回波信号可以来自探头前方任意的深度和角度。从声波合成分解的原理看,可以认为任意回声都是由无数点声源波的叠加形成。其中任意一个点声源的同相位波面都是独立的不断扩大的球面,图中画成不断扩大半径的同心圆弧线——波面线,其中分别画出了探头前方三个点声源的同相位波面线。由于这些同相位波面是球面,而换能器阵元排列成平面,所以对于某一个点声源,它的同相位波面到达各个阵元的时间是不相等的,因而原来的同相位波在各个阵元的电路中产生的信号是不同步的(即不同相位的),其相位关系与该点声源与阵元平面的相对位置有关。如果在电路中,用一组不同延时量的延迟线对各个阵元产生的回波电信号经过不同的延迟,并将这些延迟后的信号用一个叠加电路进行叠加。如果这种延迟关系刚好能抵消某个点声源的同相位波面到达各个阵元的时间差值,则在叠加电路中将实现同相位叠加,电路对于该点声源的波将具有最大的敏感性。换句话说,延迟线的延迟时间关系决定了接收聚焦的焦点位置。可以看出,这些延迟时间关系是圆弧线关系。如果焦点在探头的正前方,则延迟时间关系是对称的,而焦距则由圆弧线关系的曲率决定。为了对比非接收聚焦时的情况,可以假设电路中延迟线不存在或者它们的延迟时间相等,这时电路将只对于正前方向来的平面波有最大的敏感性,而不是敏感于一个点的波源。

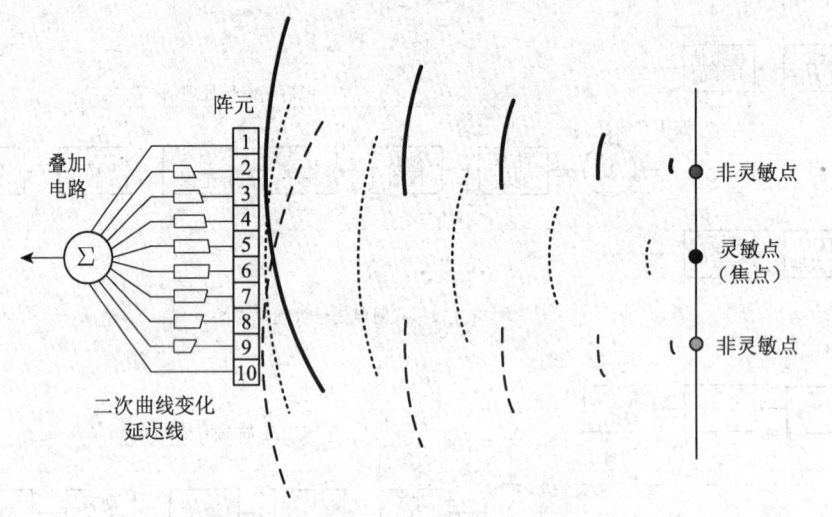

图 5-20 超声接收电子聚焦原理示意图

可见,接收聚焦与发射聚焦相同,也是基于波的同相位叠加原理。不同的是,发射聚焦是基于超声波在传播介质中的叠加;而接收聚焦是基于回波电信号在电路中的叠加,参见图 5-21。当接收聚焦与发射聚焦焦距相同时,两种电路各个阵元的延迟时间关系是完全相同的。所以,发射聚焦计算公式完全适用于接收聚焦。另外在物理上,发射聚焦是真正收缩了焦距内合成超声的能量范围;而接收聚焦则是收缩了焦距内探头接收超声的灵敏范围。但是从收缩超声信息线横向范围来看,效果是相同的。

2. 接收动态电子聚焦

超声接收是在一个超声脉冲发射之后一段时间内,不断接收不同深度的超声回波信号的过程。从接收回波开始,可以认为回波到达的时间正比于其来源的深度。因为超声成像

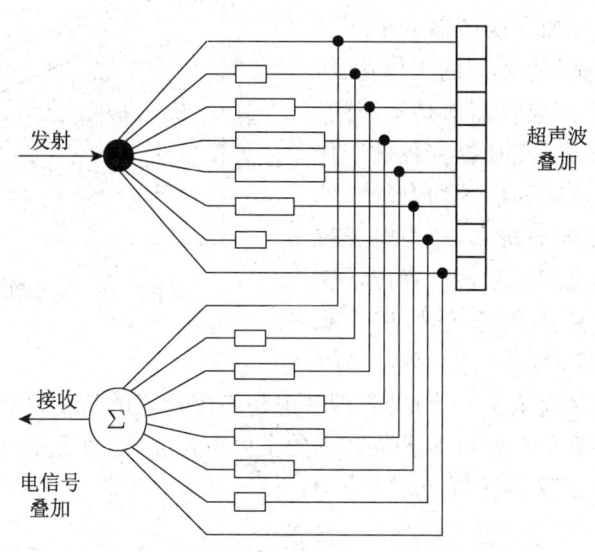

图 5-21 发射聚焦和接收聚焦的异同及连接

能够检测的人体区域应该没有超声多重反射的影响,并且要求声速是大致均匀一致的。所以,从发射脉冲发出时刻作为 0 时刻算起,回波信号到达探头的时间与其来源的反射面到达探头的距离成正比。接收动态聚焦就是基于这个时间和超声传播的速度,求出当前接收的距离,并动态地改变焦距与此距离保持一致。完全等声速的动态电子聚焦理论上焦点有无穷多个,但是实际是做不到的,焦点越多,系统技术上越复杂,造价越高。因此只能在可行性和性价比适宜的范围内选择焦点数目,实现等声速分段动态电子聚焦。现有的超声成像设备中,较高档的超声仪器接收动态电子聚焦的焦点数可以达到大约几十个。图 5-22 是八个焦点的接收动态电子聚焦的合成波束。

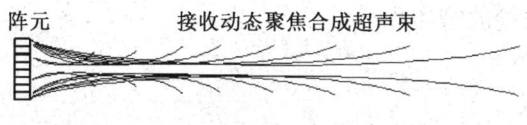

图 5-22 接收动态电子聚焦的合成波束

现代超声成像仪器均结合了发射动态电子聚焦与接收动态电子聚焦技术,它使全深度内超声束得到有效的收缩,提高了成像的横向分辨力。

(二) 可变孔径

电子聚焦的目的是为了改善横向分辨力,其效果主要与焦点宽度有关,焦点宽度越窄则横向分辨力越好。焦点宽度可以有式(5-7)的关系。

$$W = \frac{2.44\lambda F}{D} \tag{5-7}$$

式中,λ 是发射超声波载波波长,$D \approx md$ 是发射阵元组的整体宽度,也称工作孔径。

可见,在波长不变时,焦点宽度 W 与焦距 F 成正比,与换能器工作孔径 D 成反比。如果焦距较长,为了保持焦点的宽度较小,即保证足够的分辨力,需要加大换能器的工作孔径。但是,如果保持较大而不变的工作孔径,对于换能器近场区的声束收缩却是不利的,因为近场区声束宽度基本等于换能器的工作孔径。所以,为了在近区和远区均有较窄的声束而得到较好的横向分辨力,超声电子聚焦采用随着焦距的变化动态地改变换能器工作孔径的办法,近区用小孔径,远区用大孔径,称为可变孔径技术,如图 5-23 所示。

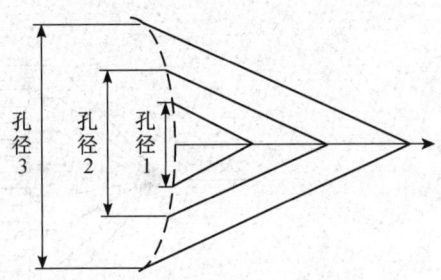

图 5-23 可变孔径示意图

应用可变孔径技术还有另一个原因,即考虑超声束焦点的长度,也称为焦点深度,定义为:焦点两侧相对于聚焦点处声压下降20%的主声束长度,记为 F_e。焦点深度较长对成像是有利的。根据这个定义,可以有公式(5-8):

$$F_e = 8.61\lambda \left(\frac{F}{D}\right)^2, \quad 2\frac{F}{D} > 1 \tag{5-8}$$

在波长不变时,焦点深度 F_e 与 $\left(\frac{F}{D}\right)^2$ 成正比。所以在分段动态电子聚焦中,为了在短焦距时焦点深度不至于太小,使各段能很好地衔接,需要减小工作孔径。

可变孔径技术在发射动态电子聚焦与接收动态电子聚焦中均是需要的,但是由于处理的信号不同,技术方式和电路原理是不同的。

第四节 超声回波信号处理技术

超声回波信号接收和合成以后,需要进行一系列处理,以利于有效地显示。主要包括动态滤波、对数压缩、包络检波等环节。

一、动态滤波

因为超声传播时,强度随着传播距离(时间)而下降,其中反映衰减速度的衰减系数还与频率有关,频率越高衰减越快。超声发射脉冲所含的频率成分有一个频谱宽度,所以它的回波也有一个频谱宽度。由于高频成分衰减快而低频成分衰减慢,这使得回波脉冲的频谱中心频率随着传播距离(时间)逐渐下移。接收系统必须有效利用回波的频谱成分,其中的高频信号成分对于提高图像的清晰度很有价值。但是当高频信号逐渐衰减以后,由于电路固有的高频噪声并不减弱,高频部分的信噪比下降,此时这些信号应当滤除。因此,接收电路的滤波器通频带应该随着频谱中心频率的下移而下移,这就是动态滤波(Dynamic Filter, DF),也就是通频带可变的带通滤波。随着传播距离(时间)的增加,在近场区保证信号的高频成分,有利于图像的清晰度;而在远场区则抑制高频噪声,提高信号信噪比。

动态滤波技术实际上就是设计一个动态滤波器,通常采用数字处理实现。

二、包络检波

超声回波信号是超声脉冲信号遇到反射层时产生的信号,它保持着超声振荡的原始波形。不同深度不同反射强度的回波信号,它们的波形是相同的,不同的只是回波相对于发射到达的时间和回波的幅度。经过检波处理后的包络信号,保留了信号的时间信息和幅度信息,而滤除了高频的振荡波形信息,这些振荡波形信息在 B 型超声成像中是无用的。所以检波保留了信号的有用信息,滤除了信号的无用信息,它使得信号频谱的中心频率下降,有利于后续处理。

数字超声检波常用的方法有绝对值低通滤波法与数字正交解调法两种。

1. 绝对值低通滤波法的基本原理就是对回波信号取绝对值,然后进行低通滤波,最后进行绝对值平滑滤波,如图 5-24 所示。

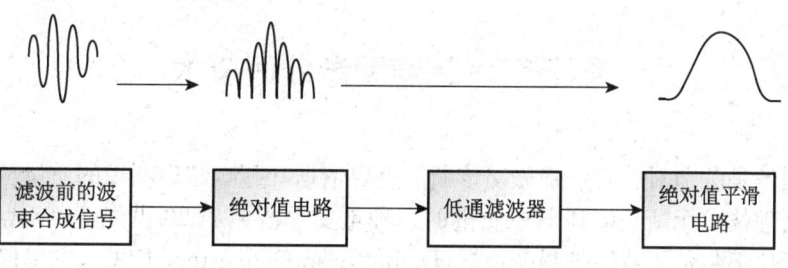

图 5-24 绝对值低通滤波法基本原理

2. 数字正交解调法直接采用数字 I/O 解调方法,通过解析信号的幅度得到包络,在数字彩超中应用更多。正交解调的结构如图 5-25 所示。利用 sin/cos 信号及低通滤波器,将超声回波信号频移到基带,得到同相分量和正交分量,即复信号的实部和虚部。最后从复信号中得到回波信号的幅度信息和相位信息。

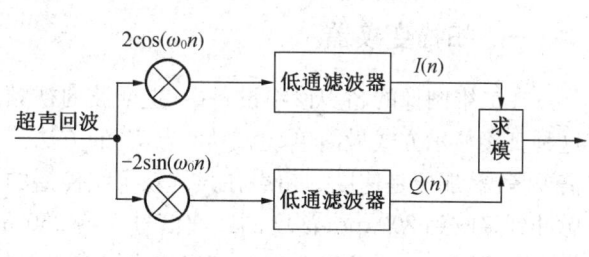

图 5-25 数字正交解调法

三、对数压缩

(一)对数压缩的意义

超声回波信号动态范围非常大,约有 100 dB。而在 B 型超声成像中,是将这些信号以显示光点的亮度来体现的,即回波信号越强显示光点越亮;回波信号越弱显示光点越暗。因为显示器光点明暗的动态范围只有约 30 dB,远比超声回波信号的动态范围小,是无法直接呈现超声回波信号的全部动态信息的,所以提出了压缩信号动态范围的要求。对数压缩器能起到这样的作用。

(二)对数压缩器的一般知识

对数压缩器的输入-输出关系是呈现对数关系特性,如式(5-9):

$$u_\text{o} = K_1 \lg(K_2 u_\text{i}) \tag{5-9}$$

其中，K_1称为对数斜率，K_2称为对数偏差。

图5-26是对数关系的输入输出曲线。由图可见，输入信号越大对应的曲线斜率越小，而曲线斜率正是输出信号相对于输入信号的即时放大倍数。所以，对数压缩器对小信号的放大倍数大，而对大信号的放大倍数小，因此它对于信号的动态范围具有压缩作用。但是理想的对数关系中，当输入信号为1以下时，输出是负值；输入信号接近0时，输出成为负无穷，这些都不是实际希望的。所以实际的对数压缩器当输入信号为小信号时，放大器是接近线性放大关系，如图5-26中的虚直线部分。

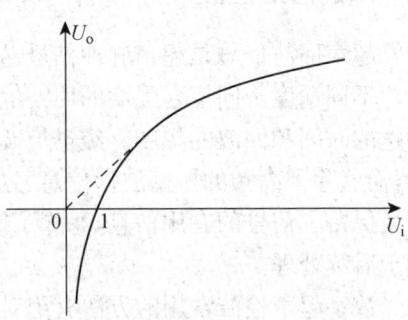

图5-26 对数关系的输入输出曲线

第五节 超声图像处理技术

超声图像是医师对患者病情做出诊断的重要依据，因此，超声图像的质量至关重要。数字化图像处理技术无疑是提高图像质量的一种重要手段。从20世纪70年代后期开始，B型超声诊断仪都装备了数字扫描变换器（Digital Scan Converter，DSC），它不仅能显示清晰的动态图像，而且提供了强大的图像处理功能。

一、扫描变换器

在二维图像的超声诊断设备中，把回波的视频信号直接映射到显示屏上，从原理上讲，这种直接显示方式最简单，也是最"忠实"的方法。但在超声显像设备中有一个重要的因素需要考虑，那便是速度。超声在人体软组织传播的平均速度为1 540 m/s，换能器发射超声脉冲到接收到200 mm深度的回波信号需约260 μs。为了使显示的图像具有可视性，每幅超声图像需由100条以上的超声扫描线组成。因此，采用常规的成像方法，完成一幅图像的单线扫描至少需26 ms以上，而这种单线扫描的方式将会使图像有闪烁感。

在超声扫描与显示器之间，如果插入图像存储器，超声回波的视频信号能够实时地存入图像存储器，并且同时从存储器中不断地取出图像信号用于显示，就可以避免一幅图像的单线扫描情况。这种用数字方式、以不同速率来存入和读取图像信息的方法称为数字扫描变换，数字扫描变换器便是实现此变换的关键部件。DSC主要是对数据缓存进行操作，图像数据以一种格式存入缓存，再以另一种格式读出。同时DSC使超声扫描速率和显示扫描的速率相互独立，不管超声扫描的形式与速度是多少，显示的图像都能保持稳定。DSC在系统中的位置如图5-27所示。

DSC的最初方案就是将换能器在随机扫描中获得的模拟信号经数字化后存入存储单元，对图像进行处理后，以模拟的形式完成图像输出。随着超声诊断技术的发展，对DSC的功能扩展成了：扫描格式变换、图像局部放大与漫游、二维数据插补等。

（一）扫描格式变换

从像素坐标到存储器读地址的变换可分成三种类型：M模式、线阵扫描和凸阵扫描。

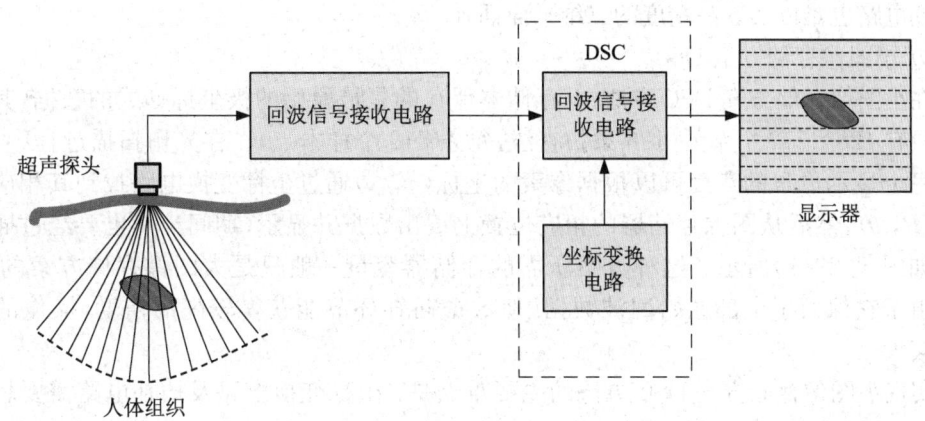

图 5-27 具有 DSC 功能的 B 超系统方框图

1. M 模式扫描变换

在 M 模式时,横坐标 x 表示时间,纵坐标 y 表示深度方向,即固定扫描线上的点地址。点地址变换分成两种形式:当单模 M 超时,样点直接送入点地址;当上下 B+M 模式时,行地址上对应到点地址存入样点信息。由此可见,M 模式变换较为简单。

2. 线阵扫描变换

线阵扫描变换时,探头中的阵元按顺序发射-接收超声波。这些超声扫查线对应图像储存器的列地址(横坐标 x),每条扫查线上的样本对应图像存储器的行地址(纵坐标 y)。采样值按列依次写入存储器的行地址,显示时按行依次从存储器中读出数据。

3. 凸阵扫描变换

凸阵扫描方式的扫描变换是最为复杂的。扇形扫查是使超声探头以一点为圆心,向外呈扇面状地发射超声脉冲和接收回波信号。这种扫查方式的回波信号是极坐标形式的。图 5-28 为极坐标形式的采样点与光栅扫描显示像素之间的位置关系。

从图中可见,信号样本点与显示像素点的位置并不一一对应,相邻扇形扫查线之间还有很多空缺的显示像素有待填充,这种现象在远场尤为明显。因此,DSC 设计要解决的两个主要问题是:坐标变换及数据插补。

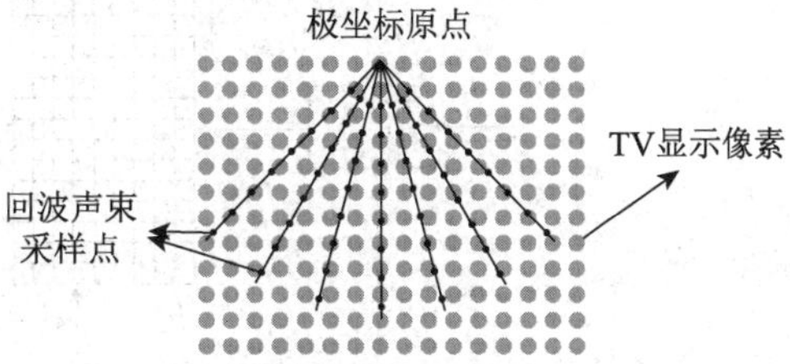

根据电路结构的不同,DSC 可分为大图像存储方案和小图像存储方案两类。

图 5-28 回波信号采样点与显示像素点之间的位置关系

1) 大图像存储方案 DSC

大图像存储方案 DSC 方案比较直观。坐标变换电路完成从极坐标 (R, θ) 到直角坐标 (x, y) 的变换。回波数据按照给出的 x, y 地址写入一个与显示像素一一对应的图像存储器(一般为 512×512 个单元)中,然后在视频同步信号的控制下逐行读取图像存储器送显示器显示(期间要经过一个插补运算),如图 5-29(a)所示。

这种方案存在一些固有的缺陷:①所占用的存储器容量大(例如 512×512 个单元),但冗余单元过多,实际上图像存储器中有一部分单元始终是空着的;②采用这种结构时图像后处理的灵活性较差,一旦图像冻结后,就不易再将显示图像作左右移动或放大缩小等操作。

③插补电路也难以实现高精度的二维平面插补。

2) 小图像存储方案 DSC

在小图像存储方案 DSC 方法中,存储器保存的是最原始的极坐标形式的数据,其容量一般只有 128×512 个单元(128 条扫查线,每条 512 个样本点)。在光栅扫描过程中,显示器上每个显示像素的灰度可以根据像素的坐标(x, y)通过坐标变换电路找到其相应的极坐标(R, θ),然后从图像存储器的相应位置上读出数据并显示(期间当然也要经过插补运算),如图 5-29(b)所示。这种方案所需的存储器容量一般只是大图像存储方案的 1/4,而且由于它保留了全部原始回波数据,使数据插补环节能获得较高的精度,操作的灵活性也较大。

实现小图像存储方案 DSC 方法的主要难点是:坐标变换电路及插补电路需要较高的运算速度。这是因为显示器上每扫描到一个像素点就要完成一次坐标变换及数据插补运算。全部过程要求在 80 ns(每个像素点的显示时间)以内完成。

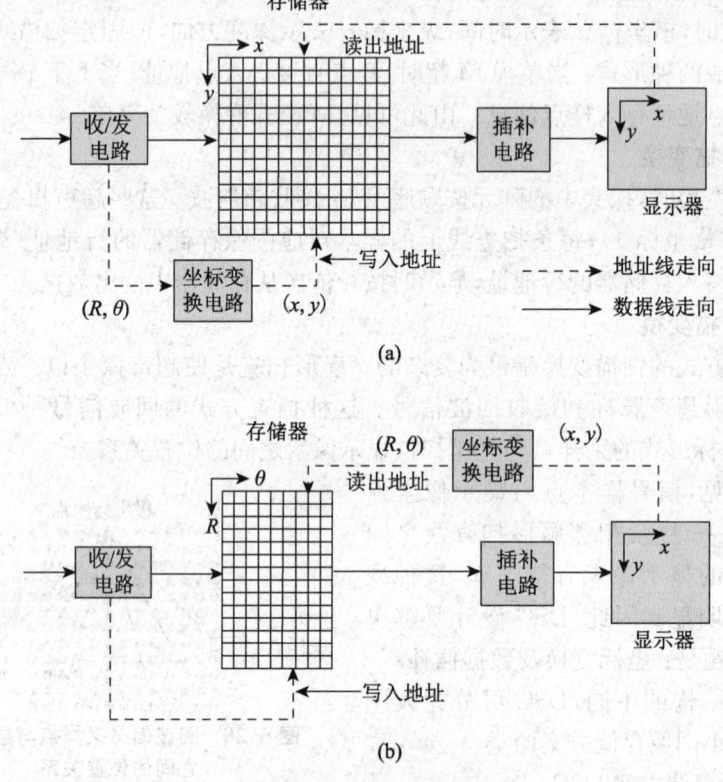

图 5-29 两种 DSC 方案

(二) 等角度发射、均匀采样

数字扫描变换关系主要取决于数字扫描变换器的存储方式(大、小存储器方式)以及超声波发射方式及回波采样方式。超声波等角度发射、回波数据均匀采样的收发方式是大多数 B 型超声设备采用的方式。

1. 大图像存储方案的坐标变换

在大图像存储方案中,回波采样数据按扇形写入存储器平面,则坐标变换成为极坐标采样到直角坐标存储的关系。如图 5-30 所示，坐标中任何一点 $Z(R, \theta)$ 与 $Z(x, y)$ 的变换关系为：

$$\begin{cases} x = x_0 \pm R\sin\theta \\ y = y_0 \pm R\cos\theta \end{cases} \tag{5-10}$$

式中，x_0 和 y_0 是极坐标原点所对应的直角坐标位置，θ 是扫描声束偏转角，R 是沿扫描声束矢径上的采样深度。

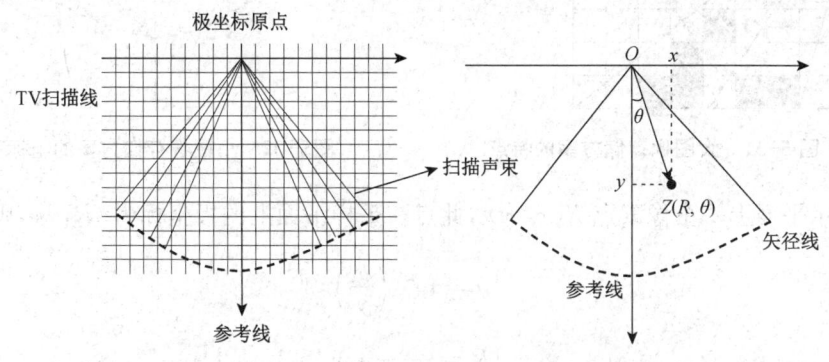

图 5-30　坐标变换示意图

在图 5-30 中，设相邻两个采样点之间的长度 $\Delta R = 1$ 个单位，则 $R_n = n\Delta R = n$，n 是矢径上的采样点数。同时令两相邻矢径线之间的偏转角为 $\Delta\theta$，则任意矢径线与参考线之间的夹角为 $\theta_m = m \cdot \Delta\theta$。所以，式(5-10)变为

$$x_n = x_0 \pm n \cdot \Delta R \sin(m \cdot \Delta\theta)$$
$$y_n = y_0 \pm n \cdot \Delta R \cos(m \cdot \Delta\theta) \quad (n = 0, 1, \cdots, 511; m = 0, 1, \cdots, 63)$$
$$\tag{5-11}$$

为了实现高的分辨率和实时动态图像的显示。分析上述表达式可知，完成 $n \cdot \sin(m \cdot \Delta\theta)$ 和 $n \cdot \cos(m \cdot \Delta\theta)$ 的计算，单纯用软件或硬件都比较困难。实用中，可采用微机控制与硬件结合的方法来实现。

为了节省时间，可事先完成 $\Delta R \sin m\Delta\theta$ 和 $\Delta R \cos m\Delta\theta$ 的计算，并分别记为 Δx_m 和 Δy_m。把 Δx_m 和 Δy_m 两组数据存入内存，按矢径出现的顺序由微机控制输出。这样就把正余弦函数的计算时间省去了，只需作简单的加法运算。即：

$$\begin{cases} x_n = x_0 \pm n\Delta x_m \\ y_n = y_0 \pm n\Delta y_m \end{cases} \tag{5-12}$$

该扫描变换的主要特点是：①变换直观、运行简单，易于实现；②运算速度不高；③不易采用好的插补方式。待插补的空缺像素点在扇形的近场和远场点数是不同的，同一光栅扫描行的相邻两条扫查线之间的空缺像素点数也是不同的，如图 5-31 所示。

2. 小图像存储方案的坐标变换

在小存储器结构中，图像存储器仅存储超声回波样本点数据。图像存储器的列地址对应扇形超声扫查线的位置，行地址对应扫查线上采样点的位置，我们称之为存储平面，如图 5-32 所示。

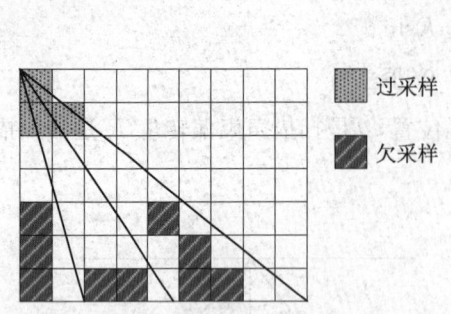 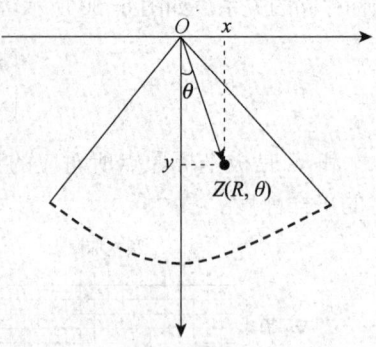

图5-31 大图像存储方案的特点　　图5-32 小图像存储方案的坐标变换

设显示平面上一个像素点$Z(x,y)$,此点在采样平面上的极坐标为(R,θ),则有:

$$\begin{cases} \theta = \text{tg}^{-1}\left(\dfrac{x}{y}\right) \\ R = \dfrac{1}{\cos\theta} \cdot y \end{cases} \tag{5-13}$$

该扫描变换的主要特点是:①变换精度高。②可采用多种插补方式。③转换误差小。

该方法具体实现可以利用查表的方式完成坐标变换,即将直角坐标到极坐标的对照表下载到 ROM 中,在运行阶段无需进行具体计算而直接到 ROM 中查到相应的极坐标地址,这种方法实时性好,但占用大量的 ROM 空间。另一种方式就是利用硬件(如 FPGA)来实现。

(三) 变角发射、变频采样

一般的 B 型超声成像系统为了避免二维平面插补的复杂运算,通常希望采用较易实现的一维水平线性插补。由图5-32可以看出,在等角度发射、均匀采样的收发方式中,回波信号采样点与显示像素点之间的位置不是一一对应的,而且在同一水平光栅扫描行中相邻两根超声扫查线之间待插补的空缺像素点数也不同,这些问题的存在不利于采用一维线性插补。采用变角发射、变频采样技术的目的就是为了克服上述欠缺,以便于进行一维线性插补。

这一技术的基本着眼点是控制电路使回波信号采样点恰好位于扇形扫查线与水平光栅扫描线的相交处,并且使同一水平光栅扫描线上相邻采样点之间的距离相等,如图 5-33 所示。

由图可知,相邻两条扫查线之间的夹角是不相等的,这便是"变角发射"得名由来。同一条扫查线上的采样间隔相等,不同的扫查线上采样间隔不等,这便是"变频采样"得名由来。

扫查线上采样时间的计算是以发射角 θ 为基础的。设参考线 L 上采样点的采样时间间隔为1,扫查线的发射角为 θ,则位于不同 θ 角的扫查线上采样时间间隔 $\Delta T_i = 1/\cos\theta$。结果,同一条扫查线上各采样点间隔相等,均为 ΔT_i,但各条扫查线的 ΔT_i 并不相等。如果扫查线为 N 条,则应有 $N/2$ 个不同值的 ΔT_i 相对应。两边的扫查线的采样点间隔大,中间的

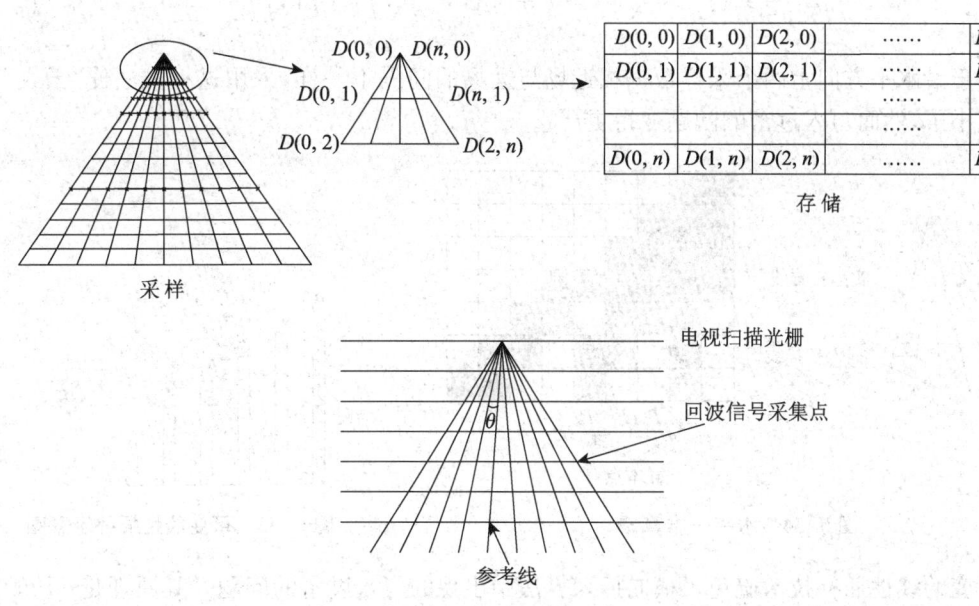

图 5-33 变角发射、变频采样

采样点间隔小。

变角发射、变频采样 DSC 技术的优点是采用一维水平插补技术也能得到了较好的图像质量,它避免了二维平面插补的复杂运算和相应的复杂结构及控制,它适用于一般的系统。其缺点是对发射、接收的控制要求较高,变角发射、变频采样也较一般等角发射、均匀采样的做法来得复杂。

(四) 插补方式

未经插补而直接显示的图像,扇形扫查线之间有较大的间隙,特别是随着探查深度增加,显示器上会出现"黑洞"。许多黑洞云集成"云纹状",使图像质量下降。黑洞出现的个数与像素大小、超声探查深度、声束偏转角和成像帧频等因素有关。

为了消除黑洞产生的失真,这就需要尽可能多、尽可能密集的回波数据以及尽可能多的像素。但在实际 B 超系统中,沿扇形扫描声束的采样数据和沿偏转角的扫描声束线数都受多方面因素的限制和制约,是十分有限的。

对于数字变换中产生的图像"云状纹"畸变,往往采用图像内插补技术来加以解决。超声图像的数据插补处理是衡量 DSC 水平的重要指标。插补处理就是根据空缺像素周围的回波信号采样值,计算出二维超声回波图像在这些空缺位置处实际值的近似值,使图像均匀连续。

1. 水平一维插补方式

最简单的一种办法是水平一维插补方式,它是在显示前对图像存储器进行水平读出,对两个采样值之间的空缺做插补运算,如图 5-34 所示。在大图像存储器方案的 DSC 中一般采用此方式进行插补。

假设 P_A 和 P_B 为图像存储器同一行地址的相邻扫查线上的原始回波信号采样数据,N 为从 P_A 到 P_B 的间隔点数,P_i 为第 i 个插补点值。

$$P_i = P_A + \frac{P_B - P_A}{N} \cdot i = P_A\left(1 - \frac{i}{N}\right) + P_B\left(\frac{i}{N}\right) \tag{5-14}$$

由于沿水平方向上两个采样数据在近场与远场的间隔不一样,采用这种方法使"云纹"失真减小了,然而写入过密的问题变得更严重。

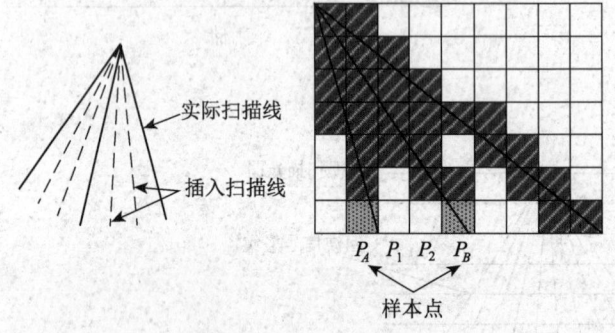

图 5-34 水平一维算法

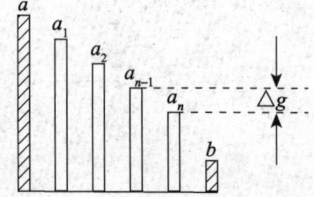

图 5-35 可变线性插补示意图

可变的线性插补技术避免了横向插入算法中出现的写入过密的问题。其原理是:从帧存储器输出两个相邻采样点的采样数据 a 和 b。当 a 和 b 之间存在 n 个显示像素无采样数据赋值时,就根据 a 和 b 线性的插入 n 个像素点数据,如图 5-35 所示。插补算法为:

$$\begin{cases} \Delta g = \dfrac{a-b}{n+1} \\ a_i = a_{i-1} - \Delta g \end{cases} \tag{5-15}$$

这种插补方法的特点是根据空洞的个数来进行插值,近场插的少,远场插的多,因而防止了写入过密的现象。

2. 平面二维插补方式

对于二维图像,更好的插补方法应是平面二维插补。假设扇形图像上超声扫查线按等角增量 $\Delta\theta$ 均匀分布,扫查线上采样点按等间隔 ΔR 均匀分布,与显示像素 Z 最近邻的 4 个样本值分别为 $P_{i,j}$、$P_{i+1,j}$、$P_{i,j+1}$、$P_{i+1,j+1}$,如图 5-36 所示。

扇面中的平面二维插补可以分别由模方向与角度方向两次一维线性插补来完成。模方向的插补运算如下:

$$Z' = P_{i,j}\left(1 - \frac{r_e}{\Delta R}\right) + P_{i+1,j} \cdot \frac{r_e}{\Delta R} \tag{5-16}$$

$$Z'' = P_{i,j+1}\left(1 - \frac{r_e}{\Delta R}\right) + P_{i+1,j+1} \cdot \frac{r_e}{\Delta R} \tag{5-17}$$

式中,Z' 与 Z'' 两点位于相邻的两条超声扫描线上,且具有与显示像素 Z 相同的模;r_e 为待插值的 Z 点相对于 $P_{i,j}$ 点在模方向上的偏差。

完成模方向插补后再作一次角度方向的插补,运算公式如下:

$$Z = Z'\left(1 - \frac{\theta_e}{\Delta\theta}\right) + Z'' \cdot \frac{\theta_e}{\Delta\theta} \tag{5-18}$$

式中，θ_e 为 Z 点相对于 $P_{i,j}$ 点在角度方向上的偏差。

二维插补运算比较严格，是目前实用算法中最好的方法，但运算过程比较繁琐。

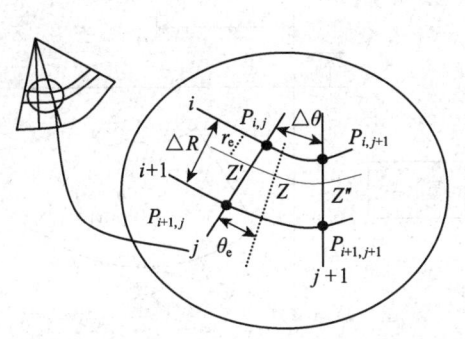

图 5-36　平面二维插补法

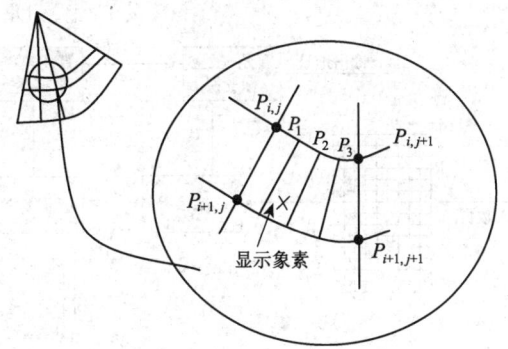

图 5-37　圆插补法

3. 圆插补

根据扇形扫描 B 超图像中采样点的分布情况，可以发现，沿模方向的采样数据比较密集，只是沿圆弧方向上采样数据间存在较大差距，特别是在远场。因此，可以放弃模方向上的数据插补，只进行圆弧方向（或称角度方向）上的插补，这就是圆插补，如图 5-37 所示。

圆插补的原则是以原采样数据为基础，沿圆弧方向进行一维插补。假设 $P_{i,j}$、$P_{i,j+1}$ 为相邻采样线上具有相同采样半径的两个样本点，可以按照线性插补原则求出其间若干点的插补数据。在这两点间插补 3 个点，即：

$$P_1 = \frac{P_{i,j}+P_2}{2}, \quad P_2 = \frac{P_{i,j}+P_{i,j+1}}{2}, \quad P_3 = \frac{P_2+P_{i,j+1}}{2} \tag{5-19}$$

设想把以最近邻 4 个点（$P_{i,j}$、$P_{i+1,j}$、$P_{i,j+1}$、$P_{i+1,j+1}$）组成的扇区分成 4 个均匀的小扇区。在图像显示过程中，像素落在哪个小扇区中，我们就取该小扇区左上方的插补数据值作为其显示的灰度值。例如，图中显示像素 Z 的灰度值被取为 P_1 的灰度值。圆插补方法避免了水平一维插补造成的横向失真及二维插补的复杂运算，却能产生近似二维插补的效果。

（五）DSC 软件实现

软件实现 DSC 的系统框图如图 5-38 所示。

1. 坐标变换

（1）直角-直角平移变换：按标准视频的定时关系，X' 和 Y' 的原点是在屏幕的左上角，而超声的扇面顶点不在原点处，甚至不在显示屏内。在进行直角-极坐标变换前，需进行一次坐标平移运算，称为直角-直角平移变换（X'，Y' 到 X，Y），如图 5-39 所示。

由图可见，显示坐标系（X'-Y'）的原点 O' 与转换直角坐标系（X-Y）的原点 O 之间横坐标及纵坐标上的差值分别为 a 和 b，计算可得：

$$x = x' + a \quad y = y' + b \tag{5-20}$$

（2）极坐标变换：极坐标变换是 X-Y 直角坐标到 R-θ 极坐标的变换。其关系采用：

$$\begin{cases} \theta = \text{tg}^{-1}\left(\dfrac{x}{y}\right) \\ R = \sqrt{x^2+y^2} \end{cases} \tag{5-21}$$

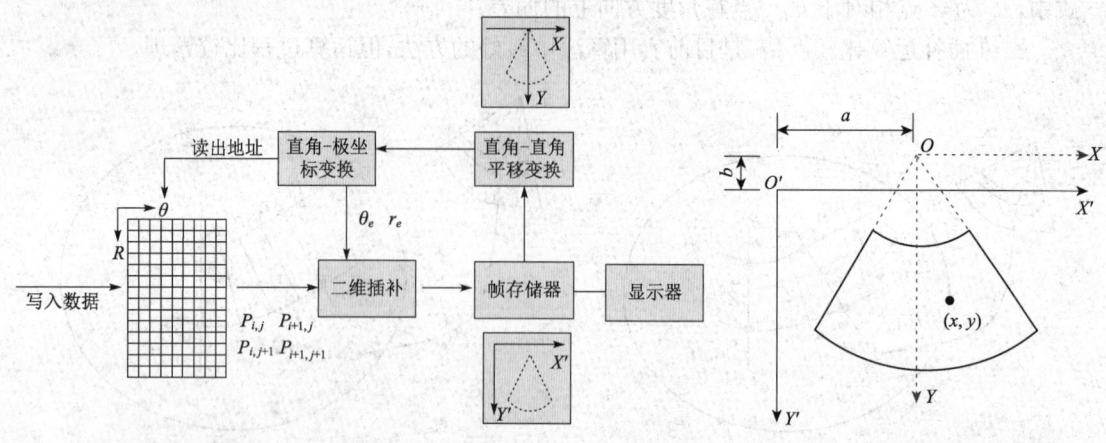

图 5-38　DSC 的软件实现框图　　　　图 5-39　直角-直角平移变换

2. 软件设计思路

设图像数据存入内存的形式 Buf[ln][p]，如图 5-40 所示。其中，ln 表示行数（扫描线号或角度 θ），p 表示列数（线上第几个点，表示深度，即 R）。

考虑到实时性要求以及 CPU 的处理速度，采用查表的方式实现点信息的获取，可以设计三个表。

（1）LPL：线位置查找表。

（2）PPL：点位置查找表。

（3）PVL：像素显示表，图 5-41 中的灰色部分为不显示像素区，不用进行插值运算。

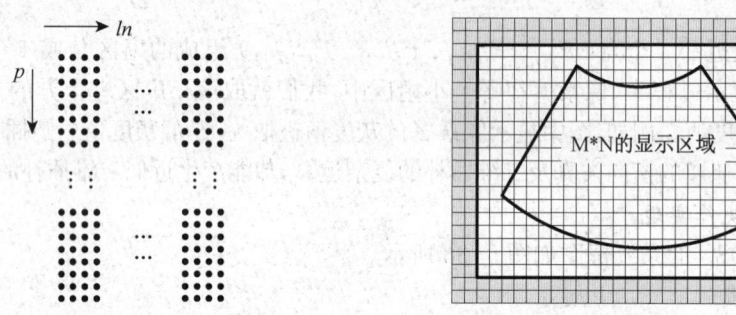

图 5-40　数据缓冲器中的图像数据　　　　图 5-41　图像显示区域

要显示的点在数据缓冲器中为 DataBuf[m][n]，如图 5-41 中的黑实线框区域，可以通过 PPL 及 LPL 快速查询到与相邻 4 个点的偏移。

$$\text{LPL}[m][n] = lineNum * Angle / MaxAngle \tag{5-22}$$

其中，$lineNum$ 为总的线数，如 128 条；$MaxAngle$ 为探头最大扫描角度；$Angle$ 为当前扫描线的角度。

LPL[m][n] 的值为浮点型，整数部分索引 Buf[ln][p] 的 ln 扫描线，小数部分表示方位角偏移量。

$$\text{PPL}[m][n] = R - r \tag{5-23}$$

其中，R 表示当前离探头表面的曲率原点的距离；r 表示探头表面的曲率半径。

PPL$[m][n]$ 的值也是浮点型，整数部分索引 Buf$[ln][p]$ 的 p 深度，小数部分表示径向偏移量。

由此，可以通过二维插值得到 DataBuf$[m][n]$ 的值。

（六）DSC 的硬件实现

典型 DSC 系统的基本部分示于图 5-42 中。

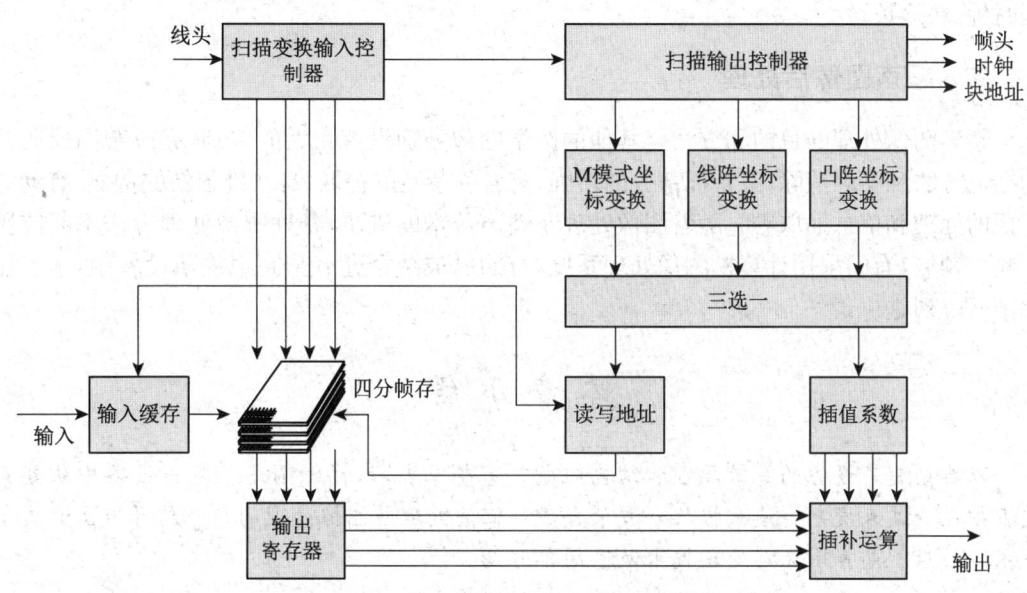

图 5-42　扫描变换器结构

帧存储器被分成 A_1、A_2、B_1、B_2 4 个子存储器，称之为四分帧存。A_1 存放偶线偶数位置上的采样点，A_2 存放偶线奇数位置上的采样点，B_1 存放奇线偶数位置上的采样点，B_2 存放奇线奇数位置上的采样点。根据扫描变换器二维线性插补的原理，计算一个显示像素所需的 4 个声束扫描数据必分散在 A_1、A_2、B_1、B_2 之中，因此可以从帧存储器的 4 个子存储器中并行读出，从而避免了串行读出对高速存储器件的要求。帧存储器容量为 512 KB，其 4 个子存储器容量各为 128 KB，可存 1 024 线 512 点的数据，前 512 线为 B 型数据区，后 512 线为 M 型数据区，支持 256 线 B 型数据的读写乒乓，支持 512 线的 M 型显示。帧存储器的读与写分时进行，写入以中断方式操作，读操作是周而复始的，其间允许写中断操作。每时钟周期读出 4 个采样，这 4 个采样用来插补出当前所求的显示像素。扫描变换器输出的每帧图像有 512×512 个像素，无中断输出帧频为 60 帧/秒。扫描变换器的图像输出伴随帧头、时钟和两位块地址送给实时控制模块。

图像数据的变换流程包括输入流程（帧存储器写）和输出流程（帧存储器读）两部分。输入流程将图像处理电路输出的一线数据写入帧存储器，输出流程将坐标变换后的数据输出给实时控制模块。输入控制器接到线数据头信号之后，立即中断扫描变换的输出流程并启动输入流程。在输入流程中，将完成以下操作：

1. 扫描变换输入控制器根据线号、线型、显示模式产生向四分帧存的写地址，启动写使能，并关闭四分帧存的输出使能，开启三态缓存，切换四分帧存的读写地址。

2. 向四分帧存写入一线数据。

3. 一线数据写入完成后,扫描变换输入控制器撤销中断请求、关闭三态缓存、激活四分帧存的输出使能、切换读写地址。

输出流程是周而复始的,每次输出一帧 512×512 像素的图像。输出控制器顺序地给出显示像素的直角坐标,经过坐标变换单元得到四分帧存的读地址以及插补系数,然后由 4 个扫描像素插补出一个显示像素输出。伴随显示像素输出的还有输出控制器提供的帧头、数据时钟、块地址。

二、超声图像后处理

超声图像处理的目的和方法与其他的医学图像处理没有太大的差别,有改善图像质量的插值方法和噪声消除,有特征部分的增强,有各种参数的提取,有三维图像的构成,有动态图像的处理和信息抽取等。随着图像处理及超声技术的进步,各种图像处理方法不断应用于超声领域,有的采用计算机图像处理系统,有的已被结合进 B 型超声诊断设备中,本节在此不一一列举。

本 章 小 结

以典型超声设备的基本原理和结构组成贯穿整章内容,详细阐述了超声设备中从超声波束扫描→波束发射→波束接收→波束合成→回波处理→图像处理的整个信号流上的典型技术。最后就超声图像后处理技术做了简单介绍。

目 标 检 测

1. 电子线阵扫描是如何进行的?
2. 超声设备中,TGC 放大的技术实质是什么?
3. 超声回波波束合成的步骤有哪些?
4. 请阐述数字扫描变换器的软件实现。
5. 关于数字扫描变换器 DSC 所实现的功能,下列描述错误的是(   )。
    A. 将超声模拟信号转化为电视制式信号
    B. 比较容易地实现图像放大
    C. 增强了滤波器的功能
    D. 实现字符显示及图像存储
    E. 压缩信号动态范围
6. 关于机械扫描,下列描述错误的是(   )。
    A. 设计简单   B. 使用寿命短
    C. 扫描方式灵活   D. 速度慢
    E. 技术实现难度低
7. 根据阵元编组不同,可以把线阵元扫描分类,以下阵元扫描方式不是线阵元通常的扫描方式是(   )。

A. 常规扫描 B. 隔行扫描
C. 飞跃扫描 D. 分组扫描
E. 相控阵扫描

8. 下列选项中( )两种线扫方式都能够增加扫描线数,从而提升系统的横向分辨力。
A. 常规扫描和隔行扫描 B. 隔行扫描和飞跃扫描
C. 飞跃扫描和微角扫描 D. 微角扫描和半间隔扫描
E. 常规扫描和飞跃扫描

9. 相控阵扫描的基本原理是( )。
A. 反射原理 B. 多普勒原理
C. 惠更斯原理 D. 折射原理
E. 惠斯通原理

10. 用频率选择器自动选择回声信号中有诊断价值的频率成分的技术称为( )。
A. 动态滤波 B. 动态聚焦
C. 动态扫描 D. 对数放大
E. 包络检波

11. 超声回波幅度的动态范围很大,要正确显示回波信息就需要压缩回波信号的动态范围,所采用的技术是( )。
A. 动态滤波 B. 动态聚焦
C. 动态扫描 D. 对数放大
E. 包络检波

12. 将回波信号放大后直接送显示器显示,产生强信号的"孔阑效应",弱信号图像星星点点的原因是( )。
A. 超声回波频率的动态范围很大 B. 超声回波频率的动态范围很小
C. 超声回波幅度的动态范围很小 D. 超声回波幅度的动态范围很大
E. 超声回波声功率的动态范围很小

13. 在超声信号处理过程中,根据回波信号的特征来调整采样速率,即对采样后信号进行抽取或插值处理的方法称为( )。
A. 动态滤波 B. 二次采样
C. 动态扫描 D. 对数放大
E. 包络检波

14. 可变焦点是下列( )方式。
A. 声透镜聚焦 B. 声反射镜聚焦
C. 凹面晶片聚焦 D. 电子聚焦
E. 凸面晶片聚焦

第六章 全数字 B 型超声诊断仪典型电路分析

> **学习目标**
> 1. 掌握：全数字 B 型超声诊断仪，简称 B 超基本结构和工作原理。
> 2. 熟悉：波束合成板原理；数字板原理。
> 3. 了解：探头板原理。

全数字化超声诊断系统是指发射波束和接收波束都是数字化形成的超声诊断系统。1987 年，世界上第一台全数字化超声诊断系统诞生，经过近三十年的发展、改进与不断更新，已成为现代超声诊断系统的主流。

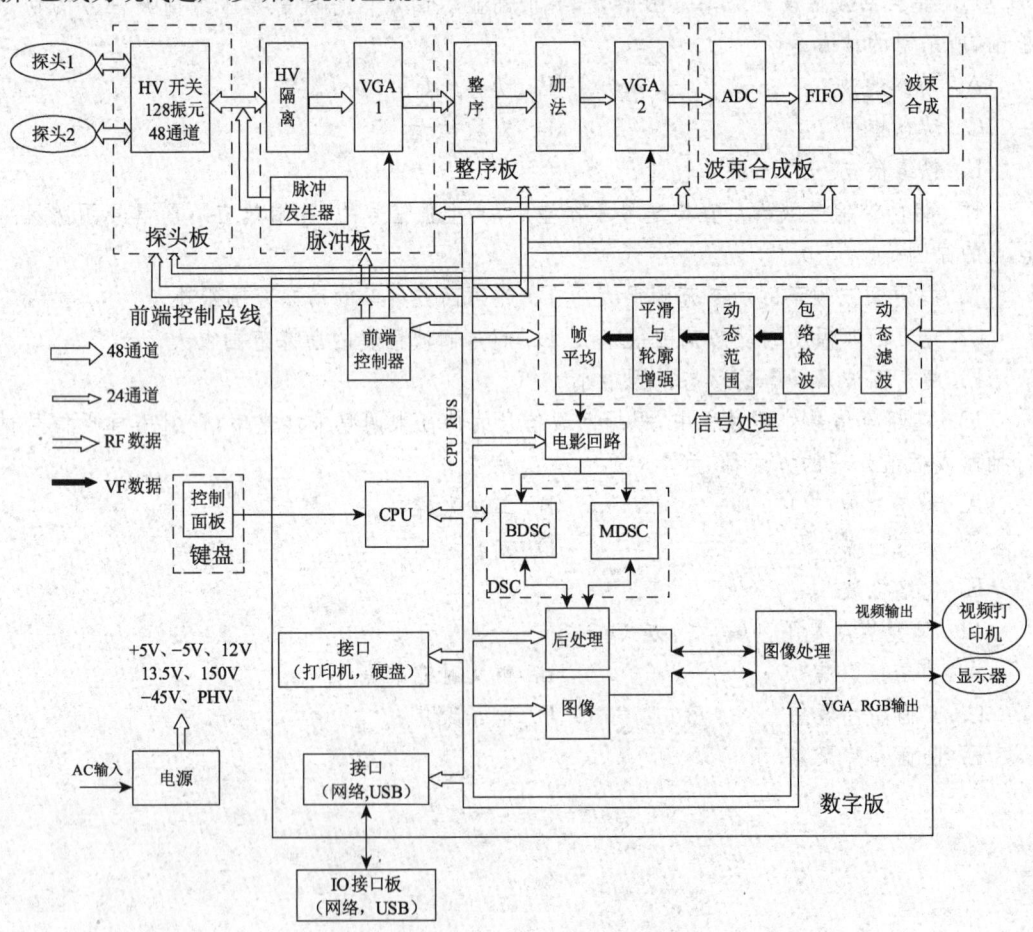

图 6-1　DP-9900 型 B 超系统结构图

以 DP-9900 型 B 超为例,分析全数字 B 超的基本结构和工作原理。DP-9900 型 B 超系统结构图如图 6-1 所示。

DP-9900 型 B 超由探头板、脉冲板、整序板、波束合成板、数字板、控制面板、I/O 接口板、电源板等部分组成。其中数字板包括以 CPU 为中心的系统控制部分、以包络检波为中心的信号处理部分和以 DSC 为中心的图像形成与处理部分。各板与母板间的连线图如图 6-2 所示。

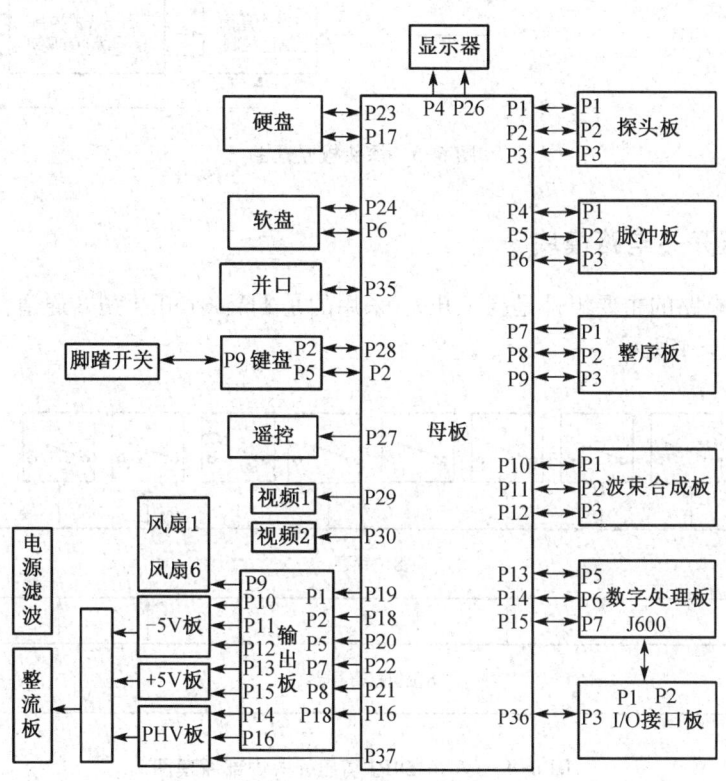

图 6-2　各板与母板间连接图

第一节　探头板分析

DP-9900 型 B 超具有 48 个发射-接收处理通道,配有 128 个阵元的探头。图像的每条扫描线都是通过 128 个阵元中不同位置的相邻阵元组合发射而得来。每条扫描线可以应用 48 个相邻的阵元,因此需要通过切换电路来实现 128 个阵元到 48 个阵元的转换。切换电路根据信号处理板的命令执行相应的切换任务,通过高压模拟开关 HV20150PJ 和继电器组 TN2-5V 实现转换。

探头板包括高压开关电路组模块、高压开关控制电路模块、探头选择继电器组及其控制模块、自检模块等。探头板原理如图 6-3 所示。

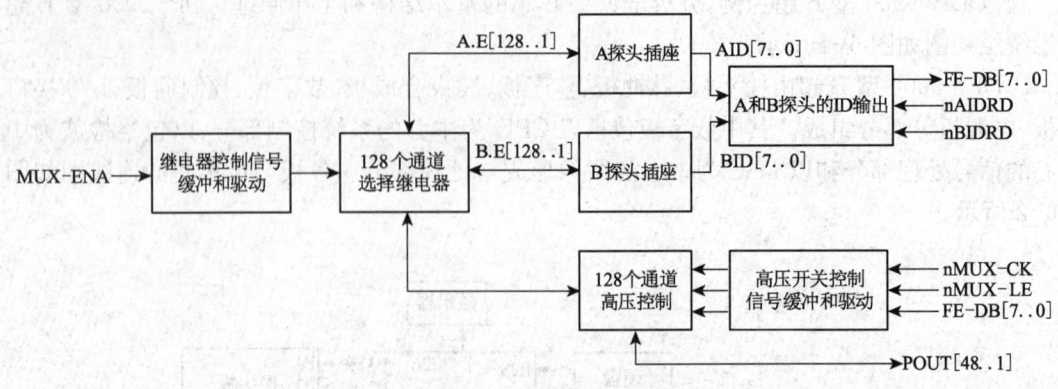

图 6-3 探头板原理图

一、高压开关电路模块

高压开关电路的主要组件是高压开关,采用的是 HV20150PJ 型 8 通道模拟高压开关。内部原理如图 6-4 所示。

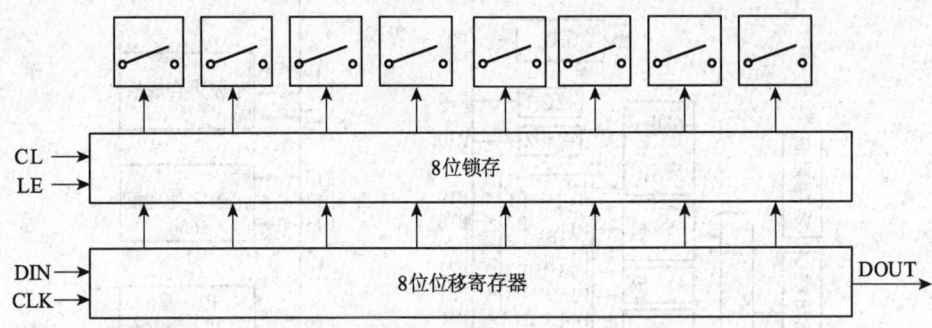

图 6-4 HV20150PJ 高压开关内部原理图

1 位串口数据 DIN 与时钟信号 CLK 同步写入 8 位位移寄存器,由 DOUT 输出,并通过 LE 存入锁存器。如果锁存器为 1,相应开关开启;如果锁存器为 0,相应开关关闭。当 CL 等于 1,所有开关关闭;当 CL 等于 0,所有开关开启。

两个 HV20150PJ 串行相连,高压电路模块具有 8 组这样串行结构。数据 D_7-D_0 分别与 8 组高压开关的 DIN 相连接。16 个 8 位数据经过 16 个时钟 CLK 写入 HV20150PJ 锁存器中,从而完成开关控制的设置。当统一的 LE 信号有效时,16*8 个开关关闭或打开(取决于数据位)。它们将根据相应的控制数据实现从 128 个阵元到 48 个阵元的转换。

模块中数字控制信号的输入来自总线信号的缓冲电路,模拟信号的输入来自连接脉冲板的插座,输出是通过继电器组选择探头。

二、高压开关控制电路模块

高压开关控制信号来源于前端控制器。驱动器 74AHCT245 将控制信号转换成驱动电流来驱动高压开关 HV20150PJ。

该电路包括探头编码读取接口,用于确定探头类型。探头编码来自探头插座的 CMOS 逻辑级,并通过 3 态驱动器 74AHCT245 实现。当读取探头 ID 使能信号/IDRD 有效时,两个探头的 ID 编码可以同时被读出。

三、探头选择继电器组及其控制模块

继电器组用于实现探头间的切换。采用 8 组(每组 8 块)64 块 TN2-5V 型双极双投掷继电器。

继电器的输入与高压开关的输出相连接,输出的常闭触点与探头 A 插座相连,输出的常开触点与探头 B 插座相连,线圈电压由驱动继电器提供。

驱动继电器的闭合触点接地,开启触点与+5V 电源相连。当探头切换信号 MUX-EN1 和 MUX-EN2 为低电平时,控制信号驱动电路截止,两个控制继电器的输出接地,切换继电器 TN2-5V 不动作,选择探头 A。当探头切换信号 MUX-EN1 和 MUX-EN2 属于高电平时,控制信号驱动电路导通,两个驱动继电器的输出接入+5V,切换继电器 TN2-5V 得电动作,选择探头 B,实现切换。信道继电器及其控制电路的原理如图 6-5 所示。

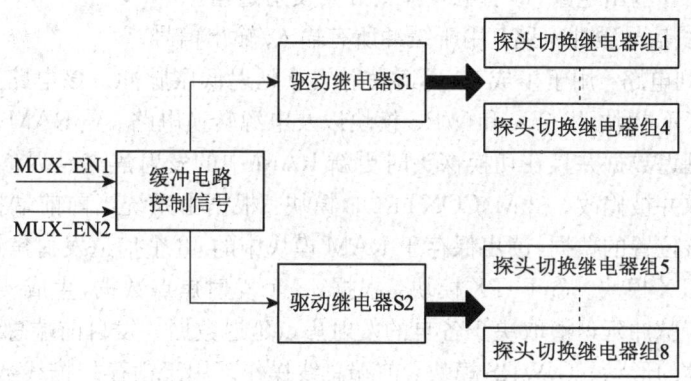

图 6-5 信道继电器及其控制电路原理图

四、自检模块

为加强整个系统的自检功能,设计时增加了自检信号自动切换电路。其工作原理是通过自检使能信号去控制切换继电器的状态。当自检使能信号无效时,探头板处于正常工作状态;当自检使能信号有效时,探头插座的所有信号端子被加入自检信号,从而依次开启每个收发通道(即只能有一个信号信道处于传导状态)。就可以应用自检信号测试每个信号信道的特性,并比较这些通道的一致性。

第二节 脉冲板分析

脉冲板有两个功能:高压发射脉冲产生和回波信号放大。脉冲板包括两个模块:发射脉冲电路模块与回波信号放大电路模块。如图 6-6 所示。

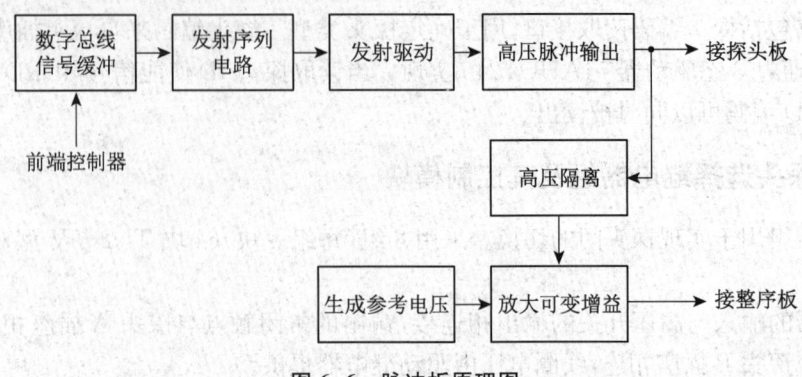

图 6-6　脉冲板原理图

一、发射脉冲电路模块

用于生成高压发射脉冲,可以分成数字总线信号缓冲电路、发射序列电路、发射驱动和高压脉冲输出电路。其工作过程是把发自于发射序列电路的低压发射脉冲经过发射驱动电路和驱动高压脉冲输出电路,最后触发探头开始发射过程。

1. 数字总线信号缓冲电路:用于缓冲所有输入/输出信号。

2. 发射序列电路:用于生成 48 通道发射焦点延迟低压脉冲。该电路可分为 RAM 模块、M_CONTROL 模块、T_TX 和 WRS 模块以及电源转换电路。①RAM 模块:保存当前探头发射焦点延迟数据并且在切换探头时更新 RAM 中的发射焦点延迟参数。RAM 中的参数可以被读取并被修改。②M_CONTROL 模块:根据由系统当前前端控制器发射的扫描线数量和焦点位置的数据,读出保存于 RAM 模块中的 48 个信道发射焦点延迟数据并将数据发送到 T_TX 模块。③T_TX 模块:根据 48 个发射焦点数据,生成 48 信道发射焦点延迟低压脉冲。脉冲延迟值取决于各自的发射焦点延迟数据。发自前端总线的发射脉冲特性参数决定脉冲的形状。④WRS 模块:前端总线操作。用于锁存扫描线数量、焦点位置和发自前端总线的发射脉冲特性参数。⑤电源转换电路:在 FPGA 芯片上实现 RAM、M_CONTROL、T_TX 和 WRS 模块功能。该芯片需用 2.5 V 和 4.3 V 电源。因此,需要采用电源转换电路将 5 V 转换为 2.5 V 和 4.3 V。

3. 发射驱动和高压脉冲输出电路:将发射序列电路生成的 48 信道发射焦点延迟低压脉冲放大成为高压发射脉冲信号,用以驱动探头。

二、回波信号放大电路模块

本模块把经过高压隔离电路隔离后的回波信号送到 AD604 的输入端,在 VGA1 控制下,进行可控增益放大,为后面的整序电路提供足够的信号增益。可细分为高压隔离电路、可变增益放大电路、参考电压生成电路。

1. 高压隔离电路:用于隔离发射高压,避免发射高压损坏可变增益放大电路。回波信号能以较低的损耗通过该电路。

2. 可变增益放大电路:在 VGA1 信号控制下,低噪音放大器 AD604 可以放大探头接收的回波信号。

3. 参考电压生成电路:为 12 信道 AD604 提供 2.5 V 参考电压。

第三节 整序板分析

整序功能是根据扫描线号的变化，实现 48 路非中心对称信号到 48 路中心对称信号的转换，然后将互相对称的信号相加，使 48 路信号变成 24 路信号。整序板的核心是通过三级模拟开关实现的整序开关矩阵。MC14052 作为模拟开关，PECHO[48..1]为经脉冲板放大的超声回波信号，输入信号对应于探头的 48 个通道。如图 6-7 所示。

该电路先去除信号 PECHO[48..1]中的 DC 成分，然后将剩余的信号发送到一级开关矩阵，该矩阵由排序地址 A[1..0]控制，用以实现最多 4 个空间的排列转换。按此方式，1 至 4 的任何信道接收的任何信号都可以作为第一个信道的信号并进入二级开关矩阵，二级开关矩阵由排序地址 A[3..2]控制。根据一级开关矩阵实现的转换，二级开关矩阵可以实现最多 16(4×4)个空间的排列转换。这样，16 个信道中任何一个信道接收的信号都可以作为第一个信道的信号并进入三级开关矩阵。二级开关矩阵的信号输出将被缓冲，然后被发送到三级开关矩阵，三级开关矩阵由高 4 位的排序地址 A[7..4]控制。根据前两级的转换，三级开关矩阵可以采用 48 个信道接收的任何信号作为第一个信道的信号，这样就能实现 48 个通道的中心对称排序。经排序的通道由加法器对称相加，经 TGC2 放大，进入波束合成板。

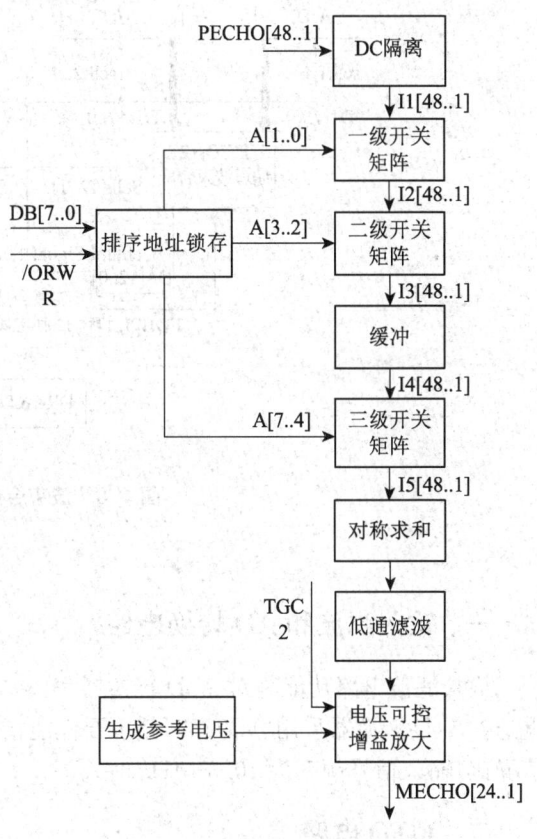

图 6-7 整序板原理图

第四节 波束合成板分析

波束合成板的功能是信号的 AD 转换和波束合成。探头板接收的 48 个信道的模拟信号通过整序板后，具有相同相位的信道信号组合形成一个信号，因此，48 个信道减少为 24 个信道。24 个信道信号进入波束合成板。波束合成板除完成信号的 A/D 转换，还要实现相位调整。调相后的回波信号数据，先进行 A/D 转换器的零偏差补偿，然后经加权求和，形成合成信号。

波束合成板包括输入滤波电路、A/D 转换、FIFO 电路、波束合成控制电路等。如图6-8所示。

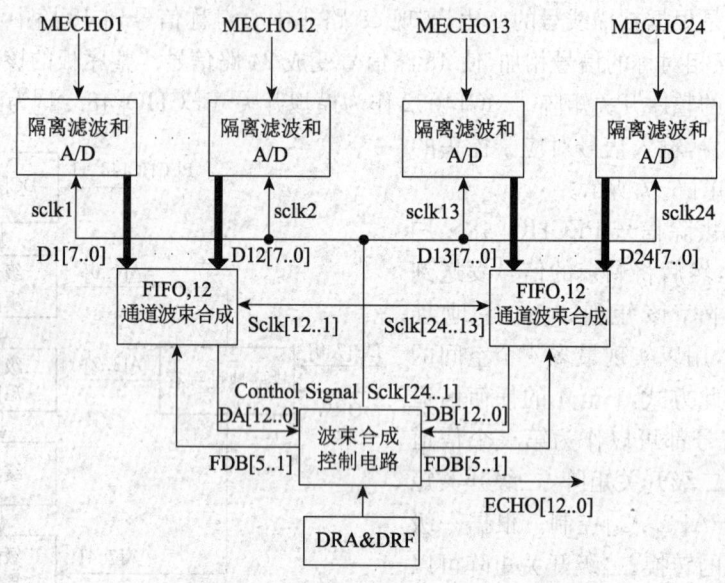

图 6-8　波束合成板原理图

一、输入滤波和 AD 转换电路

输入滤波电路功能是对 A/D 转换器完成差分驱动,并构成低通滤波以防止采样造成的重迭。A/D 转换器采用 AD9283,其主要性能指标为:8 位位数、50MSPS 速度级别、46.5dB 信噪比(输入信号频率为 10.3 MHz 时)。

二、FIFO 电路

12 通道 FIFO 由 FPGA 内的 SRAM 实现,另外的 12 通道 FIFO 由 FPGA 内的 SRAM 实现,其存储容量为 512 字节,满足了接收相位调整的要求。

三、波束合成控制电路

波束合成控制电路提供与主机 CPU 的接口。为实现接收动态聚焦,不同通道的取样时钟需要不同的延时。波束合成电路中,波束合成控制电路由主 CPU 写入延时参数,存入 SRAM 中。SRAM 采用容量为 128K×8 的 W24L010AJ-15 芯片。系统采用 100 MHz 的晶振提供时钟,经内部分频产生 4 个 25 MHz 时钟。波束合成电路从 SRAM 获取动态参数,将缓冲在 FIFO 中的 12 信道回波信号数据加权求和并调整孔径的直径,计算出的数据通过低通滤波后形成输出。

第五节 数字板分析

数字处理板主要由计算机系统、RF FPGA(UA1)、VF FPGA(UA2)、电影回路 FPGA(U31)和 DSC FPGA(U32)等组成。如图 6-9 所示。

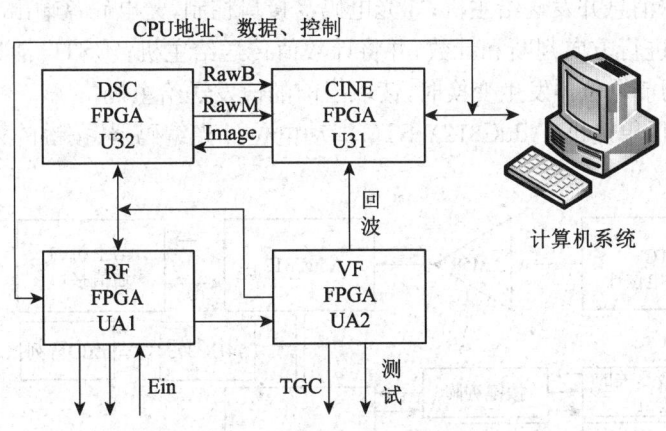

图 6-9 数字处理板关系图

一、计算机系统

采用 MCF5370(U1)作为中心,完成以下功能:①配置并初始化 FPGA。②处理超声扫描中断。③响应键盘中断。④执行操作界面相关的所有操作。

二、RF FPGA(UA1)

直接与波束合成板相连,接收回波数据,完成动态滤波,生成后端测试信号、前端控制信号和前端总线控制信号。转换的信号直接被发送到 UA2。

三、VF FPGA(UA2)

包络检波、二级取样、对数压缩和动态范围转换、奇偶数扫描线修正、中值滤波、平滑处理、边缘增强、多焦点连接、VGA1 和 VGA2 输出及前端测试数字信号生成。经处理的回波信号被发送到电影回路 U31。

四、电影回路 FPGA(U31)

包括回波再生、帧相关处理、电影回放、图形和图像显示、VGA 到 VIDEO 的转换。经处理的信号(Image...)被发送到 DSC FPGA。它也接收由 DSC FPGA 处理的信号(RawB..., RawM...)。

五、DSC FPGA(U32)

实现从极坐标到正交坐标的转换、PAN/ZOOM 功能、B/B 与 B/M 模式的切换等。它接收电影回路FPGA信号(Image...),输出(RawB...,RawM...)到电影回路FPGA。

第六节 控制面板分析

控制面板电路主要完成以下功能：①对按键的扫描和读取,并转换为键码值传输给主机;②接收轨迹球消息并发送给主机;③光电码盘接口控制,光电码盘输出2位的格雷码,控制电路对其输出进行方向判断和计数,并将计数值传送给主机;④STC消息传送,当检测到面板上的STC调节电位器发生变换时,读取当前的值发送给主机。

电路主要包括单片机(AduC812)、STC滑动电位计光编码器、按键阵列、轨迹球等。如图6-10所示。

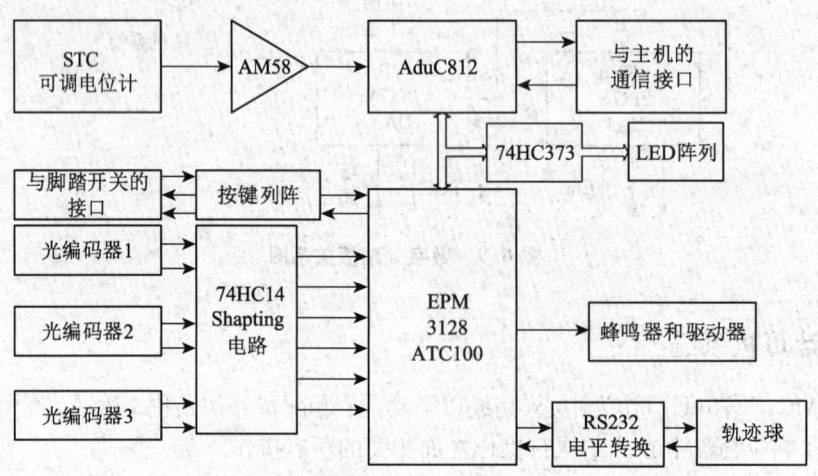

图6-10 控制面板电路原理图

一、单片机(AduC812)

内部集成了8K Flash ROM、UART和8-CH 12位A/D。AduC812核心是8051,其指令集与8051指令集兼容,无需额外开发系统,可在线编程。

下载代码时,经过PC的RS-232端口,应用编程电缆通过CPU的UART将代码写入Flash ROM中。运行时,UART作为键盘与主机间的串口,波特率为9 600 bps。8通道12位ADC用作实现STC取样,但A/D结果中只有较高的8位才有用。由于CPU包含了A/D内部参考电压,它可以保证A/D转换的稳定性和精确性。

二、STC可调电位计

由AduC812的ADC参考电压(2.5V)供电。STC返回的信号被STC板上LM358D芯片的D2-D4缓冲,然后接入AduC812的A/D输入管脚。

三、光编码器

其2位灰度代码输出先被U3(74HC14)整形,然后被发送到U2(EPM3128ATC100)。

此时 U2 内的计数器将计算光编码器的输出。AduC812 将读取并发送计算结果给主机。

四、按键阵列

当按下按键时,AduC812 将读取按键数值并将它编码,然后发送编码到主机。该电路采用 I/O 交换法读取按键数值并去除按键抖动。

五、轨迹球接口

其电压电平是 RS-232 电平,它由 P4 的管脚 1、2 供电,$V=6.6$ V,P9 的管脚 10 接地。轨迹球的数据由 P9 的管脚 9 输出,经过 RS-232 收发器和 MAX209,被发送到 EPM3128ATC100 内部的 UART 接收器。

本 章 小 结

本章以 DP9900 型全数字 B 超为例,详细分析了全数字 B 超的基本结构和工作原理,针对其探头板、脉冲板、整序板、波束合成板、数字板及控制面板进行细致电路分析,以期帮助读者掌握典型全数字 B 超的基本构成电路原理。

目 标 检 测

1. 试画出典型全数字 B 超的基本结构框图。
2. 全数字 B 超波束合成的基本原理是什么?
3. 全数字 B 超整序电路的作用是什么?
4. 全数字 B 超的控制面板电路主要完成哪些功能?
5. 关于典型 B 超的基本结构,下列描述正确的是(   )。
   A. 包括换能器、波束合成器、回波信号处理系统、图像处理与显示等部分
   B. 包括换能器、回波信号处理系统、图像处理等部分
   C. 包括换能器、扫描装置、回波信号处理系统、图像处理与显示等部分
   D. 包括换能器、扫描装置、回波信号处理系统、图像处理与显示、附属装置及计算机控制系统等部分
   E. 包括换能器、波束合成器、回波信号处理系统、图像处理与显示、附属装置及计算机控制系统和应用软件包等部分
6. 全数字 B 超设备中的凸阵扫描探头常用于(   )的检查。
   A. 腹部   B. 乳腺
   C. 睾丸   D. 前列腺
   E. 眼科
7. 人体中不会产生多普勒效应的是(   )。
   A. 胎心   B. 瓣膜
   C. 正常的心肌组织   D. 静止不动的肝组织
   E. 静止不动的前列腺

8. 为检查肝细胞癌的病灶内血流,以下技术中最简便有效的是( )。
   A. M型超声多普勒　　　　　　　B. 彩色多普勒血流显像
   C. 多普勒能量图　　　　　　　　D. 彩色多普勒能量图与超声造影并用
   E. B型超声多普勒

9. "检测用户的输入,通过USB端口与通信系统CPU通信并显示"是在( )实现的。
   A. 控制面板　　　　　　　　　　B. 双重控制面板连接器主板接口
   C. 用户控制界面面板　　　　　　D. 时间增益补偿/横向增益补偿板
   E. 探头板

10. "包含滑钮、旋转编码器等的多位级交换机接口"是在( )实现的。
    A. 控制面板　　　　　　　　　　B. 双重控制面板连接器主板接口
    C. 用户控制界面面板　　　　　　D. 时间增益补偿/横向增益补偿板
    E. 探头板

11. "包含8个TGC和8个LGC的LED滑钮"是在( )实现的。
    A. 控制面板　　　　　　　　　　B. 双重控制面板连接器主板接口
    C. 用户控制界面面板　　　　　　D. 时间增益补偿/横向增益补偿板
    E. 探头板

12. "连接触摸屏幕到控制面板模块"是在( )实现的。
    A. 控制面板　　　　　　　　　　B. 双重控制面板连接器主板接口
    C. 用户控制界面面板　　　　　　D. 时间增益补偿/横向增益补偿板
    E. 探头板

13. "控制面板模块提供电源和信号接口至用户控制界面面板"是在( )实现的。
    A. 控制面板　　　　　　　　　　B. 双重控制面板连接器主板接口
    C. 用户控制界面面板　　　　　　D. 时间增益补偿/横向增益补偿板
    E. 探头板

14. "TGC/LGC信号的模数转换"是在( )实现的。
    A. 控制面板　　　　　　　　　　B. 双重控制面板连接器主板接口
    C. 用户控制界面面板　　　　　　D. 时间增益补偿/横向增益补偿板
    E. 探头板

第七章
超声检查技术绪论

> **学习目标**
> 1. 掌握：医用超声诊断仪的基本功能调节。
> 2. 掌握：经体表超声扫查基本手法、基本切面、图像方位识别及图像观察内容。
> 3. 熟悉：超声检查前准备、常见超声图像伪像的产生原因及识别、处理要点。
> 4. 了解：超声仪器的构造、使用、维护与保养。

第一节 超声检查技术概述

超声检查因其无创、操作简便、图像清晰、实时显示等优点，目前已成为临床最常用的影像学检查方法之一，并被广泛用于器官的解剖成像、功能检测及许多生理和病理学方面的评价，同时在引导介入性诊断和治疗方面发挥了无可替代的重要作用。为借鉴国际上超声医学医师、技师各司其职的工作模式，充分发挥超声医学不同从业人员的最大作用，满足人民群众对超声医学日益增长的健康普查及临床疾病诊断、治疗、预防和康复的需求，本教材从侧重技术操作层面的角度撰写临床常用超声检查技术，以服务超声技师的人才培养需求。

一、超声检查技术的内容

本章的内容包括检查技术概述、医用超声诊断仪的构造、使用、维护与保养、超声扫查的基本程序与操作方法、超声伪像的识别与规避、超声图像特征描述及观察内容要点等。其他有关超声检查技术基础理论、各脏器扫查的操作技术、各组织器官正常声像图表现、常见疾病的典型声像图特征及鉴别要点等，将会在本书有关章节作详细介绍。

二、超声检查技术的适用范围

（一）物理特性检测
可以观察各脏器的解剖结构、内部质地、组织病变的形态改变等。

（二）脏器功能检测
可用于心脏舒缩、胆囊收缩、膀胱排空和胃肠蠕动等功能检测。

（三）血流动力学检测

了解血流方向、速度和血流状态，测量血流动力学参数，观察器官组织正常或病变状态下的血流分布及灌注情况。

（四）超声引导介入性诊疗

在实时超声引导下行穿刺引流或置管、穿刺活检行细胞或组织病理学检查、实施肿瘤的介入治疗等。

三、超声检查技术的评价

（一）超声检查技术的优点

如前所述，适用于各种年龄和人群的健康普查及疾病诊断；超声检查对含液器官无需任何对比剂即可显示器官结构，因此，对于血管、胆囊、膀胱的检测较其他影像学检查技术更具优势；超声检查亦适用于临床随访和床边及术中检查，尤其是对年老体弱、手术及各种急危重症患者的检查；彩色多普勒血流成像技术可实时检测人体多部位及脏器的血流特征和多种生理、病理参数，能精确判定血流动力学变化情况，对心脏和血管病变的检查更具优势。

（二）超声检查技术的局限性

超声成像的原理是基于不同组织界面的特异性声阻抗差。因此，当病变与脏器界面之间声阻抗差较小时，图像显示缺乏特征，容易漏诊；此外，对含气器官如肺（强反射）及骨骼等高密度组织（高衰减）显示较差，图像质量及整体观不如CT、MRI；另外，超声成像中的诸多客观因素，容易产生不同的伪像，如不能正确识别可能会导致漏诊或误诊；更需解决的是超声检查技术操作指南及图像断面（观）采集的行业标准的推广及培训，将图像及数据采集经验依赖的个性化特征转化为客观标准的共性操作流程。

第二节 医用超声诊断仪的使用

一、医用超声诊断仪的结构

（一）探头

在超声诊断仪中探头又称换能器，是一个必不可少的关键部件，具有发射超声波和接受超声波的功能，它是实现电能、声能互相转换的装置，结构组成详见本书第四章第三节。超声探头种类繁多，临床常根据检查部位和检查方法不同而选用不同的探头：如检查腹、盆部（肝、胆、胰、脾、肾、膀胱、前列腺、子宫等）脏器首选凸阵探头；心脏、颅脑等首选相控阵探头；浅表器官（眼、甲状腺、乳腺、阴囊、四肢浅表血管等）首选线阵探头；前列腺、子宫等可选用腔内探头（经直肠、阴道等）；胃腔、胆管下段、壶腹部检查也可用特殊的微型内镜探头（将微型高频探头安装在内镜顶端，当内镜插入体腔后，通过超声实时扫查而获得脏器的声像图）。

（二）主机

医用超声诊断仪在临床应用中大多采用脉冲式回声来产生图像，而各种类型脉冲式回声的超声诊断仪，其主机的基本电路和装置是类似的，主要包括超声信号电路板和数字扫变换电路板,其中由超声发射电路、回波接收电路、信号存储和读取装置、图像处理装置等构成,结构组成详见第六章。

(三) 显示器

超声波的回波信息最终是由显示器来显示的,目前常用的有荧光显示器、激光显示器和液晶显示器等。

(四) 记录器

主要功能是将显示器的图像、信号和资料记录下来,供诊疗、教学、科研所用。常用的记录器有相机、录像机、光线扫描记录仪、视频图像记录仪等。目前,有超声工作站系统可将计算机直接连接至超声诊断仪上,利用超声工作站系统来储存、打印图像及报告。

二、医用超声诊断仪的功能调节

为保证超声仪器正常工作,使用前必须掌握功能调节原则和基本操作知识。

(一) 灰阶成像调节

1. 显示器的调节

需根据检查室的光线条件,按照亮度、对比度顺序进行适度调节。具体调节时,先将显示器的亮度、对比度调至最小,再上调亮度,把灰阶显示最暗的部分作为背景亮度,达到能够识别图像的程度。接着再上调对比度,使灰阶显示最亮的部分既不会发生声晕,又能够清楚识别灰阶图像。

2. 图像深度调节

深度调节可以改变最大扫查深度。一般应将所检查脏器或目标显示完整,并使之处于整个显示范围的中央区域为宜,当需要重点观察某一部位时,可调整深度至合适位置。深度越深、成像时间越长、帧频越低。

3. 总增益调节

总增益调节可控制整个声像的回声强度。加大增益,可提高回声信号幅度,使图像亮度增加,但过大则使图像失真。增益太小、将导致有效的弱信号无法显示而遗漏。超声扫查浅表组织时总增益可适当调低,有时为使膀胱后壁的微小病灶或输尿管膀胱壁内段结石不致遗漏也需酌情调低总增益;反之深部组织及肥胖者扫查时总增益可适当增加,但总增益增加的调节以不出现背景噪声为原则。

4. 深度增益补偿调节

深度增益补偿调节,主要用来调节补偿声束在体内因深度增加等造成的回声衰减以保持图像灰度一致性,可通过对扫描平面内近、远距离回声信号强度不同程度的抑制与提升来实现。

5. 焦点位置调节

一般应尽量将焦点位置调节至超声检查或测量观察的目标区域,通常焦点附近的图像较其他区域更清晰,有利于细微病变的检出。

6. 动态范围调节

理想的状态为既能使强回声的器官轮廓表现的黑白分明,同时也能显示出实质性器官内部细微的回声变化。动态范围过大,图像黑白对比不明显、图像细腻柔软、细微的回声变化难以辨别;动态范围过小,图像黑白对比鲜明、图像粗糙生硬,但有助于脏器大小测量和轮廓观察。

7. 扫描密度

是指每帧超声图像中包含的扫描线密度。扫描密度与图像细腻度及质量成正比,与帧频成反比。

8. 局部放大

是指对感兴趣的二维图像区域进行局部放大,以便进行重点观察。

(二) 彩色多普勒成像调节

1. 频率调节

彩色多普勒血流检查时选择略低的探头频率,灰阶超声检查时选择略高的探头频率,可使复合而成的图像既能获得高分辨力,又能提高彩色血流的检出敏感度。

2. 取样框的调节

取样框太大时图像质量差,实时性受损,容易受运动伪像的影响,因此,取样框的大小以根据需要观察的目标使其最小化为佳。取样框应尽量倾斜与血管长轴平行,且倾斜角度(血流方向与彩色取样框的夹角)应尽可能小于60°。

3. 彩色增益调节

彩色增益大小应根据被检测血流速度的大小适当调节,以显示取样框内血管的全部血流而又使彩色溢出最低为佳。调节方法为:最初调高彩色增益让其出现噪声,然后慢慢下调彩色增益至噪声消失为度。彩色增益过低难以充分显示血流信息,过高则会在血流以外产生噪声。

4. 彩色标尺调节

依所检血管中血流速度的大小予以适度调节,以稍高于被检测血管内的峰值流速但不会出现混叠现象为宜。彩色标尺若过高,对于观察范围内的低速血流信号就显示不出来,反之,就会出现血流反转现象。

5. 彩色滤波调节

以能滤除正常血流以外的其他组织结构活动所致的干扰信号或彩色伪像为宜。当检测低速血流时应降低滤波阈值,但过低也有可能产生"闪彩"伪像。滤波阈值过高,可以很好地消除杂波,但低速血流信号也会被消除。

6. 呼吸调节

选择容易显示被检查部分的位置、固定好探头、让被检者屏住呼吸,有利于消除彩色信号闪烁。

(三) 频谱多普勒成像调节

1. 取样门的大小

过大或过小均不能准确反映血流信息,一般取样门位于血管中央,大小为血管内径的1/3~1/2。

2. 取样角(θ角)

又叫声束-血流方向夹角,即取样线与血流方向间的夹角,一般要求≤60°,角度越小,测到的血流速度越接近其真实速度。如果>60°,必须通过改变扫查方向等操作进行调整。要提高取样角修正的作用,必须尽量显示出被测量的血管长轴像和清晰的血流波形。

3. 流速曲线标尺调节

高速标尺适于检测高速血流,低速标尺适于检测低速血流。

4. 基线的调节

当曲线位于基线上方时,应将基线放置于曲线图的稍下方;反之将基线放置于稍上方,使基线与曲线图占据数值采集框的 1/2~2/3。

三、医用超声诊断仪的使用要求

(一) 超声诊断仪使用的环境要求

1. 室温:高温容易引发仪器故障,检查室温度要求在 25℃±3℃ 范围内为宜。

2. 湿度:潮湿环境易腐蚀仪器,导致短路故障,房间相对湿度要求在 30%~80% 范围内。

3. 电磁场:强电磁场的附近,图像会失真;在产生高频信号的设备附近,会出现噪声干扰,工作场所设计时需加以考虑。

4. 其他:超声检查室内光线宜柔和温馨,室内需防尘和防有害气体,空气中有易燃性气体,可能引起火灾;超声室应有一定面积,有相对隔离的检查空间以保护被检者的隐私;介入超声检查室应配备抢救药品和设备。

(二) 超声诊断仪电源与接地

1. 稳定的电源供应:根据设备的功率要求和电力控制要求,确认墙面插座电源容量,确保同时连接多台仪器时,用电总量不超过设计容量的用电供给。

2. 固定的接地装置:仪器的电源线插头应使用墙面有地线的 3 孔插座,避免使用没有地线的拖线板。墙面插座应该设定连接地线(接地保护线),不能以水管、暖气管、零线代替。

四、医用超声诊断仪的使用与保养

(一) 主机的使用与保养

主机使用前要确认电源线是否正确地连接到墙面附有地线的 3 孔插座上,平时要定期检查电源线、控制面板、显示器、机器外壳等设备的清洁度、完好度及性能使用可靠性、安全性。

注意主机内微型电风扇的正常工作,以保障机器内部易发热元件的通风降温;注意定期清扫仪器内置除尘网罩,保证仪器的正常散热。

(二) 探头的使用与保养

使用前确认探头连接是否正确、探头线有没有缠绕打结、探头电缆的保护套有没有破损、探头的声透镜有无裂缝等。

使用时探头轻拿轻放、防撞击和跌落、电缆线需挂于脖子上;探头禁用粗糙物品清洁和擦拭,探头表面耦合剂使用柔软的干布擦拭。

探头使用后要注意灭菌、消毒,不同的探头根据使用说明分别使用液体、气体方法消毒。液体消毒法探头可浸泡消毒,但不得使浸泡消毒液面超过探头与电缆线连接处;气体消毒法要注意压力调整,不能超过规定范围。

装卸探头必须在仪器冻结的状态下更换,步骤应按更换流程标准。

（三）定期备份数据

应定时对系统硬盘的数据备份，以防止数据丢失或损坏，影响医、教、研工作。

第三节　超声扫查的基本程序与操作方法

一、检查前准备

（一）受检者的准备

受检者因检查的部位、目的和方法的不同，其超声检查的准备也不同。

1. 心脏检查：一般无需特殊准备，可让受检者稍事安静候诊，保持心率、呼吸平稳即可，若有特殊检查要求可按医嘱执行。

2. 肝超声检查：一般需空腹8小时以上。

3. 胆、胰腺检查：严格禁食8小时以上，检查前一天应少食豆类产气食品、糖类及淀粉类等食物，以减少胃肠道气体干扰，同时使胆囊充盈胆汁，便于观察胆系病变。胰腺检查必要时饮水500~800 ml，使胃充盈作透声窗，便于显示胰腺病变。当超声检查与其他检查如胃镜、X线钡餐透视等同日进行时，须先进行超声检查。

4. 盆腔检查：经腹壁检查盆腔脏器需膀胱适量充盈（憋尿），可让受检者在检查前60分钟饮水500 ml；经阴道超声检查需排空膀胱；经直肠检查，应常规进行直肠指检。

5. 特殊检查：腔内超声、超声造影、介入性超声、术中超声需做好相关检查及消毒、无菌操作等准备工作，并根据检查需要填写知情同意书。如介入性超声检查需行出、凝血时间检查，也可根据需要作心、肝、肾功能、心电图、胸片等检查。

（二）检查者的准备

1. 环境准备：见前述。

2. 探头的选择：选择合适的探头及频率，见本章第二节。探头频率的选择主要根据声衰减和扫查部位的不同而异，频率越高、波长越短、衰减越多、穿透力越弱；反之频率越低、波长越长、衰减越少、穿透力越强。因探头频率与探测深度呈反比，故较低频率的探头适用于深部脏器如腹、盆部检查。

3. 病情的询问：检查前可对受检者进行简短的询问，了解受检者情况和相关检查资料包括其他影像学资料及相关检验结果，明确检查目的和要求；某些检查需给予必要的解释，以取得受检者配合，达到最佳检查效果。

4. 报告单填写：根据超声检查质量控制要求，逐项填写输入相关信息，防止遗漏。

5. 其他准备：对传染病患者进行检查时，应按消毒隔离程序处理，做好消毒隔离工作，所有器械应严格消毒，防止病情传播。

二、检查的实施

（一）受检者体位

1. 仰卧位：最常用，是腹部、盆腔、肢体血管及大多数头颈部超声检查的基本体位。

2. 侧卧位：较常用，左侧卧位常用于检查心脏、肝右叶、胆囊、胆总管、右肾及右肾上腺等器官；右侧卧位常用于检查脾、左肾及左肾上腺。

3. 俯卧位：常用于双肾等器官检查。

4. 坐位：常用于心功能不全或因其他原因而不能平卧的患者、胸腔积液、胃以及饮水后胰腺的检查。

5. 立位：常用于游走肾或肾下垂患者测定肾下极位置和腹股沟斜疝或股疝、隐睾、下肢静脉功能等检查。

(二) 检查者操作

1. 操作者体位：检查者一般坐于被检者右侧，先行仪器面板功能键的调节，保证超声检查仪器处于最佳工作状态，方可实施检查操作。

2. 加强医患沟通：告知检查时需配合的注意事项和检查要求，适时调整被检者体位，以提高检查效率。使用纸巾铺垫于被检者检查部位衣服的边缘，避免超声耦合剂对衣服的污染，冬季使用超声耦合剂前需加温，减轻对被检者的寒冷刺激。

3. 超声耦合剂的选择：使用超声耦合剂可排除探头与体表表面的空气间隙，降低气体对入射超声的反射作用，同时保护皮肤组织以及探头不受磨损。选用的超声耦合剂必须具有透声性好、声衰减系数小、无毒性、无腐蚀性、不刺激皮肤、不损坏探头、不污染衣物、均匀性好、不含颗粒及杂质、不含气泡、稳定性好等特性。侧卧位进行心脏检查时，需要黏稠度高、不易流淌的耦合剂；而从腹部不同方向观察胎儿时，则需黏稠度低、容易涂抹的耦合剂。

三、超声扫查方式

(一) 经体表超声扫查

1. 为获得理想的图像，在检查过程中应注意一些操作方法

(1) 扫查时要清除或避免气体干扰。如探测胰腺，必要时饮水使胃充盈以清除胃内气体，并以此为"透声窗"观察胰腺及腹膜后脏器；肝右叶膈顶部易受右肺底气体干扰，可嘱受检者呼气后屏气再检。

(2) 超声对含液性脏器和血管的显示优势明显，需充分利用这一特点进行诊断与鉴别诊断。如膀胱和胆囊的检查宜在充盈的情况下进行，有利于细微病变的检出。

(3) 按顺序进行不同切面和体位的扫查，识别被检脏器的正常与异常声像图表现。

2. 在扫查各个脏器或病灶切面时，探头移动的手法主要有以下几种

(1) 顺序滑行扫查：将探头作缓慢匀速不间断滑行扫查，探头整体作纵、横、斜向或任意方向的连续平移扫查，获取组织的连续性系列结构，快速获得器官的空间解剖信息和回声特征。此法用于扫查无骨骼、气体遮挡或干扰的部位，如颈部、乳腺。

(2) 扇形扫查（定点摆动扫查）：探头保持不动，按一定角度上下或左右连续侧动探头，获取序列断面图像，形成空间解剖概念。此法用于易受骨、气体等干扰检测的部位，如心脏、肝、胆。

(3) 十字交叉扫查：探头在纵、横两个相互垂直平面相交的扫查方法，常用于鉴别圆球形抑或是管状结构以及定位穿刺等。

(4) 加压扫查：将探头施加适当压力以驱散气体对探测脏器表面的遮挡，利于检测结构的显示。此法多用于腹部脏器的检查，也可用于实质性肿块的硬度及囊性物的张力检查。

(二) 腔内超声扫查

1. 经直肠超声扫查：主要用于前列腺、精囊腺及部分膀胱疾病诊断；用于未婚女性子宫及附件检查；也可用于诊断直肠肿瘤及浸润程度。

2. 经阴道超声扫查：主要用于已婚女性诊断子宫及附件疾病；同时也可用于观察卵泡发育、诊断早孕及胚胎发育情况等。

3. 经食道超声：主要用于先天性心脏病的手术前检查和扫查经胸超声检查不能显示的结构（如左心耳）。

4. 血管内超声：可获取血管壁和血流动力学的相关信息，是血管评价至关重要的检查方法。

5. 经其他腔内扫查：如尿道镜超声、膀胱镜超声、腹腔镜超声扫查等。因扫查探头紧贴探测目标，所以可取得更为清晰的图像，对提高病变的确诊率非常有效。

（三）术中超声扫查

术中超声是指在超声显像基础上为了进一步满足临床外科诊断和治疗的需要而发展起来的一门新技术。术中超声有助病灶寻找和定位，实时引导、监测手术过程；同时通过对移植器官血流情况的评估，判定手术成效。

（四）介入超声扫查

介入超声扫查的主要特点是在实时超声监视引导下，协助完成各种穿刺活检、抽吸、置管、注药治疗、实质性脏器肿瘤病灶的消融治疗（无水酒精、射频、微波、高强度聚焦超声肿瘤消融治疗）等操作。

四、超声扫查断面和图像方位

下面简要介绍腹部、心脏超声检查，其他器官检查见相关章节。

（一）腹部超声扫查常用断面

1. 矢状面扫查（纵断面）：指扫查面由前向后并与人体的长轴平行。需要标明断面经过的体表位置，如腹部正中线、锁骨中线、腋前线等。

2. 横向扫查（横断面）：指扫查面与人体的长轴垂直。需要标明断面经过的水平，如剑突水平、脐水平、耻骨联合上缘等。

3. 斜向扫查（斜断面）：指扫查面与人体的长轴成一定角度。灵活、随意，常可配合其他扫查切面获取更多信息。

4. 冠状面扫查（冠状断面、额状断面）：指扫查面与人体额状面平行或与矢状面垂直。

（二）心脏超声扫查常用断面（观）

1. 胸骨旁左心室长轴观：探头放于胸骨左缘3、4肋间，扫查平面与右胸锁关节至左乳头连线相平行，声束平行于左心室长轴扫查。

2. 胸骨旁短轴观：包括心底部短轴观和垂直于左心室长轴的左心室系列短轴切面观：心尖、乳头肌、腱索、二尖瓣水平短轴观。

3. 心尖部长轴观：探头置于心尖部，声束指向心底部，包括心尖四（五）腔观和心尖二腔观。

4. 胸骨上窝观：主要用于主动脉弓的扫查。

5. 剑下四腔观：主要用于先天性心脏病特别是房间隔缺损的诊断，及合并肺气肿胸骨旁透声差的患者。

（三）超声图像方位

超声图像代表人体某一部位的断面结构，准确辨别其空间位置是认识声像图的基础。

1. 腹部声像图

1) 仰卧位扫查

（1）矢状断面：声像图左侧代表受检者的头侧，声像图右侧代表受检者的足侧；上方代表受检者的腹侧，下方代表受检者的背侧。

（2）横断面：声像图左侧代表受检者的右侧，声像图右侧代表受检者的左侧；图像上方代表受检者的腹侧，图像下方代表受检者的背侧。

（3）斜断面：当探头倾斜角度不大，斜断面近乎于横断面时，则以上述横断面为标准；当探头倾斜角度过大，斜断面近乎纵断面时，则以纵断面所示为标准。

（4）冠状断面：图像左侧代表受检者头侧，图像右侧代表受检者足侧。

2) 俯卧位扫查

（1）矢状断面：声像图左侧代表受检者的头侧，声像图右侧代表受检者的足侧，图像上方代表受检者的背侧，下方代表受检者的腹侧。

（2）横断面：声像图左侧代表受检者的左侧，声像图右侧代表受检者的右侧，图像上方代表受检者的背侧，下方代表受检者的腹侧。

2. 心脏声像图

1) 胸骨旁左心室长轴观

声像图右侧代表受检者的心底部，声像图左侧代表受检者的心尖部；上方（距探头近端）代表受检者的前方，下方（距探头远端）代表受检者的后方。

2) 胸骨旁左心室短轴观

声像图右侧代表受检者的左侧，声像图左侧代表受检者的右侧；上方（距探头近端）代表受检者的前方，下方（距探头远端）代表受检者的后方。

3) 心尖部长轴观

（1）心尖四（五）腔观：声像图右侧代表受检者的左侧，声像图左侧代表受检者的右侧；前方（距探头近端）代表受检者的心尖，后方（距探头远端）代表受检者的心底。

（2）心尖二腔观：前、后同心尖四（五）腔观，左、右分别为受检者的左前和右后。

4) 剑下四腔观

声像图左侧代表受检者的心底部，声像图右侧代表受检者的心尖部；上方（距探头近端）代表受检者的前方，下方（距探头远端）代表受检者的后方。

第四节　常见超声图像伪像的识别与规避

超声伪像是指超声成像过程中出现的与被测物真实声学性质不相符合的畸变和差异。需注意识别与规避以免引起误诊，当然如若处理得当也不失为诊断和鉴别诊断的有效线索。

一、混响效应

1. 产生机制：是声束垂直照射到平滑大界面，导致声波在探头和界面之间来回反射的回声总和效果，属于多次反射形成的多重回声伪像。

2. 产生条件：①平滑大界面；②两边声阻抗差别大；③前面组织衰减小。

3. 识别与消除：①侧动探头（避免声束垂直于腹壁）；②加、减压探头（观察多次反射的间距变化）；③适当降低近场增益；④观察有无随呼吸性移动的变化。

4. 临床意义：①膀胱前壁、胆囊底部及大囊肿前壁，易被误认为壁的增厚、分泌物或肿瘤；②胆囊及膀胱前壁隆起性病变，有时会误认为混响效应而漏诊；③肝膈面及含气的肠道扫查图中也可出现混响效应；④胃肠穿孔时可在膈下见混响效应，有高度诊断特异性。

二、振铃效应

1. 产生机制：软组织内声束往返多次振荡产生的伪像。通常在胃肠道及肺部容易发生。

2. 产生条件：①平滑大界面；②界面两边声阻抗差特别大；③界面交界处声束接近全反射。

3. 识别与消除：①适量饮水；②膀胱憋尿；③适当探头加压；④变换体位。

4. 临床意义：①胃肠道含气部位的检查中，胃肠道内气体的变动会使振铃影像快速变换，带状回声发生快速闪动；②胆囊壁内胆固醇小体伴少量液体时，其后方也会出现振铃效应，有时左侧卧位胆囊超声成像可见十二指肠内的气体和液体引起的振铃伪像；③利用振铃效应检查子宫内节育环或胆道产气杆菌感染。

三、镜像效应

1. 产生机制：光滑大界面对声束的反射产生的伪像，亦称镜面伪像。
2. 产生条件：①深部、光滑大界面；②两边声阻抗差别大。
3. 识别与消除：①变换扫查部位；②变换扫查角度；③虚像与实像有差异。
4. 临床意义：①镜像效应常见于横膈附近，易将膈下病变误认为膈上病变；②膈-肺界面（全反射条件）消失时，如胸腔积液时镜像效应便不复存在。

四、侧壁失落效应

1. 产生机制：入射角大造成反射声束不能返回探头所产生的伪像。入射角较大时，回声转向他侧不回复探头，则导致两侧壁在声像图上不被显示，而出现侧壁失落效应。
2. 产生条件：①曲率半径大的界面；②入射角特别大。
3. 识别与消除：①变换扫查方向；②变换扫查角度；③探头沿检查面移动。
4. 临床意义：①侧壁失落现象多见于囊肿；②外周包有光滑的纤薄包膜的肿瘤；③直径较细的管状结构横断面声像图，如小血管和主胰管横断面。

五、后壁增强效应

1. 产生机制：TGC"过补偿"造成组织器官后壁声强过大产生的伪像。
2. 产生条件：TGC"过补偿"。
3. 识别与消除：①探头频率会影响后壁增强效应（低频探头后壁增强效应更明显）；②胃饮水后的胰腺检查、憋尿膀胱的前列腺、精囊腺或女性盆腔肿物检查，应适当降低远程区增益,避免回声过强;③不能仅凭后壁增强效应认定含液病变。

4. 临床意义:①后壁增强效应常出现于囊肿、脓肿及其他液区的后壁;②也可出现在某些非常均质的实性肿瘤如小肝癌、淋巴瘤的后壁;③血管后壁多无后壁增强效应,因血液中含有丰富的白蛋白。

六、声影

1. 产生机制:超声扫查成像中,当声束遇到强反射(如气体)或声衰减程度很高的物质(如骨骼、钙化物、金属植入物、疤痕、韧带或纤维组织等)声束完全被遮挡时,在其后方出现条带状低弱回声甚或无回声区即声影。

2. 产生条件:①高反射系数物体,如气体;②高吸收系数物体,如骨骼、钙化物、金属植入物、疤痕、韧带或纤维组织等;③兼具上述两种因素者;④声束遇到倾斜的界面而发生折射和临界角反射时,不能照射到组织下方,形成"折射声影"或"侧后声影",可见于囊肿侧壁等。

3. 识别与消除:①采用复合扫查;②多层面、多角度扫查;③改变声束方向和检查部位扫查。

4. 临床意义:①声影常见于结石、肋骨、瘢痕、钙化等;②亦可见于肝圆韧带、畸胎瘤、子宫肌瘤和某些肝癌合并钙化等;③还可出现于非均质性的肿瘤如乳腺导管癌、甲状腺癌等;④边界清晰的声影多见于结石、肋骨、疤痕、钙化灶,边界不清晰且形态多变的声影常见于气体。

七、旁瓣效应

1. 产生机制:第一旁瓣成像重叠效应所产生的伪像。旁瓣效应使回声信号的对比分辨力降低,导致图像质量下降。

2. 产生条件:①强反射气体干扰;②质量较差的探头;③增益过高、动态范围设置过大;④常出现于子宫、胆囊、横膈等的检查中。

3. 识别与消除:①改变扫查体位、角度、方向;②适当降低增益、合理设置动态范围;③采用较好的超声诊断仪和探头;④利用组织谐波技术。

4. 临床意义:①旁瓣效应常位于充盈的胆囊、膀胱和囊肿的后壁等;②胆囊扫查时,可因旁瓣效应使胆囊壁息肉样病变或小结节显示不清;③膀胱结石扫查时,可出现典型的"披纱征"或"狗耳征"等。

八、部分容积效应

1. 产生机制:检查目标与周围组织的声像信号叠加,即产生部分容积效应,造成图像显示的失真。

2. 产生条件:①检查目标尺寸小于声束宽度;②检查目标尺寸虽然大于束宽,但只有部分处于声束内,造成检查目标与周围组织的回声重叠。

3. 识别与消除:①纵、横相互垂直切面扫查;②侧动探头改变扫查方向、角度观察对比。

4. 临床意义:①肝、肾小囊肿的扫查过程中,部分容积效应会显示组织内部出现细小的回声,此时难与实质性肿块鉴别,可观察有无后壁增强效应及后方增强效应,如增强效应明显存在,则需考虑液性病灶;②在胆囊扫查时,含气的十二指肠与胆囊切面重叠,会产生胆囊内结石的伪像;③部分容积效应会造成膀胱后壁图像显示不清,组织谐波成像可以减少这种伪像;④对位置较深的小囊性病灶或淋巴结穿刺时,为减少部分容积效应的误导,可采用高频探头和导向器正确引导,选择最近距离、不同角度、微调进针方向,可以提高穿刺命中率。

九、彩色多普勒超声衰减伪像

1. 产生机制:红细胞背向散射致能量减少,造成正常血流信号的减少或缺失。
2. 产生条件:检查部位较深或者超声检查频率过高。
3. 识别与消除:①降低多普勒超声频率;②调整聚焦位置;③侧动探头调整扫查角度。
4. 临床意义:①提高正常血流信号的显示信息,减少漏诊;②降低仪器操作不当所致的伪像,提高技能操作水平。

十、彩色多普勒超声混迭伪像

1. 产生机制:彩色多普勒超声频移超过奈奎斯特极限导致血流方向翻转。
2. 产生条件:频移超过奈奎斯特极限。
3. 识别与消除:①选择合适的奈奎斯特极限频率;②调整彩色速度标尺。
4. 临床意义:①保证血流信号的正常显示,避免血流方向翻转;②降低仪器操作不当所致的伪像,提高诊疗质量。

十一、彩色多普勒超声彩色闪烁伪像

1. 产生机制:心脏的搏动或呼吸运动使相邻器官的图像产生杂乱的搏动性彩色信号干扰。
2. 产生条件:心脏的过度搏动或不当的呼吸运动。
3. 识别与消除:①稍事休息再作检查或指导呼吸运动;②适当降低彩色增益;③适当提高速度标尺和滤波。
4. 临床意义:消除彩色闪烁伪像对相邻器官的图像干扰,有助提高图像质量和诊断准确率。

第五节 超声回声的描述与声像图观察的基本内容

一、超声回声的描述

(一)超声回声强度的描述与命名

超声灰阶图像是由许多像素构成,像素的亮暗反应了回声的强弱,荧光屏上最亮到最暗的像素变化过程即从白到灰再到黑的过程称灰度,将灰度分为若干等级称灰阶。根据回声强度将其分为以下几种类型:

1. 强回声:灰度明亮,反射系数大于50%,呈极亮的点状、条状或团块状回声,后方伴

声影,如结石、气体、金属、致密骨以及钙化等。

2. 高回声:灰度较明亮,反射系数大于20%,回声强度高于肝实质(或高于周围组织),易于在图像上识别,呈点状、片状、条状或团块状回声,后方不伴声影,如肾窦、纤维组织等。

3. 等回声:灰度中等,回声强度与正常肝实质(或与周围组织)接近如脾实质、甲状腺、乳腺、睾丸实质。有些等回声的肿瘤不易发现其存在,应特别细致观察。

4. 低回声:灰度较暗淡,常态增益调节下可显示该区内低回声,分布可不均匀,一般可识别其边缘或包膜。如正常肾皮质、淋巴结、良或恶性占位等。

5. 弱回声:灰度暗淡,呈均匀细小的灰黑点状回声或接近于无回声,有时需提高增益才能显示,如卵巢内黄体、深部淋巴结、肾锥体等。

6. 无回声:灰度极暗的黑色区,均匀的液体无声阻抗差,无界面反射,呈无回声区,此多为清澈液体的特征,如胆汁、尿液、腹水、羊水等液体。

(二) 超声回声形态的描述

1. 点状回声:回声呈细小颗粒状强回声,从针尖大小至直径1 mm左右,如大于2 mm则称为粗点状回声。

2. 斑片状回声:回声呈明亮的小片状,大小在3~5 mm,边界清楚。

3. 团块状回声:回声聚集呈明亮结节或团块,有一定的边界。

4. 环状回声:回声排列呈圆环状,大小不等,边缘清楚。

5. 线状回声:回声排列呈条状或线状,长度在5 mm以上,常出现多条,纵、横、斜交叉分布,多为纤维化表现。

6. 短线状回声:长度在2~4 mm,常少量出现,往往为轻度纤维化的表现。

7. 结节状:圆形、椭圆形或不规则形,具一定的立体感,外周光滑或毛糙。

8. 分叶状:异常回声区,边缘不规则,多处突出向外,如叶片状。某些恶性病灶可具此表现。

9. 网状:粗线状或细线状回声形成网状结构,如大孔或小孔渔网,多为全脏器分布。为重度纤维化的表现。

10. 不规则状:结构外形随意且无规律,如某些乳腺癌肿。

(三) 超声回声分布的描述

1. 分布均匀:指在一个脏器或脏器的某些部分(例如肾皮质),回声在深度及宽度方向基本一致。

2. 分布不均匀:在一个脏器或脏器的某些部分,回声分布高低不等。

3. 混合性:某些部分的回声分布及回声强度明显不同。

4. 雾状:指细微小点状回声布满某脏器,使显示屏上不能显示脏器的正常结构,如大雾掩盖,视物模糊。可见于脂肪肝。

5. 深部衰减:指在某一脏器的深层处或某种结构、某种病变的后方,回声强度较同一深度的周围组织明显降低。

6. 后壁增强:指在有包膜的、边缘的、厚壁的病灶,后壁回声较前壁回声增高。

7. 后方增强:指在某一病灶的深部(后方)回声较周围组织明显增高。

8. 病变组织的内部回声分布可用均质或非均质表达。

(四)某些特殊征象的描述

某些病变的回声表现具有特征性,为使描述更加生动,常对其进行形象化描述与命名,以突出或强调这些征象的特点。如"牛眼征""假肾征""驼峰征""猎枪征""平行管征""彗星尾征""脂液分层征""套袖征""同心圆征""抱球征""摆动征""垂柳征"等征象,具体详见有关章节。

二、超声声像图观察的基本内容

(一)超声声像图的观察方法

在超声检查过程中,要想有效地观察断面图像,并迅速做出较客观准确的判断,需要遵循以下原则。

1. 循序渐进:在超声检查时,要仔细全面,特别是检查一些较大体积的脏器时为避免遗漏一些小的病灶,检查时一定要循序渐进,从左到右、从上到下仔细检查。尤其对一些盲区部位,如因肋骨、肺、胃肠气体、韧带等影响,部分区域很难显示,若不注意,常易漏诊,须不断变换体位、侧动探头和被检者的呼吸运动配合方能使其充分显现。

2. 注重全局:观察声像图时,应从整体到局部、从回声到结构全面分析。首先确定解剖位置,通常要2个以上不同的断面声像图确认,而后依据其显示的解剖关系建立空间定位,观察其形态和回声特征,不仅对病变的判断有清晰的条理,且对病变的定位、物理特性也能给出较准确的临床提示。

3. 结合临床:任何脱离临床资料综合分析的检查都有可能会导致诊断的偏差。病史询问、必要的体检和临床表现分析可以指导和提示检查重点,同时将图像观察与临床表现结合起来考虑,有利于对病灶的性质判定。

(二)声像图的观察分析

超声诊断是通过对声像图的观察和分析而做出的,声像图观察和分析的主要内容有以下几个方面。

1. 正常组织回声:被检脏器的位置、形态、大小;边缘轮廓、包膜境界;内部回声、血管分布、管腔走行、毗邻关系;后方回声有无改变等。

2. 生理功能观察:心脏生理功能检测(运动试验);脂餐试验观察胆囊的收缩功能有无改变;空腹饮水后观察胃的排空功能及收缩或蠕动功能有无改变;膀胱喷尿、排空(残余尿)检查;剪行活动(腹式呼吸时,腹腔内与腹膜后器官在其接触面所表现的运动方式)观察鉴别脏器或病变所在的部位。

3. 异常组织回声:位置异常,如内脏反位、异位肾等;数量异常,如单肾、三肾等;结构异常,如房、室间隔缺损等;回声异常,可有弥漫性回声增高(脂肪肝)、弥漫性回声减低(重症肝炎)及局限性回声异常(囊性、实性、囊实混合性),常见于肿瘤、炎症等。

4. 测量径线、面积、体积和深度:①脏器及病变的三维径线:通常测量前后径、上下径及左右径的最大值,并根据需要测量面积、计算容积等;②测量深度:测量脏器或病变与体表间的距离,准确定位,协助疾病的诊断与治疗。

(三)多普勒图像的观察分析

1. 彩色多普勒:对判断血流的方向、血流的速度、血流的性质有重要意义,同时对血管形态学的显示也有一定的价值,它包括血管的管径、走行、分布和血流的丰富程度等,能评价脏器的血流灌注和病灶的血供特点,有助于确定病变性质。

2. 频谱多普勒:主要利用频谱对血流动力学或血流流速作定量分析,如多普勒频谱曲线变化,频移大小、方向及分布,收缩期峰值流速(PSV)、舒张末期流速(EDV)、平均血流速度(MV)、加速度(AV)、阻力指数(RI)、搏动指数(PI)等,具体内容详见有关章节。

(四)超声图像描述要点

1. 回声特征描述:简洁、准确,见本节第一部分。
2. 阳性的病变描述:重点描述对诊断有重要价值的特征性阳性表现,如室间隔回声中断;左肾静脉受压所致的"胡桃夹"征;肝超声造影的"快进快出"特征等。
3. 阴性结果的描述:重点描述对鉴别诊断有重要价值的阴性结果,如乳腺肿瘤内未见微小钙化征象;实质性占位病变无球体感等。
4. 对接临床的描述:重点描述对临床治疗方案有重要影响的检查结果,如二尖瓣狭窄是否合并关闭不全;胃窦癌是否浸润至浆膜外并与胰腺粘连等。

第六节　超声检查技术学习指导

一、超声检查技术的学习方法

1. 医工融合、拓展视野:加强物理基础特别是涉及声学、电子学的相关物理知识的学习,加深对超声仪器设备工作的原理及超声成像机理的理解,提高对超声伪像的认识,力求使图像采集、重建、传输及存储更客观、真实。

2. 注重基础医学知识的学习:组织胚胎学、解剖学、病理学等基础医学知识是超声诊断的前提,认识不同断面所表现的正常超声图像的变化规律及病理情况下组织结构的特征性改变,均有赖于对基础医学知识的深刻理解。

3. 注重临床医学知识的学习:"同病异图、异病同图"的现象在临床并不少见,为此必须结合临床相关知识的学习,以加深对图像特征的理解和分析能力,减少图像采集的失误率。

4. 要关注新技术在临床的应用:新技术的应用,可提高超声诊断的特异性和敏感性。

(1)应用超声弹性成像技术可以判断组织的硬度,从组织的弹性特征来了解组织质地的变化,有助于良恶性肿瘤的判断。详细内容可参见浅表器官检查内容。

(2)应用三维成像技术可以获得器官或病变的立体空间结构关系和形态,有助于胎儿畸形及心脏瓣膜病和先天性心血管畸形的病变性质和部位判断。

(3)应用组织谐波成像技术能有效抑制基波回声噪声,提高灰阶图像清晰度。

(4)应用对比超声成像(超声造影)技术,有助于心脏、肝、肾、甲状腺、乳腺、淋巴结等器官的病变和功能的判断。该技术的原理是将具有明显声学特性阻抗差异的微泡经外周静脉注入人体,利用微气泡在声场中的非线性效应和产生的强背向散射回声,得到对比度增强图像,从而有助于观察病变区域血液灌注信息。

二、超声检查技术的思维方法

超声检查所获得的解剖形态学、血流动力学、组织声学特征和功能信息提供了临床超声诊断的影像学依据,但很多情况下超声诊断是由多种因素综合决定的。超声成像原理也决定了其临床应用可能出现的局限性,以及由于操作者的经验和态度所致的漏诊、误诊,因此对超声诊断的认识应持客观态度。为全面评价超声诊断的准确性,应坚持临床和术后追踪随访,对超声检查结果进行持续性验证,不断提高技术水平。

三、超声检查技术技能训练的建议

超声检查的技术水平比设备更重要,超声诊断的有效性和正确性在很大程度上取决于技术人员的操作水平。对此,我们必须有足够的认识。正确的超声诊断依赖于对客观、真实的超声图像资料的分析,而超声图像资料来源于技术人员规范而熟练的图像采集、处理、传输及存储,对此需要经过严格的规范化培训和无数次的实践。因此,实践操作技能的训练对于超声技术人员来说至关重要,必须予以高度重视并在实践中不断探索、提高。

本章小结

本章简要介绍了超声检查技术概述、医用超声诊断仪的结构、使用维护与保养、超声扫查的基本程序与操作方法、超声伪像的识别与规避、超声图像描述及声像图观察内容要点等。特别对超声检查前准备、检查实施、常见灰阶及多普勒超声图像伪像产生原因及识别、处理要点做了简明扼要的归纳,具有很好的实践操作指导意义。超声检查技术的学习方法、思维方法及重视实践操作技能训练的建议可供参考。

目标检测

1. 简述超声检查技术的临床应用价值。
2. 简述超声检查技术的评价。
3. 简述医用超声诊断仪的功能调节。
4. 临床常用的超声扫查方式有哪些?
5. 简述临床常见超声图像伪像的产生原因及识别、处理要点。
6. 超声检查时如果探头的频率升高,则(   )。
   A. 超声波的穿透力升高,分辨力也升高
   B. 超声波的穿透力升高,分辨力下降
   C. 超声波的穿透力下降,分辨力也下降
   D. 超声波的穿透力下降,分辨力不变
   E. 超声波的穿透力下降,分辨力升高

7. 为扫查第一肝门处的肝动脉应选用哪种频率的探头?（   ）
   A. 1.0~2.5 MHz   B. 2.5~5.5 MHz
   C. 5.5~7.5 MHz   D. 7.5~10 MHz
   E. 10~15 MHz

8. 周围血管检查时,在(   )情况下可以同时获得最佳的灰阶图像和最佳的血流显像。
   A. 灰阶和CDFI的声束/血管夹角都尽可能垂直
   B. 灰阶和CDFI的声束/血管夹角只要一致就行
   C. 灰阶的声束/血管夹角尽可能小,而CDFI的声束/血管夹角尽可能垂直
   D. 灰阶和CDFI的声束/血管夹角都尽可能小
   E. 灰阶的声束/血管夹角尽可能垂直,而CDFI的声束/血管夹角尽可能小

9. 彩色多普勒检查时使用高通滤波的作用是(   )。
   A. 准确测定高速血流速度
   B. 使高速血流成像显示更清楚
   C. 对高、低速血流成像显示均清楚
   D. 准确测定低速血流速度
   E. 使低速血流成像显示更清楚

10. 在使用仪器时,下列做法不正确的是(   )。
    A. 增益调节至图像清楚为止
    B. 显示血流时使声束方向与血流方向垂直
    C. 彩色取样框以能囊括感兴趣区血流为宜
    D. 灰阶显示使声束方向与脏器界面垂直
    E. 根据血流速度适当调节彩色速度标尺

11. 外周血管的频谱多普勒检测,超声入射角如大于60°,应(   )进行仪器调节以获得相对准确的速度数据。
    A. 增大速度标尺   B. 用低通滤波
    C. 选择连续波多普勒   D. 校正入射角度
    E. 调节取样容积大小

12. 下列选项中心脏超声断面不能从胸骨左缘声窗测到的是(   )。
    A. 左室长轴   B. 心房两腔（双心房）
    C. 左室流出道   D. 主动脉根部短轴
    E. 右室流出道

13. 超声的分辨力不受(   )因素的影响。
    A. 超声频率的高低   B. 脉冲的宽度
    C. 重复频率的高低   D. 声束的宽度
    E. 声场远近及其声能分布

14. 以下人体组织、体液回声强度的描述不正确的是(　　)。
   A. 均质性液体如胆汁、囊液、尿液通常为无回声
   B. 非均质性液体如囊肿内合并出血，回声可以增强、增多
   C. 均质性实质器官如肝和脾，内部呈中等水平回声
   D. 骨骼属于固体，呈较强回声
   E. 正常肺组织充满气体，阻止了超声波的穿透，呈强回声

15. 部分容积效应伪像与(　　)有关。
   A. 超声束较宽　　　　　　　　B. 超声发射频带过宽
   C. 超声发射频率较低　　　　　D. 超声发射能量较低
   E. 检查目标尺寸大于声束宽，且全部处于声束内

第八章

肝超声检查

> **学习目标**
> 1. 掌握：肝解剖及超声检查方法；脂肪肝、肝硬化、肝囊肿、肝血管瘤、原发性肝癌和转移性肝癌等的超声诊断要点。
> 2. 熟悉：肝常见弥漫性病变和局灶性病变的鉴别诊断及临床意义；肝血吸虫病及淤血性肝病的诊断和鉴别诊断。
> 3. 了解：肝超声检查新技术的临床价值。

第一节 肝超声检查基础

肝是人体最大的实质性器官，大体呈楔形。膈面呈圆隆状，与膈肌相接触；脏面凹陷不平，呈"H"形，由左右两条纵沟和中间的横沟组成。横沟处为第一肝门，有门静脉、肝管及肝动脉等管道样结构出入。右纵沟前部为胆囊窝，容纳胆囊，后部为腔静脉窝。左纵沟前部为肝圆韧带，其内有脐静脉闭锁后形成的纤维索，后部有静脉韧带，为静脉导管闭锁而成。

肝由肝包膜、肝实质和管道结构组成，其中管道结构包括 Glisson 系统和肝静脉系统，二者在肝内相互交叉。Glisson 系统包含门静脉、肝动脉和肝内胆管，三者伴行，被包裹于一结缔组织鞘（Glisson 鞘）内。

肝分为左、右两叶和尾状叶，右叶较大，主要位于右上腹部；左叶略小，位于腹部正中及左上腹部。以肝裂、门静脉及肝静脉在肝内分布为基础的 Couinaud 分段法，将肝分为五叶、八段。相当于尾状叶为Ⅰ段，左外叶为Ⅱ和Ⅲ段，左内叶为Ⅳ段，右前叶为Ⅴ和Ⅷ段，右后叶为Ⅶ和Ⅵ段。Couinaud 分段法对肝内病变的定位诊断及临床肝切除手术有重要意义。

肝左静脉、肝中静脉和肝右静脉三支肝静脉在腔静脉窝（即第二肝门）处注入下腔静脉。肝中静脉走行于肝正中裂，是肝左叶和右叶的分界标志。肝右静脉管径最宽，其近端走行于右叶间裂中，是肝右前叶及右后叶的分界标志。此外，右半肝面的副肝右静脉及尾状叶的小静脉出肝汇合入下腔静脉处，即第三肝门。肝左叶间静脉及门静脉左支的矢状部是肝左内叶与左外叶的分界标志（图 8-1）。

门静脉在肝外由肠系膜上静脉和脾静脉在胰颈背侧汇合而成，至第一肝门处分成左右两支进入肝。根据门静脉左支的位置与形态，一般可将其分为：① 横部：位于左侧肝门横沟内；② 角部：是门静脉左支转弯处 1 cm 范围内的部分，角部外侧缘发出较粗大的左外叶上段支;③矢状部和囊部:位于脐静脉窝内,囊部是矢状部末端膨大的部分,矢状部和囊部一般无明显界限。矢状部和囊部再横向分出左内支及左外下段支。门静脉右支较短,走向肝门横沟右侧,走行1～3 cm后即分成右前叶和右后叶门静脉支,分别分布于右前叶和右后叶内。肝固有动脉走行于胆总管左侧、门静脉前方,在进入第一肝门前分为左、右肝动脉。肝右动脉一般穿行于肝总管与门静脉之间;在少数情况下,肝右动脉走行于肝总管之前(约占15%)。

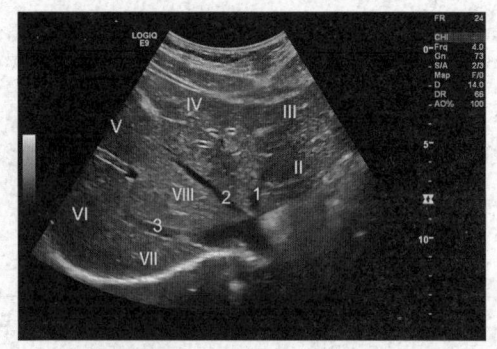

图8-1 肝分叶分段图
1. 肝左静脉,2. 肝中静脉,3. 肝右静脉;
Ⅱ～Ⅷ:对应肝脏Ⅱ段—Ⅷ段

第二节 肝超声扫查方法和途径

一、患者准备

为了避免胃肠道气体干扰肝的显示,并方便同时观察胆道系统情况,一般建议病人空腹8～12小时后检查;如胃肠道气体仍然过多,可在饮脱气水500～800 ml后再检查。

二、患者体位

患者常用平卧位及左侧卧位,偶尔需用到右侧卧位、坐位或半卧位,并充分暴露上腹部。
1. 仰卧位双手上举抱头,充分展开肋间隙,可观察到肝左、右各叶大部区域。
2. 左侧卧位有利于观察肝右后叶尤其是膈顶部,以及第一肝门部结构。
3. 右侧卧位有利于显示肝左外叶。
4. 坐位或半卧位有利于观察左、右肝膈顶部,以及位置较高的肝。

三、超声探头选择和超声仪器调节

通常选用凸阵探头,频率为3.0～5.0 MHz,肥胖患者可适当降低频率,肝表浅部位病灶、婴幼儿或体瘦者可选用高频线阵探头(7.5～10.0 MHz)。

检查前超声仪器调节非常关键,包括①深度调节:应根据不同大小的肝调节深度,开始扫查肝时,应完整显示整个肝,肝最远端接近屏幕边缘。重点观察某一病灶时,可适当放大图像,使病灶位于屏幕中央。②灰阶增益调节:使肝包膜亮度适中,肝实质回声细小均匀,正常肝浅部、深部实质回声均匀一致,肝内管道结构纹理清晰,管腔内呈无回声。③聚焦点调节:扫查全肝时,焦点应位于肝后1/3处。重点观察病灶时,焦点应位于与病灶在同一水平处。④彩色多普勒调节:调节增益使肝实质及病灶内刚好不显示伪彩斑点,血管内被彩色血流信号填充而无外溢。观察病灶内部彩色血流分布时,适当调节取样框大小,使其略大于病灶,包含部分病灶周围肝组织。⑤频谱多普勒调节:同血管检查频谱多普勒调节步骤。

应注意的是,门静脉血流速度和方向、肝病灶内的血流阻力指数等对疾病的诊断有较大价值,应正确识别,必要时重复测量取平均值。

四、扫查途径

常规扫查途径多为剑突下、左肋缘下、右肋缘下及右肋间进行横、纵及斜向的扫查。特殊情况从右背部肋间或左侧肋间等进行扫查。

五、扫查顺序

按照从左向右作顺时针扫查肝,即先从剑突下纵、横向扫查,而后行肋缘下斜向扫查,接着行肋间斜向逐肋扫查。按这种顺序进行检查,充分利用体位变化,结合多方位及多角度扫查,可完成对整个肝的全面扫查,不致发生遗漏。在技术应用方面,应先行常规灰阶超声扫查,而后依次行彩色多普勒和频谱多普勒检查,必要时进行超声造影检查及超声引导下肝穿刺活检。

六、扫查断面

显示的超声断面由于人体正常肝的外形、内部结构变异及检查者扫查的习惯会有不同。重要的是熟悉肝的解剖结构及灵活运用探头进行多途径、多断面的扫查,以便在头脑中建立起肝形态及内部结构的空间位置关系,做出正确的判断。以下为正常肝灰阶超声的几个典型断面表现:

(一) 主要显示肝右叶断面

1. 肋缘下斜断面(一)

显示胆囊、门静脉右支、肝右静脉(图8-2)。

[扫查方法] 空腹8～12小时,取仰卧位,涂抹充足耦合剂,将探头扫查长轴位于右肋缘下指向右肩,嘱病人深呼吸后憋气,找到相应的解剖结构。

[断面结构] 胆囊;门静脉右支;肝右静脉;门静脉左支矢状部;肝右前叶、右后叶、左内叶。

[临床价值] 此断面能较全面观察肝全貌,对比观察肝静脉系及门静脉系,是常规观察和记录的断面。

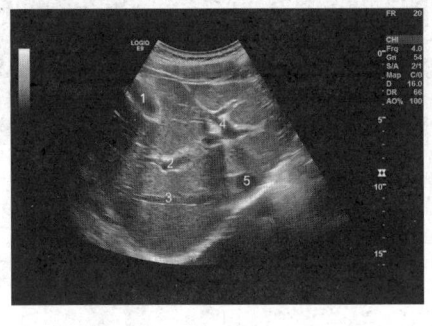

图8-2 肋缘下斜断面(一)
1. 胆囊,2. 门脉右支,3. 肝右静脉,
4. 门脉左支矢状部,5. 下腔静脉

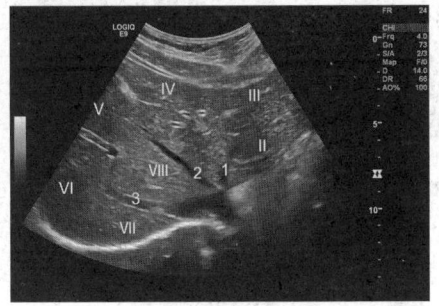

图8-3 肋缘下斜断面(二)
1. 肝左静脉,2. 肝中静脉,3. 肝右静脉;
Ⅱ: 肝Ⅱ段,Ⅲ: 肝Ⅲ段,Ⅳ: 肝Ⅳ段,Ⅴ: 肝Ⅴ段,
Ⅵ: 肝Ⅵ段,Ⅶ: 肝Ⅶ段,Ⅷ: 肝Ⅷ段

2. 肋缘下斜断面(二)

显示肝左静脉、肝中静脉、肝右静脉(图8-3)。

[扫查方法] 空腹8~12小时,取平卧位,涂抹充足耦合剂,将探头扫查长轴置于肋缘下,声束指向右后上方,找到相应的解剖结构。

[断面结构] 显示肝静脉的三个分支,稍微调整探头可观察到三支肝静脉汇入下腔静脉。

[测量方法及正常值] 在三支肝静脉汇入下腔静脉的1~2 cm处,可测量三支肝静脉的内径,肝左静脉、肝中静脉、肝右静脉的内径分别为0.5~0.9 cm、0.5~0.9 cm、0.4~0.9 cm。

[临床价值] 三支肝静脉构成了肝叶的分界标志,其中肝左叶间静脉是肝左叶内外叶的分界标志;肝中静脉是肝左右叶的分界标志;肝右静脉是右叶前后叶的分界标志。该断面还是测量肝右叶斜径的标准断面,也是右半肝常规观察和记录的断面,肝右叶斜径一般小于14 cm。

3. 右第六或第七肋间经第一肝门斜断面

显示门脉主干门脉右支、右肝管、下腔静脉(图8-4)。

[扫查方法] 空腹8~12小时,取平卧位或左侧卧位,涂抹充足耦合剂,将探头扫查长轴置于右锁骨中线第六或第七肋间隙,尽可能避免肋骨影的影响;探头在肋间隙呈扇形扫查,以找到相应的解剖结构。

[断面结构] 第一肝门;显示门脉主干与右支断面,右肝管位于门静脉右支上方,另可见肝右静脉及下腔静脉的断面。

[测量方法及正常值] 门静脉左右支内径0.6~1.0 cm。

[临床价值] 观察及测量门脉主干及门脉右支;观察肝门部肝组织,包括血管、胆管及是否有肿大淋巴结等;右肝管的观察及测量。

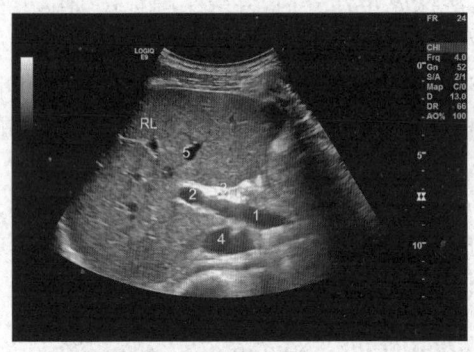

图8-4 右第六或第七肋间经第一肝门斜断面
1. 门脉主干,2. 门脉右支,3. 右肝管,
4. 下腔静脉,5. 肝右静脉;RL:肝右叶

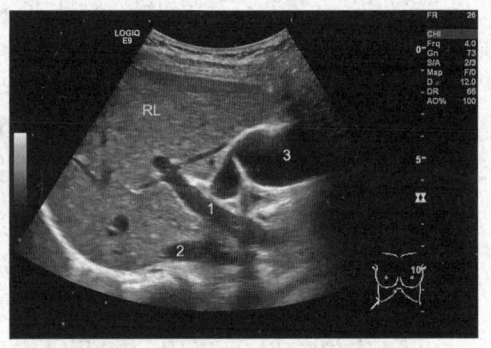

图8-5 右肋间经第一肝门斜断面
1. 门静脉,2. 下腔静脉,3. 胆囊;
RL:肝右叶

4. 右肋间经第一肝门斜断面

如图8-5所示。

[扫查方法] 空腹8~12小时,取平卧位或左侧卧位,涂抹充足耦合剂,将探头扫查长轴置于右肋间处。

[断面结构] 第一肝门处,门静脉主干可显示,胆囊及下腔静脉斜断面位于其两侧。

[测量方法及正常值] 门脉主干一般在肝外测量,正常值<1.3 cm。门脉主干流速一

般在此断面测量平均流速。正常值 13~25 cm/s。

[临床价值] 观察肝门部组织结构(包括血管、胆管及是否有肿大淋巴结等);观察及测量门脉主干、胆总管及肝固有动脉。

5. 右七、八肋间经门脉右支断面

如图 8-6 所示。

[扫查方法] 空腹 8~12 小时,取平卧位或左侧卧位,涂抹充足耦合剂,将探头扫查长轴置于右季肋区 7、8 肋间,声束呈扇形扫查,注意避开肋骨影。

[断面结构] 门静脉右支及其前后分支;胆囊。

[测量方法及正常值] 门静脉右支内径: 0.6~1.0 cm。

[临床价值] 观察门静脉右支及其分支。

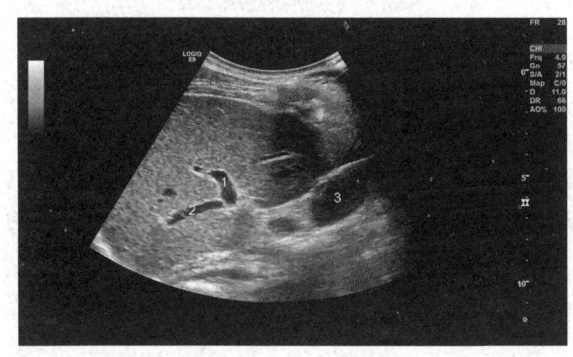 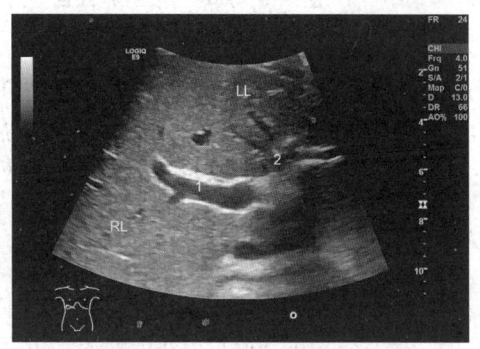

图 8-6 右肋间经门脉右支右肝斜断面
1. 门静脉右支右前分支,2. 门静脉右支右后分支,3. 胆囊

图 8-7 右肝横断面
1. 门脉右支,2. 门脉左支;LL:肝左叶,RL:肝右叶

6. 右肝横断面

显示门静脉左右支(图 8-7)。

[扫查方法] 空腹 8~12 小时,取平卧位,涂抹充足耦合剂,将探头横向置于右锁骨中线第六肋间处,显示相应解剖结构。

[断面结构] 可观察肝左右叶及门脉的左右支。因个体差异,可能无法同时清晰地显示左右门脉,改变探头的声束指向以获得全面的门脉分支结构。

[测量方法及正常值] 门脉左右支内径 0.6~1.0 cm,正常应一般小于 1 cm。

[临床价值] 观察和测量门脉左右支的内径;肝内胆管扩张可能观察到与门静脉右支分支伴行的右肝内胆管,还可同时观察左、右半肝。

7. 肋缘下右肝横断面

显示右肝下缘与右肾横断面(图 8-8)。

[扫查方法] 空腹 8~12 小时,取平卧位,涂抹充足耦合剂,将探头横向置于右肋缘处,嘱受检者深吸气使肝下移。

[断面结构] 肝右叶;右肾上极横断面。

[临床价值] 肝右后叶的观察;肝右后叶与右肾的关系;右肝肾间隙积液。

8. 肝右叶纵断面

显示与右肾的界面(图 8-9)。

[扫查方法] 空腹 8~12 小时,取平卧位,涂抹充足耦合剂,将探头纵向置于右腋中线,

嘱受检者深吸气使肝下移,显示右肝最大前后径及右肾纵断面。

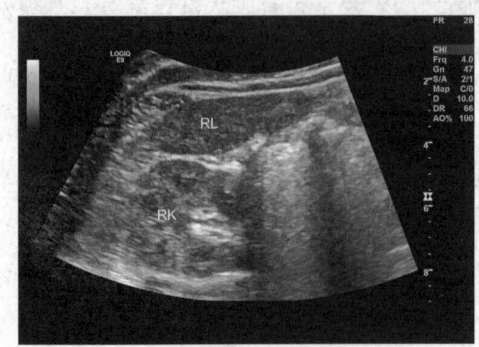 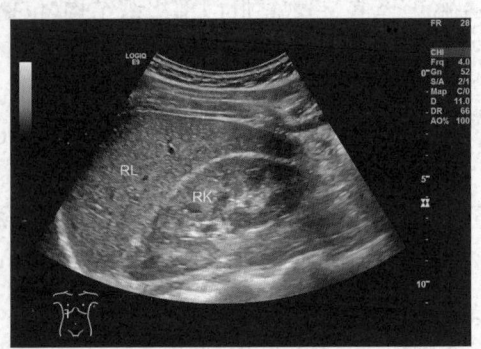

图 8-8　肋缘下右肝横断面　　　　　图 8-9　肝右叶纵断面
　　RL:肝右叶,RK:右肾　　　　　　　RL:肝右叶,RK:右肾

[断面结构]　肝右叶纵断面;右肾纵断面,肝右后叶后方与肾的上极之间可见肝肾隐窝。

[测量方法及正常值]　右肝最大前后径一般12~14 cm。

[临床价值]　右肝前后径的测量;取仰卧位可观察右肝肾隐窝是否存在液体。通过观察此处的占位病变是否随深呼吸改变位置来确定是否为肝来源,通常来源于肾和腹膜后的病变不会随呼吸移动。

9. 肝右叶横断面

显示膈顶部与胸腔(图8-10)。

[扫查方法]　空腹8~12小时,取平卧位,涂抹充足耦合剂,将探头置于右侧腋前线第4或5肋间,横向扫查,显示膈顶部与胸腔。

[断面结构]　右肝横断面,后方膈肌。

[临床价值]　右肝横断面的观察,右肝膈顶部的观察。

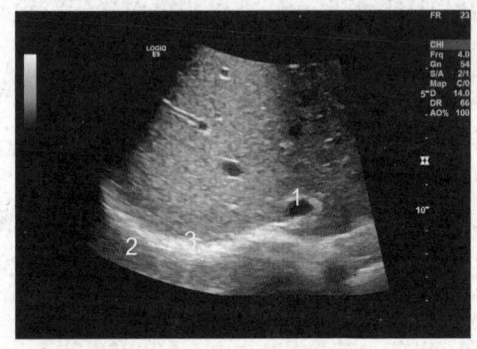 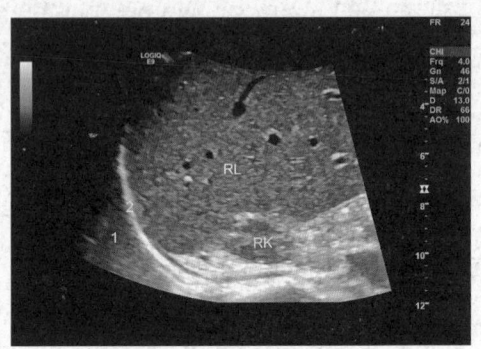

图 8-10　肝右叶横断面　　　　　　　图 8-11　肝右叶纵断面
　1. 门静脉,2. 胸腔,3. 膈肌　　　　1. 胸腔,2. 膈顶;RL:肝右叶,RK:右肾

10. 肝右叶纵断面

显示膈顶部与胸腔(图8-11)。

[扫查方法]　空腹8~12小时,取左侧卧位,嘱受检者深吸气,涂抹充足耦合剂,将探头置于右腋前线第六或七肋间水平,向右上扫查,显示膈顶部与胸腔。

[断面结构]　肝右叶纵断面;膈顶部;右肺下叶;部分右肾纵断面。

［临床价值］ 肝纵断面及膈顶部的扫查；右肝包膜下病变、右膈下积液、右膈上（右侧胸腔）积液的检查。膈顶处为肝扫查容易漏诊的区域之一，应着重观察不留遗漏。

（二）同时显示肝左右叶断面

1. 肝右前叶及左内叶斜断面

显示门静脉右支斜切、门静脉左支外上段、肝中静脉分支、下腔静脉（图8-12）。

［扫查方法］ 空腹8～12小时，取平卧位，涂抹充足耦合剂，将探头扫查长轴置于右锁骨中线第五肋间隙，应尽可能避免肋骨影的影响；探头在肋间隙呈扇形扫查，以找到相应的解剖结构。

［断面结构］ 肝右前叶及左内叶斜断面；门脉右支、下腔静脉、肝中静脉分支斜断面。

［临床价值］ 在右第五肋间扫查右前叶及左内叶；左右肝的交界断面；此处病变因存在肋骨的遮挡，易漏诊，应着重观察不留遗漏。

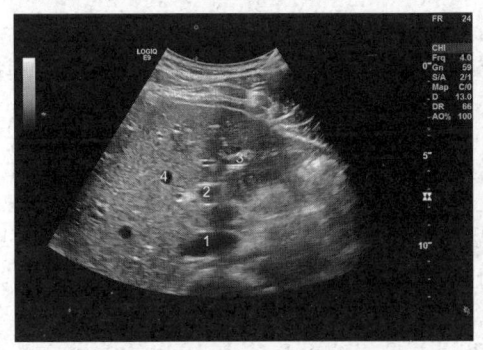 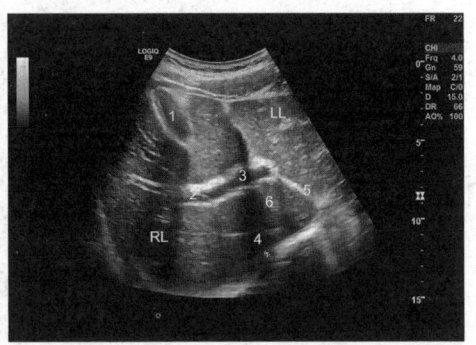

图8-12 肝右前叶及左内叶斜断面　　图8-13 右肋下经下腔静脉和胆囊肝脏斜断面
1. 下腔静脉，2. 门静脉右支，3. 门静脉左支外上段，　　1. 胆囊，2. 门静脉右支，3. 门静脉左支，4. 下腔静脉，
4. 肝中静脉分支　　5. 静脉韧带，6. 尾状叶；LL：肝左叶；RL：肝右叶

2. 右肋下肝斜断面

如图8-13所示。

［扫查方法］ 空腹8～12小时，取平卧位，涂抹充足耦合剂，将探头扫查长轴置于右肋缘偏下，轻微调整探头的位置与方向，找到相应的解剖结构。

［断面结构］ 肝左右叶；肝尾状叶；下腔静脉与胆囊的断面，门静脉左、右支。

［临床价值］ 下腔静脉与胆囊的连线可将肝分为左右叶；尾状叶的观察。

3. 经第一肝门右肋下斜断面

如图8-14所示。

［扫查方法］ 空腹8～12小时，取平卧位，涂抹充足耦合剂，将探头扫查长轴置于右肋缘下，与右肋弓垂直，嘱受检者吸气使肝下移，轻微调整探头方向，找到相应的解剖结构。

［断面结构］ 门静脉主干及右支长轴断面左支矢状部，肝右叶、下腔静脉斜断面，肝圆韧带。部分个体此断面可显示腹主动脉。

［测量方法及正常值］ 应于肝门外分叉前测量门静脉内径（纵断面上，此处为斜切）正常小于1.3 cm。

［临床价值］ 观察门脉是否扩张；肝门部是否存在肿大淋巴结。

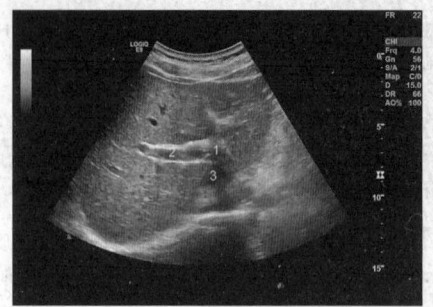
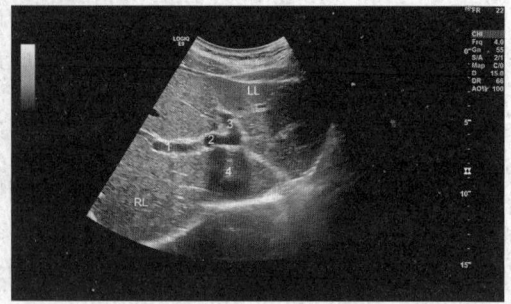

图 8-14 经第一肝门右肋下斜断面
1. 门静脉，2. 门静脉右支，3. 下腔静脉，
4. 肝圆韧带

图 8-15 剑下左右肝斜断面
1. 门脉右支，2. 门脉左支，3. 门脉左支矢状段，
4. 尾状叶；LL：肝左叶，RL：肝右叶

4. 剑下肝斜断面

如图 8-13 所示。

[扫查方法] 空腹 8～12 小时，取平卧位，涂抹充足耦合剂，将探头扫查长轴与右肋缘平行置于剑突下中线偏右，声束指向右后方。

[断面结构] 门脉左右支及左支矢状段；尾状叶。适当移动探头可扫查到肝总管及左右肝管。

[测量方法及正常值] 门静脉左右支：一般小于 1 cm；左右肝管内径应小于 0.3～0.4 cm。

[临床价值] 肝左右叶的观察；门静脉的观察及测量，左右肝管的观察及测量。

（三）主要显示肝左叶断面

1. 经下腔静脉肝左叶矢状断面

显示下腔静脉、肝左静脉、肠系膜上静脉、尾状叶（图 8-16）。

[扫查方法] 空腹 8～12 小时，取平卧位，涂抹充足耦合剂，将探头扫查长轴置于剑突下稍向右斜，找到下腔静脉，并调整声束指向左后方，稍微调整探头，找到相对应的解剖位置。

[断面结构] 下腔静脉；左内叶斜断面；尾状叶斜断面；肠系膜上静脉；肝右静脉。

[临床价值] 观察下腔静脉情况，扩张、血栓等，肝右段下腔静脉的测量，肝左叶情况。

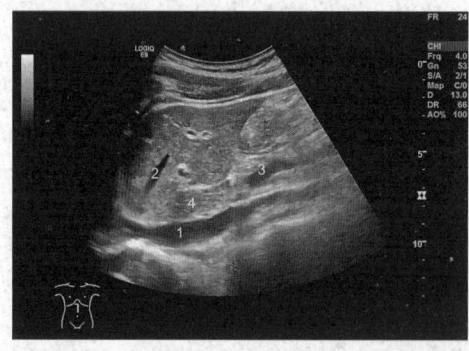
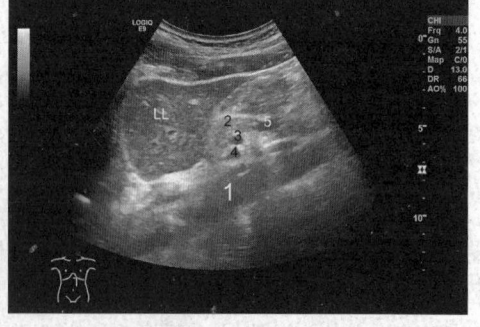

图 8-16 经下腔静脉肝左叶矢状断面
1. 下腔静脉，2. 肝左静脉，3. 肠系膜上静脉，4. 尾状叶

图 8-17 经腹主动脉肝左叶矢状断面
1. 腹主动脉，2. 胰腺，3. 脾动脉，4. 腹腔动脉，
5. 脾静脉；LL：肝左叶

2. 经腹主动脉肝左叶矢状断面

显示腹主动脉、脾动脉、脾静脉、腹腔动脉（图 8-17）。

［扫查方法］ 空腹8～12小时，取平卧位，涂抹充足耦合剂，将探头扫查长轴置于剑突下稍向右斜，找到腹主动脉，并调整声束指向左后方，稍微调整探头，找到相对应的解剖位置。

［断面结构］ 腹主动脉长轴；胰体；腹腔动脉；脾静脉。

［测量方法及正常值］ 腹主动脉内径：应在最大长轴冠状面上测量，从一侧管壁内缘到另一侧内缘，一般男性2.02 cm±0.25 cm，女性1.7 cm±0.15 cm。脾静脉内径：0.5～0.8 cm，一般小于1 cm。肝左叶上下径<9.0 cm，前后径<6.0 cm。

［临床价值］ 该断面为肝左叶纵断的标准断面，在此断面上测量肝左叶前后径及上下径，观察肝左叶形态及大小。观察腹主动脉内径及管腔内情况。

3. 剑下肝左叶横断面

显示肝左叶、肝尾状叶、门脉左支、静脉韧带、下腔静脉(图8-18)。

［扫查方法］ 空腹8～12小时，取平卧位，涂抹充足耦合剂，将探头扫查长轴横置于剑突下，声束指向左后方。

［断面结构］ 下腔静脉；门静脉左支矢状部及分支；尾状叶；静脉韧带。

［测量方法及正常值］ 门脉左右矢状部：内径一般小于1 cm。尾状叶前后径：一般小于3 cm。

［临床价值］ 该断面可较完整显示肝左叶及尾状叶。

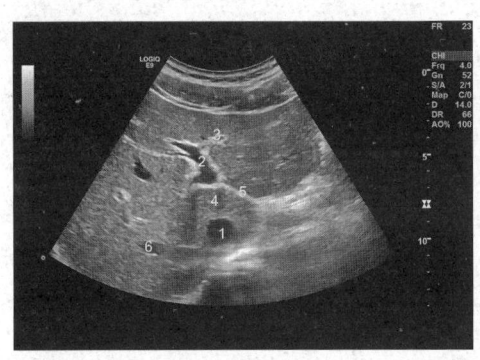 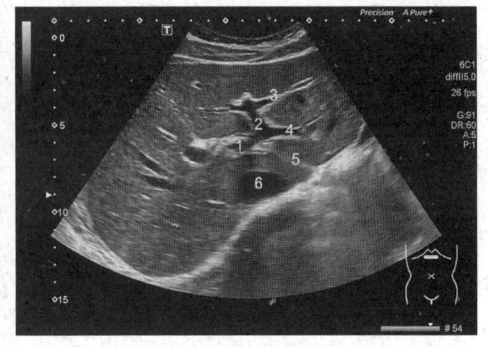

图8-18 剑下肝左叶经门脉左支分支横断面
1. 下腔静脉，2. 门静脉左支矢状部，3. 门脉左外下段，4. 尾状叶，5. 静脉韧带，6. 肝右静脉

图8-19 剑下肝左叶斜断面
1. 门脉左支横部，2. 门脉左支矢状部，3. 门脉左支左外下段支，4. 门脉左支左外上段支，5. 静脉韧带，6. 下腔静脉

4. 剑下肝左叶斜断面

显示静脉左支矢状部，显示胆囊、肝圆韧带、门静脉左支横部、左外叶下段支、左外叶上段支、静脉韧带、下腔静脉(图8-19)。

［扫查方法］ 空腹8～12小时，取平卧位，涂抹充足耦合剂，将探头扫查长轴置于剑突下向左上倾斜，声束指向上方。

［断面结构］ 左内外叶斜断面，门静脉左矢状部及其外上、外下分支；伴行的肝内胆管；还可显示部分肝右叶。

［测量方法及正常值］ 门脉左右矢状部：一般小于1 cm，可存在先天变异而增宽。尾状叶前后径：一般小于3 cm。

［临床价值］ 定位肝左叶病变：矢状部将左叶分为左内和左外叶(肝左静脉和矢状部

中点,连线,进一步将肝左外叶分为左外叶上段和下段);显示门脉左支矢状部情况;尾状叶增大可能提示存在引起肝形态改变的疾病,如:下腔静脉阻塞综合征、严重的肝硬化以及肝肿瘤等。

5. 剑突下左外叶斜断面

显示静脉韧带、腹主动脉、下腔静脉、尾状叶(图8-20)。

[扫查方法] 空腹8～12小时,取平卧位,涂抹充足耦合剂,将探头扫查长轴横向置于剑突下向左上倾斜,声束指向上方,轻微调整探头,找到相应的解剖结构。

[断面结构] 肝左外叶尾状叶。

[临床价值] 左外叶外缘的观察,避免漏诊;区分占位病变的部位是来自与肝左外叶还是左上腹。

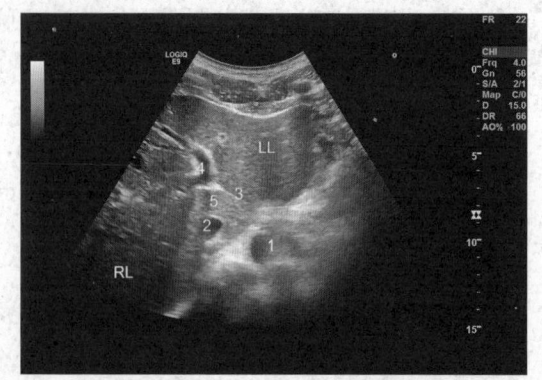

图 8-20 剑突下左外叶斜断面
1. 腹主动脉,2. 下腔静脉,3. 静脉韧带,
4. 门脉左支矢状部,5. 尾状叶;LL:肝左叶,RL:肝右叶

第三节 正常肝声像图表现和肝超声测值

一、正常肝声像图表现

(一) 灰阶超声

正常肝左叶小而边缘锐利,右叶大而饱满。肝表面光滑,包膜线清晰,膈顶部呈圆弧形,下缘和外缘呈锐角。正常肝实质为均匀、细小、中等点状回声。肝内管道结构清晰,呈树枝状分布,肝内门静脉管壁回声较高且较厚,可观察至三级分支。肝静脉管壁薄且回声弱。肝内胆管与门静脉伴行,管径较细,约为伴行门静脉的1/3。正常状态下肝内动脉一般难以显示。正常肝静脉内径0.5～0.9 cm,门静脉内径0.9～1.4 cm。

(二) 彩色多普勒超声

正常肝内门静脉彩色多普勒显示为入肝血流(图8-21)与下腔静脉血流方向相反。肝静脉在彩色多普勒上显示为离肝血流(图8-22)。肝固有动脉伴随门静脉入肝门,肝实质内肝动脉的彩色血流通常在肝内较难显示,有时仅在门静脉主干旁显示(图8-23)。

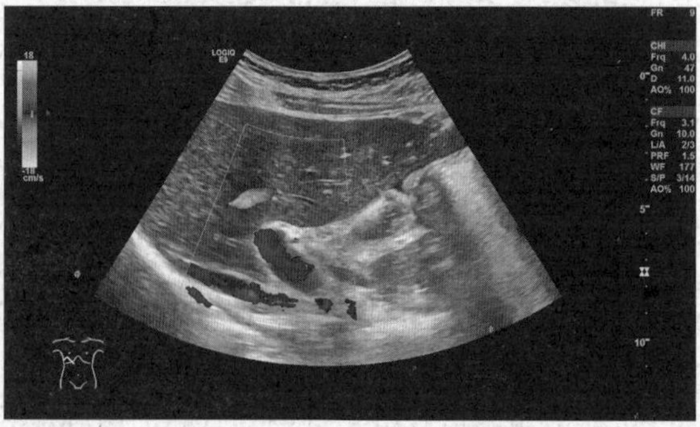

图 8-21 门静脉彩色多普勒

(三) 脉冲多普勒超声

1. 肝固有动脉

肝固有动脉脉冲多普勒呈搏动性血流频谱,存在明显的收缩期及舒张期。检查方法:

空腹 8～12 小时，取平卧位，于第一肝门扫查，选取肝固有动脉测其血流频谱，声束和血流束间夹角小于 60°，在彩色血流成像指示下进行脉冲多普勒成像，显示血流频谱、血流速度、阻力指数及搏动指数。肝固有动脉最大血流速度：82.2 cm/s±20.8 cm/s。

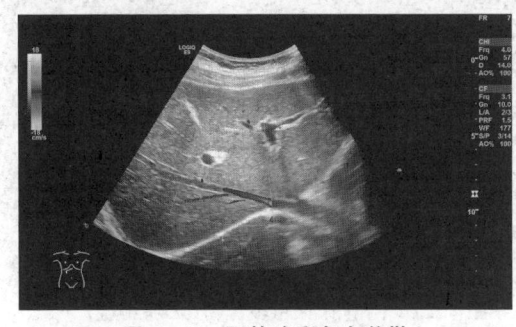

图 8-22　肝静脉彩色多普勒

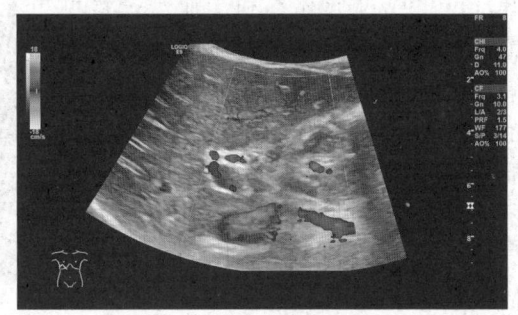

图 8-23　肝固有动脉彩色多普勒

注意在测量时，频谱量程应调至适当（通过调节"Scale"键），过高或过低都不利于血流速度测量。一般来说，应调节频谱最高峰位于整个量程的 2/3 处（图 8-24）。图 8-25 所示为血流速度量程过大，频谱最高峰过低，速度信息无法充分清楚显示。图 8-26 所示为血流速度量程过小，频谱最高峰与量程最高值相当，速度测量不准确。

临床意义在于：①肝固有动脉较肝总动脉更能准确反映进入肝脏血流量。②肝移植病人中，如出现吻合口狭窄，肝动脉远端血流速度可加快；如出现闭塞，则可测不出血流信号。③原发性肝癌、门静脉血栓或癌栓等阻塞性疾病，肝动脉可代偿性增粗，血流速度明显加快，血流量增加。

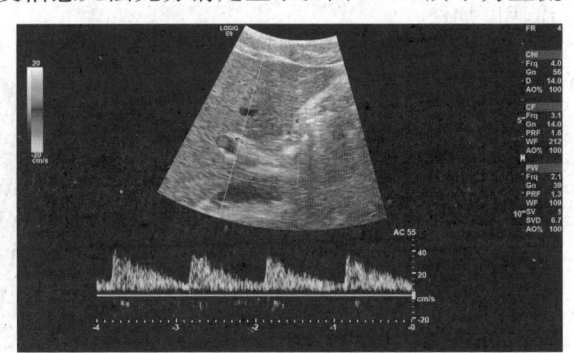

图 8-24　肝固有动脉脉冲多普勒（正确测量）

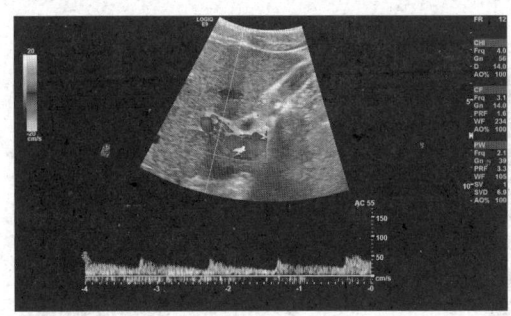

图 8-25　肝固有动脉脉冲多普勒（量程过大）

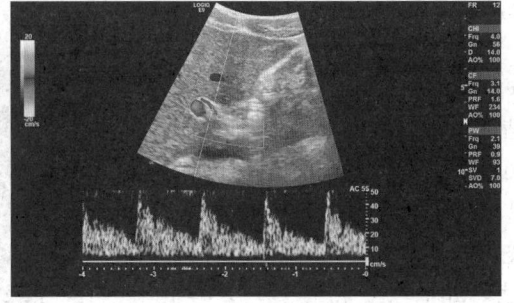

图 8-26　肝固有动脉脉冲多普勒（量程过小）

2. 门静脉

门静脉脉冲频谱多普勒呈持续性平稳血流频谱，可随心动周期和呼吸运动略有起伏（图 8-27）。正常门静脉主干平均流速波动于 15～25 cm/s 之间，受呼吸影响，吸气时增大，呼气时减小，在每一心动周期中亦具规律性变化。检查方法：空腹 8～12 小时，取平卧位，于右肋间第一肝门纵断面扫查,选取门静脉主干测其血流频谱,声束和血流束间夹角<60°,在彩色血流成像指示下脉冲多普勒进行成像,显示血流频谱、血流速度。同样的,注意在测量时,频谱量程应调至适当(通过调节"Scale"键),过高或过低都不利于血流速度测量,一般来说,应调节频谱最高峰位于整个量程的2/3处(图8-27)。图8-28所示为血流速度量程过大,频谱最高峰过低,速度信息无法充分清楚显示,图8-29所示为血流速度量程过小,频谱最高峰与量程最高值相当,速度测量不准确。临床意义在于:①门静脉高压时,门静脉流速降低,波动消失,频谱低平,可呈双向血流,显示有反流血流。

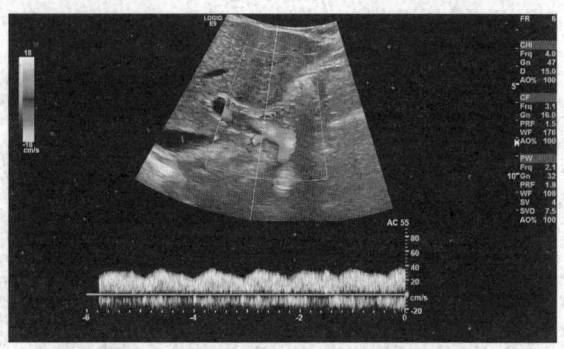

图8-27 门静脉脉冲多普勒(正确测量)

②肝癌患者如出现肝动脉-门静脉瘘,常在门静脉内显示彩色血流呈明亮色,或伴红蓝色彩镶嵌;脉冲多普勒于瘘口处测及高速搏动性血流。③门静脉内癌栓形成时,如完全堵塞血流,门静脉内取不到血流信号;部分阻塞可致狭窄段及狭窄远端血流速度加快。

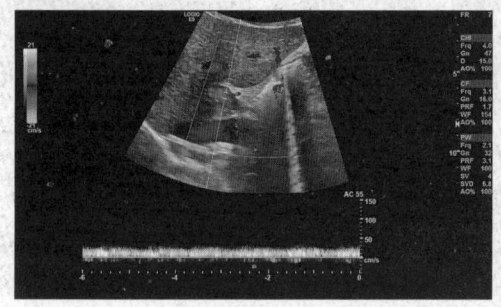

图8-28 门静脉脉冲多普勒(量程过大)

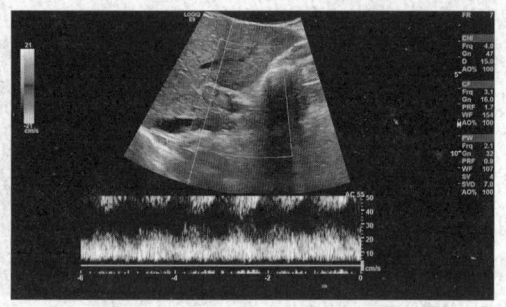

图8-29 门静脉脉冲多普勒(量程过小)

3. 肝静脉

正常肝静脉内血流呈搏动性,在脉冲多普勒上呈"W"形。曲线基本在零基线下方,示离肝性血流。曲线呈现2个负峰、1个切迹及1个正向小峰。第1负峰较宽,与右室收缩相关;第2峰较尖,与右室舒张有关;正向小峰与右房收缩有关。检查方法:空腹8~12小时,取平卧位,右肋下斜切于第二肝门处扫查,选取肝右静脉主干测其血流频谱,声束和血流束间夹角尽量减小,

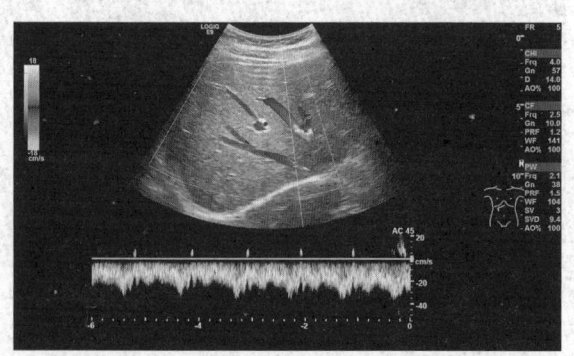

图8-30 肝静脉脉冲多普勒(正确测量)

在彩色血流成像指示下脉冲多普勒进行成像,显示血流频谱、血流速度(图8-30)。临床意义在于:①肝硬化患者,肝静脉变细,管壁不光滑,走形迂曲。②当出现右心衰竭时,肝静脉

三支管径一致性增宽,可达1.2 cm以上,管腔内清晰,或见云雾状细小点状强回声。深呼吸时呼吸动度减低。③布-加综合征肝静脉常表现为三支肝静脉不一致的增宽,可显示单支或多支狭窄及肝内侧支血管形成。

二、正常肝超声测值

正常肝测值与个体差异、高矮胖瘦有关,影响因素较多。肝形态不规则,同一部位声束稍倾斜测值即有不同;吸气时肝左叶上下径较大,厚径略小,呼气时则相反;进餐后胃腔胀大向上推挤肝,门静脉系统回流增加,管径增粗。故同一肝不同状态下的测值可有差异。

(一) 肝右叶最大斜径

1. 测量标准断面:肝右静脉和肝中静脉汇入下腔静脉的右肋缘下肝斜断面。
2. 测量位置:测量点分别置于肝右叶前、后缘之肝包膜处,测量其最大垂直距离(图8-31)。
3. 正常参考值:正常成年人10～14 cm。

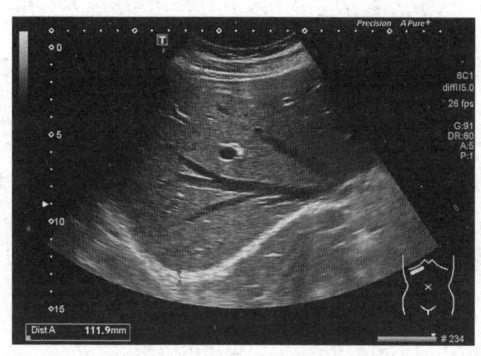

图8-31 肝右叶最大斜径

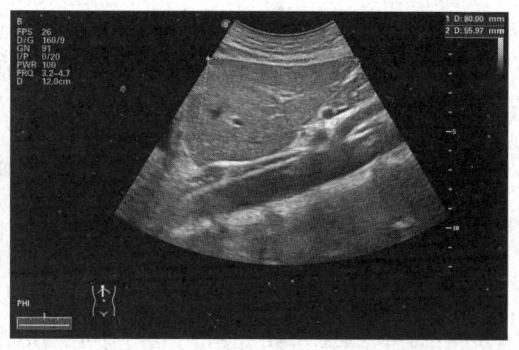

图8-32 肝左叶厚径及上下径测量

(二) 肝左叶厚径和上下径

1. 测量标准断面:通过腹主动脉的肝左叶矢状纵断面。向上尽可能显示膈肌。
2. 测量位置:左叶厚径测量点分别置于肝左叶前后缘最宽处的肝包膜处(包括尾状叶),测量其最大前后距离,左叶上下径测量点分别置于肝左叶的上下缘包膜处与人体中线平行(图8-32)。
3. 正常参考值:肝左叶厚径≤6 cm,肝左叶上下径≤9 cm。

(三) 肝右叶前后径

1. 测量标准断面:第五或第六肋间肝右叶的最大断面。
2. 测量位置:测量点分别置于肝右叶前、后缘之肝包膜处,测量其最大垂直距离(图8-33)。
3. 正常参考值:正常成年人8～10 cm。

(四) 门静脉及胆总管宽度

1. 测量标准断面:右肋缘下第一肝门纵断面。胆总管要求尽量显示其全长至胰头后方,胆总管全长6～8 cm。

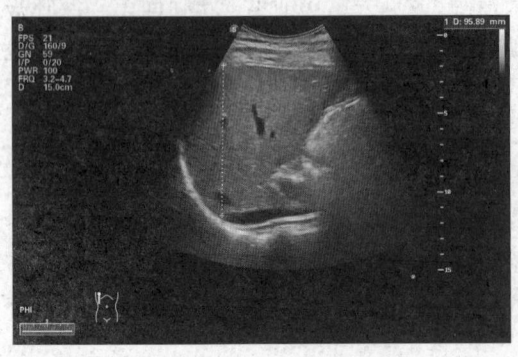
图 8-33 肝右叶前后径测量

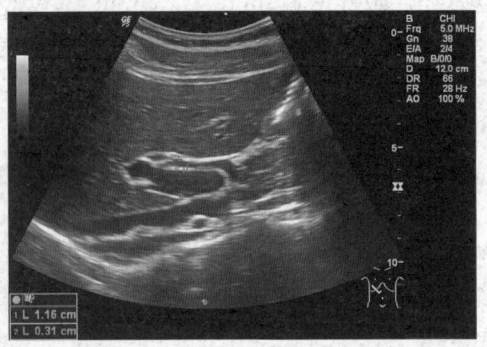
图 8-34 右肋缘下第一肝门纵断面,门静脉及胆总管测量

2. 测量位置:门静脉测量要求在距第一肝门 1~2 cm 处测量其管径(内径),胆总管管径(内径)测量应在最宽处(图 8-34)。

3. 正常参考值:门静脉主干宽度(内径)<1.4 cm,平均流速为 15~25 cm/s。胆总管宽度(内径)0.4~0.6 cm。

第四节 肝超声扫查要点

1. 根据患者不同,随时调节图像的增益、聚焦点、时间增益补偿及彩色多普勒检查的量程。

2. 扫查肝时,尽量避免肋骨以及肺底气体的影响,使声束能顺利进入肝内,从而得到最佳图像;并尽可能多体位、多断面全面扫查,减少盲区。如肝右叶近膈顶部,左外叶及靠近右肾的肝右后叶下段,都是超声扫查时易遗漏的部位。

3. 在肋间斜向扫查肝时,应让患者做较缓慢的深呼吸运动,以便观察绝大部分肝,减少盲区。特别是肝上缘近横膈区,深呼气后观察到的肝范围要比深吸气时广泛,常常可以发现近膈肌区的较小病变。

4. 肝超声扫查时,探头应置于检查区连续滑动进行扫查,应避免做点状跳跃检查,造成图像不连续,容易造成漏诊。另外对每一检查断面进行观察时,应将探头做最大范围的扇形扫查,以便连续、广泛地对肝内结构和病灶进行观察。

5. 当发现肝内有病灶时,应从纵、横、斜各个断面进行观察,并在病灶显示最清晰时存贮纵、横或斜断面图。

6. 检查肝的同时要观察肝与毗邻脏器、周围组织的关系。

第五节 肝常见疾病超声表现

一、肝弥漫性病变

肝弥漫性病变主要包括脂肪肝、肝硬化、肝血吸虫病、淤血性肝病。

(一) 脂肪肝（Fatty liver）

1. 临床与病理

脂肪肝是因为肝细胞内脂肪过度聚集引起，按脂肪浸润程度分为轻度（脂肪含量超过肝重量的5%～10%）、中度（脂肪含量超过肝重量的10%～25%）、重度（脂肪含量超过肝重量的25%）。脂肪肝在临床上非常常见，轻者无明显临床症状，重者可有食欲不振、疲倦乏力、右上腹不适、肝功能异常（转氨酶、胆固醇、甘油三脂升高）等。脂肪肝一般属于可逆性疾病，早期发现经合理治疗可恢复正常。

2. 超声表现

（1）灰阶超声上表现为肝回声弥漫性增高、细密，呈"明亮肝"（图8-35）。较重时可有肝后方回声衰减，肝体积饱满、增大，肝内血管走行不清晰。

有时表现为肝内脂肪局部堆积，局限于一叶或数叶，呈不均匀分布，可呈相对高回声。也可以呈相对低回声，称为局灶性脂肪缺失，常位于门脉右支和分叉前方及胆囊床旁，边界清晰，形态圆形、椭圆形或不规则（图8-36）。

（2）彩色多普勒超声显示肝内门静脉、肝静脉等血管血流较正常时减弱。脂肪肝严重时管腔显示不清。

3. 鉴别诊断

弥漫性脂肪肝较易诊断。局灶性脂肪肝需要与肝其他占位性病变鉴别。局灶性脂肪肝一般无明显占位效应，常位于门脉右支和分叉前方及胆囊床旁，进一步超声造影可明确，表现为动脉期、门脉期及延迟期均呈等增强，与周围肝组织无明显分界。

4. 临床意义

弥漫性脂肪肝在超声上诊断准确性较高。非均匀性脂肪肝，特别是局灶性脂肪缺失，仅凭二维超声有时难以鉴别，超声造影动脉期、门脉期及延迟期均呈等增强可予以明确。脂肪肝较重时，肝后段回声衰减明显，后段肝组织常显示不清，此时应变换探头频率、体位、多切面扫查，必要时结合其他影像学检查，避免漏诊。

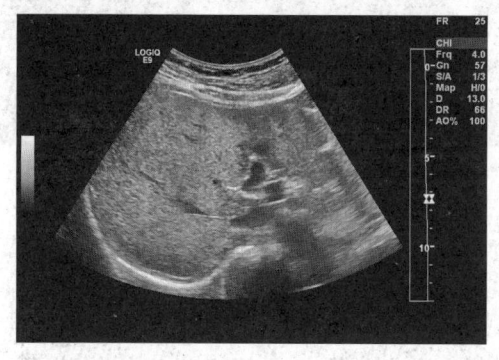

图8-35 脂肪肝
显示肝回声弥漫性增高、细密，肝内血管走行不清晰，后方回声衰减

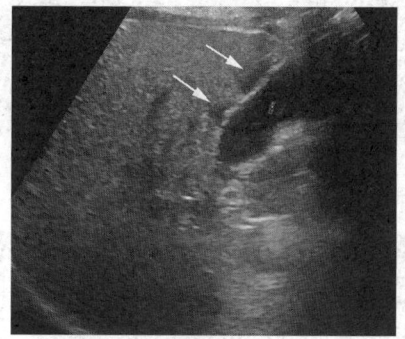

图8-36 肝局灶性脂肪缺失
显示胆囊旁见低回声区，边界尚清晰，内回声分布均匀（箭头所示），周围肝实质回声弥漫性增高

(二) 肝硬化（Liver cirrhosis）

1. 临床与病理

肝硬化的常见病因为慢性肝炎、长期饮酒及血吸虫病。组织病理上有广泛的肝细胞坏

死、肝细胞结节性再生、结缔组织增生、纤维隔形成,肝小叶结构破坏及假小叶形成,肝逐渐变形、变硬而发展为肝硬化。本病早期肝功能代偿可无明显症状,晚期功能失代偿可表现为肝功能损害和门脉高压,常有消化道出血、脾功能亢进、腹水、肝性脑病等并发症。肝硬化也是肝细胞癌的重要危险因素之一。

2. 超声表现

肝硬化早期灰阶超声可表现为肝回声增粗,肝形态、大小可无明显变化,或有肝轻度肿大。

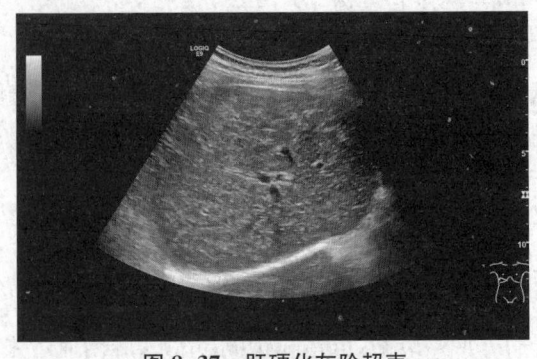

图 8-37 肝硬化灰阶超声
肝回声增粗、不均匀

晚期典型失代偿性肝硬化表现为肝回声增高、增粗、不均匀,遍布全肝(图 8-37)。肝左右叶体积比例失常(右叶缩小,左叶增大),肝表面不平滑,肝缘变钝、不规则、呈结节状或锯齿状。肝内肝静脉偏细,肝动脉可增宽,门静脉增宽(内径>1.4 cm)(图 8-38)。另外可有门静脉血栓、胆囊壁可粗糙增厚(图 8-39)、腹水(图 8-40)、脾肿大、脾静脉增宽(内径>0.8 cm)(图 8-41)、脐静脉开放、腹壁静脉曲张、食管胃底静脉曲张等并发症。中后期可形成肝硬化结节,表现为低、等、高回声,类圆形,形态规则,边界欠清,大小在 0.3~1.5 cm 之间,彩色多普勒超声显示病灶内部血流信号不明显,要注意与小肝癌相鉴别。彩色多普勒超声同时可显示肝实质血流分布减少,门静脉增宽,脉冲多普勒超声可见血流速度减低,甚至反向离肝血流。

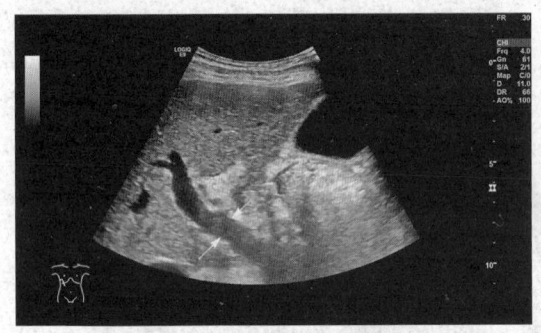

图 8-38 肝硬化灰阶超声
肝门脉主干内径增宽,达 1.5 cm(箭头所示)

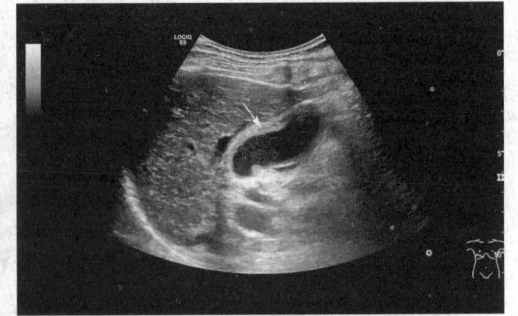

图 8-39 肝硬化
胆囊壁毛糙增厚(箭头所示)

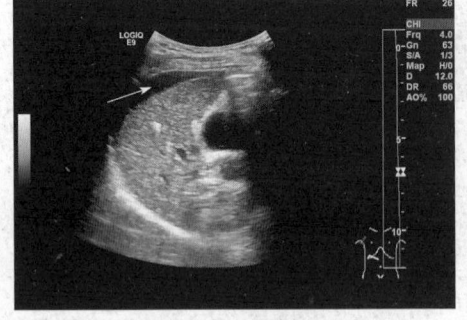

图 8-40 肝硬化
肝前间隙腹腔积液(箭头所示)

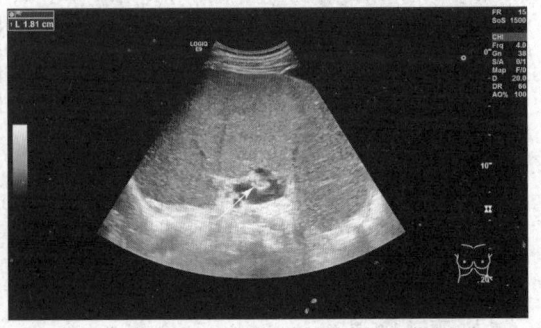

图 8-41 肝硬化
门脉高压致脾肿大,胰腺处脾门静脉增宽,达 1.6 cm(箭头所示)

3. 鉴别诊断

(1) 主要与血吸虫性肝纤维化鉴别,血吸虫性肝纤维化灰阶超声上有特征性"地图肝"、网格状改变,仔细询问有血吸虫病史,肝功能多正常。

(2) 肝硬化结节主要与小肝癌结节鉴别,普通超声上常难以鉴别,需进一步行超声造影检查,甲胎蛋白等血清学指标可帮助诊断。表现不典型时,需增强 CT 或 MRI 检查,必要时肝穿刺确诊。

(3) 弥漫性肝癌:肝体积增大明显、回声不均,门静脉内常可见癌栓形成。

4. 临床意义

中晚期肝硬化具有典型的超声表现时,诊断不难。早期肝回声改变不明显时,需结合血清学肝纤维化标记物指标进行诊断。彩色多普勒超声可检测门静脉高压形成与否及程度如何,并可用于判断侧支循环形成及治疗后疗效。

(三) 肝血吸虫病(Hepatic schistosomiasis)

1. 临床与病理

主要由于日本血吸虫虫卵感染引起。患者多有疫水接触史。急性期可有发热、头痛、腹泻、排脓血便、肝脾肿大等,严重者出现毒血症。慢性期无明显临床症状或仅有腹泻伴里急后重、肝脾肿大等。肝血吸虫病以门静脉周围纤维化为主,可发展为门脉高压、腹水等肝硬化表现。

2. 超声表现

(1) 灰阶超声:急性期主要表现为肝脾肿大,肝左叶增大为主,肝实质呈密集中小点状回声。慢性期表现肝内回声增粗呈密集中等或较大高回声斑,呈网格样或高回声纤维条索样将肝实质分隔成大小不同区域,类似地图,故称"地图肝"(图 8-42)。其他同时可有肝硬化表现:肝脾肿大,肝左右叶比例失调,肝表面高低不平呈结节状,门脉管壁增厚回声增高,肝静脉管径变细甚至消失,胆囊壁毛糙增厚。

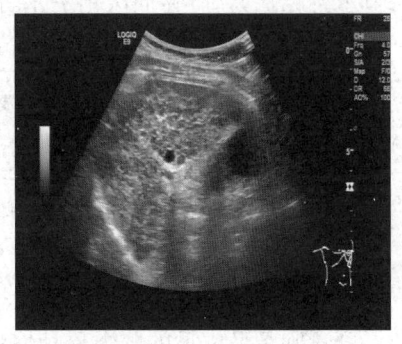

图 8-42 肝血吸虫病
"地图肝"显示肝回声增粗呈网格样

(2) 彩色多普勒超声:门脉血流速降低,血流反向,侧支循环开放等。

3. 鉴别诊断

(1) 要与慢性肝炎后肝硬化鉴别,后者往往有明确慢性肝炎病史及肝功能损伤。

(2) 肝血吸虫病中的低回声假性占位需要与肝癌鉴别,前者占位效应不明显、彩色多普勒显示血流分布与周边无明显差异;后者往往占位感明显,有晕环、镶嵌征等特征,彩色多普勒超声可测及高阻力型动脉血流。进一步超声造影可增加诊断准确性。

4. 临床意义

肝血吸虫病慢性期在普通超声具有较典型"地图肝"表现,结合疫水接触史及实验室检查,诊断符合率较高。

(四) 淤血性肝病(Congestive liver)

1. 临床与病理

淤血性肝病是右心衰竭和缩窄性心包炎最常见并发症。主要由于静脉回流受阻,下腔静脉、肝静脉等压力升高,肝小叶内中央静脉和肝血窦被动性充血,继而出现周围肝细胞缺血缺氧、坏死和结缔组织增生等病理改变。临床症状和体征主要有肝急性充血肿大,肝包膜被拉紧出现右上腹疼痛。可有血清转氨酶升高、白蛋白降低而球蛋白升高、黄疸、腹水等。

2. 超声表现

(1) 灰阶超声主要表现为早期肝体积增大,肝实质回声密集、增高,病程长者可回声增粗。晚期呈肝硬化表现。最典型表现是下腔静脉扩张(前后径多>1.8 cm)、三支肝静脉增宽(多超过 1.0~1.2 cm),血管波动现象减弱或消失,腔内血流缓慢可见云雾状回声。同时可出现肾静脉和下肢静脉扩张,门脉内径可在正常范围。

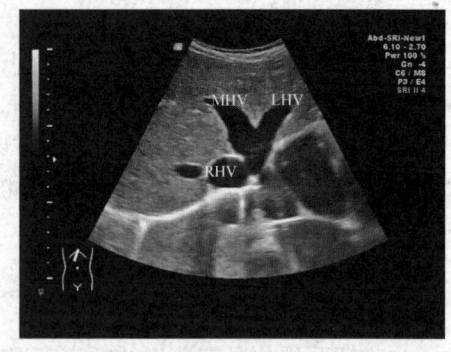

图 8-43 淤血性肝病
显示肝内三支肝静脉扩张;LHV:肝左静脉,MHV:肝中静脉,RHV:肝左静脉

(2) 彩色多普勒超声见下腔静脉、肝静脉血流颜色变暗。脉冲多普勒显示其流速降低,波形平坦。

3. 鉴别诊断

淤血性肝病主要要与其他会引起肝脏体积改变的疾病相鉴别。早期体积肿大时需与急性肝炎等疾病鉴别,晚期体积缩小时需与肝炎后肝硬化鉴别。

4. 临床意义

普通超声见下腔静脉、肝静脉增宽,结合有相应心脏疾病,诊断即可确立。

二、肝囊性病变

肝囊性病变常见的有肝囊肿、肝包虫病。

(一) 肝囊肿(Liver cyst)

1. 临床与病理

肝囊肿是最常见的肝内局灶性病变。肝囊肿一般生长缓慢,较小时可无任何临床症状,当囊肿增大到一定程度压迫周围组织或器官时可产生症状。当并发感染时,可出现畏寒、发热、右上腹不适和隐痛等症状。

2. 超声表现

(1) 灰阶超声:单纯性肝囊肿表现为肝内无回声区,形态圆形或椭圆形,边界清晰,边缘光滑,内透声好,囊肿两侧壁因回声反射和折射可有"回声失落"征象,囊肿后方回声增强(图 8-44)。以下情况可造成囊肿表现不典型:当肝囊肿较小时,由于部分容积效应可表现为低或弱回声区;当肝囊肿伴有出血、感染时,囊内透声差,囊内可见不均质点状、团状或絮状回声。

(2) 彩色多普勒超声:囊肿内无血流信号显示(图 8-45),较大的囊肿或囊壁较厚时可在囊壁上显示少量点、条状血流信号,脉冲多普勒超声检测多为静脉血流或低阻力型动脉血流信号。

3. 鉴别诊断

(1) 肝囊肿合并出血、感染时,需与肝脓肿相鉴别,后者常有发热、肝区疼痛、压痛等临床症状,灰阶超声上呈蜂窝状囊实混合性回声,彩色多普勒在病灶周边及内部可见血流信号。

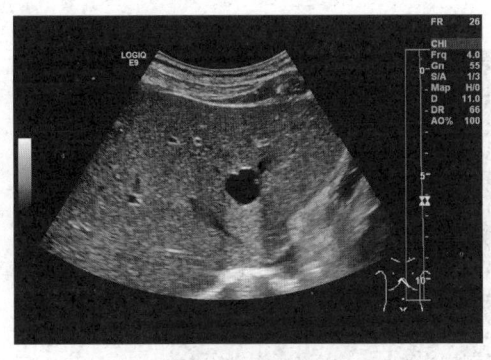
图 8-44 肝囊肿灰阶超声

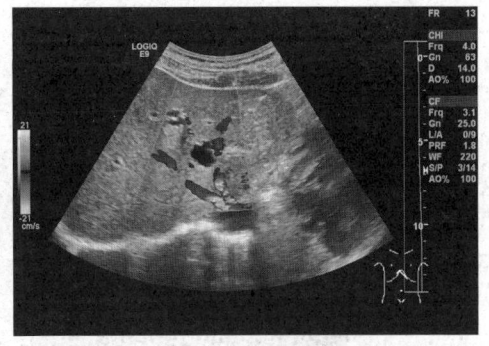
图 8-45 肝囊肿彩色多普勒超声

(2) 较小肝囊肿可表现为弱回声，需与肝内其他实性占位鉴别，后者一般无后方回声增强现象，超声造影检查可明确诊断。

4. 临床意义

超声是肝囊肿的首选检查方法，诊断准确率较高。当肝囊肿内部出血、表现为低回声或混合性回声时，普遍难以与实性占位或肝脓肿相鉴别，可进一步超声造影明确诊断。肝囊肿超声造影动脉期、门脉期及延迟期均呈无增强，而肝脓肿及实性占位内部有造影剂进入。

（二）肝包虫病（Hepatic echinococciasis）

1. 临床与病理

肝包虫病是常见于我国新疆、青海、西藏、内蒙、甘肃等畜牧地区的人畜共患地方性及流行性寄生虫病。在人畜间形成感染的有两种类型，一种是由细粒棘球绦虫的虫卵感染所致的单房型棘球蚴病，简称棘球蚴病或包虫囊肿，通称包虫病；另一种是由多房型棘球绦虫或多房泡球绦虫的虫卵感染引起的多房型棘球蚴病，简称泡球蚴病，通称泡型包虫病。两种包虫病在形态学、流行病学、病理、病程、预后以及临床处理方法截然不同。泡型包虫病呈浸润性生长，往往无法根治，预后不佳。

临床上常见于 20～40 岁患者，常有多年病史，早期可无明显症状，后因上腹部不适、腹胀等症状就诊。主要并发症有继发感染和囊肿破裂。囊肿破裂入腹腔可致严重的过敏性休克，破入胆管可致胆道梗阻，破入肝静脉可致肺动脉栓塞。

2. 超声表现

肝包虫囊肿主要包括单发囊肿型、多发囊肿型及其他类型。

(1) 灰阶超声：①单发囊肿型：表现为肝内见一个圆形或类圆形无回声区，边界清晰，囊壁光滑完整，呈双层，囊壁之间为极窄的（通常＜0.1 cm）宽窄均匀的无回声间隙呈"双壁征"。后方回声增强。典型病例囊内见点状强回声（囊沙）沉积于囊底，移动后漂浮呈"落雪征"。囊液中可见不规则迂曲带状强回声，变动体位或加压扫查时，可见该带状回声漂浮变形，呈"水中百合花征"。②多发囊肿型：表现为肝内见多个相连或分离的无回声区，各个囊肿可大小、回声、结构不一。可表现为一大囊内多个小囊，呈蜂窝状、葡萄串状或车轮状，呈现肝包虫囊肿特有的"囊中囊"征象（图 8-46）。③其他类型：主要由于包虫退化、损伤、感染等导致，包括囊肿内壁破裂分离型、囊壁钙化型、囊肿实变型及感染坏死型等。

(2) 彩色多普勒超声：肝包虫囊肿内无血流信号，囊壁较厚或并发感染时可见少量血流（图 8-47）。

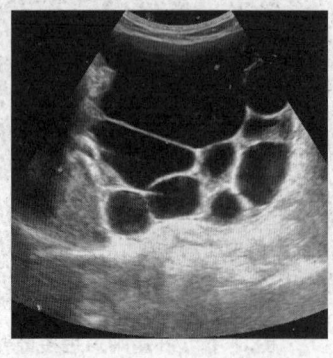 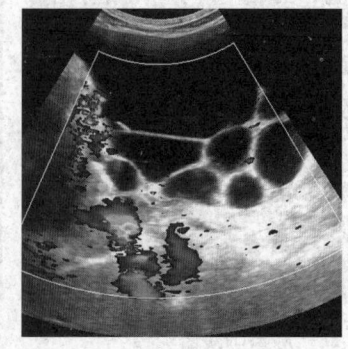

图 8-46　肝包虫病灰阶超声　　图 8-47　肝包虫病彩色多普勒超声

3. 鉴别诊断

肝囊肿：肝囊肿囊壁薄而光滑，无肝包虫囊肿特征性"双壁征""囊中囊"等征象。

（1）肝脓肿：常有上腹痛、高热等临床症状，灰阶超声上常有较厚囊壁，彩色多普勒囊壁可见血流信号，超声造影呈蜂窝状增强，与肝包虫病区别明显。

（2）肝实性肿瘤：肝包虫囊肿实变时易误诊为肝肿瘤，此时需要借助超声造影，肝包虫病表现为肿块动脉期、门脉期及延迟期均呈无增强，可帮助明确诊断。

4. 临床意义

超声是肝包虫病的首选检查方法，如果灰阶超声表现典型、结合疫区生活史，诊断不难，但包虫病灰阶超声上也常表现为实性及混合性肿块，仅凭灰阶超声难以与肝内实性占位鉴别，此时需要借助超声造影等对比增强检查手段，肝包虫病在超声造影上表现为肿块三期均呈无增强，可明确诊断。

三、原发性肝癌

（一）临床与病理

原发性肝癌（Primary liver cancer）是肝内最常见恶性肿瘤，按组织学类型分为肝细胞肝癌（Hepatocellular carcinoma，HCC）、胆管细胞癌（Intrahepatic cholangiocarcinoma，ICC）和混合细胞性肝癌。其中肝细胞肝癌占 90% 以上。

HCC 目前认为主要与慢性肝炎、肝硬化及黄曲霉素等化学致癌物和环境因素有关。按形态分为：

1. 结节型：结节直径 <5.0 cm。当肿瘤直径 <3.0 cm，或仅有两个病灶、直径之和 <3.0 cm 时，为小肝癌。

2. 块状型：直径 >5.0 cm 的肝细胞癌，为单个肿瘤或多个肿瘤融合而成，其中直径 >10.0 cm 的块状型肝癌也称巨块型。常通过门脉系统向周边侵犯，中央常见坏死区。

3. 弥漫型：癌结节弥漫性分布于全肝，预后较差。镜下癌细胞排列成巢状或索状，细胞呈多角形或圆形。癌细胞间有丰富的血窦而少间质成分。早期多无明显症状，出现症状时常已处于中晚期，多表现为肝区疼痛，腹胀、乏力、食欲减退等，其他可有恶心、呕吐、发热、贫血、黄疸、腹水、下肢肿胀、皮下出血、恶病质等。

ICC 起源于Ⅱ级以上肝内胆管到赫令氏管的胆管上皮，也称为周围型胆管癌

(Peripheral cholangiocarcinoma)，占原发性肝癌的 5%～30%，发病率仅次于肝细胞肝癌。近年发病率有持续上升趋势。ICC 早期无症状，随着病程发展较 HCC 更易出现局部胆道梗阻症状如黄疸等。患者一般无慢性肝病病史，但肝硬化或慢性病毒性肝病也是该病高危因素。传统上认为与长期胆道感染和炎症有关。

（二）超声表现

1. HCC 超声表现

肝细胞癌大多伴有慢性肝病或肝硬化背景，可表现有肝形态失常、肝萎缩、肝实质回声增粗、门脉高压等征象。

HCC 根据其大体形态不一，超声表现也有所不同：

(1) 结节型：肝内实性结节，直径多小于 5.0 cm，可单发或多发，或有结节融合征象。结节一般形态规则，圆形或椭圆形，边界清楚，周边常可见声晕。内部回声多样，可为低回声、等回声、高回声、混合回声（图 8-48）。

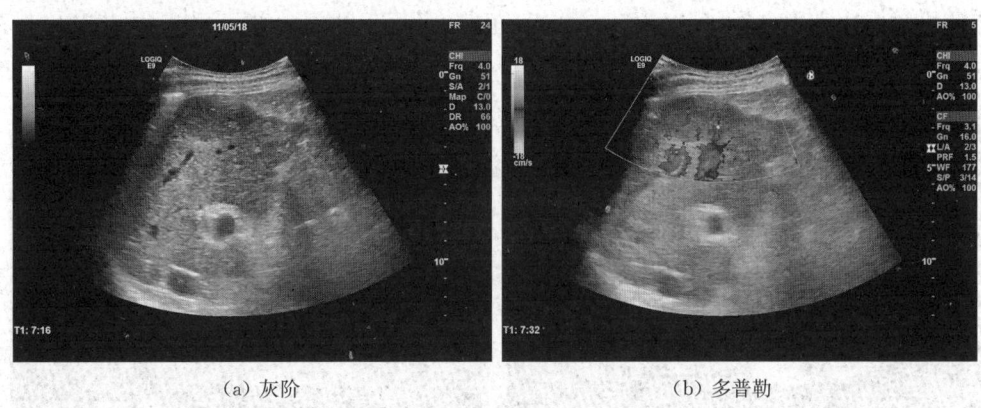

(a) 灰阶　　　　　　　　　　　　(b) 多普勒

图 8-48　HCC 灰阶超声及彩色多普勒超声

(2) 巨块型：直径多大于 5.0 cm，内部回声多不均质。以高回声或高低不等混合回声居多，部分中央有液化坏死。肿块多呈膨胀性生长，边界清楚但形态常不规则，部分呈分叶状改变，甚至蟹足样生长与周围组织分界不清。周边声晕可清楚也可不清楚，结节在浸润性生长过程中反复突破包膜可呈镶嵌样改变。在主瘤周围常可见子灶，直径多在 1.0～2.0 cm（图 8-49）。

(3) 弥漫型：肝进行性增大。病灶弥漫分布于整个肝，回声粗杂不均，部分可见细小癌结节，直径数毫米至数厘米之间。呈无边界浸润性生长，多无明显占位感。部分病灶呈斑片状，与周围硬化肝难以区分。此型常合并门静脉癌栓，是鉴别诊断的重要依据。

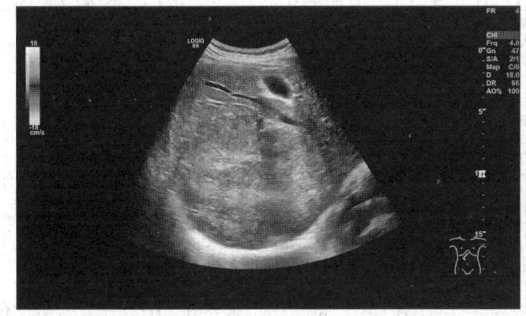 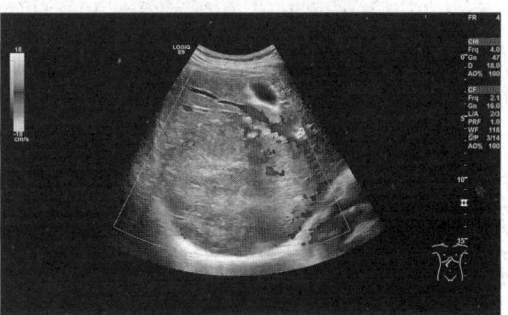

(a) 灰阶　　　　　　　　　　　　(b) 多普勒

图 8-49　巨块型 HCC 灰阶超声及彩色多普勒超声

HCC 有明显的血管侵袭趋势,其中门静脉系统最常受累,成为肝内 HCC 播散的主要途径。较大肝癌可压迫肝内血管、胆管,引起远端胆管扩张。肿瘤可直接浸润周围邻近脏器如胆囊、右肾、肠道、胃、胰腺、腹壁等,此时肿块与上述组织结构不清,并可见肝包膜、脏器浆膜层或被膜层的回声中断。

彩色多普勒超声:多能在癌结节内部或周边见点状、条状、或分支状血流信号。脉冲多普勒超声可测及动脉血流,阻力指数>0.6。

2. ICC 超声表现

ICC 大小不等,单发多见,回声不一,低、等或高回声为主均可,内部回声多欠均匀,可合并有病灶内胆管结石。病灶形态欠规则或不规则。边界多不清晰,无包膜,周边无声晕。病灶周边多有胆管扩张,随着病程发展较 HCC 更易出现局部胆道梗阻症状。ICC 早期即出现肝门及腹膜后淋巴结转移,肿瘤周边肝实质大部分回声正常,但亦可出现肝硬化的改变。肝内胆管细胞性肝癌是少血管型肿瘤,故肝内胆管细胞性肝癌典型者病灶内血流信号稀疏,血流信号以周边为主,或可见瘤内动脉增粗、扭曲,穿行于肿瘤内部,动脉阻力指数常较高,多高于 0.6(图 8-50)。

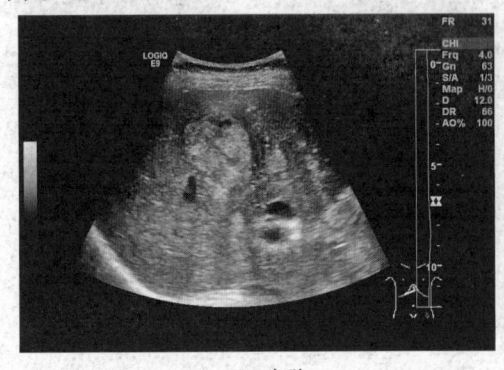

(a) 灰阶   (b) 多普勒

图 8-50 ICC 灰阶超声及彩色多普勒超声

(三)鉴别诊断

1. HCC 与 ICC 鉴别诊断:二者在超声表现上有重叠,缺乏特异性,特别是 ICC 发病率较低,容易误诊为 HCC。临床上遇到拟诊断为肝恶性肿瘤的病人,在排除了转移性肝癌以后,可根据有无肝炎、肝硬化病史,有无癌栓、淋巴结肿大、血清甲胎蛋白值以及超声造影加以鉴别,必要时可行穿刺活检确诊。

2. 肝血管瘤:肝血管瘤灰阶超声上呈筛网状改变,病变周围多见薄的高回声环绕,肿瘤藉高回声环与周围肝组织区分,呈"浮雕样"。该征象特异性极高,是鉴别诊断的重要依据。彩色多普勒超声通常无明显血流信号。

3. 转移性肝癌:通常有明确原发肿瘤病史,肿块常为多发,形态规则,呈圆形或类圆形,有典型"葡萄串""牛眼征"等特征,转移性肝癌的灰阶超声及彩色多普勒超声表现有时与原发肿瘤相似。主要通过原发肿瘤病史,无肝炎病史,无肝炎、肝硬化背景,肿瘤多发以及转移性肝癌特征性的"牛眼征"等与原发性肝癌相鉴别。

4. 肝脓肿:有典型发热、腹痛、外周血白细胞升高等临床表现。灰阶超声上蜂窝状混合回声结构,内部可见无回声液化坏死区,可表现为蜂窝状,内部可见分隔,分隔间可见液化坏死无回声区。穿刺引流出脓液可明确诊断。

(四) 临床意义

1. HCC 的诊断要点如下:①慢性病毒性肝炎或肝硬化背景;②肝内实性结节;③彩色多普勒超声内部血供较丰富;④血清甲胎蛋白(AFP)升高。具备以上特征,对于直径大于 2.0 cm 的 HCC 一般敏感性可达到 90% 以上,对直径<2.0 cm 的 HCC 敏感性也可达到 80% 以上。因此超声检查在肝癌的诊断与筛查中一直被列为一线的影像检查方法,具有不可替代的临床价值。

2. 肝内胆管细胞癌的诊断要点有:①肝内实性肿物;②形态不规则;③病灶内或周边合并胆管结石;④病灶周围胆管扩张或扩张的胆管内实性肿物;⑤肝门或腹膜后淋巴结肿大;⑥血清 CA199 阳性。

3. 肝内胆管细胞癌尽管与肝细胞肝癌同属原发性肝癌,但病理组成、生物学特性及预后不同,因此术前正确诊断对治疗方式的选择及预后评估十分重要,二者鉴别要点如表 8-1 所示。

表 8-1 肝细胞肝癌和胆管细胞癌鉴别要点

	肝细胞肝癌	肝内胆管细胞癌
背景	多合并慢性病毒性肝炎和肝硬化	多合并胆道疾病或相关病史,少数合并慢性病毒性肝炎和肝硬化
血清学	AFP 阳性多见	CA199 阳性多见
普通超声		
形态	多规则,有包膜	多不规则,无包膜
瘤内或瘤周胆管结石	少见	多见
周围胆管扩张	少见	多见
血管侵犯	门脉内癌栓多见	门脉浸润多见,多表现为狭窄或闭塞
肝门及腹膜后淋巴结转移	少见	多见
彩色多普勒超声		
血供	多丰富	多稀少
超声造影		
动脉期增强形态	均匀或不均匀高增强多见	周边不规则带状高增强多见
瘤内血管	约 66% 显示	约 24% 显示
门脉期	多等或稍低增强	多显著低增强

四、转移性肝癌(Liver metastasis)

(一) 临床与病理

肝是恶性肿瘤最常见的转移部位,而以消化道、乳腺、盆腔脏器及肺部肿瘤转移最为常见。转移性肝癌早期多无明显临床症状,多在术前检查发现,可仅有原发癌的症状而肝受累的症状并不明显。当肿瘤增大或多发转移灶时,此时患者可出现肝区胀痛、乏力、消瘦、食欲不振、腹水等类似原发性肝癌症状。转移性肝癌常无肝硬化背景，也很少合并门静脉癌栓。

（二）超声表现

1. 灰阶超声：表现为肝内单发、多发或全肝弥漫性分布的实性占位性病灶，以多发较常见。形态圆形及类圆形，边界清晰。肿瘤回声与其原发肿瘤回声类似，结节周围常出现低回声晕环，又称"牛眼征"，晕环宽一般不超过 0.3 cm（图 8-51）。较大肿瘤内部可伴有液化坏死，呈不均匀混合回声。病灶周围肝组织回声多正常。肝体积一般也正常，后期也可因病灶多发或病灶过大而增大。肿瘤多发时可呈弥漫浸润型，表现为肝内弥漫分布圆形或类圆形结节，肝体积常增大。肝内肿瘤较大时可压迫肝内血管、胆管，但很少发生门脉癌栓。

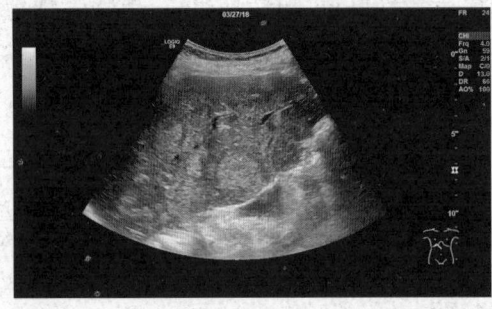 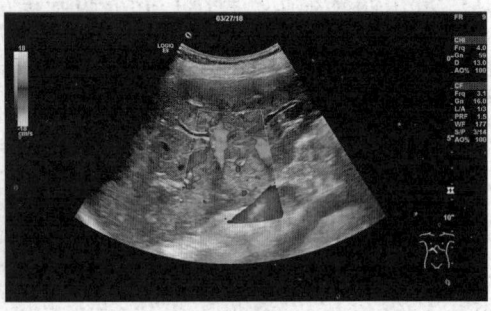

(a) 灰阶　　　　　　　　　　　　　　(b) 多普勒

图 8-51　转移性肝癌灰阶超声及彩色多普勒超声

(a) 灰阶超声显示肝右叶多发高回声结节，形态规则，类圆形，边界欠清晰，内部回声不均匀；
(b) 彩色多普勒超声显示结节内部见少量血流。

2. 彩色多普勒超声：转移性肝癌的彩色多普勒表现一般与原发癌类似，多数血供不丰富，内部或周边可见点状或线状血流信号。脉冲多普勒可检出动脉性血流信号，RI>0.6。但若黑色素瘤或肾癌肝转移等原发病灶血供较丰富者，肿瘤内也可见较丰富血供。

（三）鉴别诊断

1. 原发性肝癌：原发性肝癌一般有慢性肝炎肝硬化背景，病灶可为单发及多发，甲胎蛋白升高，可见门脉癌栓、腹水等并发症。超声造影时门静脉期及延迟期消退速度较转移性肝癌慢，一般无转移性肝癌"黑洞征"表现。但部分胆管细胞型肝癌与转移性肝癌区别困难。

2. 肝血管瘤：肝血管瘤通常体检发现，患者无症状、肝形态及大小无异常，无明显肿瘤病史，灰阶超声上病灶呈筛网状回声。超声造影呈典型的动脉期周边结节状高增强，增强范围向心性扩大，可资鉴别。

3. 肝脓肿：后者有典型发热、腹痛、外周血白细胞升高等临床表现。灰阶超声上呈低回声或囊实混合回声，囊壁较厚。超声造影表现为动脉期蜂窝状高增强可资鉴别。必要时穿刺引流出脓液可明确诊断。

4. 肝局灶性结节增生：肝局灶性结节增生灰阶超声也可表现为形态规则低回声，常为单发，结合患者有无肿瘤病史及超声造影表现可鉴别。

（四）临床意义

超声对于转移性肝癌的诊断、随访有较高的价值，主要通过原发肿瘤病史、无肝炎病史、无肝炎、肝硬化背景，肿瘤多发以及转移性肝癌特征性的"牛眼征"等诊断，转移性肝癌介入治疗后也可通过超声随访其变化。对于有明确原发病灶,结合典型超声特征,转移性肝癌诊断不难。对无明确原发灶、超声特征不典型者,普通超声确诊较难,此时应结合超声造影及增强CT或增强磁共振资料加以鉴别。

五、肝血管瘤

(一) 临床与病理

肝血管瘤(Liver hemangioma)是肝内最常见的良性肿瘤,以肝海绵状血管瘤最常见。可发生于肝任意部位,直径从数毫米到数十厘米。肝血管瘤一般生长缓慢,较小时可无任何临床症状。当肿瘤增大到一定程度时,少数可出现上腹部不适和隐痛等压迫症状。

(二) 超声表现

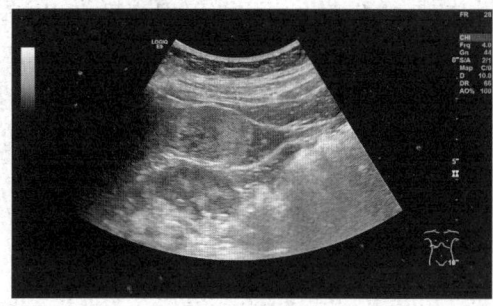

(a) 灰阶　　　　　　　　　　(b) 多普勒

图 8-52　肝血管瘤灰阶及彩色多普勒超声

1. 灰阶超声:常表现为肝内单发或多发高回声区,也可为低回声。低回声者周边常有高回声环状结构环绕,呈花瓣状或浮雕状(图8-52)。肿块形态多规则,肿瘤边界多清晰,内部回声多均匀、致密,呈筛孔状,有时可见到周围的小管道直接进入病灶内部,呈现"边缘裂隙征"。部分瘤体后方回声可轻度增强(图8-53)。位置表浅又较大的血管瘤在探头加压时瘤体形变(压瘪或凹陷),放松后则恢复原状。

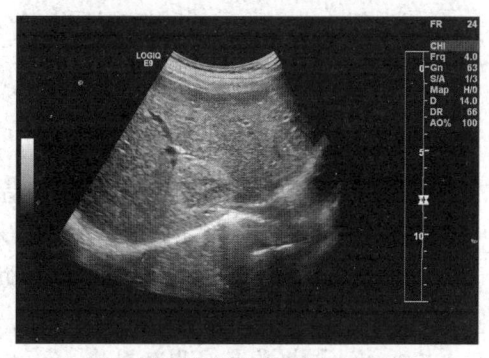

图 8-53　肝血管瘤后方回声增强

2. 彩色多普勒超声:肝血管瘤内部常无明显血流信号。图8-52中部分血管瘤内部及周边可见细线状或粗点状血流信号,随着血管瘤增大检测出血流信号几率增加。脉冲多普勒显示动脉性血流峰值流速一般低于40 cm/s,阻力指数多<0.6。

(三) 鉴别诊断

1. 原发性肝癌:通常有慢性肝炎肝硬化背景,血清甲胎蛋白升高,灰阶超声多为低回声,部分有晕环、结中结等特征,彩色多普勒超声血流较丰富,可检测出高阻动脉血流频谱。

2. 转移性肝癌:常有明确原发肿瘤病史及相应肿瘤标志物升高,病灶常多发,灰阶超声上病灶呈典型"牛眼征"等特征可鉴别。

3. 肝硬化结节：有明确病毒性肝炎病史或肝硬化背景。结节多呈等或高回声，无明显边界，直径多在1 cm左右。

4. 肝局灶性结节增生：多为等或低回声，有时与血管瘤难以鉴别。彩色多普勒超声病灶内部血供丰富，表现较为典型者内部可见线状或分支状血流，可见由中央向周边轮辐状星状分布的血流。

5. 不均匀脂肪肝：高回声血管瘤要与肝内局灶性脂肪沉积鉴别，低回声血管瘤要与肝局灶性脂肪缺失鉴别。不均匀脂肪肝常位于肝右叶胆囊旁，形态规则或不规则，无明显占位感及边界。

（四）临床意义

超声是诊断肝血管瘤的首选方式，诊断要点如下：①肝内实性结节，多为高回声。②部分病灶内部可见管道状或点状无-低回声区，呈"筛网状"分布。③病变周围可见高回声环，病变呈"浮雕样"改变。④彩色多普勒超声病灶内部见低阻动脉性血流或稀少血流。⑤超声造影动脉期呈周边结节状高增强，门脉期和延迟期增强范围向心性扩大，部分可全瘤增强。如符合以上几条，诊断敏感性及准确性可达到95%以上；如随访1年以上无变化，可以明确诊断。但要注意，当肝合并有肝硬化或脂肪肝时，病灶性质需仔细鉴别，必要时可行超声造影进一步明确诊断。

第六节 肝超声检查新技术

肝超声新技术主要包括肝超声造影、介入性超声及超声弹性成像。

一、肝超声造影（Contrast-enhanced ultrasound, CEUS）

（一）CEUS原理

CEUS显像原理是利用血液中的超声造影剂微泡在声场中的非线性效应和与血液的高声阻抗差使血液背向散射增强，以此来获得对比增强图像。微泡超声造影剂的粒径范围为$1\sim10~\mu m$，不能穿过血管进入组织间隙，因此超声造影是纯血池显像，反映的是病灶及组织的血流灌注特征。

（二）肝CEUS临床应用范围

1. 肝局灶性病变或血管、胆管内栓塞物的定性诊断：普通超声检查中发现的肝内占位，不能明确其囊实性或者良恶性；鉴别肝内血管及胆管内栓塞物性质。

2. 普通超声上疑似发现病灶但不能明确或其他影像学发现肝内病灶而普通超声上未能发现或显示不清，并可在CEUS引导下穿刺病灶。

3. 肝癌局部及全身治疗中作用：肝癌热消融前肿瘤大小、数目及位置确定，术中引导穿刺，术后即刻及随访中评估局部疗效；其他局部治疗（肝动脉化疗栓塞、高强度聚焦超声、局部放疗等）及全身治疗（全身化疗等）后疗效评价。

4. 肝创伤程度及活动性出血判断。

5. 肝移植手术前肝内血管通畅性及肝内病灶性质、移植术后肝内血管及胆管并发症等评估。

（三）肝常见局灶性病变 CEUS 表现

1. 原发性及转移性肝癌：增强模式大多是动脉期高增强，门脉期及延迟期消退至低增强。

2. 肝血管瘤：典型者呈动脉期周边结节状高增强，门脉期及延迟期向心性充填，至高增强或等增强。

3. 局灶性脂肪缺失：动脉期、门脉期及延迟期均呈等增强。

4. 肝囊肿及肝包虫囊肿：动脉期、门脉期及延迟期均呈无增强。

5. 肝内血管或胆管栓子：癌栓表现为动脉期呈高增强，门脉期及延迟期消退；血栓表现为动脉期、门脉期及延迟期均呈无增强。

（四）肝 CEUS 优缺点

1. 肝 CEUS 优势

CEUS 显著增强了超声图像的对比分辨力，提高了超声诊断的灵敏性和特异性。肝CEUS 在临床上应用最为广泛，对于肝局灶性病变定性诊断能力与增强 CT/MRI 类似。相对于增强 CT/MRI，CEUS 具有能实时动态观察病灶增强特点及廓清全过程，另外，CEUS 是纯血池显像，超声造影剂不会进入肿瘤细胞间质，不会掩盖肿瘤血管廓清过程，因此 CEUS 能更好观察肿瘤极短动脉期增强特点及廓清过程，从而更有利病灶诊断。而且超声造影相对于增强 CT/MRI，具有无辐射、不受患者身体内金属器件影响等优势。

2. 肝 CEUS 局限性

（1）对于受气体遮挡、患者呼吸配合不好等因素影响，对于在常规超声上显示困难的病灶，CEUS 往往也难以显示而漏诊。

（2）CEUS 分辨率相对有限，对于过小病灶（<0.5 cm）诊断困难。

（3）相对于 CT/MRI，肝 CEUS 只能观察一个病灶造影特征，无法同时观察多个病灶。因此对于多个病灶或病灶与周围组织器官毗邻关系的显示，不如 CT/MRI 清晰、全面。

（4）CEUS 穿透力有限，当患者体型肥胖、伴有弥漫性脂肪肝或病灶位置较深（>10 cm）时，CEUS 效果相对较差，此时可通过改变患者体位，尽量使探头与病灶位置接近。

（5）对于某些肝局灶性病变 CEUS 表现不典型而无法诊断时，需要其他影像学（增强 CT/MRI、PET-CT）或穿刺活检进一步检查。

（6）CEUS 具有较高的操作者依赖性，需要较长学习曲线及丰富临床经验。

（五）肝 CEUS 最新进展

随着超声造影剂的发展，不同类型靶向及纳米级造影剂在疾病中应用成为研究的热点。目前研究表明，其不但可用于炎症、肿瘤及血栓显像，也可用于靶向载药、抗肿瘤治疗、溶栓治疗、基因治疗等。因此，相信新型超声造影剂将在未来使超声造影在疾病诊断与治疗中发挥更重要作用。

二、超声弹性成像(Ultrasound eltrastography)

（一）超声弹性成像原理

超声弹性成像的原理是对组织施加外源或内源应力，分析组织产生形变、回复过程中的系列信息进行成像和分析，从而直接或间接反映组织内部弹性模量等力学属性。它是超声医学继超声造影以后的又一项具有重大意义的新技术,使医学超声从形态学、血流动力学、微循环灌注学进入到生物力学的领域。弹性成像通过对病灶及组织生物力学信息的分析,来进行疾病的诊断及预测。

(二) 超声弹性成像分类

弹性成像一般分为应变式和剪切波弹性成像。传统的应变式弹性成像采用探头加压法,探头给予靶器官一个压力,随之通过其产生的形变前后的变化并与周边的组织来比较出相对的硬度差,并将取样范围内靶目标与周边组织编码为灰阶或彩色。剪切波弹性成像其原理是向指定的感兴趣区发射一个低压脉冲波使局部产生微小的形变,该形变可导致横波(剪切波)的产生,对剪切波进行测量和量化。应变式弹性成像是分析组织受力后形变及位移等信息,进行应变成像;剪切波弹性成像是获得组织或器官局部受力后产生及横向剪切波后成像与量化的技术,不同的厂家所提供的反映硬度的量化单位不一样,一般有 m/s 及 kPa 两种,分别对应剪切波速度及杨氏模量。

(三) 肝超声弹性成像临床应用范围

1. 肝弥漫性病变:可用于对慢性肝炎、肝硬化硬度评估及辅助肝硬化分级、观察药物后治疗反应、肝移植后评估等。目前研究表明,瞬时弹性成像(是剪切波弹性成像的一种)诊断显著肝纤维化($F \geqslant 2$)及肝硬化($F=4$)效能较高,建议将瞬时弹性成像作为临床评估肝纤维化的常规方法,可使部分患者避免肝穿刺活组织检查。

2. 肝局灶性病变:一般情况下,恶性肿瘤硬度较正常组织及良性肿瘤大,所以弹性成像可用于辅助肝局灶性病变的良恶性诊断,但由于肝病灶位于腹腔内,位置较深,弹性成像的应用有一定的局限性,目前相关研究较少,其价值有待进一步探讨。

(四) 肝弹性成像临床价值

超声剪切波弹性成像具有操作简单、成像结果直观、无创、成本低、安全性高、可重复性较好等优势,在肝疾病的诊断、预后评估等方面具有较高的临床应用价值,目前国内外众多指南推荐为慢性乙肝、慢性丙肝患者肝纤维化程度评估的重要方法。但是弹性成像在肝局灶性病变方面应用受多种因素的影响,应用有一定局限性,价值有待进一步研究。

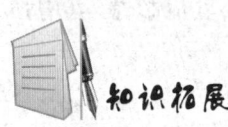
知识拓展

案 例 一

1. 简要病史:患者女性,49 岁,体检超声发现肝内占位 1 月余。
2. 重要实验室检查:无特殊异常。
3. 普通超声检查:灰阶超声检查在肝右叶见一个实性等回声区,大小 7.1 cm×5.7 cm,内部回声不均,周边可见环形高回声,如案例图 8-1(a)所示。彩色多普勒超声在病灶周边见少量血流信号,如案例图 8-1(b)所示。
4. 超声新技术:超声造影检查见病灶动脉期呈周边结节状高增强,如案例图 8-1(c)所示;门静脉期增强范围逐渐向心性扩大,如案例图 8-1(d)所示,仍为不均匀结节状高增强;延迟期继续向内不完全充填,如案例图 8-1(e)所示。

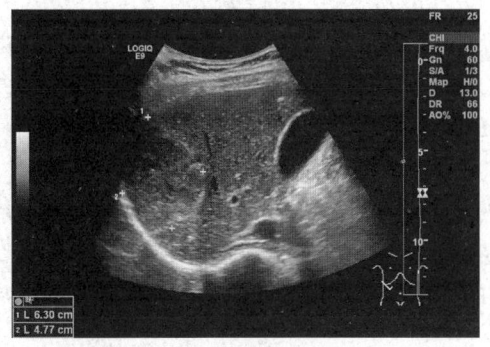
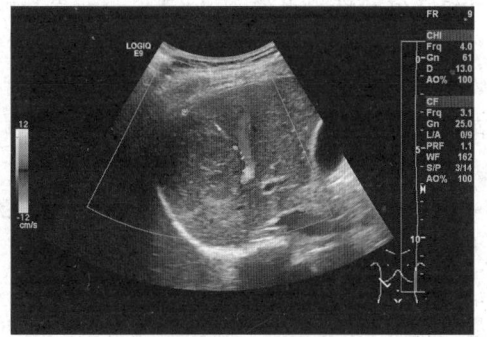

(a) 灰阶超声　　　　　　　　　　　　　(b) 彩色多普勒超声

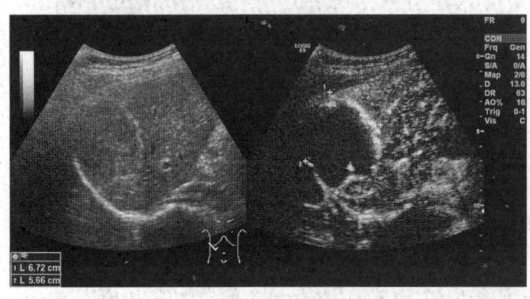
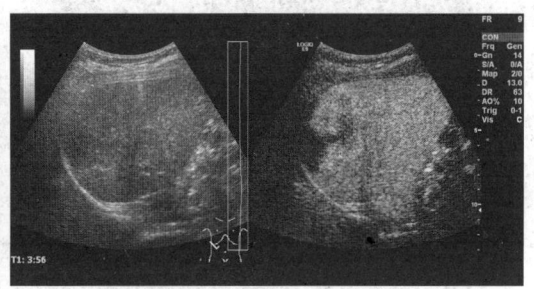

(c) 超声造影动脉期　　　　　　　　　　(d) 超声造影门静脉期

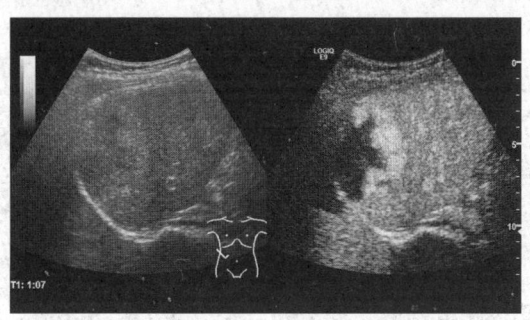

(e) 超声造影延迟期

案例图 8-1　肝血管瘤

5. 手术病理结果：肝海绵状血管瘤。

6. 诊断思路分析：该患者灰阶超声发现肝内实性等回声区，周边见环形高回声。超声造影表现为典型肝血管瘤增强模式，提示为肝血管瘤。术后病理证实为肝血管瘤。

案　例　二

1. 简要病史：患者女性，61岁。一周前体检超声发现肝内多发占位，来院进一步诊治。
2. 重要实验室检查：甲胎蛋白 AFP：1 210 ng/ml↑；乙肝表面抗原：1 504 ng/ml↑。
3. 普通超声检查：灰阶超声检查肝实质回声增粗，呈肝硬化表现，如案例图 8-2(a)所示。肝内见多发实性低回声占位，较大者(大小 3.4 cm×3.2 cm)位于肝左右叶交界处，边界欠清晰，形态类圆形，内回声不均匀。肿块压迫、挤压周围的肝静脉和胆囊。彩色多普勒超声在肿块周边测出环状血流信号,如案例图 8-2(b)所示。

4. 超声新技术:应变式弹性超声显示肿块质地较硬,如案例图 8-2(c)所示。超声造影动脉期,病灶表现为快速高增强,如案例图 8-2(d)所示;门静脉期消退呈等增强,如案例图 8-2(e)所示;延迟期呈不均匀低增强,如案例图 8-2(f)所示。

5. 手术病理结果:肝细胞肝癌。

6. 诊断思路分析:该患者灰阶超声表现为肝内低回声病灶,边界欠清,形态类圆形,内回声不均。彩色多普勒超声在病灶周边见明显的环状血流信号。超声造影检查时,病灶呈"快进快出"增强模式。乙肝后肝硬化,结合 AFP 升高,考虑肝细胞肝癌可能。手术后病理证实诊断。

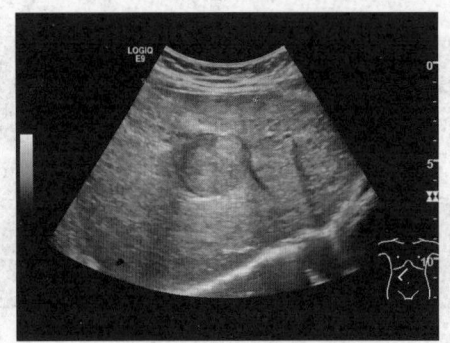

(a) 灰阶超声

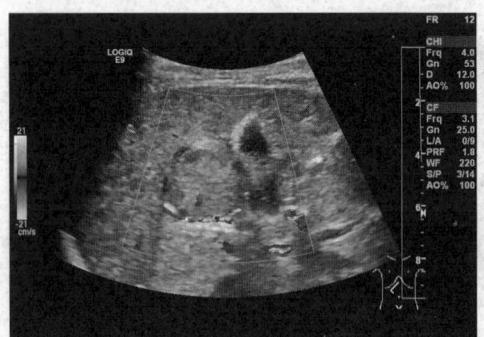

(b) 彩色多普勒超声

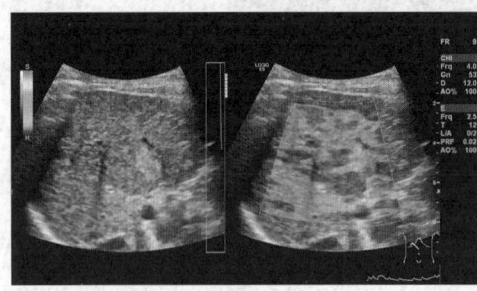

(c) 弹性超声

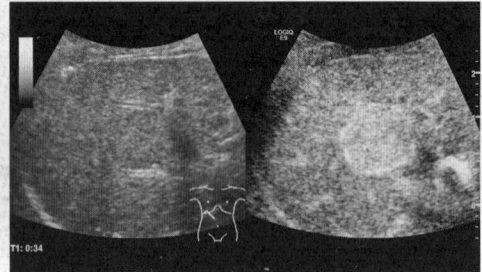

(d) 超声造影动脉期

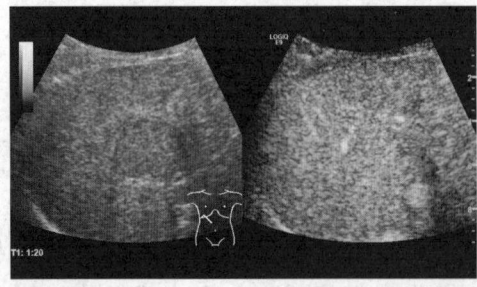

(e) 超声造影门静脉期

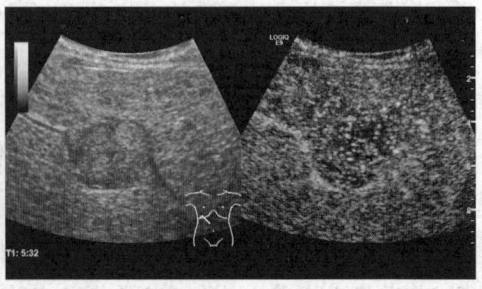

(f) 超声造影延迟期

案例图 8-2　肝细胞肝癌

案 例 三

1. 简要病史:患者男性,61岁。升结肠癌切除术后1个月,腹部超声检查发现肝内多发占位病变,为进一步明确诊断行超声造影检查。

2. 重要实验室检查:糖类抗原 CA199:139.7 U/ml↑;癌胚抗原 CEA:11.94 U/ml↑。

3. 普通超声检查:灰阶超声在肝 S6、S7 见2个等回声团块,如案例图 8-3(a)所示,大小分别为 3.7 cm×3.1 cm 和 3.7 cm×2.5 cm,周边可见声晕,边界欠清,形态规则,内部回声欠均匀。彩色多普勒病灶内部未测出血流信号,如案例图 8-3(b)所示。

4. 超声新技术:应变式弹性超声显示肿块质地较硬,如案例图 8-3(c)所示。超声造影检查,如案例图 8-3(d)所示,肝内肿块动脉期呈不均匀略高增强;门静脉期快速消退呈低增强,如案例图 8-3(e)所示,周边呈环形高增强;延迟期肿块呈显著低增强,如案例图 8-3(f)所示,轮廓显示更清晰。

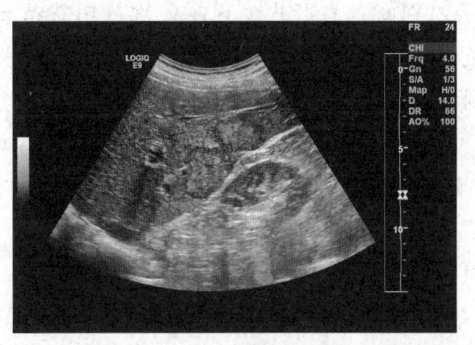

(a) 灰阶超声

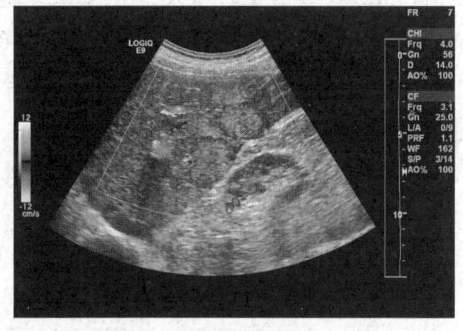

(b) 彩色多普勒

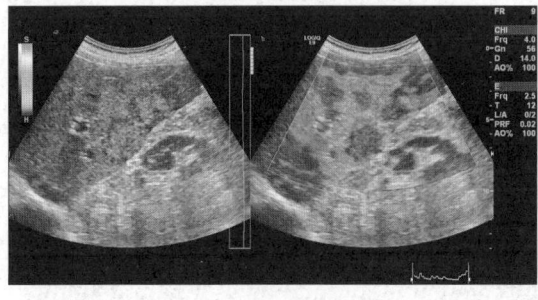

(c) 弹性超声

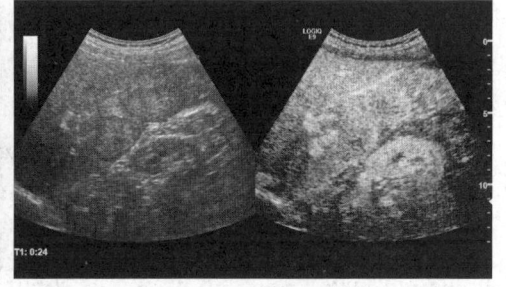

(d) 超声造影动脉期

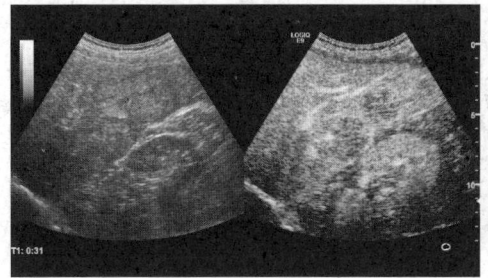

(e) 超声造影门静脉期

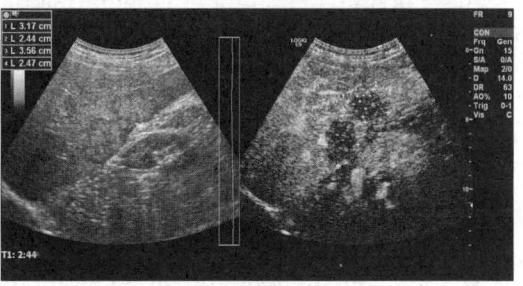

(f) 超声造影延迟期

案例图 8-3　转移性肝癌

5. 手术病理结果：肝转移性腺癌，符合消化道来源。

6. 诊断思路分析：老年男性，升结肠癌切除术后病史。灰阶超声检查可见肝内多发实性占位，声晕明显，首先考虑转移性病灶。超声造影检查见病灶动脉期呈不均匀稍高增强，门静脉期快速消退呈低增强，周边呈环形高增强，延迟期呈"黑洞征"表现，考虑转移性肝癌。手术后病理证实为结肠癌肝转移。

本章小结

普通超声检查是肝最常用检查方法，掌握肝超声扫查方法、肝标准断面及肝断层解剖对预防漏诊误诊至关重要。肝疾病主要包括肝弥漫性病变和肝局灶性病变。普通超声根据各种病变的典型声像图特征，一般可明确诊断。一些不典型病变，在诊断过程中应详细询问患者病史，结合实验室检查及其他影像学检查，综合予以判断。当肝内发现不能准确判断结节的囊实性、良恶性时应积极推荐进一步超声造影或其他相关影像学检查（增强CT/MRI或PET-CT等），或者在超声引导下穿刺活检，予以确诊。

目标检测

1. 肝囊肿较小时呈低回声，此时如何与其他肝内占位相鉴别？
2. 肝门静脉有栓子形成而肝内无明显占位性病变，此时应考虑什么疾病？
3. 高回声型肝血管瘤如何与高回声型转移性肝癌相鉴别？
4. 下列属于Glisson系统的结构有（   ）。
   A. 肝静脉、肝内胆管、肝动脉 B. 门静脉、肝内胆管、肝动脉
   C. 三支肝静脉 D. 肠系膜上静脉、肝外胆管、门静脉
   E. 门静脉、肝静脉
5. Couinaud分段法将将肝分为五叶、八段，肝左外叶上段称为（   ）。
   A. Ⅱ段   B. Ⅲ段   C. Ⅳ段   D. Ⅰ段   E. Ⅴ段
6. 肝静脉血汇入下列哪个结构？（   ）。
   A. 门静脉 B. 下腔静脉
   C. 上腔静脉 D. 肝
   E. 胃静脉
7. 肝内见数个强回声，呈串珠样排列，后方伴声影，此时应考虑（   ）。
   A. 肝内胆管积气 B. 肝内钙化灶
   C. 肝内胆管结石 D. 肝内韧带
   E. 以上都不是
8. 肝弥漫性病变，应除外（   ）。
   A. 脂肪肝 B. 肝血吸虫病
   C. 淤血性肝病 D. 病毒性肝炎
   E. 肝包虫病

9. 重度脂肪肝常有以下特征,应除外( )。
   A. 肝回声增粗   B. 肝体积增大
   C. 肝内血管走行不清晰   D. 肝实质后方回声衰减
   E. 肝回声增高、细密

10. 典型肝硬化具有以下超声表现,应除外( )。
    A. 肝静脉增宽   B. 脾大
    C. 腹水   D. 门静脉脉内径>14 mm
    E. 肝回声增粗

11. 当发现多囊肝时,还应进一步检查( )。
    A. 脾   B. 肾   C. 胆总管   D. 脾、肾   E. 脾、肾、胰腺

12. 患者,男性,30岁。既往史无特殊普通超声检查发现肝右叶一高回声区,大小2.8 cm×2.6 cm形态规则,内部回声较均匀,边界清晰,边缘回声稍增强,有浮雕感,后方回声轻度增强,内部及周边无明显血流信号,应首先考虑( )。
    A. 原发性肝癌   B. 肝血管瘤
    C. 肝硬化结节   D. 转移性肝癌
    E. 肝脓肿

13. 患者,男性,60岁。乙肝病史30余年,普通超声于肝右叶见一个高回声区,大小6.1 cm×5.6 cm,边界清晰,内部回声不均匀,周边可见低回声晕,内部及周边可见条状血流,应首先考虑( )。
    A. 原发性肝癌   B. 肝血管瘤
    C. 肝硬化结节   D. 转移性肝癌
    E. 肝脓肿

第九章
胆囊与胆管超声检查

> **学习目标**
> 1. 掌握：胆囊及胆管的超声检查方法、正常超声表现；胆囊结石、胆管结石、胆囊炎、胆囊增生性病变及胆囊癌、胆管癌的典型超声表现及超声诊断要点。识别胆管扩张，判断梗阻性黄疸的梗阻部位和病因。
> 2. 熟悉：先天性胆总管囊状扩张的超声诊断要点。
> 3. 了解：胆道蛔虫病的临床特征及其超声诊断要点。

第一节 胆囊与胆管超声检查基础

一、胆囊

胆囊的主要功能是浓缩和储存胆汁，位于肝右叶脏面的胆囊窝内，为梨形囊袋样结构。胆囊分为三部分：胆囊底、胆囊体和胆囊颈。胆囊体和胆囊颈连接处膨大的部分称为哈氏囊(Hartman囊)，此处常为胆囊结石的滞留部位。正常胆囊长径一般为 5～8 cm，横径为 3～4 cm，横径应小于长径的 1/2。胆囊壁由三层结构构成，由内向外分别为黏膜层、肌层和外膜层，厚度一般小于 0.3 cm。胆囊管长约 4 cm，由胆囊颈弯曲延伸形成。

二、胆管

胆管的主要功能是输送胆汁。胆管为一组管道结构，自肝到十二指肠，分为肝内胆管和肝外胆管两部分。肝内胆管由毛细胆管、小叶间胆管及左右肝管组成，左右肝管在肝门部汇合成肝总管，内径约 0.4 cm。肝外胆管由肝总管和胆总管组成。胆总管由胆囊管与肝总管汇合后形成，分为十二指肠上段、十二指肠后段、胰腺段和壁内段，内径一般小于 0.6 cm。

第二节 胆囊与胆管超声扫查方法和途径

一、受检者准备

受检者禁食 8 小时以上，避免进食油腻食物及服用引起胆囊收缩的药物，行胆囊超声检查前应避免进行胃镜、胃肠钡餐及胆道 X 线造影。

二、检查仪器

一般胆囊及胆管检查常用凸阵低频探头,频率多采用 3～5 MHz,肥胖者可选用 2.5 MHz 探头,儿童或消瘦体型者可适当提高频率或使用高频线阵探头。另外为了提高图像质量,总增益、深度增益补偿、聚焦深度也应根据情况调节。

三、体位

(一) 仰卧位

胆道系统检查最常用的体位。患者采取仰卧位,充分暴露上腹部,并嘱患者平静呼吸。

(二) 左侧卧位

作为仰卧位的补充体位。患者向左侧卧位(左侧卧 40°),右臂上举至头。

(三) 坐位、半坐位或直立位

适于胆囊位置较高或过度肥胖的患者,此体位可使胆囊下移,利于观察。

四、检查方法

(一) 右肋缘下纵断面

探头置于右肋缘下,略向上倾斜,扫查平面大致与肋弓垂直,嘱患者深吸气,并左右侧动探头,显示胆囊长轴断面,观察并记录胆囊大小、胆囊壁的厚度及其完整性,胆囊腔内病变的数目、大小、部位、回声、血供、与囊壁的关系、基底部等特点。正常胆囊声像图为梨形无回声囊,位于胆囊窝(肝右叶中下方的凹陷)内(图 9-1)。

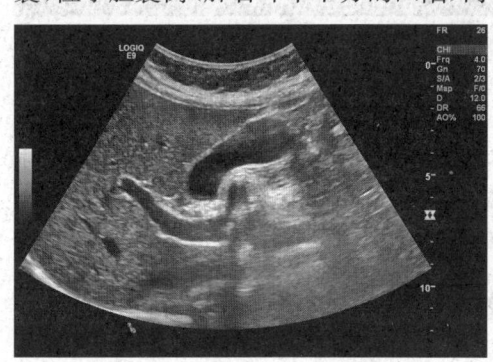

图 9-1 右肋缘下纵断面

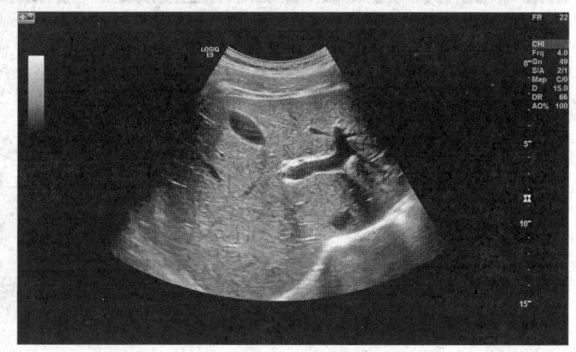

图 9-2 右肋缘下斜断面

(二) 右肋缘下斜断面

探头置于右肋缘下,略偏向后上方,可清晰显示门静脉主干及其左右分支,通常胆管与门静脉伴行,可通过门静脉及其左右分支的走行显示胆管及左右肝管(图 9-2)。

(三) 剑突下横断面

探头置于剑突下,显示"工"字形结构,以此观察伴行的左内叶、左外叶上段和下段肝内胆管(图 9-3)。

(四) 右肋间斜断面

探头置于右肋间,声束指向肝门部,显示肝总管、右肝管及右前、右后叶胆管的近端(图 9-4)。

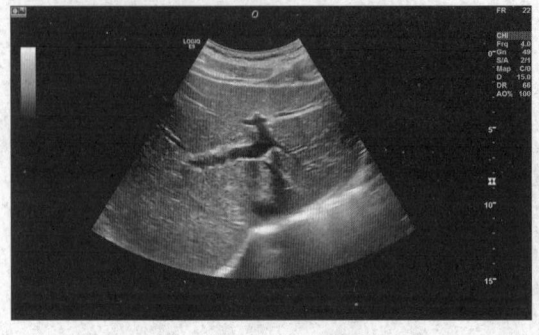
图9-3 剑突下横断面

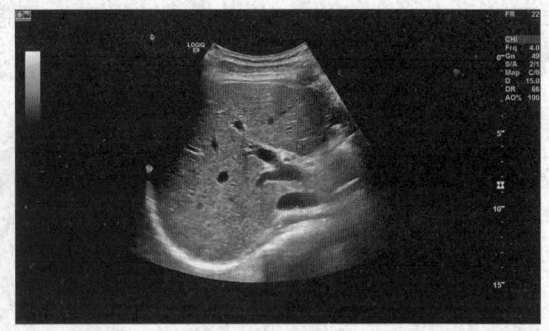
图9-4 右肋间斜断面

(五) 右上腹斜-纵断面

探头置于右肋弓下,大致与肝外胆管平行,显示肝外胆管上端后,顺时针方向略旋转探头并缓慢向下移动追踪肝外胆管中段及下段(图9-5)。

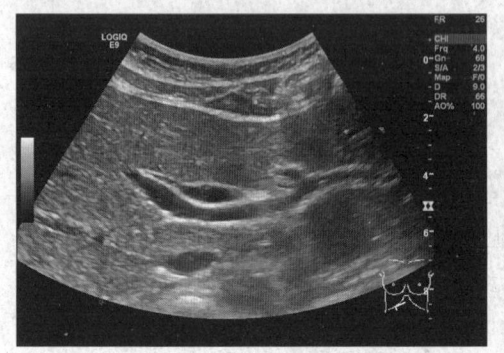
图9-5 右上腹斜-纵断面

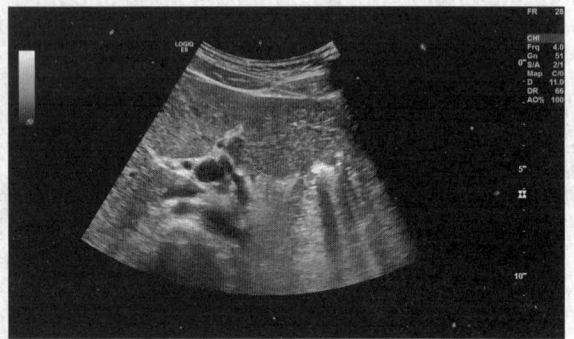
图9-6 上腹部横断面

(六) 上腹部横断面

在右上腹斜-纵断面上逆时针旋转探头90°,然后自肝门部连续向下扫查,显示门静脉主干、胆总管上段、肝总管和肝动脉的横断面(图9-6)。

第三节 胆囊与胆管声像图表现和超声测值

一、胆囊

胆囊横向扫查呈圆形或椭圆形,纵向扫查呈梨形。正常胆囊壁光滑整齐,回声较周围肝略高。胆囊腔内呈无回声,后方回声增强(图9-7)。

正常胆囊长径一般为5～8 cm,横径为3～4 cm,横径应小于长径的1/2。正常胆囊壁厚度一般不超过0.3 cm。

二、胆管

一般声像图上可清晰显示左右肝管,而二级以上肝内胆管往往难以显示。肝外胆管通常分为上段和下段,上段包括肝总管和胆总管十二指肠上段,与门静脉伴行,其纵断面位于门静脉前方,与门静脉平行形成双管样结构。其余肝外胆管为下段,与下腔静脉伴行。由于气体干扰,下段常显示不清。肝外胆管内径一般为 0.5～0.6 cm,成人正常肝总管内径一般不超过 0.4 cm,胆总管内径一般不超过 0.7 cm(图 9-8)。

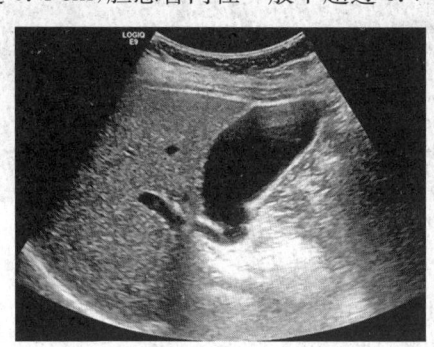
图 9-7　正常胆囊声像图

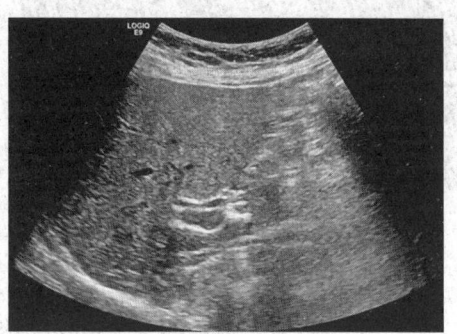
图 9-8　正常胆总管声像图

第四节　胆囊与胆管扫查要点

扫查胆囊时,应注意尽量清晰显示胆囊颈部与底部,胆囊颈部的占位及结石特别容易漏诊。测量胆囊大小时,要将胆囊颈部与底部同时显示,测量胆囊颈部到底部的直线距离。当胆囊有较明显的弯曲角度时,应分段测量长径,然后相加,而不应测量胆囊底部到颈部的直线距离,避免测值偏小。胆囊壁应观察是否完整、连续,有无增厚,测量其厚度时应取胆囊体部的前壁进行测量。观察胆囊腔内有无占位、胆汁透声情况、鉴别胆囊内部病变性质等时,改变体位进行前后对比扫查非常重要。还要观察胆总管有无扩张,如果胆总管扩张,应沿着胆管向下扫查,观察有无占位及结石。

第五节　胆囊与胆管常见疾病超声表现

一、胆囊结石

(一)　临床与病理

胆囊结石是指发生于胆囊内的结石,它是一种常见病、多发病。女性多发,目前认为胆囊结石与糖尿病、肥胖以及胆囊收缩功能障碍等有关。胆囊结石常常伴有胆囊炎,患者可有上腹部不适的临床症状。20%～40%的患者无临床症状,而是在体检时偶然发现。

根据胆囊结石成分的不同,将其分为三类:胆固醇结石、胆色素结石及混合性结石。其中,胆固醇结石最为常见。

(二)　超声诊断要点

1. 胆囊结石典型征象:①无回声的胆囊腔内见点状或团块状的强回声,强回声大小形态不一;②强回声结构的后方伴有声影;③强回声结构可随体位改变而移动(图 9-9)。

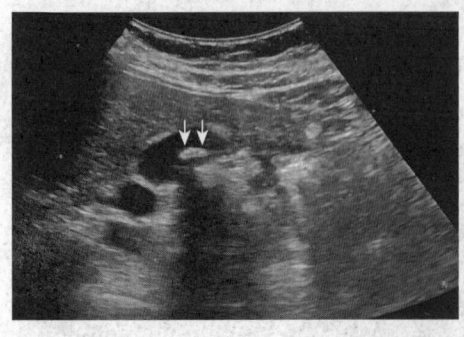
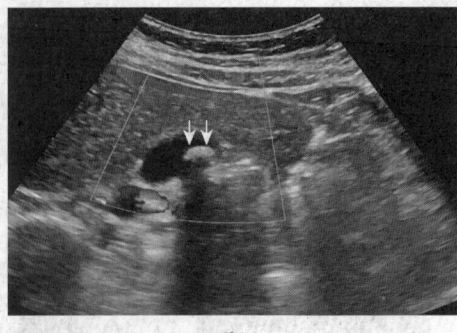

(a) (b)

图 9-9 胆囊结石典型超声表现

(a) 灰阶超声显示胆囊内见团块状强回声,后方伴声影,改变体位可移动;
(b) 彩色多普勒超声检查,病变内未检出血流信号(箭头所指处)。

2. 特殊类型胆囊结石征象:①充满型结石:表现为"W-E-S"征,即 wall-echo-shadow,胆壁-强回声-声影三联征。表现为胆囊区见一弧形强回声,后方伴有声影,改变体位未见明显移动(图 9-10)。②泥沙样结石,即结石直径细小如沙。主要表现为堆积在胆囊后壁的细小点状强回声,其后方可见声影,可随体位改变而移动(图 9-11)。③胆囊颈部结石:表现为胆囊颈部强回声,后方伴有声影,改变体位移动不明显,该处结石容易引起嵌顿,也较容易漏诊(图 9-12)。

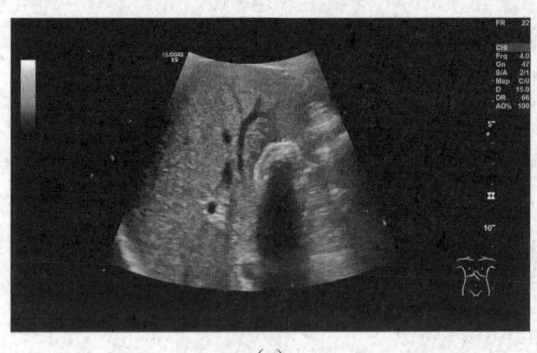
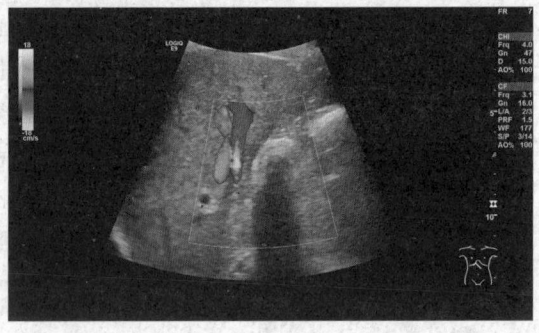

(a) (b)

图 9-10 胆囊充满型结石

(a) 胆囊充满型结石灰阶超声;(b) 胆囊充满型结石彩色多普勒超声。

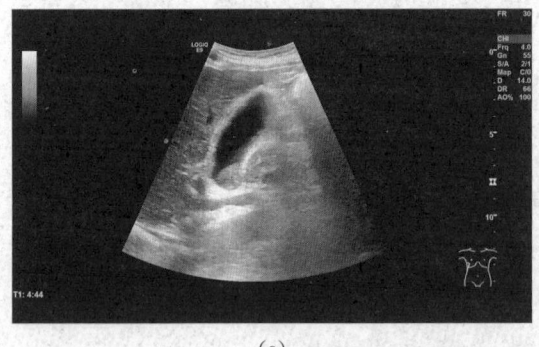
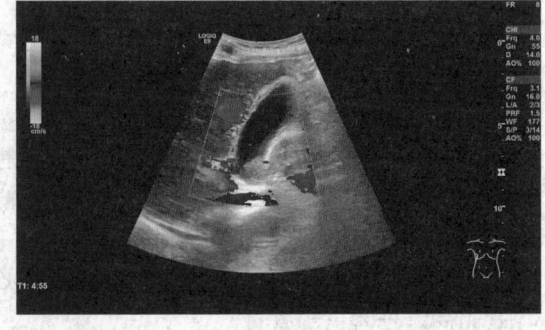

(a) (b)

图 9-11 胆囊泥沙样结石

(a) 胆囊泥沙样结石灰阶超声;(b) 胆囊泥沙样结石彩色多普勒超声。

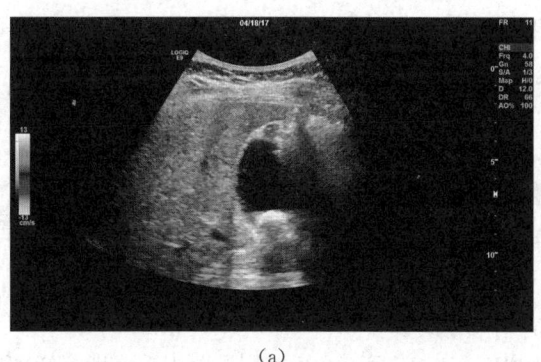
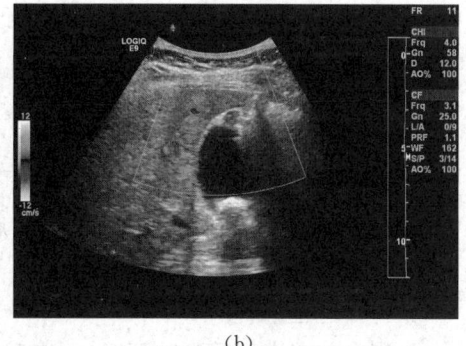

(a)　　　　　　　　　　　　　　　(b)

图 9-12　胆囊颈部结石

(a) 胆囊颈部结石灰阶超声；(b) 胆囊颈部结石彩色多普勒超声。

（三）鉴别诊断

胆囊充满型结石及颈部结石容易被误认为是胆囊旁的肠道气体，此时变换扫查断面和部位可鉴别；质地较疏松的高回声结石可能会与胆囊息肉混淆，改变体位观察其有无移动可鉴别。

二、胆囊炎

（一）临床与病理

胆囊炎分为急性胆囊炎和慢性胆囊炎。

急性胆囊炎主要由胆囊结石致胆囊管梗阻引起，是常见的急腹症之一。临床表现为右上腹持续性疼痛伴阵发性加剧，可伴有恶心、呕吐及右肩部放射痛。慢性胆囊炎可由长期胆囊结石刺激和化学损伤造成，也可由急性胆囊炎迁延而来，患者可有腹部不适等症状。

（二）急性胆囊炎的超声诊断要点

如图 9-13 所示。

1. 胆囊体积增大，形态饱满，其中胆囊横径增大（常大于 4 cm）更有诊断价值。
2. 胆囊壁弥漫性增厚且呈高回声，可见"双边征"，即：高回声的胆囊壁中间出现低回声带，这是胆囊壁水肿的表现。
3. 当胆囊腔内感染时，腔内可见絮状或云雾状回声。
4. 常合并胆囊结石。

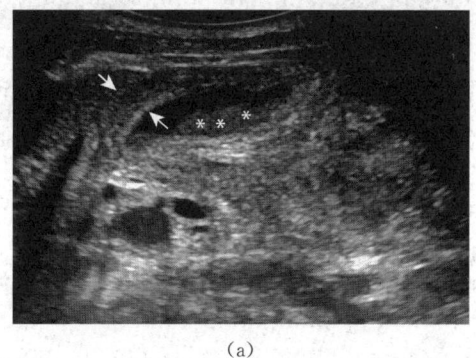
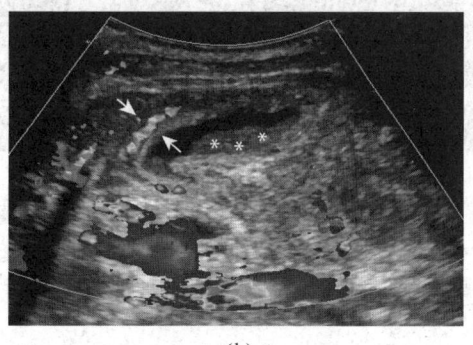

(a)　　　　　　　　　　　　　　　(b)

图 9-13　急性胆囊炎超声表现

(a) 灰阶超声显示胆囊壁毛糙增厚（箭头所指处），胆囊内见中等回声区，后方无声影，改变体位可移动（＊所指处）；
(b) 彩色多普勒超声检查于胆囊壁检出较丰富血流信号。

5. 超声 Murphy 征阳性：当探头置于胆囊区时患者会有触痛，当探头深压胆囊区并嘱患者深吸气时，患者触痛加剧并伴突然屏气。

6. 彩色多普勒超声：胆囊壁可检出较丰富的血流信号。

（三）慢性胆囊炎的超声诊断要点

如图 9-14、图 9-15 所示。

1. 胆囊壁增厚，厚度常超过 0.3 cm，后期可见胆囊萎缩。
2. 胆囊轮廓与周围组织分界不清。
3. 可伴有胆结石。
4. 当合并充满型胆囊结石时，可表现为"W-E-S"征（wall-echo-shadow），即：低回声的胆囊壁与强回声的结石及声影三联征。

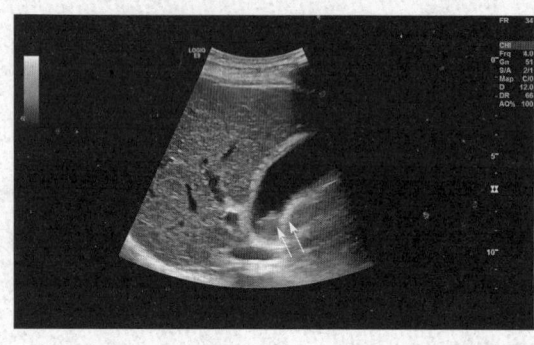
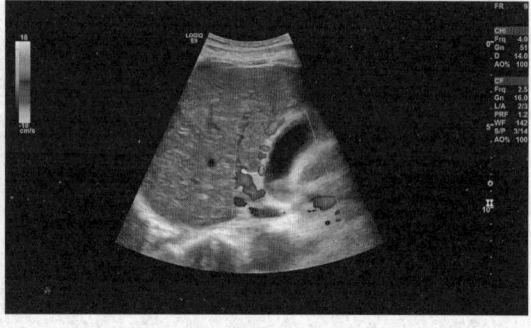

(a) (b)

图 9-14 慢胆囊炎典型超声表现

(a) 灰阶超声显示胆囊壁毛糙增厚，厚约 0.5 cm，胆囊颈部见一高回声结构，大小 2.4 cm×1.6 cm（如箭头所示）；
(b) 彩色多普勒超声检查示胆囊壁、胆囊颈部高回声结构内均未检出明显血流信号。胆囊颈部高回声结构为胆泥。

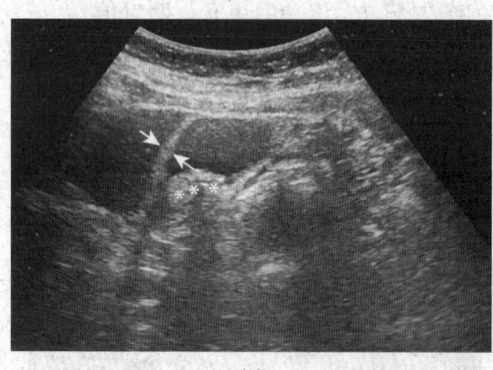
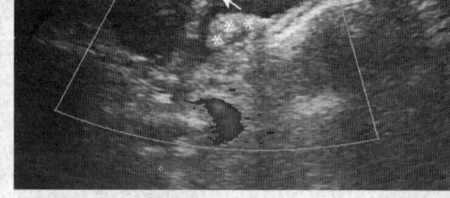

(a) (b)

图 9-15 慢胆囊炎典型超声表现

(a) 灰阶超声显示胆囊壁毛糙、增厚，厚约 0.4 cm，胆囊内胆汁极少，充满高回声区（如箭头所示）；
(b) 彩色多普勒超声检查胆囊壁及内部高回声区未见明显血流信号。胆囊颈部高回声区为胆囊疏松结石或胆泥（如＊＊＊所示）。

（四）鉴别诊断

1. 慢性胆囊炎：慢性胆囊炎需要与厚壁型胆囊癌和胆囊腺肌症鉴别。厚壁型胆囊癌的胆囊壁多局限性增厚，胆囊壁连续性中断，与周边肝组织分界不清；而慢性胆囊炎的胆囊壁多呈均匀增厚,连续。胆囊腺肌症多发于胆囊底部,局限性增厚,增厚的囊壁内可见小囊及点状强回声,胆囊壁较为光滑、连续。

2. 急性胆囊炎：急性胆囊炎需要与长期禁食导致的胆囊增大相鉴别,可结合急性胆囊炎典型超声表现及右上腹疼痛病史等鉴别。

三、胆囊增生性病变

(一) 胆囊息肉样病变

1. 临床与病理

胆囊息肉样病变不是疾病和病理学上的分类,而是在影像学上表现为隆起样或息肉样的病变,表现为自胆囊壁向胆囊腔内突起的局灶性病变。胆囊息肉分为肿瘤性息肉和非肿瘤性息肉两大类,其中以非肿瘤性息肉多见。肿瘤性息肉包括胆囊腺瘤、胆囊腺癌。非肿瘤性息肉包括胆固醇性息肉、炎性息肉和胆囊腺肌增生症等,其中以胆固醇性息肉最为常见。胆囊息肉大部分在体检时发现,患者大多数无临床症状。

2. 胆固醇性息肉的超声诊断要点

如图9-16所示。

(1) 表现为自胆囊壁向囊腔内突起的等回声或高回声的小结节,直径一般不超过1.0 cm。

(2) 可单发或多发。

(3) 位置较固定,伴有蒂,一般不随体位改变而移动。

(4) 后方无声影。

(5) 彩色多普勒超声检查病灶内多无明显血流信号显示或少量血流信号。

3. 鉴别诊断

胆囊息肉样病变的性质与大小密切相关。直径<1.0 cm者,胆固醇性息肉可能性大;直径1.0～1.3 cm者,胆囊腺瘤可能性大;直径≥1.3 cm者,恶变风险大。

较大的胆囊息肉还需要与胆囊癌相鉴别,胆囊癌一般基底部较宽,呈浸润性生长,基底部的胆囊壁连续性中断,彩色多普勒超声检查在病灶内部可检出较丰富血流信号。

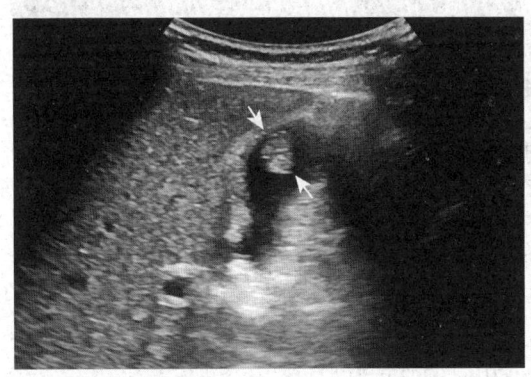
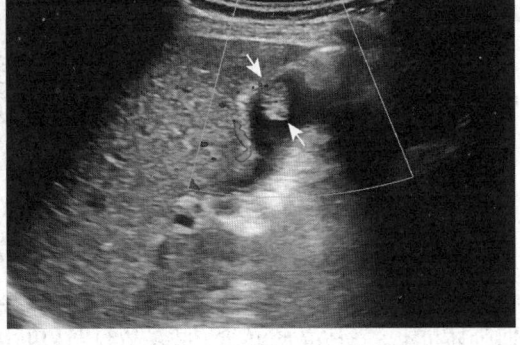

(a) (b)

图9-16 胆囊息肉

(a) 灰阶超声于胆囊内壁见高回声隆起性病变,大小约1.4 cm×1.0 cm,后方无声影,改变体位移动不明显(如箭头所示);
(b) 彩色多普勒超声检查,病灶内部检出点状血流信号。

(二) 胆囊腺肌增生症

1. 临床与病理

胆囊腺肌增生症是胆囊肌层和腺体慢性增生的良性病变,基本病理特征是黏膜上皮及肌层增生,黏膜内陷或穿过增厚的肌层形成罗-阿氏窦。根据病变范围,可分为局限型、弥漫型和节段型三型,临床上以局限型多见。成年女性多见,常合并胆囊结石、胆囊炎。患者常出现恶心、纳差、上腹部不适等症状。

2. 超声诊断要点

如图 9-17 所示。

(1) 胆囊壁呈弥漫性或局限性增厚,连续性良好,以底部增厚较为常见。

(2) 增厚的胆囊壁内可见罗-阿氏窦呈小囊状的无回声区。壁内可见点状强回声,后方伴彗星尾征。合并小结石时,囊腔内可见强回声,后方伴有声影。

(3) 彩色多普勒超声:增厚的胆囊壁内可检出少量或无明显血流信号。

3. 鉴别诊断

(1) 慢性胆囊炎:慢性胆囊炎表现为胆囊壁弥漫性增厚、胆囊壁毛糙。胆囊腺肌症多为局限性增厚,增厚的胆囊壁表面多光滑、胆囊壁内小的囊状无回声区及点状强回声是二者鉴别要点。脂餐试验时慢性胆囊炎表现为胆囊收缩功能减退,也可用于二者鉴别。

(2) 胆囊癌:胆囊癌的囊壁连续性中断,层次不清;而胆囊腺肌增生症胆囊壁连续性良好,光滑,壁内可见小的囊状无回声区及点状强回声。

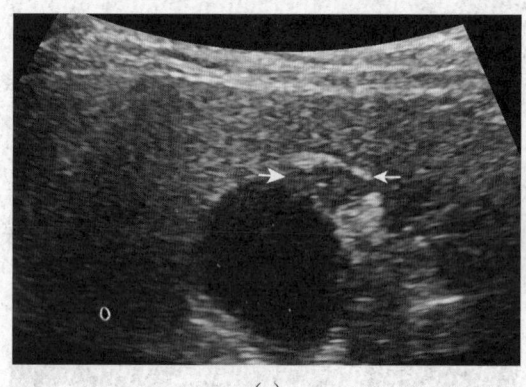 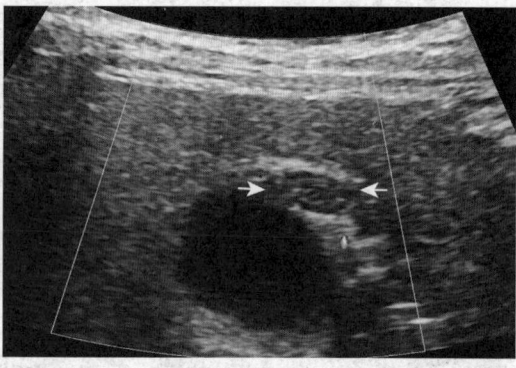

(a) (b)

图 9-17 胆囊腺肌症

(a) 灰阶超声于胆囊底部见一低回声区(箭头所指处),大小约 1.5 cm×0.6 cm,后方无声影,改变体位移动不明显;(b) 彩色多普勒超声检查增厚的囊壁内部未检出血流信号。

(三) 胆囊腺瘤

1. 临床与病理

胆囊腺瘤来自于胆囊黏膜上皮,是胆囊最常见的良性肿瘤。病变多单发,也可多发。胆囊腺瘤有恶变倾向,尤其是乳头状腺瘤被认为是癌前病变。中老年女性多见。患者可无任何临床症状,当伴有胆囊炎、胆囊结石时,可出现相应的临床症状。

2. 超声诊断要点

如图 9-18 所示。

(1) 可见自胆囊壁向腔内隆起的实性结节,呈等回声或高回声,基底部较宽,偶见有蒂。

表面光滑,形态规则,内部回声均匀,后方无声影,改变体位不移动。

(2) 可单发或多发。

(3) 直径多大于 1.0 cm,当直径大于 1.3 cm 时应注意有恶变倾向。

(4) 彩色多普勒超声检查在病灶内部可检出血流信号。

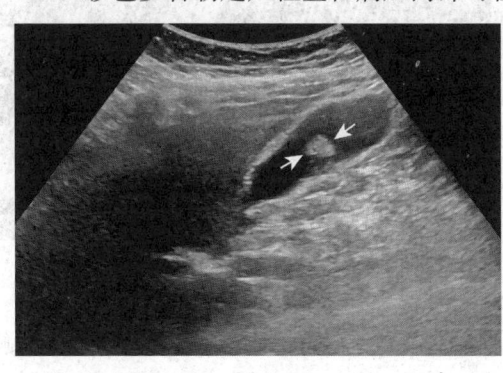
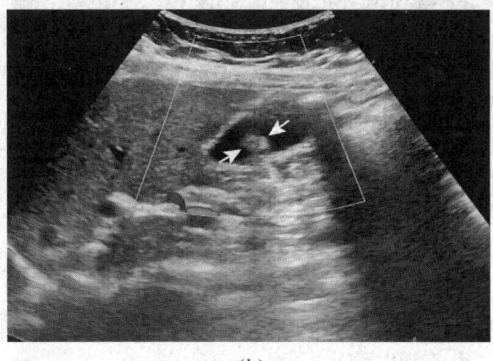

(a)　　　　　　　　　　　　　(b)

图 9-18　胆囊腺瘤

(a) 灰阶超声于胆囊内壁见高回声隆起性病变,大小约 1.4 cm×0.9 cm,后方无声影,改变体位移动不明显(如箭头所示);
(b) 彩色多普勒超声检查于病灶内部检出点状血流信号。

3. 鉴别诊断

(1) 胆囊结石:胆囊结石灰阶超声检查呈强回声,后方伴有声影,改变体位可移动,二者较易鉴别。

(2) 胆囊息肉:胆囊腺瘤直径较大,基底较宽。二者声像图相似,灰阶超声较难鉴别,需要动态观察。

(3) 胆囊癌:胆囊腺瘤附着处的胆囊壁连续、完整,胆囊壁层次清晰;而胆囊癌的囊壁连续性中断,胆囊壁层次不清,病灶内部血流更丰富、杂乱。

四、胆囊癌

(一) 临床与病理

胆囊癌是胆道系统最常见的恶性肿瘤,女性多见。根据肿瘤大体表现可分为:结节型、蕈伞型、厚壁型、混合型和实块型。大部分合并胆囊炎和胆囊结石,因此早期患者常无特异性临床症状。大部分患者确诊时已发现转移,预后较差。肿瘤多生长在胆囊底部,其次为胆囊体部和颈部。肿瘤标志物 CA199 升高,可辅助诊断。肿瘤可向胆囊腔内突起呈隆起性生长,也可沿胆囊壁呈浸润性生长。

(二) 超声诊断要点

1. 结节型

如图 9-19 所示。

(1) 病灶体积较小,呈低回声或中等回声。

(2) 病灶呈乳头状向胆囊腔内突起,可单发或多发,病灶表面不光整,病灶部位胆囊壁不连续。

(3) 不随体位改变而移动。

(4) 彩色多普勒超声检查于病灶内可检出血流信号,多呈高速高阻的动脉血流频谱。

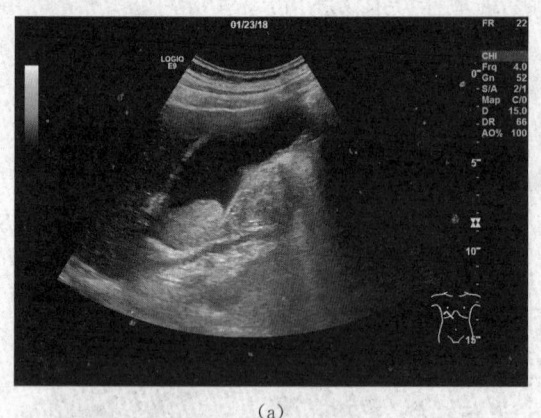 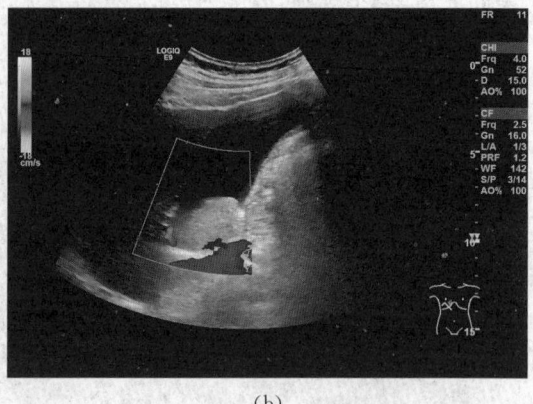

(a) (b)

图 9-19 胆囊癌

(a) 灰阶超声示胆囊体积增大,胆囊壁毛糙,胆囊颈见一稍高回声区,大小约 3.5 cm×2.2 cm,边界清晰,形态尚规则,内部回声欠均匀;
(b) 彩色多普勒超声检查于病灶内部未检出明显血流信号。

2. 厚壁型

(1) 胆囊壁多呈局限性不均匀增厚,胆囊壁不光滑。

(2) 病灶早期多位于胆囊颈部,逐渐向胆囊体部及底部浸润。晚期整个胆囊壁僵硬,胆囊腔狭窄。

(3) 彩色多普勒超声检查于病灶内部可检出血流信号。

3. 蕈伞型

(1) 病灶呈蕈伞状自胆囊壁突入胆囊腔内,多呈低或中等回声,内部回声不均匀。

(2) 病灶形态不规则,表面不光整,基底部较宽,相连的胆囊壁连续性中断。

(3) 病灶内部常见强回声结石。

4. 混合型

此种类型较常见。多为厚壁型和结节型或蕈伞型同时存在,即不均匀增厚的胆囊壁伴有乳头状或蕈伞状肿块向胆囊腔内突出。

5. 实块型

为胆囊癌晚期表现。

(1) 胆囊肿大、形态不规则,胆囊腔被低回声实性肿块填充,内部回声不均匀,胆囊腔变小甚至消失。

(2) 病灶可向周边浸润生长,胆囊轮廓显示不清并与周围肝组织分界不清。伴有结石时,表现为肿块内可见强回声后方伴有声影。

(三) 鉴别诊断

1. 结节型胆囊癌:需要与胆囊息肉样病变相鉴别。主要鉴别点在于结节大小、基底部大小、病灶部位胆囊壁的连续性、结节内血流信号等。胆囊息肉的蒂较细,表面光整,病灶直径常小于 1 cm,病灶部位胆囊壁连续。

2. 厚壁型胆囊癌:需要与慢性胆囊炎相鉴别。二者都可表现为胆囊壁增厚,但慢性胆囊炎胆囊壁连续。而厚壁型胆囊癌胆囊壁连续性中断,层次不清,可向周围浸润性生长。

五、先天性胆总管囊状扩张

（一）临床与病理

先天性胆总管囊状扩张是一种常染色体隐性遗传性疾病，是由于胆管壁先天性发育不良以及胆管末端闭锁或者狭窄所致。常见于儿童，临床可表现为腹部包块、腹部不适及黄疸。

（二）超声诊断要点

如图 9-20 所示。

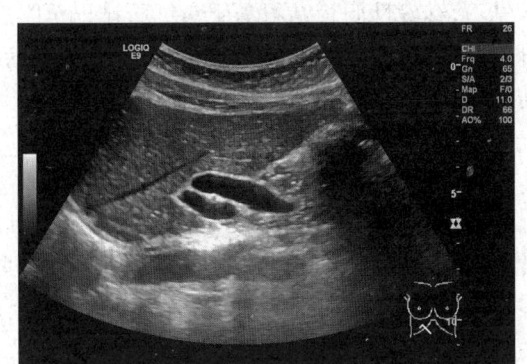

图 9-20　先天性胆总管囊状扩张灰阶超声表现

1. 胆总管部位可见椭圆形无回声区，囊壁较薄，沿胆管走行。
2. 无回声的囊性区与胆管相连通。
3. 肝内胆管及近端胆管可正常或轻度扩张。
4. 内部有时伴结石强回声团，伴或不伴声影。
5. 如继发癌变，扩张的胆管内可见实性肿物，彩色多普勒超声检查在实性肿物内部可检出血流信号。

（三）鉴别诊断

1. 肝多发囊肿：肝多发囊肿一般表现为肝内多发圆形或椭圆形的无回声区，囊壁薄、边缘平滑，无回声区之间互不相通。而胆总管囊肿沿胆管走行，无回声区多与胆管相连通。
2. 胰腺假性囊肿：患者多有腹部外伤、手术或胰腺炎病史。囊肿多位于胰腺周围，部分可见囊肿与胰管相连通。

六、胆道蛔虫病

（一）临床与病理

胆道蛔虫病是由于蛔虫经十二指肠乳头开口进入胆道所致，是常见的急腹症之一。多见于儿童和青少年，农村的发病率比城市高。虫体可阻塞胆管，引起胆管扩张和感染。临床表现为上腹部突发剧痛，伴有恶心、呕吐等症状。

（二）超声诊断要点

1. 肝外胆管不同程度的扩张。
2. 胆管腔内可见虫体形成的条带状高回声或中等回声，常呈"＝"样。
3. 当蛔虫存活时，超声下可见蛔虫蠕动。当蛔虫死亡后，虫体可以逐渐消失。

（三）鉴别诊断

本病需要与先天性胆总管囊状扩张症鉴别，后者胆管腔内呈无回声，而胆道蛔虫病的胆管腔内见虫体形成条带状高回声或中等回声。此外，腹部剧痛的临床症状也可用于二者鉴别。

七、胆管结石

胆管结石分为原发性胆管结石和继发性胆管结石。原发性胆管结石是指在胆管内形成的结石,继发性胆管结石为胆囊结石排出至胆总管。根据结石的位置不同,胆管结石可分为肝内胆管结石和肝外胆管结石。目前认为胆管结石主要与胆道慢性炎症、胆道感染、胆汁瘀滞等因素有关。

(一) 肝内胆管结石

1. 临床与病理

肝内胆管结石是指发生于左右肝管汇合部以上的结石,常为原发性结石,可分布于肝左右叶各级肝内胆管,以混合性结石多见。主要病理改变为肝内胆管炎性改变和胆管狭窄。临床表现一般为上腹部不适等症状,若合并感染,可有上腹痛、发热等症状,一般无黄疸症状。

2. 超声诊断要点

(1) 肝内见沿胆管走行的强回声,呈斑片状或条索状,形态不规则。

(2) 强回声结构后方伴有声影。

(3) 强回声结构远端的肝内胆管有不同程度的扩张,与伴行的门静脉分支形成"平行管"征。

(4) 严重者可致相应肝叶、肝段萎缩,肝形态改变。

3. 鉴别诊断

(1) 肝内钙化灶,表现为肝实质内或胆管壁,常为单发,不伴有远端肝内胆管扩张。

(2) 肝圆韧带表现为肝左叶的强回声团,后方常伴有声影,纵断面与门静脉左支矢状部相连并向腹壁方向延伸。

(3) 肝内胆管积气表现为沿肝内胆管分布的强回声,形态不稳定,后方伴有"彗星尾"征,强回声的形态及分布可随体位变换而改变,受检者多有胆道手术史。

(二) 肝外胆管结石

1. 临床与病理

肝外胆管结石是指发生于左右肝管汇合部以下的胆管结石,常为继发性结石,多由肝内胆管结石或胆囊结石排出至肝外胆管所致,常位于胆总管下端,可致胆总管梗阻。临床表现与梗阻的程度有关,不完全梗阻时,受检者一般无明显临床症状,完全梗阻伴有感染时,临床表现为夏科三联征(Charcot 三联征),即腹痛、寒战高热和黄疸。

2. 超声诊断要点

如图 9-21 所示。

(1) 肝外胆管腔内可见强回声团,后方伴有声影,而位于胆总管下段的结石由于易受肠道气体的影响且位置较深,常呈稍高回声或等回声,后方可伴有淡声影。

(2) 强回声团与胆管壁分界清晰,部分可随受检者体位改变而移动。

(3) 梗阻部位以上的肝外胆管及肝内胆管可见不同程度的扩张。

(4) 若梗阻部位在胆总管时,

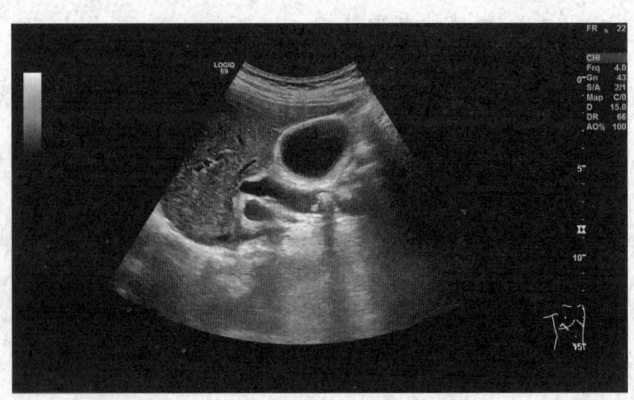

图 9-21 肝外胆管结石的灰阶超声表现

可见胆囊增大,胆囊内胆泥形成。

3. 鉴别诊断

(1) 肠道气体:胆道周围的肠道气体也表现为高回声团,但其形态可随受检者体位变换而改变,多切面、变换体位扫查可鉴别。

(2) 肝外胆管实性占位:常表现为低回声,后方无声影,病灶与胆管壁分界不清。某些肝外胆管疏松结石也可表现为高回声或等回声,后方声影不明显,随体位移动不明显,此时应注意与实性占位相鉴别,此时灰阶超声上二者较难鉴别,超声造影、增强 CT 或 MRI 可辅助诊断。

八、胆管癌

(一) 临床与病理

胆管癌是指发生在左右肝管至胆总管下段的肝外胆管的恶性肿瘤,不包括肝内胆管细胞癌。病因尚不明确,目前认为胆管结石是胆管癌的高危因素之一。根据病灶的部位分为肝门部胆管癌、中段胆管癌和下段胆管癌。肝门部胆管癌是指肿瘤位于左右肝管至胆囊管开口,中段胆管癌指肿瘤位于胆囊管开口至十二指肠上缘,下段胆管癌指肿瘤位于十二指肠上缘至十二指肠乳头,其中以肝门部胆管癌较为常见。

大体病理分为结节型、乳头型和硬化型。结节型为向腔内突出生长并浸润管壁全层,乳头型为沿黏膜表面生长,少累及管壁,硬化型为弥漫性浸润生长致胆管壁增厚、管腔狭窄。临床上主要表现为无痛性黄疸,呈进行性加重。

(二) 超声诊断要点

1. 结节型:自胆管壁向管腔内凸起的中等回声或高回声的结节状肿块,形态不规则,边缘不光整,与胆管壁分界不清晰,胆管壁不连续,梗阻远端胆管扩张。彩色多普勒超声可探及病灶内部的血流信号(图 9-22)。

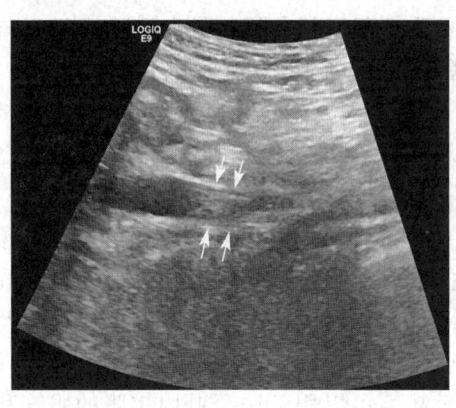   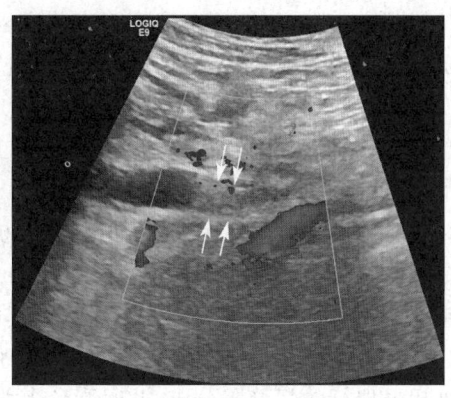

(a)   (b)

图 9-22 胆管癌

(a) 灰阶超声显示胆总管末端见一等回声区,大小 1.7 × 1.1 cm,后方无声影,改变体位移动不明显(如箭头所示);
(b) 彩色多普勒超声显示等回声区未见明显血流信号。

2. 乳头型:自胆管壁向管腔内凸起的中等回声或高回声的乳头样肿块,肿块较小,肿块所在部位的胆管壁连续性中断。

3. 硬化型：胆管壁不均匀增厚，呈中等回声或高回声带，管腔狭窄或闭塞，有时伴有强回声的结石。

4. 肝门部胆管癌可伴有门静脉受压、受侵犯时门静脉内可见癌栓，门静脉管壁显示不清，肝内胆管呈不同程度的扩张。

5. 肝门区、后腹膜可见肿大的淋巴结。

（三）鉴别诊断

1. 肝外胆管结石：典型的结石呈强回声，后方伴声影，与胆管壁分界清晰，与胆管癌较易鉴别，某些肝外胆管疏松结石也可表现为高回声或等回声，后方声影不明显，随体位移动不明显，此时应注意与实性占位相鉴别。当结石位于胆总管下段时，由于受胃肠道气体干扰，结石往往显示不清，后方可不伴有声影，此时鉴别较困难，注意胆管壁回声是否改变、管壁是否连续及临床表现可辅助诊断。除此之外，超声造影及其他影像学有助于鉴别。

2. 胰头癌：肿瘤压迫或侵犯胆总管下段时，可致远端胆管扩张，同时伴有胰管扩张，而胆管癌除非侵犯胰头部，一般不出现胰管扩张，由于受胃肠道气体的影响，超声对于下段胆管癌诊断率较低，发现有胆道梗阻表现时，应变换患者体位，力求清楚显示病灶位置。必要时超声造影、MRI、逆行胆胰管造影（ERCP）等有助于鉴别。

九、梗阻性黄疸

（一）临床与病理

梗阻性黄疸又称胆汁淤积性黄疸，它是一种临床症状，在许多疾病中都可出现。因胆道梗阻致肝内胆管压力升高，胆汁排泄受阻致毛细胆管破裂，胆汁流入血液致皮肤、巩膜黄染。根据病变的部位分为肝内胆管梗阻和肝外胆管梗阻。肝内胆管梗阻很少引起黄疸，因为肝脏的代偿能力强，至少50%以上肝实质的胆汁排泄受阻时才可能出现黄疸，某一肝段或肝叶的胆道受阻，一般不会出现临床黄疸。梗阻性黄疸多由肝外胆管梗阻引起，肝外胆管的结石、蛔虫、肿瘤或炎症等可导致胆管梗阻者均可引起梗阻性黄疸。

（二）超声诊断要点

超声检查对于梗阻性黄疸的诊断主要从以下几个方面进行。

1. 判断有无梗阻

（1）判断肝内胆管有无扩张：肝内胆管扩张是超声诊断胆管有无梗阻的可靠征象。正常左右肝管的直径小于 0.2 cm，大于 0.3 cm 提示肝内胆管扩张。二级以上的正常肝内胆管在超声上常常不能显示，若管腔扩张，与其伴行的门静脉分支内径相似，形成"平行管"征如图 9-23(a) 所示，此为肝内胆管轻、中度扩张的表现。重度扩张时，肝内胆管明显扩张，内径明显超过伴行的门静脉分支，此时彩色多普勒超声可以用于区分肝内扩张的胆管和门静脉分支。

（2）判断肝外胆管有无扩张：肝外胆管正常内径为 0.6 cm，内径在 0.7~1.0 cm 提示轻度扩张，内径大于 1.0 cm 提示明显扩张。当扩张的肝外胆管内径与伴行的门静脉内径相似时，形成"双筒猎枪"征，如图 9-23(b) 所示，此为诊断肝外胆管扩张的重要征象。

虽然肝外胆管扩张是诊断梗阻性黄疸的重要征象，但肝外胆管扩张不一定伴随胆管梗阻。部分胆囊切除术后的患者、老年人也可能出现不同程度的肝外胆管扩张。除此之外，若梗阻位于肝门部，肝外胆管并不扩张。因此需要结合肝内胆管的扩张情况来进行综合判断。

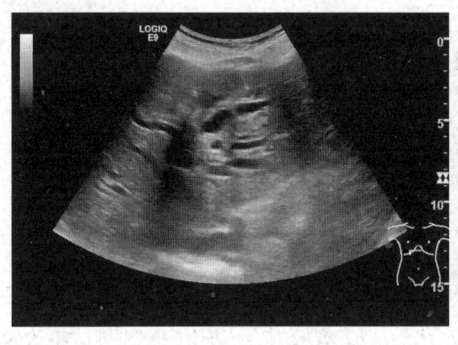
（a）肝内胆管扩张呈"平行管"征

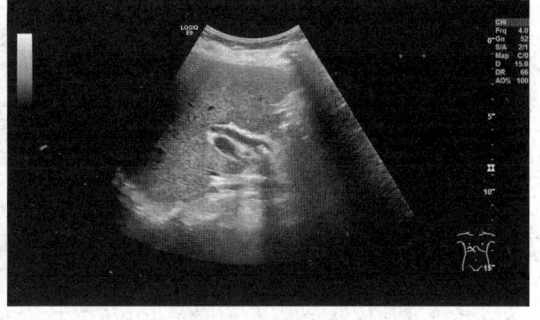
（b）肝外胆管扩张呈"双筒猎枪"征

图 9-23　肝内、外胆管扩张

2. 判断梗阻的部位

（1）某一肝叶或肝段的胆管扩张提示肝内胆管梗阻。

（2）肝外胆管正常或不显示，而肝内胆管或左右肝管均扩张，提示肝门部梗阻。

（3）胆总管扩张提示胆总管下段梗阻。

（4）肝内胆管扩张、胆囊增大、胆总管及胰管扩张提示 Vater 壶腹梗阻。

（5）一般胆囊增大提示肝外胆管下段梗阻，胆囊不大提示肝外胆管上段梗阻。

3. 判断梗阻性黄疸的病因

（1）胆道结石：结石是引起梗阻性黄疸的最常见原因，包括肝内胆管结石和肝外胆管结石，临床上最以肝外胆管结石常见。

（2）胆道肿瘤：肿瘤引起梗阻性黄疸的发病率仅次于结石。根据病变性质分为良性肿瘤和恶性肿瘤。良性肿瘤包括胆管腺瘤、乳头状瘤等，临床上较少见，预后良好。恶性肿瘤包括胆管癌、胆囊癌等，常引起恶性梗阻性黄疸，预后较差。

（3）胆道炎症：包括急性胆管炎、慢性胆管炎和胆管周围器官的炎症，如急性梗阻性化脓性胆管炎、硬化性胆管、急性或慢性胰腺炎等。其引起梗阻性黄疸的主要原因是胆管壁水肿致管腔狭窄或外在压迫所致。

（4）胆道蛔虫：虫体存活时具有活动性，多发生不完全性梗阻，故较少出现临床黄疸。当虫体较多或虫体死亡后，虫卵为核心形成结石时较易引起完全性梗阻，引起梗阻性黄疸。

（5）壶腹周围癌：包括壶腹部癌、胆总管末端癌、胰管末端癌和十二指肠乳头癌。病灶若侵犯压迫胆总管时，可致肝内胆管、胆囊、胆总管和胰管扩张，引起梗阻性黄疸。

（三）鉴别诊断

引起肝外胆管梗阻的病因中，以结石和恶性肿瘤多见，鉴别二者至关重要。胆管结石表现为强回声的团块影，后方伴声影，结石与胆管壁分界清晰，胆管壁连续。恶性肿瘤多呈等、高回声，形态不规则，与胆管壁分界不清，胆管壁不连续。由于受胃肠道气体的影响，胆总管下段的结石和肿瘤鉴别较困难，此时应结合超声造影、CT、MRI 等其他影像学检查。

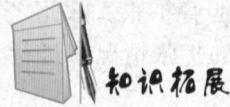

案 例 一

1. 简要病史:患者女,61岁,体检发现胆囊占位,全身皮肤巩膜未见明显黄染,腹平软,全腹部无明显压痛、反跳痛,Murphy 征(一)。
2. 重要实验室检查:阴性。
3. 普通超声:如案例图 9-1(a)(b)所示。
4. 病理结果:如案例图 9-1(c)所示。
5. 诊断思路:灰阶超声于胆囊内壁见高回声结节,形态规则,边界清晰,改变体位不移动,后方未见声影,结合患者无明显症状,体检时首次发现,实验室检查均为阴性,可诊断胆囊良性病变,考虑胆囊息肉,建议随访。

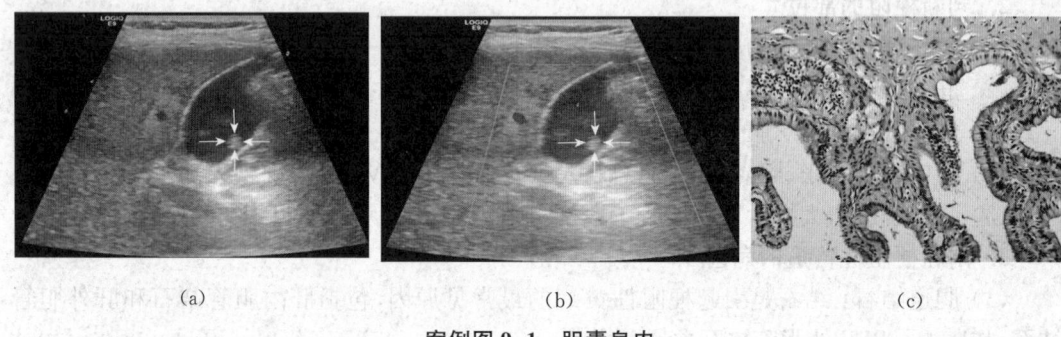

(a) (b) (c)

案例图 9-1 胆囊息肉

(a) 右肋间斜向扫查灰阶超声于胆囊内壁见一椭圆形高回声区,边界清晰,大小 0.8 cm×0.7 cm,不随体位改变而移动,后方无声影;
(b) 彩色多普勒超声于息肉样病变内部未检出明显血流信号(如箭头所示);
(c) 手术后病理证实为慢性胆囊炎伴胆固醇性息肉形成。

案 例 二

1. 简要病史:患者女,63岁,一月前体检发现胆囊占位。病程中无明显阵发性绞痛,无肩背部放射痛,无恶心呕吐,无寒战高热,无明显皮肤巩膜黄染。发病以来,患者一般情况可,精神一般,食欲睡眠可,大小便如常,体重无明显减低。
2. 重要实验室检查:白细胞 7.93×10^9/L,中性粒细胞 79.1%,癌胚抗原 1.24 ng/ml,甲胎蛋白定量 1.56 ng/ml,糖类抗原 CA199 12.41 U/ml,糖类抗原 CA724 0.80 U/ml。
3. 普通超声:如案例图 9-2(a)(b)所示。
4. 病理结果:如案例图 9-2(c)所示。
5. 诊断思路:灰阶超声于胆囊底部见高回声结节,形态不规则,改变体位移动不明显,考虑胆囊底部占位,恶性可能。

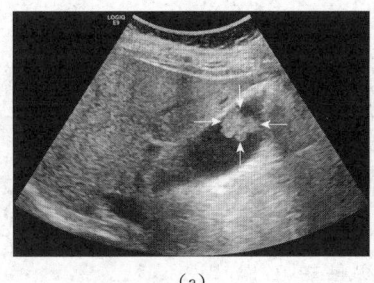 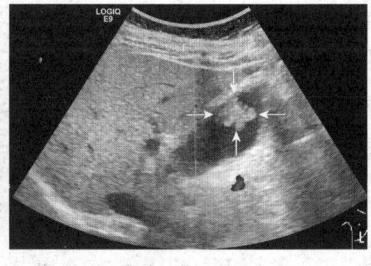 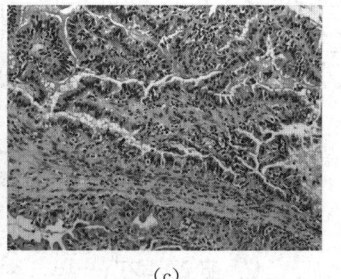

(a) (b) (c)

案例图 9-2 胆囊癌

(a) 右肋间斜向扫查灰阶超声于胆囊底部见一高回声区,大小 2.1 cm×1.8 cm,呈分叶状,基底部较宽,不随体位改变而移动,后方无声影;
(b) 彩色多普勒超声在肿块内部未检出明显血流信号(如箭头所示);
(c) 手术后病理证实为胆囊中分化腺癌。

本 章 小 结

超声检查能实时、清晰的显示胆囊及胆道系统,因其具有较高的普及性、简便、无辐射,目前作为胆囊结石、胆管结石、胆囊炎、胆囊息肉及梗阻性黄疸的首选检查方法,超声可以清楚的显示病变的部位、大小、数目、基底情况、内部血流,同时能动态检测病变的变化,为临床治疗提供依据。

梗阻性黄疸是临床常见的一种症状,肝内外胆管梗阻均可引起梗阻性黄疸。超声检查的重点在于判断梗阻的部位,判断引起梗阻的病因。超声检查可以确定病变的部位,观察病变与周围组织的关系,对于肝门部胆管癌具有较高的诊断率。但胆道系统易受胃肠道气体的干扰,超声对于胆总管下段梗阻的病因诊断仍有一定的局限性,此时需进一步行超声造影、CT 或 MRI 等影像学检查,结合病史、临床症状及生化指标作出综合判断。

目 标 检 测

1. 胆囊结石直径比较小或质地较疏松时,后方可能不出现声影,此时如何进行诊断?
2. 厚壁型胆囊癌与慢性胆囊炎超声检查如何鉴别?
3. 如何鉴别胆囊旁高回声的肠道气体与胆囊结石?
4. 患儿,男,8岁,突发剑突下阵发性剧痛,超声扫查发现胆囊内长条形"="状高回声,超声诊断为(　　)。

　　A. 胆囊炎　　　　　　　　B. 胆囊蛔虫症
　　C. 胆囊癌　　　　　　　　D. 化脓性胆管炎
　　E. 胆囊结石

5. 肝内胆管不包括(　　)。

　　A. 毛细胆管　　　　　　　B. 小叶间胆管
　　C. 左胆管　　　　　　　　D. 右胆管
　　E. 胆总管

6. 胆囊壁由三层结构构成,由内向外分别是( )。
   A. 黏膜层、肌层、外膜层   B. 黏膜层、外膜层、肌层
   C. 外膜层、肌层、黏膜层   D. 外膜层、黏膜层、肌层
   E. 肌层、外膜层、黏膜层

7. 空腹病人,超声不能显示胆囊的最常见原因为( )。
   A. 慢性胆囊炎   B. 胆汁淤积
   C. 胆囊结石   D. 胆囊结石合并萎缩性胆囊炎
   E. 在超声检查前使用 X 线口服造影剂

8. 胆囊肿大,正常囊腔消失,表现为一低回声区,不随体位改变而移动,彩色多普勒超声于病灶内部检出血流信号。这时应首先考虑为( )。
   A. 胆囊癌   B. 胆囊炎
   C. 胆泥淤积   D. 胆囊肌腺症
   E. 胆囊充满型结石

9. 正常胆囊壁厚度一般不超过( )。
   A. 0.2 cm   B. 0.3 cm   C. 0.35 cm   D. 0.4 cm   E. 0.5 cm

10. 囊壁-结石-声影三联征(W-E-S)主要出现在( )的情况下。
    A. 胆囊壁钙化   B. 胆囊胆固醇沉着病
    C. 胆囊腺瘤   D. 胆囊癌
    E. 胆囊充满型结石

11. 超声仔细检查右上腹未显示胆囊,原因可能为( ):①餐后;②胆囊位置异常;③胆囊发育不良或缺如;④萎缩性胆囊炎。
    A. ①②③   B. ①③   C. ②④   D. ④   E. ①②③④

12. 胆囊包括( ):①胆囊底;②胆囊体;③胆囊颈;④胆总管。
    A. ①②③   B. ①③④   C. ①②④   D. ②③④   E. ①②③④

13. 肝外胆管由( )和( )组成。
    A. 肝总管、胆总管   B. 肝总管、毛细胆管
    C. 毛细胆管、胆总管   D. 毛细胆管、小叶间胆管
    E. 胆总管、小叶间胆管

第十章

脾超声检查

> **学习目标**
> 1. 掌握：脾的超声检查方法及正常声像图表现；脾破裂的分型及声像图特点；脾肿大的分型及诊断标准。
> 2. 熟悉：脾囊肿、脾脓肿的声像图特点。
> 3. 了解：副脾及脾实质性病变的声像图特点。

第一节 脾超声检查基础

一、脾的解剖概要

(一) 脾的构造

脾是人类身体中最大的淋巴器官，同时也是最大的储血器官。其外形呈扁圆形，分为内、外两面、上、下两缘及前后两端。内面凹陷，称为脏面，近中央处明显凹入，叫做脾门。脾血管、淋巴管和神经由脾门出入，组成脾蒂。外面平滑隆凸，与膈相依，称为膈面。除了脾门外，其余部分的脾均被腹膜所遮盖。脾的实质是由白髓和红髓构成，含有丰富的血窦，表面有包膜，质地柔软。

(二) 脾的位置和毗邻关系

脾位于左季肋区腹膜腔内的深部，为左肋弓所遮盖，斜卧于第9～11肋的内面，其长轴与第10肋一致。脾上方紧靠着膈肌，下方邻胰尾和结肠左曲，右前方与胃底及胃体相邻，后下方为左肾及左肾上腺。在脾门处、脾下极旁，尤其是脾胃韧带及胰尾旁可有副脾存在，其数目、大小及位置不定。

正常成人脾长径10.0～12.0 cm，宽6.0～8.0 cm，厚3.0～4.0 cm，重量100～200 g。

脾动脉是腹腔动脉干最大的分支，呈较粗的蛇形，沿着胰腺上缘走向左侧，至脾门附近，然后分成数支进入脾，其管径一般0.4～0.5 cm；脾静脉则伴行于脾动脉下后方，紧贴胰腺的后方走行，由脾门处的3～6个较大的静脉分支汇合而成，流入门静脉。脾门处脾静脉的宽径为0.5～0.8 cm。

二、脾的扫查方法和途径

(一) 扫查仪器

脾检查时探头频率宜为 3.5～5.0 MHz,超声诊断仪器的增益设置与超声扫查肝条件相同。

检查前一般无须特殊准备,不宜在饱餐后进行,空腹检查则图像更清晰。若要清晰显示脾门区、胰尾、左肾附近肿物或进行左上腹鉴别诊断,可在空腹情况下饮水 300～500 ml 后再查,小儿可在哺乳后进行。

(二) 扫查体位和途径

1. 右侧卧位:是常规采用的一种扫查体位。常在此体位对脾进行观测和测量。
2. 仰卧位:也是常用的扫查体位之一,尤其适用于危重或不宜翻动的患者。可显示脾与膈、肾、胃等的关系。
3. 俯卧位:不常用。如果患者脾较小、肺气肿或其他体位扫查不清时,常用此体位来补充检查。

(三) 扫查方法与常用切面

1. 左肋间斜切断面扫查:这是观察脾的轮廓、实质回声、脾门部血管的最常用切面。患者向右侧卧位 45°～90°,左手上举放置在头部,将探头放于左侧腋前线至腋中线第 8～11 肋间隙逐一进行脾长轴切面扫查,可获得一系列左肋间脾斜切面图像。由于脾上极扫查时易受肺气的干扰,以致图像显示不清晰,故扫查中应向两端侧动探头,并配合呼吸,尽量最大限度地显示脾全貌,而且要显示出通过脾门的脾长轴图像。
2. 前倾冠状切断面扫查(斜冠状切面):患者取仰卧位,探头放在左侧腋后线第 8～11 肋间进行脾长轴切面扫查,要清晰显示出脾门部血管。此切面与脾长轴切面十分相似,并进行脾厚径的测量。
3. 中上腹横切断面扫查:患者取仰卧位,探头横放于前腹壁大致于第 1～2 腰椎平面作横切面扫查,可显示胰体后方处的脾动脉和脾静脉。
4. 左肋下斜切断面扫查:脾大时常用此切面测量脾肋缘下的厚度。

三、正常脾声像图表现和超声测值

(一) 正常脾声像图

1. 外形及轮廓:正常脾的肋间斜切面呈半月形,边缘略微钝。膈面整齐而光滑,脾上极部分常被肺气遮挡;脏面略凹陷,回声较高,有特征性的脾门切迹和脾血管断面,主要为脾静脉。
2. 脾实质回声:正常脾实质回声呈分布均匀的点状中低回声,强度一般稍低于肝实质回声,而稍高于左肾皮质回声(图 10-1)。脾内小血管往往不易显示(图 10-2)。少数正常人在脾门附近可发现有副脾,呈椭圆形或小圆形结节,其内部回声与脾实质相同,属正常变异。

(二) 脾超声测量

正常脾的大小随年龄及含血量的多少而变化,个体差异较大。

1. 脾长径测量:通过左侧肋间扫查显示脾最大长轴切面图象,测量脾上极最高点到下极最低点的间距,即为脾长径。正常值范围为 8~12 cm,如图 10-3(a)所示。

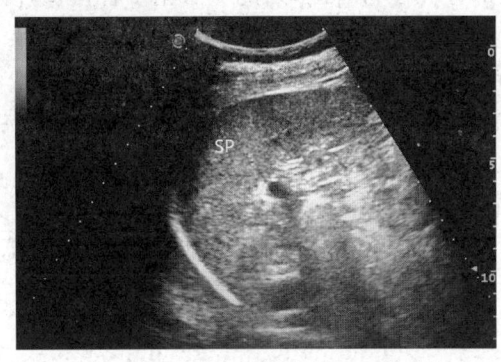 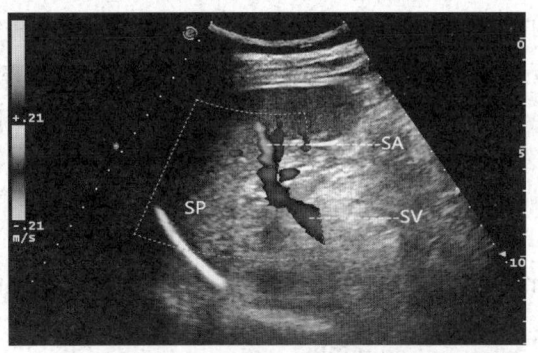

图 10-1 正常脾二维声像图
显示脾实质及脾门结构
SP:脾

图 10-2 正常脾彩色多普勒声像图
图示脾门处红色的脾动脉及蓝色的脾静脉
SP:脾,SA:脾动脉,SV:脾静脉

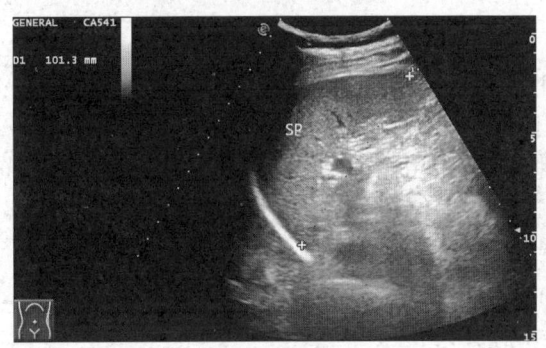 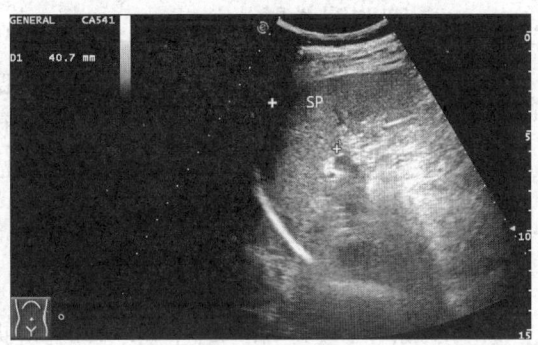

(a) 脾长径测量
SP:脾

(b) 脾厚径的测量
SP:脾

图 10-3 脾超声测量

2. 脾厚径测量:通过前倾冠状切面清晰显示脾长轴切面的脾门及脾静脉,测量脾门到脾膈面的距离即为脾厚径。正常值范围为 3~4 cm,如图 10-3(b)所示。

四、脾超声检查要点

(一)检查内容

1. 首先观察脾的数目、形态和位置:排除先天异常引起的疾病。
2. 观察脾大小,边缘及内部回声:了解脾是否肿大、是弥漫性肿大还是局限性肿大;如果脾偏小,应注意有无萎缩,是否为局部萎缩。
3. 观察脾内有无占位性病变:如果有,应进一步检查病灶的位置、大小、形态、范围、数目、内部结构回声以及与周围脏器的关系。进一步结合临床分析病变的性质,同时提出可能诊断。
4. 观察脾血管及其周围分支的变化:尤其是在脾静脉阻塞引起的脾静脉扩张,若是脾静脉阻塞引起脾静脉扩张,则应明确阻塞的部位及原因。
5. 观察周围脏器有无病变及与脾的关系。

（二）注意事项

1. 扫查脾必须全面：由于肺气遮盖，脾上极部分往往为盲区，因此应采用多种体位，使用凸阵或扇扫探头，以便充分观察到脾的各个部分，以免漏诊。
2. 必须熟悉脾的正常生理变异：切勿将变异误认为占位性病变。
3. 由于脾是内凹的曲面体，因此不同的手法、断面和探头进行检测时，测值存在较大误差，对此应加以注意。
4. 超声检测脾时应尽量以脾静脉作为超声解剖标志，便于标准化。
5. 密切结合临床，动态观测，定期随访，尤其是对有腹部外伤史者，应仔细扫查，即使急诊超声扫查未发现明显异常，亦不宜过早下结论，应继续观察，以免漏诊，延误病情。

第二节 脾常见疾病超声表现

一、脾弥漫性肿大

脾肿大的病因众多，常见的有急慢性感染性疾病，血液病，肝疾病，门静脉高压症，循环障碍，脾的占位性病变及结缔组织病等。临床上脾肿大本身可无明显症状，主要表现为引起脾肿大疾病的相应症状，少数病人可扪及左上腹肿块，及由于脾大压迫周围器官而引起的腹胀、食欲减退等。

（一）超声表现

1. 超声对脾肿大指标的确定

（1）除脾下垂外，在肋缘下显示脾时，应提示脾肿大。
（2）成人脾长径超过 12.0 cm，厚径超过 4.0 cm，应考虑脾肿大。
（3）仰卧位脾上极接近或超过脊柱左侧缘（腹主动脉前缘），可诊断为脾肿大。

2. 脾肿大程度的确定

（1）轻度肿大：脾形态无明显改变，仅脾各径线测值稍增大。仰卧位平静呼吸时，左肋缘下可探及脾；深吸气时，脾下缘不超过左肋缘下 3.0 cm。多见于感染性疾病或门静脉高压引起的脾大。

（2）中度肿大：脾形态失常，脾各径线测值明显增大。仰卧位平静呼吸时，左肋缘下可探及脾；深吸气时，脾下缘超过左肋缘下 3.0 cm，直至平脐，脾静脉稍增宽。多见于淋巴瘤、慢性淋巴细胞性白血病或感染性单核细胞性脾大。

（3）重度肿大：脾形态明显失常，脾各径线测值进一步增大，甚至无法准确测量。脾实质回声增粗，脾两极较圆钝，脾门部切迹消失，脾周围脏器可被推挤而向四周移位，脾下缘超过脐水平，甚至达盆腔。脾静脉内径显著增宽。多见于慢性粒细胞性白血病或骨髓增生性疾病。

（二）鉴别诊断

1. 左肾肿块：发现肿块时，要明确肿块的来源，并通过观察深呼吸时肿块与脾、左肾之间相对运动的关系可予以鉴别。
2. 腹膜后巨大肿瘤：有时脾被腹膜后的巨大肿瘤向后上方推移而不显示，病灶却占据了脾区,以致被误认为脾,此假象可以通过进行左肋缘下方的扫查得以鉴别。

3. 左肝巨大肿瘤:肝左叶的巨大肿瘤可占据左季肋区,将脾推向背侧,与脾大相混淆,通过该肿块的回声与正常脾可以鉴别。

4. 游走脾和脾下垂:左膈下正常位置处脾消失,却在腹腔的其他部位扫查到脾回声。

(三)检查要点

1. 探测内容

(1)脾各径线测值的大小。

(2)脾形态有无改变。

(3)脾实质回声有无改变,包括回声增高或降低,是否增粗及增密,分布是否均匀。

(4)脾门区脾静脉及其属支是否增宽、扭曲。

2. 注意事项

(1)仔细观察脾的全貌,不要将脾下垂误诊为脾大。

(2)脾径线的测量受较多因素的影响和干扰,测值的可重复性较差,脾厚径的测量应以前倾冠状切面为准,否则有可能高估测值。

(3)正常人脾的大小可能有较大的变异。超声发现脾肿大时,其实际意义应由临床医生依据临床和全面检查结果而决定。超声可动态监测脾大程度的变化,以了解病程的进展和疗效情况。

二、脾液性病变

脾液性病变主要包括脾囊肿、脾脓肿和脾血肿,后者属于脾破裂或脾外伤。

(一)脾囊肿

1. 临床与病理

脾囊肿可分为真性囊肿和假性囊肿两类。真性囊肿又有单纯性囊肿、表皮样囊肿和包虫囊肿等不同。假性囊肿则有外伤性囊肿、炎性脓肿等。

单纯性脾囊肿多无自觉症状,常表现为左上腹包块。假性脾囊肿常有外伤史及左季肋部胀痛不适等症状。包虫囊肿常与肝包虫囊肿伴发。

2. 超声表现

(1)单纯性囊肿:少见,多为单发,大小不等。脾实质内可见圆形或扁圆形无回声区,囊壁光滑清晰,其内偶见分隔,后壁和后方组织回声增强。脾一般无明显增大,外形无改变,有时囊肿较大并位于浅表处,可见局部隆起(图10-4)。

(2)脾假性囊肿:多见,通常为外伤性后的血肿演变而来。囊肿可位于脾实质内或包膜下,形态可呈近似圆形、椭圆形、梭形或不规则形;其内壁多不光滑或稍厚,囊壁上可伴有钙化。囊腔内可有分隔、纤维条索状或絮片状不规则回声。

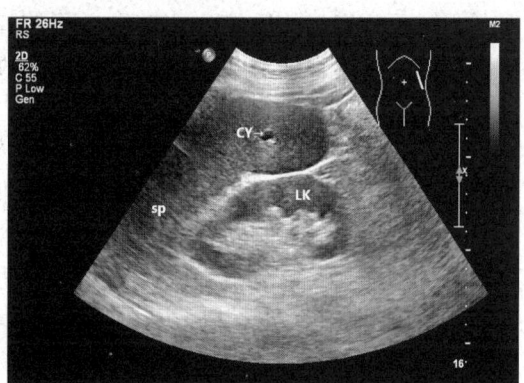

图10-4 脾单纯性囊肿二维声像图
图示脾实质内类圆形无回声区,边界清
SP:脾,LK:左肾,CY:囊肿

（3）脾包虫囊肿：在我国西北和畜牧区比较多见。脾大。脾内出现圆形或椭圆形无回声区，囊壁较厚，囊壁可呈"双边"样结构，厚约 6.1 cm，具有特异性的诊断价值。脾包虫囊肿与肝包虫囊肿一样，也可出现多种不同类型的声像图改变，如：单囊型、多子囊型、混合囊型等。此外，还可出现内囊分离、塌陷和囊壁不同程度钙化等表现。

（4）表皮样囊肿：囊肿一般较大，常导致脾体积增大和形态发生改变；囊肿形态呈类圆形，边界清晰，囊壁较光滑，囊内常为无回声或悬浮的细点状低回声，后壁和后方组织回声增强。

（二）脾破裂

1. 临床与病理

在腹部闭合性损伤中，脾破裂居首位。临床表现与破裂的部位、类型及程度有关，轻者仅有局部疼痛，重者可出现剧痛、腹膜刺激征乃至休克等症状。脾破裂根据病理及破裂部位可分为以下三型：

（1）真性脾破裂：破损累及包膜，引起不同程度的出血，即脾周围有血肿或游离出血，后者常有出血性休克。

（2）中央型脾破裂：破裂发生在脾实质内，包膜及浅层脾实质完好，深部脾实质内形成血肿。

（3）包膜下脾破裂：包膜下脾实质破裂，出现血肿，但包膜仍尚完整。

2. 超声表现

1）真性脾破裂

（1）脾包膜线连续性中断：高回声的脾包膜线中断处见线状无回声伸入脾实质内。

（2）脾周围积液征象：脾脏周围出现无回声或低回声，探头给予加压可见低回声区形态发生改变，此为真性脾破裂的重要间接征象。

（3）腹腔游离积液征象：严重者腹腔内可见游离的液性无回声区。

2）中央型脾破裂

脾体积可正常或增大，脾包膜线连续性完好，脾实质内出现不规则低回声或不均质回声区，代表新鲜出血或血肿。

3）包膜下脾破裂

脾形态失常，体积增大，包膜完整光滑，局部隆起。通常在脾的膈面或外侧脾包膜下方见梭形或不规则形的低或无回声区，并可使脾实质受压移位。血肿内无或低回声区可随着时间的推移而出现细小点状、条索状高回声改变。

（三）脾脓肿

1. 临床与病理：少见，常为全身感染性疾病的病菌经血行而至脾。近年来多见于静脉内药物的使用、脾栓塞后或脾内血肿并发感染及腹部穿透性创伤等。可单发或多发。临床早期诊断困难，当脓肿形成后超声诊断较为容易。

2. 超声表现：脾体积增大。脾实质内出现类圆形无回声区，壁较厚，内壁不光整，无回声区内可见细点状、絮片状回声，可随体位变动或探头挤压而移动。

（四）脾液性病变的鉴别诊断

1. 脾囊肿：常为单个或多个，壁薄，后方回声增强，液性无回声区内回声清澈，透声良好。

2. 多囊脾：为先天性病变，脾显著增大，形态失常，脾实质内有许多大小不等的无回声区,囊壁薄而光滑。此病为多囊性疾病,常伴有多囊肝、多囊肾等。

3. 胰腺假性囊肿、肾积水及腹膜后囊肿:这三种疾病均呈无回声区,可与脾囊肿混淆,鉴别要点是仔细观察无回声区来源与脾关系。

4. 脾脓肿:常有发热等全身表现,脾内可呈无回声区或囊实混合回声区,壁较厚,其边缘回声较强、模糊,内部常有云雾样点状及带状回声,并有全身感染及脾区疼痛和叩击痛,可资鉴别。

5. 脾血肿:多为不规则低回声区,多数患者近期有外伤史。

6. 脾动脉瘤:脾门附近的脾囊肿与脾动脉瘤虽然常规二维超声较难鉴别,但彩色多普勒则简单有效,可显示无回声区内有彩色血流,脉冲多普勒可测及动脉频谱。

7. 脾梗死:梗死区域多表现为楔形或不规则低回声区,边界清晰,无明显包膜,梗死灶内超声造影呈不增强。

8. 脾淋巴瘤:可呈圆形低回声,内部回声均匀或不均匀,边界清。彩色多普勒显示其内部可有血流信号,并测得动脉血流。

(五)脾液性病变检查注意事项

1. 脾脓肿少见,脾内若见液性无回声区,并同时伴有全身发热表现,应高度怀疑脾脓肿。

2. 超声仍为诊断脾囊肿、脾脓肿的首选检查方法。

3. 超声引导下穿刺既可以诊断,又能治疗。

4. 脾内出现异常回声,并有明确的外伤史,应首先考虑脾破裂的可能。

5. 早期诊断脾破裂对抢救患者的生命至关重要。

6. 由于急诊患者常有肠气干扰,故有些破裂口较小且隐蔽的脾破裂超声容易漏诊。一旦临床怀疑脾破裂的均应常规检查腹腔是否存在游离无回声区,以便明确诊断。

7. 对某些脾内血肿超声可密切随访观察,鉴别延迟性脾破裂的出现,并决定是否行保守或手术治疗。

三、脾实质性病变

脾的实质性病变并不多见,其中有脾梗死、脾肿瘤等。

(一)脾梗死

1. 临床与病理:本病不多见,近年来随着介入性诊断治疗增多,本病发生率有明显增加。是由于脾动脉的突然栓塞或脾静脉血栓引起的脾局部组织发生缺血、坏死。临床症状轻者仅表现为低热、白细胞增多,重者可突发左上腹痛、高热及脾周围炎。

2. 超声表现:脾可肿大,有时可发生变形。脾实质内出现一个或多个楔形或不规则形的尖端指向脾门、基底宽朝向包膜的低回声区。内部回声随着坏死程度加重可变成无回声,分布均匀或呈蜂窝状。随着时间的推移发生纤维化、瘢痕化及钙化,内部回声则相应表现为不同程度的高回声或强回声表现。

(二)脾肿瘤

1. 临床与病理

脾肿瘤比较少见,可分为原发性和转移性两类。原发性肿瘤中良性的以血管瘤最常见,恶性的则以淋巴瘤多见。脾的转移性肿瘤多来自消化道、胰腺、肺、乳房、卵巢等处。原发性肿瘤早期,一般无明显症状和体征,转移性肿瘤早期仅表现为原发病灶引起的症状,随肿块增大，则二者均可出现左季肋区胀痛，并扪及左上腹包块。

2. 超声表现

（1）脾血管瘤：脾血管瘤较肝血管瘤少见，属于脾良性肿瘤一种，是由毛细血管或海绵样扩张的血管组合而成。多无临床症状，常在腹部超声扫查时或腹部手术中被发现。声像图表现为脾内出现边界清晰，形态规整的类圆形实性团块，多为高回声，也可是低回声或混合回声，边界清楚。当瘤体内出现纤维化等改变时，其内回声则分布欠均匀。彩色多普勒超声可仅探及病灶内有点状静脉血流（图10-5）。

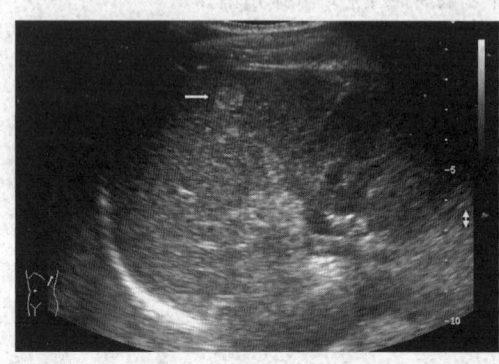

图10-5　脾血管瘤
呈边界清楚的高回声，后方无声影（箭头所示）

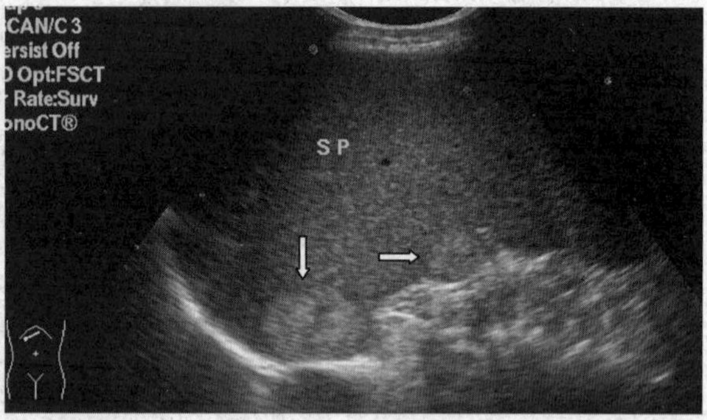

图10-6　脾淋巴瘤
呈尖圆形中等稍高回声，边界清楚（箭头所示）
SP：脾

（2）脾淋巴瘤：脾淋巴瘤常为全身性淋巴瘤的一种表现。声像图常表现为脾弥漫性肿大。其实质内可见单个或多个实性类圆形的低或中等回声团块，边界清楚，肿瘤包膜不明显。随着病程的进一步发展，肿块可相互融合而呈分叶状，少数呈蜂窝状无回声或低回声，其间有多条线状回声间隔。彩色多普勒显示瘤体周边有血流信号（图10-6）。

（3）转移瘤：原发肿瘤可来自肺、乳腺、卵巢及皮肤黑色素瘤，远比肝转移瘤少见。声像图表现呈多样性，大多为低回声，也可呈高回声及混合回声，这与原发肿瘤的病理组织结构有关。肿瘤内部分布一般较均匀，边缘清晰，少数病灶的周围可见晕环。病灶增大可相互融合而成不规则团块。

（三）脾实质性病变的鉴别诊断

1. 脾结核：病灶为类圆形混合型回声，边缘模糊不清，内部可见散在的斑点状钙化强回声，后方伴有声影。

2. 脾脓肿：以类圆形或不规则形无回声区为主，边缘欠清晰，周围呈厚的壁样回声，病灶后方回声增强，同时患者伴有全身感染及脾区疼痛。

3. 脾梗死：病灶常位于脾的边缘，呈楔形或不规则形，基底较宽，有时可达脾包膜，回声强度明显低于正常脾，超声造影可见梗死区域呈不增强表现。

4. 脾血肿：多为不规则低回声，近期多有外伤史。

5. 脾肿瘤：病灶呈圆形，内部为均匀或不均匀的低回声，边界清。彩色多普勒可显示其内部有血流信号，并测及动脉血流。

(四)脾实质性病变检查注意事项

1. 超声检查简便,可作为脾梗死诊断的首选方法。
2. 脾梗死急性期根据病史及超声表现比较容易诊断,但陈旧性脾梗死,容易与脾肿瘤相混淆。仔细观察声像图表现及定期随访有助于诊断。
3. 超声造影对脾梗死的诊断有很大帮助。
4. 尽管脾肿瘤的发病率很低,但超声对其检出的敏感性则较高。
5. 超声对脾占位囊实性鉴别准确性较高,但对脾肿瘤的定性诊断尚有一定困难。
6. 对怀疑为转移性脾肿瘤者,应根据临床表现做进一步相关检查,以寻找原发病灶。
7. 虽然彩色多普勒血流显像能显示脾肿瘤的血供情况,但目前对脾肿瘤的定性诊断仍有一定的局限性。超声造影技术对其诊断有一定帮助,如果运用超声引导下,甚至超声造影引导下穿刺活检则能对肿瘤性质做出明确诊断。

第三节 脾先天异常超声扫查要点

一、副脾

副脾为脾先天性异常中最常见的,发生率为 10%~30%,多为单发。大多数位于身体左侧,如脾门区、脾胃韧带、胰尾部腹膜后、大小肠系膜、女性的左侧阔韧带和男性左睾丸附近,其中脾周围者占 93.45%。副脾体积较小,可随着年龄增加逐渐萎缩,一般无症状。常易被误认为是肿大的淋巴结或胰尾肿瘤,故有鉴别诊断意义。

(一)超声表现

脾门区胰尾附近或脾下极旁,见 1 个或多个呈球形实性团块,边界清晰,包膜光滑完整,内部回声均匀,与正常脾实质回声相似。部分副脾还可发现其与脾血管相连,但很小的副脾则往往不易显示。多数情况下彩色多普勒可显示脾血管的彩色血流进入副脾,频谱多普勒可测得其血流频谱。超声造影可显示副脾与脾呈同步增强,同步减退,其内部回声与脾实质回声相同(图10-7)。

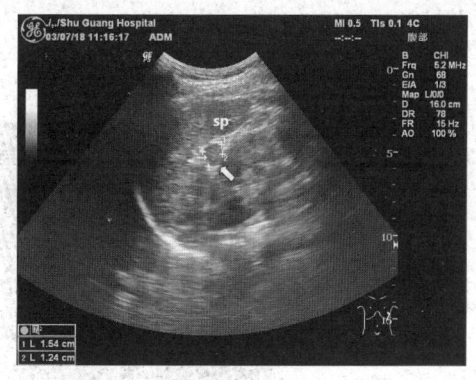

图 10-7 副脾
SP:脾、副脾(箭头所示)

(二)鉴别诊断

1. 脾门淋巴结肿大:一般大多由恶性肿瘤转移所致,有原发病的临床表现,且病灶常为多发性,声像图呈串珠状或分叶状实性低回声区。单个肿大淋巴结酷似副脾,但其回声强度比正常脾低,而且无与脾门相通的血管。
2. 肾上腺肿瘤及腹膜后肿瘤:往往有原发病的临床表现,动态观察肿瘤常会增大,而且无与脾门相通的血管。

（三）注意事项

1. 常规二维超声对副脾的诊断并不困难，准确性较高。

2. 诊断副脾主要是其回声强度、结构纹理与脾实质相似，且与脾分界清楚。对相邻血管、器官无压迫，即无占位效应。半数以上的副脾彩色多普勒显示有血管分支与脾动静脉相通。

3. 单个脾门及周围淋巴结肿大与副脾鉴别有困难时，可定期复查，动态观察是否出现变化，有助于诊断。

4. 副脾可多发且位置不固定，超声未能发现副脾者也不能否认副脾的存在。

二、先天性脾缺如

临床少见，常伴有先天性心脏病。在脾区仔细扫查，不显示脾声像图，但需要排除脾位置的变异。

三、先天性脾反位

临床少见，与肝或其他内脏反位同时存在。脾声像图出现在肝声像图解剖区域。

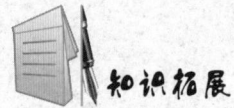

案 例 一

患者，男，42岁，因低热、乏力一月，近一周乏力似有加重就诊，超声显示脾实质内可见数个大小不等的实性低回声结节，形态规则，边界清楚，少数呈分叶状，CDFI：内见短棒状彩色血流信号。脾形态增大。超声检查见案例图10-1，请根据声像图特点作出初步判断并说出判断依据。

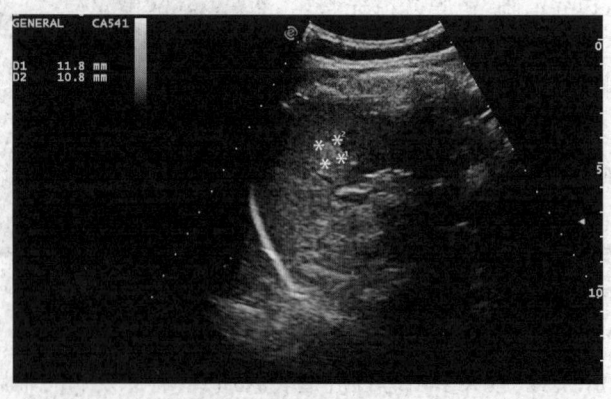

案例图 10-1

图中"＊"处为高回声区

案 例 二
脾超声检查典型案例分析

1. 初步诊断：脾淋巴瘤
2. 诊断依据：①患者长期低热、乏力，并有加重趋势；②多个低回声，边界清，少数呈分叶状；③内见彩色血流信号；④脾肿大。

脾的超声新技术简介

超声造影时脾具有特异的增强，即动脉期不均匀增强，随后在30~60 s逐渐变得均匀，可以提示异位脾组织的位置。而脾门淋巴瘤、肾上腺的病变以及胰尾的肿瘤则呈现低增强。副脾具有特异的造影模式，即在动脉期和实质期呈现显著的增强，实质期的等增强可能是副脾最重要的造影模式。患者有不明原因的脾周肿物时，超声造影可以诊断或排除副脾。

脾梗死超声造影检查

完全性脾梗死在二维超声下显示为脾实质不均匀低回声；超声造影时低回声区始终呈现不增强，可以准确显示梗死灶的形态及其范围。

本 章 小 结

脾是人体最大的周围淋巴器官，位于左上腹深部的腹腔内。体表投影为第9肋骨至第11肋骨，脾外形似扁圆形。仰卧位及右侧卧位为主要检查体位，俯卧位较为少用，常用扫查切面为左肋间斜断面。脾实质为非常均匀的点状中低回声。脾弥漫性肿大可分为轻度、中度及重度。脾囊肿可分为真性囊肿和假性囊肿，真性囊肿又可分为寄生虫性囊肿、多囊脾等，其声像图表现各自不尽相同。脾外伤在腹部闭合性损伤中最常见，根据病理分型分为中央型脾破裂、包膜下脾破裂、真性脾破裂，其声像图表现同样有各自不同的特征，常常又因病情的轻重不同或病情的发展，声像图表现出混合存在及变化，故而在实际工作中要密切结合临床并做好随访观察，以免贻误病情。脾实质性病变主要有脾梗死、脾血管瘤、脾脓肿和脾肿瘤等，一般较少见，但随着脾介入性诊治的增多，脾梗死的发病有增加趋势。脾先天性异常中除副脾时常可见外，其余如先天性脾缺如、先天性脾异位均极少见。

目 标 检 测

1. 简述正常脾的超声图像表现及各径线测量方法和正常值。
2. 简述脾肿大的程度标准、脾破裂的超声声图像表现。
3. 简述脾淋巴瘤的超声声像图的表现。
4. 正常成人（男性）脾厚径超声测值（　　）。
   A. <3.0 cm　　　　　　　B. <4.0 cm
   C. <5.0 cm　　　　　　　D. <5.5 cm
   E. <8.0 cm

5. 对脾肿大诊断错误的是（　　）。

　A. 成人男性脾厚＞5.0 cm,女性＞4.5 cm

　B. 传统长径＞15.0 cm

　C. 最大长径＜10.0 cm

　D. 面积代表值＞60 cm²

　E. 脾切迹消失

6. 一患者脾形态失常,脾切迹消失,下极平脐,邻近器官受压,其脾肿大程度为（　　）。

　A. 轻微肿大　　　　　　　　　B. 轻-中度肿大

　C. 中度肿大　　　　　　　　　D. 中-重度肿大

　E. 重度肿大

7. （　　）这一项不是游走脾的原因。

　A. 脾蒂过长　　　　　　　　　B. 韧带过长

　C. 韧带松弛　　　　　　　　　D. 重力牵引

　E. 病变推压

8. 多数脾动脉起始于（　　）。

　A. 肠系膜上动脉　　　　　　　B. 胃右动脉

　C. 腹腔动脉　　　　　　　　　D. 肝固有动脉

　E. 膈动脉

9. 下列常引起脾大的疾病是（　　）。

　A. 疟疾　　　　　　　　　　　B. 感染性心内膜炎

　C. 肝硬化　　　　　　　　　　D. 门静脉阻塞

　E. 以上都是

10. 以下哪项是脾萎缩的标准（　　）。

　A. 长＜6.0 cm,厚＜3.5 cm　　B. 长＜6.5 cm,厚＜2.5 cm

　C. 长＜5.0 cm,厚＜2.0 cm　　D. 长＜5.5 cm,厚＜3.5 cm

　E. 以上都不是

11. 以下可引起脾萎缩的疾病是（　　）。

　A. 单核细胞增多症　　　　　　B. 败血症

　C. 伤寒　　　　　　　　　　　D. 血吸虫病

　E. 镰状细胞贫血

12. 以下对脾囊肿的描述,错误的是（　　）。

　A. CDFI囊内见血流信号　　　　B. 脾呃逆见圆形无回声

　C. 感染出血时可有点状回声　　D. 囊壁光滑、清晰

　E. 假性囊肿内有条索状回声

13. 脾囊肿与胰腺囊肿的鉴别点之一是（　　）。

　A. 二者难以区别　　　　　　　B. 胰腺囊肿与胰腺无分界,但与脾分界明显

　C. 囊肿位于二者之间,边界不清　D. 大小形态不同

　E. 囊内的回声及后方增强不同

14. 对脾脓肿描述错误的是(　　)。
A. 发热,脾肿大　　　　　　　　B. 无回声区内见斑点状回声
C. 早期呈类圆形略强回声　　　　D. 病灶后方具有明显声增强
E. 脾内见一类圆形壁薄而透声良好的无回声区

15. 对脾脏位置描述错误的是(　　)。
A. 脾膈面和左肋膈窦相邻　　　　B. 脾门处与胰尾临近
C. 前面与7~9肋相对　　　　　　D. 下端与升结肠相依
E. 后上方与左肾、左肾上腺相邻

16. 以下有关对脾的描述,不正确的是(　　)。
A. 脾一般认为长6~8 cm,宽3~4 cm的实性器官。
B. 脾是重要的淋巴器官。
C. 具有造血、滤血、清除衰老细胞功能。
D. 参与免疫反应。
E. 脾为腹膜内位器。

17. 脾韧带内有被膜包绕及与脾相通血管的组织小块是(　　)。
A. 胃动脉　　　　　　　　　　　B. 副脾
C. 左肾上部　　　　　　　　　　D. 左肾上腺
E. 结肠脾曲

18. (　　)不是脾的韧带。
A. 胃脾韧带　　　　　　　　　　B. 脾肾韧带
C. 膈脾韧带　　　　　　　　　　D. 肝脾韧带
E. 脾结肠韧带

19. 脾静脉位于(　　)。
A. 脾动脉的后方　　　　　　　　B. 肠系膜上动脉的后方
C. 肠系膜上静脉的右侧　　　　　D. 胰体尾后下部的胰沟内
E. 腹主动脉的右侧

第十一章
胰腺超声检查

学习目标
1. 掌握：胰腺的扫查方法、注意事项及解剖概要。
2. 熟悉：胰腺癌、壶腹部肿瘤、胰腺炎及胰腺囊肿超声表现及其鉴别诊断。
3. 了解：实性假乳头状瘤及胰腺囊腺瘤（癌）的超声表现。

第一节 胰腺超声检查基础

一、胰腺的解剖概要

（一）胰腺的构造

胰腺位于上腹部及左季肋区的腹膜后，呈蚕状，横置于腹后壁第12胸椎至第2腰椎水平，分为头、颈、体、尾四个部分，胰头包括钩突部。按其形状可以大致分为以下三型：①蝌蚪型：最常见。胰头粗而体尾逐渐变细，约占44%。②哑铃型：胰头部和尾部粗而体部细，约占33%。③腊肠型：胰头、颈、体及尾部几乎粗细相近，约占23%。

胰管位于胰腺实质内，由主胰管和副胰管组成。主胰管自尾部走向头部，通过胰内胆管的左侧，在末端与胆总管汇合，开口于十二指肠大乳头部。副胰管比主胰管要短且细，在头部开口于十二指肠小乳头处，该处位于十二指肠大乳头的前方。正常人胰体部的胰管内径小于0.2cm。

（二）胰腺的位置和毗邻关系

胰腺位于第12胸椎至第2腰椎体前方，胰腺长轴呈头低尾高位，由浅入深横置于腹膜后。胰腺头外侧为十二指肠降部和水平部包绕，胃窦覆盖它的前方。胰体前方为小网膜囊，将胰体与胃后壁相隔。胰尾与脾门相邻，被腹膜和脾肾韧带包绕，胰尾前方是胃体。胰腺的上缘可见腹腔动脉及其向左行走的脾动脉分支和向右行走的肝总动脉。胆总管穿行于胰头深部或后方。胰头后方是下腔静脉，胰颈后方是肠系膜上静脉与脾静脉交汇处，胰体后方为肠系膜上动脉和腹主动脉，体尾后方有脾静脉伴行。

（三）胰腺的血管解剖

胰腺的血液来源比较广泛，主要由两条动脉干，即腹腔动脉干和肠系膜上动脉供血。来自腹腔动脉干的有胃十二指肠动脉和胰十二指肠上动脉，以及来自脾动脉的胰支；来自肠系膜上动脉的有胰十二指肠下动脉。这些动脉支吻合丰富，构成完整的动脉环，各动脉分支在胰实质内互相吻合形成梯形、节段性网。胰头由腹腔干和肠系膜上动脉供血，而胰尾仅与腹腔动脉干的供血有关。

胰腺的静脉血回流入脾静脉、肠系膜上静脉和门静脉。

二、胰腺的扫查方法和途径

（一）检查前准备

检查当日晨起空腹扫查最宜，以减少胃内容物引起的过多气体干扰；对于腹部胀气或便秘患者，检查前一晚饮食应以清淡为主，睡前服用缓泻剂为佳；检查中，必要时可饮水500～800 ml，以充盈的胃腔作为透声窗，便于显示胰腺。

（二）扫查仪器

应用腹部超声诊断仪器，一般成人选用3.5 MHz探头，肥胖者可适当降低探头频率选用2.5 MHz探头；小儿或体型瘦弱者，可选用5 MHz探头。

为提高图像质量清晰度，还需适当调节仪器设置。二维超声检查时，主要调节增益、聚焦、检查深度及动态范围。彩色多普勒血流显像检查时，需要调节总增益、血流速度范围、取样框的大小和角度，以提高彩色血流显示的敏感度，减少彩色溢出的伪像，并要求让受检者尽量屏气，从而抑制或减少彩色噪声。多普勒频谱检查应注意调节频移大小、取样门的位置和大小。

（三）扫查体位与途径

1. 仰卧位：最常用的体位，在平稳自然呼吸状态进行；当深吸气时，可使肝下移作为透声窗，以便于观察胰腺。

2. 侧卧位：往往在胃肠气体较多时采用此体位。右侧卧位，胃内气体移向左侧，以利于看清胰头和胆道；左侧卧位，胃内气体移向右侧，以利于看清胰腺尾部。另外，胰尾部也可经左侧腋中线肋间斜纵切扫查，将脾作为透声窗来观察。

3. 半坐位或站立位：由于肝充分下移、胃内气体上移，使胰腺得以良好显示。

（四）扫查方法与标准切面

1. 上腹部左斜向扫查（胰腺长轴切面）：将探头放置在剑突与脐之间，横扫或左上斜扫，可以在长轴切面观察胰腺实质和胰管。胰腺长轴标准切面声像图：胰腺在脾静脉的腹侧以体部为中心，向左右两侧分别连续显示出胰头和胰尾部。胰头部位于胰正中线的右侧，下腔静脉的前方。向左延伸变得细窄为颈部，其后方正是脾静脉和肠系膜上静脉交汇处。胰尾部斜向左上深方，胰尾区后方是脾静脉、前方为胃体，尾端连接脾门。（图11-1、图11-2）

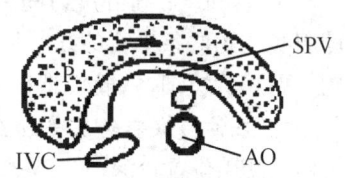

图11-1 胰腺上腹部横切扫查示意图

SPV：脾静脉，AO：腹主动脉，IVC：下腔静脉，P：胰腺

2. 上腹部纵向扫查（胰腺短轴切面）：纵向扫查便于辨认胰腺，并可以检测从胰头部至胰尾部的短轴切面上的大小。胰腺在短轴切面上可以连续显示胰头部至胰尾及其附近的情况。钩突部可以在肠系膜上静脉的背侧显示。胰头部以位于肠系膜上静脉的长轴切面和胰

头部背侧的下腔静脉长轴切面为标志。胰腺钩突部位于肠系膜上静脉的背侧。胰体部是以位于腹主动脉腹侧的脾静脉短轴切面为标志。胰尾部要以脾静脉为标志,为了避开胃内气体可将探头稍向右侧倾斜并往脾的方向移动。(图 11-3)

由于超声诊断仪性能提高,能清晰地显示胰腺声像图,使得胰腺的标志血管显得不那么重要。但是,对于复杂疑难病例,标志血管仍具有重要的价值。

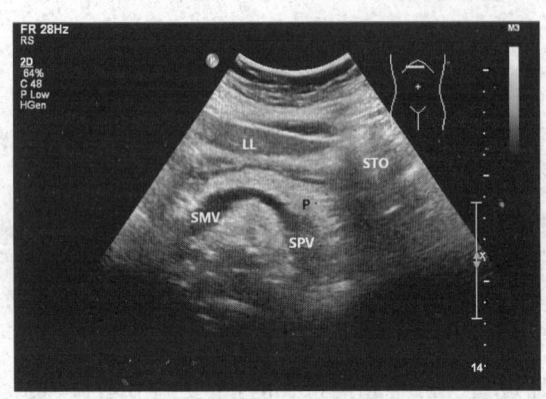 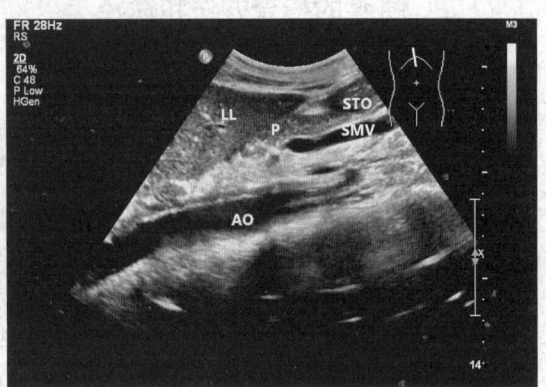

图 11-2　胰腺上腹横切扫查　　　　　　　　图 11-3　胰腺上腹纵切扫查
LL:肝左叶,STO:胃,SMV:肠系膜上静脉,SPV:脾静脉　　LL:肝左叶,STO:胃,P:胰腺,SMV:肠系膜上静脉,AO:腹主动脉

三、正常胰腺声像图表现和正常值

(一) 正常胰腺二维声像图

1. 胰腺轮廓边界:胰腺无包膜,其轮廓的显示主要取决于胰腺和周围相邻脏器及脂肪组织的声差,正常胰腺的轮廓比较清晰。

2. 胰腺实质回声:胰腺内部呈均匀、细小的中等或中低回声,较正常肝实质回声稍高。儿童胰腺回声略低,成人回声偏高。胰腺回声的强度主要与来自腹膜后延伸入胰体小叶间的纤维和脂肪组织的含量有关,随年龄的增长,胰腺组织萎缩而纤维组织比例增加,胰腺回声逐渐增高,而肥胖者及老人胰腺回声明显增高。

3. 胰管回声:高分辨力超声诊断仪能清楚地显示主胰管。正常人的主胰管显示为横贯胰腺实质的两条平行的线状回声,其中间为管腔。胰管在胰尾部较细,至体部、头部逐渐增粗。副胰管短细,一般较难显示。

(二) 正常胰腺彩色多普勒血流显像

由于胰腺位置较深,又容易受到胃肠气体的干扰,因此正常胰腺实质内部彩色多普勒血流显像较难检测到明显的血流信号。但当胰腺发生肿瘤时,彩色多普勒检查则具有诊断价值。

(三) 胰腺超声测量

1. 测量方法:胰腺的大小以测量前后径(厚度)为主,作为反映其大小的正常值,有时也需要综合上下径及轮廓形状进行判断。早在 1977 年 Weil 曾采取在胰腺的前后缘,根据胰腺走行的弯曲度画一些切线,并在胰腺的头、体、尾的测量处作垂直线来测量,该测量方法称为切线测量法。测量选择的标志分别是:在胰腺长轴切面,在下腔静脉的前方测量胰头,在腹主动脉的前方测量胰体,在腹主动脉或脊柱的左侧测量胰尾。在测量胰头时一般不包括钩突。

2. 正常值：综合国内、外的胰腺测量值，成人胰腺的正常值一般为：胰腺头部厚径＜2.5 cm，体、尾部厚径＜2.0 cm。因胰腺的个体差异较大，受探头切面方向和呼吸的影响，此数据仅供参考，诊断中应在测量胰腺大小的同时，着重观察胰腺整体形态和回声变化。正常胰管超声测量内径（前后径）在体部不大于 0.2 cm。

四、胰腺超声检查要点

（一）检查内容

1. 正确判断胰腺的位置　利用胰腺背侧的脾静脉的长轴断面以及下腔静脉、腹主动脉、肠系膜上动（静）脉的短轴断面等标识血管来判断胰腺的位置。

2. 观察胰腺是否大小正常。

3. 观察胰腺边界清晰情况以及其周围有无异常回声。

4. 胰管管径及走行是否正常。

5. 胰腺实质回声情况，回声是否均匀，是否存在占位。

6. 如果有占位，应观察病灶所在位置、大小、数量、形态、边界、回声强弱，观察其与胆总管、胰管及胰腺周围标识血管的关系；观察与周围组织脏器之间的关系，判断是否受到挤压、推移、浸润，有无血栓形成，有无远处转移。

7. 观察周围及腹膜后淋巴结是否肿大。

（二）注意事项

1. 应空腹 8 小时以上，尤其晨起空腹检查效果最佳，消除胃内容物及气体便于检查，必要时饮水或胃声学造影剂 500 ml，让胃内形成很好的透声窗。

2. 适度变换检查体位和探头角度，确保胰腺全程扫查显示满意。

3. 胰腺位置较深，扫查时还可以探头持续加压一段时间，并配合呼吸动作，可排除胰腺前方局部胃肠道气体干扰，提高显示率。

4. 胰腺钩突部位于下腔静脉和肠系膜上静脉之间，此部位超声检查比较容易疏漏。

5. 胰腺本身的肿物则可将脾静脉向后挤压移位，而腹膜后肿物或淋巴结肿大等病变可使脾静脉向前移位；观察肿物和标识血管的关系，有利于肿物的定位诊断，然而脾静脉的位置变化，也会影响到胰腺位置的判断，应予以注意。

6. 如变换体位或饮水后，仍不能显示胰腺，应嘱病人改期再来检查。

第二节　胰腺常见疾病超声表现

一、胰腺炎性病变

（一）急性胰腺炎

急性胰腺炎是多种病因致使胰酶在胰腺内被激活，引起胰腺自身及其周围组织消化、水肿、出血甚至坏死的炎症反应。临床上以急性上腹痛、恶心、呕吐、发热和血胰酶增高为特点。其主要病因是胆道系统疾病、酗酒暴食，偶见于内镜逆行胰胆管造影和胰腺穿刺活检所引起。

临床病理常将急性胰腺炎分为两型,水肿型和出血坏死型。水肿型(间质型)胰腺炎病理改变为胰腺肿大、间质水肿、充血和炎症细胞浸润,可有轻度局部脂肪坏死,腹膜后周围组织水肿,腹腔内少量渗液。出血坏死型胰腺炎的主要病理表现为胰腺实质坏死,胰腺内血管损害引起水肿、出血、血栓形成,胰腺周围组织脂肪坏死及其伴随的炎症性反应。

1. 临床与病理

根据急性胰腺炎病情的轻重和凶险程度不一,可分为轻症和重症急性胰腺炎两种。轻症胰腺炎多为水肿型胰腺炎,临床表现主要为急性持续性腹痛伴恶心、呕吐,血清淀粉酶活性显著增高,大于或等于正常值上限3倍,但无器官功能障碍或局部并发症。临床多见此型,病情常呈自限性,预后良好。重症胰腺炎多为出血坏死型胰腺炎,除了具备急性胰腺炎的临床表现和生化改变外,常继发感染、腹膜炎和休克等,还有局部并发症(胰腺坏死、假性囊肿、胰腺脓肿)或器官功能衰竭,病死率高。若72小时内重症胰腺炎出现下列症状之一者:呼吸衰竭、肾功能衰竭、休克、凝血功能障碍、全身炎症反应综合征,称之为早发性重症胰腺炎。

2. 超声表现

水肿型和出血坏死型是急性胰腺炎的两种不同类型病理变化或是病理变化的两个不同阶段,其声像图表现不尽相同。区分其各自声像图特点有利于明确诊断并判断病情变化及其严重程度。

1)水肿型或轻症急性胰腺炎

(1)胰腺回声减低,呈低回声或极低回声。胰管多无扩张。

(2)从理论上讲由于胰腺水肿充血,势必导致体积增大,然而因为胰腺体积个体差异较大,对某些胰腺体积原来就较小的患者,即使已肿大,测值仍然在正常范围内。声像图表现见胰腺大小形态可能仍然正常,仅内部回声减低。对胰腺体积原来就较大的患者,声像图则显示胰腺明显均匀增大,回声减低,但边界尚规则。胰腺肿大和回声减低是急性水肿型胰腺炎最重要的声像图特征。

(3)多数患者同时伴有胆管结石或梗阻性病变及胃肠道胀气等表现。

(4)胰腺边缘较清晰、整齐。胰腺外周可见环绕的欠规则细带样低回声或无回声,为胰腺周围渗出及水肿变化。

(5)胰腺深方的脾静脉、肠系膜上静脉及下腔静脉可受压变细。

(6)可伴发少量腹水。

(7)胰腺区胃肠气体全反射现象,常导致胰腺显示不清。这是由于急性胰腺炎刺激引起的麻痹性肠道蠕动减弱,胃肠道内积气所致。

2)出血坏死型或重症胰腺炎

除了急性水肿型胰腺炎的声像图表现外,出血坏死型胰腺炎的声像图有其自身特点(图11-4)。

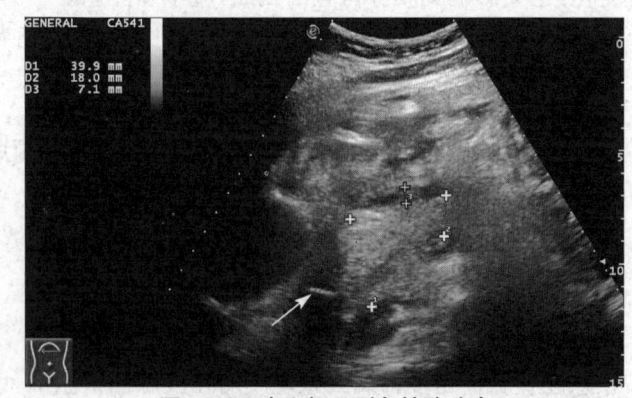

图11-4 出血坏死型急性胰腺炎
1. 胰头,2. 胰体,3. 胰腺周围渗出液(箭头所示)

(1) 胰腺实质回声减低并伴有杂乱分布的不规则斑块、斑点状高回声或无回声。

(2) 胰腺弥漫性或非均匀性肿大,可伴或不伴主胰管扩张,边缘可不规则,周围组织呈不均匀回声改变,此为胰腺和周围脂肪组织坏死液化出血所致。

(3) 胰腺局部并发症的表现。胰腺内部及周围可出现血肿及假性囊肿或脓肿。

(4) 坏死区可出现增强回声或无回声区中悬浮点状回声,多数患者伴有反应性腹腔积液或胸腔积液。环绕胰腺外周出现一层弱回声带,是重要的间接征象。

(5) 麻痹性肠梗阻可导致声像图仅见胃肠道明显胀气,胰腺显示不清。

(6) 多脏器功能衰竭的其他表现,如肾弥漫回声增高等。

3. 鉴别诊断

1) 与慢性胰腺炎相鉴别

慢性胰腺炎急性发作时,可见胰腺回声不均匀,内部散在斑点状中强回声,胰管内可见结石、钙化形成,胰管可有扩张,或伴假性囊肿。

(1) 慢性胰腺炎是各种原因导致的胰腺细胞破坏、纤维组织增生,胰腺内、外分泌功能受损的一类病变。以慢性酒精中毒和胆石症为主要原因。病理表现为胰腺不同程度的水肿、炎症细胞浸润、腺泡或胰岛组织坏死和胰腺小叶周围广泛纤维化,胰管不规则扩张或狭窄,胰腺实质或胰管腔内可见钙化或胰石,可伴有假性囊肿形成。随病理改变及病期的不同,胰腺形态可发生增大或缩小变化,质地变硬,胰腺表面呈结节状。

(2) 临床表现:主要表现为长期反复发作的上腹痛及消化道症状。重症者因大部分腺泡和胰岛损坏,胰液和胰岛素分泌减少,出现脂肪性腹泻及糖尿病。胆总管受阻可导致持续性或间歇性黄疸。

(3) 超声表现:胰腺形态僵硬,约半数患者胰腺为肿大型或缩小型。肿大型多发生于病程早、中期或急性发作期;缩小型多见于病程后期及纤维化明显的病例。一般前后径<1.0cm为缩小。胰腺边缘可不规整,内部回声变化多样,大多数增强,分布不均匀,如果胰管扩张、变形、粗细不均,甚至呈串珠状,或伴有胰管结石,则均为超声诊断慢性胰腺炎的可靠依据。25%的慢性胰腺炎合并囊肿形成。

(4) 慢性局限性胰腺炎,表现为局限性肿大,多见于胰头部。病灶边界欠清,内部回声多为相对均匀的低回声,少数可见斑点状强回声,后方回声不衰减。胰管呈不规则扩张,侧动探头追踪胰管可见其逐渐变细并穿入病灶内。如做超声造影,则表现为肿块与胰腺实质同步增强、同步减退。

2) 与急性胆囊炎、肠梗阻、上消化道穿孔及急性肠系膜血管栓塞等其他急腹症相鉴别

(1) 急性胆囊炎:可有胆囊肿大,囊壁水肿呈双边征等征象,而急性胰腺炎则无此改变。但胆石性胰腺炎亦可合并急性胆囊炎的表现。

(2) 急性肠梗阻:痛、胀、吐、秘是急性肠梗阻最主要的临床表现。但胰腺炎时也可引起麻痹性肠梗阻。应结合临床病史、症状、体征、X线透视和淀粉酶检查进行鉴别。机械性与麻痹性肠梗阻的主要鉴别点在于肠蠕动是否增加。

(3) 急性上消化道穿孔

可在腹部和肝前见到明显的气体多重反射现象,并可随体位改变而移动。高频超声更易显示气体强回声。

(4) 急性肠系膜血管栓塞:以肠系膜上动脉栓塞多见。早期表现为突发性剧烈的腹部

绞痛,恶心、呕吐、腹泻。超声显示中上腹肠道积气,晚期出现肠壁增厚,肠蠕动减弱的声像图表现,腹腔可有积液。彩色或能量多普勒超声检查见肠系膜上动脉内未显示血流信号,超声造影显示肠系膜上动脉内呈不增强表现。

3) 与胰腺肿瘤相鉴别

局限性胰腺炎可见胰腺局部回声减弱,边缘完整或模糊,其内可见胰管回声,远端胰管不扩张或有轻度扩张。胰腺癌则呈边缘不规则的低回声区,呈"蟹足样"改变,胰管到肿块区域呈中断,远端胰管明显扩张。

4. 检查要点

仔细检查并记录胰腺的直接病变,同时应注意观察急性胰腺炎导致的局部病变的间接征象,以利于准确诊断并判断病情变化及其严重程度。应重视部分急性胰腺炎由轻症向重症的转化。因此,必须作动态随访观察。

1) 检查内容

(1) 注意观察胰腺大小、形态、内部回声及其均匀程度,观察胰管走行及其管径的变化。尤其要注意胰腺内部回声改变以判断有无出血坏死发生。

(2) 注意观察和记录胰腺边界的清晰程度及其周围有无异常回声,如积液和假性囊肿,观察小网膜囊、盆腹腔有无积液,以判断胰腺炎症病变的严重程度。如果存在上述积液,可依据积液程度施行超声引导下穿刺置管引流,这也将大大降低重症急性胰腺炎的死亡率。

(3) 注意观察胰腺周围血管内部回声,以确定有无血栓形成。

(4) 注意观察胆道系统是否同时存在病变,以进一步明确胰腺炎病因。

(5) 注意观察肠管有无扩张或积气和蠕动情况,以助于判断麻痹性肠梗阻。

2) 注意事项

(1) 急性胰腺炎患者不宜作胃饮水充盈检查。

(2) 早期急性胰腺炎的胰腺肿大程度和回声变化不明显,必须结合临床表现和其他检查给予及早诊断。

(3) 急性胰腺炎临床症状可不典型,腹痛可不明显,但若超声检查怀疑有胰腺肿大和回声改变,仍应结合血清淀粉酶检查,以明确诊断。

(4) 胰腺前方肠道明显积气、胰腺显示不清伴少量盆腹腔积液这一现象可能是急性胰腺的间接证据,应及时告知临床医师,以免延误治疗时机。

(5) 当变换体位或探头加压后,胰腺仍不能满意显示,则应建议进行CT增强等影像学检查。

(6) 以往重症急性胰腺炎死亡率较高,近年来随着超声引导下胰周积液穿刺置管引流术在临床被逐渐广泛运用,死亡率明显下降。

(二) 胰腺结石

胰石症又称胰腺结石,发病年龄多在30~50岁,其病因迄今为止尚不十分明确,从大量研究资料统计结果表明,与饮酒有关,饮酒时间长、量大者则易形成胰结石。此外,还有报道认为与家族史有关。近年来,由于慢性胰腺炎发病率增多以及各种影像手段的增加,因而对胰腺结石的检出率有增加趋势。国外的检出率较国内高,占同期慢性胰腺炎的30%~60%,而国内则为10%左右,这可能因为国内的慢性酒精性胰腺炎较少。

1. 临床与病理:早期常见症状主要有上腹胀痛、消瘦、脂肪泻。上腹胀痛主要是由于胰管阻塞以及胰腺纤维化的结果。若为酒精性胰石症,常表现为剧烈疼痛,并反复发作,持续时间较长。病因不清者,剧痛较少,多为上腹隐痛、钝痛。此外,约有1/4的患者可出现黄疸。晚期症状主要表现为胰腺进行性损害所带来的并发症。

2. 超声表现:胰管内见单个或多个点状或团状增强回声,后方伴有声影,可伴有近端胰管扩张。非梗阻的结石可随体位的改变而移动,易明确诊断。

二、胰腺囊性病灶

(一) 胰腺假性囊肿

约占胰腺囊肿80%,当有急性出血、坏死性胰腺炎、钝性外伤、穿透性外伤或手术后,胰腺的渗出液、坏死物、血液等外溢集聚,不能吸收,并被大网膜包裹而形成。囊壁为增生的纤维结缔组织,内层不覆有上皮细胞,如与胰管相通,则将逐渐增大并向周围扩张。由于囊壁本身没有上皮细胞故称为假性囊肿。囊肿较小时无任何症状,较大时可压迫邻近脏器组织或继发感染,引起上腹包块或上腹疼痛,疼痛范围与囊肿位置有关,可向背部放射。超声可作定位诊断及引导穿刺置管引流。

1. 超声表现

(1) 胰腺实质内或周围存在无回声区,呈圆形、类圆形或分叶状,后方回声增强。
(2) 囊壁较厚、不光滑,囊壁上可见强回声钙化斑。
(3) 如果合并出血、坏死及感染,无回声区内则可出现点状、斑状或絮状回声。
(4) 无回声病灶与胰腺相连,偶见与胰管相通。
(5) 囊肿多为单发,亦可为分隔或呈多房样改变。
(6) 胰腺实质可表现为慢性胰腺炎特点。
(7) 囊肿巨大时,可压迫胰腺或使邻近其他脏器移位。

2. 鉴别诊断

(1) 与周围脏器的囊肿相鉴别:胰头部的假性囊肿应与肝及右肾囊肿相鉴别;胰体部的假性囊肿应与外生性肝左叶囊肿、小网膜囊积液及胃内潴留物相鉴别;胰尾部假性囊肿应与左肾、脾囊肿相鉴别。鉴别的方法主要根据患者深呼吸时脏器之间、囊肿与脏器之间的相对移动性来判断囊肿的来源。

(2) 与肠系膜囊肿相鉴别:肠系膜囊肿随呼吸运动和体位改变而发生明显的移动。

(3) 巨大假性囊肿应与女性卵巢囊肿相鉴别:是否有胰腺炎病史,明确胰腺与囊肿的关系,以及运用阴道超声检查找寻正常卵巢均对于鉴别诊断有所帮助。

(4) 与胰腺囊腺瘤(癌)相鉴别:后者一般无胰腺炎病史。蜂窝样囊肿呈类实性回声增高,或分隔较厚呈囊实性改变或乳头样突起,这些特点均有助于与假性囊肿鉴别。

(5) 与胰腺周围的静脉瘤、动脉瘤、腹膜后淋巴管瘤相鉴别:这些病变临床较少见,彩色多普勒血流显像具有较显著的鉴别诊断价值。

3. 检查要点

1) 检查内容

(1) 注意观察囊肿的位置、形态、大小、边界,单房或多房,囊腔内有无突起的乳头状物,有无实性病变区,有无钙化灶。

(2) 注意观察囊肿是否与胰管相通,是否压迫邻近脏器,或与周围组织器官相对运动情况。

2) 注意事项

(1) 超声动态随访中若发现囊肿生长过快并向周围有浸润,应考虑囊腺癌的可能性。

(2) 对于急性胰腺炎合并假性囊肿应动态随访观察囊肿的变化,以指导临床制定治疗方案。对于囊肿增大迅速者,必要时可行超声引导下穿刺抽液置管引流及相应治疗,以防止自发性破裂。

(3) 急性胰腺炎并发积液可以发生感染,若患者高热不退且积液内絮状回声增多或产生气体强回声伴"彗星尾"征,应考虑合并感染,超声引导穿刺置管引流是非常有效的诊断和治疗方法。

(二) 胰腺真性囊肿

胰腺真性囊肿是胰腺组织本身发生的囊肿,囊壁来自腺管或腺泡上皮组织。初发时,位于胰腺实质内,囊肿增大后可突出于胰腺外,失去原来胰腺囊壁的结构,与胰腺假性囊肿鉴别较困难。常见的真性囊肿主要有先天性、潴留性和寄生虫性三种。真性囊肿一般体积较小,不引起明显临床症状。

1. 超声表现

(1) 先天性囊肿:由胰腺导管及腺泡先天性发育异常所致,常与多囊肾、多囊肝并发,是多囊性病变的一部分,多见于小儿。超声表现为胰腺实质内有单个或多个无回声。囊肿一般不大,呈圆形或扁圆形,边界清楚,后方回声增强。囊肿较小且多发时,超声往往未能显示囊肿,胰腺本身仅表现为实质回声不均匀增强,出现此种表现需要检查者加以注意。

(2) 潴留性囊肿:囊肿一般较小,单房,多位于主胰管附近,或与扩张的胰管相通。胰腺存在潴留囊肿时,常常合并有慢性胰腺炎的超声表现。

(3) 寄生虫性囊肿:由细粒棘球绦虫在胰腺内形成包虫囊肿。超声显示囊肿壁较厚、回声增强、边界清楚、整齐,内部呈无回声,并可见强回声团(代表头节)或囊中囊表现(代表子囊)。一般可在肝内同时也出现包虫囊肿的超声表现。

2. 鉴别诊断

较小的胰腺真性囊肿与假性囊肿的鉴别一般较容易。有无胰腺炎病史或外伤手术史,对于鉴别诊断也有重要意义。再者胰腺真性囊肿一般较小,边界清楚、规整,壁光滑多位于胰腺实质内。然而较大的真性囊肿可突出于胰腺外,易与胰腺假性囊肿混淆,就主要依靠有无胰腺炎病史或外伤手术史加以鉴别。

3. 检查要点

1) 检查内容

(1) 注意观察囊肿的大小、位置、边界、囊壁情况。

(2) 观察囊肿是否与胰管相连通。

(3) 注意其余胰腺实质是否有慢性胰腺炎的超声声像图改变。

2) 注意事项

(1) 透声不佳的囊肿应与腹膜后或胰腺周围淋巴结相鉴别。彩色多普勒超声或超声造影观察病灶内有无血流信息,对鉴别诊断有一定的帮助。

(2) 多囊肾或多囊肝患者应注意检查胰腺,以明确有无并发遗传性胰腺多囊性病变。

(三) 胰腺囊腺瘤与胰腺囊腺癌

本病较少见,多见于中年女性,虽然可发生于胰腺的任何部位,但胰腺尾为好发部位。

病程较长的囊腺瘤可恶变为囊腺癌。胰腺囊腺瘤是发生于胰腺导管上皮的良性肿瘤。肿瘤较大,常呈不规则圆形,表面光滑,包膜完整,切面呈蜂窝状或多房样改变,有完整纤维包膜。囊腺瘤可分为两类,浆液性和黏液性。浆液性囊腺瘤,呈蜂窝状囊性结构,间隔较纤细,不伴乳头突起,无恶变倾向;黏液性囊腺瘤,为多房样结构,间隔厚薄不一,伴有乳头状突起,有恶变倾向。囊腺瘤生长缓慢,早期临床症状不明显,当肿物较大时,可有上腹胀痛等压迫症状。胰腺囊腺癌极为罕见,多由胰腺囊腺瘤恶变而来,恶变时间一般较长。

1. 超声表现

肿瘤呈囊实混合性回声,单发,体积较大,表面可呈分叶状,内部为多房性或呈蜂窝状的囊腔,有以下特点:

(1) 囊腺瘤常发生于胰腺体、尾部,尤其好发于胰尾部。

(2) 浆液性囊腺瘤呈蜂窝状囊性改变,后方回声增强;其内分隔一般较纤细、均匀,彩色多普勒超声检查常未能显示明显血流信号。有时浆液性囊腺瘤为蜂窝状小囊结构,声像图类似于实性肿块,需予以注意。

(3) 黏液性囊腺瘤表现为囊壁及分隔较厚,可见乳头状结构向腔内突出。彩色多普勒超声检查在增厚分隔或实性突起部位可显示少量血流信号。

(4) 如果囊壁或分隔不均匀增厚,或乳头状结构形态不规则且血流较丰富,囊壁模糊有浸润样表现,则应高度怀疑胰腺囊腺癌。发现周围淋巴结转移和肝转移则为诊断囊腺癌的重要的间接征象(图11-5)。

(5) 囊腺瘤与囊腺癌二者声像图表现非常相似,较难区别。部分囊腺癌病例是由囊腺瘤恶变而来,如果瘤体生长较快时,应警惕恶变的可能。必要时可行超声造影观察囊壁血供情况,有利于鉴别,但最终仍需病理检查而确诊。

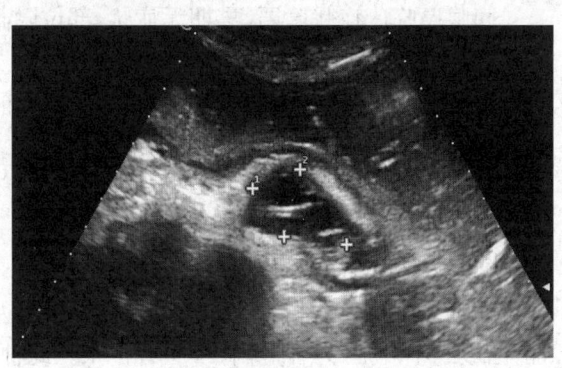

图 11-5 胰腺浆液性囊腺瘤
+:胰腺浆液性囊腺瘤

2. 鉴别诊断

(1) 与包虫囊肿鉴别:胰腺包虫囊肿往往同时有肝受累,多见囊内有强回声头节或囊中囊表现。另外,实验室血清学检查也有助于鉴别诊断。

(2) 与胰腺癌鉴别:多房样囊腺瘤应与胰腺癌坏死、液化的声像图表现相鉴别,后者呈不均质混合性回声,无明显分隔,无回声区形态可不规则。浆液性囊腺瘤应与胰腺癌相鉴别,前者为蜂窝状小囊结构,声像图类似中强回声实性肿块,后方回声增强是其特征性表现。

(3) 与假性囊肿鉴别:胰腺假性囊肿多有外伤或胰腺炎病史,并且很少呈多房性。

3. 检查要点

1) 检查内容

(1) 有时可运用高频探头并放大图像,仔细观察病灶是否有囊性病变。

(2) 观察病变后方回声是否增强。

(3) 观察多房回声的分隔情况,是否纤细、均匀,是否有局限性增厚或乳头样突起。

(4) 观察局限性增厚或乳头样突起的区域血流信号是否丰富。

(5) 观察周围淋巴结是否肿大和肝内是否有异常回声结节。

2) 注意事项

(1) 浆液性囊腺瘤声像图有时类似实性肿块,注意后方回声增强及放大图像观察发现囊肿是诊断的要点。

(2) 仔细观察囊壁或分隔是否有不均匀增厚或乳头状结构,及其血流是否丰富,是提示恶变的重要声像图依据。

三、胰腺实性肿瘤

(一) 胰腺癌

近年来胰腺癌的发病率有上升趋势,高发年龄在 45~65 岁,男性多见,病因尚不明确。胰腺癌可发生于胰腺的任何部位,以胰头癌最多见,约占胰腺癌的 80%,胰体、尾部癌肿约占 25%,很少数为弥漫性或者全胰癌。组织学认为胰腺癌 90% 为起源于腺管上皮的导管腺癌,其次有黏液腺癌、囊腺癌以及未分化癌。胰腺癌病理大体切面多数呈局限性实性肿块,色灰白,质硬,边界不清,少数侵及全胰,呈弥漫型或多结节型。镜下可见病灶内有较多纤维组织。

1. 临床与病理

胰腺癌临床症状隐匿,早期无症状,部位隐蔽,生长迅速,恶性程度高,不具特异性,不易发现。消瘦、上腹部不适或腹部隐痛、食欲减退及乏力是胰腺癌初发的症状,通常出现于黄疸之前,黄疸则呈进行性加重。多数患者因疼痛就医进行影像学检查才发现,临床有上腹隐痛的占 80%,本病及早发现至关重要。

2. 超声表现

声像图可见胰腺实质性肿块,大小、形态不一,可伴有近端胰管扩张,在外形正常的胰腺内部如果发现异常的小片回声,特别是对形态不规则有伪足的低回声区要高度重视,需连续跟踪复查并进行其他相关检查,争取早期诊断,及时手术。当出现黄疸时,肿瘤已增大,呈实性,圆形或不规则形,伴肝内、外胆管扩张。此种情况超声定位诊断大多数能够成立,但定性诊断仍然不易,因而对此类患者仔细寻找肝内及周围淋巴结有无转移是帮助确诊的有效方法之一。胰腺癌超声声像图主要有如下一些特征表现:

(1) 胰腺形态失常,多呈局限性肿大,少数呈弥漫性增大。若肿瘤小于 2 cm,病灶常为圆形,且胰腺也无明显局限性肿大。

(2) 病灶形态不规则,边缘不整齐,边界不清晰,癌组织向周围组织浸润而呈"蟹足样"改变。但≤1.0 cm 的胰腺肿物,边缘可无明显改变,只有胰腺轮廓略向前隆起,超声检查大多不易察觉。

(3) 肿瘤内部多数呈低回声,少数呈等回声,以不均匀为特点(图 11-6)。如果癌肿较大合并液化、坏死,可见不规则的无回声区。

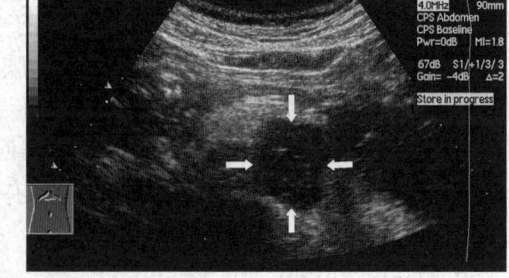

图 11-6 胰腺癌
病灶区(箭头所示)

(4) 胰管扩张。肿瘤浸润胰管而使其阻塞,导致远端胰管扩张。

(5) 胆道系统扩张。胰头癌侵犯或压迫胰管或胆总管时,可引起胰管或胆总管扩张,或双管扩张现象。胆总管进一步阻塞引起胆囊增大和左、右肝管扩张。

(6) 邻近血管受压、变形、移位。胰头癌常引起下腔静脉受压变形、变窄；胰颈部和钩突部肿瘤可使肠系膜上静脉抬高、移位；胰体、尾部肿瘤可使肠系膜上静脉或脾静脉移位、狭窄，甚至阻塞。脾动脉、肝动脉、腹腔动脉、肠系膜上动脉均可被肿瘤包绕呈厚鞘状浸润，造成管腔狭窄，走行异常等超声征象，并出现相应的 CDFI 表现。

(7) 胰腺癌压迫周围脏器，可出现挤压或移位现象。胰头癌可使十二指肠移位受压，发生肠管梗阻。胰尾部癌可引起胃、左肾及脾移位并出现挤压现象。

(8) 晚期胰腺癌常有肝、周围淋巴结转移和腹水。

(9) CDFI 常显示癌肿为乏血供，无明显血流信号，少数病例可于肿块周边探及星点状血流信号。

3. 鉴别诊断

胰腺癌的鉴别诊断分为两类：一类是与胰腺本身疾病相鉴别，另一类是与胰腺邻近的脏器的肿瘤相鉴别。

(1) 与慢性胰腺炎的鉴别：慢性局限性胰腺炎与胰腺癌较难鉴别，胰腺癌的病灶边界更不规整，有周围浸润现象，常呈"蟹足样"改变，且胰管在病变区呈中断改变。超声造影技术可应用于二者的鉴别诊断，如仍有困难需做超声引导穿刺活检。此外，实验室检查对鉴别诊断也有一定帮助。慢性胰腺炎淀粉酶指标会增高，而胰腺癌则 CA19-9 会增高。

(2) 与周围脏器的肿瘤鉴别：胆总管下段癌或壶腹部癌等均可引起胆总管、胆囊、肝内胆管及胰管扩张等梗阻征象，这与胰头癌相似。鉴别的关键在于清楚显示胰腺图像，若为壶腹部癌则胰腺大小和形态几乎无改变。壶腹癌其瘤体小，超声常难以直接显示肿瘤的征象，应进一步作 ERCP 加以证实。胆管下段癌或胆总管结石，则可显示胆管该部位的异常回声，有胆石者可见后方伴声影的强回声。

4. 检查要点

1) 检查内容

(1) 胰腺有无局限性或弥漫性肿大。

(2) 胰腺或肿块回声的均匀程度及回声等级。

(3) 肿块大小，形态，边缘，边界及后方回声。

(4) 肿块与周围组织和血管的关系情况。

(5) 胰管和胆管有无扩张及其程度。

(6) 有无其他脏器转移及组织浸润情况，有无淋巴结肿大。

2) 注意事项

(1) 超声检测不易显示胰腺肿物，可采用胃饮水充盈检查，以提高肿物的显示率。

(2) 注意观察胰头癌患者的胰管和胆道系统闭塞或扩张的程度、形态和范围。

(3) 对于严重黄疸伴胆囊与胆道全程扩张，而胰头又未发现明显占位者，应考虑十二指肠壶腹部病变。

(4) 注意观察胰腺周围有无肿大淋巴结。

(5) 超声检查对胰尾部和较小胰腺肿瘤的敏感性和特异性较差，需要增强 CT 或 MRI 进一步检查，并进行动态随访观察。

（二）壶腹癌

壶腹癌又称壶腹周围癌，位于胆总管壶腹部。肿瘤可来自主胰管末端、胆总管末端上皮或十二指肠乳头部。因此，胆总管壶腹癌和十二指肠乳头部癌统称为壶腹周围癌，三者不仅临床表现极为相似，而且声像图上也难以区别。

1. 临床与病理

壶腹癌临床表现以胆总管伴胰管阻塞现象为主，可因癌性溃疡伴发消化道出血，继而出现贫血。病人常有进行性黄疸，背部持续隐痛，有的可出现低血糖或血糖过高。壶腹癌症状出现较早，因此如果发生进行性黄疸，经常性消化道出血，且伴有顽固的脂肪性腹泻者，应考虑壶腹癌。壶腹癌病程进展迅速，出现症状至死亡平均 5～9 个月。

2. 超声表现

瘤体一般较小，位于胰头及下腔静脉的右侧。肿瘤内部回声多数增高。胆管扩张较明显，而胰管扩张相对较轻。胰头一般正常，有时可见胰头内扩张的胆管，其管腔内可见肿瘤病灶回声。

3. 鉴别诊断

（1）与胃肠道肿瘤鉴别：超声难以区别，可通过 ERCP、胃肠造影等方法将二者区分。

（2）与胰头癌鉴别：壶腹癌与胰头癌有各自的声像图特点。前者多呈高回声，发病较早期即可出现黄疸，肝内外胆管轻或中度扩张，胰管轻度扩张；后者多呈低回声，胰头增大，胰管中度或重度扩张，随着肿块增大，可致肝内外胆管中重度扩张，可出现下腔静脉受压变形。

4. 检查要点

1）检查内容

（1）注意观察胰头段胆管和胰管是否扩张以及扩张的程度。

（2）观察胰腺的大小、形态及回声是否有异常。

（3）若胰头区出现异常回声，则观察其类型及与胰头和十二指肠的关系。

2）注意事项

（1）由于壶腹部肿瘤位置邻近十二指肠，因此容易受肠道气体回声干扰，显示不清，必要时可饮水后右侧卧位使水充盈十二指肠降部，以便观察。

（2）由于肠道气体的干扰，有较多的壶腹部肿瘤显示不满意。当扩张的胆总管末端有可疑表现而胰头又未见明显异常的情况下，可提示壶腹部病变可能，需结合其他影像学检查，以明确诊断。

（三）实性假乳头状瘤

胰腺实性假乳头状肿瘤较为罕见，占全部胰腺肿瘤的 1%～2%，好发于女性，平均年龄 25 岁左右。20 世纪 60 年代，弗兰茨首次报道了胰腺实性假乳头状瘤，1996 年世界卫生组织（WHO）将该病规范化命名为胰腺实性假乳头状瘤。肿瘤可发生于胰腺的任何部位，偶有报道位于腹膜后与胰腺无关，伴有囊性变、出血、坏死，具有潜在恶变可能，但远处转移极少发生。

1. 临床与病理

临床上早期无明显症状，常因影像学检查或体检时发现，偶有中上腹不适，极少出现恶心、呕吐等症状。

2. 超声表现

肿瘤多较大，以胰头和胰体尾多见，形态较规则，边界较清楚，多呈囊实性表现，内部回声多不均匀,部分伴钙化,病灶内多无明显血流,常不伴胆总管及主胰管扩张等。

3. 鉴别诊断

(1) 与浆液性囊腺瘤鉴别:后者老年女性多见,常发生于胰腺体尾部,呈多房性无回声,囊壁光整连续,内部可见多少不一、厚薄不等的条带状分隔,隔带及囊壁上可见斑点状强回声钙化灶。

(2) 与黏液性囊腺瘤或囊腺癌鉴别:后者多见于 40~60 岁女性,内部多呈无回声,可有较多分隔,壁上可出现不规则的高回声结节,易引起胰管扩张,如发现不规则厚壁及突出腔内的壁结节提示恶性可能性大,有转移病灶则为恶性的可靠证据。

(3) 与胰腺癌鉴别:胰腺癌多见于中老年男性,肿瘤多位于胰头,可呈实性或囊实混合性,形态不规则,边缘不清,无包膜,肿瘤内部血供不丰富,肿瘤常侵犯邻近血管,侵犯或压迫主胰管及胆总管,引起主胰管和胆管扩张,易发生肝脏或淋巴结转移。

(4) 与胰腺假性囊肿鉴别:后者常有胰腺炎或外伤病史,病变位于胰腺内、胰腺周围或小网膜囊区,呈圆形或类圆形,囊壁较薄,无附壁结节,内部无血供。

(5) 与无功能胰岛细胞瘤鉴别:后者生长缓慢,肿瘤虽然较大但临床症状轻微。无低血糖表现或发作史。肿瘤在胰腺体、尾部多见,因被发现时体积已大,超声较易显示,呈圆形、椭圆形或分叶状,边界清晰,包膜光整且导致胰腺变形。内部回声依其组织结构的声学性质而异,多为实质性组织回声,巨大瘤体可伴有局部囊性变而呈囊实混合性回声。巨型肿瘤因为所占空间过大,使周围组织器官受压、移位、重叠、变形,导致通常的定位标志变异,超声定位难度增大,有时虽经多方位、多切面的细致探测但仍难精确判断。一旦发现肿瘤均应及时摘除为妥,故超声必须把瘤周情况,特别是与血管的关系描述清楚,以便为临床判断手术难度及制定手术方案提供可靠信息。

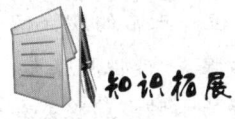

胰腺占位超声造影诊断思路

当肘静脉团注造影剂后,胰腺内占位灶。

1. 实性病灶

低增强:考虑导管腺癌。

高增强:周边伴有环形增强,考虑实性假乳头肿瘤;周边无环形增强,考虑神经内分泌肿瘤。

等增强:考虑局限性胰腺炎。

2. 混合性病灶

当其内局部增强区域含有分隔及或壁结节样结构,若与胰管通,考虑导管内乳头状黏液性肿瘤;若与胰管不通,且其囊大而少、分隔粗,则考虑黏液性囊性肿瘤;若与胰管不通,而其囊小而多、分隔细,则考虑浆液性囊腺瘤。如果占位灶内局部增强区域不含有分隔及或壁结节样结构,呈类实性样增强,诊断结果则参照胰腺实性病灶的造影诊断思路。

3. 囊性病灶

呈无增强。若内部回声呈均匀无回声,考虑为囊肿;若囊内回声不均匀,且有胰腺炎病史,则考虑为假性囊肿。

案 例

患者：女性，27岁。进食较多油腻食物后出现上腹部胀痛，疼痛轻微，伴纳差，大便不通，恶心呕吐，血清淀粉酶增高。超声检查如案例图 11-1 所示。请根据声像图特点作出判断并给出判断依据。

胰腺炎性病变属常见病，临床表现和淀粉酶的增高常被作为诊断胰腺炎的可靠依据。

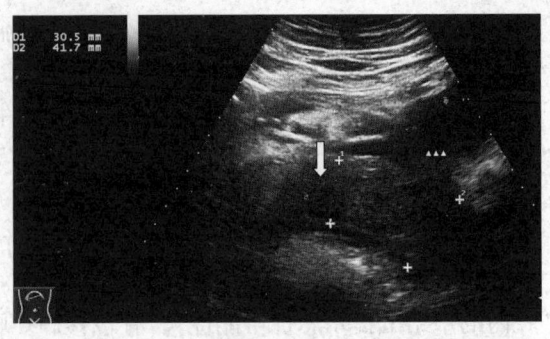

案例图 11-1

图中箭头所示为胰腺；标记 1 为胰体厚度；标记 2 为胰尾厚度；△所示为胰腺前方积液

案例分析：

1. 初步诊断：急性胰腺炎（出血坏死型）。
2. 判断依据：胰腺肿大明显，胰腺实质回声不均匀，高回声和低回声并存，边缘不规则，胰周可见积液回声。

本章小结

胰腺位于上腹部，位置深，为无包膜的腹膜后脏器，熟练的操作手法，熟悉胰腺的解剖、病理及临床知识、掌握检查中的要领及注意事项，乃是获得胰腺清晰图像的关键，为早期诊断胰腺疾病创造条件。胰腺分为头、颈、体、尾四部分。体表投影：上缘相当于脐上 10 cm，下缘相当于脐上 5 cm。检查体位可分为仰卧位、侧卧位、半卧位或站立位。正常的胰腺回声呈均匀、细小的中等回声，比肝回声略强。胰腺炎性病变可分为急性胰腺炎、慢性胰腺炎、局限性胰腺炎，其不同时期声像图各自表现不尽相同；急性胰腺炎又可分为水肿型胰腺炎和出血坏死型胰腺炎。胰腺囊性病变可分为胰腺真性囊肿、假性囊肿、囊腺瘤及囊腺癌，真性囊肿多较小，主要包括先天性、潴留性和寄生虫性囊肿 3 种，实性病变可分为胰腺癌、壶腹部肿瘤及实性假乳头状瘤等。

目前超声检查作为一种非侵入性的检查手段，已广泛运用于胰腺疾病普查及常见疾病的诊断中，并得到临床的认可。而超声引导下胰周积液穿刺置管引流治疗在提高了重症急性胰腺炎的治愈率方面也起到了举足轻重的作用。

目 标 检 测

1. 简述轻症和重症急性胰腺炎的超声声像图特点。
2. 简述慢性胰腺炎的超声声像图特点及鉴别诊断。
3. 简述胰腺癌的超声声像图特点及鉴别诊断。
4. 简述壶腹周围癌与胰头癌的声像图鉴别要点。
5. 简述胰腺实性假乳头状瘤的超声声像图特点及鉴别诊断。

6. （　　）不是胰岛素瘤的表现。
   A. 反复发作的空腹低血糖　　B. 较小,直径多在1～2 cm
   C. 不规则的无回声区　　　　D. 边缘光滑的低回声结节
   E. 常位于胰尾部

7. 一男性患者,25岁,长期上腹痛,伴轻度黄疸,体重下降,超声见胰头区有一边缘模糊,内有主胰管穿入的略低回声肿块,可能是（　　）。
   A. 壶腹癌　　　　　　　　　B. 局限性胰腺炎
   C. 无功能胰岛细胞瘤　　　　D. 胃癌
   E. 胰假性囊肿

8. 急性胰腺炎波及整个胰腺的主要表现为（　　）。
   A. 一般情况差　　　　　　　B. 呕吐
   C. 剧烈上腹痛向左背部放射　D. 腹部压
   E. 腹胀和肠鸣音减弱

9. 胰腺实质正常的回声是（　　）。
   A. 略低于肝回声　　　　　　B. 低于肾皮质回声
   C. 略强于肝回声　　　　　　D. 稍低于脾
   E. 与集合系统回声相等

10. 对急性胰腺炎描述不正确的是（　　）。
    A. 胰腺增大,回声减低　　　B. 胰腺增大,轮廓不清
    C. 胰外周环绕低回声区　　　D. 脾静脉门静脉常不易显示
    E. 胰腺正常或略小

11. 描述病变与主胰管扩张间关系错误的是（　　）。
    A. 慢性胰腺炎所致的主胰管扩张多呈平滑扩张
    B. 胰腺癌引起主胰管扩张多呈平滑扩张
    C. 胰腺癌引起主胰管扩张多呈不规则扩张
    D. 壶腹周围癌所致主胰管扩张呈平滑或串珠状扩张
    E. 胰管结石可致主胰管全程扩张

12. 以下哪一项不是胰腺产生的（　　）。
    A. 胰岛素　　　　　　　　　B. 葡萄糖醛酸酶
    C. 胰高血糖素　　　　　　　D. 脂肪酶
    E. 淀粉酶

13. 胰腺钩突的正确位置在（　　）。
    A. 十二指肠圈内　　　　　　B. 肠系膜上静脉的后方下腔静脉的前方
    C. 胆总管末端　　　　　　　D. 胆管的上段,门静脉的起始部
    E. 肠系膜上动脉前方下腔静脉的左侧

14. 下列有关胰腺的超声检查不正确的是（　　）。
    A. 探头横置于上腹正中呈右高左低的扫查
    B. 空腹4～6 h以上常规仰卧
    C. 饮水后检查
    D. 检查前食少渣饮食
    E. 半坐位或坐位

15. 对胰腺癌的描述不正确的是(　　)。
   A. 胰腺局部增大,内见分叶状肿块   B. 十分之一发生在胰头部,无声衰减
   C. 可推压周围脏器和血管   D. 主胰管和胆管可扩张
   E. 肝内及淋巴转移

16. 下列不符合壶腹癌表现的是(　　)。
   A. 肿块虽小,症状明显   B. 小肿块位于胰头外下方
   C. 较少出现胆总管和胰管扩张   D. 肿块呈弱或强回声
   E. 肿块多呈类圆形

17. (　　)可作为鉴别胰头癌和壶腹癌的参考。
   A. 形态不规则的低回声肿块   B. 推压周围血管和脏器
   C. 胰腺轮廓局限性增大   D. 混合回声的类圆形肿块
   E. 阻黄早,肿块小,常伴胆胰管扩张,扩张胆管可视长度>8 cm

18. (　　)不是慢性胰腺炎的表现。
   A. 50%胰腺大小在正常范围   B. 胰腺轮廓清晰,内回声减低
   C. 不规则扩张的主胰管   D. 实质回声多增强而不均匀
   E. 胰管结石,假囊肿形成

19. (　　)结构易与胰头肿块混淆。
   A. 肝静脉   B. 肝尾叶
   C. 十二指肠   D. 左肾上腺
   E. 门腔淋巴结

20. (　　)是胰腺假性囊肿和潴留性囊肿的主要鉴别点。
   A. 边缘光滑的类圆形无回声   B. 胰腺实质近主胰管附近较小无回声
   C. 囊肿可单发或多发   D. 周围组织受压移位
   E. 无回声内有沉积物

21. 胰头位于(　　)。
   A. 下腔静脉右侧   B. 脾静脉前方
   C. 肠系膜上静脉的右前   D. 左肾静脉的左侧
   E. 腹主动脉的前方

22. 对胰腺相邻关系的描述不正确的是(　　)。
   A. 与脾门紧依   B. 左肾上腺在其前方
   C. 部分在左肾前方   D. 小网膜囊位于其前方
   E. 脾静脉在其后方

23. 胰腺胰岛最多的部位是(　　)。
   A. 胰头部   B. 胰钩突部
   C. 胰钩、颈部   D. 胰体尾部
   E. 胰颈体交界处

24. 持续加重的梗阻性黄疸伴胆囊增大最可能是(　　)。
   A. 肝内胆管结石   B. 壶腹周围癌
   C. 胆囊结石   D. 胆道蛔虫
   E. 十二指肠溃疡

25. 胰高血糖素可以( )。
    A. 促进胃酸分泌   B. 抑制胃酸分泌
    C. 抑制胆汁分泌   D. 促进肝糖元合成
    E. 促进胃蛋白酶分泌
26. 急性胰腺炎引起积液的正确部位是( )。
    A. 横结肠系膜区   B. 左肾前旁间隙内
    C. 小网膜囊内   D. 腹、盆腔内
    E. 以上都是
27. 胰腺内的强回声团可能是( )。
    A. 胰腺癌   B. 胰管结石
    C. 胰管壁的钙化   D. 胰腺假性囊肿
    E. 胰液的郁积
28. 可疑胰腺癌时,发现( )可协助诊断。
    A. 肝内结节   B. 淋巴结肿大
    C. 下腔静脉受压   D. 腹水
    E. 以上各项均是
29. 下列易与胰管混淆的血管是( )。
    A. 脾动脉   B. 肠系膜上动脉
    C. 胃静脉   D. 肠系膜上静脉
    E. 肝总动脉
30. 儿童胰腺的特点是( )。
    A. 相对较小,回声偏强   B. 与成人大小无明显区别
    C. 较小而回声低   D. 相对较大而回声低
    E. 以上都是
31. 有关急性水肿性胰腺炎的描述,不正确的是( )。
    A. 部分病人可轻度黄疸   B. 持续疼痛阵发性加重
    C. 少数可有血尿淀粉酶升高   D. 常继发于胆道感染
    E. 少数病人可发生假性囊肿
32. 急性胰腺炎诊断中具有重要意义的检查是( )。
    A. 血和尿淀粉酶升高   B. 膈下游离气体
    C. 板状腹   D. 心率加快或血压降低
    E. 腹部移动性浊
33. 慢性胰腺炎多数来自( )。
    A. 胰腺癌   B. 胆囊结石
    C. 急性胰腺炎   D. 胰腺外伤
    E. 抽烟
34. 胰腺癌的组织类型最常见的是( )。
    A. 胰腺内分泌肿瘤   B. 多形性腺癌
    C. 导管腺癌   D. 胰母细胞瘤
    E. 黏液癌

第十二章

泌尿及男性生殖系统超声检查

学习目标

1. 掌握：泌尿及男性生殖系统的解剖和超声检查方法；泌尿及男性生殖系统的正常声像图表现；泌尿系统结石的声像图特征。
2. 熟悉：常见泌尿及男性生殖系统肿瘤的超声表现及其鉴别诊断；肾盂积水的超声表现及其与肾囊肿的鉴别诊断要点；前列腺增生的声像图特征。
3. 了解：泌尿系统超声检查的进展。

第一节 肾超声检查

一、正常肾的超声检查

（一）解剖概要

肾位于腹膜后脊柱两旁，左右各一，形如蚕豆，左高右低（图12-1）。正常人肾长10～12 cm、宽4～5 cm、厚3～5 cm、重120～150 g；双肾长轴呈"八"字形，长轴与脊柱所成角

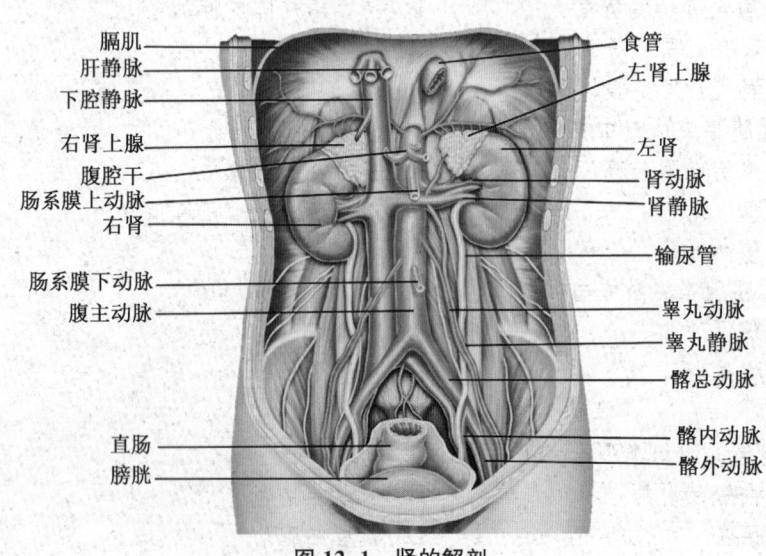

图 12-1 肾的解剖

度为30°左右。肾血管、肾盂、淋巴管和神经进出肾的部位称为肾门,肾门向肾内延伸扩大为不规则腔隙称为肾窦,容纳肾盂、肾盏、肾血管、神经、淋巴管和脂肪组织等,超声有个专有名词称肾窦为"集合系统"。肾实质可分为浅层的肾皮质和深层的肾髓质,肾皮质伸入髓质的乳头之间的部分称为肾柱,髓质呈圆锥形称为肾锥体,尖端突入肾窦称为肾乳头。

腹主动脉的3个成对分支血管仅肾动脉可被超声发现。右肾动脉位于下腔静脉和右肾静脉后方,左肾动脉位于左肾静脉后方。左肾静脉于肠系膜上动脉和腹主动脉之间汇入下腔静脉,容易受压形成"胡桃夹"现象。肾门处前后关系为肾静脉在前,动脉居中,肾盂在后;上下关系则为肾动脉在上,静脉在下。肾动脉变异较多,肾动脉多为1支,2支较少,部分不经肾门而在肾上端或下端入肾的动脉分别称为上极动脉或下极动脉。

(二)检查体位及途径

1. 检查前准备:肾超声检查无需特殊准备,若需同时检查膀胱、输尿管、前列腺等其他脏器,可嘱受检者在检查前60 min饮水500 ml并憋尿,保持膀胱适度充盈,利于肾盂、肾盏显示更加清晰。检查肾动脉狭窄等肾血管疾病或肾肿瘤有无血管转移而探测肾静脉、下腔静脉或肾门淋巴结时,建议在空腹状态下检查,避免肠气干扰。如腹部胀气明显,还需检查前夜服用消胀片或缓泻剂,以减少肠腔气体对图像的干扰。

2. 检查仪器:检查肾的仪器应选用高分辨力的彩色多普勒超声诊断仪,首选凸阵探头,其优点是视野宽广,较易获得全肾的切面图像,其缺点是因探头与人体皮肤接触面较宽,易受肋骨的遮挡出现声影,从而影响图像的完整显示。成人常用的探头频率为2.0~5.0 MHz,儿童常用的探头频率为5.0 MHz。

3. 仪器调节:为获取最佳的肾图像质量均需进行仪器设置调节。二维超声探测时应注意动态范围、边缘增强调节、深度(时间)增益补偿、总增益、发射聚焦数及聚焦深度等调节,以获得高分辨力、高清晰度的肾二维声像图。比如调整聚焦数及聚焦深度,应尽量调节至肾所在的深度区域,可选择单个或多个聚焦区,聚焦区一般不宜设置过多,过多容易导致帧频降低。彩色多普勒超声检查时,应注意彩色信号阈值、壁滤波范围、彩色取样框、血流速度范围及彩色总增益等的调节,提高肾内血管彩色显示的灵敏度,以不出现"彩色溢出"为准。彩色多普勒超声检查时要让受检者屏气以抑制或减低彩色噪音。

4. 扫查体位与途径:扫查肾一般取侧卧位,有时也采用仰卧位、俯卧位,为明确肾活动度时可取站立位。经侧腰部扫查是最常用的方法,扫查中患者自然呼吸,必要时需呼吸配合(图12-2)。

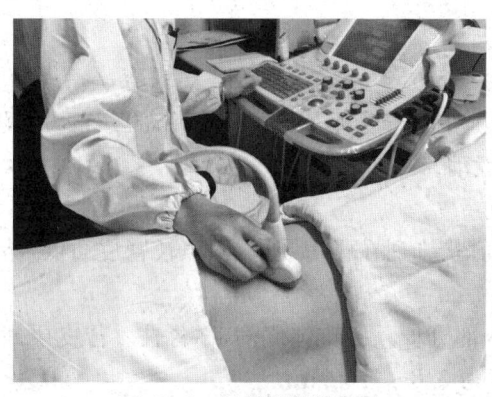

图12-2 经侧腰部检查肾

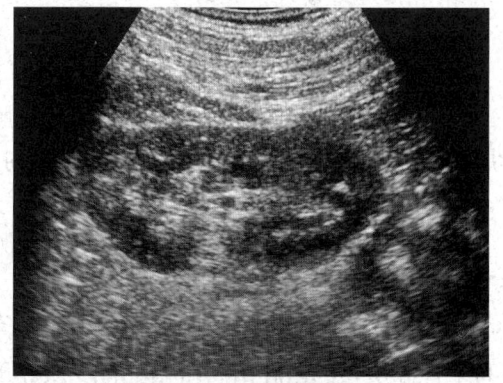

图12-3 侧卧位冠状面扫查

(1) 冠状面扫查：患者取侧卧位，探头置于腋前线肋下或腋后线肋弓下，避开肋骨行纵向扫查，适当调整位置和角度后摆动探头，可获得肾最大冠状面声像图（图12-3）。

(2) 横切面扫查：于冠状面扫查的位置探头旋转90°，上下移动探头的同时摆动探头，可获得肾不同层面的横切面图像，注意尽可能避开肋骨的遮挡。

(3) 矢状面扫查：患者取仰卧位或俯卧位，探头纵向置于侧上腹部或背部肋弓下，左右摆动探头可获得矢状面图像。

为显示肾全貌尤其是肾上极，需要患者的呼吸配合，辅以不同路径不同切面，探头位置和声束方向不断调整，有时还需适当加压以避免肠气干扰。肾的扫查以冠状面和横切面最为重要，二者结合可发现绝大多数的异常情况，检查时应高度重视。

检查肾血管时，须先调节好仪器的彩色和频谱多普勒设置，检查动静脉应分别设置检查条件。肾血管包括肾内段和肾外段，肾外段血管通常显示较困难，检查时应熟悉解剖，采取适当的位置和加压以获取最佳的图像。参考的解剖标志是脾静脉，横切面显示脾静脉后探头位置不变，声束方向略向下，可以看见紧贴腹主动脉前面的左肾静脉向右穿过腹主动脉与肠系膜上动脉之间汇入下腔静脉，在该水平适当加压可以发现腹主动脉发出左右肾动脉，左肾动脉发出的位置约为腹主动脉的3~5点，右肾动脉发出的位置约为腹主动脉的9~11点（图12-4）。

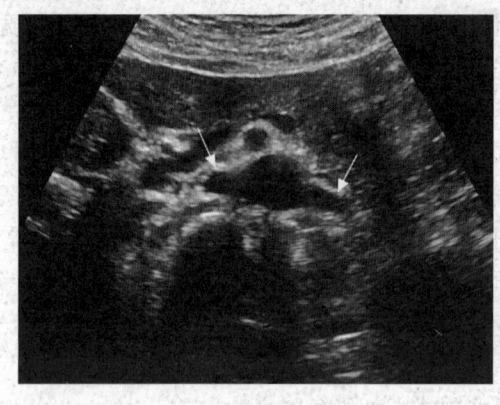 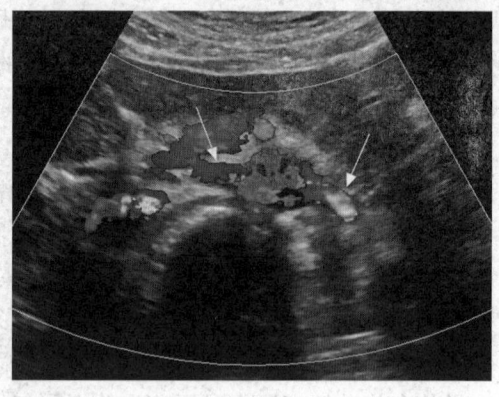

(a) (b)

图12-4 左右肾动脉起始段（箭头所示）

（三）超声表现和正常值

1. 正常肾声像图

1）肾包膜

肾包膜细薄、光滑、清晰，呈高回声，肾包膜外有肾周筋膜及其内外脂肪的分布，呼吸时肾周脂肪层与肾同步运动，与肝或脾则有相对运动。

2）肾实质

(1) 肾髓质（肾锥体）：呈卵圆形或锥形放射状排列在肾窦周围，回声较肾皮质低，略高于无回声区。

(2) 肾皮质：包绕在肾髓质的外层，并有一部分伸入肾锥体之间，称肾柱。肾皮质回声略高于肾髓质，较肝、脾回声略低。肾皮质厚度为0.8~1.0 cm。

3) 肾窦

肾窦回声是肾窦内各种结构的回声总和,包括肾盂、肾盏、血管、脂肪及淋巴等组织。肾窦位于肾中央,为一片状椭圆形的高回声区,其回声强度高于胰腺回声,边界不整齐,当大量饮水、膀胱过度充盈、服用利尿剂或解痉药时,可出现肾窦回声分离,通常小于1.0 cm,排尿后可消失。一般肾窦回声的宽度占肾的"1/3～1/2"。

2. 正常肾彩色多普勒血流图

彩色多普勒超声诊断仪可清晰显示正常人的彩色肾血管树,从肾动脉主干、段动脉、大叶间动脉、弓状动脉直至小叶间动脉及各段伴行静脉均能显示,彩色血流分布可直达肾皮质。肾动脉主干内径0.5～0.6 cm,走形迂曲,在同一切面上很难显示肾动脉全程。肾静脉位于肾动脉的前外侧,内径较宽,为0.8～1.2 cm,较容易显示其全程。用脉冲多普勒可测量各段肾动脉的血流频谱。

3. 正常肾超声测值

为保证肾超声测值的可比性,所有测量应在标准切面上进行。

(1) 长径:男性正常测值长径10.7 cm±1.2 cm;女性正常测值长径10.3 cm±1.3 cm。

(2) 宽径:男性正常测值5.5 cm±0.9 cm;女性正常测值5.3 cm±1.0 cm。

(3) 厚径:男性正常测值4.4 cm±0.9 cm;女性正常测值4.1 cm±0.8 cm。

(4) 肾动脉频谱:肾动脉主干收缩期峰值流速一般小于100 cm/s,阻力指数0.56～0.70,加速度$(11±8)$cm/s^2,加速度时间小于0.07 s。

(四) 检查要点

1. 检查内容:主要了解肾的形态、大小、位置、肾皮髓质回声、厚度以及集合系统(肾盂及肾盏)回声。如在肾窝内找不到肾,则须扫查腹盆腔,寻找是否存在异位肾和游走肾。如果发现一侧肾内局限性或弥漫性病变时,要确定其大小、回声、形态和位置,并与对侧肾进行对比。

2. 注意事项:需根据检查对象的实际情况,取不同体位,作不同切面的扫查,以达到将肾及周围结构显示清楚的目的。扫查时,探头可适当地加压,推挤肾周围的肠管,减少肠道气体的干扰,缩短探头与肾之间的检查距离。同时可嘱受检者进行呼吸配合。吸气时,横膈下降导致肾下移,有利于侧腰部肾上极的扫查;呼气时,横膈上移减轻肺内气体对超声的干扰,有利于背部肾上极的扫查;屏气时,肾位置固定不动减少了对多普勒的干扰,有利于肾内血管的彩色血流信号显示。在被检查者作呼吸动作的时候,还能动态观察肾的活动度以及肾和肝、脾、腰大肌等周围组织或脏器的相对运动,有利于辨别病变的来源和病变向周围脏器侵犯的情况。

二、肾常见疾病的超声图像表现

(一) 肾积水

发生尿路梗阻时可出现肾积水。声像图上高回声的肾窦内出现无回声区,肾窦分离扩张,是肾积水的典型表现。判断肾积水的程度可以按以下标准:

1. 轻度积水:肾窦内集合系统分离小于2.0 cm,不伴肾盏扩张(图12-5)。

2. 中度积水:肾稍增大,肾盂分离大于2.0 cm,同时伴肾盏扩张,呈"调色板"样。

3. 重度积水：肾明显增大，肾盂肾盏明显扩张，扩张的肾盏间互相连接，肾皮质明显变薄小于0.5cm，甚至菲薄呈线状（图12-6）。

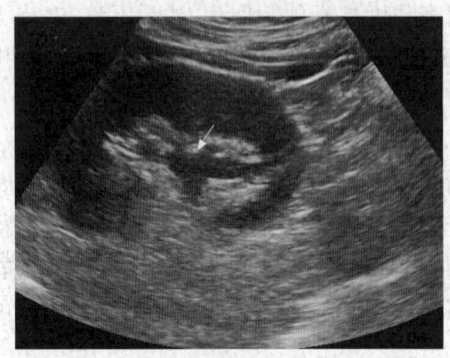

图12-5 轻度肾积水（箭头所示）

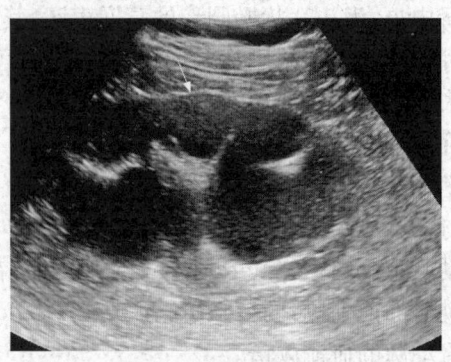

图12-6 重度肾积水

肾重度积水，肾盂肾盏明显扩张相通，肾皮质菲薄（箭头所示）

发现肾积水时，需进一步明确单侧还是双侧、梗阻的部位以及病因。单侧肾积水一般为上尿路梗阻，包括肾和输尿管，双侧肾积水多为下尿路梗阻，包括膀胱和尿道。上尿路梗阻常见的病因包括结石、肿瘤、先天性异常及炎症等，下尿路梗阻常见的病因有结石、前列腺增生、神经源性膀胱炎及尿道狭窄等，超声是首选的检查方法。

需注意非梗阻性肾积水，患者可能因大量饮水后憋尿出现肾积水，排尿后明显改善消失。

（二）肾囊性病变

肾囊性病变是先天性、遗传性或获得性肾囊性疾病的总称，可分为单发肾囊肿、多发肾囊肿和多囊肾三类。超声检查是肾囊肿首选的检查方法，肾囊肿的典型超声图像上有圆形无回声区、薄壁和后方回声增强这三大特征，彩色多普勒超声显示内部常无明显彩色血流。肾囊肿内部出现出血、感染或钙化时，称为复杂性囊肿。

1. 单纯性肾囊肿：最常见的肾良性囊性病变，以老年人居多。初以单侧单发为主，后常发展为双侧或多发囊肿，一般不与集合系统相通。囊液常为无色或略淡黄色液体，合并出血时可呈棕褐色。声像图上表现为圆形或椭圆形的无回声区，边界清晰光滑，囊壁菲薄，后方回声增强（图12-7）。

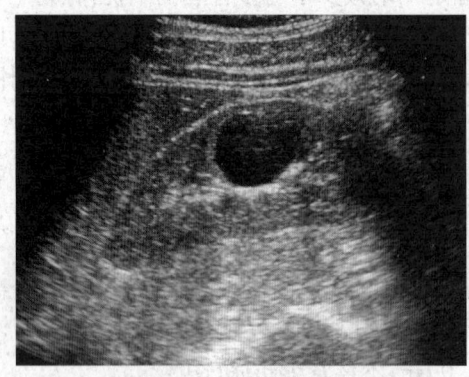

图12-7 单纯性肾囊肿

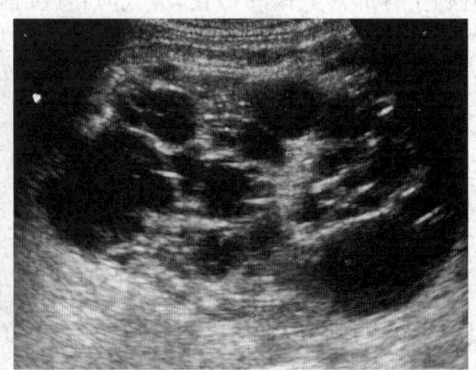

图12-8 多囊肾

肾内满布大小不等的无回声区

2. 多发性肾囊肿:肾内出现数个囊肿,数目虽多但可计数,囊肿之间可见正常肾实质回声。超声表现为肾内多个无回声区,互相独立,边界清,囊壁薄,后方回声增强,囊肿体积较大时常可突向肾外。

3. 多囊肾:肾体积明显不规则增大,可达正常肾的数倍或更甚,肾下界可达盆腔。肾内充满大小不等的无回声区(图 12-8),囊肿互相推挤压迫,合并出血或感染时,囊肿内透声差、出现密集细小的点状反射或随体位改变而移动的絮状物。

4. 复杂性肾囊肿:超声原来并无复杂性肾囊肿这个概念,是受放射科的影响逐渐吸收引进了这个概念,主要指肾囊肿发生出血、感染或出现囊壁增厚、分隔或钙化等各种表现。声像图上囊壁不规则或增厚,内见规则或不规则分隔,分隔及囊壁上出现钙化,囊内透声差,可见絮状或云雾状回声。约5%的复杂性肾囊肿为恶性肿瘤,需要注意鉴别。

5. 肾盂源性囊肿和肾盂旁囊肿:肾盂源性囊肿可能为先天性肾盏憩室,囊肿大小不等,与肾盂或肾盏相通;其内为尿液,因出口狭窄引流不畅,易引起尿路感染和/或结石。肾盂旁囊肿起源于肾窦或肾盂旁的肾实质,与肾盂扩张并不一致,一般不易混淆。

6. 鉴别诊断:①多发性肾囊肿与多囊肾的鉴别:二者的鉴别点除囊肿数目的多少、肾大小之外,最重要一点在于多发肾囊肿之间有正常的肾实质,而多囊肾的囊肿之间见不到正常的肾实质回声;②肾囊肿与肾积水的鉴别:囊肿多为规则圆形,积水多为不规则形,与输尿管相连。

(三) 肾肿瘤

肾原发性肿瘤可分为良性和恶性,但以恶性占大多数,成人主要为肾细胞癌,以肾透明细胞癌最多见,儿童以肾母细胞瘤最常见,血管平滑肌脂肪瘤则是最多见的肾良性肿瘤。肾盂肿瘤虽发生在肾,但和输尿管、膀胱肿瘤同源,属于移行细胞肿瘤。

1. 肾细胞癌

肾细胞癌占全部成人恶性肿瘤的2‰~3‰。肾细胞癌的声像图表现多样,主要取决于肿瘤的大小、结构。与传统的观念不同,肾细胞癌并非以低回声为主,超声图像上常表现为稍高回声的圆形实性占位,较小时内部回声多均匀,肾肿瘤>3 cm时内部常出现液化坏死。高回声肾肿瘤出现内部小囊样结构和/或周围暗环,基本可明确为肾细胞癌(图 12-9)。肿瘤越大,内部回声就越杂乱。彩色多普勒超声可显示肿瘤周边或内部彩色血流,但表现各

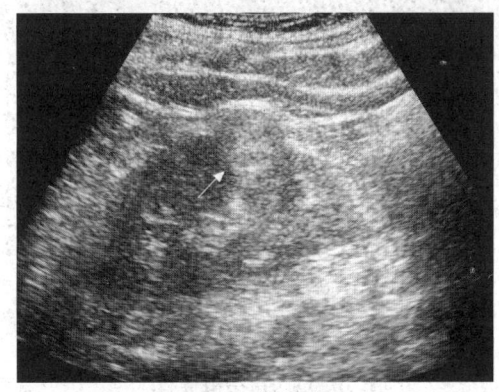

图 12-9 肾细胞癌
向外突出的呈稍高回声的肾细胞癌(箭头所示)

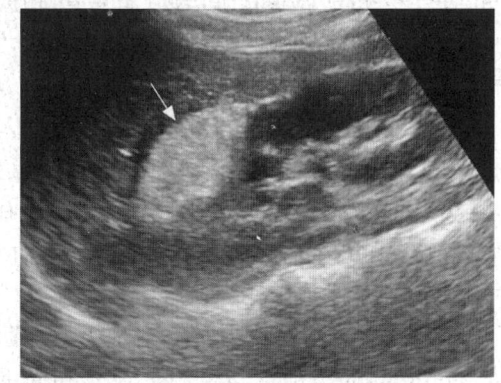

图 12-10 肾血管平滑肌脂肪瘤
形态不规则的呈明显高回声的肾血管平滑肌脂肪瘤(箭头所示)

异，并无特征性表现。发生肾静脉或下腔静脉转移时，超声显示肾静脉及下腔静脉内不规则的低回声或等回声团块，彩色多普勒超声显示局部血流充盈缺损。发生淋巴结转移时，超声显示肾门部椭圆形的低回声实质团块，数量较多时可融合成团。

约5%的肾细胞癌表现为囊性或囊实性，称为囊性肾癌。肾囊性或囊实性占位中，出现囊壁不规则增厚、分隔明显增多、囊内结节及实质成分或分隔上有彩色血流时，需考虑囊性肾癌。

2. 肾血管平滑肌脂肪瘤

顾名思义，血管平滑肌脂肪瘤就是由脂肪、血管组织和平滑肌组成的良性肿瘤，是肾内最常见的良性肿瘤，女性多见。血管平滑肌脂肪瘤多数较小，很少有临床症状，常由体检发现。大于4cm时，瘤内破裂出血的概率增高，可致急腹症，因此常建议手术切除。血管平滑肌脂肪瘤的典型声像图为肾内的高回声团块，边界清，形态常不规则，无明显的球体感，较大时常突向肾外（图12-10）。内部回声取决于血管、平滑肌及脂肪的比例，以脂肪为主肿瘤呈高回声，如非脂肪成分为主则肿瘤呈低回声。

3. 鉴别诊断

（1）高回声肾细胞癌与肾血管平滑肌脂肪瘤较难鉴别：典型血管平滑肌脂肪瘤的高回声一般与肾窦回声近似，而肾细胞癌的高回声仅为稍高回声，明显不及肾窦回声；另一重要的鉴别点为血管平滑肌脂肪瘤形态多不规则，呈半月形、哑铃形等，张力感不明显，而肾细胞癌多为圆形，球体感明显。

（2）肾细胞癌还需与肾柱肥大进行鉴别：部分肾皮质伸入髓质的乳头之间称为肾柱，有时其形态和回声与肾细胞癌鉴别较困难。由于肾柱是皮质的一部分，由皮质延伸而来，因此肾柱与皮质完全延续，且内部回声均匀，与皮质回声一致，也无肿瘤的球体感，CDFI示其内血流与肾皮质相延续。因肾细胞癌呈膨胀性生长，球体感明显，内部回声可均匀或欠均匀，CDFI示其内或周边有少量、稍丰富或丰富的血流信号，血流分布与正常肾内血流不同。

（四）肾结石

超声是诊断泌尿系结石病变首选的方法，囊腔脏器内（胆囊、膀胱）的结石因与囊液有很好的对比而容易显示，实质脏器内（肾）的结石则视其大小和位置难易不同，而管状脏器内（胆总管、输尿管）的结石常需管腔扩张并与其中的液体对比才能显示，后者较前二者显示更困难。

肾结石是常见的泌尿外科疾病，结石排入输尿管和膀胱，造成输尿管和膀胱结石。肾结石可单发或多发，有时为双侧肾结石。腰痛、血尿为主要症状，常于活动后发作或加重，急性梗阻时发生肾绞痛。

声像图上肾结石表现为集合系统中的强回声伴后方声影，回声强度与结石的成分和周围有无积水有关（图12-11）。显示肾结石时需要多个切面不同角度扫查，提示结石的位置、个

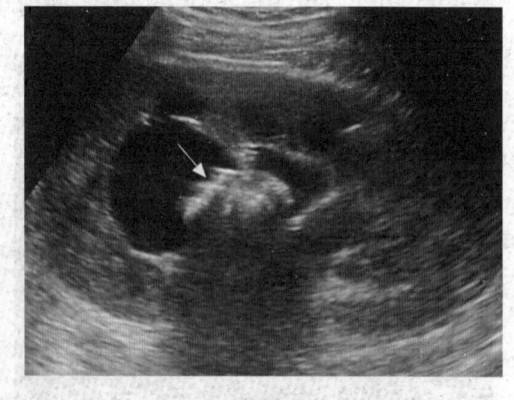

图 12-11 肾结石伴积水
肾中盏结石伴肾盂肾盏明显扩张（箭头所示）

数、大小、形态及有无肾盂、肾盏的积水等情况,为临床处理提供详细的依据。

肾结石多位于肾中下盏,下盏结石不易排入输尿管。多发结石较单个结石容易发现。结石的大小与超声显示呈正相关,结石大于 0.6～0.7 cm 时较易显示,遗漏机会较少;小于 0.6～0.7 cm 时,较易遗漏,需显示强回声及其后方清晰的声影才能明确诊断,与检查时间、切面及检查者经验有较大关系;当肾内强回声小于 0.4 cm 时,声像图上显示为平行的条状回声或后方不伴声影者考虑钙化灶或尿盐沉积。单个肾结石常显示为表面弧形光滑或欠光滑的强回声,后半部分因声影干扰常不能显示。鹿角形结石形态不规则,需多角度扫查才能显示较完整的形态。多发结石常因聚集在一起无法显示清晰的外形。结石引起局部肾盂、肾盏扩张积水时,由于有积水为透声窗,结石显示为无回声区中的强回声,可非常清楚。肾盂积水严重时,改变体位可发现结石移动。

当发现双肾内围绕集合系统排列的多发强回声时,需引起注意,有可能是原发性甲状旁腺功能亢进引起的肾钙质沉积症。由于甲状旁腺功能亢进促进肾小管对钙的重吸收和磷的排泄,引起钙磷代谢紊乱,从而导致钙质沉积在肾乳头尖端和髓质的边缘,声像图上显示双肾锥体回声明显增高,大小相似,环状排列,可伴声影或无声影。此时超声医生应有意识地检查双侧甲状旁腺,观察有无甲状旁腺腺瘤等病变。

三、肾超声检查的新技术

(一) 超声造影

基本的方法在于利用造影剂实时连续动态显示组织或病变的血流灌注,不仅可以提供组织或病变增强过程中进退的快慢、程度的高低、盈缺的多少等信息进行定性诊断,还可通过时间-强度曲线(Time-Intensity Curve,TIC)进行定量诊断。超声造影是目前最先进的超声技术,可具体反映肾占位病变血供的多寡和内部结构的均匀度(图 12-12),有助于鉴别超声图像上非常相似的高回声良、恶性病灶,即小肾癌和血管平滑肌脂肪瘤的鉴别诊断。

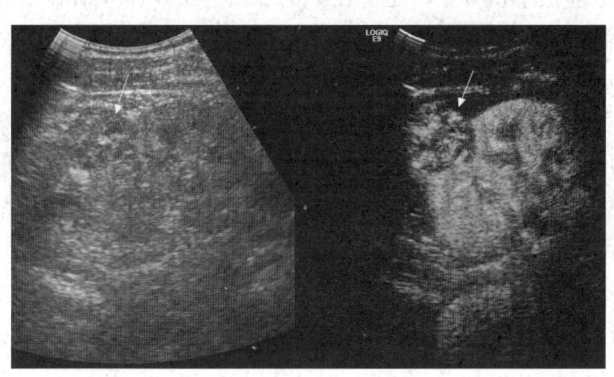

图 12-12 肾透明细胞癌超声造影图像

双幅显示肾上极透明细胞癌造影时肿瘤内部回声欠均,皮质期 17 秒增强程度低于肾皮质(箭头所示)

(二) 声脉冲辐射力成像技术(Acoustic Radiation Force Impulse Imaging,ARFI)

包括声触诊组织成像技术(Virtual Touch Tissue Imaging,VTI)和声触诊组织定量技术(Virtual Touch Tissue Quantification,VTQ)。声脉冲辐射力使组织产生纵向压缩及横向振动。以纵向位移为基础进行弹性成像称为 VTI，可直观反映组织弹性，以黑白表示组织相对硬度，亮度由亮到暗代表组织硬度由低到高。横向振动以剪切波方式向周边传播，利用剪切波相邻波峰时间差及波长可计算剪切波速度（Shear Wave Velocity，SWV），以"m/s"为单位，可间接反映组织弹性。VTQ 技术即通过 SWV 对组织弹性进行定量评价，组织硬度高则 SWV 值大，相反硬度低则 SWV 值小。

目前彩色多普勒超声、超声造影、增强 CT/MRI 等为肾肿瘤诊断的主要影像手段，通过观察肿瘤形态，组成成分及血供情况判断肾肿瘤类型，而 ARFI 技术能够反映肿瘤的硬度信息，并可进行定量分析，为肾肿瘤的诊断与鉴别诊断提供了一种新的方法。与超声造影及增强 CT/MRI 对比，ARFI 技术具有安全、无创、无并发症的优点；检查快速，可重复性高，所得结果客观，是一项既有社会效益又有经济效益的技术。

第二节 输尿管超声检查

一、正常输尿管的超声检查

（一）解剖概要

正常输尿管位于腹膜后，为一肌性的管状器官，全长 25～30 cm，分为腹段、盆段及膀胱壁内段，即上、中、下段。输尿管管腔较细，位置较深，通常观察不到。输尿管上段位于腰大肌前方，在腰椎横突外侧；向下跨越髂动静脉前方进入盆腔，在腹膜和髂内动脉之间向下到达膀胱底部进入膀胱；输尿管壁内段和膀胱呈钝角，然后斜行向下、向内，穿过膀胱肌层，开口于膀胱三角区。

输尿管有三个生理狭窄部，最窄处管径只有 0.2～0.3 cm，结石最易停留在这些部位。第一狭窄位于肾盂输尿管移行处，第二狭窄位于输尿管跨过左髂总动脉分叉或右髂外动脉起始处，第三狭窄位于膀胱壁内段。

输尿管检查应尽量空腹，减少气体干扰，并饮水使膀胱充盈后进行检查。膀胱充盈也增加输尿管和肾盂的压力，提高输尿管全程的显示，有助于提高输尿管病变的检出。位置不同决定超声检查时需采用不同途径扫查：中上段输尿管可经腹部、腰部及背部途径扫查，下段输尿管可选择经腹部或经直肠、阴道途径扫查，前者更简便易行。

（二）扫查方法

1. 仪器要求与肾超声扫查相同，检查前患者空腹，减少肠道气体干扰，适量饮水以使膀胱充盈。

2. 扫查体位及方法。输尿管扫查一般有三种途径：①经腹部扫查：取仰卧位，加压后先横切显示肾门后，探头缓慢向内下移动，逐渐转为纵切面，追踪输尿管全程；②经背部扫查：取俯卧位，首先显示肾长轴断面，探头逐渐向内下纵向显示肾盂、输尿管连接部，然后继续轻轻摆动探头向下扫查，主要显示输尿管上段；③经直肠或经阴道扫查：取侧卧位或左侧卧位，轻轻摆动探头向两侧扫查，纵切面可显示输尿管下段。

灰阶超声作为最基础的超声成像技术，对于输尿管肿瘤的发现及诊断具有十分重要的作用,各种新技术均以二维图像作为基础。正常输尿管经腹扫查呈对称的细狭低回声带,位于膀胱三角区两侧的开口处常稍隆起。

输尿管口的喷尿状态可部分反映输尿管的通畅程度或蠕动功能,可用于观察输尿管囊肿的动态表现。

(三) 超声表现

正常输尿管一般处于闭合状态,此时的输尿管粘膜及肌层和周围软组织由于缺乏声学对比一般无法明显区分,故常不显示,仅当大量饮水或膀胱充盈时,输尿管超声表现为腔内见无回声区的平行明亮条带状回声且有蠕动。

二、输尿管常见疾病的超声图像表现

(一) 输尿管结石

输尿管结石多来自肾,男性多见。输尿管结石是引起尿路梗阻最常见的原因。下段结石最常见,占全部结石的60%～70%,上段结石占20%～30%,中段结石最少,仅占不到10%,因此检查的顺序应为先下段、其次上段、最后检查最难的中段结石。结石部位越高,梗阻程度越重,引起的症状越明显。结石造成输尿管痉挛收缩,出现腰背部阵发性剧烈疼痛,向大腿内侧、会阴部放射。目前超声已作为输尿管结石诊断的首选方法,诊断准确率可达95%以上。

1. 扫查途径:输尿管结石可经四种途径进行扫查。上段输尿管结石可经腹部、侧腰部、背部进行扫查,探头作长轴观沿肾门慢慢向下追踪,显示稍扩张的输尿管,找到输尿管扩张中断处发现强回声伴后方声影即为典型的结石。其中以经腹部途径最困难,检查时患者取仰卧位,在脊柱两侧腰大肌前方找到输尿管。探头先作短轴观,加压推开腰大肌前方的肠腔,避免肠腔气体干扰,找到呈圆形的无回声管腔,然后转动探头90°,显示输尿管的长轴观,追踪发现结石。中段输尿管结石只可经腹部途径扫查,通常以两侧的髂总动脉分叉或髂外动脉起始处为标志,探头显示髂血管的长轴观后,转动探头约60°显示其前方的输尿管,沿管腔向内下寻找结石。中段输尿管显示非常困难,由于位置较深,盆腔内气体干扰,许多检查者常因能力或经验不足而放弃。扫查中段输尿管需要一定的技巧和力气,通过适当的加压和放松显示管腔,有时可用双手加压进行检查,检查者有时因力量不够只能放弃。下段输尿管结石可选择经腹部或经直肠、阴道途径扫查,前者更简便易行。方法是找到两侧的输尿管膀胱开口处,显示下段输尿管的长轴观,此时发现下段结石就不难了。下段输尿管的检查需要膀胱充盈,为了减少因此而致的膀胱后方回声增强伪像及周围肠腔气体的干扰还需适当调低远场增益,以便于结石的显示。

2. 声像图:输尿管结石的典型声像图表现为输尿管内团块状强回声,其后伴声影,部位多发生在输尿管狭窄部,尤其是输尿管末端,结石部位以上的肾盂及输尿管扩张积水(图12-13)。考虑到结石常见的停留部位和检查的难易程度,建议的扫查顺序为先下段、其次上段、最后中段输尿管。需要提醒的是,输尿管结石尤其是下段结石有时可无肾盂积水,此时最重要的依据是临床症状,患者有典型的肾绞痛时,不应因肾无积水而放弃检查,超声检查者要继续检查全程输尿管,不能有遗漏。第一次检查未发现结石而又高度怀疑该诊断者,可重复检查提高发现率。

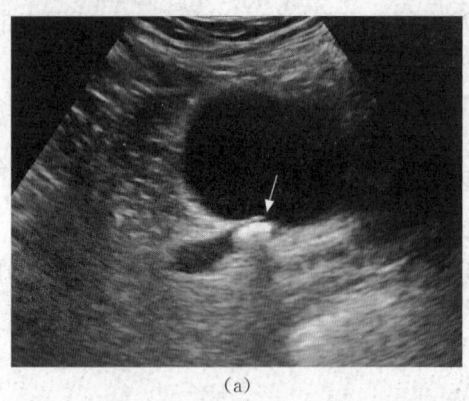 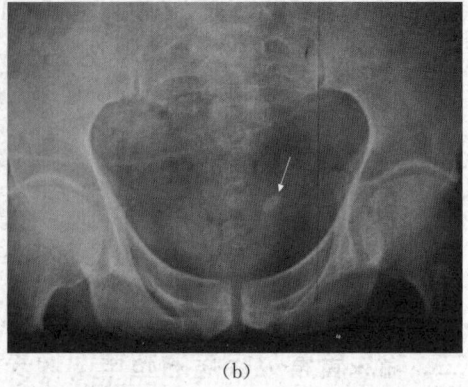

(a) (b)

图 12-13　输尿管下段结石

输尿管下段近膀胱开口处结石伴其上方输尿管扩张及腹部平片显示输尿管下段结石(箭头所示)

(二) 输尿管囊肿

输尿管囊肿又称输尿管黏膜脱垂,是输尿管末端开口处的囊状扩张,并向膀胱膨出,多为先天性,女性多于男性。本病常合并其他尿路畸形,如重复输尿管、异位开口等。常见的临床表现为尿路感染,可有腰腹部胀痛、排尿不畅、尿流中断等症状。

典型的声像图表现为充盈的膀胱内输尿管开口处呈圆形或椭圆形的囊状结构,壁菲薄而光滑,内为无回声区。动态观察可见囊肿大小随输尿管的蠕动周而复始扩张缩小(图 12-14),调整探头可见囊肿与扩张的输尿管相连。输尿管囊肿一般都伴有不同程度的输尿管扩张和肾盂积水,有时伴有结石。

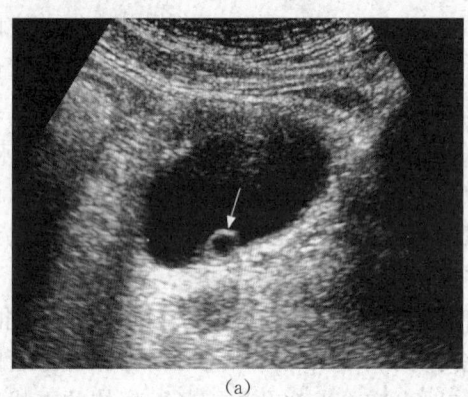 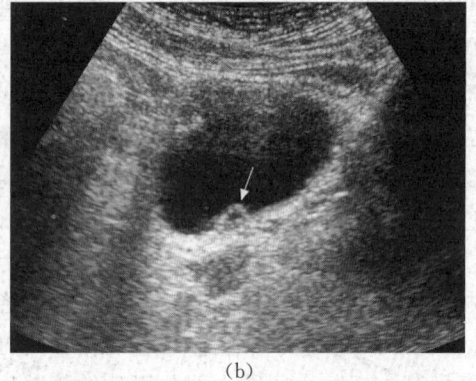

(a) (b)

图 12-14　输尿管囊肿

输尿管囊肿周期性扩张和缩小(箭头所示)

(三) 输尿管肿瘤

原发性输尿管肿瘤临床较为少见,发病亦较缓慢,近年来发病有增加趋势。输尿管肿瘤多见于中老年人,多发于输尿管中下段管腔。病理多为恶性,约占全部输尿管肿瘤的 3/4,主要为尿路上皮癌。因输尿管管壁薄、管腔细,故肿瘤易侵犯肌层,向内形成梗阻,向外易于浸润、转移。由于早期症状轻又无特异性,至症状明显而确诊时多已到中晚期,造成对输尿管肿瘤早期诊断的难题。超声检查因其简便、普及、敏感性较高、无放射性等优点,渐已成为输尿管肿瘤首选的影像学筛查方法,因尿路上皮癌是公认的少血供肿瘤,彩色多普勒显示血供不理想,诊断准确率较低,常规超声的诊断能力不如增强 CT。增强 CT 能反映肿瘤的数量、大小、血供、肾周和血管的累及、淋巴结等多种情况,可以术前进行临床分期。

1. 经腹部超声:临床上输尿管肿瘤少见,多数肿瘤为低回声,少数呈中等回声(图 12-15)。声像图特征表现为病变部位以上输尿管扩张及肾盂积水,严重时肾实质萎缩变薄。梗阻部位输尿管管腔狭窄、中断或完全阻塞,局部管腔扩张,肿瘤沿输尿管生长,局部或全部输尿管境界不清。输尿管下段的肿瘤可自输尿管口呈菜花状向膀胱突起。

超声纵切显示输尿管占位时,可以显示长轴切面,因此利于整体观察,并且能够通过肾积水追踪梗阻部分发现病灶。

输尿管肿瘤有多发性、复发性,常伴同侧上尿路多发肿瘤的特点。当超声发现不明原因的

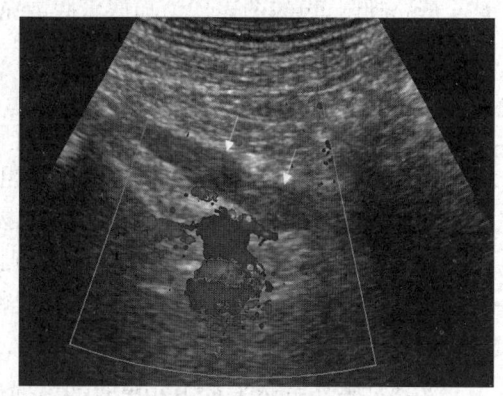

图 12-15　输尿管癌

输尿管中段管腔内不规则呈低回声的肿瘤,无明显血流信号(箭头所示)

单侧肾积水时不应轻视,应沿扩张的输尿管向下追踪其原因,为进一步检查提供线索或依据。此外,输尿管周围淋巴丰富,易发生淋巴转移,超声在发现肿瘤时应注意腹膜后大血管周围有无肿大淋巴结,这对于选择手术方式及预后估计均有指导意义。

2. 经腔内超声:经直肠及经阴道腔内超声近年来在国内外被广泛应用于输尿管肿瘤的诊断,其优点是病灶与探头之间的距离缩短,病灶显示清晰,同时避开了增厚的腹壁脂肪及肠气的干扰,以及膀胱过度充盈所引起的后方增强伪像;另一方面探头的频率增高,使分辨力提高,从而使肿瘤病灶显示更清楚,图像质量更为提高。年老体弱、憋尿困难或肾功能不全少尿者膀胱往往不能充盈,腔内超声缩短了检查时间,提高了效率,可很好地满足临床的需要。

腔内超声的声像图具有以下特点。①同侧肾积水,肿块以上输尿管不同程度扩张。②输尿管肿瘤可分为填充型和管壁增厚型:填充型表现为输尿管腔内充满等回声、低回声或极低回声,以低回声多见,内部回声不均匀,病变的范围较长,下段肿瘤部分可突入膀胱腔,内部可见血流信号;管壁增厚型表现为输尿管壁不均匀增厚,呈低回声,较难测及血流信号。③常伴发泌尿系其他器官肿瘤,比如膀胱肿瘤。④伴发同侧盆腔淋巴结的肿大。经腔内超声检查输尿管肿瘤也存在一些不足,如肿瘤位置较高、病变范围较广、肿瘤浸润周围形成较大的肿块时,该方法易漏诊,故应注意与腹部超声相结合。高频超声检查为我们提供了一个新的方法,分辨力也有所提高,输尿管占位与管壁、管腔内积液及周围软组织界限更清晰,这是增强 CT 无法实现的(图 12-16)。

3. 鉴别诊断:彩色多普勒超声在发现输尿管实性团块或管壁增厚时,还需要与输尿管结石、输尿管内血凝块等鉴别。绝大多数输尿

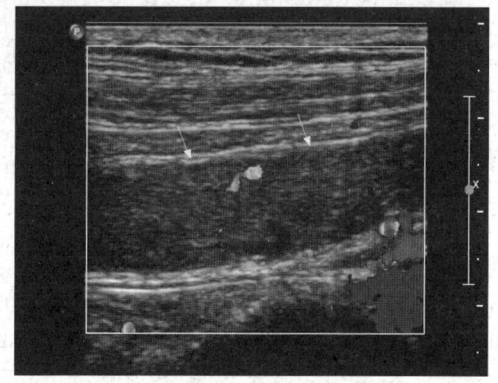

图 12-16　高频超声显示输尿管癌

使用高频超声显示输尿管癌,分辨力更高,可见少量血流信号(箭头所示)

结石具有典型的声像图，容易鉴别。少数结石透声好、无声影，酷似实性团块回声，但其与输尿管壁分界明确，且输尿管壁连续性好，无血流信号。严重血尿时可在输尿管内形成凝血块甚至尿路梗阻，声像图表现为输尿管腔内充填均匀的柱状中等或高回声团块，但输尿管壁连续性好，无明显血流信号。

（四）输尿管狭窄

输尿管狭窄指因各种原因导致输尿管管腔部分或全段较正常狭小，管腔的连续性虽然没有中断，但已引起不同程度的上尿路梗阻和肾积水。真正的输尿管狭窄是明确地持续存在且输尿管腔内病理性狭窄的病变，其部位固定且永不会变化，可以通过输尿管内插管行输尿管肾盂造影而证实。其临床表现为患侧腰痛、腰胀，并发感染时有畏寒、发热或脓尿，双侧狭窄可出现肾功能不全表现。治疗目的是恢复输尿管腔连续性及其功能，解除梗阻，根除感染，挽救和保护肾功能。

先天性输尿管狭窄常于儿童时期发现，可为单侧或双侧。肾盂输尿管连接处或输尿管膀胱交界处最多见。除先天原因外，结核、炎症、损伤、肿瘤、手术瘢痕、扭曲及折叠是继发性输尿管狭窄的主要原因。

输尿管狭窄的声像图表现不同于其他疾病，以间接征象为主，表现为肾盂和/或输尿管扩张，狭窄部位越高，肾盂扩张则越重，直接征象为顺着狭窄部位或扩张部位以下输尿管管腔不能显示，管壁厚，透声差。肾盂输尿管连接处狭窄者，狭窄处呈漏斗状，可显示增厚的输尿管壁，狭窄严重时，有时无法显示狭窄部位，仅显示重度肾积水。

继发性输尿管狭窄的声像图因病因不同而不同。结核或炎症引起的狭窄，狭窄部位管壁增厚不均匀，管腔形态不规则，多伴有肾和膀胱病变。输尿管肿瘤或其他肿瘤所致的狭窄，仔细扫查能发现肿瘤存在。

第三节　膀胱超声检查

一、正常膀胱的超声检查

（一）解剖概要

膀胱是一肌性的囊腔脏器，亦是储存尿液的器官，膀胱的形态、位置、大小、壁厚及其与周围脏器的关系，均与其充盈程度有关。由于尿液是良好的透声窗，可清晰地显示膀胱壁结构和其内的病变。膀胱三角区位于膀胱后下部，指两侧输尿管开口处和尿道内口围成的三角形区域，是肿瘤的好发部位。

（二）扫查方法

1. 扫查前准备

经腹部扫查需要适度充盈膀胱，嘱患者憋尿，或扫查前 1 h 饮水 500 ml 左右，直至有尿意，必要时可通过导尿管向膀胱注入无菌生理盐水 300～500 ml。

2. 体位及扫查方法

膀胱的扫查主要有经腹部、经直肠两种途径，以经腹部更常用。

（1）经腹部扫查：扫查前需充盈膀胱。患者取仰卧位，探头置于耻骨联合上方，得到连续的纵切面和横切面图像。男性膀胱纵切面上,其后方为直肠,后下方为前列腺(图12-17);女性膀胱纵切面上,后上方为子宫及宫颈,后下方为阴道。

(2) 经直肠扫查:腔内探头前端加一无菌乳胶套,外涂耦合剂,插入患者直肠或阴道内,左右旋转或前后摆动,可得到膀胱的连续性切面。

3. 探头选择

(1) 经腹部检查:以凸阵探头为佳,选用频率为 2.0～5.0 MHz。

(2) 经直肠检查:探头选用频率为 5.0～10.0 MHz。

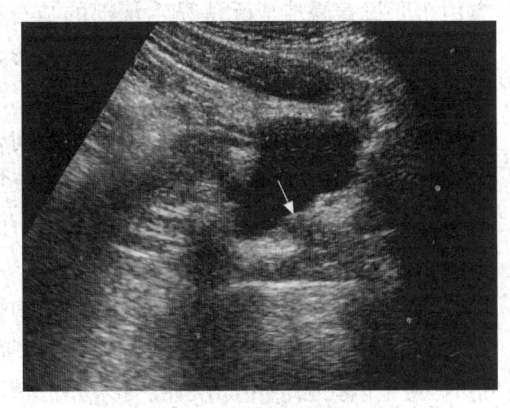

图 12-17　正常膀胱声像图

纵切显示前方的膀胱及其后下方的前列腺(箭头所示)

(三) 超声表现和正常值

1. 正常声像图

膀胱内尿液为无回声区,膀胱内壁呈光滑带状回声,膀胱形态随尿液充盈情况而变,充盈欠佳时呈三角形,充盈时呈圆形或椭圆形。正常成年人的膀胱容量为 350～500 ml,正常膀胱排空时壁厚约 0.3 cm,充盈时壁厚约 0.1 cm。

2. 膀胱容量和残余尿测量

膀胱容量指有尿意并急于排尿时,膀胱所容纳的尿量。残余尿指排尿后未能排出而存留在膀胱内的尿量。残余尿量应在排尿后立即测定。正常情况下残余尿量少于 10 ml。

一般在腹中线处取膀胱的纵切面,测其长径(上下径 a)与高径(前后径 c)的厘米数,然后将探头横切取膀胱的最大横切面,测量宽径或横径(左右径 b)的厘米数。常人膀胱的容量为 350～500 ml。排尿后残余尿量一般不超过 10 ml,多于 50 ml 考虑尿潴留。膀胱容量和残余尿的测量公式:

$$V = (4/3)\pi r_1 \cdot r_2 \cdot r_3 = (\pi/6) a \cdot b \cdot c \approx (1/2) a \cdot b \cdot c$$

式中,V 代表膀胱容量或残余尿量,r_1、r_2、r_3 代表膀胱长宽高三个径线的半径,a、b、c 代表膀胱长宽高三个径线的直径。此公式只是估测值,但简便易行,被大家广泛接受。

二、膀胱常见疾病的超声图像表现

(一) 膀胱结石

膀胱结石多见于男性,常由肾结石或输尿管结石排入膀胱内形成,也可见于前列腺增生、膀胱异物等患者。膀胱结石对膀胱黏膜造成机械性的刺激或损伤,容易引起感染和出血,临床上出现尿路刺激症状、排尿中断和血尿等表现。

声像图多呈卵圆形,表面较光滑,单个或多个强回声后方伴明显声影(图12-18)。膀胱多发结石时,超声仅能显示结石表面弧形的强回声带,后

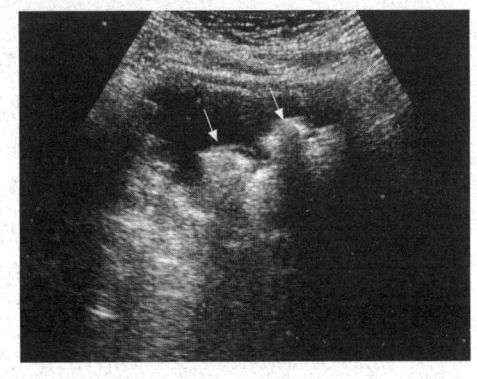

图 12-18　膀胱多发结石伴后方明显声影

膀胱内见多发较大结石(箭头所示),后方伴明显声影

方由于明显衰减造成无法显示深部的结石和膀胱后壁。鉴别时可采用改变体位的方法,发现随体位改变而移动的强回声伴后方声影,则可明确诊断。

（二）膀胱憩室

膀胱憩室是膀胱黏膜经膀胱壁肌层向外膨出的囊袋,多由下尿路梗阻引起,如前列腺增生、尿道狭窄等。因膀胱内压力增高,膀胱壁肌层断裂,黏膜向外膨出,多发生于膀胱三角区两侧和后壁。膀胱憩室大小不一,部分合并憩室内结石或肿瘤。主要临床表现为排尿困难、小腹胀痛及尿路感染等。

声像图表现为膀胱壁外紧贴膀胱壁的囊状无回声区,与膀胱内的无回声区相通,形态为圆形或椭圆形。憩室颈部通常较小,当膀胱明显充盈时憩室可有增大,排尿后缩小。合并结石时,憩室内见强回声团块伴声影,亦可随体位改变而移动;合并肿瘤时,憩室内出现实质团块,CDFI能测及团块内彩色血流。

超声能明确膀胱憩室的位置、形态和数量,动态观察憩室的大小变化,简便易行,是理想的检查方法。

（三）膀胱肿瘤

1. 临床与病理：膀胱肿瘤主要指膀胱癌,是泌尿系统最常见的恶性肿瘤,男性多于女性。膀胱癌的病理类型包括尿路上皮癌、鳞状细胞癌和腺癌,其中最常见的是膀胱尿路上皮癌,约占膀胱癌患者总数的90%以上,通常所说的膀胱癌就是指膀胱尿路上皮癌。膀胱癌单发较多,多发肿瘤亦不少见,可发生于膀胱的任何部位,以膀胱三角区发生最多。大约有90%以上的膀胱癌患者最初的临床表现是血尿,通常表现为无痛性、间歇性、肉眼全程血尿,有时也可为镜下血尿。

2. 声像图：膀胱癌主要表现为膀胱壁菜花样或结节样实性团块,少部分呈弥漫性增厚（图12-19）。肿块内部呈低回声,表面常见稍高回声,有时后方伴浅声影,基底一般较宽,侵及膀胱壁或周围组织时,膀胱壁的连续性中断。反复仔细扫查,CDFI几乎均能发现肿瘤内部的彩色血流。

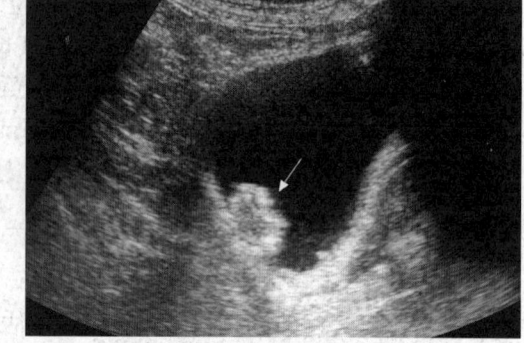

图12-19　膀胱癌
膀胱右侧壁显示不规则呈稍高回声的肿瘤（箭头所示）

3. 超声分期：选用腔内探头进行膀胱癌的超声分期更佳。

（1）Ⅰ期：膀胱癌的基底部局限于黏膜或表浅层,肌层未受侵犯,膀胱壁黏膜层的高回声线连续性尚好。

（2）Ⅱ期：膀胱癌的基底较宽,与膀胱壁分界模糊,肌层低回声带未中断,无远处转移表现。

（3）Ⅲ期：膀胱癌的基底宽,膀胱壁的连续性中断。

（4）Ⅳ期：膀胱周围组织、前列腺有侵犯征象和/或盆腔淋巴结肿大等远处转移征象。

4. 鉴别诊断：超声检查发现膀胱内实性肿块并伴有彩色血流即可高度提示膀胱癌,需要与下列疾病鉴别：

（1）膀胱内血块：呈不规则的团块状、絮状等,与膀胱壁分界清,随体位改变而移动,CDFI示内部无彩色血流。

（2）前列腺肥大：前列腺中叶肥大时突入膀胱酷似膀胱三角区肿瘤,肥大的前列腺中叶表面光滑、内部回声均匀，与前列腺为一整体，纵切面可显示前方的尿道口，而膀胱癌常有较宽的基底，内部回声不均，表面有高回声，CDFI 常显示其内彩色血流。

5. 注意事项：由于膀胱周围肠腔气体的干扰和超声折射、旁瓣伪差的影响，有时在膀胱后壁的无回声区前方出现一薄层稍高回声，应多切面扫查，排除膀胱病变。同时由于尿液对超声波能量的衰减少，膀胱后半部分出现增强效应，可能掩盖膀胱内的肿瘤和小结石，此时应降低远场增益，使膀胱后半部分和后壁显示更清晰。

第四节　前列腺超声检查

一、正常前列腺的超声检查

（一）解剖概要

前列腺为腺组织和平滑肌组成的实质性器官，重 8~20 g。前列腺位于膀胱颈和尿生殖膈之间，前方是耻骨联合及一些筋膜、脂肪，后方是直肠。前列腺形似一个倒置的栗子，基底向上，尖部向下，前面隆凸，后面扁平，正中有一纵行浅沟称为前列腺沟。前列腺部尿道起始于膀胱颈部的尿道内口，开口向下向后，穿过前列腺后移行为膜部尿道。

1. 前列腺传统的解剖学分叶法

(1) 前叶：前列腺前缘和尿道间。

(2) 中叶：尿道和射精管之间。

(3) 后叶：射精管后方至前列腺后缘。

(4) 左、右叶：左右对称分布，位于前列腺两侧，向尿道嵴两侧突入。

这种粗略的解剖学分叶法，一般通过经腹部超声即可观察，虽然对外科手术定位很重要，但并不是很精确。在组织学上，前列腺是非常复杂的结构。

2. 前列腺组织学分区法

1954 年 Franks 根据前列腺组织对激素的不同反应和临床病理研究，将前列腺分为内腺和外腺。1986 年 McNeal 提出新的前列腺组织学分区法，将前列腺分为腺组织和非腺组织，腺组织包括周缘区、中央区、移行区和尿道周围组织，非腺组织指前纤维基质区。Franks 分区法的内腺相当于移行区、中央区和尿道周围组织，外腺则和周缘区相对应。组织学分区法常通过经直肠超声进行检查，经腹部超声一般不易观察到。

(1) 周缘区：约占前列腺组织的 70%，居后方，两侧及尖部包绕移行区和中央区，并向前延伸。

(2) 中央区：约占前列腺组织的 25%，位于基底部的锥体结构，射精管穿过其中，尖端指向精阜。

(3) 移行区：约占前列腺组织的 5%。对称分布于前列腺尿道部近端两旁。

(4) 尿道周围组织：约占前列腺组织的 1%。包埋于尿道近端的纵行平滑肌中。

(5) 前纤维基质区：位于尿道前方。由平滑肌组成，在膀胱颈部与膀胱逼尿肌纤维连接。在尿道内口处最厚，在精阜处逐渐变细，至前列腺尖部时最细。

McNeal 的组织学分区法与临床病理关系密切，已成为前列腺超声图像的解剖基础，和经直肠超声检查、血清 PSA(前列腺特异抗原)法一起成为前列腺疾病诊断、治疗的三大基石。

(二)扫查方法和途径

1. 扫查前准备

经腹部扫查需充盈膀胱,但应避免过度充盈。经直肠探测需做探头清洁、消毒,是否充盈膀胱根据检查需要而定。经会阴扫查一般无需特殊准备。

2. 扫查方法

(1)经腹部扫查法:是最简单的方法,一般取仰卧位。探头频率选用 3.5～5 MHz。本法需要膀胱充盈,以膀胱为透声窗显示前列腺(图 12-20)。

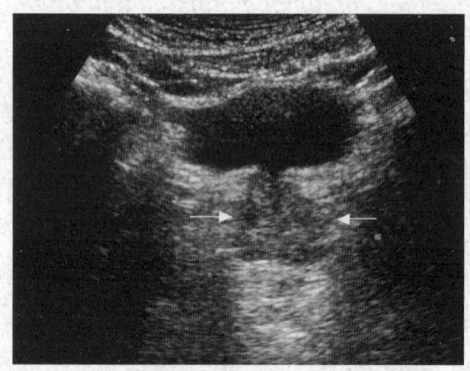

图 12-20　经腹部显示正常前列腺

经腹部横切面显示前列腺(箭头所示)

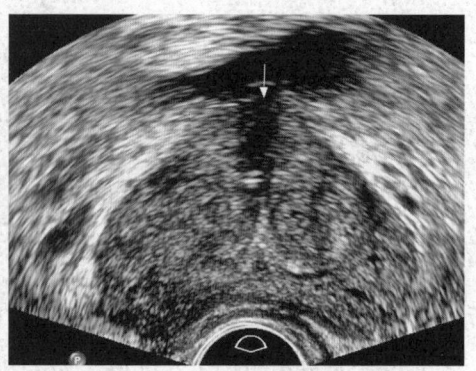

图 12-21　经直肠显示正常前列腺

经直肠横切面显示前列腺(箭头所示)

(2)经直肠扫查法:经直肠法已成为目前广泛使用的重要技术,患者常取左侧卧位。常用的探头为端扫式探头,探头频率为 6～10 MHz,探头外径在 1.2～2.0 cm 之间,将探头伸入直肠检查前,以外用乳胶套保护探头不受污染且防止交叉感染,一次检查时间以 5～15 min 为宜。探头伸入直肠深度 5～8 cm 即可获得较理想的图像(图 12-21)。经直肠法虽有胀感不适,但患者一般均能接受。

(3)经会阴扫查法:理论上因前列腺更接近会阴部,因此经会阴部显示前列腺要略优于经腹部检查。取膀胱截石位。探头频率选用 3.5～5 MHz,亦需适度膀胱充盈。缺点在于显示直肠与前列腺分界时不清楚。

(4)经尿道扫查法:将探头插入尿道中也可用来检查前列腺。体位也采用膀胱截石位。这种方法需使用特殊的超声探头,较常规探头小而薄,探头频率在 5.5～8.0 MHz 时最佳,检查时探头在尿道内缓慢转动进行观察。因此法患者有明显不适,一般不作首选。

(三)正常声像图

1. 经腹部扫查:横切面可显示前列腺的两侧叶和前后界,正常前列腺横切面左右对称。探头略向上斜,可显示膀胱后方的两侧精囊腺。矢状断面可清晰识别前列腺上下界、前后界,正中矢状切面能见到膀胱颈部稍凹的尿道内口。前列腺包膜完整、细亮,内部回声均匀一致,为密集细小的点状回声,不同区之间没有明显的界限。

2. 经直肠扫查:横切时先将探头置于较高的精囊腺平面,然后将探头慢慢往外退,输精管、精囊腺、前列腺底部、体部、尖部就能依次显示,直肠扇形或弧形探头可显示整个前列腺。整个前列腺包膜清晰,边界整齐,内部为均匀分布的细小点状回声。此法的优点在于可以进行左右比较。纵切时以顺时针或逆时针方向转动探头观察前列腺,可显示尿道内口、完整的前列腺部尿道、射精管的一段、前列腺周缘区和中央区,尿道呈浅弧形的低回声带。

彩色多普勒法适用于各个方法或途径检查,尤其对前列腺肿瘤和前列腺内可疑区需行穿刺活检者有较大帮助。

(四) 前列腺测量

准确估计前列腺的大小、重量对外科医生制定手术方案帮助很大。最简单者为经腹部扫查,而以经直肠扫查最为准确。

1. 为了准确估计大小,必须准确测量前列腺的三条径线,分别为左右径(横径)、前后径(厚径)、上下径(长径)。获得的最大横切面测量最大左右径;在正中矢状断面或横切面测量最大前后径;在正中矢状断面测量其最大上下径。正常前列腺最大横径约为 4 cm,前后径约为 2 cm,上下径约为 3 cm。

2. 前列腺组织的密度为 1.0~1.05 g/cm³,因此它的重量与体积的数值近似相等。最简单的方法是把前列腺看成一个球体,运用公式:

$$V = (4/3)\pi r^3$$

如前列腺呈不规则体,则使用公式:

$$V = (4/3)\pi r_1 \cdot r_2 \cdot r_3 \quad [r_1 = (1/2)横径, r_2 = (1/2)上下径, r_3 = (1/2)前后径]$$

得到的前列腺体积 V 就约等于重量。

二、前列腺常见疾病的超声图像表现

(一) 前列腺增生

据估计约 90% 的 40 岁以上男性,均受前列腺增生的影响。随着年龄增大,发病率就越高。前列腺增生主要发生在移行区,偶尔也可发生于尿道周围组织。前列腺增生后临床症状常与增生的大小和位置有关。前列腺中间部分增大时,可压迫尿道后部或膀胱颈,引起排尿困难、尿线细、滴沥、尿后不尽感等症状。前列腺对称增大时可能无临床症状,排尿后残余尿量大于 50 ml 时,症状常表现明显。

1. 声像图表现

经腹部常规超声能确定增生的大小、形态、位置。前列腺形态增大呈球状,包膜线回声连续、整齐。三线测量值也增大,尤以前后径增大为明显。增生明显时可见其向膀胱内突入(图12-22)。经直肠超声可清楚地看到移行区的增生结节,表现为低、高或混合性回声,甚至等回声。前列腺增生虽然发生于移行区,并不总是位于中央,偶尔可延伸至前列腺上部、后部,甚至左右两侧,造成包膜的隆起和变形,一般不会穿破包膜,其连续性可稍变形但不引起中断。有时前列腺增生表现为弥漫性增大。前列腺增

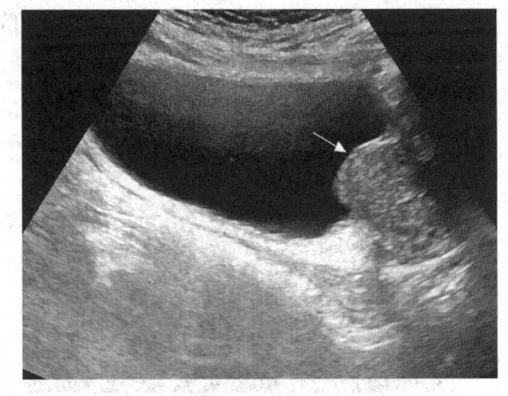

图 12-22 前列腺增生
经腹部纵切面显示增生的前列腺(箭头所示),明显突向膀胱

生时导致中央区、周缘区受压,尤以中央区受压更明显,形成假包膜及弧形排列的结石带。矢状切时能观察到前列腺向膀胱内突出。CDFI可显示部分增生组织血供增加,移行区内见较丰富的血流信号。

前列腺增生还能伴发前列腺以外脏器的改变,增生导致长期下尿路梗阻时,可出现膀胱壁增厚、不光滑及回声粗糙,并见小梁、小房形成。进一步发展可出现膀胱残余尿量增多、膀胱结石、膀胱憩室、尿潴留及双侧肾盂积水等。

2. 鉴别诊断

(1) 膀胱癌:膀胱颈部的膀胱癌有时被误认为增生的前列腺,但膀胱癌常出现无痛性血尿,图像上呈菜花状突向膀胱腔内,多个切面扫查时可发现肿瘤与前列腺之间的分界线。

(2) 前列腺肿瘤:前列腺增生多发生在移行区,形态多规则,内部回声亦较均匀;而前列腺癌多见于周缘区,外形常不规则、不对称、内部回声不均,且伴邻近脏器受侵。前列腺增生如果正常、异常组织之间不能明确区分,仅表现为弥漫性异常回声区时,应考虑到恶性肿瘤广泛浸润的可能。

(二) 前列腺癌

前列腺癌是西方国家的一种常见病。近年来,它在我国的发病率也明显增高。前列腺癌集中发生于周缘区(70%),少数也可发生于中央区和移行区(分别占10%和20%)。发生于周缘区的前列腺癌,位于两侧叶和后叶的几率几乎相同。95%的肿瘤开始于被膜下,多数为多结节性。

常规超声由于对体积较小的前列腺癌不敏感,也不能确认前列腺癌侵犯的广泛程度,因此已逐渐被经直肠法所代替。随着对病灶不同表现的认识提高、探头良好的侧向、轴向分辨力、声束宽度的细窄、彩色多普勒血流成像技术、超声造影及弹性成像的应用,使诊断小的前列腺癌成为可能。

1. 声像图表现

前列腺癌主要位于周缘区,通常较周围的正常组织回声低,边缘因回声失落中断而不易辨别(图12-23)。前列腺包膜未受侵犯时,显示完整;如受侵犯,可变细或不易辨认。肿瘤增大时,延伸至包膜下引起隆起、变形,造成前列腺大小、形态的不对称,也可侵入前列腺的中央部分。良性病变如前列腺增生虽也可造成包膜隆起,但只有肿瘤才会侵犯、浸润包膜。

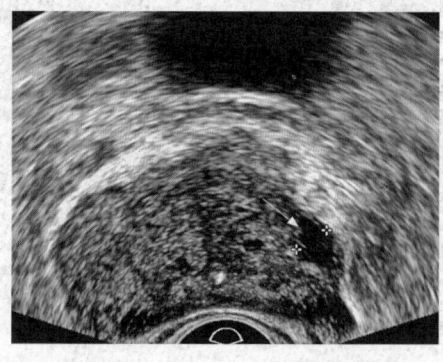 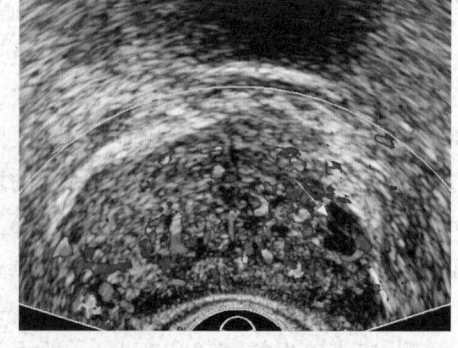

(a) 左侧外周带低回声区(箭头所示),形态不规则 (b) 彩色多普勒超声显示该病灶少量周边血流信号(箭头所示)

图12-23 前列腺癌(经直肠)

前列腺周缘区的回声、形态进行左右比较是很重要的,有些模糊的病灶只能根据左右仔细比较后才能发现。

彩色多普勒检查对前列腺癌的诊断有较大的帮助,前列腺癌病灶区有丰富的彩色血流。对经直肠超声怀疑前列腺癌的病灶行彩色多普勒检查,可发现局部彩色血流明显增加和血流增加呈不对称分布。应用经直肠超声造影显示前列腺异常血流信号更敏感,前列腺癌病灶多呈快速灌注,与非病灶区比较呈明显的不对称性。

尽管经直肠超声检查对前列腺癌的诊断提供很大帮助,但是仍有相当一部分病例不能得到确诊。同样,CT 和 MRI 在前列腺癌的诊断中有其优势,但也不可避免有其局限性。因此,超声引导下前列腺穿刺活检是前列腺癌诊断和治疗前必不可少的步骤。

2. 鉴别诊断

(1) 前列腺增生:超声表现为前列腺体积增大、形态饱满,可向膀胱突出,前列腺内有时可出现边界清楚的增生结节,外腺受压变薄,内外腺之间见弧形排列的结石带,CDFI 显示增生部位血流信号增多,早期前列腺癌与前列腺增生难以鉴别,如 PSA 明显增高可在超声引导下进行穿刺活检明确诊断。

(2) 前列腺炎:前列腺炎常见于中青年男性,有急、慢性两种,慢性多见。急性前列腺炎多为化脓性炎症,内部出现充血、水肿、渗出,严重者可形成脓肿。CDFI 表现为前列腺内部及周边血流信号增多。慢性前列腺炎多由急性迁延而来,最终导致纤维组织增生及前列腺缩小。多数急性和慢性前列腺炎的声像图改变可不明显,急性期可出现前列腺稍增大,形态尚规则,内部回声不均匀,脓肿形成时则出现片状低回声。慢性期超声表现为前列腺回声分布不均,形态不规则,边缘不光整,内部可有强回声。与前列腺癌鉴别时需重视病史,急性前列腺炎常有寒战、高热、尿路刺激症状等全身感染征象,慢性前列腺炎则有下腹坠胀、会阴部不适疼痛等症状。

(三) 前列腺结石

前列腺结石多见于中老年人。前列腺结石的发病原因尚不清楚,与前列腺炎症、增生、腺液潴留、代谢紊乱等因素有关。

结石是良性病变之一,通常位于移行区。体积多较小,0.2~0.4 cm,超过 1 cm 者少见。有增生结节时,周围常会出现结石,呈弧形排列,位于内外腺之间。非前列腺增生引起的结石多位于尿道旁或散在分布于移行区内。

结石具有典型的超声表现,散在分布时,呈点状强回声,多无声影(图 12-24)。较大的结石表现为明亮的强回声,后方常伴声影。密集排列在内外腺之间的小结石,形成弧形强回声带,仔细观察可见点状强回声之间有小空隙。声像图上注意结石和稍高回声的肿瘤进行鉴别,肿瘤的高回声一般非常模糊,呈稀疏的点状回声,且位于周缘区或中央区内。

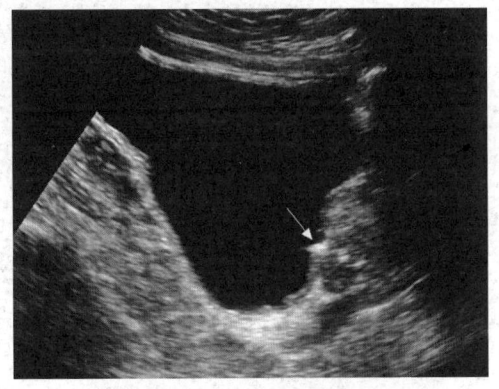

图 12-24 前列腺结石

经腹部纵切面显示增生的前列腺内散在分布的小结石(箭头所示),不伴后方声影

第五节　阴囊超声检查

一、正常阴囊的超声检查

(一) 解剖概要

阴囊为一皮囊,位于阴茎根部与会阴之间,有色素沉着,薄而柔软,中间有一隔将阴囊分为左右两部,分别容纳两侧的睾丸、附睾以及精索的阴囊段。阴囊组织的层次由外向内依次为皮肤、肉膜和包被睾丸和精索的被膜。阴囊有易收缩和伸展的特点,借以调节睾丸所适应的温度,保持局部温度低于体温 2～3 ℃(精子发生的最佳温度)。睾丸与附睾在胚胎初期位于腹腔后壁肾下方,直到降生前不久才经腹股沟降入阴囊内。

睾丸为成对略扁的卵圆形、产生精子和男性激素的器官,成年男子睾丸重 10～14 g,长径 3.5～4.5 cm,宽径 2.0～3.5 cm,厚度 1.8～2.5 cm。睾丸表面有一层坚韧的纤维膜,称为白膜,沿睾丸后缘白膜增厚,凸入睾丸内形成睾丸纵隔。从纵隔发出许多结缔组织小隔,将睾丸实质分成许多睾丸小叶。睾丸小叶内含有盘曲的曲细精管,曲细精管的上皮能产生精子。小管之间的结缔组织内有分泌男性激素的间质细胞。曲细精管结合成精直小管,进入睾丸纵隔交织成睾丸网。从睾丸网发出 12～15 条睾丸输出小管,出睾丸后缘的上部进入附睾。精子由睾丸产生后,在附睾内发育、成熟,并储存于附睾和输精管的近附睾段内。睾丸的血供主要来自睾丸动脉,它起源于腹主动脉前部,下行经过腹股沟内环,在睾丸后缘上方分出两支,穿过睾丸白膜分别走向睾丸的前缘和上下极,构成包膜动脉,由包膜动脉发出向心动脉进入睾丸纵隔之间。

附睾是一个多数曲折、细小的管道构成的器官,一面连接着输精管,一面连接着睾丸的输出小管。当精子离开睾丸时,就输送到附睾里,继续生长成熟。附睾紧贴睾丸的上端和后缘,可分为头、体、尾三部。头部由输出小管盘曲而成,输出小管的末端连接一条附睾管。附睾管长 4～5 m,盘曲构成体部和尾部。管的末端急转向上直接延续成为输精管。附睾管除贮存精子外还能分泌附睾液,其中含有某些激素、酶和特异的营养物质,它们有助于精子的成熟。

精索是一对圆索状结构,由腹股沟深环开始,经腹股沟管出皮下环,终于睾丸后缘上端。精索内含有输精管、睾丸动脉、蔓状静脉丛、淋巴管、神经丛及鞘韧带等。

(二) 体位及扫查方法

1. 扫查前准备

无需特殊准备,扫查时将阴茎上提至前腹壁,用纸巾或衣物遮盖,嘱患者用手固定。

2. 体位

(1) 仰卧位:多采用仰卧位,充分暴露阴囊,用毛巾和纸巾折叠垫高阴囊。

(2) 立位:隐睾、精索静脉曲张和斜疝多取立位,使隐睾和疝下降,精索静脉充盈,易于显示病变。

3. 设备

多采用线阵探头,频率 7.0～10.0 MHz,如阴囊明显肿大者可选较低探头频率检查。

4. 检查方法

探头放置须轻柔。

(1) 横切扫查:双侧比较观察阴囊壁厚度及其回声,注意双侧睾丸和附睾形态、大小、包膜、内部结构和回声有无改变。

(2) 纵切扫查:阴囊左、右侧分别扫查,从阴囊根部开始,应注意包括睾丸、附睾和精索各部分。

(三) 正常声像图

1. 阴囊:正常阴囊壁厚约 0.3 cm,呈一光滑薄壁结构,鞘膜腔内含少量液体。

2. 睾丸:正常睾丸纵切面呈卵圆形,横切面为圆形,白膜回声清晰、光整。内部呈中等程度的密集点状均匀分布回声,大小约 4 cm×3 cm×2 cm。彩色血流显示睾丸内部星点状或短线状血流信号(图 12-25)。

3. 附睾:附睾头部位于睾丸的后上方,纵切面呈新月形,横切面呈圆形,内部回声较睾丸略高或相似,大小约 1.0 cm×0.6 cm×0.6 cm。附睾体部为一连接附睾头并紧贴睾丸的条状结构,向尾部延伸。附睾尾部不易显示。

4. 附睾附件:附睾头部附近中等回声的米粒状结构。

5. 精索:位于腹股沟深环的中等回声条索状结构,内部包含输精管、睾丸动脉、蔓状静脉丛、神经、淋巴管及韧带等。精索内静脉、蔓状静脉丛在平静呼吸时,CDFI 不易显示其血流信号,深呼吸时可见低速血流信号。

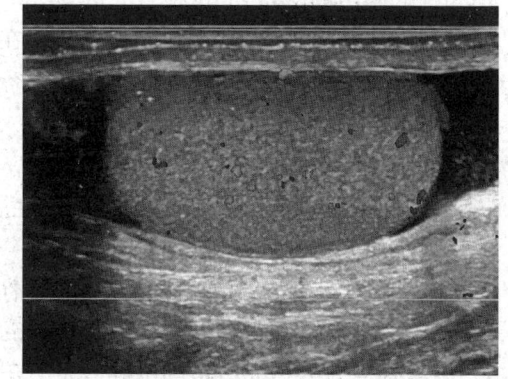

图 12-25 正常睾丸

(四) 阴囊测量

1. 阴囊壁测量

横切面扫查,比较左右两侧阴囊壁的厚度并进行测量。正常情况下阴囊壁呈整齐的稍高回声,厚 0.3~0.5 cm 不等,两侧基本对称。

2. 睾丸测量

(1) 睾丸长径:纵切面显示较清楚的睾丸和附睾的轮廓后,自睾丸上缘测量至下缘。

(2) 睾丸宽径:横切面图像上,自睾丸的外侧缘测至内侧缘。

(3) 睾丸厚径:在纵切面或横切面图像上,自睾丸的前缘测至后缘。

(4) 附睾:附睾头部大小约 1.0 cm,附睾尾部大小约 0.6 cm,附睾体部厚度 0.2~0.6 cm。

二、阴囊常见疾病的超声图像表现

(一) 隐睾

1. 临床与病理:睾丸未正常降入阴囊内称隐睾。正常情况下,胎儿在子宫内发育的后期,睾丸即降入阴囊内。然而,大约有 3% 的足月产男婴和 30% 的早产男婴发生隐睾(睾丸未降)。这些婴儿中的大多数,在出生后数月内睾丸即可降入阴囊,但仍有少数男婴在出生一年后睾丸仍未降入阴囊。隐睾可表现为单侧,也可表现为双侧。隐睾通常是单独存在的,但也可伴发尿道异常及其他先天性异常。如果到青春期双侧睾丸仍未下降，则以后下降的机会极少，会造成不育症。对单侧隐睾者说来，其生育能力仍可能是正常的。

隐睾通常较正常睾丸略小而软，如位于腹股沟外环或腹股沟管内，可在阴茎根部外上方和腹股沟处扪及圆形实性团块。隐睾通常无明显不适，阴囊内空虚无睾丸为隐睾的主要表现。如隐睾长期存在于腹腔内，部分患者至成年后可发生癌变。隐睾患者2岁前手术，睾丸一般不会发生恶变；3～10岁间手术，可明显降低睾丸的恶变率；10岁以后即使手术，也不能降低睾丸恶变率。

2. 声像图表现：隐睾通常出现的部位包括外环、腹股沟管内、内环和腹腔内。通常隐睾形态与健侧睾丸相似，测值较正常睾丸稍小，有时缩小明显，轮廓清晰，边界整齐，内部呈密集细小点状稍低回声。位于腹股沟区的隐睾因位置表浅，超声可显示边界清晰的卵圆形均匀稍低回声的团块，立位检查时因睾丸下降更容易发现。实际操作时，从腹股沟区外侧由外向内纵向连续扫查，发现隐睾时有团块在探头下轻微滑过的感觉。腹腔内隐睾多可在膀胱两侧近腹壁处发现，膀胱充盈时检查更容易显示，睾丸紧贴前腹壁，有球体感。

（二）睾丸肿瘤

1. 分类

睾丸肿瘤是青年男性中最常见的恶性肿瘤，分为原发性和继发性两类，其中原发性占绝大多数。原发性睾丸肿瘤多为恶性，又可分为生殖细胞肿瘤和非生殖细胞肿瘤，其中前者占90%～95%。生殖细胞肿瘤以精原细胞瘤最为常见，生长速度较缓慢，预后一般较好；非精原细胞瘤如胚胎瘤、畸胎癌、绒毛膜上皮癌等，比较少见，但恶性程度高，较早出现淋巴和血行转移，预后较差。非生殖细胞肿瘤发生于睾丸间质细胞，来源于纤维组织、平滑肌、血管和淋巴组织等睾丸间质细胞，占原发性睾丸肿瘤的5%～10%。继发性睾丸肿瘤较为罕见，最常见的是淋巴瘤和白血病。睾丸原发性良性肿瘤比较少见，表皮样囊肿是最常见的一种，常发生于20～30岁的年轻人。

2. 声像图表现

1) 睾丸大小和形态的改变

不论何种睾丸肿瘤，其共同的声像图表现为睾丸肿大，有时可伴睾丸形态的改变。精原细胞瘤、睾丸淋巴瘤、睾丸白血病等表现为睾丸均匀性肿大，睾丸外形仍可呈卵圆形。如肿瘤局限于睾丸的一侧，则睾丸可有局部膨隆。胚胎瘤或胚胎癌时睾丸不规则增大或呈分叶状，表面高低不平，轮廓不规则。

2) 特征性声像图

（1）精原细胞瘤：最常见的睾丸生殖细胞肿瘤，占40%～50%。肿瘤呈均匀点状分布的中等回声团块，较正常睾丸回声略低。发生出血或液化坏死时，内部回声不均并伴不规则的无回声区（图12-26）。

（2）胚胎癌：肿瘤常较大，可呈分叶状，内部为点状分布的欠均匀中等回声团块，出现散在的小无回声区时则形成混合性回声。

（3）畸胎瘤：较少见，成人多为恶性，由于含有数种生殖细胞，声像图表现为边界清晰的实性为主的不均匀混合回声团块，伴有骨骼、牙齿或钙化时呈不规则的强回声团块，后方伴声影。

（4）畸胎癌：是畸胎瘤和胚胎细胞瘤的混合性表现。超声显示睾丸增大并伴有坏死液化的囊性区和钙化的不均匀强回声。与畸胎瘤表现相似但内部回声更不均匀。

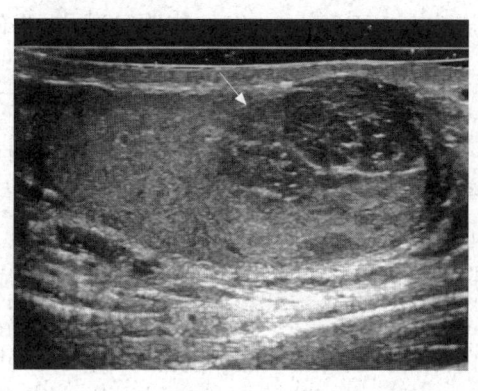
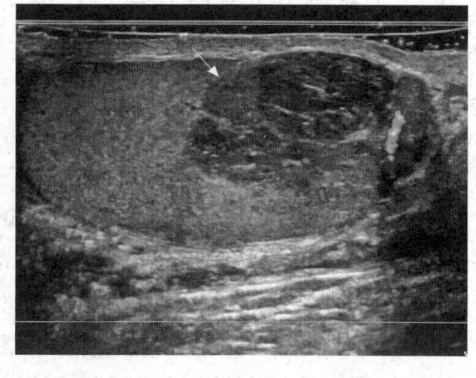

(a) (b)

图 12-26 睾丸精原细胞瘤

(a) 灰阶超声：睾丸中下部稍低不均质回声肿瘤（箭头所示）；
(b) 彩色多普勒超声：彩超显示其内少量血流信号（箭头所示），病理为精原细胞瘤。

(5) 绒毛膜上皮癌：肿瘤体积常不大，恶性程度高，早期就可出现血行转移，声像图表现为睾丸局限性增大膨隆，内部为点状分布的均匀或不均匀中等混合性回声团块。肿瘤呈弥漫性浸润性生长时，与周围的睾丸组织分界不清。

(6) 淋巴瘤：睾丸肿大，可见一个或数个低回声团块，内部回声均匀，呈细密点状略低回声，周围无明显包膜，弥漫性生长时可累及整个睾丸。

(7) 表皮样囊肿：睾丸内见一低回声团块，边界清晰，常有明显的囊壁，囊壁厚薄均匀，出现钙化时呈"蛋壳样"改变。有时内部低回声与稍高回声层状排列，呈"洋葱皮样"改变。

3) 转移

发现睾丸肿瘤后必须检查同侧肾和肾门淋巴结。若有肾盂积水，需考虑肾门淋巴结的转移，因肿大淋巴结直接压迫输尿管或肾门造成梗阻。如超声发现肾门处低回声或中等回声团块可基本确定为转移性肿大淋巴结。

(三) 睾丸扭转

又称精索扭转，是常见的阴囊急症之一。睾丸扭转并不罕见，以儿童和 20～25 岁的人发病率高。睾丸扭转发病急骤，多于睡眠中或剧烈运动后发病，患者一侧睾丸和阴囊会剧烈疼痛。扭转可能致睾丸坏死而被切除。拖延时间越长，睾丸丧失功能的可能性就越大，即使睾丸不被切除，也常因缺血过久导致睾丸产生精子的功能受到破坏并出现睾丸萎缩。

CDFI 被认为是最可靠的检查方法，准确率高达 95% 以上。声像图表现因扭转时间长短而各异。急性期图像可正常，有时仅表现不同程度的阴囊壁增厚，睾丸、附睾稍增大，回声呈局限性或弥漫性减低（图 12-27），CDFI 示睾丸实质内血流减少或消失，复位后血流可增加。过了急性期，如发生坏死则超声表现为睾丸内部

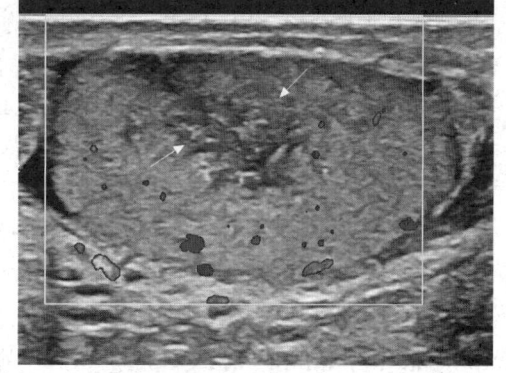

图 12-27 睾丸扭转
睾丸扭转后局限性回声减低，局部血流消失（箭头所示）

坏死、液化,出现无回声区,睾丸缩小,内部回声增高,CDFI 示其内血流明显减少,呈缺血表现。

(四)睾丸炎和附睾炎

睾丸炎和附睾炎常继发于尿路感染,二者常常合并发生。发生睾丸炎时,睾丸不同程度肿大、充血、局限性脓肿形成或坏死,甚至整个睾丸坏死。声像图表现为睾丸弥漫性增大,内部呈不均匀的低回声区,伴阴囊壁的增厚和少量鞘膜积液,CDFI 示睾丸白膜和实质内非常丰富的血流信号。至慢性炎期,睾丸萎缩,内部回声不均或稍增高。

附睾炎是阴囊最常见的一种炎症,多从尾部起病,向体部及头部蔓延。声像图表现为附睾肿大,尤以尾部明显。声像图上肿大的附睾内部回声不均及减低,出现脓肿时可见局限性小无回声区,可伴睾丸鞘膜积液。附睾结核一般继发于肾结核,经前列腺、精囊沿输精管蔓延而来,从附睾尾部起病再蔓延至整个附睾或睾丸。声像图与附睾炎相似,钙化时出现片状、团块状强回声伴或不伴后方声影。急性附睾炎时,CDFI 显示附睾内血流信号增多,慢性附睾炎和附睾结核时血流信号可减少。

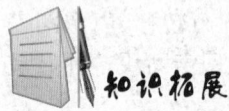

肾囊性占位的 Bosniak 分级法

1986 年 Bosniak 提出了肾囊性占位的影像学分级方法,分级法是以囊性占位的增强 CT 表现为基础,共分为四级。目前已获得全世界影像学从业者的公认,对临床有极高的指导价值。Ⅰ级指单纯性囊肿;Ⅱ级指轻微的复杂性囊肿(包括分隔样囊肿、囊肿伴钙化、囊肿感染和囊肿出血等);Ⅲ级指较复杂性囊肿(如多房囊性肾瘤、低度恶性潜能的多房囊性肿瘤等);Ⅳ级指明确的恶性囊性占位,主要是囊性肾癌。Ⅰ、Ⅱ级为良性,无须手术及随访,Ⅲ、Ⅳ级需要手术切除。1993 年 Bosniak 又提出更新标准,增加了中等复杂囊肿 ⅡF 级(F 代表 follow up,随访),指病灶同时具备Ⅱ级和Ⅲ级的部分特征,但又不满足Ⅱ级和Ⅲ级的诊断标准,需要随访以明确其生物学行为。

肾肿瘤的超声造影

超声造影(Contrast-Enhanced Ultrasonography,CEUS)是目前最先进的超声技术,超声造影剂 SonoVue 作为一种血池造影剂,在外周血液循环中持续较长时间,从而使实质脏器或病灶得到有效增强显像,增加病变与正常组织/脏器的回声对比。超声造影剂不通过肾排泄、无肾毒性,故超声造影剂可用于对增强 CT/MRI 有禁忌症的患者。超声造影利用造影剂连续动态显示肾肿瘤的血流灌注从而提供病灶增强时间的快慢、强度的高低、充盈或缺损等信息最终进行诊断和鉴别诊断,还能通过时间-强度曲线进行定量诊断。超声造影对复杂性囊性占位的诊断和鉴别诊断价值比较肯定,由于使用了造影剂,明显提高了囊性占位内部血供的显示能力,超声造影能对肾囊性占位进行 Bosniak 分级,建立了囊性占位的诊断标准,结果可与增强 CT 媲美。超声造影对肾细胞癌的假包膜显示佳,可显示清晰的边界,并认为是早期、低分级肾癌的特征性表现,为临床采用局部切除术提供了依据。超声造影还对血管平滑肌脂肪瘤的特点进行了研究,主要表现为缓慢增强,造影剂由四周向中心填充增强,逐渐填充至整个肿块。超声造影的使用亦为诊断少血供肾肿瘤(乳头状肾癌、嫌色细胞癌等）提供了新方法，因肾血供丰富，注射造影剂后肾实质明显增强，而少血供肿瘤增强程度较低，故可良好显示肿瘤并进行鉴别。

案 例 一

患者：男性，35 岁。体检超声发现左肾中部占位 1 天，仔细询问没有无痛性血尿、腹部不适等病史。超声显示左肾中上部见一稍高回声团块，大小约 2.5 cm×2.2 cm，完全位于肾内，局部肾包膜稍有内陷，边界尚清，内可见数个小囊样无回声区（箭头所示），CDFI 示周边见少量彩色血流信号。请根据声像图特点作出初步判断并给出依据。

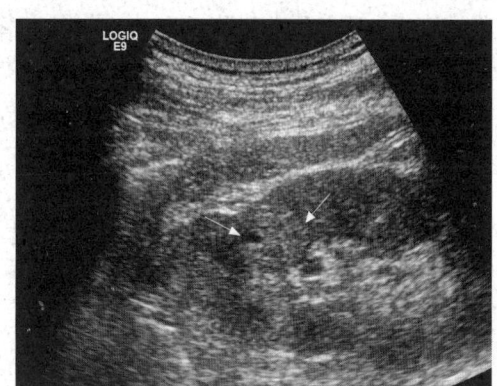

案例图 12-1

案例分析：

1. 初步判断：肾细胞癌。
2. 判断依据：①超声显示肾内实质性肿块；②肿块为稍高回声；③内部因出血、坏死或囊性变等见小囊样回声；④局部包膜因肿瘤牵拉而稍内陷。

案 例 二

患者：男性，69 岁。全程无痛性肉眼血尿 3 天，来院要求检查。述血尿后曾口服抗生素，无明显好转，既往无明显病史。膀胱充盈后超声检查发现膀胱三角区见一稍高回声团块，大小约 1.2 cm×1.0 cm，基底较宽，团块表面不光滑，该团块不随体位改变而移动（箭头所示），CDFI 示其内见少量短线状彩色血流，测及动脉频谱（箭头所示）。请根据声像图特点作出初步判断并给出依据。

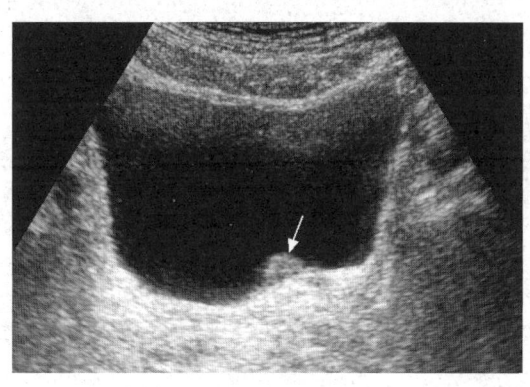

案例图 12-2

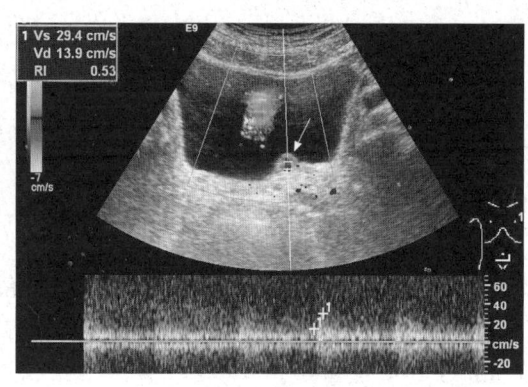

案例图 12-3

案例分析：

1. 初步判断：膀胱癌。
2. 判断依据：①老年男性；②全程无痛性肉眼血尿，口服抗生素无明显效果；③超声发现膀胱三角区占位，基底较宽，表面高低不平；④肿块不随体位改变而移动；⑤CDFI 示肿块内可见少量彩色血流，测及动脉频谱。

本章小结

泌尿及男性生殖系统是超声诊断应用最广泛的领域之一,由于超声检查不具放射性且价格低廉,目前已成为临床首选的影像学检查方法。本章讲述了肾、输尿管、膀胱、前列腺及阴囊的解剖概要及其超声扫查方法,包括扫查前准备、体位、检查途径、切面、正常测值、典型声像图和注意事项等。重点叙述了泌尿和男性生殖系统结石、肿瘤、炎症及前列腺增生等常见疾病的超声表现及鉴别诊断。对泌尿和男性生殖系统疾病应有一个整体观,尤其对肾积水、血尿等临床常见疾病应进行超声定位、定性诊断和鉴别诊断,为临床提供尽可能的帮助。在上述基础上,通过文中所附的思考题、选择题及知识拓展的训练和学习,培养学生解决问题的实践能力和建立整体思考的分析能力。

目标检测

1. 超声对肾积水的诊断可以提供哪些帮助?
2. 超声如何鉴别肾柱肥大和肾细胞癌?
3. 简述泌尿系结石的典型声像图特点。
4. 超声如何对血尿进行诊断和鉴别诊断?
5. 简述前列腺增生的超声表现与鉴别诊断。
6. 青年男性,右下腹疼痛,放射至大腿根部,超声发现右肾肾盂分离1.5 cm,右侧输尿管上段扩张内径0.8 cm,右输尿管近髂血管处见0.7 cm强回声伴声影,最可能的诊断是(   )。

    A. 右侧输尿管结石　　　　B. 右侧输尿管肿瘤
    C. 膀胱结石　　　　　　　D. 右肾结石
    E. 右肾细胞癌

7. 老年男性患者,无痛性肉眼血尿4 d,超声发现右侧肾盂分离2.0 cm,肾盂内见1.5 cm×2.0 cm低回声团块,CDFI示低回声团块内见点线状彩色血流,最可能的诊断是(   )。

    A. 肾细胞癌　　　　　　　B. 肾盂癌
    C. 肾血管平滑肌脂肪瘤　　D. 肾结石
    E. 肾囊肿

8. 中年男性因明显肉眼血尿至急诊就医,无其他不适主诉。行超声检查时,膀胱内见3~4 cm的不规则低回声团块,此时最方便有效、有助于鉴别诊断的方法为(   )。

    A. 膀胱镜检查
    B. 盆腔CT
    C. 嘱患者饮水,进一步充盈膀胱,超声检查继续随访
    D. 嘱患者改变体位,观察该团块位置及形状有无改变
    E. 扩大检查范围,可扫查双肾、双输尿管及盆腔前列腺

9. 患者男性,78岁,尿频尿急尿痛血尿一个月。超声表现:充盈的膀胱内见强回声团块,后方伴声影,随体位改变移动。本病诊断为(   )。

A. 膀胱结石 B. 膀胱肿瘤
C. 膀胱结核 D. 膀胱壁钙化灶
E. 伪像

10. 患者男性,52岁,自觉腰腹部胀痛,高血压。超声表现:双肾增大,形态失常,肾实质基本消失,见大小不等类圆形无回声区,肾窦受压变形。本病诊断为(　　)。
A. 肾脓肿　　B. 肾结核　　C. 多囊肾　　D. 肾囊肿　　E. 肾癌

11. 男性,16岁,体型消瘦,无明显临床症状,实验室检查为直立性蛋白尿及肉眼血尿,超声检查诊断为胡桃夹综合征,不属于胡桃夹综合征的是(　　)。
A. 左肾静脉扩张
B. 仰卧位左肾静脉狭窄前扩张部位近端内径比狭窄部位内径宽2倍以上,脊柱后伸位15~20 min后,左肾静脉受压,其内径比达4倍以上
C. 可引起男性精索静脉曲张
D. 一般需手术治疗
E. 左肾静脉汇入下腔静脉的行程中,因走行于腹主动脉和肠系膜上动脉之间受到挤压而引起的临床症状

12. 中年男性,体检发现左肾占位,超声示左肾中上部见5.0 cm×6.0 cm中等回声团块,内部回声不均,边界尚清,CDFI见线状血流,最可能的诊断是(　　)。
A. 左肾血管平滑肌脂肪瘤　　B. 左肾囊肿
C. 左肾细胞癌　　D. 左肾上腺腺瘤
E. 左肾上腺囊肿

13. 女,47岁,因腰酸腰胀乏力至急诊就医,查尿常规提示:尿红细胞(+);肾功能检查示肌酐177 umol/L;既往有高血压病史,现测及血压150/90 mmHg。超声检查提示:双肾体积弥漫性显著增大,双肾轮廓不规则,双肾内见多个大小不等的无回声区结构。最有可能的诊断是(　　)。
A. 高血压、血尿、肾多发囊肿　　B. 高血压、肾功能不全、肾多发囊肿
C. 高血压、肾功能不全、囊性肾癌　　D. 高血压、肾功能不全、血尿、重度肾积水伴感染
E. 高血压、肾功能不全、血尿、多囊肾

14. 女性,52岁,发现右肾血管平滑肌脂肪瘤5年,超声显示大小约3.5 cm×3.2 cm高回声团块,边界清,回声均匀,今低热,右侧腹部胀痛,急诊超声检查发现右肾肿瘤体积明显增大。首先考虑的诊断是(　　)。
A. 血管平滑肌脂肪瘤动脉扭转　　B. 血管平滑肌脂肪瘤动脉栓塞
C. 血管平滑肌脂肪瘤破裂出血　　D. 血管平滑肌脂肪瘤合并感染
E. 血管平滑肌脂肪瘤囊性变

15. 不属于肾血管平滑肌脂肪瘤的声像图表现的是(　　)。
A. 圆形高回声团块,声衰减不明显　　B. 常位于肾表面或接近肾表面
C. 可表现为洋葱片样图形　　D. 圆形高回声团块,后方见明显衰减
E. 低回声团块

第十三章

腹膜后间隙与肾上腺超声检查

学习目标

1. 掌握：腹膜后间隙与肾上腺的扫查方法和途径。
2. 熟悉：腹膜后常见疾病的声像图表现；腹膜后间隙与肾上腺的解剖。
3. 了解：腹膜后肿瘤定位诊断的超声征象。

第一节 腹膜后间隙与肾上腺超声检查基础

一、腹膜后间隙与肾上腺的解剖概要

腹膜后间隙为腹后壁前方、介于腹膜壁层和腹内筋膜间的疏松组织间隙，向上为横膈，向下至骶骨岬及髂嵴。其前方是后腹膜及腹内脏器的附着处，主要有肝的裸区、十二指肠降部和横部、升结肠和降结肠以及直肠的一部分。腹膜后间隙由前至后分为3个间隙：①肾前间隙：位于后壁层腹膜与肾前筋膜之间的间隙，含有胰腺、十二指肠降部和横部、升降结肠、肠系膜血管、淋巴结和肝、脾、胰的血管，该间隙内脂肪含量少。②肾周间隙：由肾前、后筋膜围成，含有肾、肾上腺、近侧肾集合系统、肾血管和肾周脂肪。③肾后间隙：位于肾后筋膜和髂腰筋膜之间，该间隙内无器官，仅含交感神经干、乳糜池和淋巴结。

肾上腺是腹内最小成对的实质性内分泌腺，形状扁平，其位置在腹膜后，脊柱的两旁，上界相当于第11～12胸椎平面，向下延伸至第一腰椎，分别位于两侧肾上极内上方，包埋在肾周筋膜内，以薄层脂肪纤维组织与毗邻脏器分隔。正常肾上腺每侧重3～5 g、长4～6 cm、宽2～3 cm、厚度0.2～0.8 cm。右侧肾上腺呈三角形，位于右肾上半的内上方，前内侧部分在下腔静脉的后方，上方与肝相邻。左侧肾上腺为新月形，位于左肾上半的前内侧，前方有脾动、静脉和网膜囊上部，前内侧为腹主动脉。左右肾上腺后方均与膈肌脚相邻。肾上腺腺体外层为皮质，中央为髓质。皮质主要分泌糖皮质激素、盐皮质激素和性激素等，主要功能是调节水、盐和糖的代谢；髓质有两种细胞，即交感神经节细胞和嗜铬细胞，主要分泌肾上腺素和去甲肾上腺素，调节心率和血压。肾上腺的血供极为丰富，从膈下动脉、腹主动脉、肾动脉分出的肾上腺上、中、下动脉入肾上腺；左右肾上腺静脉分别汇入左肾静脉和下腔静脉。

二、腹膜后间隙与肾上腺的扫查方法和途径

(一) 仪器和探头
一般选择配有 3.5 MHz 凸阵探头彩色多普勒超声诊断仪。

(二) 扫查方法和途径

1. 扫查前准备

腹膜后扫查时患者应空腹,以减少胃肠道内容物的影响,必要时还可饮水后检查;肾上腺的扫查最好在空腹时检查,尤其是要扫查左侧肾上腺时,饮水以充盈的胃作为透声窗显示效果较好,右侧肾上腺的扫查通常以肝作为透声窗,一般无需特殊准备。

2. 体位和扫查途径、扫查方法

1) 腹膜后扫查

常规取仰卧位,必要时取侧卧位或俯卧位;超声无法显示腹膜后潜在的间隙,只能依靠腹膜后脏器和血管进行定位。常采用纵切面显示腹主动脉和下腔静脉长轴切面,在不同水平横断面和纵断面扫查。

2) 肾上腺扫查

(1) 右侧肾上腺扫查时患者仰卧位或右前斜位,右手上举放于头部,检查时可根据需要嘱患者深吸气后屏气,利用肝为透声窗扫查。①肋间斜切面:探头置于右侧第 7~9 肋间的腋中线作斜行扫查,以肝为透声窗,先显示右肾上极,声束向内前偏转,在肝和右肾上极内侧前方、下腔静脉后外方,可显示右肾上腺。②右肋缘下斜切或横切:嘱患者深吸气后屏气,声束通过肝,在右肾上极和下腔静脉间显示肾上腺。③冠状切面:探头置于腋中线或腋后线,通过肝和右肾向下腔静脉扫查,在右肾上极内前方和下腔静脉后外侧、肝与右侧膈肌脚的外侧之间寻找右肾上腺。

(2) 左侧肾上腺扫查时患者仰卧位或左前斜位,左手上举放于头部,利用脾为透声窗。①肋间斜切面:探头置于左侧第 8~10 肋间的腋中线,通过脾进行扫查。②左肋缘下横切:患者大量饮水后使胃充盈,以胃作为透声窗,在胰尾的后下方,腹主动脉和左肾上极寻找。③冠状切面:探头置于左腋中线,同时显示脾和左肾,以此为声窗,声束向前内侧的腹主动脉方向偏转,显示腹主动脉,在紧贴其外侧的膈肌脚、左肾上极内侧、脾与胰尾间寻找。左肾上腺较难显示。

肾上腺的扫查通常需采用多途径、多角度、多切面进行,必要时患者采用俯卧位从背侧扫查。

三、腹膜后间隙与肾上腺正常超声表现

(一) 腹膜后间隙的正常超声表现

超声无法显示潜在的腹膜后间隙,但腹膜后间隙内含有胰腺、肾上腺、肾、大部分的十二指肠、腹主动脉及其分支以及下腔静脉及其属支,超声对这些脏器一般都能显示,以此进行定位,通过上述器官与病变及肿块的关系进行诊断与鉴别诊断。因为胰腺和肾均为腹膜后脏器,确定病变与胰腺、肾的关系,对鉴别是否腹膜后病变甚为重要。胰腺和肾的正常声像图详细描述见相关章节。

腹膜后大血管的超声显像,是腹膜后病变定位的重要标志。正常腹主动脉走行清晰,纵切声像图上,腹主动脉呈一条长管状无回声区,可见管壁随心脏同步搏动,正常腹主动脉管

壁回声整齐光滑,横断面声像图显示脊柱左前方呈现圆形无回声区,探头由剑突向足端连续扫查,可见腹主动脉逐渐移近腹壁,管腔内径逐渐变小。同时显示腹主动脉的一些主要分支,包括腹腔干、肠系膜上动脉、肠系膜下动脉、左右肾动脉和左右髂动脉。与腹主动脉伴行的下腔静脉位于脊柱的右前方,纵切声像图上也为一长管状无回声区,管壁光滑整齐,横断面上呈椭圆形或扁平的三角形无回声区,其管壁随心脏的舒缩作相应的波动。上下连续的扫查可显示其相应的属支。

(二)肾上腺的正常超声表现

正常肾上腺位于肾周间隙内,位置深在、体积较小、形态多样,其毗邻结构比较复杂,因而超声的显示存在一定困难。正常肾上腺的超声显示率左侧低于右侧,因为右侧有肝作为透声窗,不受肠道气体的干扰,较容易显示肾上腺,左侧因胃肠道气体干扰的关系较难显示。肾上腺周围的脂肪组织较易显示,由于成人的肾上腺较小,与周围脂肪组织混杂在一起,容易将脂肪组织误认为腺体,左侧的肾周脂肪组织、胰尾、脾血管和胃均可能误为左肾上腺。正常右侧肾上腺的显示率约82%,左侧为41%,右侧肾上腺声像图呈带状或三角形低回声区,周围有明亮的脂肪组织,位于下腔静脉的后外侧。

四、检查要点

腹膜后间隙位于腹膜壁层后方与腹后壁之间,形态不规则,主要包括脂肪组织、结缔组织、血管、淋巴管、淋巴结、肌肉、神经等组织,其内含物复杂,肿瘤性质多变,超声检查主要依靠腹膜后脏器和血管进行定位,应特别注意病变与这些脏器的解剖关系。

(1)以腹主动脉与下腔静脉的纵断面为参照,左右侧动探头,观察病变的大致方位和解剖关系及声像图性质。

(2)中腹部的横断面扫查,上起膈肌,下经腹主动脉至髂动脉的分支。

(3)当肠道气体干扰时,适当加压探头排除肠气。

(4)超声能显示腹膜后间隙的两大淋巴结群,即腹主动脉周围淋巴结群和髂血管周围淋巴结群。在声像图上若在该分布部位出现有1 cm以上低回声区,即对诊断腹膜后淋巴结肿大有诊断意义。

(5)腹膜后占位通常位置相对固定,与腹内脏器有分界,深呼吸或改变体位观察二者之间的相对移动有助鉴别。

由于肾上腺的位置深、体积小、分布范围较大和外形多变的解剖特点,所以同一切面的声像图无固定形态,肿瘤发生的部位多变,造成识别困难。

(1)基于肾上腺的解剖特点,扫查切面应灵活多变,采取多体位、多角度和多切面的扫查,才能提高显示率。

(2)扫查过程中随时调节仪器的设置,如聚焦深度、动态范围等,使感兴趣区域尽可能获得清晰的显示。

第二节 腹膜后常见疾病超声表现

原发性腹膜后肿瘤是指来源于腹膜后结缔组织的筋膜、脂肪、神经、血管、肌肉及胚胎残留组织的非器官性良恶性肿瘤,不包括胰腺、肾上腺、肾实体器官和大血管的肿瘤,占全身肿瘤的 0.01%～0.30%。腹膜后间隙的解剖位置特殊,结构疏松,原发性腹膜后肿瘤常缺乏特征性临床表现,早期定性诊断较困难。不同的腹膜后肿瘤由于起源的部位、脏器和组织不同,影像学表现有一定的差异,对诊断和治疗有重要指导意义。CT 和 MRI 是腹膜后病变检查最常用也是最有价值的方法。随着超声技术的不断发展,超声具有实时、多切面成像、操作简便和价廉等优点,在腹膜后肿瘤的诊断与鉴别诊断中应用越来越广泛。但超声检查也有其不足之处,易受到病人胃肠道气体和内容物的干扰及操作者经验影响,当瘤体较大时,超声不能显示肿瘤的全貌。腹膜后肿瘤的诊断包括定位及定性诊断。以下征象有助于判断肿瘤是否来源于腹膜后。①腹膜后器官结构如胰腺、肾、下腔静脉、肾静脉、脾静脉前移。②腹主动脉被包绕,多由腹主动脉旁的肿瘤所致。③肿瘤推挤肠管向前移位,肿瘤后方无肠管或肿块紧贴腰大肌。④腹膜后肿瘤可使肠系膜上动脉向前移位、抬高、受压变形,肠系膜上动脉与腹主动脉间距增宽。腹膜后肿瘤的定性诊断主要依据:a.肿瘤的生长和蔓延方式,部分肿瘤常包绕器官及血管周围生长和蔓延,但并不对其产生压迫;b.肿瘤内部回声表现,有无坏死及囊性变;c.肿瘤的边界和形态,是否模糊,是否分叶;d.肿瘤内血供情况,富血供或乏血供。

一、腹膜后良性肿瘤的声像图表现

(一) 神经鞘瘤

腹膜后神经鞘瘤与腹膜后神经关系密切,大多位于脊柱周围、骶前区的腹膜后间隙内,以肾周围相对多见。腹膜后间隙较大,器官组织相对少,肿瘤临床症状出现迟,因此腹膜后神经鞘瘤体积多较大。分为实质型、囊实型和完全囊变型。

1. 声像图表现

(1) 形态规整,边缘清晰,圆形或类圆形,有包膜(图 13-1)。

(2) 发现时瘤体较大,周围脏器可受推移,但无侵犯,手术易于切除。

(3) 灰阶超声以低回声为主,内部回声欠均匀,常可见囊变和钙化,囊变和钙化的发生率分别约为 60% 和 23%。

(4) 彩色多普勒超声显示瘤体内部较少的血流信号。

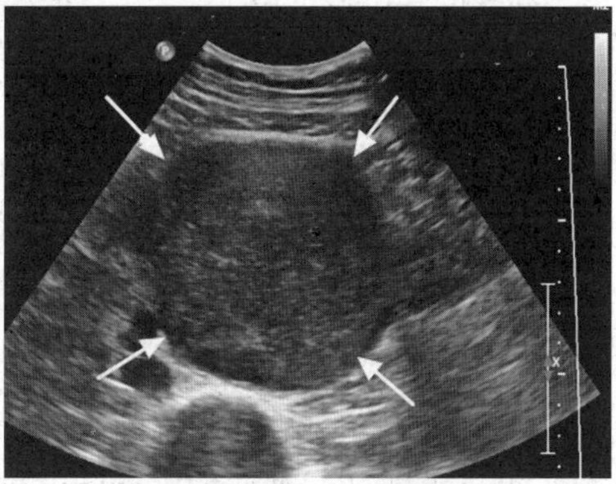

图 13-1 腹膜后神经鞘瘤

2. 鉴别诊断

腹膜后神经鞘瘤需与腹膜后神经纤维瘤、副神经节瘤(嗜铬细胞瘤)、脂肪肉瘤等鉴别。

(二) 副神经节瘤

副神经节瘤起源于副神经节细胞,属于神经内分泌肿瘤,散在分布于颅底至腹盆腔各处,其中位于肾上腺髓质的副神经节瘤又称嗜铬细胞瘤。肾上腺外的副神经节瘤(异位嗜铬细胞瘤)主要分为副交感神经组和交感神经组。腹膜后副神经节瘤以 40～50 岁成人多见,无明显性别差异。多为单发,多发者罕见,腹膜后副神经节瘤缺乏特异的临床表现,一般以腹痛为首发症状,部分病例可触及肿块。临床依据肿瘤有无分泌儿茶酚胺类物质的功能,将副神经节瘤分为功能性和非功能性,功能性者占 15%～24%,一般功能性副神经节瘤小于非功能性者。

1. 声像图表现

(1) 病变部位:腹膜后中线旁腹主动脉周围。

(2) 内部回声呈混合性,分布不均,如图 13-21(a)所示。

(3) 常有完整包膜。

(4) 瘤体较大时常为囊实性。

(5) 腹膜后副神经节瘤为富血供肿瘤,彩色多普勒超声可显示其内较丰富的血流信号,如图 13-2(b)所示。

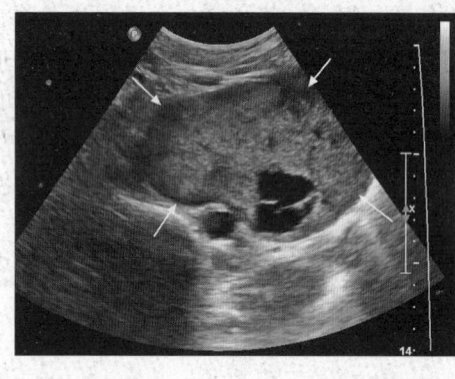 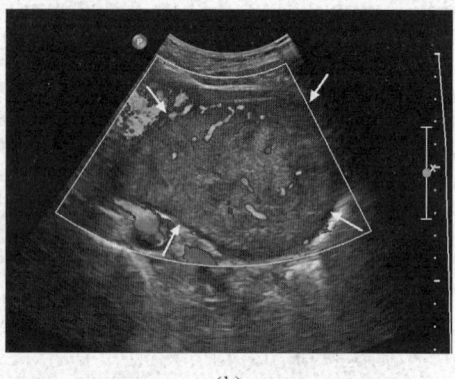

(a)　　　　　　　　　　　　　　(b)

图 13-2　腹膜后副神经节瘤

2. 鉴别诊断

结合临床表现(发作性高血压)、生化检查(血、尿儿茶酚胺及其代谢产物 VMA 增高)有助于和其他腹膜后肿瘤鉴别诊断。

(三) 神经纤维瘤

神经纤维瘤系来源于神经组织的良性肿瘤,其主要由神经内衣、神经束衣和神经膜细胞组成,可为单发或多发性,多发者称为神经纤维瘤病。好发于肾周围、两侧髂静脉汇合处及腰椎前方。

1. 声像图表现

(1) 病灶形态通常较规整,边缘清晰,以圆形或椭圆形多见。

(2) 灰阶超声以低回声为主,内部回声均匀,后方可伴有轻度衰减,囊变较少见(神经鞘瘤囊变易见)(图 13-3)。

(3) 彩色多普勒超声显示瘤内血流信号较稀疏。

2. 鉴别诊断

神经纤维瘤与神经鞘瘤病理上常易混淆,二者的鉴别无临床意义。鉴别诊断中应考虑到神经纤维瘤病,另外应与肿大的腹膜后淋巴结

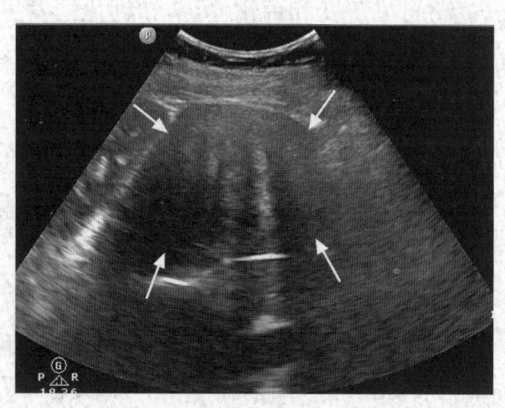

图 13-3　腹膜后神经纤维瘤

相区别。

(四) 节细胞神经瘤

节细胞神经瘤源于交感神经节的原始神经嵴细胞,是较罕见神经源性肿瘤,为周围神经良性肿瘤,常见于脊柱两旁,即后纵隔和腹膜后。35岁以下青年人多见。

1. 声像图表现

(1) 肿瘤瘤体常较大,位于脊柱旁。

(2) 病灶呈低回声,边界清楚,有时与囊性病灶相似。

(3) 可经邻近组织间隙塑形生长,很少压迫推挤周围组织(图13-4)。

(4) 很少有出血、坏死或囊变,少数可见斑点状、小条状钙化,彩色多普勒示其内血流信号较少。

2. 鉴别诊断

主要与单纯性囊肿、淋巴管瘤、神经纤维瘤及神经鞘瘤、嗜铬细胞瘤等相鉴别。单纯性囊

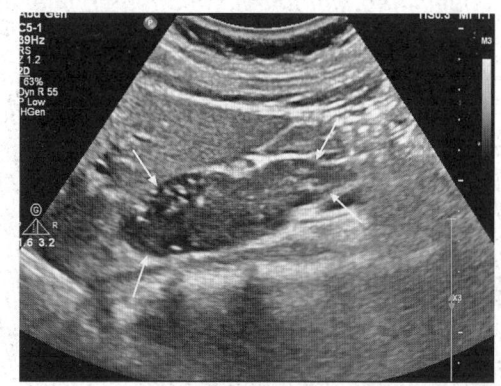

图13-4 腹膜后节细胞神经瘤

肿和淋巴管瘤超声表现为无回声区,后方增强,淋巴管瘤亦可沿组织间隙塑形生长,彩色多普勒或超声造影显示其内无血供,而节细胞神经瘤可测及血流信号。神经纤维瘤及神经鞘瘤可位于脊柱旁,常有囊变、坏死,节细胞神经瘤很少发生囊变或坏死。嗜铬细胞瘤亦有坏死、囊变和出血,但为富血供肿瘤,易测及血流信号,另外临床表现通常有高血压。

二、腹膜后恶性肿瘤的声像图表现

(一) 脂肪肉瘤

原发性腹膜后脂肪肉瘤是指源于腹膜后脂肪组织的非特定脏器的一类肿瘤。脂肪肉瘤是最常见的腹膜后恶性肿瘤,约占原发性腹膜后软组织肉瘤的45%。根据病理类型,可以将腹膜后脂肪肉瘤分为4种组织学类型:高分化脂肪肉瘤、低分化脂肪肉瘤、黏液样/圆形细胞脂肪肉瘤、多形性脂肪肉瘤。腹膜后脂肪肉瘤的不同病理类型决定其不同的预后及侵袭性。

1. 声像图表现

(1) 腹膜后脂肪肉瘤特点为肿块大,以椭圆形为主,肿块后缘均贴近后腹壁,位于脊柱前方,瘤体内回声随不同病理类型表现多样,高分化的脂肪肉瘤常与正常脂肪组织类似(图13-5)。其他病理类型可呈不均匀的低回声,出血或囊变时则出现不规则的无回声区。

(2) 彩色多普勒测及肿块内少量的血流信号。

(3) 脂肪肉瘤早期缺乏临床表现,出现症状时肿块常巨大,推挤腹腔脏器,使腹腔内肠管

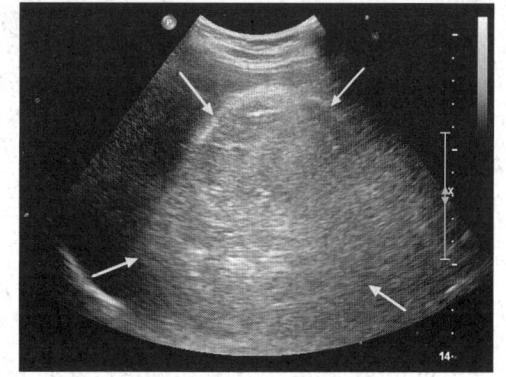

图13-5 腹膜后脂肪肉瘤

等脏器移位。

2. 鉴别诊断

高分化脂肪肉瘤需与肾血管平滑肌脂肪瘤、畸胎瘤等鉴别；低分化脂肪肉瘤有时与腹膜后的一些实性肿瘤难以鉴别，如纤维瘤、滑膜肉瘤等。

（二）平滑肌肉瘤

原发性腹膜后平滑肌肉瘤发病率占腹膜后软组织肉瘤的第 2 位，肿瘤起源于腹膜后的平滑肌组织，包括血管平滑肌、腹膜后潜在间隙平滑肌、胚胎残余平滑肌，多见于 40~70 岁的中老年人，文献报道女性多于男性。

1. 声像图表现

（1）腹膜后平滑肌肉瘤通常较大，呈椭圆形，有时可呈分叶状或不规则状，边界清，有类似包膜回声。

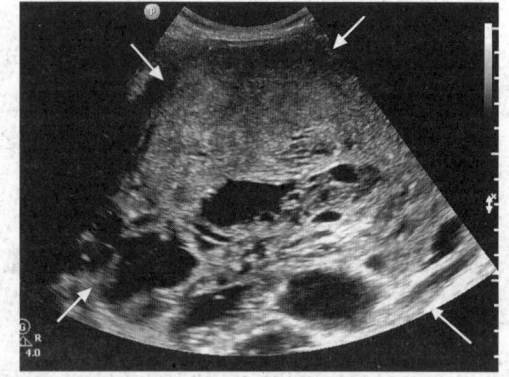

图 13-6 腹膜后平滑肌肉瘤

（2）肿块多为低回声，内部回声不均，易出现出血、坏死或囊变（图 13-6）。

2. 鉴别诊断

需与腹膜后其他间叶源性肿瘤进行鉴别，包括脂肪肉瘤、淋巴瘤、恶性神经鞘瘤等。

（三）淋巴瘤

腹膜后淋巴瘤与其他部分淋巴瘤相似，以非霍奇金淋巴瘤多见，好发于 40~60 岁中老年人。淋巴瘤临床症状多不典型，易隐匿，有低热、腹痛、腹胀、消瘦、乏力等非特异全身症状。临床上容易误诊为其他腹膜后软组织肿瘤，淋巴瘤的治疗以化疗为主，大多无需手术治疗。

1. 声像图表现

（1）腹主动脉旁、双侧髂血管旁大小不等的多发低回声或弱回声结节，个别肿块呈极低回声，类似囊肿。

（2）结节较小时多呈圆形或卵圆形，1~3 cm 大小，形态规则，边界较清晰，包膜尚完整，内部回声欠均匀，少数内部可见小片液化区。

（3）多个结节相互融合后可达数厘米大小，不规则或多形性，边界清晰。

（4）彩色多普勒血流显像显示腹膜后极低回声肿块，甚至类似囊肿，内测及血流信号，则淋巴瘤可能性极大。

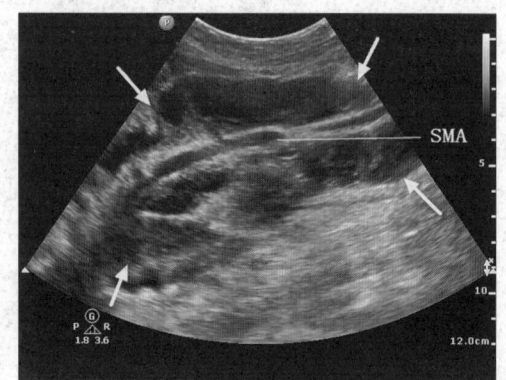

图 13-7 腹膜后淋巴瘤
SMA：肠系膜上动脉

（5）腹膜后淋巴瘤另一特征性表现为肿块包裹腹主动脉、肠系膜上动脉及脾动脉生长，血管被推移，出现肠系膜上动脉与腹主动脉间距增宽，但管腔未见压迫变细表现，可作为与腹膜后多数肿瘤的鉴别要点之一（图 13-7）。

2. 鉴别诊断

较早期的腹膜后淋巴瘤难以与转移性淋巴结作鉴别。

第三节 肾上腺常见疾病超声表现

肾上腺常见疾病分为皮质疾病和髓质疾病两类,肾上腺病变的另一特点是其功能性,可分为有分泌功能和无分泌功能两类。

一、肾上腺皮质疾病

1. 皮质醇增多症

皮质醇增多症(库欣综合征)临床表现为向心性肥胖、满月脸、水牛背、紫纹、多毛等,发病的主要原因是肾上腺皮质增生、皮质腺瘤或皮质腺癌,增生是最常见的原因,其次是腺瘤,腺癌最少见。

(1)声像图表现:皮质醇增多症因致病的原因不同,声像图表现也不同。①肾上腺皮质增生声像图常无阳性表现,仅小部分能显示增厚的肾上腺呈低回声,肾上腺皮质结节样增生可见类似小肿瘤的低回声区。②皮质腺瘤在肾上腺区可显示圆形或椭圆形的低回声区,边界回声高而完整,瘤体直径一般小于 3 cm(图13-8)。因肿瘤位置深,彩色多普勒血流显像不易显示肿瘤内血流信号。③肾上腺皮质腺癌,通常瘤体较大,内部回声不均,大肿瘤多呈混合回声;约 30% 肿瘤内部可有强回声钙化,部分肿瘤可分叶。

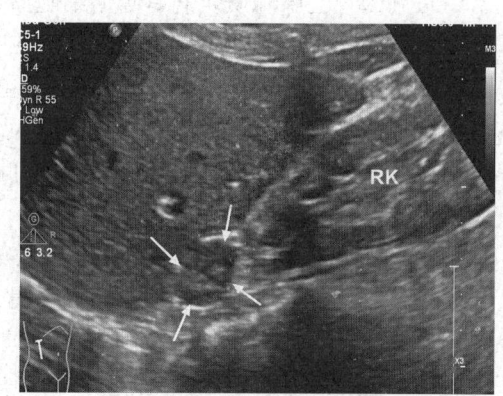

图 13-8 肾上腺皮质腺瘤
RK:右肾

(2)鉴别诊断:肾上腺肿瘤在各切面上所处位置基本固定,一般不会与其他疾病混淆,只有当肿瘤较大时,正常解剖关系受到破坏,需与肝、肾肿瘤相鉴别。结合生化检查有助于肾上腺肿瘤的鉴别诊断。

2. 原发性醛固酮增多症

原发性醛固酮增多症的主要原因为皮质腺瘤,约占 90%,引起醛固酮增多症的皮质腺瘤亦称醛固酮瘤。临床症状主要表现为高血压、肌无力麻痹或多尿。麻痹周期性发作,血钾低。

(1)声像图表现:肾上腺区可见圆形或椭圆形的低回声区,边界清,瘤体直径通常较小(图13-9),多为 1~2 cm,很少超过 2 cm,右侧较左侧易显示,彩色多普勒不易显示其内血流。

(2)鉴别诊断:醛固酮瘤主要与引起皮质醇增多症的库欣瘤相鉴别诊断,后者瘤体一般较醛固酮瘤大,临床以糖、蛋白质、脂肪代谢紊乱所致的一系列症状与体征为表现。

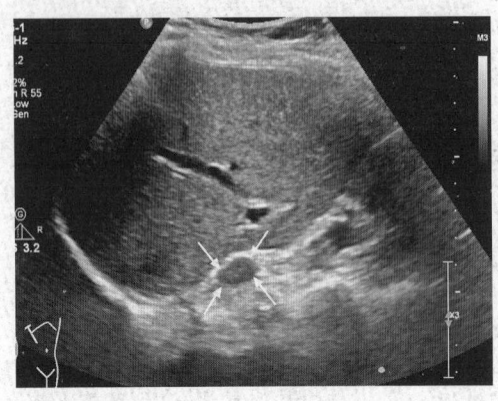

图 13-9　肾上腺醛固酮瘤

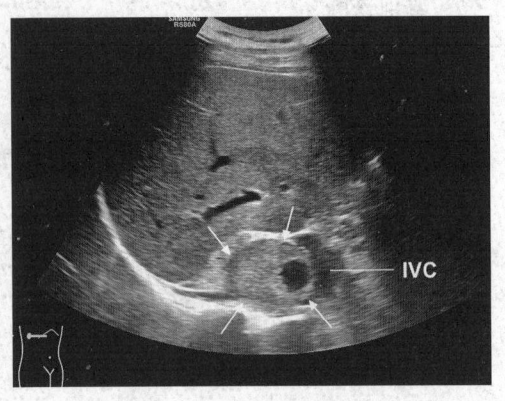

图 13-10　肾上腺嗜铬细胞瘤

IVC：下腔静脉

二、肾上腺髓质疾病

常见的肾上腺髓质疾病有嗜铬细胞瘤、节细胞神经瘤及神经母细胞瘤等。

1. 嗜铬细胞瘤

嗜铬细胞瘤由神经内胚层组织发生，主要见于肾上腺髓质，约占90%，其余10%发生在肾上腺外的交感神经节或嗜铬组织。绝大多数为单侧，良性为主。临床表现主要为由于儿茶酚胺分泌增多引起的高血压，由于肿瘤间歇或持续分泌儿茶酚胺，高血压表现为持续性或阵发性。

(1) 声像图表现：嗜铬细胞瘤大小悬殊，一般直径为3~5 cm，肿瘤呈圆形或椭圆形，边界清晰，表面光滑，肿瘤边缘回声高而平滑，有包膜，内部回声中等或低回声为主，肿瘤内部易出血或囊变(图13-10)，嗜铬细胞瘤为富血供肿瘤，彩色多普勒易测及肿瘤内血流信号。

(2) 鉴别诊断：对儿茶酚胺增多症的患者，在肾上腺区或肾上腺外的交感神经部位发现肿物，均高度提示为嗜铬细胞瘤。另外，右侧肾上腺较大嗜铬细胞瘤需要与肝肿瘤鉴别。

2. 节细胞神经瘤和神经母细胞瘤

均为肾上腺髓质来源的肿瘤。神经母细胞瘤主要见于儿童，生长迅速，恶性程度与患儿年龄有关，1岁以内恶性程度低。节细胞神经瘤罕见，多见于中青年，半数以上发生在肾上腺外。

三、肾上腺其他肿瘤

1. 肾上腺转移瘤

肾上腺在转移瘤好发的脏器中位列第四，仅次于肺、肝和骨，所以临床不少见，有恶性病史的患者在肾上腺区发现肿瘤，应高度怀疑转移。肾上腺转移瘤60%来自肺和支气管肿瘤、乳腺癌、淋巴瘤和肝癌等也经常累及肾上腺。

(1) 声像图表现：转移瘤呈圆形或椭圆形或分叶状，内部呈低回声或中等回声(图13-11)，较大者发生出血时呈混合回声，不同来源的肿瘤表现也不同。

(2) 鉴别诊断：有原发恶性肿瘤史的患者发现肾上腺肿瘤时应首先考虑为转移瘤。

2. 肾上腺髓样脂肪瘤

本病少见，多数无临床症状，常在体检中偶然发现。

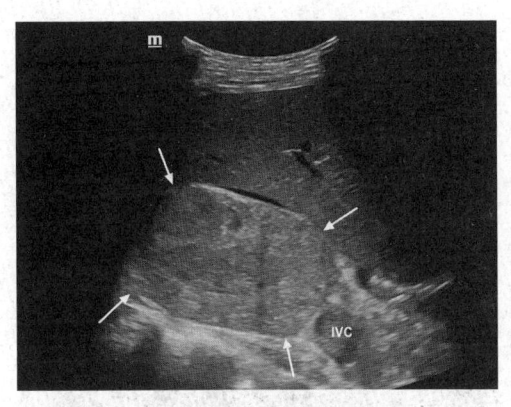
图 13-11　肾上腺转移瘤(肺癌)
IVC：下腔静脉

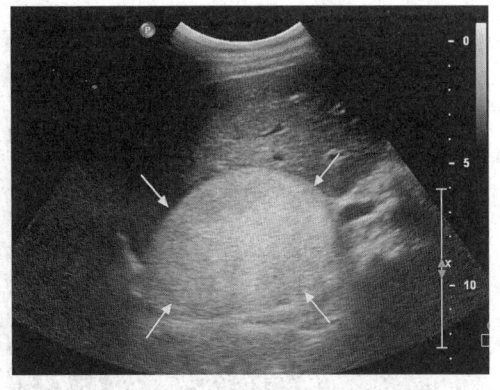
图 13-12　肾上腺髓样脂肪瘤

（1）声像图表现：由于含有成熟的脂肪组织,超声表现为肾上腺区可见圆形或椭圆形的高回声团块,边界清晰,回声与肾的血管平滑肌脂肪瘤相似(图 13-12)。

（2）鉴别诊断：肾上腺髓样脂肪瘤主要与肾上极的血管平滑肌脂肪瘤、腹膜后的脂肪瘤或肉瘤鉴别。肾上腺髓样脂肪瘤通常有明亮光滑的边界,多切面观察符合肾上腺来源,肾上极血管平滑肌脂肪瘤通常来源于肾皮质,与肾关系更密切。腹膜后脂肪瘤或肉瘤的鉴别主要还是观察肿瘤与周边脏器的关系。

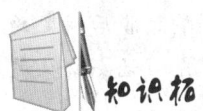

肾上腺、腹膜后肿瘤的超声造影

近年来超声造影已在很多脏器中开展,包括肝、肾、甲状腺、乳腺、胰腺、前列腺等,其中在肝的应用价值已达成普遍的共识。超声造影利用造影剂中微气泡增加组织与血管的声阻抗差,提高界面反射率,从而敏感地显示肿瘤内血流灌注情况。可与增强 CT 或 MRI 一样实现增强显像,明显提高了肿瘤的血流信号检出率。同样,对于肾上腺和腹膜后肿瘤,可以实时进行超声造影成像,观察增强时间、增强方式、廓清时间等造影剂灌注模式,以及造影的时间-强度曲线进行定量诊断,判断良恶性。当然,超声造影判断肾上腺和腹膜后肿瘤的良恶性存在交叉现象,其诊断价值有待进一步研究结果证实。

案　例

患者：女性,39 岁。近半年来无明显诱因下出现体重增加,呈向心性肥胖、满月脸,体重增加约 15 kg。就诊当地医院,予以检查皮质醇昼夜节律：ACTH 1.8 pg/ml,08AM-16PM-24MN;皮质醇：477.5-459.3-443.9 nmol/L;垂体 MRI 检查未见明显异常;超声检查右侧肾上腺区见 23 mm×21 mm 低回声团块,边界清,左侧肾上腺未见明显占位,超声诊断右侧肾上腺皮质腺瘤(库欣瘤);行 CT 检查提示右侧肾上腺结节。临床诊断为 ACTH 依赖型皮质醇增多症。

手术病理证实为右侧肾上腺皮质腺瘤。

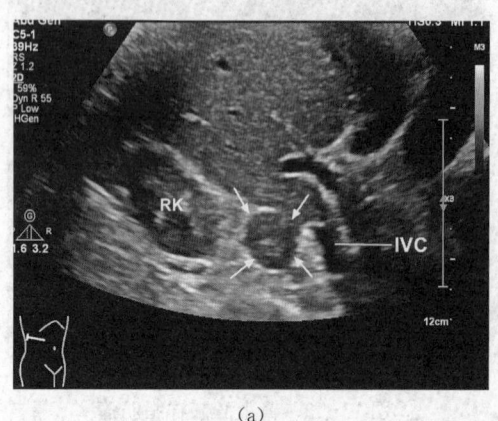 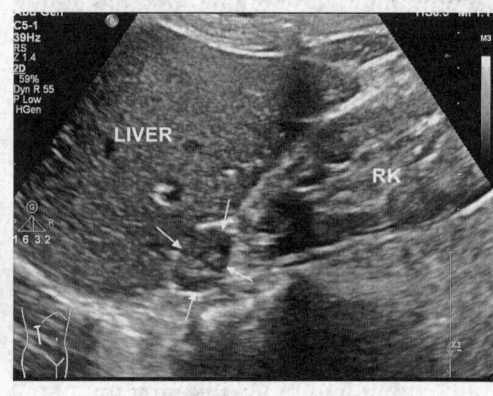

(a)	(b)
RK：右肾，IVC：下腔静脉	LIVER：肝，RK：右肾

案例图 13-1

本 章 小 结

超声检查具有实时和便捷、分辨率高的优点，在肾上腺和腹膜后疾病检查中应用广泛，超声检查可实时动态显示腹膜后及肾上腺的病变，在判断肿瘤活动度方面优于CT和MRI。当然超声也有其局限性，不能整体观察巨大肿瘤，易受胃肠道气体干扰而影响腹膜后病变的显示。本章主要介绍腹膜后间隙和肾上腺的超声检查，腹膜后及肾上腺的解剖概要以及超声扫查方法和扫查途径；腹膜后及肾上腺常见疾病的声像图表现。

目 标 检 测

1. 腹膜后肿瘤的诊断包括定位和定性诊断，哪些征象有助于腹膜后肿瘤的定位诊断？
2. 简述腹膜后淋巴瘤的声像图表现。
3. 肾上腺疾病分为哪两类并简述相应疾病的声像图表现。
4. 位于腹膜后肾后间隙的器官是（　　）。

   A. 肝　　　　　　　　　　　　B. 胰腺
   C. 十二指肠降部和横部　　　　D. 肾
   E. 以上都不是

5. 以下征象有助于判断肿瘤来源于腹膜后，除了（　　）。

   A. 腹膜后器官结构如胰腺、肾脏、下腔静脉、肾静脉、脾静脉前移
   B. 腹主动脉被包绕，多由腹主动脉旁的肿瘤所致
   C. 肿瘤推挤肠管向前移位，肿瘤后方无肠管或肿块紧贴腰大肌
   D. 腹膜后肿瘤活动度大，随呼吸可移动
   E. 腹膜后肿瘤可使肠系膜上动脉向前移位、抬高、受压变形，肠系膜上动脉与腹主动脉间距增宽

6. 腹膜后淋巴瘤的描述,错误的是( )。
   A. 以非霍奇金淋巴瘤多见
   B. 好发于40~60岁中老年人
   C. 淋巴瘤的治疗以手术治疗为主
   D. 腹主动脉旁大小不等低回声或弱回声团块,个别肿块呈极低回声,类似囊肿
   E. 肿块包裹腹主动脉、肠系膜上动脉及脾动脉生长,血管被推移,出现肠系膜上动脉与腹主动脉间距增宽,但管腔未见压迫变细表现

7. 腹膜后最常见的恶性肿瘤是( )。
   A. 恶性神经鞘瘤   B. 平滑肌肉瘤
   C. 脂肪肉瘤   D. 淋巴瘤
   E. 滑膜肉瘤

8. 右肾上腺解剖描述中,下列最确切的是( )。
   A. 右肾上腺呈半月形,位于右肾上极内上方,下腔静脉后方,膈肌脚前方
   B. 右肾上腺呈三角形,位于右肾上极内上方,下腔静脉后方,膈肌脚前方
   C. 右肾上腺呈半月形,位于右肾上极内上方,下腔静脉后方,膈肌脚后方
   D. 右肾上腺呈三角形,位于右肾上极内前方,下腔静脉后方,膈肌脚后方
   E. 右肾上腺呈三角形,位于右肾上极内上方,下腔静脉前方,膈肌脚后方

9. 下列肾上腺疾病中,( )是肾上腺髓质病变。
   A. 库欣综合征   B. 原发性醛固酮增多症
   C. 无分泌作用的皮质腺瘤   D. 肾上腺皮质癌
   E. 神经母细胞瘤

10. 一成年患者,向心性肥胖,满月脸,多毛和痤疮明显,超声检查发现右侧肾上腺区显示直径约7 cm的低回声区,分叶状,内回声不均匀。下列诊断可能性大的是( )。
    A. 肾上腺皮质增生   B. 皮质腺瘤
    C. 皮质腺癌   D. 神经母细胞瘤
    E. 以上均对

11. 下列不是肾上腺髓质病变的是( )。
    A. 嗜铬细胞瘤
    B. 神经母细胞瘤
    C. 节细胞神经瘤
    D. 原发性醛固酮增多症
    E. 神经母细胞瘤和节细胞神经瘤

12. 以下对嗜铬细胞瘤的描述,错误的是( )。
    A. 90%的嗜铬细胞瘤发生于肾上腺髓质,10%发生于肾上腺外交感系
    B. 绝大多数为单侧性,双侧病变占10%左右
    C. 肿瘤属良性,有包膜,内部常有囊性变,偶可有出血
    D. 主要症状为阵发性高血压或持续性高血压阵发性加剧
    E. 嗜铬细胞瘤为乏血供肿瘤,不易测及血流信号

13. 超声对肾上腺的观察,其局限性为(　　)。

A. 对肥胖患者肾上腺显示率较低

B. 左侧肾上腺肿块显示不如右侧容易,其检出率低于右侧

C. 肝硬化、脂肪肝等病变影响右侧肾上腺肿块的检出

D. 成人的肾上腺较小,与周围脂肪组织混杂在一起,容易将脂肪组织误认为腺体

E. 以上均正确

第十四章

妇科超声检查

> **学习目标**
> 1. 掌握：子宫附件的超声解剖、扫查途径、方法以及正常子宫附件的声像图表现。
> 2. 熟悉：子宫附件常见疾病的超声表现。
> 3. 了解：妇科超声检查新技术。

第一节 子宫及附件超声检查基础

一、子宫及附件解剖概要

（一）阴道

位于小骨盆下部中央，呈上宽下窄的管道，上端包绕宫颈，下端开口于阴道前庭后部。

（二）子宫

位于小骨盆中央，直肠与膀胱之间，呈前后略扁的倒置梨形，为厚壁空腔性器官。子宫上部较宽，称子宫体，其上端隆起部分称子宫底。子宫底两侧为子宫角，与输卵管相通。子宫下部较窄，呈圆柱状，称子宫颈，其下端连接阴道顶端。体与颈之间狭窄，称为峡部。子宫体与子宫颈的比例，在婴儿期为1：2、儿童期为1：1、生育期为2：1、绝经期为1：1。子宫体壁由三层组织构成，外层为浆膜层、中间层为肌层、内层为黏膜层，即内膜。子宫内腔分两部分，在子宫体内呈上宽下窄的三角形腔称子宫体腔，其两侧角与输卵管相通，下端与子宫颈管相通。子宫颈内腔呈梭形，称子宫颈管。子宫借助于圆韧带、主韧带、子宫骶骨韧带及盆底肌肉与筋膜维持其相对恒定的位置。子宫是腹膜间位器官，覆盖子宫的腹膜在前面反折至膀胱形成膀胱子宫隐窝；在其后面向后翻转至直肠前面，构成直肠子宫隐窝，因其位置低，腹膜腔的少量液体多积存在此处（图14-1）。

（三）输卵管

始于子宫角的一对细长而弯曲的肌性管道结构，全长8～14 cm，内侧与子宫角相通，外端游离于卵巢附近。根据输卵管的形态由内向外分为四部

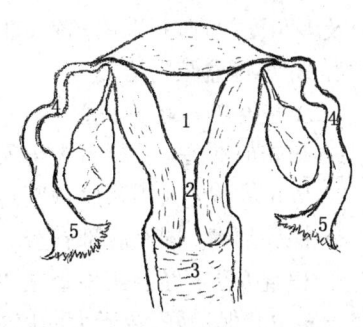

图14-1 正常子宫及附件解剖示意图
1. 宫体，2. 宫颈，3. 阴道，4. 输卵管，5. 卵巢

分：间质部（或称壁内部）、峡部、壶腹部和漏斗部（或伞部）。

（四）卵巢

为一对扁椭圆形的性腺，位于两侧输卵管的后下方，骨盆侧壁卵巢窝内。其外侧以骨盆漏斗韧带（又称卵巢悬韧带）连于骨盆壁，内侧以卵巢固有韧带与子宫相连，和输卵管之间由输卵管系膜相连。卵巢表面由单层立方上皮覆盖（又称生发上皮），上皮的深面有一层致密纤维组织称为卵巢白膜，再往内为卵巢皮质和髓质（即卵巢实质），皮质内有数以万计的始基卵泡及致密结缔组织，成熟卵泡直径可达 2.0 cm 左右；髓质在中央，无卵泡，内有疏松组织及丰富的血管、神经、淋巴管及少量平滑肌纤维。

二、子宫、附件的扫查途径和扫查方法

（一）经腹部超声扫查

1. 扫查前准备：女性盆腔脏器深藏在盆腔底部，表面被肠管覆盖，为了减少肠腔气体及内容物干扰，检查前需膀胱充盈，提供一个良好的透声窗，将其周边的肠管推开，使子宫及其附件区域显示清晰。膀胱充盈程度以能显示子宫底为准。

2. 检查体位：采用仰卧位，必要时两侧移动。

3. 探头频率：多用 3~5 MHz 的线阵或凸阵探头，频率也可达 6 MHz，图像分辨率明显提高。

4. 扫查方法：探头作纵向、横向和多角度扫查。

（1）纵向扫查：探头置于下腹正中，声束平面与人体矢状面平行，自腹正中线分别向左右两侧移动探头对子宫进行纵向扫查，如果子宫位置不在中线轴平面，需调探头位置以显示子宫的矢状切面图像。

（2）横向扫查：探头在上述扫查平面上旋转 90°，对子宫进行横切面扫查，以观察子宫、卵巢及盆腔肿块间的相互关系。

（二）经阴道超声扫查

1. 扫查前准备：应排空膀胱，必要时需排空大便。有性生活史的妇女，无严重阴道出血时可进行经阴道检查。

2. 体位：取膀胱截石位，必要时垫高臀部以利于操作。

3. 探头频率：腔内探头的频率范围多为 5~10 MHz。

4. 扫查方法：在消毒的胶套或避孕套内放入适量的耦合剂，将阴道探头套入，并排除头端气泡，然后缓缓将阴道探头放入阴道内直至宫颈或阴道穹隆处，转动探头柄进行纵向、横向及多角度扫查，并采用倾斜、推拉、旋转等手法，调整探头的角度、位置和方向，以全面观察子宫、卵巢等盆腔内情况。

（三）经会阴部超声扫查

1. 扫查前准备：受检者无需特殊准备。

2. 体位常规：采用膀胱截石位。

3. 探头频率：同经腹部扫查。

4. 扫查方法：经会阴检查主要适用于子宫下段、宫颈和阴道的检查。将探头用消毒的胶套或避孕套保护好，置于大阴唇之间，可对子宫下段、宫颈内口、宫颈与胎盘的关系、子宫颈及阴道等进行纵向与横向扫查。

(四) 经直肠超声扫查

1. 扫查前准备：需清洁肠道和排空膀胱。
2. 体位：普通检查床时，取左侧卧位，左下肢伸直，右下肢弯曲，右膝部轻松放于检查床上，或妇科检查床时取截石位。
3. 探头频率：同经阴道扫查。
4. 扫查方法：用阴道探头，探头包裹同经阴道检查，在探头放入直肠之前，检查者先用手轻轻按压肛门，嘱患者放松并呼气，检查者先将左手食指缓缓插入肛门，在食指的引导下再将探头缓缓插入肛门，声束平面向前上方扫查，可获得子宫及附件的各种切面。适用于无性生活史女性、老年阴道狭窄或闭锁者，以及需了解子宫与后方直肠之间的病变情况时。

三、正常子宫及卵巢声像图和正常值

(一) 子宫

1. 子宫的形态：子宫体形态为倒置的"梨形"，育龄期女性子宫颈与宫体长度比例接近 1∶2。
2. 子宫的测值：子宫长径 5.5~7.5 cm，厚径 3.0~4.0 cm，宽径 4.5~5.5 cm，子宫颈长 2.5~3.0 cm。
3. 子宫的位置：据宫腔线与颈管线之间形成的角度分前位（角度<180°）、中位（角度=180°）、后位（角度>180°）。

(二) 子宫内膜

子宫内膜随月经周期发生坏死脱落、增生修复、腺体分泌，声像图表现为内膜逐渐增厚、回声由低逐渐增强的周期性变化。

1. 增殖期：月经第 4~6 天，内膜为一薄线状回声；排卵前后，内膜呈"三线二区"回声，内膜增厚（图 14-2）。
2. 分泌期：分泌中晚期，内膜更厚，回声增强，三线消失，呈高回声状结构。

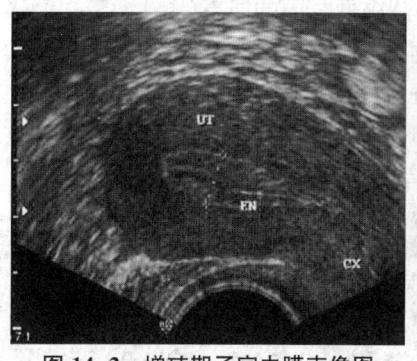

图 14-2 增殖期子宫内膜声像图
UT：子宫，EN：子宫内膜，CX：宫颈

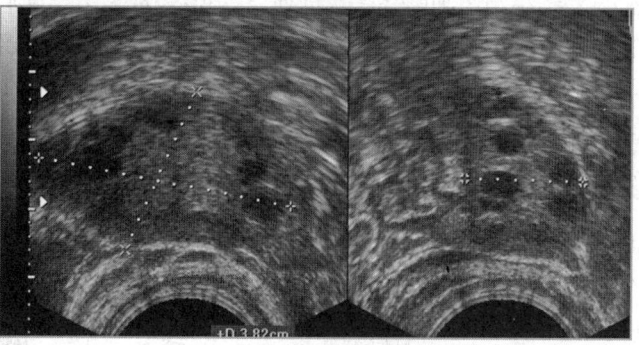

图 14-3 正常卵巢声像图

(三) 卵巢

卵巢一般位于子宫体两侧外上方。正常卵巢切面声像图呈杏仁形，内部回声略高于子宫。常有大小不等的卵泡回声，排卵前优势卵泡直径可达 2.0 cm 以上，排卵后卵巢内可见黄体回声。成年人的卵巢大小约 4 cm×3 cm×1 cm（图 14-3）。

四、检查要点

1. 经腹部妇科超声扫查应充盈膀胱,在膀胱充盈不良时,消化道内的气体会影响正常脏器及某些病变的显示。经阴道超声检查前一定要排空膀胱,充盈的膀胱会影响子宫的检查。
2. 按照顺序进行扫查,将子宫、卵巢在纵切面和横断面上均扫查完整,从一侧出现到另一侧完全消失。探头移动不宜过快,以免遗漏病灶。
3. 卵巢、子宫内膜会随月经周期变化,此时应注意与病变或异常相鉴别。
4. 多种检查方法联合使用:经腹与阴超、经腹与经会阴、经会阴与阴超。

第二节 子宫及附件常见疾病超声表现

一、子宫肌瘤

(一)概述

子宫肌瘤是育龄女性常见的良性肿瘤,主要由子宫平滑肌细胞增生而成,又称子宫平滑肌瘤。可单发,亦可多发。可见于子宫任何部位,但绝大多数发生在子宫体部。根据肌瘤所在的位置分为黏膜下肌瘤、肌壁间肌瘤和浆膜下肌瘤(图14-4)。子宫肌瘤常发生一种或多种变性,如玻璃样变性、红色样变、脂肪变性、囊性变及钙化等。

(二)超声表现

子宫增大的程度与肌瘤的大小、数目和位置有关。肌瘤为多发性或位于子宫表面时,子宫体积增大、形态失常或出现局限性隆起;单发的小肌瘤若位于肌层内,子宫形态和大小可无异常。肌瘤边界清晰,周围假包膜呈环状回声包绕。子宫肌瘤内部的回声取决于肌瘤平滑肌细胞和结缔组织的比例,以及肌瘤内部变性的程度。结缔纤维成分较多时,瘤结节内由于平滑肌细胞和结缔组织细胞呈涡状排列,其声像表现为多层同心圆中低相间的回声(图14-5)。瘤体内部可呈低回声、等回声、高回声或混合回声,较大的肌瘤出现强弱相间的栅栏状回声。浆膜下肌瘤突出于子宫表面。黏膜下肌瘤可显示"宫腔分离征"。肌壁间肌瘤压迫宫腔,可见宫腔线偏移或消失。彩色多普勒表现为子宫肌瘤周边有丰富环状或半环状血流信号,并可呈分支状进入瘤体内部,部分瘤体内血流信号较子宫肌壁丰富,有些瘤体内血流信号不丰富。

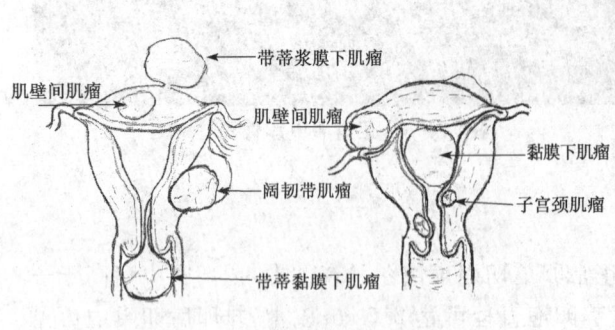

图14-4 子宫肌瘤临床类型示意图

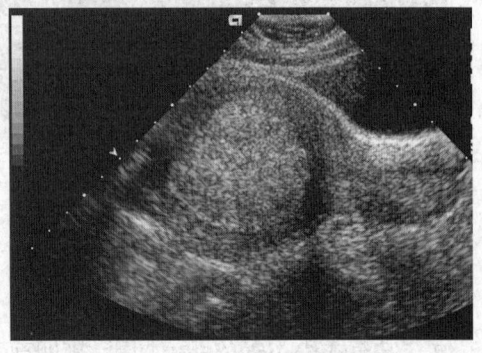

图14-5 子宫肌瘤声像图

子宫肌瘤变性的超声表现：①玻璃样变：最常见，是肌瘤内缺乏血液供应的结果。肌瘤变性区的漩涡状及纹状结构消失，多为质地较软的组织。声像图上出现相应的弱回声区域，后壁回声略增强。②液化或囊性变：由玻璃样变进一步发展而来，瘤体内形成空腔，内有液体。声像图显示为肌瘤内出现边界不规则的无回声区，后壁回声增强。③钙化：常见于绝经后，亦可发生在玻璃样变或囊性变之后。声像图表现为肌瘤内或周边有强回声团或弧形强回声后伴声影。

变性的瘤体内彩色血流信号表现较复杂。玻璃样变与囊性变的瘤体内部可出现网状的彩色血流信号，动脉频谱呈高阻力性；肌瘤钙化时，瘤体周边及内部多无血流信号；肉瘤变时内部血流异常丰富，最大流速增加，阻力下降。

二、子宫腺肌病

（一）概述

子宫内膜腺体和间质细胞异位到子宫肌层，继续生长，并随卵巢激素的变化而周期性出血，称为子宫腺肌病。弥漫型子宫腺肌病的病灶呈弥漫性分布，多发生在后壁。局限型子宫腺肌病的病灶局限于肌层内的一部分，使局部增厚形成肌瘤样结节，称为子宫腺肌瘤。患者典型症状是继发性、进行性痛经和阴道不规则出血，其临床表现与疾病的严重程度不相关。

（二）超声表现

1. 子宫增大，子宫肌层增厚：子宫形态以饱满、粗短、球样增大为特征。异位子宫内膜多侵犯子宫后壁，故绝大多数患者子宫后壁比前壁厚。

2. 子宫肌层回声不均：子宫肌壁回声呈中等偏强、不均匀且回声粗糙，如有腺肌瘤存在时其回声亦比子宫肌瘤回声强，与子宫壁之间无明显界限。

3. 出血小囊：子宫肌壁间可见到多个小囊，后方可有回声衰减，称"出血小囊"，是子宫腺肌病或腺肌瘤超声特征性标志(图14-6)。

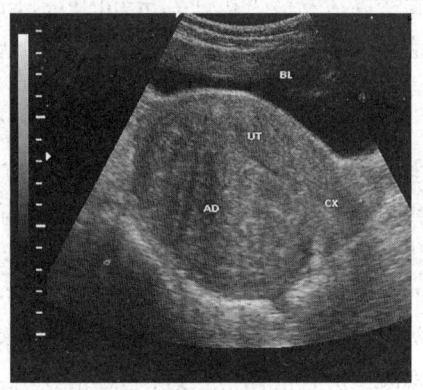

图14-6 子宫腺肌病声像图
CX：宫颈，AD：腺肌病，UT：子宫，BL：膀胱

4. 彩色多普勒超声表现为子宫动脉阻力指数下降，病灶内见散在动、静脉血流。子宫内血流信号较丰富，在病灶处呈点状、条状散在分布。子宫腺肌瘤的周围血流分布正常，无环状血流信号包绕。

三、妊娠滋养细胞肿瘤

（一）概述

妊娠滋养细胞疾病是一组源于胎盘滋养细胞的疾病，根据组织学将其分为葡萄胎、侵蚀性葡萄胎、绒毛膜癌(简称绒癌)及胎盘部位滋养细胞肿瘤。其中侵蚀性葡萄胎、绒癌和胎盘部位滋养细胞肿瘤统称为妊娠滋养细胞肿瘤。侵蚀性葡萄胎与绒癌的临床表现几乎完全相同，都以不规则的阴道反复流血和转移症状(肺转移常表现为咳嗽、咯血，X线胸片有转移病灶阴影；脑转移有头痛、偏瘫、失语和平衡失调等；肠道转移有消化道出血等)为特征。所不同的是绒癌恶性程度更高、预后较差。二者的确切鉴别要靠病理切片组织学检查。二者的治疗也相同,都以化疗为主,手术为辅。侵蚀性葡萄胎和绒癌病理表现均为滋养细胞过度增生,侵犯子宫肌层和破坏血管,造成子宫肌层内出血及组织坏死。侵蚀性葡萄胎滋养细胞增生,仍有绒毛结构,可见到水泡状物;而绒癌无绒毛结构,也无结缔组织性间质细胞,癌灶由成团的滋养细胞、血凝块和坏死组织形成。

(二) 侵蚀性葡萄胎和绒毛膜癌超声表现相似

1. 结节息肉型:宫腔内息肉样改变,但其内部可以无血管伸入,彩色多普勒显示周围组织见血管分布,为舒张期成分占优势的低阻抗血流图像。

2. 弥漫浸润型:宫腔内不均质回声,弥漫性浸润,甚至向子宫外扩散,与子宫肌层分界不清。

3. 肿块型:有时类似子宫肌瘤回声,呈中等或中低回声,彩色多普勒显示为舒张期成分占优势的低阻血流图像,周围组织见血管分布,血流阻力指数值低。

四、子宫内膜癌

(一) 概述

子宫内膜癌以腺癌为主,又称子宫体癌,占宫体恶性肿瘤的90%以上。初期病变局限于子宫内膜某处或呈息肉状突出于子宫腔,表面常伴感染或溃疡,子宫内膜增厚,质硬而脆。病变逐渐发展可扩散到全部内膜并向周围浸润,最后侵犯整个子宫。子宫内膜癌多发生于绝经后妇女,临床主要症状为阴道不规则出血。

(二) 超声表现

早期子宫内膜癌多无特殊的异常表现,内膜厚度的观察是超声检查的一个主要内容。当绝经期内膜厚度>5 mm,内膜回声粗糙、不均,与子宫肌层分界不清时,需连续进行监测和随访,但确诊主要靠诊刮。中晚期子宫内膜癌声像图表现有:①局限型:宫腔内病灶呈回声稍强区域,形态欠规则。②弥漫型:病灶充满宫腔,如有肌层浸润,增厚的内膜基底层不完整。经阴道超声可有助于判断子宫内膜癌的肌层浸润程度。正常的子宫内膜与肌层间有一完整的低回声晕环,子宫内膜癌浸润肌层时,内膜与子宫肌层间的低回声晕环消失,肌层内也可有低回声区域,形态不规则。宫腔内因出血坏死而表现为杂乱回声和无回声,如伴宫旁浸润,超声表现为宫旁混合性团块,内部回声不均,与子宫分界不清。彩色多普勒显示内膜基底部彩色血流信号增多,增厚的内膜处可见多条异常增粗的血管,血流极丰富且走行紊乱,局灶性或弥漫性血流丰富区与内膜厚度呈不平行关系。脉冲多普勒表现为舒张期血流丰富,呈低阻特征,子宫动脉和病灶处血流的阻力指数下降。

五、卵巢肿瘤

分为卵巢瘤样病变、卵巢良性肿瘤和卵巢恶性肿瘤。

(一) 卵巢瘤样病变

卵巢的常见疾病,包括滤泡囊肿、黄体囊肿、黄素化囊肿、卵巢子宫内膜异位囊肿、多囊卵巢等。卵巢瘤样病变可发生于任何年龄,常见于育龄期。

1. 滤泡囊肿:由于卵泡不破裂或闭锁,卵泡液潴留而形成囊肿,常为单发性,最大直径不超过5 cm。

超声表现:多为突出于卵巢表面的圆形无回声区,边缘光滑清晰。定期检查可发现无回声区自行缩小或消失。多个滤泡囊肿常见于用药物后诱发的多个未排卵的卵泡形成的囊肿。

2. 黄体囊肿：黄体形成过程中，黄体血肿液化形成，一般大于3cm，多在月经第五天左右消失。妊娠期黄体一般在妊娠三个月内自行消失。月经期黄体囊肿持续分泌孕激素，常使月经周期延迟。较大的黄体囊肿可能破裂，发生急腹症。

超声表现：卵巢内可见无回声，呈圆形或椭圆形，囊壁光滑，直径为4~5cm，囊内可有细小回声，可有分隔带状或片状高回声区。黄体血肿表现为卵巢内低回声，壁厚，内壁粗糙，囊内回声低，不均匀，或呈网格状结构，或呈杂乱不均质低回声；黄体晚期即白体形成期，血液吸收后囊肿变小，内部回声稍高，呈实性；黄体内血液完全吸收后囊壁变得光滑，囊内呈无回声改变（图14-7）。

3. 黄素囊肿：由于体内大量绒毛膜促性腺激素的刺激，双侧卵巢发生多发性囊性变，大者可如胎儿大小或充满腹腔。这是由萎缩的卵泡内颗粒细胞与卵泡膜细胞发生黄素化反应，扩大成囊肿，故称为"黄素囊肿"，常与妊娠滋养细胞疾病伴发，随妊娠滋养细胞疾病的治愈而逐渐消失。

超声表现：卵巢内可见圆形或椭圆形或分叶状无回声区，壁薄，边界清晰，囊肿为多房性，常呈放射状分布，可见血流。

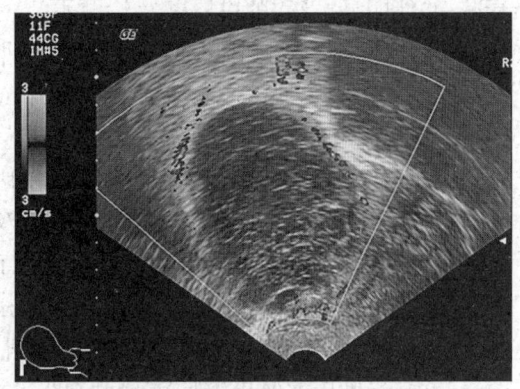

图14-7 卵巢黄体囊肿声像图

4. 多囊卵巢：多囊卵巢综合征是因月经调节机制失常所产生的一种综合征，多见于17~30岁妇女。患者具有月经稀发或闭经、不孕、多毛和肥胖等一组症状。因卵巢持续无排卵使得卵巢呈多囊性改变。

超声表现：双侧卵巢均匀性增大，轮廓清晰，包膜回声增高；卵巢包膜下可见大小相近的小囊，直径小于1cm，同一切面卵泡数≥10个，呈车轮状排列，卵巢中间髓质成分增多，回声增高；在卵巢髓质内常可见到一条贯穿卵巢的纵行血流，与正常卵泡期卵巢血流相比，血流速度常较高，血流阻力中度或偏低。

5. 卵巢子宫内膜异位囊肿：是子宫内膜异位症在卵巢的病变。异位的内膜种植在卵巢表面形成异位囊肿，这种异位的子宫内膜也受性激素的影响，随同月经周期反复脱落出血，使卵巢增大，形成内含陈旧性积血的囊肿，似巧克力，又称"巧克力囊肿"。

超声表现：卵巢内见圆形或不规则无回声区，囊壁厚，内壁欠光滑，中等大小。因囊内有血液机化和纤维素的沉积，内部出现不均匀点状回声。月经期囊肿可增大，无回声区内细小点状回声可随体位移动。声像图分为：单纯囊肿型、多囊型、囊内均匀光点型、囊内团块型、混合型，声像图类型可随月经周期相互演变（图14-8）。

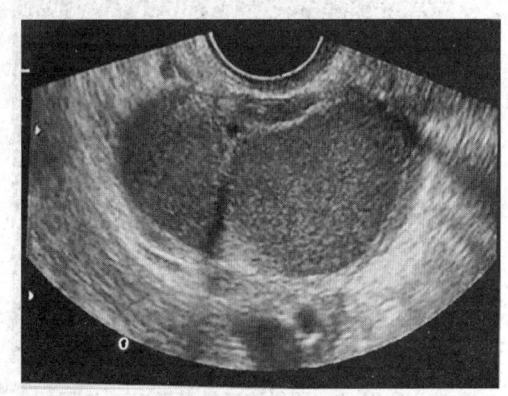

图14-8 卵巢子宫内膜异位囊肿声像图

（二）卵巢良性肿瘤

常见的有以下几种：

1. 卵巢囊性畸胎瘤：是常见的卵巢肿瘤之一，占各类卵巢畸胎瘤的95%以上，因肿瘤成分多以外胚层为主，故又称为皮样囊肿。肿瘤呈圆形，表面光滑，直径可达为5～10 cm，常为单房。主要内容物为外胚层组织，包括皮肤、皮脂腺、毛发，部分有牙齿和神经组织，也可见脂肪、软骨等中胚层组织。

超声表现：声像图表现多样，较典型的征象有：面团征、脂液分层征、壁立结节征、瀑布征或垂柳征等。①面团征：囊内出现团状强回声，边缘较清晰，附于囊肿壁的一侧，强回声团后方无声影。②发团征：囊内可见一圆形强回声团，表面为强回声或呈弧形强回声，后方衰减，并伴明显声影，肿块后壁及轮廓不清，需与肠气相鉴别。③脂液分层征：上层为脂质成分，呈均质密集细小光点，下层为液性无回声区。④瀑布征或垂柳征：肿瘤内含有实性强回声团，后方回声衰减，逐渐减弱，似瀑布状或垂柳状。⑤壁立结节征：肿瘤囊壁可见到隆起的结节样强回声，似乳头状，后方可伴有声影。彩色多普勒特征均为少血流或无血流信号。

2. 卵巢囊腺瘤：包括浆液性囊腺瘤和黏液性囊腺瘤。①浆液性囊腺瘤：约占卵巢良性肿瘤的25%，主要发生于生育年龄的妇女，双侧性占15%，囊肿表面光滑，囊内液体呈草黄色或棕色稀薄浆液性，可分单纯性和乳头状两种。超声表现：肿瘤轮廓清晰，多呈球形，表面光滑，与子宫分界清晰，直径可达5～10 cm，个别肿瘤很大可充满整个腹腔。囊内呈无回声区，囊壁纤薄，光滑完整，多房或单房，有乳头者在囊壁内可见大小不一的乳头状高回声突向囊腔内，囊肿后方及后壁回声增强（图14-9）。②黏液性囊腺瘤：约占卵巢良性肿瘤的20%，好发于30～50岁，5%～10%可恶变。囊肿表面光滑，多为单侧多房性，内含黏液性液体或呈胶冻状、糊状液体，约10%可见乳头生长于囊壁。一般肿瘤体积都较大，直径可达15～30 cm。如破裂可引起腹膜种植，产生大量黏液性腹膜黏液瘤。超声表现：肿瘤呈圆形或椭圆形无回声区，边缘光滑，轮廓清晰，囊壁较厚（>5 mm）；无回声区内见细弱散在点状回声及分隔光带，呈多房结构，房腔大小不一；少数肿瘤有乳头状物生长时，囊壁上可见乳头状强回声团突向囊内（图14-10）。

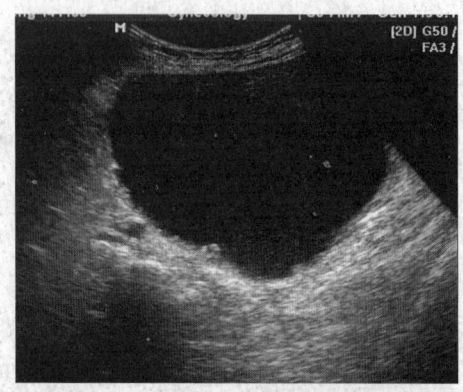
图14-9 卵巢浆液性囊腺瘤声像图

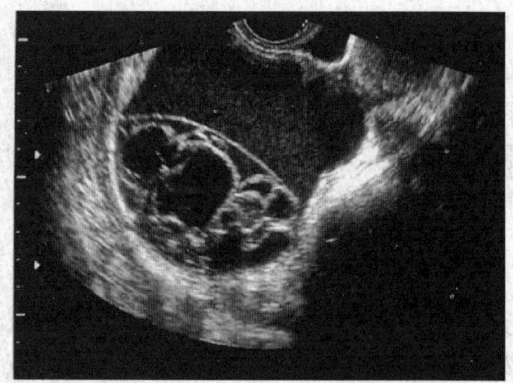
图14-10 卵巢黏液性囊腺瘤声像图

3. 卵巢纤维瘤：好发于绝经期前后的妇女，多为单侧，可伴发胸腔积液、腹腔积液，此时称为梅格综合征。

超声表现：在子宫一侧可见实质性肿物，形态呈圆形或分叶状，边界规整，轮廓清晰，包膜完整，内部呈实质性均匀性低或中、高回声，可伴有后方回声衰减。可伴胸、腹腔积液，肿瘤切除后，胸、腹腔积液即自行消失。彩色多普勒在肿块的近场可见少许血流信号，肿块远场因有声衰减，常无血流显示。

4. 卵泡膜细胞瘤：来源于性索间质组织，占全部卵巢肿瘤的 0.5%～1.6%，占卵巢良性肿瘤的 2%，多发生于绝经后妇女。

超声表现：为边界清楚，圆形或类圆形的卵巢实性肿物，内部呈低回声，回声可均匀或不均匀，部分肿瘤内部可见少许液性无回声区，可有后方回声衰减。彩色多普勒检查内部无或仅有少许血流信号。可伴有腹水、子宫增大、子宫内膜增厚等继发性改变。

（三）卵巢恶性肿瘤

下列几种较为常见：

1. 浆液性囊腺癌：是成人最常见的恶性卵巢肿瘤，占卵巢上皮性癌的 50%，常为双侧性，生长速度快，常伴出血坏死，肿瘤大小 10～15 cm。瘤内常伴砂样小体。肿瘤多为囊实混合性，部分实性呈乳头状生长。

超声表现：一侧或双侧附件区出现圆形囊实混合回声，囊壁不均匀增厚。有分隔时，隔膜厚且不均，可见乳头状团块突入囊内或侵犯壁外；肿瘤伴出血或不规则坏死脱落物时，无回声区内可见点、团状回声并可随体位的改变移动。晚期囊腺癌可向子宫和肠管浸润或腹膜广泛性转移，引起腹水。肠管粘连成团，其间呈现多个不规则无回声区。彩色多普勒表现为肿块边缘、间隔上和中央实性区可见到丰富血流信号，频谱呈低阻特征（图14-11）。

2. 黏液性囊腺癌：约占卵巢上皮性癌 40%，常局限于一侧，多由黏液性囊腺瘤演变而来，囊腔多变，间隔增厚。

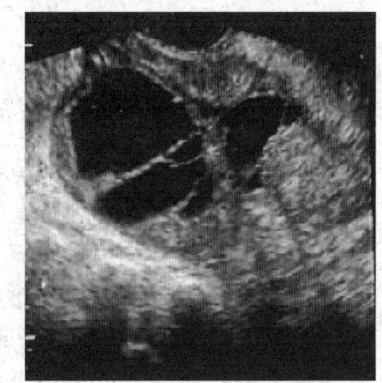

图 14-11 卵巢浆液性囊腺癌声像图

超声表现：肿瘤呈椭圆形或小叶状无回声区，囊壁明显增厚且不规则；囊腔内可见大量不均匀增厚的带状分隔和散在的点状、团块状回声，增厚的囊壁可向周围浸润，有向外伸展的局限性团块，轮廓不规整，多伴腹水。彩色多普勒表现为肿块边缘间隔上和中央实性区可见到丰富血流信号，频谱呈低阻特征。

3. 卵巢癌：实性卵巢癌分原发和继发两种。原发性卵巢癌：有卵巢腺癌、无性细胞瘤、未成熟细胞瘤、内胚窦瘤、肉瘤、绒毛膜上皮癌等。肿瘤呈实质性，瘤体大者中心部缺血或可坏死、液化而形成囊腔。若破裂则可转移到盆腔子宫直肠窝、盆腹膜及周围脏器，呈结节状并粘连，多伴有腹腔积液等。

超声表现：一侧卵巢增大，肿瘤形态不规则、多样；边缘回声不规则、中断或凹凸不平；内部回声高低不均、杂乱不一，呈弥漫性分布的强弱不均的点状、团块状回声，肿物内局部可见不规则无回声区。瘤体内血流丰富，可见点、条、树枝状或周围绕行的血管，频谱多普勒呈搏动性，具有高速低阻特征。合并腹腔积液时，盆腔内可见无回声区，并伴细小回声点。如有转移，盆腹腔内可见多个大小不等的实性团块。

继发性卵巢癌：又称转移性卵巢癌。体内的任何部位的恶性肿瘤均可转移到卵巢，如来自于子宫、输卵管、胃肠或乳腺的恶性肿瘤。转移癌常为双侧，由胃肠道或乳腺转移到卵巢者称为库肯勃瘤。

超声表现：双侧卵巢增大，呈椭圆形或肾形，边界清晰，内部呈实质不均匀、强弱不等回声，其内可见边界清晰的小无回声区，后方回声轻度衰减。肿瘤内部及周边血流信号丰富，可显示动静脉血流频谱。肿瘤内部有坏死、液化时，可见不规则无回声区，常伴腹腔液性无回声区（图14-12）。

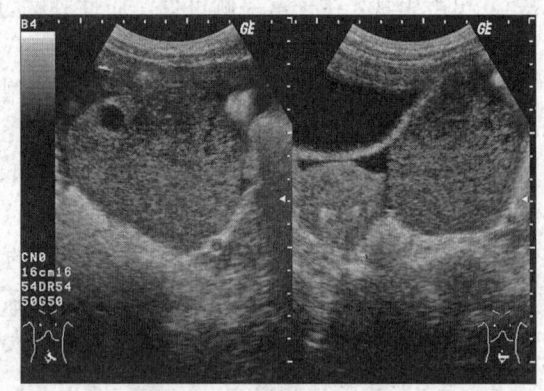

图 14-12　库肯勃瘤声像图

第三节　妇科超声检查新技术

一、超声造影在妇科疾病检查中的应用

超声造影又称声学造影，是利用造影剂使背向散射回声增强，明显提高超声图像的分辨率。目前，亦有学者通过利用生理盐水、地塞米松、庆大霉素、糜蛋白酶混合液进行子宫、输卵管声学造影，不仅对宫腔及输卵管堵塞诊断准确性高，安全性高，同时还可起到一定治疗作用。20世纪90年代末期，国内外已有静脉法多普勒增强造影及三维多普勒增强造影在妇产科疾病诊断中的应用报道，拓宽了超声声学造影在妇产科疾病检查中的应用范围。

超声输卵管造影检查术是将微气泡超声造影剂混合液注入到宫腔，使原本闭合的宫腔和输卵管扩张，然后进行超声成像，主要用于评价输卵管通畅性和诊断子宫宫腔病变，常用以帮助分析女性不孕的原因（图14-13）。

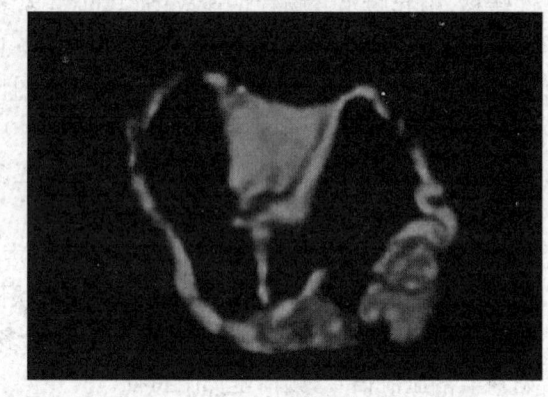

图 14-13　输卵管造影声像图

国内外研究表明静脉超声造影能清晰显示子宫肌瘤边界及内部变性情况，能较清晰显示内膜癌及宫颈癌浸润肌层的程度，有助于提高超声对子宫肿瘤的诊断价值。超声造影技术在不全流产的诊断及鉴别诊断中具有较大的应用价值，不全流产患者超声造影后发现，残留物为绒毛及蜕膜组织时超声造影可见局灶性血流灌注异常丰富区，残留组织表现为不均匀强化；机化组织则表现为点条状血流灌注；而凝血块或变性坏死组织造影时无血流灌注呈无回声。应用超声造影还有助于提高附件包块良、恶性病变的鉴别诊断能力。

应用超声造影技术，简便、耗时短而且实时无创、无辐射，具有其他检查方法如CT、

MRI等无法比拟的优点。其已成为妇产超声诊断的一个十分重要和很有前途的发展方向。

二、超声弹性成像在妇科疾病检查中的应用

超声弹性成像技术是根据不同组织内部的弹性(软硬度)进行成像。由于组织存在不同的物理特性,当给予感兴趣区域组织一个外部或内部的激励作用后,不同的组织对其产生的应变会有所不同。一般来说,组织越硬其应变就相对较小,即振动的幅度相对较小,反之亦然。当正常组织发生病变后,其内部组织弹性也会发生相应的变化,这样获取的超声弹性图也会有所不同,根据不同表现的弹性图即可判断病变部位的属性和病变情况,可为临床疾病的诊断提供更加丰富的信息,该技术于1991年首次报道后得到迅速发展,现已在临床广泛应用,尤其在甲状腺、乳腺、前列腺、血管等疾病的诊断中应用更为广泛。但在妇科相关疾病诊断方面,超声弹性成像技术的价值尚需进行更多深入的研究。

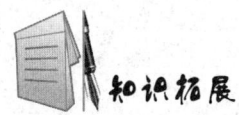

案 例 一

1. 病史:女性,45岁,因体检发现子宫占位6年余就诊。体格检查:子宫前位,明显增大,左前壁突出明显,质硬,无压痛。实验室检查:无特殊。行经阴道超声检查,超声所见如案例图14-1所示。

2. 诊断分析:超声发现子宫左前壁肌层内实质性占位,该占位形态呈椭圆形,内部回声欠均匀,边界清楚,周边探及半环状血流信号,根据占位的位置、形态及其周边半环形的血流分布初步诊断为肌瘤可能,该占位突向浆膜下,诊断为子宫浆膜下肌瘤可能。

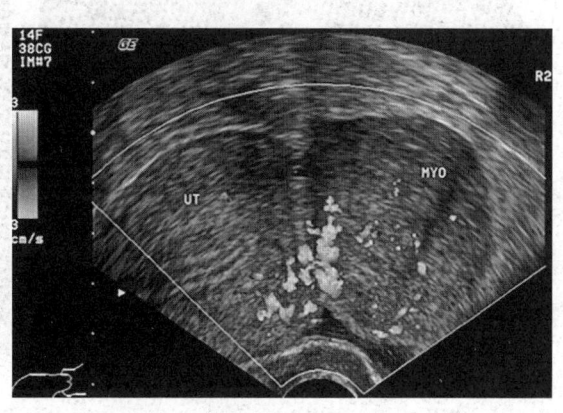

案例图14-1 子宫浆膜下肌瘤声像图
UT:子宫,MYO:浆膜下肌瘤

3. 鉴别诊断:①子宫肉瘤:子宫肉瘤一般生长较迅速,形态不规则,与正常肌层的边界欠清或不清,子宫富细胞型平滑肌瘤与子宫肉瘤均表现为占位内血流信号丰富,对于内部血流信号丰富的占位应注意与子宫肉瘤的鉴别诊断。子宫肉瘤周边无环形或半环形的血流信号,而在内部见丰富血流信号。②卵巢或输卵管的实质性肿瘤:若浆膜下肌瘤的蒂较细长并突向附件区时需与卵巢或输卵管的实质性肿瘤仔细鉴别,观察占位的形状、分析占位与子宫的关系,寻找瘤体周围有无正常卵巢结构,有助诊断占位的来源。从腹部推动肿块,或从阴道推动宫颈、宫体运动,观察肿块与子宫相对运动情况,可帮助判断肿块来源。若肿块与子宫同步移动,可能为子宫来源,反之,则考虑附件肿块。

案 例 二

1. 病史：女性,41岁,体检发现左下腹部肿块1周。体格检查：左侧附件区触及肿块,质软,无压痛。实验室检查：CA125、CA199正常。行经阴道超声检查,声像图如案例图14-2所示。

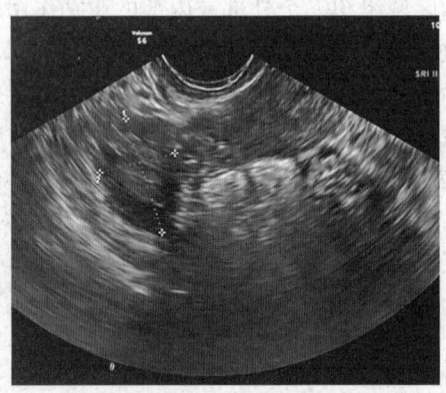

(a) 右侧卵巢二维声像图

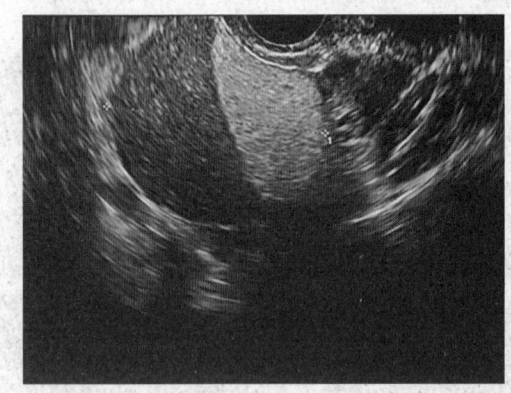

(b) 左侧卵巢畸胎瘤二维声像图

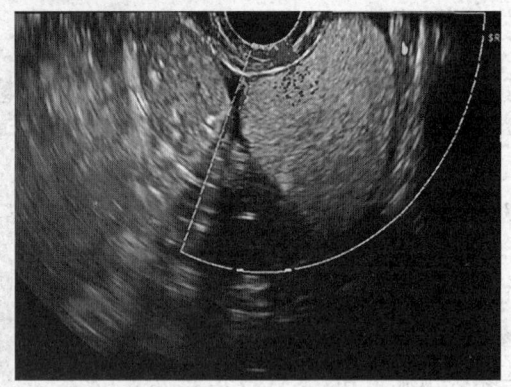

(c) 左侧卵巢畸胎瘤彩色多普勒声像图

案例图 14-2　卵巢畸胎瘤声像图

2. 诊断分析：超声发现左侧附件区囊性占位,依据占位的位置、大小及形态,初步诊断为来源于左侧卵巢的包块,因包块形态规则,边界清,周边包膜光滑完整,除显示一般卵巢囊肿的声像图外,包块内有一强回声水平线,线上为脂质成分,呈均质密集细小点状强回声,水平线下为液性无回声区,包块内部未见明显血流信号。以上为畸胎瘤的特异性征象——脂液分层征,因此诊断为左卵巢成熟畸胎瘤。

3. 鉴别诊断：①黄体囊肿：多发生于月经周期黄体期,超声表现为无回声区,其内可有分隔光带或片状高回声区。至月经第5～7天进行复查随访时,黄体囊肿可表现为体积缩小或消失。②卵巢子宫内膜异位囊肿：有进行性加剧的痛经史,随着子宫内膜异位病程的长短,声像图表现多样,卵巢子宫内膜异位囊肿偶表现为存在液平面,但其液平面回声不强,肿块常与周边组织存在不同程度的粘连。③肠道气体：当畸胎瘤内主要为毛发所填充且油脂物质较少时,可仅表现为肿瘤表面为增强回声或弧形强光带伴后方声影。肠道气体的声像图也可显示为弧形带状强回声后方伴声影,但其声影呈外展型并具有活动性。探头轻轻加压并向两侧摆动、推挤,即可发现肠道气体所造成的强回声形态会发生变化。必要时排空大便后复查,有助于诊断的准确性。

本 章 小 结

超声具有安全、实时、经济和可重复等优点,已经广泛应用于子宫附件疾病的诊断。本章主要介绍了正常子宫及附件的解剖、不同人群适合的扫查途径和方法、正常子宫及附件声像图特点、常见妇科疾病的声像图表现包括子宫肌瘤、子宫腺肌病、滋养细胞肿瘤、子宫内膜癌及各类卵巢肿瘤等。需要掌握子宫附件的超声解剖、扫查途径及方法、正常子宫和附件声像图特点,熟悉子宫附件常见疾病的超声表现,了解妇科超声检查新技术。

目 标 检 测

1. 正常子宫附件的检查途径有哪些?叙述各种途径的检查要求。
2. 子宫肌瘤和子宫腺肌病声像图有何不同?
3. 卵巢畸胎瘤的超声表现有哪些?
4. 关于子宫内膜癌的描述,下列错误的是(   )。

 A. 患者多为老年妇女

 B. 临床表现有绝经期后阴道出血、排液

 C. 声像图可见宫腔积液

 D. 声像图表现可与子宫肌瘤变性类似

 E. 常合并卵巢囊肿

5. 下列(   )项不是卵巢瘤样病变。

 A. 滤泡囊肿   B. 皮样囊肿

 C. 黄体囊肿   D. 黄素囊肿

 E. 多囊卵巢

6. 下列(   )项不是卵巢成熟性畸胎瘤的特征性超声表现。

 A. 脂液分层征   B. 面团征

 C. 瀑布征   D. 星花征

 E. 双筒征

7. 超声诊断侵蚀性葡萄胎的最直接征象是(   )。

 A. 宫腔内充满葡萄胎声像

 B. 子宫增大

 C. 宫壁肌层内见无回声区伴丰富血供

 D. 双侧卵巢黄素囊肿

 E. 盆腔积液

8. 关于卵巢黏液性囊腺瘤下列描述不正确的是( )。
   A. 囊壁呈均匀厚壁 B. 无回声区内有细小点状回声
   C. 少数有乳头状物 D. 直径多在 10 cm 以上
   E. 增厚的囊壁可向周围浸润

9. 关于卵巢囊性畸胎瘤声像图表现,不正确的是( )。
   A. 面团征 B. 脂液分层征
   C. 瀑布征 D. 壁立结节征
   E. 卫星结节征

10. ( )不属于子宫肌瘤的继发变性。
    A. 脂肪变 B. 囊性变
    C. 肉瘤样变 D. 纤维变
    E. 钙化

11. 关于卵巢黄素囊肿,以下描述不正确的是( )。
    A. 与滋养细胞疾病伴发 B. 超声显示为多房性的囊肿
    C. 囊块边界清晰、壁薄 D. 囊块大小不一,一般为 3~5 cm
    E. 需要手术治疗

12. 关于卵巢转移性肿瘤,以下描述不正确的是( )。
    A. 一般为双侧性 B. 一般为肾形,轮廓清晰
    C. 一般为囊性回声 D. 常伴腹水
    E. 内部彩色血流可为星点状

13. 患者女性,38 岁,月经量多,淋漓不尽,阴超检查:子宫大小 58×50×45 mm,宫腔内见低回声 18×16×15 mm,边界清晰,内回声尚均匀,其旁见蒂状回声与子宫肌层相连,内见血流信号,最可能的诊断是( )。
    A. 子宫内膜息肉 B. 子宫黏膜下肌瘤
    C. 子宫内膜癌 D. 内膜间质肉瘤
    E. 恶性苗勒管混合瘤

第十五章

产科超声检查

> **学习目标**
> 1. 掌握：正常早期及中晚期妊娠声像图表现。
> 2. 熟悉：异常妊娠超声图像表现。
> 3. 了解：产科超声检查新技术。

第一节 正常早期妊娠声像图

一、胚胎的发育

妊娠是个极为复杂的过程，卵子受精后进入宫腔，胚胎及其附属物生长发育直至成熟。妊娠期的三个阶段是：

(一) 孕卵期

自卵子受精至着床称为孕卵期，约经历 2 周时间。卵子受精后，不断分裂，3~4 天形成桑椹胚，第 5 天进入宫腔。接着，桑椹胚中间出现一空腔，内含少量液体称为胚外体腔。在胚外体腔外围绕一层滋养细胞，是胎盘的前身。受精卵在宫腔内游离 3~4 天，开始着床。此期在超声图像上尚不能显示。

(二) 胚胎期

受精卵着床后称为胚胎，此期约经历 5 周，为器官发育期。各器官开始分化发育。胚胎期易发生各种畸形。卵子受精后 2 周，滋养层内面细胞迅速分裂、分化、形成两个囊腔，其中充满液体，一为羊膜囊，另一为卵黄囊。两囊相贴处的细胞层称为胚盘，此为胎体发生的始基。二囊与胚盘悬于囊胚液中。此后卵黄囊萎缩而羊膜囊扩大，充满于胚外体腔内。胚胎则悬于羊水中。

(三) 胎儿期

孕 9 周至分娩，称为胎儿期。孕 9 周可在声像图中看到胎头、胎体、肢体等结构。

二、早期妊娠声像图

(一) 妊娠囊

在孕早期超声检查时，沿子宫进行纵切面及横切面扫查，观察子宫的位置、形态、数目，同时观察宫腔内有无妊娠囊存在。孕早期大部分妊娠囊位于子宫腔的中、上部。受精卵种植于蜕膜化的子宫内膜层内,随着孕周的增加,妊娠囊周边高回声区也逐渐增强增厚,与蜕膜化的子宫内膜一起形成特征性的"双绒毛环征"或称为"双环征"。

妊娠囊测量方法:沿子宫进行纵切面及横切面扫查,显示妊娠囊最大纵切面及横切面,测量时相互垂直,由内缘至内缘,平均内径为妊娠囊的长、宽和厚径的平均值。

正常妊娠囊随妊娠天数的增加而规律增长,增长的平均速度为 1.2~1.5 mm/天。

$$孕龄(天) = 妊娠囊平均内径(mm) + 30$$

(二)卵黄囊

卵黄囊是妊娠囊内超声能发现的第一个解剖结构,是宫内妊娠的标志。正常妊娠时,卵黄囊呈球形,囊壁薄呈细线状,中央为无回声,透声好,在 5~10 周间,其大小稳步增长,至孕 12 周时卵黄囊囊腔消失。测量方法是测量卵黄囊由外缘至外缘。正常值范围:3~8 mm;异常增大:直径≥10 mm(图 15-1)。

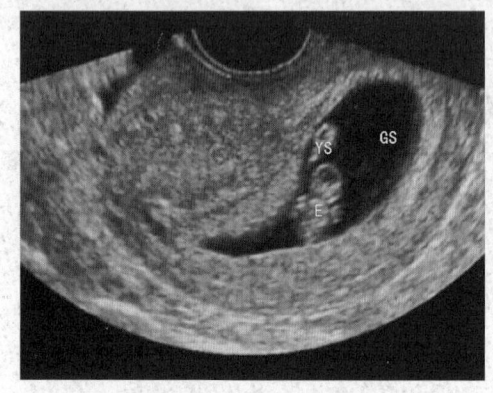

图 15-1 妊娠囊及卵黄囊声像图
GS:妊娠囊,E:胚芽,YS:卵黄囊

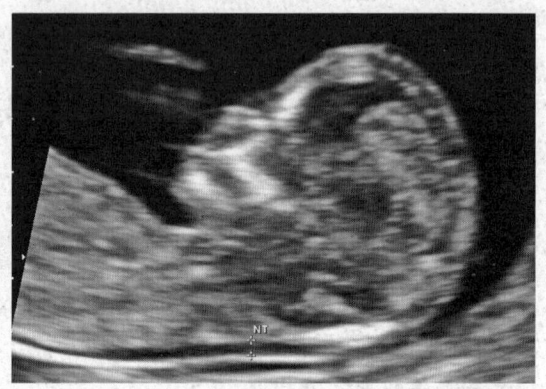

图 15-2 胎儿正中矢状切面测量 NT 声像图
NT:颈项透明层

(三)胚芽及原始心管搏动

一般来说,胚芽长为 4~5 mm 时,常规能检出原始心管搏动。经腹检查≥9 mm、阴超检查≥7mm,仍未见原始心管搏动时,提示胚胎停止发育。胚胎测量:取胚胎最大长径切面,沿胚胎长轴将测量标尺放在两端,测量其距离。

(四)羊膜囊

早期羊膜囊囊壁菲薄,超声常不能显示。孕 7 周以后加大增益或用高频阴道探头检查,可以清楚显示薄层羊膜,在绒毛膜腔内形成一球形囊状结构即为羊膜囊,胚胎则位于羊膜囊内。在头臀长达 7 mm 或以上时,正常妊娠常可显示弧形羊膜及羊膜囊,在超声束与羊膜垂直的部分更易显示出羊膜回声。一般在孕 12~16 周羊膜与绒毛膜全部融合,绒毛膜腔消失,羊膜不再显示。

(五)颈项透明层(NT)

颈项透明层是指胎儿颈部皮下的无回声带,位于颈后皮肤高回声带与深部软组织高回声带之间。胎儿 NT 增厚是产前筛查染色体异常(尤其是 21-三体综合征)、先天性心脏畸形及一些遗传综合征的超声指标(图 15-2)。

NT 测量:需在 11~13^{+6} 周,胎儿头臀长为 45~84 mm 时进行,要求胎儿正中矢状切面,胎儿水平位(与超声声束成 90°角),胎儿自然位置(过度屈曲或伸张不宜测量,图像放大到最大,只显示胎儿头部及上胸部,测量标尺轻微移动只改变结果 0.1 mm,测量皮肤与颈椎软组织间的最宽距离,内侧缘至内侧缘测量三次,取最大值。有脐带绕颈时,需测量脐带绕颈处上下 NT 厚度,并取其平均值。NT 正常值范围:NT 值正常＜2.5 mm;NT≥2.5 mm,为异常,可以提示诊断;如果 NT≥3 mm,发生胎儿异常的可能性增加。

第二节　正常中晚期妊娠声像图

一、胎头

自孕 9 周胎儿颅骨开始钙质沉着,但声像图尚看不到清晰的颅骨环状强回声,孕 12 周以后,钙化较完全,能看清头颅轮廓。胎儿颅骨为一椭圆形、完整的强回声环,骨壁厚度一般不超过 3 mm(图 15-3)。

1. 双顶径测量:丘脑水平横切面显示透明隔,垂直脑中线将测量标尺放置于近场颅骨外缘及远场颅骨内缘测量双顶径,沿颅骨外缘包络测量头围,不包含头皮。

2. 侧脑室:侧脑室水平横切面,显示透明隔腔、侧脑室、脉络丛,垂直于侧脑室长轴,测量标尺放置于内缘至内缘测量。胎儿期侧脑室正常值范围:＜1.0 cm。

3. 小脑:小脑切面,显示透明隔腔、小脑半球、小脑蚓部、小脑延髓池,垂直脑中线,测量标尺放置于外缘至外缘测量小脑最大横径。

4. 转动探头,可见胎儿颜面骨、两眼眶及中央鼻骨,当胎儿仰卧位时则可见上下颌骨,在角度合适时以羊水作为衬托则可看见头部软组织如鼻、耳、口唇、头皮及胎耳。

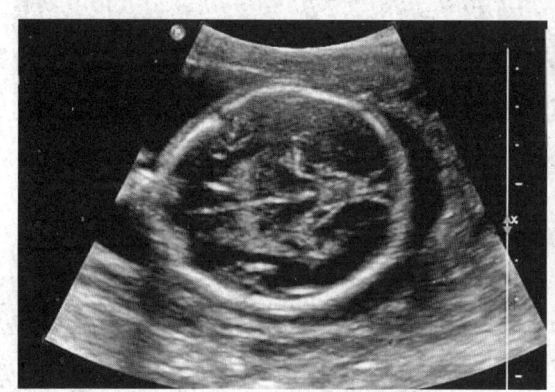 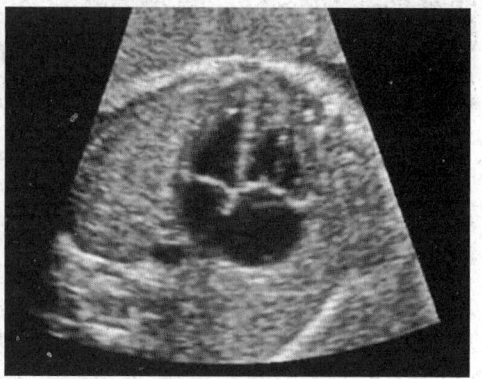

图 15-3　丘脑水平横切面声像图　　　图 15-4　胎儿四腔心平面声像图

二、胎心

四腔心观是胎心检查中最重要的切面。可以观察左右心房、左右心室、室间隔、二尖瓣、三尖瓣、卵圆孔等。四腔心观显示左、右心房面积基本相等,左、右心室面积也基本相等。左心室较狭长右心室较短宽。右心室近心尖部乳头肌及调节束较左心室丰富。房间隔和室间隔连续(房间隔上卵圆孔除外),二尖瓣及三尖瓣开闭自如(图 15-4)。

三、腹部

腹部脏器主要有肝、胆囊、胃、肠、双肾、膀胱等。

1. 胎儿胃：胎儿躯干冠状切面，胃位于左上腹横膈下方，横切面位于腹腔左侧，是含液体的空腔结构。

2. 胎儿肝：胎儿躯干冠状切面，见肝是非对称性结构，上方为横膈，右锁骨中线旁矢状面上胸腹部的上 1/3 是肺的位置，中间为肝，下 1/3 是肠道。左锁骨中线旁矢状面上胸腹部的上 1/3 是肺，大约 1/4 是肝，其余的是胃和肠道。

3. 胆囊：胎儿腹部横切面，晚孕期胆囊呈小椭圆形囊样结构，位于脐静脉肝内段的右侧，肝的下缘，靠近肠袢(图 15-5)。

4. 胎儿肠腔：于胎儿下腹部冠状面与横切面扫查，晚孕期结肠位于腹腔的四周，回声比小肠低，晚孕期可以看到结肠的褶皱。小肠位于下腹部中间部分回声要比结肠强。早中孕期结肠结构常常不清楚。

5. 胎儿肾：于胎儿腹部横切面、冠状切面和矢状切面扫查，观察两侧肾的结构、大小并进行测量(图 15-6)。

6. 胎儿膀胱：在胎儿下腹部扫查，观察到含液体空腔结构。

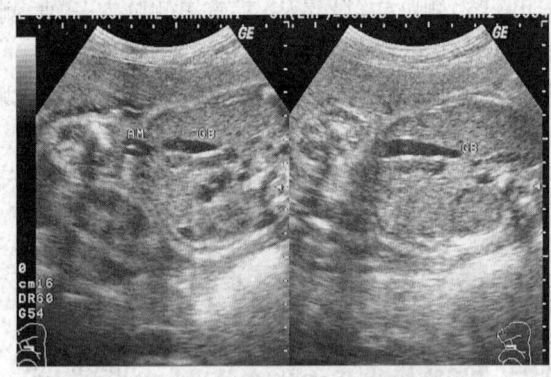

图 15-5 孕晚期胎儿腹部横切面
GB：胆囊，AM：脐根部

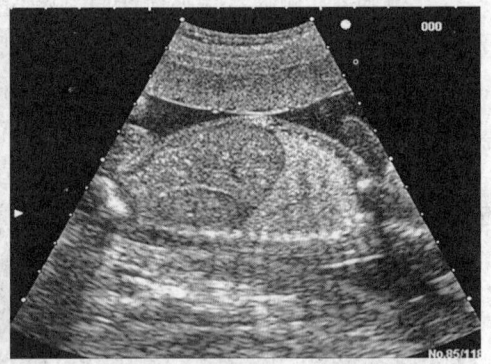

图 15-6 胎儿躯干矢状切面声像图

四、脊柱纵切面

纵切面检查胎儿脊柱时，须先找到胎头，然后自胎儿颈椎开始沿脊柱走行，经颈、胸、腰、骶、尾椎做全面检查。纵切面上，胎儿脊柱为两条平行的、排列整齐的串珠样强回声带，中期妊娠时一幅图像内可见脊柱的全长，有生理弯度(图 15-7)。

扫查时须仔细观察脊柱颈、胸、腰段，至骶椎处椎体变粗大，回声增强，排列仍整齐。此处病变易被忽略，须要慎重。脊柱的两条强回声带始终平行，至尾椎终点时两带合拢，并略向上翘。晚期

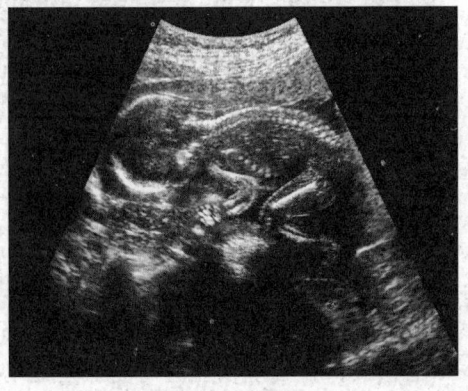

图 15-7 胎儿脊柱矢状切面声像图

妊娠脊柱长轴须分段扫查。

五、四肢主要长骨测量平面

妊娠12周后胎儿四肢长骨、手指、足趾形态可清晰显示。可进行长骨测量,以评估胎儿发育。对于胎儿肢体的观察,遵循一定的检查顺序是非常重要的。连续顺序追踪超声检测法:将各肢体以大的关节为界分为近段、中段、远段三个节段,即上肢近段为上臂(含肱骨),中段为前臂(含尺、桡骨),远段为手;下肢近段为大腿(含股骨),中段为小腿(含胫、腓骨),远段为足。超声扫查时对每一肢体的每个节段从近至远,按顺序连续追踪检查。

1. 肱骨及股骨测量:沿一侧肩胛骨的肩峰方向或沿一侧髂骨的髋关节方向寻找该侧肱骨或股骨并显示肱骨或股骨短轴切面,探头旋转90°后即可显示肱骨或股骨长轴切面。

2. 股骨测量值:测量点应在股骨两端斜面的中点上。孕30周前股骨增长速度为2.7 mm/周,孕31~36周增长速度为2.0 mm/周,孕36周后增长速度为1.0 mm/周。

六、胎盘的观察

超声观察的内容包括胎盘着床位置、大小、数目、内部回声、成熟度、与宫颈内口关系、胎盘后方回声以及胎盘内多普勒血流情况等。一般情况下,胎盘厚度2.0~4.0 cm,超声测量胎盘厚度应在近胎盘中心的横切面或纵切面上,垂直于胎盘内外缘测量最厚处厚度。

胎盘分级:临床上通常用胎盘分级来评估胎盘功能和胎儿成熟度,胎盘分级主要根据绒毛膜板、胎盘实质、基底膜三个部分的回声特征进行判断(表15-1)。

表 15-1 胎盘分级声像图

级别	绒毛膜板	胎盘实质	基底膜
0级	直而清晰,光滑平整	均匀分布,回声细微	分辨不清
Ⅰ级	出现轻微波状起伏	出现散在点状强回声	似无回声
Ⅱ级	出现切迹并伸入胎盘实质内,未达到基底膜	出现点状强回声	出现线状排列小点状回声,其长轴与胎盘长轴平行
Ⅲ级	深达基底膜	出现环状回声和不规则点状和团状强回声,后方伴声影	点状强回声增大,可融合相连,后方伴声影

七、脐带的观察

脐带横切面可显示2条脐动脉和1条脐静脉的横断面,呈"品"字形排列,纵切面上表现为两条脐动脉围绕脐静脉呈螺旋状排列(图15-8)。脐动脉多普勒血流成像可评估胎盘-胎儿循环。脐动脉搏动指数(PI)、阻力指数(RI)、收缩期最大血流速度(S)与舒张末期血流速度(D)比值(S/D)均可以用来反映胎盘血管阻力,正常情况下PI、RI、S/D随孕周增大而降

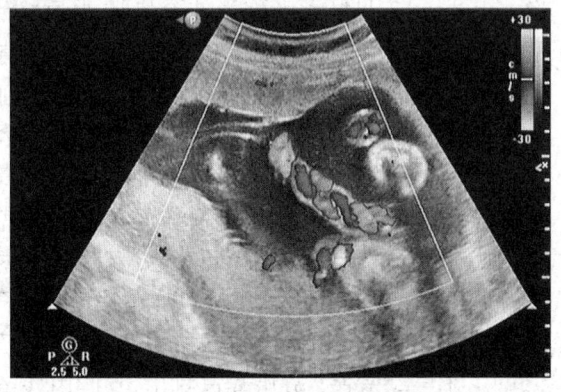

图 15-8 脐带彩色多普勒超声声像图

低;孕7周脐动脉阻力大,只可测到脐动脉收缩期血流信号;孕14周后,所有胎儿都应该出现舒张期血流,通常晚孕期S/D比值低于3.0。

八、羊水的观察

羊水显示为无回声区。中期妊娠时羊水无回声区透声好,晚期妊娠时其中可见细点状回声飘浮,为胎脂、胎儿表皮脱落细胞、毛发等。羊水量妊娠中期较多,妊娠28周羊水量达最高容量,以后逐渐减少,足月妊娠羊水量500~1000 ml。超声显像对羊水多少的判断,孕28周前多采用探头垂直水平面测量羊水无回声区的最大前后径,定为≤3 cm为羊水过少;≥8 cm为羊水过多。孕28周后多用羊水指数评估羊水量,其测量方法是将羊膜腔分为右下、右上、左下、左上4个象限,测量每个象限内的最大羊水深度,将4个象限内的羊水深度测值相加之和为羊水指数。羊水指数正常值定为8~20 cm,羊水指数<8 cm为羊水过少;>20 cm为羊水过多。实际应用时,必须对羊水状况总体观察,进行多方扫查,综合判断。

第三节 异常妊娠超声表现

一、流产

(一)概述

妊娠中断于28周以前,称为流产。发生在孕14周前者称为早期流产,发生在孕14~28周者称为晚期流产。早期流产为常见疾病,诊断与处理不及时可造成大出血或不完全流产致宫腔感染,严重者影响健康危及生命。可以分为先兆流产、稽留流产、宫颈流产、难免流产和不完全流产、完全流产。

(二)超声表现

1. 先兆流产:宫内妊娠囊大小与孕周相符,可见胎囊及胎心搏动,胎囊一侧与宫壁间可见低回声为蜕膜后出血,多滞留于胎囊下方,如胎盘附着处无出血,多预后良好,血液逐渐吸收,妊娠继续。此时子宫内口未开,胎囊周边可测得滋养层血流频谱。

2. 滞留流产:妊娠囊小于孕周且回声减弱或不均匀,形态不规则,囊腔内回声紊乱,胎囊大于2 cm未见胚芽者称为枯萎孕卵,胚芽大于1 cm未见原始心管搏动者为胎停,或可观察1~2周无变化即可诊断。经阴道超声可更清晰显示胎囊内结构变化,部分胎盘水肿变性,可形成蜂巢状改变,胎囊周围可测到滋养层血流频谱。

3. 宫颈流产:实际为难免流产中的一种,因其容易与宫颈妊娠混淆故单独描述。其超声图像特点为:子宫增大,内口已开张,宫颈显著扩张增大。子宫外口尚未开大,胎物均被挤入扩大的宫颈管内,易与宫颈妊娠混淆。子宫腔内仍有残留物与宫颈管内胎物相连。

4. 难免流产:胎囊变形可呈水滴状,子宫内口已开,胎囊接近或达颈管,子宫外口已开或尚未开,胎心多已消失,羊膜囊完整或已破,子宫外形改变,宫颈肥大,宫腔内有带状强回声与颈管内胎组织相连,滋养层周围血流信号不明显,宫颈血流不丰富。

5. 不完全流产:妊娠囊已排出,宫腔内残留部分胎组织,形态不规整,回声较强且不均匀,可因潴留积血呈低回声,强回声附着部肌层可见血流信号,并可测得动脉低阻血流频谱,经阴道超声显示更为清晰。

6. 完全流产：超声图像特点为子宫近正常大小，宫腔呈线形或因含少量积血，显示低回声带使宫腔呈分离状，子宫无异常血流信号。

二、葡萄胎

葡萄胎分为完全性葡萄胎、部分性葡萄胎及葡萄胎与正常胎儿共存。

1. 完全性葡萄胎：此为一种良性病变，所有组成胎盘的绒毛均变为水泡状。绒毛成串很像一串串未成熟的葡萄，故名葡萄胎。水泡大小不一，小者如米粒，大者直径可达 2 cm。完全性葡萄胎在声像图中可分为典型和非典型两种。典型完全性葡萄胎：子宫增大，绝大多数大于孕周，子宫后方有增强效应，显示清晰。宫腔内充满闪亮密集、大小不等的小无回声区，似蜂窝状。宫腔内见不到胎儿及其附属物。约有 2/3 以上患者可显示两侧卵巢黄素囊肿，囊肿可较小，亦可增大充满腹腔。非典型完全性葡萄胎：宫腔内除完全水泡状胎块图像外，尚有大片液性无回声区。此为宫腔内积血，极易与滞留流产混淆，鉴别有一定困难。

2. 部分性葡萄胎：只有部分绒毛变为水泡状胎块，同时有羊膜腔及胎儿（常为畸形），称为部分性葡萄胎。超声检查可以确定诊断，超声表现如下：①子宫增大，与孕周相符；②胎盘的一部分呈水泡样回声，其他部分为正常胎盘组织，二者间有界限或界限不清；③可见羊膜腔及胎儿，胎儿常有异常。

3. 葡萄胎与正常胎儿共存：在双胎妊娠中，一胎为正常胎儿，另一胎为完全性葡萄胎。超声表现如下：宫腔内一正常胎盘及胎儿和一完全性葡萄胎，二者之间有较明显界限。此种情况与完全性葡萄胎一样，存在着潜在恶性，一旦确诊，应立即中止妊娠。

葡萄胎常伴发双侧卵巢黄素囊肿，超声表现如下：在子宫的两侧、上方或直肠窝内可见到囊肿，包膜清晰、光滑、囊内含隔、常呈放射状分布、可见血流，房内为清亮液性无回声区。超声检查此囊肿的阳性率明显高于临床检查。

三、异位妊娠

（一）概述

当孕囊在子宫体腔以外着床发育，称为异位妊娠，俗称宫外孕。异位妊娠中有 90% 以上都发生在输卵管，输卵管妊娠以壶腹部占多数，其次为峡部、伞部及间质部。临床表现主要有停经史、阴道不规则出血、腹痛、晕厥或休克等。尿妊娠试验阳性或血 hCG 检查值升高。

（二）超声表现

1. 输卵管妊娠：①宫腔内无孕囊或有假孕囊（蜕膜管型）；②未破裂型：于附件区卵巢旁见小圆形孕囊，内或可见卵黄囊、胚芽甚至胎心搏动（图 15-9）；③破裂或流产型：于附件区可见边界模糊的混合性包块，盆腔内可见积液。

2. 宫颈妊娠：①子宫正常或增大，宫腔内无妊娠囊；②宫颈管异常膨大，内见妊娠囊或混合回声肿块，妊娠囊内少数可见卵黄囊、胚芽及胎心搏动；③彩色多普勒超声显示妊娠囊或肿块种植部位可见血流信号。

3. 剖宫产子宫瘢痕妊娠：①宫腔或宫颈管内无妊娠囊；②妊娠囊或肿块位于子宫前壁剖宫产切口处，子宫前壁下段肌层变薄或消失；③包块及周围有明显的环状血流信号。

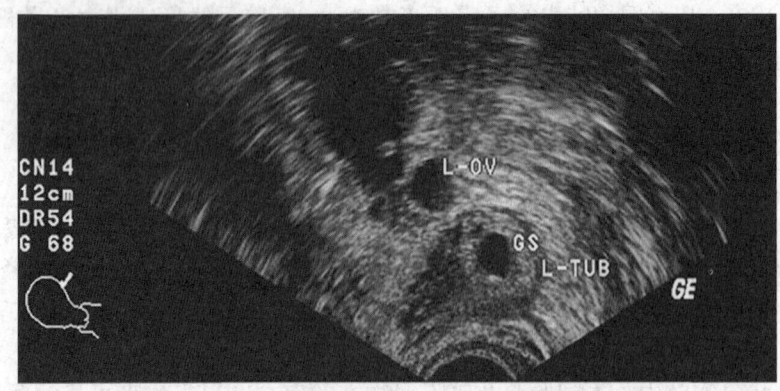

图 15-9 输卵管妊娠声像图(未破裂型)
GS：妊娠囊，L-OV：左侧卵巢，L-TUB：左侧输卵管

四、多胎妊娠

（一）概述

一次妊娠同时有两个或两个以上的胎儿时，称多胎妊娠。其中以双胎妊娠多见，双胎分类：①双绒毛膜双羊膜囊双胎：每个胚胎具有自己的胎盘、羊膜和绒毛膜。两个胎盘的血液循环互不相通。②单绒毛膜囊双羊膜囊双胎：两个胎儿有共同的胎盘及绒毛膜，但有各自的羊膜囊。③单绒毛膜囊单羊膜囊双胎：两个胎儿共一个羊膜囊。

（二）超声表现

1. 双胎妊娠早期：子宫径线较同期单胎妊娠稍大，宫腔内可见两个胎体及各自的心管搏动，可以确定双胎诊断。确诊为双胎妊娠后，应在妊娠早期鉴别绒毛膜囊及羊膜囊数，对双胎妊娠具有重要临床价值（图 15-10）。双绒毛膜囊双羊膜囊双胎在胎盘融合处形成一个三角形结构，向羊膜腔突出与相邻的两个胎膜延续形成"T"字形结构，称"双胎峰"。单绒毛膜囊双羊膜囊双胎妊娠早期无此声像特征。

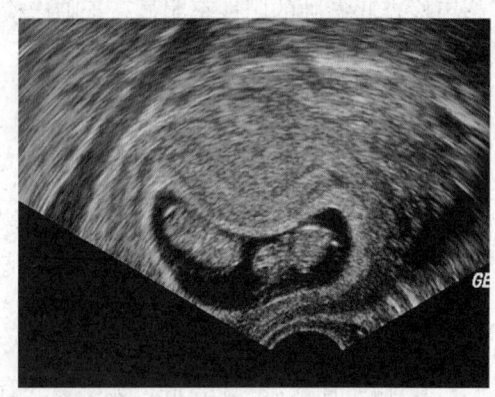

图 15-10 单绒毛膜囊双羊膜囊双胎声像图

2. 双胎妊娠中、晚期：中期妊娠时，宫腔内可见两个完整胎儿图像，分别显示各自的胎头、躯干、四肢和胎心搏动。如为两个胎囊，羊水中可显示之间羊膜形成的强回声带。妊娠晚期，由于胎儿较大，两个胎儿四肢不易分清，在分别找到胎头后，追踪脊柱回声显示各自的躯干、四肢和内脏结构，并在不同位置显示胎心搏动。此时胎盘显示较大，但不易分清是一个或两个胎盘回声。

第四节 异常胎盘超声表现

一、前置胎盘

(一) 概述

妊娠28周后,胎盘部分或全部附着于子宫下段或覆盖在子宫颈内口,称前置胎盘。发病原因目前不十分明确,常与多产、产褥感染或其他损伤内膜的因素有关。

前置胎盘是晚期妊娠出血的重要原因之一,如处理不当,能威胁母子生命安全。因此产前的准确定位,具有重要的临床价值。超声显像可清楚显示胎盘位置、胎先露、与宫颈内口的关系,因此能确定前置胎盘的类型,并可对中期妊娠发现的前置胎盘追踪动态观察。

(二) 临床表现与分类

主要临床表现为妊娠晚期反复无痛性阴道出血,先露高浮,子宫体无压痛。出血发生的早晚和多少与其类型有关。依据胎盘覆盖子宫颈内口的程度不同,前置胎盘分为三类:

1. 中央性前置胎盘:又称完全性前置胎盘,子宫颈内口全部为胎盘组织覆盖,初次出血时间早,在妊娠28周左右,出血次数较频,出血量多。

2. 部分性前置胎盘:子宫颈内口部分为胎盘组织覆盖,初次阴道出血时间介于中央性和边缘性前置胎盘之间,出血量可随妊娠月份的增加而渐加剧。

3. 边缘性前置胎盘:胎盘下缘附着于子宫颈内口边缘,但未覆盖宫颈内口。阴道出血一般发生在妊娠37～40周,量少。

(三) 超声表现

1. 中央性前置胎盘:患者充盈膀胱在下腹作纵、横扫查可见胎盘完全覆盖于子宫颈内口,先露高浮与子宫颈内口间距增大,可诊断为中央性前置胎盘(图15-11)。如发生出血,胎盘母体面与宫颈内口之间出现无回声区。

2. 部分性前置胎盘:膀胱充盈后,行纵、横、斜向多断面扫查,见宫颈内口被部分胎盘组织覆盖。在先露部加压扫查,胎头下降受阻,可帮助部分性前置胎盘的诊断。当部分性前置胎盘附着子宫后壁或左、右侧壁时,因先露部的遮挡,使其诊断发生困难,因此需改变孕妇体位,如侧卧位等方法协助诊断。

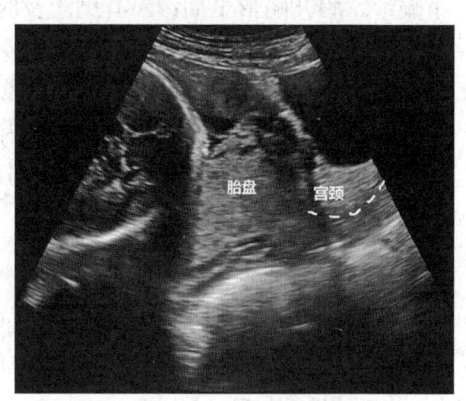

图15-11 中央性前置胎盘声像图

3. 边缘性前置胎盘:充盈膀胱,见胎盘下缘附着在子宫下段,但未超过宫颈内口,胎先露与宫颈内口之间距离无明显增大,诊断为边缘性前置胎盘。

二、胎盘早剥

(一) 概述

正常位置胎盘于妊娠晚期或胎儿娩出前,部分或全部从子宫壁剥离,称胎盘早期剥离。

其发病多与高血压综合征、慢性高血压等妊娠合并症有关,其余的可因外伤、外倒转术也可引起胎盘早剥。

胎盘早剥为妊娠晚期严重合并症,可威胁母子生命,因此及时诊断并正确处理尤为重要。目前超声显像是唯一能直接显示胎盘早期剥离位置和范围的辅助诊断方法,并可动态观察病情变化,有利于临床及时、正确处理。由于胎盘早期剥离的主要病理变化是底蜕膜出血,形成蜕膜血肿使胎盘与子宫壁发生分离,如果胎盘中部发生剥离,血液不能外流而积于胎盘与子宫之间时,称隐性出血型胎盘早剥;如剥离面发生在胎盘下缘,血液由胎膜与子宫壁之间向外流出阴道,称显性出血型胎盘早剥。

(二)超声表现

典型胎盘早剥声像显示为胎盘与子宫壁之间出现一处或多处局限性无回声区,边界不规则,胎盘厚度明显增加,形态不规则,胎盘失去正常的回声。胎盘绒毛板向羊膜腔内突出。大面积胎盘早期剥离,胎儿常死于宫内,无胎心搏动及胎动显示。胎盘边缘剥离时,血液可积聚在宫腔内形成局限性低或无回声区。如血液流出阴道,则无阳性所见。不典型胎盘早期剥离,声像图表现往往无明显特征显示,需结合病史、临床表现经过动态观察才能明确诊断。

第五节 胎儿先天性畸形的超声诊断

胎儿畸形是指胚胎在发育过程中,由于各种内因和外因所引起的胎儿形态、结构、生理功能异常的先天性畸形。据统计约有30%的死胎有畸形,活胎中约2%有明显畸形,3%有小畸形。胎儿畸形早期诊断有助于及时终止妊娠,更有利于优生优育。2003年5月施行的卫生部《产前诊断技术管理条例》规定18~24周应诊断的六大致死性畸形包括:无脑儿、严重脑膨出、严重开放性脊柱裂、严重胸腹壁缺损伴内脏外翻、单腔心、致死性软骨发育不良。本节介绍几种常见的胎儿致死性畸形和几种常见的非致死性畸形。由于单腔心和致死性软骨发育不良并不多见,本节没有单独列出。

一、无脑儿

(一)概述

无脑儿属于开放性神经管畸形,是畸形胎儿中最严重的一种,出生后存活几率不大。超声显像可在妊娠12周前后发现无脑儿畸形。

(二)超声表现

1. 胎头椭圆形强回声环消失,颅内结构不清,无脑中线回声,仅可见轮廓不规则的团块状强回声,脑组织回声往往缺如,颜面常可显示正常,但眼球特别突出,似蛙头状。见以上声像即可诊断胎儿无脑儿畸形。并发羊水过多时,羊水无回声区增大。

2. 颈椎缺如,颜面和胸部在一个水平面上,胸周径较正常小。

3. 合并脊柱裂或脑脊膜膨出时,可见脊柱回声呈"V"形缺损,或脊膜向羊水膨出。

二、开放性脊柱裂

(一)概述

脊柱裂是常见中枢神经系统畸形,是胚胎发育期间脊柱中线闭合不全所致。脊柱裂因病变的轻重、位置、形态不同而表现各异。根据其超声表现可分为如下类型：①隆起包块型：脊柱裂患处呈隆起形包块，分为实质性包块、囊性包块两类；②变宽型：脊柱裂患处两光带变宽，骨质增厚，排列不整齐或脊柱缩短变宽；③分叉型：脊柱至骶尾部两端分叉状裂开；④单光带排列紊乱，此类为重症开放型脊柱裂；⑤驼峰或波浪型：脊柱裂处两光带突出呈波浪状隆起。本节主要介绍开放性脊柱裂声像图表现。

（二）超声表现

纵切面可显示脊柱异常弯曲，失去正常生理弧度，横切面时背侧的椎弓骨化中心向两侧分开，呈"V"或"U"形缺损。冠状切面两条平行的椎弓骨化中心在裂开处异常增宽、膨大。椎骨缺损的同时，表面软组织缺损，皮肤连线回声中断，缺损处可见囊性包块，其内多为脊髓脊膜。脊髓脊膜膨出胎头常变形呈"柠檬征"。妊娠晚期胎儿常伴有脑积水，"柠檬头"消失。小脑嵌入枕骨大孔，小脑出现下陷呈"香蕉小脑"，此外，常合并胎儿足内翻畸形（图15-12）。

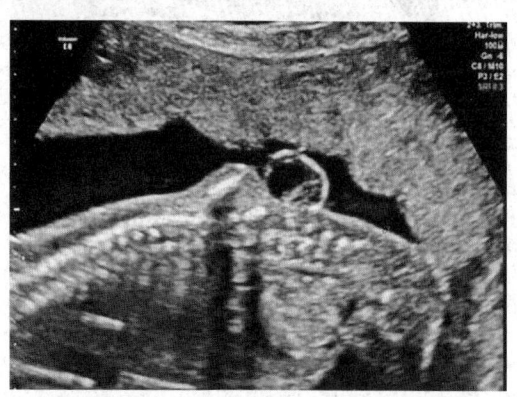

图15-12 胎儿开放性脊柱裂声像图

三、脑膨出

（一）概述

脑膨出可仅有脑膜膨出或脑组织和脑膜一起膨出，称脑膜脑膨出，发生率0.3%左右，其中发生在枕部的占75%，也可发生在脑中线其他颅骨缺损部位。

（二）超声表现

典型的枕部脑膨出声像图表现：胎儿枕部见包块回声，如单纯脑膜膨出，其内脑积液显示为无回声区，脑组织同时膨出，包块内可见不规则实质性回声，可发现局部颅骨缺损。若仅为小的单纯性的脑膜膨出，超声检查也不易诊断，但此种情况胎儿预后一般较好。脑膨出常合并脑积水、小头畸形、面部和四肢畸形，因此，要对胎儿进行全面的检查才不会使其他畸形漏诊（图15-13）。

四、脐膨出

（一）概述

由于先天性腹壁发育不全，在脐孔周围发生缺损，内脏由此突入脐带基底部。突出的内脏一般为小肠，突出内容物被腹膜及脐血管包围。突出物表面覆盖羊膜或脐带Warton胶，脐带与疝囊相连。

（二）超声表现

1. 胎儿腹部正中（脐部）有缺损。
2. 缺损处突出一界限清楚球形包块，根据突出成分不同，疝内容物最常见的为肠管，也可有肝、脾、胃等。
3. 膨出物外包有一层脐血管常附着于膨出的囊上，沿囊表面走行。

4. 可同时合并其他畸形,如脊柱侧弯、单脐动脉以及羊水过多等(图 15-14)。

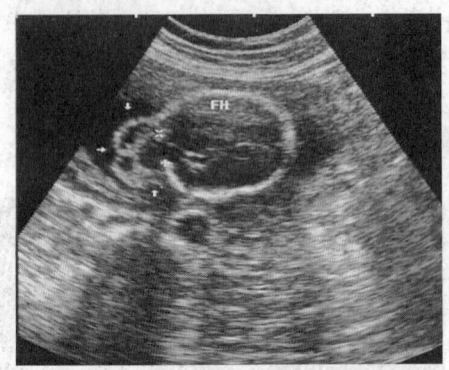

图 15-13 胎儿脑膜脑膨出声像图
FH:胎头

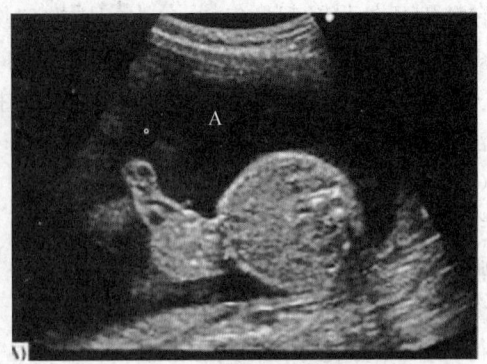

图 15-14 胎儿脐膨出声像图
A:羊水

五、肾囊性变

(一)概述

Ⅰ型:常染色体隐性遗传性多囊肾(婴儿型)是胎儿期最常见的肾囊性病变,本病的特征性表现是集合小管明显伸长,扩张形成无数的小囊。Ⅱ型:多囊性发育不良肾,本病无遗传,以男性多见,常为单侧发病。

(二)超声表现

1. Ⅰ型:双侧肾对称性均匀性增大,占据整个腹腔,腹围明显增大,肾回声增强。羊水过少,膀胱常常显示不清楚。

2. Ⅱ型:病变侧肾形态失常,体积可增大或减小。病变侧可见多个大小不一的囊性无回声区,囊与囊之间互不相通,肾周围无正常的肾皮质,亦不能显示正常的集合系统回声。肾皮质包膜下囊肿,呈车轮样排列。如为双侧多囊性发育不良肾,则常有羊水过少及膀胱不显示等特征。

六、唇、腭裂

(一)概述

由于胎儿发育 5~11 周时上颌突、鼻突融合障碍,以及外侧腭突、正中腭突融合障碍所致。发生在唇部为唇裂,发生在腭部为腭裂,二者常并发。

(二)超声表现

单纯唇裂可以在冠状切面上得到最佳显示,表现为一侧或双侧上唇连续性中断,并可延伸达鼻孔,可引起受累侧鼻孔的变形(图 15-15)。唇裂合并腭裂时,除上述唇裂征象外,可以在上颌骨的横切面上看到牙槽突回声连续性中断,正常弧形消失。

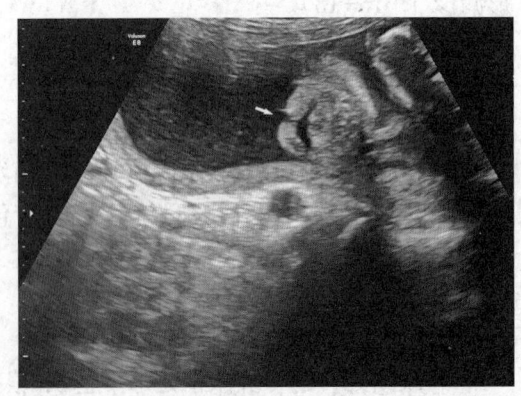

图 15-15 胎儿唇裂声像图(箭头所指处为唇裂)

第六节 产科超声检查新技术

一、三维超声成像在产科疾病中的应用

三维超声成像技术的研究始于20世纪70年代,现已成为产前诊断胎儿畸形的重要辅助手段。与二维超声相比较,三维超声能够对胎儿颅面部、骨骼系统、脊柱及体表畸形等提供更加清晰的影像结果及更加精确的诊断信息。

超声产前检查对唇部、脊柱、腹部结构显示较好,表面三维成像技术的临床应用,使其畸形检出率得到一定提高(图15-16)。应用体积自动测量技术可较为准确地估测胎儿肺体积,对胎儿肺发育不良的产前诊断具有一定意义。应用三维超声体积自动测量技术研究结果阐明了胎儿生长发育周期中胼胝体的发育,测量怀疑部分性胼胝体发育不全胎儿的胼胝体体积可为胼胝体发育不全的诊断提供新信息。

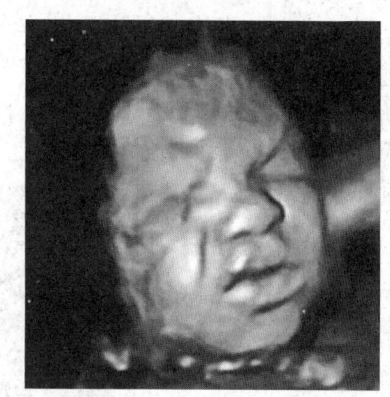

图15-16 胎儿超声三维成像声像图

随着三维超声的广泛应用,其局限性也不容忽视。二维切面的质量是采集三维图像的基础,羊水量的多少及胎儿肢体的位置及操作者的熟练程度等,均会影响三维超声成像的图像质量。而在缺陷病损区域与其周围组织灰阶差异较小,三维超声的容积成像模式不能清晰地将二者的界限区别开来时,其应用在一定程度上受到限制。随着三维超声技术的发展,其临床应用将会更加广泛。

二、时间-空间相关成像技术(STIC)在胎儿心脏中的应用

时间-空间相关成像技术(Spatio-Temporal Image Correlation,STIC)是胎心临床评估的一个新进展,这个功能提供了一个简单的方法来获取胎心的四维图像和数据。检查者可通过平移旋转获取复杂诊断所需要的所有标准切面,该成像技术近年来逐步应用于胎儿心脏疾病的筛查和诊断。STIC检查可以更好地对胎儿心脏的容积图像进行显示、采集及分析,提供传统二维超声等检查无法获得的胎儿心脏解剖、病理特点等方面的图像信息。将STIC技术纳入胎儿心脏的早期筛查体系,有助于提高胎儿心脏畸形的诊断率和检出率。

STIC技术为我们提供了完整的胎儿心脏解决方案,包括优异的二维和血流图像、先进的容积图像和丰富的后处理模式。离线状态下,利用STIC数据,通过多切面、自由解剖平面、断层超声成像等技术提取胎儿心脏筛查的标准切面,并可获取新的诊断平面,获得诊断所需的更多信息。STIC的多种显像模式(反转模式、二维灰阶血流、玻璃体成像)可立体显示血管和心脏腔室的空间关系,可以作为胎儿心脏疾病筛查和诊断的重要影像学方法。

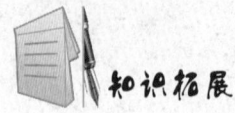

案 例 一

1. 病史：患者，女，24岁，停经2月，呕吐半个月，阴道流血8天，腹痛1天。生育史G2P1。体格检查：子宫前位，子宫明显增大，质地软。双侧附件区增厚。实验室检查：血HCG>1000 IU/L。超声检查见案例图15-1。

2. 分析：此患者有停经史，妊娠反应明显，血HCG明显升高，子宫增大，宫腔内未见正常孕囊回声，仅见充满蜂窝状无回声区，子宫肌层内未探及蜂窝状无回声区，故初步诊断为葡萄胎可能。双侧卵巢明显增大，内呈多房囊性，大小不等，分隔清楚，呈放射状或车轮样分布，此为卵巢黄素囊肿的表现。

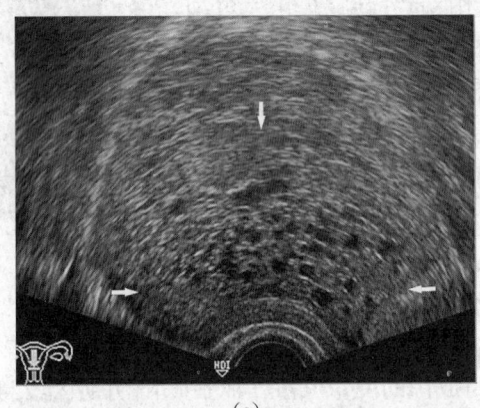

(a)

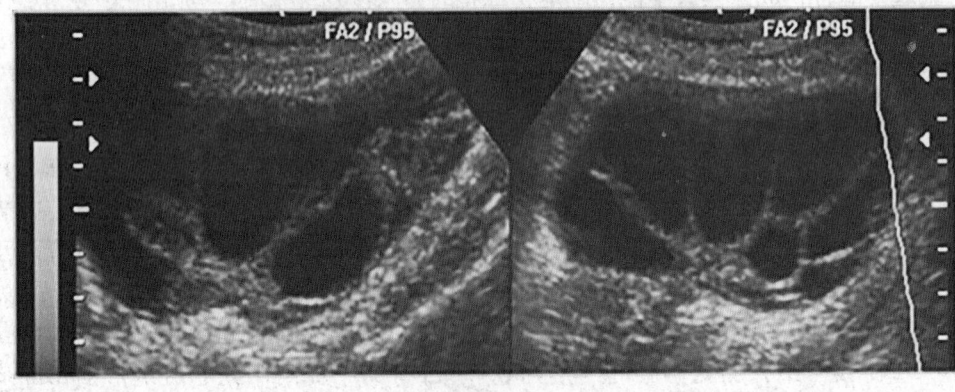

(b)

案例图15-1 葡萄胎声像图
(a) 宫腔内充满蜂窝状无回声区；
(b) 双卵巢明显增大，内呈多房囊性。

3. 鉴别诊断：①胎盘水泡样变：发生于宫内妊娠不全流产或稽留流产后，局部声像图类似葡萄胎，但子宫无明显增大，宫腔内水泡样占位相对较少且不规则，声像图较杂乱，且血HCG滴度不高。②子宫肌瘤囊性变：可表现为子宫肌层内蜂窝状低回声区，与子宫正常肌层分界清晰，彩色多普勒显示其内血流信号不丰富。结合临床无停经史，HCG阴性的特点，可与葡萄胎鉴别。③侵蚀性葡萄胎、绒毛膜癌：都表现为子宫肌层内见多个或单个形态不规则的无回声或以无回声为主的混合回声占位,和/或宫外见不规则蜂窝状占位,肌层内或附件区占位内探及丰富血流信号,呈低阻血流。声像图上不能鉴别二者,二者仅依据病史、病理进行鉴别。

案 例 二

1. 病史：患者,女,28 岁,孕 23 周来院产检,孕妇 3 年前因胎儿脊柱裂引产一次。此次因担心再次出现胎儿脊柱裂来我院行胎儿畸形筛查。体格检查：腹部隆起,宫高 21 cm,腹围 83 cm。实验室检查：无特殊。超声检查见案例图 15-2。

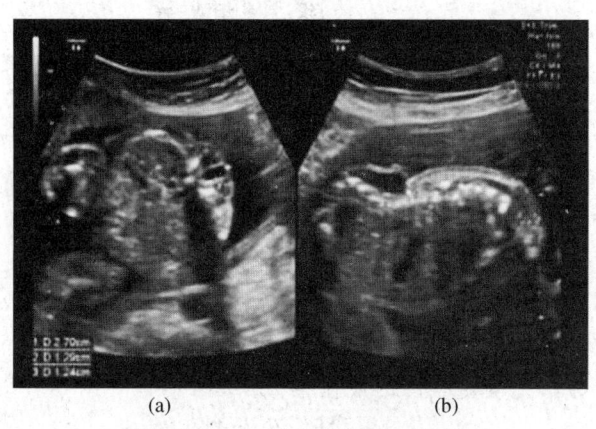

案例图 15-2　胎儿脊柱裂声像图
(a) 胎儿脊柱正常"品"字形结构消失,可见囊性突起；
(b) 胎儿骶尾部见一囊性膨出,脊柱骶尾部两条平行线不能渐渐合拢。

2. 分析：超声检查发现胎儿骶尾部骶骨横切时正常"品"字形结构消失,仅见"U"形结构,表面皮肤不连续,有中断,中断的皮肤之间见一囊性突起,内见条状高回声,与椎管相通,超声诊断初步考虑为脊柱裂,胎儿骶尾部囊性膨出物内未见明显实性成分,因此考虑为脊柱裂伴脊膜膨出。

该患者后来院行引产术,娩出一男胎,检查发现胎儿骶尾部皮肤不连续,见囊性膨出物,穿刺囊腔抽出脑脊液,最后诊断为胎儿脊柱裂合并脊膜膨出。

3. 鉴别诊断：①胎儿骶尾部畸胎瘤：骶尾部脊膜膨出、脊髓脊膜膨出时需要与骶尾部的畸胎瘤相鉴别。畸胎瘤大多为混合回声或实性肿块,单纯囊性的仅占少数,肿块表面常有皮肤覆盖,声像图显示其囊壁较厚,椎骨显示正常。骶尾部畸胎瘤的母血 AFP、羊水 AFP、羊水乙酰胆碱酯酶在中孕期一般正常,偶可在晚孕期升高。②先天性藏毛窦：先天性藏毛窦窦道的管壁由皮肤组织构成,窦道长短不一,短者呈盲管状,长者可深达椎管,可引起感染或并发肿瘤,内藏毛发是其特征。

本 章 小 结

本章详细叙述了正常早孕及中晚期妊娠的声像图表现,介绍了各类异常妊娠、胎盘异常及胎儿先天发育畸形的超声表现。产科超声检查最重要的是对正常切面的熟悉,当正常切面无法扫查出则要高度怀疑异常妊娠的可能。注意胎儿的扫查要完整,熟悉常见的畸形出现的胎龄,在不同孕周检查时高度注意该孕周可能发生的胎儿畸形。

目 标 检 测

1. 正常早孕期胎儿可发现哪些畸形?
2. 正常中晚孕常使用的切面以及其可观察的结构是什么?
3. 卫生部规定产前超声必须检查出的六大致死性畸形是什么?
4. 关于羊水过多常伴发的胎儿畸形说法不正确的是( )。
   A. 无脑儿   B. 胎儿脊柱裂
   C. 脑膨出   D. 高位的胃肠闭锁
   E. 胎儿泌尿系畸形
5. 前置胎盘诊断中,主要观察( )。
   A. 胎盘与子宫间是否有无回声区
   B. 胎盘下缘与子宫颈内口的关系
   C. 胎盘与胎先露的关系
   D. 胎盘厚度
   E. 胎盘与脐带的关系
6. ( )超声指标是确定孕龄的最佳指标。
   A. 子宫大小   B. 孕囊大小
   C. 胚芽长度或头臀径   D. 双顶径、头围、腹围
   E. 股骨长、肱骨长
7. 女性,27岁,孕32w来院行胎儿常规超声检查,之前未进行正规产检。经腹部超声扫查腹部时胎儿胃泡未显示,则首先应考虑为( )。
   A. 肛门闭锁   B. 幽门梗阻
   C. 食管气管瘘   D. 食道闭锁
   E. 以上都不是
8. 诊断宫内妊娠最明确的依据是( )。
   A. 探到宫内无回声区   B. 尿妊娠试验阳性
   C. 血HCG升高   D. 探到卵黄囊
   E. 探到卵巢黄体
9. 异位妊娠最常见部位是( )。
   A. 输卵管壶腹部   B. 输卵管峡部
   C. 卵巢   D. 输卵管间质部
   E. 宫角
10. 脐带是母体与胎儿血气体交换的通道,内含( )。
    A. 两条动脉、一条静脉 B. 一条动脉、两条静脉
    C. 一条动脉、一条静脉 D. 两条动脉、两条静脉
    E. 三条动脉

11. 胎盘早剥诊断中,超声主要观察(　　)。
A. 胎盘部分或全部覆盖子宫颈内口
B. 胎盘与子宫间是否有无回声无区
C. 胎盘与胎头的关系
D. 胎盘与子宫颈内口的关系
E. 卵巢巧克力囊肿

12. (　　)不是早孕超声检查的内容。
A. 妊娠囊　　　　　　　　B. 卵黄囊
C. 胚芽　　　　　　　　　D. 胎儿心脏结构
E. 胎心搏动

13. 葡萄胎特征性声像图表现为(　　)。
A. 子宫大于孕周　　　　　B. 双侧卵巢囊肿
C. 子宫肌层回声不均匀　　D. 宫腔内见蜂窝状无回声
E. 盆腔积液

第十六章

正常心脏超声检查

> **学习目标**
> 1. 掌握：常用的二维心超标准图像的成像方法，图像对应的解剖结构，二维测量径线的方法和位置。
> M型超声显示的内容、曲线运动特征及常见的左心径线的测量位置(4区和2a区)。
> 正常瓣膜的彩色多普勒血流图像(Color Doppler Flow Image,CDFI)特征、多普勒频谱波形特征，特别是二尖瓣血流频谱的波形名称和特点。
> 2. 熟悉：常用的二维、M型及频谱多普勒参数的正常参考值，瓣膜狭窄和反流的CDFI表现，组织多普勒的原理、基本应用及二尖瓣瓣环的组织多普勒频谱曲线的波形特征和意义。
> 3. 了解：心脏的位置、解剖结构、冠状动脉的起源与分布，心脏超声检查的指征、目的、基本流程和检查准备。

第一节 心脏解剖概要

一、心脏的位置和毗邻

心脏位于胸腔中纵隔，2/3位于胸骨左侧，1/3位于胸骨右侧。发育异常患者，心脏可位于胸部正中偏右侧、腹腔、或者裸露于胸壁或腹壁外侧。

心脏前方及左、右两侧均被肺及胸膜遮盖，仅前方小部分直接与胸骨体中下部及第3～6肋骨接触；心脏后方与第5～8胸椎之间为食管、迷走神经、胸降主动脉；除下腔静脉(Inferior Vena Cava，IVC)外，其余大血管均与心脏上部相连。心脏下方为横膈。

自心尖向主动脉根部(Aortic Root，AOR)走行的"轴线"为心脏纵轴，"短轴"与之垂直。由于心脏略向左旋，因此心脏长轴自右肩斜向左肋下，与身体正中线呈约45°夹角。体型瘦长者，心脏垂直位；而体型矮胖、大量腹水及孕妇，横膈上抬，心脏为横位。左心位于心脏的左后方；右心位于心脏的右前方，右心室(Right Ventricle, RV)最靠近前方。

二、心脏的外形结构

心脏状如倒置的"锥形"，大小与拳头相当，并受性别、年龄、体型、活动量、疾病等因素影响。心脏的结构可概括为"一尖、一底、两面、三缘、四沟"。

"一尖"为心尖部,由左心室(Left Ventricle,LV)构成,位于心脏的左前下方,胸骨左缘第五肋间锁骨中线处可扪及心尖搏动。"一底"为心底部,由左右心房及连接心脏后上方的大血管构成,位于心脏的右后上方。"两面"指前面和膈面。前面主要为右心房(Right Atrium,RA)和RV,小部分为左心耳(Left Atrial Appendage,LAA)和LV,绝大部分被胸膜和肺覆盖。其上方可见肺动脉干向左上方走行;升主动脉(Ascending Aorta,AAO)在肺动脉干后方向右上方走行。膈面呈水平位略向后倾斜,大部分由LV构成,小部分由RV组成。"三缘"包括心脏下缘(锐缘)、左缘(钝缘)和右缘。下缘为膈面与胸肋面转折处,由RV及心尖构成;左缘为肺与胸肋面交界处,主要由LV和上方LAA构成;右缘由RA构成。"四沟"是4个腔室的交界投射在心脏表面的4个沟。冠状沟(房室沟)为房室分界,内有冠状静脉窦和冠脉血管走行。前/后室间沟,也称前/后纵沟是左右心室交界,与心脏纵轴平行,分别位于心脏的前面和膈面,冠脉前降支及后降支走行其中。前后室间沟在心尖部汇合,局部凹陷为心尖切迹。房间沟是左右心房的交界,后房间沟、后室间沟与房室沟相交处为房室交点。

三、心脏的内部结构

(一) 4个腔室

分为左、右心房和左、右心室。心房间和心室间分别由房间隔及室间隔分隔,左心房(Left Atrium,LA)与LV之间通过二尖瓣沟通,RA与RV之间通过三尖瓣沟通。由于心脏纵轴扭转,导致RA及RV位于心脏前方,而LA及LV位于后下方。

RA位于心脏右前上方,有上腔静脉(Superior Vena Cava,SVC)入口、IVC入口及冠状窦口3个入口,分别接受相应血管的回流;一个出口,即三尖瓣口,通向RV。上下腔静脉前缘在RA表面形成界沟,内膜面对应界沟的纵行突起为界嵴;右心耳位于RA前上部SVC根部;房间隔中下部RA面有卵圆窝,是房间隔缺损好发部位。

RV位于心脏前下方,为不规则腔室,由RV流入道部、RV心尖部、RV流出道部(RV Outflow Track,RVOT,也称漏斗部或动脉圆锥)三部分组成。RV有一个入口(三尖瓣口)和一个出口(肺动脉瓣口),分别连接RA及肺动脉干。流入道部和流出道部间的肌性突起分隔为室上嵴。RV腔内有前、后、隔三组乳头肌连接于三尖瓣腱索。RV流入道部及RV心尖部有许多肌小梁或肉柱,其中最粗大的一条为隔缘肉柱(又称调节束或节制束),内有右束支通过。RVOT位于RV前上方,内壁光滑,上端连肺动脉干。

LA位于RA的左后方,构成心底大部分。左房后壁两侧有4个入口(肺静脉开口),一个出口(二尖瓣口)通向LV。LAA较右心耳狭长,呈指状,壁厚,内侧壁有梳状肌。

LV有一个入口(二尖瓣口),一个出口(主动脉瓣口)。LV以二尖瓣前瓣为界分为流入道部和流出道部。LV腔内肌小梁较少,内壁较RV光滑。

(二) 心壁

从内向外依次分为心内膜、心肌层和心外膜三层。心室的心内膜下层有心脏传导系统——浦肯野纤维。心肌层由心肌带盘旋环绕构成,心房较薄,心室较厚,LV最厚;其中左室内层和外层心肌纤维走行方向不同,形成心底环和心尖环。心外膜即心包脏层,含有丰富的血管、神经及脂肪组织。

(三) 心间隔

心间隔把心脏分为互不相通的两部分，即容纳动脉血的左心和容纳静脉血的右心。房间隔位于左右房之间，其薄弱处为卵圆窝；室间隔位于左右室之间，上部为膜部，为结缔组织，下部为肌部。三尖瓣隔瓣在室间隔的附着点低于二尖瓣前叶的附着点，二者之间为房室隔，分隔 RA 与 LV。

(四) 心脏瓣膜

是心内膜突向心腔形成的薄片状结构，表面为内皮，内部为致密结缔组织，基部含平滑肌纤维和弹性纤维，与心骨骼的纤维环连接，功能是阻止血液逆流。

三尖瓣和二尖瓣统称房室瓣，其根部附着于房室口周缘的瓣环上，舒张期开启时瓣缘朝向心室，使得血液从心房流向心室；收缩期关闭，防止血流倒回心房（反流）。二尖瓣外形呈半月形，分前叶和后叶，前叶较大。二尖瓣的前后叶又可分为前外区（A_1、P_1）、中区（A_2、P_2）及后内区（A_3、P_3）。瓣膜连接处为交界，分前外交界（C_1）和后内交界（C_3），如发生粘连可造成瓣口狭窄。腱索位于瓣膜的边缘，为纤细的白色结缔组织索，连接于乳头肌。三尖瓣由前叶、后叶和隔叶组成，前叶较大。不论二尖瓣还是三尖瓣，其瓣环、瓣叶、腱索、乳头肌及其附着的室壁是一个结构功能的整体，共同保证瓣膜正常的启闭功能和血流的单向性，其中任何一个结构损伤都将会影响瓣膜功能。

主动脉瓣及肺动脉瓣均称为半月瓣，由 3 个半月形瓣膜组成，其根部附着于主/肺动脉口周缘，游离缘朝向动脉方向，收缩期心室射血时开放，允许血流由心室进入动脉；舒张期关闭，防止血流由动脉倒流回心室。主动脉瓣位于二尖瓣的右前方，每个瓣膜相对的 AOR 管壁略向外膨出，称为主动脉窦（或乏氏窦，Valsalva 窦）。根据有无冠状动脉开口，将主动脉瓣叶及对应的主动脉窦分别命名为右冠瓣/窦（右冠状动脉开口）、左冠瓣/窦（左冠状动脉开口）、无冠瓣/窦（不连接冠状动脉）。

(五) 纤维支架

由致密结缔组织构成，是心肌纤维的附着处，起支持和稳定作用。包括：四个瓣环（二尖瓣环、三尖瓣环、主动脉瓣环和肺动脉瓣环）、左纤维三角（主动脉瓣环与二尖瓣环之间）及右纤维三角（二尖瓣环、三尖瓣环和主动脉瓣环之间）等。

(六) 心脏传导系统

由特殊分化的心肌纤维构成，可触发并传导电冲动，保障心脏按一定的顺序和节律舒缩。包括窦房结、房室结、房室束及其分支，其终末端延续为浦肯野纤维，分布于心室的心内膜下，将电冲动快速传递到各处心肌，使其同步舒缩。

四、心脏的血管

心脏的血供来自于冠状动脉。冠状动脉源自 AOR，分为左右两支，灌注心肌，最后经冠状静脉窦回流入 RA，心脏本身的循环称为冠脉循环。

左冠状动脉（Left Coronary Artery，LCA）起源于左冠窦，左主干位于肺动脉干与 LAA 之间，走行于房室沟，然后分为左前降支（Left Anterior Descending，LAD）和左回旋支（Left Circumflex，LCX）。LAD 沿前室间沟下行，供应室间隔、前壁和心尖部，多于心尖部、前或后室间沟的下 1/3 处与后降支吻合；LCX 沿左侧房室沟绕行 LV 后方，供应 LA 和 LV 侧壁，约 10% 的房室结动脉及 40% 的窦房结动脉发自 LCX。

右冠状动脉(Right Coronary Artery，RCA)源自右冠窦，走行于右心耳和肺动脉干之间，沿房室沟右行至心脏后方房室交点，然后一分为二：后降支沿后室间沟下行，供应其两侧左右心室膈面，末端与 LAD 吻合；右后外侧支沿心下缘左行，供应 RA、RV、房室结和窦房结。

心脏膈面的血供存在变异，据此可将冠脉循环分为右优势型(占 65%，如上所述由 RCA 发出后降支，灌注含 LV 在内的大部分膈面)；均衡型(占 29%，两侧心室的膈面分别由本侧的冠状动脉供血，不超越后室间沟，后降支为左和/或右冠状动脉末梢)；左优势型(少见，仅占 6%，LCA 发出后降支，灌注部分 RV 膈面)。

前外侧乳头肌接受来自左前降支及对角支，以及左旋支的双重血供，后内侧乳头肌仅接受后降支的血供，在右冠优势型人群中是起源于 RCA 的。因此，下壁心肌梗死更易出现乳头肌断裂和后叶连枷。

冠状静脉窦位于心脏膈面，LA 及 LV 之间的房室沟内，由心大静脉、心中静脉和心小静脉汇合而成，收集心肌静脉血，经冠状静脉窦开口注入 RA。

五、心包

心包包裹在心脏及大血管根部的外面，正常厚 1～2 mm。其底部附着于膈肌中心腱，上部逐渐移行于主动脉与 SVC 的外膜。

心包分为浆膜性与纤维性两部分。浆膜性心包由一层光滑的间皮构成，分为壁层与脏层。脏层紧贴心肌，为心外膜，壁层贴于纤维性心包内面。脏、壁两层间的潜在腔隙为心包腔，正常时含 20～30 ml 浆液，起缓冲与润滑作用。脏、壁两层在大血管根部移行返折产生了两个窦：横窦位于主动脉和肺动脉干后方；斜窦位于心脏后方 4 根肺静脉及 IVC 处。斜窦处的心包积液较难检测，且无法穿刺抽吸，量多时可引起局限性 LA 受压和隐匿性心脏压塞。

纤维性心包由坚韧致密的厚层结缔组织构成，包于浆膜性壁层的外面，将心脏固定在胸廓内，并将心包腔与胸膜腔分开。

第二节　正常超声心动图概述

一、仪器条件

应选用配有成人或儿童心脏体表成像探头，具备有心脏成像功能或模式的超声成像仪，包含二维成像、M 型超声、CDFI、脉冲波(Pulsed Wave，PW)及连续波(Continuous Wave，CW)多普勒成像、组织多普勒成像(Tissue Doppler Imaging，TDI)等基本成像功能；以及 M 型或二维测量容积、左室射血分数(Left Ventricular Ejection Fraction，LVEF)、血流流速、压力阶差、流量等基本的心脏计算功能菜单；可同步记录心电图，识别心率/律；配有图像记录、存储和传输设施(如 USB 接口、光盘刻录、网络接口等)。一般成人使用 2.5～3.5 MHz 探头，婴幼儿用 5.0 MHz 的探头。

根据实际工作开展情况，可进一步配置三维心脏探头、经食道探头，以及三维成像、负荷超声、心肌灌注成像或心室造影等其他心脏成像功能或定量软件。

二、心电图连接

于肢端钳夹或黏贴电极。电极片也可以黏贴在胸壁，但需避开检查部位；切换导联，调节心电图的增益（波幅大小）和位置，使其基线稳定，QRS 波型清晰，波幅明显（不与 P 波或 T 波混淆），且不干扰超声图像为宜。

三、扫查部位与体位

完整的超声心动图检查需从不同的角度和部位进行系列扫查，以全面评价心脏的结构和功能。超声心动图依赖于声"窗"，通过声窗，超声波能够避开肋骨和肺穿透到达心脏。四个标准扫查区（透声窗）包括：①胸骨左缘区/胸骨旁区；②心尖区；③剑突下区（肋下区）；④胸骨上区或锁骨上窝（凹）。胸骨左缘区和心尖区为常规检查部位，后二者根据需要选用。剑突下区多用于儿童或肺气肿患者，而胸骨上区主要用于主动脉弓及其分支病变的诊断。扩张或迂曲的 AAO 偶尔需要从胸骨右缘区扫查。

扫查胸骨左缘区时，受检者多取左侧卧位，如检查者为左手操作，则检查床位于机器左侧，患者面向机器和检查者；如果检查者为右手操作，则检查床位于机器右侧，患者背朝机器和检查者。检查时暴露胸前皮肤，左手上举置于枕头旁，以使左侧肋间隙增宽，更好地暴露声窗，右手自然放于体侧，身体放松，平静呼吸。将探头置于胸骨左缘第 3 或 4 肋间，距胸骨左缘 1～3 cm 处（以获得满意图像为准）。扫查心尖区时患者仍取左侧卧位，但较扫查胸骨旁区时略向右平睡，使得心尖部暴露，探头置于心尖搏动最强点内侧。扫查剑突下区，患者可采取左侧卧位，也可仰卧屈膝。扫查经锁骨上凹时，患者多取仰卧位，去枕或背部垫枕，使头后仰，拉伸并暴露颈部。对于不能平卧的患者（如严重心衰端坐呼吸者），可尝试左侧半卧位或坐位检查。

第三节　检查前的准备工作

一、环境和设备的准备

保持环境及仪器整洁，保持适宜的温度、湿度及光线。

使用前需确认设备完好，正确连接电源。开机，选择合适的探头及成像模式，确认设备及探头运行正常，影像记录、存储和传输设备正常。特殊患者（有暴露创面、免疫抑制或传染性疾病、介入或术中等）可能需要特殊的检查环境，需配备必要的监护和急救设施，必要时在探头上覆盖无菌（手）套，使用无菌导声膏。每例检查结束后，需及时清理检查床及台面，清洁及消毒仪器和探头，整理文档，存储图像以备下一例检查。

每日工作完毕需对诊室环境和设备进行清洁及消毒，紫外线照射消毒 30 分钟。每天记录仪器使用情况。定期对设备进行保养，接受院部和相关部门的质检。一旦仪器发生故障，应立即汇报设备科，记录维修情况。

二、受检者准备

常规经胸超声无需空腹。一般不与 Holter(动态心电图)同时检查,以免互相干扰。检查前患者需提供有效身份确认信息,如实提供病史资料,患者按秩序安静候诊。进入检查室后听从指导,配合检查;无法配合或意识不清者,由陪同人员辅助医生完成检查。

三、检查者的准备

部分工作可由预检、文员或护士实施。检查前需核对患者身份信息及检查项目,明确检查目的,了解临床信息、病史资料(如心电图、出院小结、手术记录、门诊病历、其他相关检查报告)及既往超声报告。测量并记录身高、体重、心率和血压等信息。向患者做必要的说明,指导患者配合检查;做好隐私保护;上下检查床时做好防护避免跌倒。检查前后,检查者需根据手卫生要求洗手或用免洗消毒液进行手消毒,必要时还需做好隔离防护(穿隔离衣、戴无菌手套、帽子口罩鞋套等)。特殊检查或危重患者需联系临床医生及上级医生在场,做好必要的监护、供氧、急救等措施,关注并记录患者生命体征。

第四节 二维超声心动图

二维超声心动图(Two Dimensional Echocardiography,2DE)也称断层超声心动图、"扇超",探头发射超声波对心脏作扇形扫描,将经过的心脏血管各层结构的回声反射显示在屏上,实时显示心脏及大血管的结构及活动。良好的 2DE 是其他各种超声成像技术及精确测量的基础,可用于:检测心脏结构及活动异常;指导 M 型及多普勒成像(取样线或取样门宽的放置);定量测量心脏结构及功能,如描记瓣口面积、测量瓣环内径、AOR 和 AAO 的内径、定量 LVEF。双平面改良 Simpson 法是指南推荐的 LVEF 的标准测量方法。

完整的 2DE 检查需从不同的部位及角度获得多个超声动态图像来全面评价心脏的结构和功能。为了相互比较及系列随访,现已确定了 20 余个标准切面。胸骨旁标准切面包括 LV 长轴观及 LV 系列短轴观:心脏大血管(主动脉)水平、二尖瓣水平、乳头肌水平及心尖水平。心尖部 3 个标准切面为心尖四腔心、两腔心及心尖长轴观,彼此相差 60°。

一、胸骨旁 LV 长轴观(PLAX)

探头置于胸骨左缘第 3、4 肋间处,超声束近似垂直向后扫查,声束方向沿患者左髋到右肩连线。当心脏为悬垂位时,需顺时针旋转探头;为横置位时,则需逆钟向旋转探头,以确保声束与心脏长轴平行。

图像相当于沿着心脏长轴切开 LV,由人体左侧向右侧观察所见,可显示 LA、LV、二尖瓣、室间隔、RV、主动脉、主动脉瓣及冠状静脉窦(图 16-1)。屏幕上方为心脏前方(胸壁及 RV),下方为心脏后方(LV 后壁等),右侧为心底部及 AOR,左侧为心尖部。要求心尖和 AOR 处于水平,深度以远场显示降主动脉短轴为宜;如心尖上翘,探头位置可上移一个肋间。

AOR 可见其中的主动脉瓣。收缩期右冠瓣和无冠瓣快速开放,与主动脉前后壁平行;

心室舒张时瓣叶关闭。瓣上方的主动脉壁略向外突出,前壁为右冠窦,后壁为无冠窦。主动脉前壁向下与近端膜部室间隔及远端较厚的肌部室间隔延续。室间隔的后方依次为 LV 腔、LV 后壁和心包,心包的回声最强。收缩期室间隔与 LV 后壁呈反向运动。AOR 前方为 RVOT,后方为 LA。LA 呈横椭圆形,其后壁与 LV 后壁相延续,二者的分界为房室沟;LA 后方圆形无声区为降主动脉短轴。LA 与 LV 间有二尖瓣口,由二尖瓣前、后叶组成,前叶与主动脉后壁相连续,舒张期瓣口开放,前叶向室间隔运动,后叶向 LV 后壁运动,收缩期二尖瓣闭合。

可二维测量 LA 前后径、LV 的舒张末内径和收缩末内径、室壁厚度。腔径测量为内膜面至内膜面;室壁厚度于舒张末期测量;LA 最大前后径在收缩末期测量,如图 16-1(b)所示,需避开肺静脉入口和无冠窦窦壁。二维测量可以保证测量径线与心腔及室壁纵轴垂直,避免 M 型取样线斜切导致的误差。

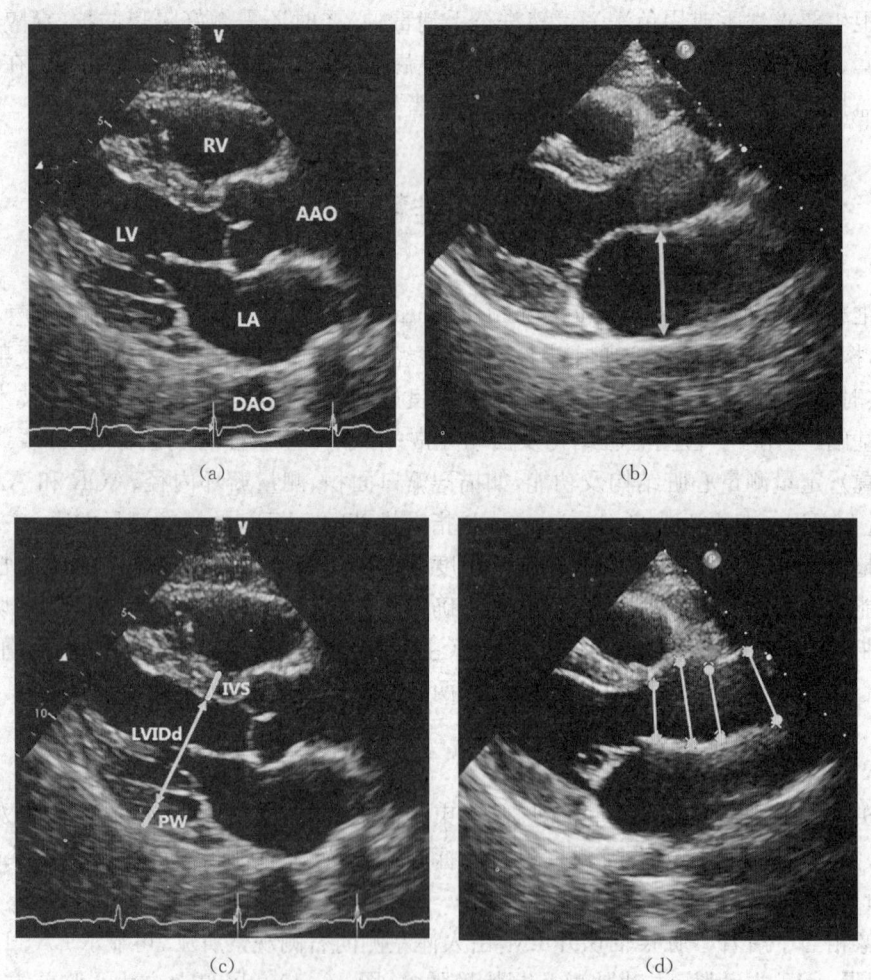

图 16-1 胸骨旁 LV 长轴观及相关径线的二维测量

(a)为胸骨旁长轴观对应的解剖结构;(b)为收缩末期二维测量 LA 前后径(黄色双箭头);(c)为二维测量 LV 内径(黄色双箭头)和室壁(黄色短线);(d)为主动脉根部的测量,从左至右分别为主动脉瓣环、主动脉窦、窦干结合部和升主动脉内径(黄色双圆头线)。

AAO:升主动脉,DAO:降主动脉,IVS:室间隔,LA:左心房,LV:左心室,LVIDd:左心室舒张末内径,PW:后壁,RV:右心室。

PLAX 也是观测 AOR 及 AAO 的最佳处,二维测量 AOR 内径对于马方综合征的随访十分重要,标准四线测量包括:主动脉瓣环、主动脉窦部、窦干结合部(Sinus Trunk Junction,STJ)及 AAO 近端(STJ 上 1~2 cm),其正常值如表 16-1 所示。瓣环内径为收缩期主动脉瓣开放最大时测量瓣根部植入点处,主动脉内径为前壁内膜至后壁内膜的最大径线,与血管长轴垂直,窦部内径需避开右冠状动脉开口,如图 16-1(d)所示。

表 16-1 成人主动脉根部测量值(ASE2015 年指南推荐)

主动脉根部	绝对值(cm)		指数值(cm/m^2)	
	男性	女性	男性	女性
瓣环	2.6 ± 0.3	2.3 ± 0.2	1.3 ± 0.1	1.3 ± 0.1
主动脉窦	3.4 ± 0.3	3.0 ± 0.3	1.7 ± 0.2	1.8 ± 0.2
窦干结合部	2.9 ± 0.3	2.6 ± 0.3	1.5 ± 0.2	1.5 ± 0.2
近端升主动脉	3.0 ± 0.4	2.7 ± 0.4	1.5 ± 0.2	1.6 ± 0.3

注:指数值是指用体表面积标准化,即绝对值除以体表面积。

二、胸骨旁心底短轴观

也称大动脉水平短轴观,如图 16-2(a)(b)所示。探头置于胸骨左缘第 2、3 肋间,在 PLAX 的基础上,探头顺钟向旋转 90°,并略向右上方倾斜,声束方向与左肩和右肋弓连线平行,与 LV 长轴近乎垂直。屏幕上方为心脏前方(胸壁及 RVOT),下方为心脏后方(LA),屏幕左侧为心脏右侧,屏幕右侧为心脏左侧。主要用于观察 AOR 及主动脉瓣、冠状动脉起源及分支、RVOT、主肺动脉及肺动脉瓣、三尖瓣等病变,也可对室间隔缺损(Ventricular Septal Defect,VSD)和房间隔缺损(Atrial Septal Defect,ASD)进行诊断和定位。

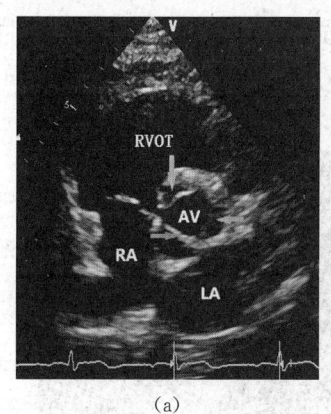 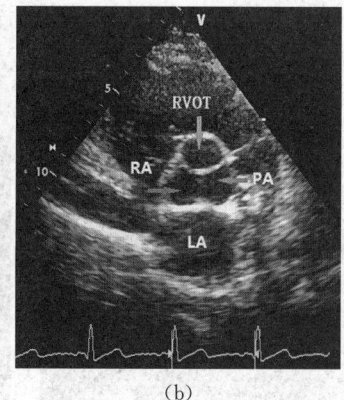 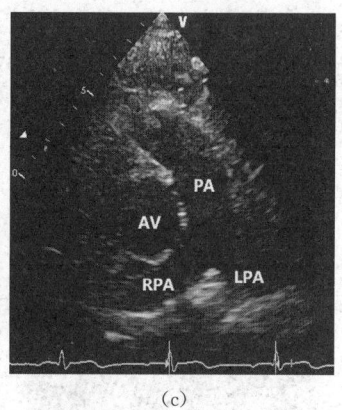

(a) (b) (c)

图 16-2 胸骨旁大血管短轴观(a)(b)及肺动脉分叉观(c)

(a)为主动脉瓣开放时相;(b)为主动脉瓣关闭时相,橙色、绿色及紫色的箭头分别代表右冠瓣、左冠瓣及无冠瓣;(c)为肺动脉分叉观。
AV:主动脉瓣,LPA:左肺动脉,PA:肺动脉,RA:右心房,RPA:右肺动脉,RVOT:右室流出道;其他注释同前。

图像中央为圆形的 AOR 短轴,可见主动脉三个瓣叶开放呈三角形,关闭呈"Y"形,上方为右冠瓣,左下方为无冠瓣,右下方为左冠瓣。左冠窦中部可见 LCA 开口及左主干起始段;右冠窦可显示 RCA 开口及其近端(图 16-3)。主动脉前方为 RVOT,后方为 LA。自 LA 顺钟向依次显示:房间隔、RA、三尖瓣前叶及隔叶、RV、RVOT、肺动脉瓣及主肺动脉。

LA 的屏幕右侧有时可见 LAA。

再略使探头上倾，或使患者进一步左侧，可在 AOR 短轴的右侧显示主肺动脉及其左、右肺动脉分支，如图 16-2(c)所示。得到肺动脉分叉观，常用于观测肺动脉和肺动脉瓣病变，动脉导管未闭(PDA)多在此诊断。

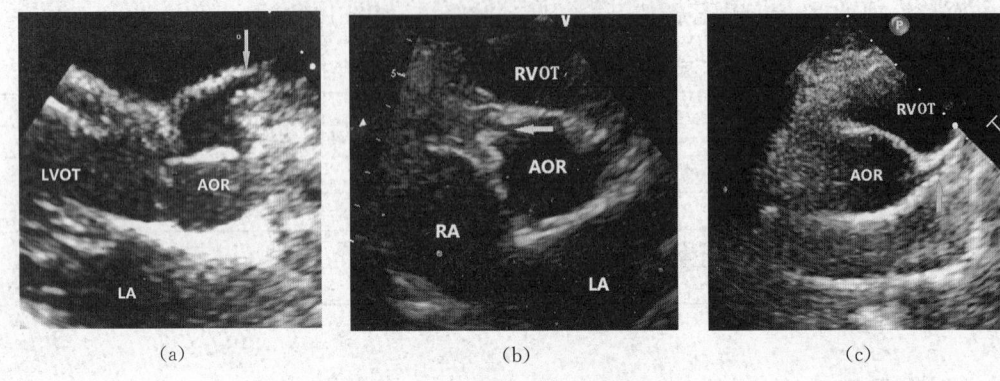

图 16-3　正常人的冠状动脉

(a)为放大的胸骨旁左室长轴观，箭头指示右冠状动脉起始端于右冠窦；(b)和(c)均为大血管水平短轴观，箭头分别指示右冠状动脉起始于右冠窦(b)及左冠状动脉起始于左冠窦(c)。AOR：主动脉根部，LVOT：左室流出道；其他注释同前。

三、胸骨旁 LV 系列短轴观

探头置于胸骨左缘第 3 或 4 肋间处，从大动脉短轴位置朝心尖向下倾斜探头，可依次获得 LV 二尖瓣水平、乳头肌水平及心尖水平的短轴切面，用于评价二尖瓣病变、LV 室壁节段运动、RV 结构及功能、以及检测肌部 VSD。LV 位于图像后方，心腔呈圆形，室壁和室间隔呈面包圈样；RV 位于图像的左前方，呈新月形或三角形，RV 壁较薄；二者之间为室间隔，呈弓状凸向 RV 侧(图 16-4)。

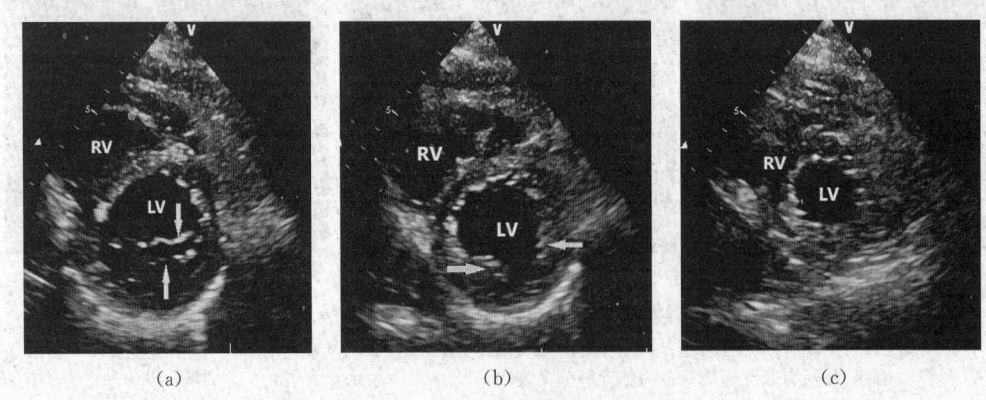

图 16-4　胸骨旁左室系列短轴观

(a)为二尖瓣水平，蓝色和黄色箭头分别指示二尖瓣的前叶和后叶；(b)为乳头肌水平，绿色及黄色箭头分别指示前外乳头肌和后内乳头肌；(c)为心尖水平。其他注释同前。

二尖瓣口水平短轴观，如图 16-4(a)所示。可见二尖瓣口舒张期开放呈鱼口状，收缩期关闭时前叶与后叶闭合成一条状回声；可用于观测二尖瓣口有无狭窄、二维测量二尖瓣口面积、定位脱垂部位等。冠状静脉窦扩张时，LV 后方的后房室沟处可见扩张的冠状静脉窦走行，偶尔会误诊为心包积液。

进一步下压探头可显示乳头肌体部[LV 乳头肌水平短轴观，图 16-4(b)]，为突入 LV 腔内的圆形肌束，3～4 点钟位置为前外乳头肌，7～8 点钟位置为后内乳头肌，可观察 LV 及乳头肌病变。

探头再向左下方倾斜可得到 LV 心尖短轴观，如图 16-4(c)所示，前方 RV 腔基本消失。主要用于观察心尖部病变，如心尖部室壁瘤及血栓、心尖肥厚型心肌病、LV 致密化不全等。如心尖水平短轴观发生斜切，可将探头下移一个肋间（第 4～5 肋间）。

四、心尖区系列切面

扫查心尖系列切面时，屏幕上方为心尖部，下方为心底部（左右房顶部），屏幕左侧为右房室，右侧为左房室。心尖部是评价 LV 节段运动、瓣膜结构及跨瓣血流、测量心腔大小、定量心脏功能的重要观测区。

（一）心尖四腔观（A4C）及心尖五腔观（A5C）

探头置于心尖搏动点，标识朝向患者左侧，声束平面近乎平行胸部，探头朝向右肩胛骨。可同时显示心脏的四个腔室，LA 及 RA 位于下方，LV 及 RV 位于上方，左心位于图像右侧，右心位于图像左侧。室间隔及房间隔垂直位于中央；左右房室瓣关闭时近乎水平，与房间隔、室间隔呈十字交叉。二尖瓣前叶附着点比三尖瓣隔叶的附着点高 0.5～1.0 cm，是鉴别 LV 和 RV 的依据。由于卵圆窝与声束近乎平行，常因回声失落而被误诊为 ASD。室间隔近心底为膜部，近心尖为肌部。LV 呈卵圆形，内膜较光滑。RV 为三角形，内有较多肌束，可见斜行粗大的调节束，这也是鉴别 LV、RV 的依据之一。LA 后侧壁可见 1～4 条肺静脉汇入。屏幕的左下方，LA 顶的外侧可见圆形的降主动脉短轴。

A4C 是测量四个心腔大小和 LVEF 的标准测量切面，也是观察房室瓣血流及病变的重要切面。要求十字交叉在图像正中直立，深度以图像左下方显示降主动脉短轴为宜，探头扫查平面需过 LV 中轴，显示 LV 腔最大观，避免斜切导致左心腔的测量误差。

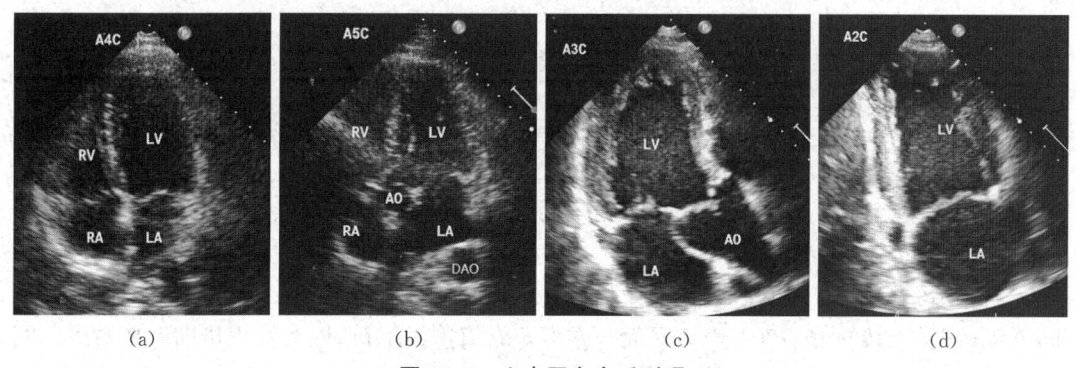

图 16-5　心尖区左室系列观

(a)为心尖四腔观（A4C），(b)为心尖五腔观（A5C），(c)为心尖 LV 长轴观（A3C），(d)为心尖二腔观（A2C）。其他注释同前。

心房的测量在收缩末期心房最大时进行，测量心房上下径（长径，由房顶至房室瓣环水平中点，避开右上肺静脉入口）和左右径（横径，心房中部），二者垂直；也可描记心房面积；用面积长度法或 Simpson 法测量心房的最大容积(需结合 A2C)。心室的测量在舒张末期进行,长径为心尖心内膜面至二尖瓣环中点,横径(左右径)为心室最宽处,从室间隔内膜面至侧壁内膜面(图 16-6);LVEF 的测量参见第十七章。结合 LV 乳头肌水平短轴观和 A4C,可以用二维法测量 LV 心肌质量。

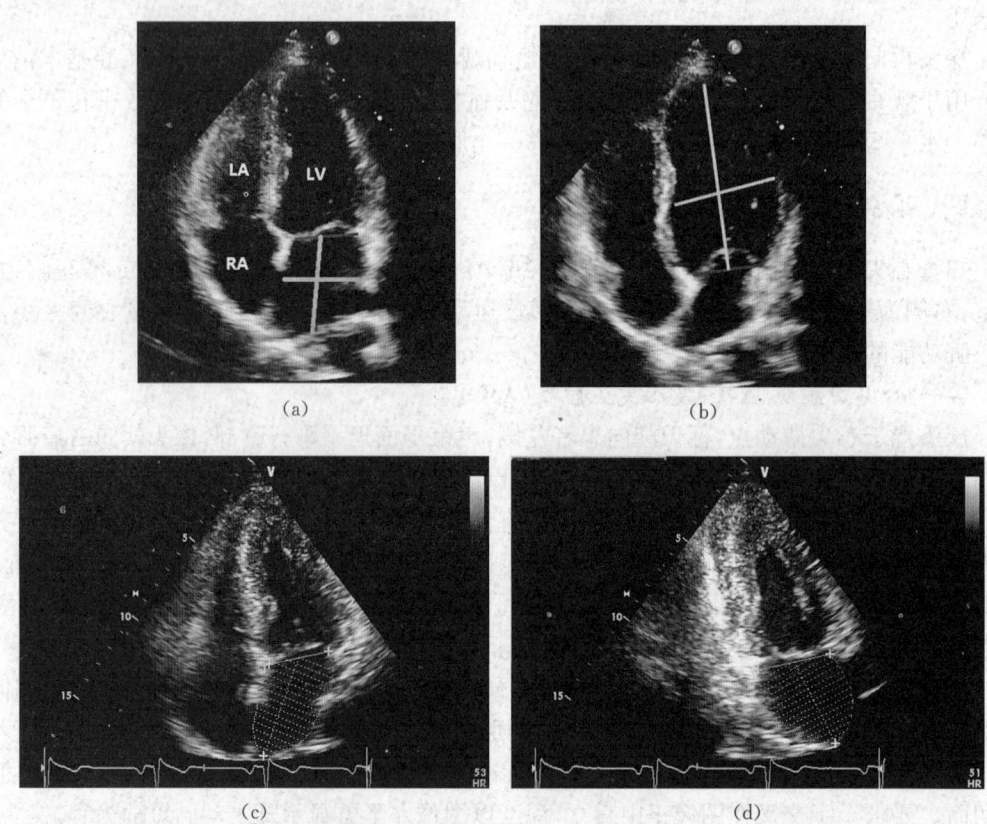

图 16-6　LA 及 LV 的二维测量

(a)和(b)均为心尖四腔观,(a)为收缩末期测量 LA 长径及横径,(b)为舒张末期测量 LV 的内径,均为黄色线条所示,绿色为二尖瓣环水平;(c)和(d)为收缩末期 Simpson 法测量 LA 最大容积,其中(c)为心尖四腔观,(d)为心尖两腔心。
其他注释同前。

在 A4C 的基础上探头略向前倾斜,可得到 A5C。除 A4C 之解剖结构外,在左右房室瓣之间出现 AOR 的长轴观,其前壁与室间隔相连,后壁与二尖瓣前叶连续,腔内可见主动脉瓣,此切面对观测 LV 流出道(LV Outflow Track,LVOT)及主动脉瓣血流非常重要。

(二) 心尖 LV 长轴观

也称心尖三腔观(A3C),主要用于观测主动脉瓣、LV、LVOT、LA 和二尖瓣。探头位置同 A4C,逆钟向转 90°～100°,声束平面与左腰至右肩连线平行,探头标识指向患者右肩。图像右下角为 AOR 长轴,下方为 LA 及二尖瓣,上方为 LV 及心尖,右侧为室间隔和 RVOT,左侧为 LV 后壁。

(三) 心尖二腔观(A2C)

探头自 LV 长轴观再顺钟向回旋 30°,探头标识朝向患者头部,探头扫查平面与身体纵轴平行,且向后倾斜,使右心腔完全消失,可显示 LA、LV 及二尖瓣,可用于观察二尖瓣及 LV 的病变。部分透声好的患者可在图像左侧，房室交界处显示 LAA。探头略向后压，可在图像的下方显示胸主动脉的长轴，由屏幕右下方向左上方走行，可用于诊断胸主动脉的病变。

五、剑下四腔观[图 16-7(c)]

探头置于剑突下，标识朝左，声束平面近乎平行胸部，探头指向患者左肩，可得到剑下四腔观，显示心脏位置、心尖方向、房室连接、房室瓣的位置及活动，广泛用于先天性心脏病及合并肺气肿胸骨旁区透声差的患者。

图像类似于 A4C 向屏幕右侧倾倒，心尖位于屏幕右侧，RV 及 RA 在上，LV 及 LA 在下。房、室间隔暴露完整，二、三尖瓣显示清晰。由于声束与房间隔接近垂直，显示 ASD 的回声中断几无假阳性。

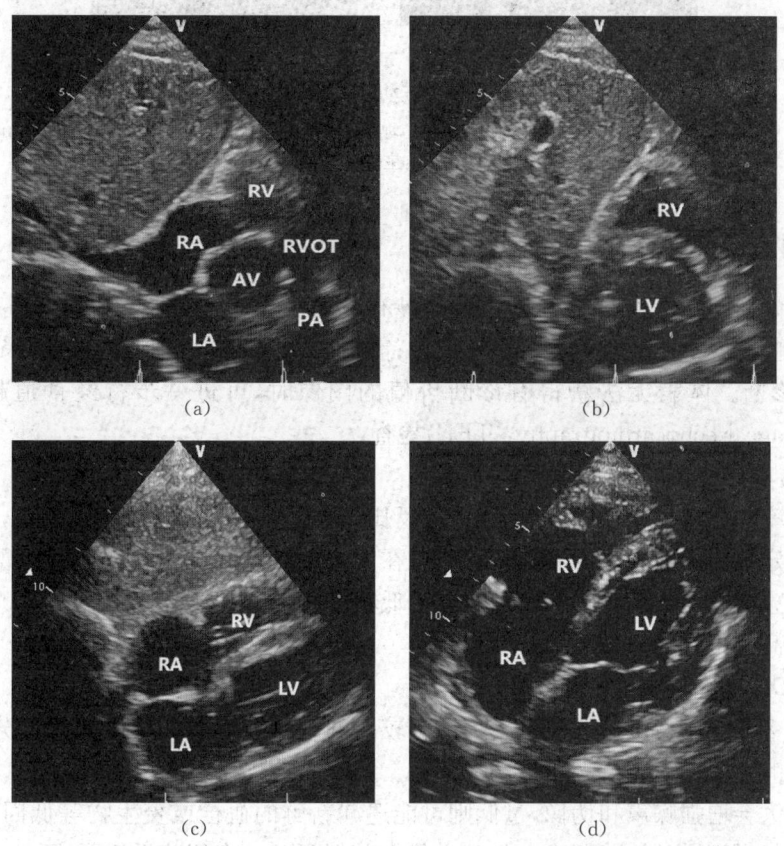

图 16-7 剑下系列观(a)(b)(c)及胸骨旁四腔观(d)

(a)为剑下大血管短轴观，是测量 RVOT 流速的最佳部位；(b)为剑下左心室短轴观，可评价左室节段运动，肺气肿患者也可于此进行 M 型测量；(c)为剑下四腔观；(d)为胸骨旁四腔观，观察房间隔最佳。其他注释同前。

六、主动脉弓长轴观(图 16-8)

探头置于胸骨上窝或右锁骨上窝处，声束平面与主动脉弓走向平行，主要观测 AAO、主动脉弓及其分支、以及降主动脉近端的血流和病变，如图 16-8(a)所示。主动脉弓顺钟向依次发出无名动脉、左颈总动脉及左锁骨下动脉；在主动脉弓的下方为右肺动脉短轴，可用于扫查未闭的动脉导管。收缩末期可测量主动脉弓(无名动脉和左颈总动脉开口之间)和降主动脉起始端(左锁骨下动脉远端约 1.0 cm 处)的内径,如图 16-8(b)所示。

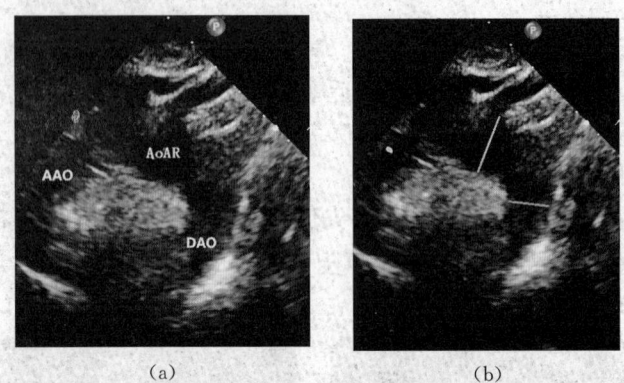

图 16-8 主动脉弓长轴观

(a)为二维图像;(b)为主动脉弓和降主动脉的测量。
AAO:升主动脉,AoAR:主动脉弓,DAO:降主动脉。

七、扫查要点

肥胖、肺气肿、胸壁骨折及开放性伤口、纱布或引流管、监测导线、机械通气、心动过速、限制体位/制动、或不能配合等均会干扰成像;需根据具体情况合理调整仪器、采用合适的声窗,多角度诊断。体表无法获得有诊断价值的图像时,可进一步行经食道超声心动图(Transeophageal echocardiography, TEE)检查。

(一) 频率的选择

探头频率和分辨力成正比,与穿透力成反比。心脏探头多为宽频变频探头,发射的声波频率可在一定范围内变化,可根据需要调整,在图像的穿透力和分辨力之间取得最佳平衡。通常肥胖的患者或深部病变(如剑下观)选用低频带,穿透力强;透声好(如儿童)或扫查精细构造时选用高频带,分辨力好。

(二) 2DE 图像标准和图像调节

优质的 2DE 图像需大小深度适宜,具有较高的细微分辨力和较好的对比分辨力,图像均匀,亮度和辉度自然适宜;无明显伪像存在。调整的参数和方法详见第七章。

增益过大会增强噪声和伪像,过低则可能遗漏新鲜的血栓或赘生物等低回声信号。心脏超声检查的时间增益补偿(TGC)和侧向增益补偿(LCG)多调节为弧形,两端小,中间大。

正常成人心脏成像深度胸骨旁区一般 15~16 cm,心尖区一般 17~18 cm,剑下观一般在 20 cm 以上。要求远场能显示房顶及降主动脉。近场组织增厚(皮下脂肪),或有占位、积液等,或者心脏增大时需增加深度。

视野的宽度与帧频成反比;放浅深度及缩窄视野可提高帧频。心尖室壁瘤或心脏极度扩大者,常需扩大视野(扇角)才能充分显示心尖,现有设备最大扇角可达 120°;但扇角过大会降低帧频,影响图像质量;可在视野宽度(扇角)不变的情况下左右偏转扇角到所需观测的部位;虚拟心尖技术可在不增加视野的情况下,在图像近场虚拟心尖,使得真实的心尖图像向中场移动,在不损害帧频的情况下使心尖得到更充分的显示。

调整聚焦至感兴趣区可提升空间分辨力。心脏图像快速动态变化,需调低余辉,否则有"拖尾感"或飘移感。使用谐波(Harmonic,H)成像可改善心脏图像质量,提高对比分辨力和信噪比,增强心内膜、血管及肿块等边界显示;但会使图像颗粒增粗增亮,有时会干扰对微细结构的判断,比如瓣叶厚度、赘生物等,需要在基波成像和谐波成像之间切换。

一般来说,调节病变位置至合适的深度,尽可能用高频,将聚焦点移至病变部位,采用谐波成像,有助于提高分辨力;调低频率,将焦点移到远场,关掉谐波,调高远场 TGC,采用更低频率有助于提高穿透力。

(三) 伪像

常见的伪像及其原理详见第七章。A4C 上房间隔因与声束平行,会产生"回声失落"伪像,常被误诊为 ASD,胸骨旁四腔观[如图 16-7(d)]或剑下切面房间隔与声束夹角增大甚至垂直,可避免假阳性;人工机械瓣及支架的声影会遮盖后方结构的显示,特别是机械二尖瓣,常需 TEE 来检测血栓、赘生物、瓣周漏及反流;AAO 内的混响伪像会在主动脉腔内形成细的线状回声,与管壁平行,常被误诊为夹层分离撕裂的内膜片,但其走行与管壁完全平行,活动与管壁搏动同步,多切面观察可消失,血流无明显分界,无真假腔及沟通有助于鉴别,必要时可行 TEE 或结合 CT、CMR 等其他影像技术来诊断。

(四) 图像的存储

心脏为活动的脏器,因此需留存动态二维及 CDFI 视频(含 3~5 个心动周期),正常人一般 20 个视频左右。留存的视频要求图像质量稳定,无飘移,无呼吸干扰。血流频谱和重要测值,具有诊断价值的典型的静态图像也需留存,频谱需设置稳定,无基线或标尺的变化,图像质量稳定,走行需满幅。

图像存储要求资料完整,方便检索调阅,安全可靠。存储的方式视具体情况而定。格式根据后续处理的需要,原始数据或 DICOM 格式可于日后进一步在机或脱机分析;而 PC 文档(JPG 或 AVI 格式)有助于日后随访、病例讨论以及教学。

第五节　M 型超声心动图的基本图像

M 型超声心动图(M mode echocardiogram)记录了取样线上的结构(心肌、血管壁、瓣膜等)随时间变化的曲线及运动规律,其横轴为时间轴,纵轴为组织运动的幅度,是目前所有超声显像模式中时间分辨力最高的技术。M 型超声心动图能观察心脏结构的活动轨迹,瓣膜开放的速度及幅度;精确测量心脏径线,计算 LVEF;在心脏再同步化治疗中,可测量室间隔与 LV 后壁之间的收缩延迟;与 CDFI 叠加的彩色 M 型超声有助于判断血流或反流的时相,二尖瓣血流的彩色 M 型超声还可用于评价舒张功能。

一、心底波群(4 区)

也称 AOR 波群,PLAX 上将取样线移至 AOR,如图 16-9(d)所示,图像自上而下依次为:胸壁、RVOT 前壁、RVOT、主动脉前壁、主动脉瓣、主动脉后壁、LA 腔及 LA 后壁;是测量 AOR(舒张末期)及 LA 前后径(收缩末期)的重要部位。AOR 扩张时很难同时显现主动脉窦部最大径和 LA 最大前后径,需分别测量。

4区的特征是主动脉前、后壁为两条平行搏动的曲线(同向运动),收缩期向前,舒张期向后,舒张期出现缓慢的二次前向运动,即重搏波(图中箭头所示)。

主动脉腔内可见主动脉瓣回声,收缩期为"方盒状"(瓣叶开放平行于主动脉壁),方盒的宽度为LV射血时间,高度为瓣膜开放幅度;舒张期瓣叶关闭为主动脉中央的一条细线。

二、二尖瓣波群(2b区和3区)

2b区取样线经过PLAX的二尖瓣瓣尖水平,如图16-9(b)所示,是获取二尖瓣M型运动曲线的最常用部位。显示内容自上而下为:胸壁、RV前壁、RV腔、室间隔、LV腔、二尖瓣前叶、二尖瓣后叶及LV后壁。正常二尖瓣前叶舒张期呈双峰状,为舒张期二尖瓣两次开放的表现,前后叶呈镜像。3区取样线位于二尖瓣前叶体部处,图像内容与2b相同[图16-9(c)]。

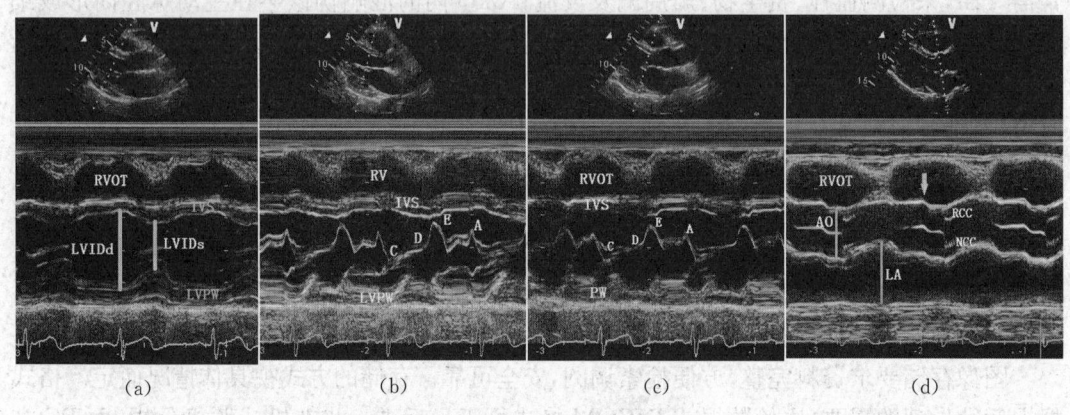

图16-9 正常M型超声波群

(a)为2a区,即腱索水平的M型波形,橙色线条代表舒张末期和收缩末期测量左室内径,从室间隔的内膜面至后壁的内膜面;(b)为2b区,取样线位于前叶瓣尖处,二尖瓣前叶舒张期开放呈双峰状,早期为E峰,晚期为A峰,收缩期瓣叶闭合呈一斜行向上直线(CD段);(c)为3区,位于前叶体部,类似于(b)图;(d)为4区,即心底水平,箭头所示为主动脉重搏波,橙色及绿色线条分别代表舒张末期测量主动脉内径及收缩末期测量左房前后径。

IVS:室间隔,LVIDd:舒张末期左室内径,LVIDs:收缩末期左室内径,LVPW:左室后壁,NCC:无冠瓣,RCC:右冠瓣;其他注释同前。

三、心室波群(2a区)[图16-9(a)]

取样线位于PLAX的二尖瓣腱索水平,由上而下为:胸壁、RV前壁、RV腔、室间隔、LV腔、二尖瓣腱索及LV后壁。2a区是LV室壁厚度和LV腔前后径的标准测量区,正常测值参见表16-2及表16-3。准确测量的前提是获得标准的LV长轴观,内膜清晰,取样线与室壁和LV长轴垂直。

室间隔位于心脏中部,其前方为RV腔,后方为LV腔。室间隔与LV后壁呈反向运动,收缩期二者均增厚,均朝LV腔内(向心)运动;舒张期二者均变薄,室间隔向RV腔方向运动,而LV后壁背离LV腔向后(离心)运动。LV腔内径在心动周期中的变化程度,即短轴缩短分数(Fractional Shortening, FS)反映了LV收缩功能(详见第十七章相关部分)。

通常在舒张末测量室间隔(Septal Wall Thickness, SWT)和左室后壁厚度(Posterior,

Wall Thickness,PWT),仪器可自动计算 LV 心肌质量指数(LV Mass Index,LVMI)。相对室壁厚度(Relative Wall Thicknessm,RWT)反映了室壁厚度与心腔大小的关系,RWT$=2\times$PWT/LVIDd,正常时$\leqslant 0.42$(表 16-2)。

根据 LVMI 和 RWT 可将左室构型划分为:正常(二者均正常)、向心性重构(LVMI 正常而 RWT>0.42)、离心性肥厚(LVMI 升高而 RWT 正常)和向心性肥厚(LVMI 和 RWT 均升高)。

表 16-2 LV 测量值的正常范围及异常程度的划分(根据 ASE 指南推荐)

	女性				男性			
	参考值	轻度	中度	重度	参考值	轻度	中度	重度
左室内径及室壁厚度								
LVDd, cm	3.8~5.2	5.3~5.6	5.7~6.1	≥6.2	4.2~5.8	5.9~6.3	6.4~6.8	≥6.9
LVDd/BSA, cm/m²	2.2~3.1	3.2~3.4	3.5~3.6	≥3.7	2.4~3.2	3.3~3.4	3.5~3.7	≥3.8
SWT, cm	0.6~0.9	1.0~1.2	1.3~1.5	≥1.6	0.6~1.0	1.1~1.3	1.4~1.6	≥1.7
PWT, cm	0.6~0.9	1.0~1.2	1.3~1.5	≥1.6	0.6~1.0	1.1~1.3	1.4~1.6	≥1.7
RWT, cm	0.22~0.42	0.43~0.47	0.48~0.52	≥0.53	0.24~0.42	0.43~0.46	0.47~0.51	≥0.52
左室心肌质量								
M 型方法								
LVM (g)	67~162	163~186	187~210	≥211	88~224	225~258	259~292	≥293
LVMI, g/m²	43~95	96~108	109~121	≥122	49~115	116~131	132~148	≥149
2DE 方法								
LVM (g)	66~150	151~171	172~193	≥193	96~200	201~227	228~254	≥254
LVMI, g/m²	44~88	89~100	101~112	≥113	50~102	103~116	117~130	≥131
左室容积及 LVEF								
LVEDVI, ml/m²	29~61	62~70	71~80	>80	34~74	75~89	90~100	>100
LVESVI, ml/m²	8~24	25~32	33~40	>40	11~31	32~38	39~45	>45
内膜 FS(%)	27~45	22~26	17~21	≤16	25~43	20~24	15~19	≤14
中层 FS(%)	15~23	13~14	11~12	≤10	14~22	12~13	10~11	≤10
2D-LVEF(%)	54~74	41~53	30~40	<30	52~72	41~51	30~40	<30
左房大小								
LA 前后径, cm	2.7~3.8	3.9~4.2	4.3~4.6	≥4.7	3.0~4.0	4.1~4.6	4.7~5.2	≥5.2
LAVI, ml/m²	16~34	35~41	42~48	>48	16~34	35~41	42~48	>48

注:BSA:体表面积;LA:左心房;LAVI:左房容积指数;FS:缩短分数;LVDd:舒张末左室内径;LVEDVI:左室舒张末容积指数;LVEF:左室射血分数;LVESVI:左室收缩末容积指数;LVM:左室心肌质量;LVMI:左室心肌质量指数;PWT:后壁厚度;RWT:相对室壁厚度;SWT:室间隔厚度。

四、心尖波群(1区)

取样线置于LV乳头肌水平,自上而下依次为:胸壁、RV前壁、RV、室间隔、LV、后乳头肌及LV后壁。

五、三尖瓣波群

主动脉短轴观上移动取样线经过三尖瓣前叶,由上至下依次显示:胸壁、RV前壁、RV、三尖瓣前叶、RA腔及RA壁,三尖瓣曲线似二尖瓣。

六、肺动脉瓣波群

主动脉短轴观上移动取样线过肺动脉瓣后瓣,由上至下显示:胸壁、RVOT壁、肺动脉瓣、主肺动脉腔、房肺沟、LA及LA后壁。

表16-3 中国人正常左心测量参考值

测量参数	时相	方法	正常值 男	正常值 女
胸骨旁左心室长轴观				
SWT(mm)	舒张末期	二维+M型	8.9±1.3	8.1±1.3
LVIDd(mm)	舒张末期	二维+M型	46.2±4.0	43.2±3.3
LVIDs(mm)	收缩末期	二维+M型	30.6±4.1	28.1±3.7
PWT(mm)	舒张末期	二维+M型	8.7±1.2	7.9±1.2
LVOT内径(mm)	收缩末期	二维	19.3±2.9	17.5±2.8
主动脉瓣环内径(mm)	舒张末期	二维	21.3±2.5	19.6±2.3
主动脉窦部内径(mm)	舒张末期	二维	30.1±3.2	27.4±3.1
主动脉根部内径(mm)	舒张末期	二维	27.7±3.7	25.9±3.5
LA前后径(mm)	收缩末期	二维	31.1±3.9	29.4±3.8
心尖四腔观、心尖两腔观				
LA长径(mm)	收缩末期	二维	46.8±5.9	45.1±5.8
LA横径(mm)	收缩末期	二维	35.7±4.6	34.6±4.3
LA面积(cm^2)	收缩末期	二维	14.7±3.2	13.9±2.8
LAV(ml)	收缩末期	二维	38.0±11.6	34.8±10.7
LVEDV(ml)	舒张末期	二维或三维	86.7±20.8	72.2±17.6
LVESV(ml)	收缩末期	二维或三维	31.2±9.6	26.0±9.0

注:LA:左心房;LAV:左心房容积;LVEDV:左室舒张末容积;LVESV:左室收缩末容积;LVIDd:舒张末左室内径;LVIDs:收缩末左室内径;LVOT:左室流出道;PWT:后壁厚度;RWT:相对室壁厚度;SWT:室间隔厚度。(摘自《中国成年人超声心动图检查测量指南》)

七、扫查要点

体位及仪器调节同2DE,扫查速度一般50 mm/s,心率快时可用100 mm/s;测量多于胸骨旁长轴观,必要时亦可在LV短轴观进行;对于肺气肿或胸部有创口的患者,也可选取剑下观;非常规切面测量应在报告上予以标注,以便日后复查时参照。

同一医疗单位应固定使用一种测量方法;同一患者系列随访时应选用同一成像区的同一切面引导的 M 型超声心动图,以减少测量者之间的误差,增加系列检查的重复性。测量时务必使取样线与室壁和心室的长轴垂直,仔细识别心内膜,避免假腱索、贴壁的肌束干扰。以心电图 R 波顶点为舒张末的标识,以 T 波终末点为收缩末的标识。测量壁厚为该壁上缘至下缘的垂直高度;LV 后壁以心外膜上缘(无心包积液时)回声为下界。腔径测量均以垂直距离为准,由前壁心内膜回声下缘至后壁心内膜回声的上缘。流出道内径和血流的测量,国内外存在差异,国内的测量位点为半月瓣下 1.0 cm 处,而欧美则在半月瓣环处测量。

第六节 各瓣膜彩色血流图像

彩色血流显像(Color Doppler Flow Imaging,CDFI)是将彩色编码的血流速度叠加在 2DE 上,以实时显示血流的方向和速度。红色显示朝向探头的血流,蓝色显示背离探头的血流;红色或蓝色越纯正,表示血流以层流为主,速度越快,色泽越亮。异常血流速度超过极限频率而呈现频率混迭,显示为多色镶嵌的血流。

CDFI 可实时显示心脏及大血管内的血流,迅速筛检异常血流,包括射流、反流和分流,显示其来源、方向、分布及程度;可引导 PW 和 CW 多普勒准确测定分流和反流的速度、面积、分流量、压差、心排血量等血流动力学指标。这一技术在临床上被广泛应用,已基本取代了诊断性心导管检查。需多切面多角度全面扫查,包括心脏各瓣膜区、心室流入道及流出道、各大血管回流或起始处、房室间隔、异常缺损与通道,逐一寻找异常血流,判断严重程度需综合多个切面观察。心率快时可用视频回放逐帧观测;可用心电图 R 波触发或彩色血流 M 型分析血流与时相的关系。

CDFI 的缺点在于:时间和速度分辨力较低(帧频为 10~30/s);CDFI 实时叠加在 2DE 上时,2DE 帧频减少,质量降低;彩色编码是基于 PW 技术,故血流速度高时可出现频率混迭现象,血流彩色"反转",易造成误诊;CDFI 检测右向左分流敏感性较差;CDFI 受声束与血流成角的影响,角度过大会影响血流的显示和测量。

优质的 CDFI 图像应具有良好的空间分辨力和时间分辨力(帧频高,实时性好,能实时反映血流变化);图像均匀,血流叠加自然真实,无明显外溢和运动伪像;血流信号连续饱满,具有层次梯度,边界光滑。CDFI 的调整参数详见第七章。在获得清晰的二维图像的基础上选择最小的深度、窄角取样框、选择适宜的彩色增益和速度标尺(心脏检查一般为 60 cm/s 左右)、降低线密度有助于获取高质量的心脏 CDFI 图像。

一、二尖瓣及三尖瓣 CDFI 图像

正常时收缩期二尖瓣关闭无血流通过。舒张早期血流快速充盈 LV,故有红色血流通过二尖瓣口入 LV,如图 16-10(a)(b)所示。

二尖瓣狭窄可见起自二尖瓣口的舒张期条状或火焰状的红色射流束,可扩展至心尖部,严重狭窄时 LA 侧可见血流汇聚,瓣口处血流束的宽度与瓣口直径相关。二尖瓣关闭不全可见收缩期由二尖瓣口伸向 LA 的蓝色为主的杂色镶嵌的反流束,根据其长短可判断反流

程度。

正常三尖瓣的 CDFI 图像类似于二尖瓣,但其流速较二尖瓣血流慢,故红色也较二尖瓣血流暗淡,如图 16-10(e)所示。三尖瓣狭窄及关闭不全的表现类似于二尖瓣病变。

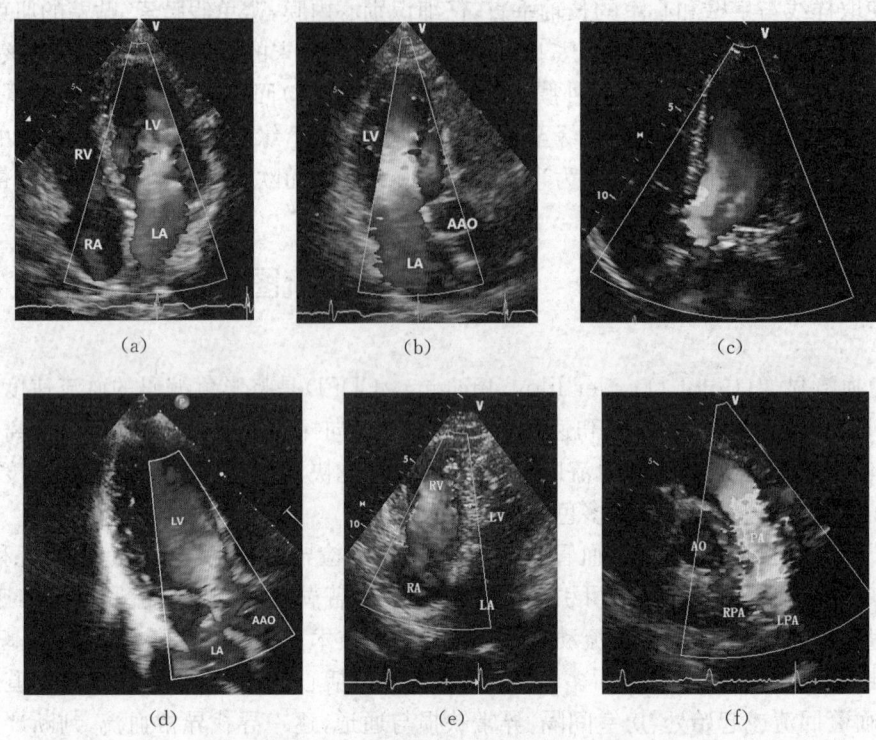

图 16-10　正常人各瓣膜的 CDFI 图像

(a)和(b)显示舒张期经二尖瓣的红色血流充盈左心室,(a)为心尖四腔观,(b)为心尖长轴观;(c)和(d)显示收缩期经主动脉瓣的蓝色血流,(c)为心尖五腔观,(d)为心尖长轴观;(e)为舒张期经三尖瓣的红色血流;(f)为收缩期经肺动脉瓣的蓝色血流。
其他注释同前。

二、主动脉瓣 CDFI 图像

于 A5C 或左心长轴观观测。正常时收缩期主动脉瓣开放,血流由 LVOT 经主动脉瓣进入主动脉,因血流方向背离探头,故收缩期显示为蓝色血流;收缩早期流速较高,故蓝色较明亮,收缩中期流速减低而蓝色变暗。舒张期瓣膜关闭无血流,如图 16-10(c)(d)所示。

主动脉瓣狭窄在 A5C 或 LV 长轴观可见收缩期起自主动脉瓣口呈蓝绿镶嵌的射流进入主动脉,瓣口血流束较窄,进入 AOR 后发散。主动脉瓣关闭不全时,A5C 或 LV 长轴观上可见舒张期主动脉瓣口的火焰状红色反流束进入 LVOT 或 LV 中部,偏心反流束可朝向室间隔或二尖瓣前叶。大血管短轴观可以判断反流束的起源,反流束的粗细、反流束/LVOT 内径的比值反映了反流口的大小,即反流严重程度。

三、肺动脉瓣 CDFI 图像

于大动脉短轴或 RVOT 长轴观扫查,如图 16-10(f)所示。正常时收缩期肺动脉瓣开放,瓣口及主肺动脉内呈蓝色血流(背离探头)。舒张期瓣膜关闭无血流。

肺动脉瓣狭窄可探及收缩期自肺动脉瓣的蓝绿色镶嵌的射流进入肺动脉主干;肺动脉瓣关闭不全表现为舒张期自肺动脉瓣口伸向 RVOT 的火焰状红色反流。

第七节 各瓣膜频谱多普勒的正常波型

PW 和 CW 记录血流频谱均显示为速度-时间曲线,频谱的浓度代表信号的强度。PW 记录了特定部位的血流频谱,具有较高的时间和空间分辨力;PW 可评价血流的性质和时相,对心内分流、瓣膜狭窄及反流等异常血流可快速作出定性诊断。正常血流为空心层流频谱,不同部位呈现不同的规律;异常血流流速增快呈实心条带状湍流频谱。

一、各瓣膜频谱多普勒的正常波形(图 16-11)

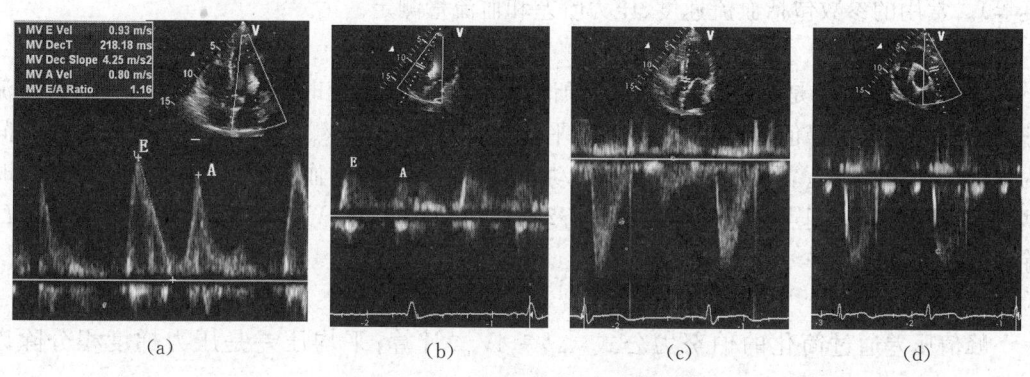

图 16-11 正常人各瓣膜的血流频谱

(a)为二尖瓣频谱、(b)为三尖瓣频谱,E 为舒张早期峰、A 为舒张晚期峰;(c)为主动脉瓣频谱;(d)为肺动脉瓣频谱。
其他注释同前。

(一) 二尖瓣频谱多普勒的正常波型

将 PW 的取样容积置于 A4C 二尖瓣口的 LV 侧,二尖瓣开放时的瓣尖水平。正常二尖瓣血流频谱为舒张期基线之上的正向波形,窦性心律时呈双峰,即舒张早期 LV 快速充盈血流 E 峰和舒张晚期 LA 收缩产生的充盈血流 A 峰,正常人 E 峰 > A 峰。E、A 峰频谱均较窄,为正常层流。二尖瓣血流频谱是超声评价 LV 舒张功能的重要指标。

(二) 三尖瓣频谱多普勒的正常波型

取样容积置于 A4C 三尖瓣口 RV 侧,可获得类似二尖瓣的频谱图形,但速度较二尖瓣频谱低,随呼吸变化明显,吸气时流速增加,呼气时血流速度减低。

(三) 主动脉瓣频谱多普勒的正常波型

在 A5C 或心尖 LV 长轴观,将取样容积置主动脉瓣下 LVOT 处。正常主动脉瓣血流频谱为收缩期基线下方的负向单峰状波形,收缩早期的下降支略陡直,收缩晚期的上升支略平缓,峰值略前移,血流为收缩期层流,频谱较窄。有时可在波形的前后记录到与基线垂直的纵向的细线,为主动脉瓣的开放或关闭线(AVO 和 AVC),是确认 LV 收缩期(射血期)开始或结束的标志。

（四）肺动脉瓣频谱多普勒的正常波型

于胸骨旁主动脉水平短轴观或剑突下大动脉短轴观，将取样容积置于脉动脉瓣下 RVOT 处或上方肺动脉主干内距瓣环约 10 mm 处。正常肺动脉血流频谱为收缩期基线下方的负向单峰状波型，上升支与下降支速率缓慢对称，形成圆钝曲线，如倒置的圆顶帐篷状，其峰值速度低于主动脉瓣血流。

二、多普勒技术定量评价心脏血流动力学

多普勒超声为无创评价血流动力学提供了有效的方法。生理状态下的血流为低速血流，可用 PW 测量，正常心脏内血流速度大约为 1 m/s，左心高于右心，儿童高于成人（表 16-4），但 PW 不能定量高速血流。而 CW 可测量沿声束方向上的最大流速，并可根据简化伯努力方程 $\Delta p = 4V^2$ 计算压差，定量瓣膜狭窄程度、分流压差、反流量、肺动脉压力等。二者常联合使用，与二维指标一起用于定量心功能及血流动力学参数（如 SV、瓣膜面积、反流程度等）。常用的参数包括血流速度、压力阶差和血流量测定。

（一）血流速度

峰值速度（V_{max}）是心动周期中血流频谱速度最高值，加速时间和减速时间分别为血流速度达峰时间及由峰值降至基线的时间；平均加（减）速度 = V_{max}/加（减）速时间；射血时间为加、减速时间之和。瞬时速度（V_t）是心动周期中某一瞬时的血流速度，是血流频谱曲线时间轴上某一特定时间点对应的速度值。心动周期的平均速度（V_{mean}）为速度时间积分（VTI）除以心动周期。

（二）压力阶差

峰值压差通过简化的伯努力公式，$\Delta p = 4V_{max}^2$ 计算；平均压差是压力梯度积分除以时间。

（三）血流量测定

原理为圆柱体容积计算公式，其底面为血管或瓣口截面积（CSA，cm^2），由二维测得的内径来计算 $CSA = \pi D^2/4$；圆柱体的高度为一个心动周期内血细胞平均移动的距离，即血流的速度时间积分（VTI，cm）；心搏出量（SV，ml）= VTI(cm) × CSA(cm^2)；心排血量（CO，ml）= SV × 心率（HR）。

测量经主动脉瓣（AV）或经二尖瓣（MV）血流，只需测量主动脉瓣环内径或二尖瓣环内径（因二尖瓣环为椭圆形，需分别在 A4C 和 A2C 上测量），便可计算出主动脉瓣环面积 AOA = $\pi D^2/4$ 或二尖瓣瓣环面积 MAA = $\pi D_{A4C} \times D_{A2C}/4$；描记 AV 或 MV 的 PW 频谱可得到主动脉瓣 VTI 或二尖瓣 VTI，即可得到主动脉瓣环的 SV 或二尖瓣环的 SV。正常情况下二者相等，均代表 LV 的 SV；有反流时，经过 AV 和 MV 的流量不同，二者之差即为反流量。

也可用于计算先天性心脏病的分流量，和肺循环与体循环的比值 Qp/Qs。分别测量主动脉瓣及肺动脉瓣的瓣直径，描记频谱分别得到主动脉瓣和肺动脉瓣的 VTI，计算主动脉瓣及肺动脉瓣的流量来代表体循环（Qs）和肺循环流量（Qp）。正常情况下左心和右心的流量相同，即 $Qp = Qs$；存在心内分流时，二者存在差异，差值为分流量。Qp/Qs 的比值＜1.5 时为少量分流，1.5~2 为中等量分流，＞2 为大量分流。存在严重的瓣膜反流时则不适用。

三、注意事项及频谱多普勒的调整

多普勒定量流速受声束与血流方向夹角的影响,应尽可能使取样线(声束)和血流方向平行。根据目标血流的性质和测量目的选用合适的频谱多普勒技术。低速血流(<2 m/s)应选用 PW,选用低通滤波和低速度标尺。心脏检查取样容积以 3~5 mm 为宜,增大有助于获得更多的血流信号,减小可以减少杂波。高速血流(>2 m/s)应选用 CW,选用高通滤波、高速度标尺。移动基线,调整频谱速度标尺以增大速度检测范围;调节走速(sweep)使波形宽度适宜。最终使得频谱的主体波形居于屏幕正中,正负波形均显示完整,占整个图像区的 1/2~2/3,信噪比清晰,轮廓清楚无毛刺,PW 频谱黑白分明,波形临近基线部分显示清楚(特别是测量时间参数时,如 DT 时间、Ar 持续时间、Tei 指数等)。

第八节 二尖瓣环组织多普勒频谱

活体心脏的多普勒频移信号是由流动的血液和室壁运动所产生,组织多普勒显像(Tissue Doppler Imaging,TDI)滤除了高频的血流信号,而对低频的心肌组织运动信号进行彩色编码,以彩色二维、彩色解剖 M 型或 PW 速度频谱等形式显示,可检测心肌组织运动的方向、速度及时相。TDI 技术是定量评价心肌收缩及舒张功能、心肌运动同步性、鉴别缩窄性心包炎及限制性心肌病的重要手段。为了和二尖瓣的血流频谱区分,TDI 速度命名多用小写(e),或在其右上角加 $'$(E' 或 e'),或添加下标,a 代表瓣环测值(如 Ea),而 m 代表心肌测值(Em)。

二尖瓣环的 TDI 速度频谱多于 A4C 获得,取样容积置于室间隔或侧壁瓣环处,包括三个主波(图 16-12):s' 为收缩期心室射血时瓣环向心尖运动产生的速度,为基线上方的正向波;e' 为心室快速充盈期,二尖瓣环向心底运动产生的舒张早期速度;a' 为心房收缩时瓣环再次向心底移动产生的舒张晚期速度,二者均为基线下方负向波,正常 e'/a' 比值>1。另外还有两个时相:等容收缩期(Isovolumic Contraction Time,IVCT)为 a' 结束至 s' 波开始的间期;等容舒张时间(Isovolumic Relaxation Time,IVRT)为 s' 波结束至 e' 波开始的间期。国人二尖瓣环 TDI 速度的正常参考值参见表 16-4。

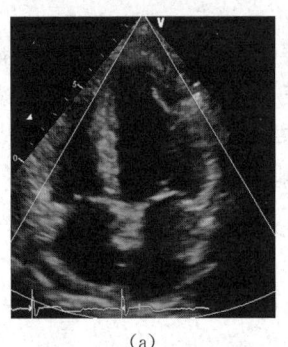 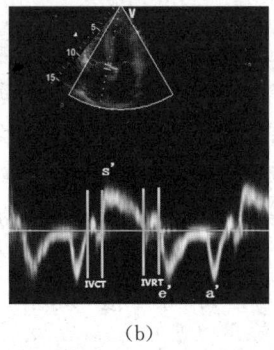 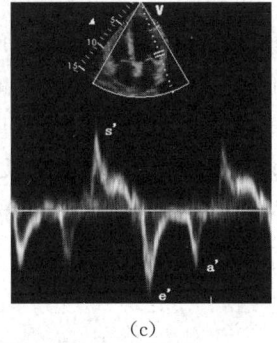

(a)　　　　　　　　　(b)　　　　　　　　　(c)

图 16-12　正常人二尖瓣环的组织多普勒频谱

(a)为二维彩色组织多普勒,在此基础上将 PW 取样容积分别置于二尖瓣环的室间隔侧和侧壁则可分别得到二尖瓣环运动速度频谱(b)和(c);s'、e' 和 a' 分别代表收缩期、舒张早期和舒张晚期瓣环的运动波型;IVCT 和 IVRT 分别代表等容收缩期和等容舒张期。

对二维 TDI 图像下线测量可同时获得多个位点的运动时间曲线,可对其时相和大小进行比对。心肌的运动速度和位移从瓣环至心尖段递减;由心内膜面向心外膜面递减。在二维 TDI 的基础上,还可进一步测量心肌的位移、形变及时相。

表 16-4　国人血流及组织多普勒频谱测量正常参考值

测量参数	时相	方法	正常值	
			男	女
心尖四腔观、心尖两腔观				
二尖瓣 E 波 (m/s)	舒张早期	PW	0.81±0.19	0.89±0.21
二尖瓣 A 波 (m/s)	舒张晚期	PW	0.67±0.20	0.72±0.23
二尖瓣 A 波持续时间 (ms)	舒张晚期	PW	150.8±45.6	155.7±54.2
E 波减速时间 DT (ms)		PW	171.1±47.2	167.5±43.9
二尖瓣环间隔 e 峰 (cm/s)	舒张早期	TDI	9.9±3.0	10.1±3.2
二尖瓣环侧壁 e 峰 (cm/s)	舒张早期	TDI	13.0±3.9	13.2±4.1
二尖瓣环间隔 a 峰 (cm/s)	舒张晚期	TDI	9.4±2.1	8.9±2.1
二尖瓣环侧壁 a 峰 (cm/s)	舒张晚期	TDI	9.9±2.6	9.8±2.8
二尖瓣环间隔 s 峰 (cm/s)	收缩期	TDI	8.8±1.7	8.4±1.7
二尖瓣环侧壁 s 峰 (cm/s)	收缩期	TDI	10.8±2.6	10.4±2.5
IVRT (ms)		PW	75.2±19.8	75.1±20.9
IVCT (ms)		PW	68.9±18.3	70.1±16.7
LV 射血时间 (s 波持续时间, ms)		PW	288.9±30.3	296.9±30.8
心尖五腔观				
主动脉瓣口流速 (m/s)	收缩期	PW	1.22±0.22	1.29±0.23
LVOT 速度 (m/s)	收缩期	PW	0.99±0.22	1.00±0.22

注:IVCT:等容收缩期;IVRT:等容舒张期;LVOT:左室流出道。(摘自《中国成年人超声心动图检查测量指南》)

本 章 小 结

本章介绍了心脏的位置,空间毗邻关系,心脏内部的解剖结构,以及心脏的冠脉血管分布;重点阐述了常用的二维切面的图像采集技巧,图像采集调节要点,以及图像对应的解剖结构,此为重点掌握内容;此外,还介绍了 M 型超声的内容;各瓣膜的正常 CDFI 表现和频谱特征,以及异常血流(狭窄和反流)CDFI 表现;明确了心脏二维、M 型及频谱测量的要点,及正常参考值;同时,对组织多普勒的原理和临床应用价值,也作了简明扼要的介绍。

目 标 检 测

1. 心脏超声成像最常用的四个标准扫查区是什么?每个区有哪些标准成像观?各自显示哪些心脏结构?

2. LV 径线标准测量是在 M 型超声上哪个区进行的?取样线置于何处?图像自上而

下依次有哪些结构?

3. CDFI 的成像原理是什么?血流的色彩和明暗代表什么?

4. 正常的二尖瓣及主动脉瓣血流具有什么特点?如何识别二尖瓣/主动脉瓣狭窄及反流?

5. 正常的二尖瓣血流速度频谱的波型特点?如何获取?

6. 下列二维超声成像切面中,除(　　)外均可用于显示主动脉瓣。
   A. 胸骨旁左室长轴观　　　　　B. 胸骨旁大血管短轴观
   C. 心尖四腔观　　　　　　　　D. 心尖五腔观
   E. 心尖左室长轴观

7. 区分二尖瓣和三尖瓣有助于确认心室,下列对二尖瓣的识别描述错误的是(　　)。
   A. 有两个交界及乳头肌　　　　B. 二尖瓣短轴观上瓣口为鱼口状
   C. 在室间隔上的附着点更靠近心尖部　D. 前叶与主动脉根部纤维三角相连
   E. 开放时瓣尖朝向左心室

8. 主动脉瓣的解剖结构特点是(　　)。
   A. 三个近似三角形的帆状瓣膜　B. 三个半月瓣,分别称为前、左、右瓣
   C. 一大瓣,称欧氏瓣　　　　　D. 三个半月瓣,分别称为左、右、无冠状瓣
   E. 两个近似三角形的帆状瓣膜

9. M 型超声心动图的心室波群(2a 区)可检查以下结构的运动曲线,(　　)除外。
   A. 二尖瓣腱索　　　　　　　　B. 左室后壁
   C. 左房后壁　　　　　　　　　D. 右室前壁
   E. 室间隔

10. 正常主动脉瓣血流的多普勒频谱特点是(　　)。
    A. 频谱为双峰型　　　　　　　B. 频谱波幅比肺动脉口高
    C. 舒张期出现　　　　　　　　D. 频谱波幅比肺动脉口低
    E. 频谱为双向型

11. 胸骨左缘声窗检查心脏的短轴观,下列错误的是(　　)。
    A. 主动脉弓短轴观　　　　　　B. 乳头肌水平短轴观
    C. 腱索水平短轴观　　　　　　D. 二尖瓣水平短轴观
    E. 大动脉短轴观

12. 彩色血流多普勒显像检查的彩色增益过高,会出现(　　)。
    A. 血流信号显示不连续,有中断现象
    B. 彩色血流信号溢出到血管外,使血流假性增宽
    C. 血流充盈不好,血管内有假性充盈缺损
    D. 血流信号缺乏,假性闭塞
    E. 彩色信号出现翻转(倒错),歪曲了血流行走方向

13. 关于频谱多普勒技术的应用,不对的是(　　)。
    A. 测量血流速度　　　　　　　B. 确定血流方向
    C. 确定血流种类,如层流、射流等　D. 了解组织器官的结构
    E. 获得速度时间积分、压差等有关血流的参数

14. CDFI成像时获取优质图像的措施包括(　　)。
    A. 调整彩色增益　　　　　　　B. 调整图像深度
    C. 调整彩色框的角度　　　　　D. 调整速度标尺
    E. 以上都是

15. 心脏听诊主动脉瓣区有舒张期杂音,X线胸片示LV扩大,心电图示LV高电压,疑有主动脉瓣关闭不全,用CDFI技术检查应有(　　)表现。
    A. LV在收缩期有血流射入肺动脉
    B. 显示有血流从主动脉瓣口在舒张期流向LV
    C. 收缩期有血流从RA流入RV
    D. LV在收缩期无血流射入主动脉
    E. 收缩期有血流从LA流入LV

16. 按照国际与国内的规定,CDFI血流显像的彩色图(Color Map)表示(　　)。
    A. 红色表示血流朝向探头,蓝色表示血流背离探头
    B. 红色表示血流背离探头,蓝色表示血流朝向探头
    C. 红色表示动脉血,蓝色表示静脉血
    D. 红色表示氧合的血流,蓝色表示未氧合的血流
    E. 可随意设定

17. 下列对于多普勒超声的描述,错误的是(　　)。
    A. 主要分为连续波CW和脉冲波PW多普勒
    B. PW具有距离选通性
    C. CW不具有距离选通性
    D. PW受角度影响
    E. CW不受角度影响

18. 血流速度增快,流量大,CDFI显像的血流信号(　　)。
    A. 亮度提高　　　　　　　　　B. 亮度降低
    C. 亮度不变　　　　　　　　　D. 亮度变幻不定
    E. 以上都不是

19. 正常肺动脉瓣血流的多普勒频谱有(　　)的特点。
    A. 舒张期正向双峰
    B. 收缩期负向单峰,流速较快,峰值前移
    C. 收缩期正向,舒张早期正向,舒张晚期负向窄小波型
    D. 收缩期正向,舒张早期负向,舒张中晚期正向小波型
    E. 收缩期负向单峰,波型对称,流速较低

20. (　　)是心肌收缩功能的主要测量指标。
    A. LV压力最大下降速率　　　　B. 二尖瓣压力减半时间
    C. LV射血分数　　　　　　　　D. 等容舒张期时间
    E. LV心肌松弛时间常数

第十七章

心脏疾病超声检查

学习目标

1. 掌握：二尖瓣狭窄、主动脉瓣狭窄和反流的超声表现及分级诊断标准，常见先天性心脏病（房间隔缺损、室间隔缺损、动脉导管未闭、法洛四联征）、扩张型心肌病及心脏压塞的超声表现。

2. 熟悉：肥厚型心肌病的超声表现，LV 节段的划分和节段运动的半定量评分方法，急性心肌梗死及其机械性并发症的超声表现，LVEF 的测量方法和正常值，二尖瓣血流图分型，E/e' 的正常值、肺动脉收缩压测量方法。

3. 了解：黏液瘤、心包积液、缩窄性心包液、心脏急症的超声诊断要点，心脏超声诊断的危急值，其他评价 LV 整体功能的指标，LV 舒张功能的间接指标、诊断流程及二尖瓣假性正常化的鉴别诊断方法，RA 压的判断方法，RV 功能的评价方法、常用指标及正常值。

第一节　心脏瓣膜病超声表现

一、二尖瓣狭窄(Mitral Stenosis, MS)

(一) 超声表现

以风湿性心脏病多见(图 17-1)。需从 PLAX、LV 二尖瓣短轴观、心尖区系列切面多角度观察。二维超声显示二尖瓣增厚，回声增强，交界粘连，瓣膜开放受限。早期主要累及瓣缘及交界，瓣体弹性尚可，短轴瓣口呈鱼口状，长轴前叶开放呈圆顶状或气球样，后叶活动受限；晚期整个瓣叶明显纤维化、钙化，瓣膜活动消失，瓣膜呈漏斗状，腱索乳头肌也增粗粘连、融合挛缩。CDFI 可见舒张期经二尖瓣口的高速射流，为红色为主的杂色镶嵌的湍流，LA 侧可见血流汇聚。PW 上正常的二尖瓣血流频谱消失，代之以舒张期的条带状湍流频谱；CW 测量跨二尖瓣血流峰值流速(Vmax)升高、压力减半时间(Pressure Half-Time, PHT)延长、跨二尖瓣峰值压差(Peak Pressure Gradient, PPG)及平均压差(Mean Pressure Gradient, MPG)升高。

间接征象包括：LA 增大，合并房颤(Atrial Fibrilation, AF)时更加明显；LA 内血流淤滞，自发显影呈云雾状或伴血栓形成。TEE 对检测 LA 自发显影及血栓更敏感。LV 内径正常，或因充盈不足而偏小，收缩活动正常。由三尖瓣反流估测肺动脉收缩压(Pulmonary

Arterial Systolic Pressure，PASP)明显升高,可伴 RA、RV 和肺动脉扩张。

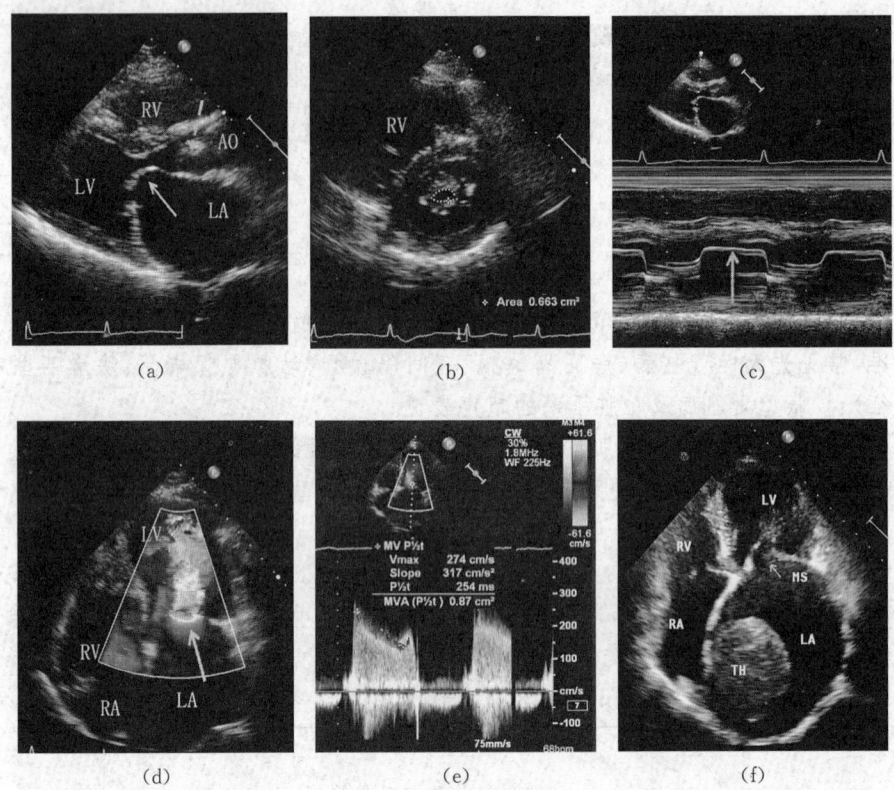

图 17-1 风湿性二尖瓣狭窄的超声心动图表现

(a)为胸骨旁左室长轴观二维图像显示左房增大,二尖瓣增厚,舒张期开放受限,前叶体部呈气球状膨出(黄色实线箭头),该患者合并主动脉瓣狭窄,可见主动脉瓣增厚(黄色虚线箭头);(b)为二尖瓣短轴观显示交界粘连,瓣口狭小,开放呈鱼口状,二维描记 MVA 为 0.7 cm²;(c)为经瓣口的 M 型超声显示瓣叶开放呈典型的城墙垛样改变(黄色箭头指示);(d)为心尖四腔心观 CDFI 显示舒张期跨二尖瓣的高速射流,左房面可见血流汇聚现象(黄色箭头所示);(e)为二尖瓣 CW 频谱显示跨瓣血流速度升高,根据 PHT 估测瓣口面积为 0.87 cm²;(f)为另一例二尖瓣狭窄患者,心尖四腔观显示左房内巨大血栓。
AO:主动脉,LA:左心房,LV:左心室,MS:二尖瓣狭窄,RA:右心房,RV:右心室,TH:血栓。

(二) MS 的分级诊断方法和标准

常用定量指标包括：MVA、MPG 及 PHT 等(表 17-1)。心率和心律对测量影响较大,应在报告上记录。心率过快或 Af 时,应取多个心动周期的平均值,或是待心率减慢后复测。判断病变严重程度还应结合瓣膜的形态及活动度、LA 扩大程度、肺动脉压等指标综合判断。

1. MVA(瓣口面积)的测量

在胸骨旁二尖瓣水平短轴观直接描记 MVA 是首选的方法,如图 17-1(b)所示,要选取最靠近瓣尖的水平,在舒张期瓣口开放最大的时相测量,严重钙化变形或心率较快时有难度。在二尖瓣 CW 频谱上测量二尖瓣减速支的斜率,可以得到 PHT,根据 Hatle 经验公式,MVA(cm²)=220/PHT(ms)。该方法简便快速,但仅适用于单纯 MS;合并 MR 和/或 AR 时不准确。当主动脉瓣或肺动脉瓣无病变时,MVA 可用连续方程式计算：MVA=AVA×

TVI_{LVOT}/TVI_{MV} 或 $MVA = PVA \times TVI_{RVOT}/TVI_{MV}$。其他方法尚有近端等速表面积法。

2. 跨瓣压差

描记跨二尖瓣的 CW 频谱可得到 PPG 和 MPG。当二尖瓣口流量增加或在高动力状态下(如合并 MR、甲亢、贫血等)可能高估狭窄程度；反之，合并引起 LV 舒张压升高的病变时(如主动脉瓣病变或左心衰)则可能低估狭窄程度。

表 17-1 二尖瓣狭窄严重程度分级

	轻度	中度	重度
MPG(mmHg)	<5	5～10	>10
PASP(mmHg)	<30	30～50	>50
MVA(cm²)	>1.5	1.0～1.5	<1.0

注：MPG：平均跨瓣压差；MVA：二尖瓣瓣口面积；PASP：肺动脉收缩压。

(三) 超声随访

稳定的无症状的重度 MS 应每年接受心超检查，中度 MS 每 1～2 年随访；轻度 MS 每 3～5 年随访。如临床症状恶化应立即复查超声。随访内容包括：定量病变程度，评价瓣膜变形、钙化及纤维化的程度，瓣下结构有无受累，有无 LA 血栓，估测肺动脉压等。

二、二尖瓣关闭不全(Mitral Insufficiency, MI)

也称二尖瓣反流(Mitral Regurgitation, MR)，分为原发/器质性的(由二尖瓣结构异常引起)和继发/功能性的(继发于 LV 扩张和功能减退)。根据病程又分为急性 MR 和慢性 MR。

(一) MR 的超声表现

常用成像切面同 MS。直接征象为 CDFI 探及收缩期二尖瓣口多彩镶嵌的湍流进入 LA；可单束或多束，可中心型或偏心型，后者反流束可朝向二尖瓣的前叶或后叶，或紧贴 LA 壁或房间隔，在 LA 内形成漩涡。二尖瓣水平短轴观可更好地观察反流口的部位和数量。彩色 M 型超声可以观察反流的时相，反流可以是全收缩期的、收缩早期或收缩晚期。MR 在 CW 上显示为收缩期负相波形，最大速度为 4～6 m/s。

二维超声可提供病因和定位诊断(需结合心尖区及二尖瓣水平短轴观)。原发性的慢性 MR 以风湿性心脏病多见，常合并 MS。亦可见二尖瓣脱垂(Mitral Valve Prolapse, MVP) 和/或连枷；连枷是指瓣膜游离缘不能对合，瓣缘及部分瓣叶收缩期完全翻入 LA 内(瓣尖指向 LA)，多伴腱索断裂及重度 MR。老年性病变可见瓣环钙化，后瓣环多见，严重时可累及瓣膜，以根部显著。先天性 MR 可见瓣膜发育异常(如瓣膜短小、裂缺、腱索缺失、单组乳头肌、双孔二尖瓣等)。感染性心内膜炎可见赘生物、瓣膜穿孔、瓣膜瘤或瓣周脓肿。功能性 MR，瓣膜本身并无器质性病变，但常合并 LV 和二尖瓣环扩张，LV 收缩功能异常或不同步，瓣膜受牵拉不能完全闭合而呈穹窿状。急性 MR 多由于感染、外伤或急性心肌梗死 (Acute Myocardial Infarction, AMI)导致，超声可见相应的表现。TEE 能更好地评价二尖瓣的解剖结构，预测二尖瓣修复的可行性，决定手术方案。

(二) 定量评价 MR 的严重程度(表 17-2)

1. Helmcke 半定量法

根据反流束的长度、面积占 LA 的比例判断 MR 程度。轻微反流：反流束细小，局限在瓣口水平；轻度反流：反流束小于 LA 中段，反流面积＜LA 面积 20%；中度反流：反流束达到 LA 中段，其面积为 LA 的 20%～40%；重度反流：反流束达到房顶，其面积＞LA 面积的 40%。"目测法"会低估偏心性 MR 和急性 MR 程度。

2. 反流颈(Vena Contrcta，VC)宽度

VC 是指血流束最小、速度最高的区域，通常位于反流口或紧邻反流口下游，其宽度反映了反流口面积。VC 宽度≥7 mm 为重度 MR。该指标须在与二尖瓣闭合线垂直的平面上测量(LV 长轴观)，对向心性和离心性反流同样有效，对多束 MR 其准确性尚不明确。

3. 血流汇聚法或近端等速表面积(Proximal Isovelocity Surface Area, PISA)法(图 17-2)

是目前定量 MR 最常用的技术。下调彩色基线至负向尼奎斯特速度极限(Va)为 30～40 cm/s，反流口的 LV 面可形成球形的血流汇聚区，测定其半径 r，最大反流口面积 EROA = $(2\pi r^2 \times Va)/Vreg$，Vreg 代表 CW 测定的 MR 峰速度。反流量(Regurgitant Volume, Rvol)用 EROA 乘以反流束 VTI 来估测。反流分数(Regurgitant Fraction, RF) = Rvol/$SV_{MV} \times 100\%$。目前设备上都有测量菜单，只需描记 MR 的 CW 频谱测量 VTI，测量汇聚半径 r，仪器会自动计算出相应参数。

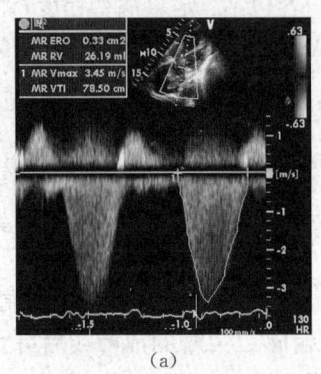 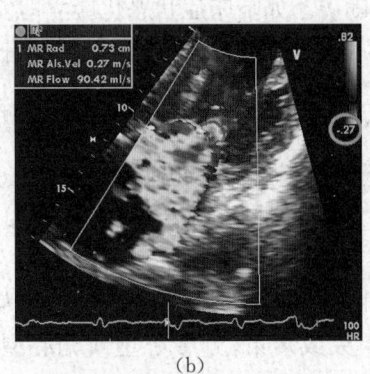

(a) (b)

图 17-2 血流汇聚(PISA)法定量 MR 反流程度

(a)为描记 MR 的 CW 频谱，得到反流的 VTI 和峰值速度；(b)为下调彩色基线至尼奎斯特速度极限为 27 cm/s，使反流束左室面的血流汇聚区显示清晰(红色曲线包绕)，测量其半径为 0.73 cm；设备自动计算并显示有效反流口面积(MR ERO)为 0.33 cm²，反流容积(MR RV)为 26.19 ml。

PISA 法的局限性在于：①CW 记录 MR 信号时声束需和反流束平行，因此 PISA 法对偏心性反流准确性较差；②PISA 法需假定血流汇聚面为半球形，而实际并非如此；③汇聚半径的测量误差会被平方；④不适用于多束反流；⑤PISA 法是在单一切面上定帧测量，而反流口及血流汇聚面呈动态改变，反流程度还和反流持续时间有关。

4. 定量多普勒容积测定法

在无反流及心内分流的情况下，各瓣膜的每搏输出量是相同的；当某一个瓣膜存在反流时，经过病变瓣膜的流量大于正常瓣膜，二者之差即为反流量。对 MR 来说，反流量 Rvol = $SV_{MV} - SV_{AV}$。SV 为 MV 或 AV 血流的速度时间积分(VTI)和 MV 或 AV 的截面积(CSA = $\pi D^2/4$)的乘积。

存在 MR 时，LV 收缩期排出的血流除了通过 AV 射血外，还有一部分通过 MV 进入了 LA，也就是 $SV_{LV} > SV_{AV}$，二者之差为 MR 的 Rvol，即 Rvol = $SV_{LV} - SV_{AV}$；SV_{LV} 为 LV 舒张末容积减去收缩末容积，方法同二维测量 LVEF。

在获得 Rvol 和 MR 的 VTI 后,同理可计算 RF = Rvol/SV_{MV} × 100%,EROA = Rvol/VTI。

该技术测量的是整个收缩期内 MR 的 Rvol,而 PISA 或 VC 则是单帧测量;该方法对偏心性及多束 MR 适用;但合并 AR 时不再适用。

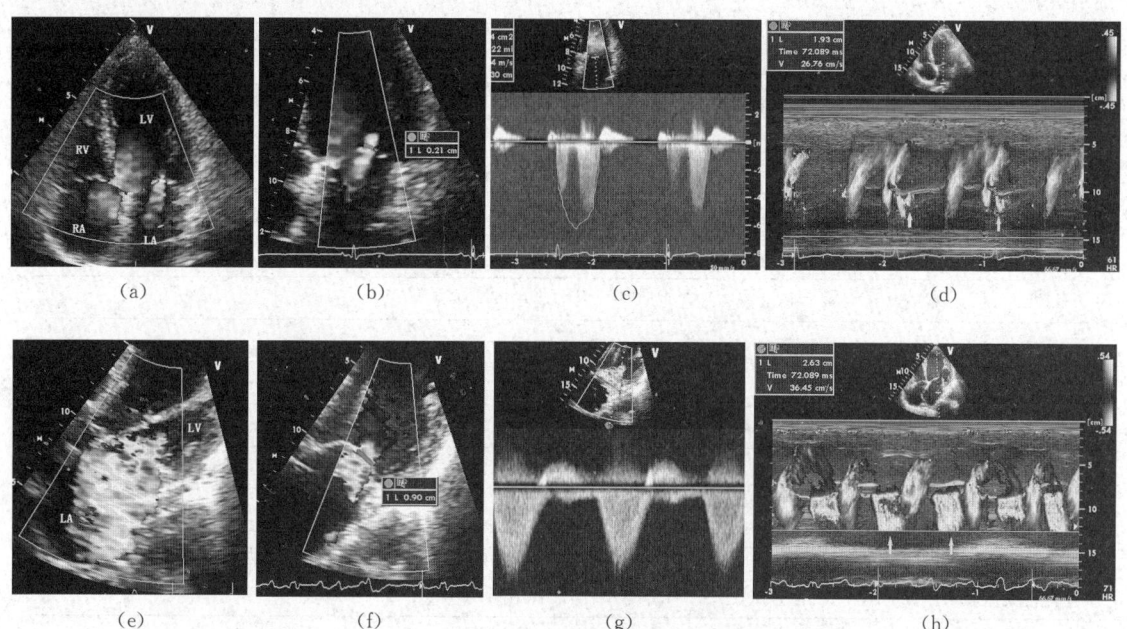

图 17-3　轻度 MR 及重度 MR 反流的比较

(a)—(d)为轻度二尖瓣反流,(e)—(h)为重度二尖瓣反流。从左向右依次:(a)和(e)为彩色多普勒显示反流束的长度和面积及其与左房的比例;(b)和(f)中红色短线为反流颈的宽度;(c)和(g)为 CW 频谱以及彩色 M 型显示反流持续的时相;(d)中黄色箭头,指示轻度 MR 反流束细小,反流颈内径<3 mm,CW 频谱暗淡且不完整,彩色 M 型上为时相局限于收缩早期;(h)中黄色箭头,指示重度 MR 反流束几乎充填了整个左心房,反流颈为 0.9 cm,反流频谱致密,呈三角型,彩色 M 型上反流持续整个收缩期。
LA:左心房,LV 左心室,RA:右心房,RV 右心室。

5. 重度 MR 的间接征象(图 17-3)

①重度 MR 的 CW 反流信号致密,接近前向血流,轮廓呈三角形;信号微弱或轮廓不完整提示轻度或轻微 MR(但对离心性 MR 不可靠)。②正常速度标尺下(50～60 cm/s)出现明显血流汇聚区;二尖瓣 E 峰速度明显升高(>1.5 m/s)提示重度 MR;如二尖瓣 A>E 可排除重度 MR。③二尖瓣腱索断裂、瓣膜连枷、关闭存在明显缝隙均提示重度 MR。④随 MR 程度加重,肺静脉血流收缩期速度(S 波)逐渐下降,重度 MR 可出现收缩期肺静脉血流逆转。⑤左心腔明显扩大是慢性重度 MR 的特征,LA 或 LV 无明显扩张可除外慢性重度 MR,但急性重度 MR 例外。

(三) 超声随访

轻度 MR 只需每 5 年随访一次;中度 MR 且 LV 大小正常者每 1～2 年随访一次;重度反流或中度反流伴有 LV 扩大,需每年复查心超。LV 大小及收缩功能、LA 大小、肺动脉压力等指标对判断 MR 预后和选择手术时机有重要价值。

表 17-2　MR 严重程度分级

	轻度	中度	重度
半定量			
半定量分级	1+	2+	3~4+
CDFI 反流束	较小的中心性反流（<4 cm² 或 LA 面积 10%）	介于轻与重之间	较大的中心性反流（<LA 面积的 40%） 任何大小的贴壁反流，在 LA 内旋转
反流颈宽度 VC(cm)	<0.3	0.3~0.69	≥0.7
肺静脉血流	收缩期占优势	收缩迟钝	收缩期血流逆转
二尖瓣血流	A 波优势	可变	E 波优势（>1.5 cm/s）
VTI_{mv}/VTI_{LVOT}	<1	二者中间	>1.4
定量♯			
反流量（Rvol ml）	<30	30~44；45~59	≥60
反流比例（RF，%）	<30	30~39；40~49	≥50
反流口面积（EROAcm²）	<0.20	0.20~0.39	≥0.40
其他重要标准			
MV 形态	正常/不正常	正常/不正常	瓣叶连枷/乳头肌断裂
血流汇聚区	无或小	二者中间	大
MR 反流束 CW 信号	淡、抛物线状	密、抛物线状	密、三角状
LA 大小			增大
LV 大小			增大
PASP			升高

注：CDFI：彩色多普勒血流显像；CW：连续多普勒；LA：左心房；LV：左心室；MR：二尖瓣反流；MV：二尖瓣；PASP：肺动脉收缩压；VTI_{mv}：二尖瓣血流的时间速度积分；VTI_{LVOT}：左室流出道的时间速度积分；♯：根据定量指标可将中度反流进一步分为轻中度和中重度。

三、主动脉瓣狭窄（Aortic Stenosis，AS）

（一）超声表现

老年性主动脉瓣钙化、先天性二叶式主动脉瓣（BAV）和风湿性 AS 为最主要的三大病因。PLAX、大动脉短轴、A5C 及 A3C 是最常用的切面。

老年钙化性 AS 表现为主动脉瓣增厚，回声增强，可伴局部钙化，始于瓣根部，逐渐向瓣尖扩展，但极少累及交界；瓣膜活动僵硬受限，CW 测跨瓣血流速度增加，呈进行性加重。

风湿性 AS 以交界粘连为特征；瓣叶增厚钙化，以游离缘为甚，瓣口开放呈三角形，几乎都伴风湿性二尖瓣病变。

先天性 BAV（图 17-4）在短轴观上主动脉瓣显示为 2 个瓣叶及 2 个交界，发育较好者可存在假嵴，闭合时貌似 3 个瓣叶，收缩期瓣口开放呈"橄榄状"是诊断 BAV 的可靠依据。长轴切面上瓣膜关闭线不对称，收缩期瓣叶突起或舒张期"脱垂"，但无特异性。早期瓣膜不增厚，无明显狭窄，但随着年龄增长，瓣叶逐渐增厚钙化，进行性狭窄（多于 40~60 岁出现，较钙化性 AS 提早约 10 年)。BAV 还可合并 AR、主动脉扩张或主动脉瘤、主动脉缩窄,也可见于 Turner's 综合征,有并发主动脉夹层分离的风险。

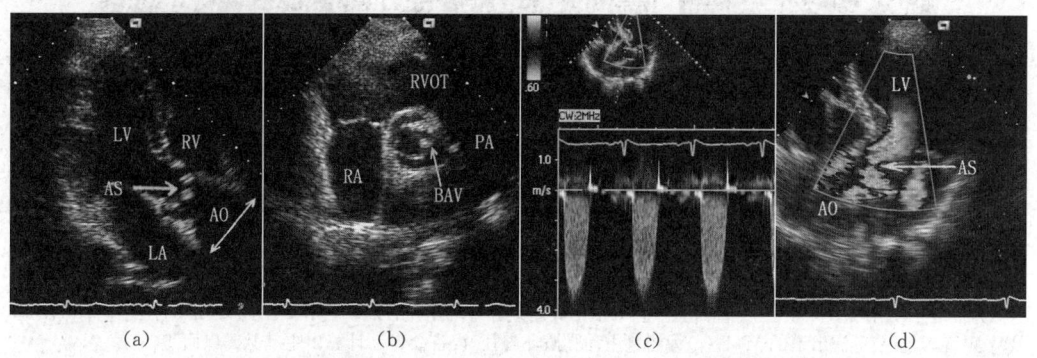

图 17-4　先天性二叶式主动脉瓣畸形合并主动脉瓣狭窄的超声表现

(a)为心尖长轴观显示主动脉瓣增厚钙化,开放受限呈圆顶状(单向箭头),同时合并升主动脉扩张(双向箭头);(b)为大血管短轴观显示收缩期开放的主动脉瓣口,可见 2 个交界,瓣口呈橄榄状,并可见瓣叶的增厚和钙化;(c)为主动脉瓣 CW 血流频谱示收缩期血流速度升高(约 4 m/s);(d)为心尖五腔观 CDFI 显示收缩期跨主动脉瓣的高速射流(箭头所示)。

AS:主动脉瓣狭窄,BAV:二叶式主动脉瓣,PA:肺动脉,RVOT:右室流出道;其他注释同前。

不论何种病因,晚期瓣膜都明显钙化,融合成团,难以区分瓣叶及交界;瓣叶活动明显受限,瓣口变形固定呈小孔状。CDFI 显示跨主动脉瓣的收缩期高速血流。描记 CW 频谱可定量 V_{max}、PPG 及 MPG,评价狭窄的程度,CW 频谱的轮廓圆钝者多为重度狭窄;峰值前移,呈三角形者为轻度狭窄。超声还可显示继发的 LV 肥厚和舒张功能异常;晚期失代偿可出现 LV 扩张和收缩功能减退。拟行经导管主动脉瓣置换手术的患者,术前还需测量瓣环内径、面积、周长、冠脉开口距瓣膜距离、瓣膜钙化程度等,新的 3DE-TEE 技术更具优势。

(二)定量 AS 程度(表 17-3)

表 17-3　AS 的严重程度分级

	轻度	中度	重度
V_{max}(m/s)	<3.0	3.0~4.0	>4.0
MPG(mmHg)	<20 (<30*)	20~40 (30~50*)	>40 (>50*)
AVA(cm^2)	≥1.5	1.0~1.5	<1.0
AVA 指数(cm^2/m^2)	≥0.85	0.60~0.85	<0.6
VTI_{LVOT}/ VTI_{AV}	≥0.50	0.25~0.50	<0.25

注:AVA:主动脉瓣口面积;MPG:平均跨瓣压差;VTI_{AV}:主动脉瓣血流时间-速度积分;VTI_{LVOT}:LV 流出道血流的时间速度积分;V_{max}:跨瓣峰值流速;*:欧洲心脏病协会(ESC)标准。

常用指标有 Vmax、PPG、MPG、AVA;连续方程式法估测 AVA(图 17-5)可根据仪器菜单提示,在 A5C 或 A3C 切面测量跨主动脉瓣 CW 频谱的 VTI、LVOT 血流 PW 频谱的 VTI、二维测量 LVOT 内径(主动脉瓣环内径),仪器可自动计算出 AVA,该指标较少受血流动力学影响。此外,还应结合瓣膜钙化程度及活动度、心肌肥厚、心脏功能、合并 AR 或二尖瓣病变、AAO 内径、患者体型等综合判断。

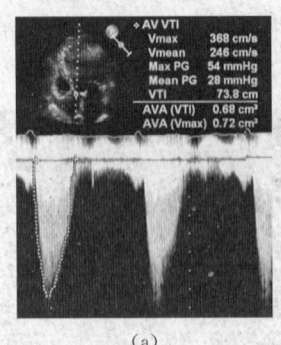 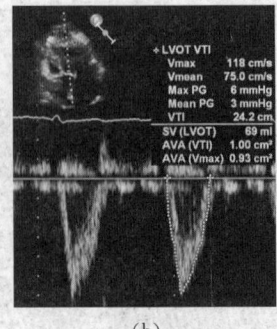 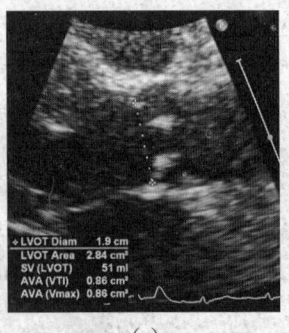

图 17-5　连续方程式法估测主动脉瓣瓣口面积

(a) 为描记主动脉瓣 CW 频谱测量峰值流速、峰值跨瓣压差和平均压差，以及主动脉瓣 VTI；(b) 为描记左室流出道 PW 频谱，测量左室流出道的 VTI；(c) 为测量主动脉瓣环内径，设备会自动计算出主动脉瓣口面积。
其他注释同前。

（三）鉴别诊断

先天性主动脉瓣下/瓣上狭窄：多为固定性狭窄，主动脉瓣下狭窄由异常隔膜或肌束引起，主动脉瓣上狭窄较少见，如 Williams 综合征。鉴别要点在于高速射流起源部位、LVOT 及 AOR 的形态。

动力性主动脉瓣下狭窄：多见于梗阻性肥厚型心肌病（Occluded Hypertrophic Cardiomyopathy，HOCM）。动力性梗阻发生在收缩中晚期，CW 频谱曲线有特征性，梗阻程度受容量负荷、心率/律、药物等影响而多变。（参见肥厚型心肌病章节）。

（四）超声随访

轻度 AS 可每 3～5 年一次，中度 AS 需每 1～2 年一次，重度 AS 无症状者每年一次。BAV 患者还须同时评价 AOR 及 AAO 内径，对其一级亲属也应进行心超筛查。

四、主动脉瓣关闭不全（Aortic Insufficiency，AI）

也称主动脉瓣反流（Aortic Regurgitation，AR），可因主动脉瓣叶本身病变和/或 AOR 及 AAO 病变所导致。单纯由于 AOR 或 AAO 扩张所致，而瓣膜自身无器质性病变的称为功能性 AR（图 17-6）。根据病程又可分为慢性 AR 和急性 AR，后者多见于感染、外伤或医源性损伤，或并发于急性升主动脉夹层。

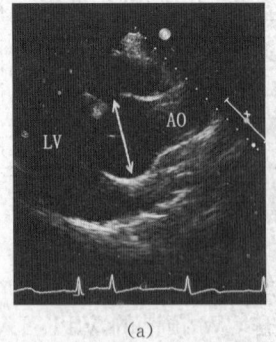 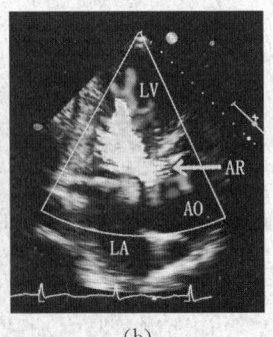

图 17-6　主动脉根部瘤形成合并功能性主动脉瓣反流

(a) 为胸骨旁左室长轴观二维图像显示主动脉窦干结合部近端瘤样扩张（双向箭头），而主动脉瓣叶无明显增厚；
(b) 为心尖部左室长轴观 CDFI 显示大量主动脉瓣反流。
其他注释同前。

(一) 超声表现及分级诊断

胸骨旁大血管短轴观以及 PLAX 是观察主动脉瓣及 AAO 近端结构的最佳部位；而 A3C 及 A5C 常用于观测反流束。

CDFI 显示舒张期反流束经主动脉瓣口进入 LVOT 为 AR 的直接征象。反流束可为单束或多束；可呈中央性或偏心性，后者多见于 BAV 或主动脉瓣脱垂。偏心性反流可沿二尖瓣前叶或贴着室间隔走行，PLAX 上反流束多为蓝色，朝向室间隔时为红色(图 17-7A)。朝向二尖瓣前叶的 AR 会影响舒张期二尖瓣前叶开放，在胸骨旁短轴观上二尖瓣口舒张期开放呈笑口状，也称"微笑征"。心尖区反流束多为红色火焰状，A3C 和 A5C 可清楚显示反流束的方向和长度。胸骨旁或心尖长轴观上反流颈宽度(VC)、反流束宽度占 LVOT 直径的比值可反映 AR 程度；大血管短轴观可以观测反流束的数量及起源；反流束的横截面积、及其占 LVOT 横截面积的比值也可用于定量。CW 频谱为舒张期基线上方的反流信号，其浓淡及其压力减半时间(PHT)间接反映 AR 的程度。

二维超声可显示瓣叶结构及活动、AOR 和近端 AAO 的大小，提示 AR 的病因和机制。感染性心内膜炎并发 AR 时，可见赘生物、瓣膜瘤或穿孔、瓣周脓肿；功能性 AR 常显示 AOR 明显扩张(图 17-6)；马方综合征可同时存在升主动脉瘤和主动脉瓣脱垂。

诊断 AR 的严重程度参见表 17-4。判断慢性 AR 的程度还需结合 LV 的大小及功能；无 LV 扩大可除外慢性重度 AR。图 17-7 为一例重度 AR 超声表现。

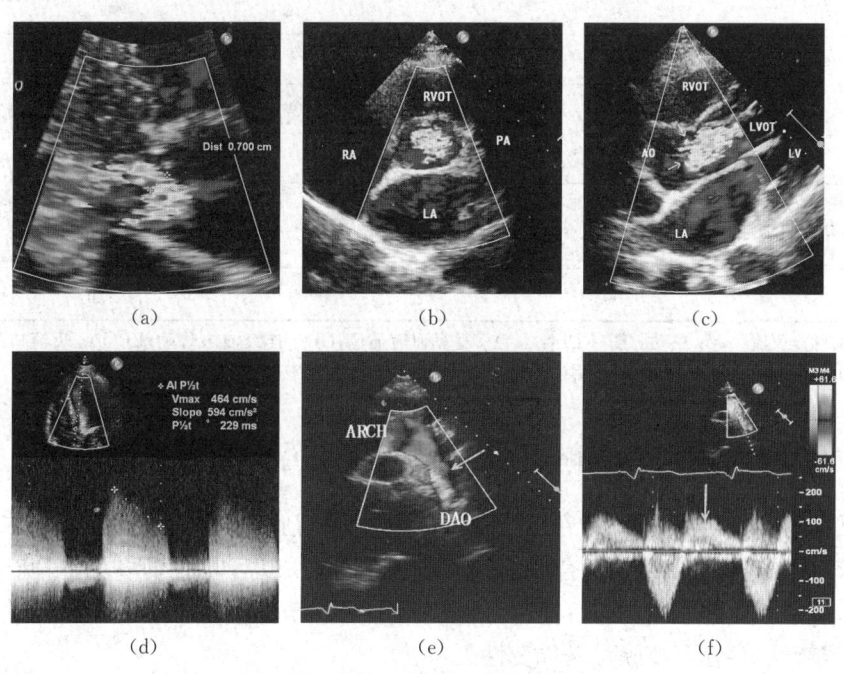

图 17-7　重度偏心性 AR

(a)为局部放大的胸骨旁左室长轴观，CDFI 显示重度主动脉瓣反流，呈偏心性朝向室间隔，测量反流颈宽度为 7 mm；(b)为大血管短轴观显示反流束横断面占据左室流出道的大部分；(c)为心尖五腔观 CDFI 显示粗大的反流束；(d)为显示 AR 的 CW 频谱，测 PHT 为 229 ms，明显缩短；(e)为胸骨上凹主动脉弓长轴观，CDFI 显示降主动脉内的舒张期逆流(箭头所指的红色血流)；(f)为 CW 记录到降主动脉内持续全舒张期的逆流频谱(箭头所指的基线以上的血流信号)，为重度主动脉瓣反流的特异性标志。

ARCH：主动脉弓，DAO：降主动脉；其他注释同前。

(二) 超声随访

超声监测 LV 大小和功能有助于判断预后和选择手术时机。无症状的轻中度 AR 患者每 2~3 年复查一次超声；无症状重度 AR 且 LV 功能正常者，每年复查一次；马方综合征和 BAV 还需每年随访 AOR 及 AAO 内径，应对其一级亲属进行筛查。

表 17-4　AR 的严重程度分级

	轻度	中度	重度
半定量			
半定量分级	1+	2+	3~4+
CDFI 反流束	小的中心性反流，宽度<LVOT 的 25%	介于轻与重之间	中心性反流，宽度>LVOT 的 65%
反流颈宽度 VC.（cm）	<0.3	0.3~0.6	≥0.6
压力减半时间 PHT(ms)	>500	中等	<200
定量♯			
反流量（R vol，ml）	<30	30~44；45~59	≥60
反流分数（RF，%）	<30	30~39；40~49	≥50
EROA(cm^2)	<0.10	0.1~0.29	≥0.30
其他重要标准			
AV 形态	正常/异常	正常/异常	异常/连枷/巨大闭合缝隙
AR 的 CW 频谱信号	不完整/暗淡	密集	密集
降主动脉舒张期血流逆转	短暂，舒张早期血流逆转	中等	全舒张期血流逆转（舒张末期速度>20 cm/s）
LV 大小			增加

注：AR 主动脉瓣反流；AV：主动脉瓣；CDFI：彩色多普勒血流显像；CW：连续波多普勒；EROA：反流口面积；LV：左心室；LVOT：LV 流出道；♯：根据定量指标可将中度反流进一步分为轻中度和中重度。

五、二尖瓣脱垂（Mitral Valve Prolapse，MVP）

也被称为收缩期喀喇音-杂音综合征、Barlow 病、瓣膜松弛综合征等，是指二尖瓣一个或两个瓣叶收缩期脱入 LA，闭合线超过瓣环≥2 mm。以后叶脱垂多见，瓣叶可增厚（厚度≥5 mm）或正常，多伴有 MR；其确切病因未明，可见于各年龄组，以年轻女性多见。部分 MVP 呈家族性，存在多瓣膜黏液样变性。

超声是诊断 MVP 最重要的影像技术（图 17-8）。由于二尖瓣环为马鞍状构型，正常人在 A4C 上二尖瓣关闭也会超过瓣环，因此诊断 MVP 需在胸骨旁或心尖长轴观进行。M 型超声已不再用于诊断 MVP。根据瓣膜形态，MVP 分为"经典的"和"非经典的"。"经典的"MVP（即 Barlow 病）的特征为瓣膜增厚以及弥漫性的双瓣叶脱垂；"非经典的"MVP，即弹性纤维缺陷，其特征为薄（<5 mm）的局灶性的脱垂，最常累及 P2 区。

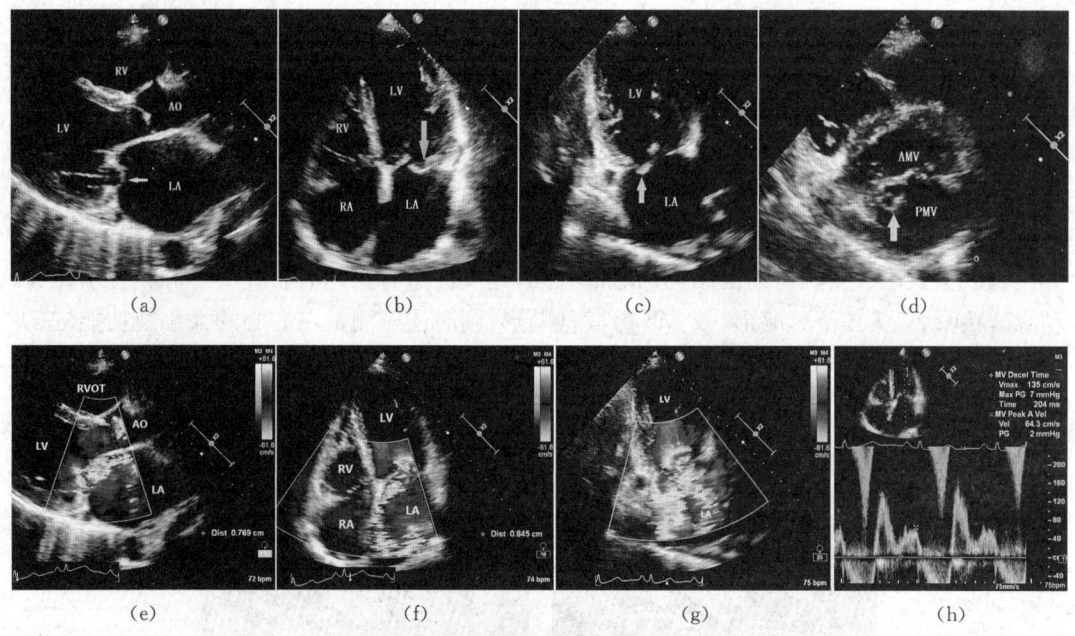

图 17-8　二尖瓣后叶脱垂合并重度 MR

(a)—(d)为二尖瓣后叶脱垂的二维图像,从左至右依次为(a)胸骨旁左室长轴观、(b)心尖四腔观、(c)心尖两腔观、(d)二尖瓣水平短轴观,黄色箭头指示脱垂部位为后叶近内交界处;(e)—(g)是(a)—(c)对应切面的 CDFI,显示收缩期重度 MR 反流,反流束呈偏心性,呈漩涡状,沿二尖瓣前叶和房间隔贴壁走行,直至房顶,反流颈宽度为7 mm~8 mm,在正常血流速度极限(61.6 cm/s)下,反流束的左室面出现明显的大的血流汇聚(三个黄色细箭头所指),提示反流程度为重度;(h)为二尖瓣血流 PW 频谱,呈 E 峰优势型,E 峰速度显著升高(135 cm/s),$E/A>2$。
其他注释同前。

　　超声可评估脱垂部位、瓣环和腱索情况、反流束的起源和朝向(间接提示脱垂部位)、定量反流的程度。MVP 反流束多为偏心性,反流程度易被低估。连枷瓣和腱索断裂提示合并严重 MR。少数患者可合并多个瓣膜脱垂和关闭不全、主动脉扩张、房间隔瘤或Ⅱ孔型 ASD。

　　TEE,尤其是新近出现的三维 TEE 可更精确评价反流的程度、瓣膜结构、脱垂部位及修复的可能、有助于术前制定手术方案。MVP 引起的 MR 的治疗原则与其他器质性 MR 类同。

第二节　先天性心脏病超声表现

一、房间隔缺损(Atrial Septal Defect, ASD)

(一) 分型

　　ASD 包括原发孔型(Ⅰ孔型 ASD)和继发孔型(Ⅱ孔型 ASD)。原发孔型 ASD 常合并二尖瓣和三尖瓣裂缺,又称为部分心内膜垫缺损。继发孔型 ASD 最为多见,又分为:①中央型,又称卵圆孔型,缺损位于房间隔中央,圆形或类圆形,少数为筛孔状或多孔型。②下腔型,较少见,缺损位置较低,多紧邻 IVC 入口或下缘缺如。③上腔型,缺损较高,紧邻 SVC 入口或上界缺如,多合并右上肺静脉异位引流。④混合型,中央型合并上腔型或下腔型,多为较大缺损;非常大的缺损其血流动力学类似于单心房。

冠状静脉窦隔型 ASD 为一特殊类型,即冠状静脉窦与 LA 交通,常伴永存左侧 SVC,又可再分为部分型和完全型(即无顶冠状静脉窦)。

(二) 超声表现

常用的扫查切面为胸骨旁四腔观、胸骨旁大血管短轴观和剑下四腔观/双房观,这些图像上房间隔与声束存在夹角,可避免回声失落导致的误诊。诊断 ASD 需关注缺损的部位及分型、数量、大小、边缘、与周围结构的毗邻关系;还应注意有无同时合并肺静脉异位引流、肺动脉瓣狭窄、三尖瓣下移畸形、及 MS 等其他畸形;同时还应测量左右心的大小及功能、三尖瓣反流(Tricuspid Regurgitation,TR)的程度、肺动脉压等。TEE 及三维超声对诊断不典型部位的 ASD、了解缺损形态特征和空间位置关系、判断是否能进行介入治疗(封堵术)更有诊断价值。

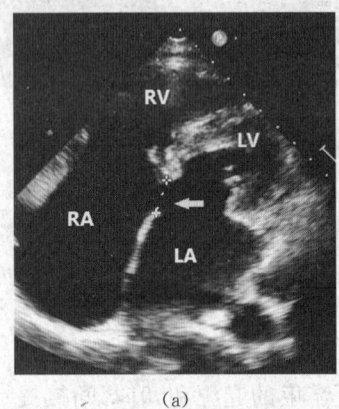 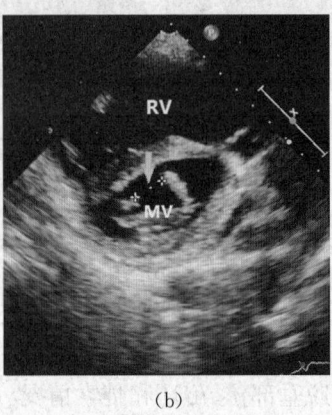

(a) (b)

图 17-9 I 孔型房间隔缺损的二维超声表现

(a)为胸骨旁四腔观,箭头指示房间隔下段紧邻房室瓣环处的回声中段;(b)为二尖瓣水平短轴观,可见二尖瓣前叶裂缺(箭头),瓣口开放呈三角型,前叶存在明显的缝隙。
其他注释同前。

ASD 的直接征象为 2DE 探及房间隔连续性中断,其残缘可增粗,呈"火柴头"征;CDFI 显示分流束穿过缺损由 LA 进入 RA,通常为鲜艳的红色,收缩期和舒张期均可出现,可单束或多束,甚至筛孔状。房间隔薄弱时膨向 RA 侧,形成房间隔瘤,或在左右心房之间摆动。I 孔型 ASD 缺损位置低,累及十字交叉处,瓣环水平无明显残缘,多合并有二尖瓣前叶裂缺,二尖瓣水平短轴观可见二尖瓣前叶裂隙,瓣叶开口三角形;部分还合并三尖瓣隔瓣裂缺(图 17-9),CDFI 可探及源于裂缺的 MR 或 TR。II 孔型 ASD 多累及房间隔的中段,卵圆窝处多见(图 17-10)。下腔型及上腔型可在房顶部探及丰富的血流,但缺损多难以显示,需在剑下双房观仔细扫查,或 TEE 才能完整的显示。晚期合并肺高压(艾森曼格综合征)后,CDFI 上分流束红色暗淡(图 17-11),甚至为双向分流,常因分流束不明显而易漏诊。疑诊 ASD 时可经外周静脉注入震荡生理盐水行右心声学造影帮助诊断。右心显影后,RA 内可见分流束导致的充盈缺损,并见造影剂快速(10 个心动周期以内)经缺损进入 LA;特别是存在肺高压的患者,LA 内可见大量造影剂显影,弥补了 CDFI 分流不明显的弱点。合并完全性肺静脉异位引流、三尖瓣闭锁的 ASD 为右向左分流,CDFI 上分流束为蓝色,患者有明显紫绀。

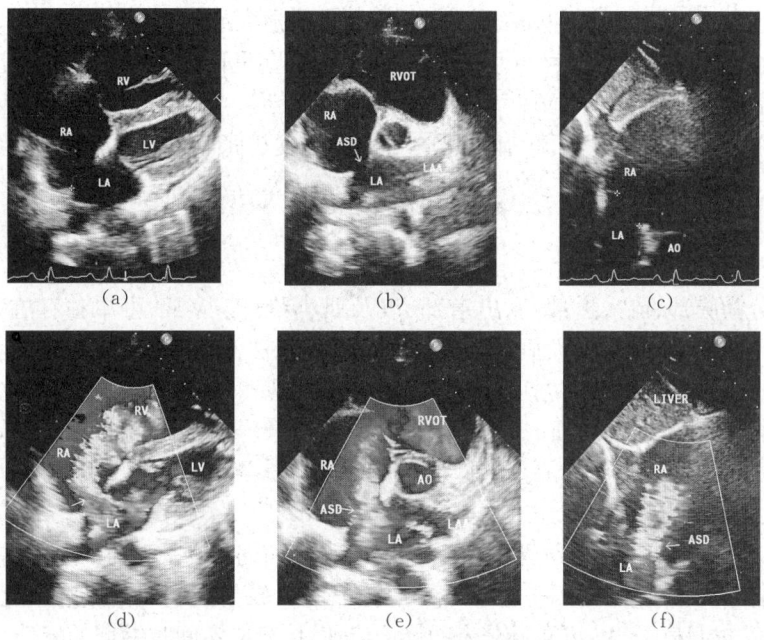

图 17-10 Ⅱ孔型房间隔缺损的超声表现

(a)—(c)为Ⅱ孔型 ASD 的二维图像,从左至右分别为(a)胸骨旁四腔观、(b)大血管水平短轴观和(c)剑下双房观,可见房间隔中段回声缺失;(d)—(f)为对应的 CDFI 图像,显示房水平鲜艳的红色分流从左房经房间隔缺损进入右房。ASD:房间隔缺损,LIVER:肝;其他注释同前。

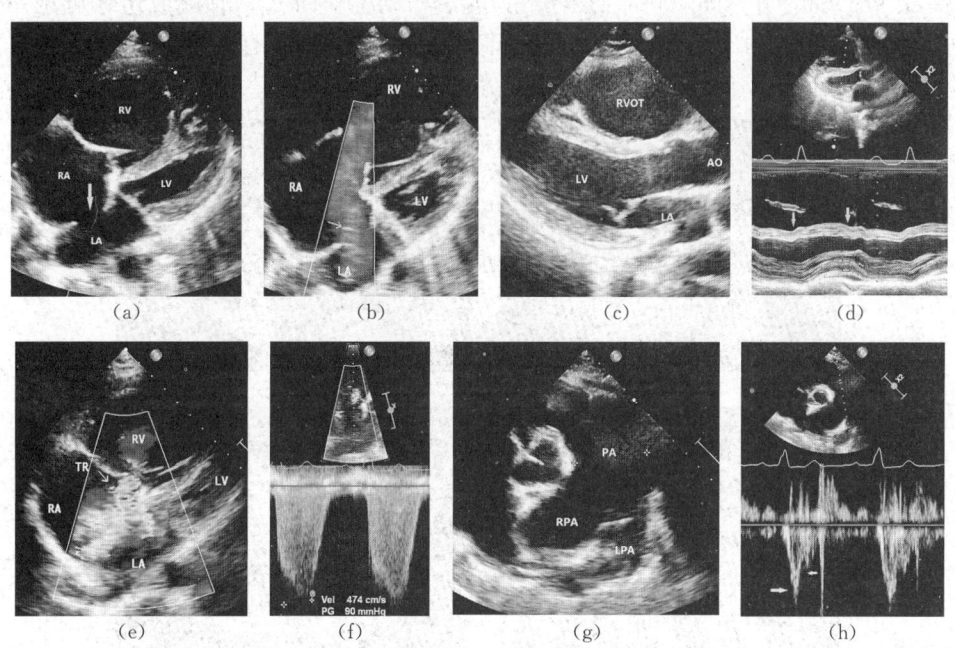

图 17-11 房间隔缺损合并肺高压的超声表现

(a)、(b)和(e)分别为胸骨旁四腔观的二维及 CDFI 图像,(a)中箭头指示房间隔中段回声缺失,及(b)中此处左向右房水平分流,注意(a)中房间隔向左房侧膨出、(b)中分流束(a)中为暗淡的红色,提示右心压力升高,分流量和分流速度降低;(e)为收缩期,可见明显的三尖瓣反流,部分经缺损进入左心房;(c)为胸骨旁长轴观,可见右室扩大,室间隔塌陷;(d)为 M 型波形,显示室间隔和 LV 后壁呈同向运动(箭头所示);(f)为三尖瓣反流的 CW 频谱,测反流峰值速度明显升高达 4.7 m/s,压差为 90 mmHg;(g)显示明显扩张的肺动脉及其分支;(h)为肺动脉血流频谱,可见其峰值前移(黄色箭头),且上升支存在切迹(绿色箭头),提示肺高压。
其他注释同前。

ASD 多伴右心增大、TR 和肺动脉高压,特别是缺损大或年长患者(图 17-11)。长轴观上室间隔平坦或塌陷,M 型超声可见室间隔和 LV 后壁呈同向运动;短轴观上,LV 呈"D"型。合并明显肺高压时可有 RV 壁增厚及右心功能减退。TR 多为继发于右心扩大、三尖瓣环扩张和肺高压的功能性反流;肺动脉也可不同程度扩张,可合并功能性肺动脉瓣反流。

二、室间隔缺损(Ventricular Septal Defect,VSD)

(一)超声表现

室间隔分为膜部、流入道部、流出道部、以及肌小梁部。VSD 可单独存在,也可作为复杂先心的一个成分而存在,如大血管转位、永存动脉干、法洛四联征(TOF)等。

诊断 VSD 最常用的切面包括:胸骨旁 LV 长轴观、大血管水平短轴观、A4C 及 A5C。诊断 VSD 的观察要点为:缺损的部位、数量、大小、边缘、与周边的毗邻关系、有无合并膜部瘤、是否合并其他畸形(双腔右心室、肺动脉瓣狭窄、动脉导管未闭等)、以及血流动力学后果(左右心的大小及功能,肺动脉压力等)。

2DE 可探及室间隔回声连续性中断。CDFI 探及收缩期室水平高速的左向右分流,为明亮的红色分流束,从 LV 经由缺损进入 RV;在一定范围内,缺损越小则分流束流速越高,色泽越鲜艳,听诊杂音越明显。CW 可测量分流的峰值流速,估算心室间收缩期的峰值压差。随着肺动脉压的逐渐升高,经缺损的分流速度降低,分流束红色暗淡,出现严重的肺高压(艾森曼格综合征)时可出现双向分流,甚至右向左分流,患者有明显的紫绀、RV 肥厚、功能异常及 TR。

膜部 VSD 常合并室间隔膜部膨出瘤,为囊袋样结构膨向 RV,顶端或边缘可见一处或多处回声缺失(图 17-12);膜部瘤也可不合并 VSD 而单独存在,有观点认为是 VSD 自愈后局部薄弱的组织在心室间压差作用下向 RV 侧膨展所致。

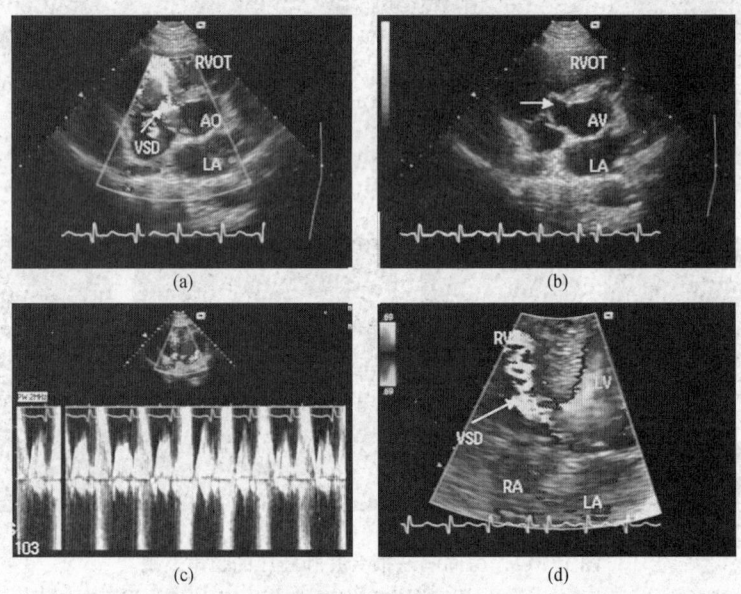

图 17-12 室间隔膜部瘤合并室间隔缺损的超声表现

(a)为大血管水平短轴观的 CDFI,箭头指示室间隔膜部收缩期左向右分流,呈鲜艳的红色经膜部瘤顶端破口进入右室;(b)为同一切面的二维图像,箭头指示室间隔膜部瘤向右室侧膨出;(c)为典型的室间隔缺损的 PW 频谱,因分流速度高,呈收缩期的条带状湍流性质;(d)为胸骨旁四腔观的 CDFI 局部放大图像,箭头指示收缩期室间隔缺损的明亮的红色分流束由左室进入右室。
VSD:室间隔缺损;其他注释同前。

有时分流束可直接冲击三尖瓣,如同时合并三尖瓣异常(如隔瓣裂),大量的分流可经由三尖瓣口直接进入RA(是LV-RA通道的一种类型),此时根据TR的流速来估测肺动脉压会导致高估。可根据分流速度测量收缩期心室间的分流压差,再用动脉收缩压减去分流压差得到RV收缩压,在没有RVOT梗阻的前提下,此差值可近似估测PASP。

VSD可合并双腔右心室、RVOT和/或肺动脉瓣狭窄、肺动脉瓣上或肺动脉发育不良。VSD合并RVOT梗阻增加了诊断的难度:①二者均有RVOT内的收缩期高速血流,易相互混淆,导致误诊或漏诊。鉴别要点在于湍流起源于RVOT内还是跨间隔。②VSD大量的高速分流进入RV,导致下游RVOT及跨肺动脉瓣血流量增加,可出现相对性狭窄,高估RVOT/肺动脉瓣的狭窄程度;综合2DE特征如RVOT内径、室壁厚度、肺动脉瓣的形态及活动度、肺动脉瓣环大小等有助于判断。③胸骨旁RVOT血流与声束夹角较大,影响CW测量准确性,剑下大血管短轴观声束和血流较平行,有助于更精确的测量RVOT流速和压差。

膜周部及干下型VSD常累及主动脉瓣下,主动脉瓣失去支撑而脱垂可导致AR;脱垂的主动脉瓣叶可部分遮盖VSD,低估VSD大小和分流量。

(二)血流动力学后果

VSD常合并左心扩大及肺动脉高压,其出现的早晚和严重程度取决于VSD的大小。小的VSD(<5 mm)分流量较小,对血流动力学的影响小,左心大小及肺动脉压可正常,患者无临床症状,但有感染性心内膜炎的风险;中等大小的缺损(5~10 mm)会产生明显的分流,对血流动力学产生影响;大或巨大的VSD(>10 mm)分流量大,为非限制性缺损,早期即可出现肺高压,如不及时处理最终形成艾森曼格综合征,丧失手术机会。

(三)分型

VSD的定位分型非常复杂,存在不同的诊断标准和命名。根据缺损的部位大致分为:膜部/膜周部、流出道部(漏斗部)和肌部。

1. 膜部/膜周部VSD最常见,大血管水平短轴观通常位于室上嵴下与三尖瓣隔瓣之间,9~11点钟位置(也称为嵴下型VSD),PLAX、A4C及A5C上位于主动脉瓣环下的膜部室间隔。单纯膜部VSD较小;如果缺损较大,累及周边肌部,则称为膜周部VSD。隔瓣后(下)VSD是膜部VSD的特殊类型,缺损位于室间隔的最深处,紧邻三尖瓣隔瓣后方(无残缘,短轴位于9~10点钟位置)。

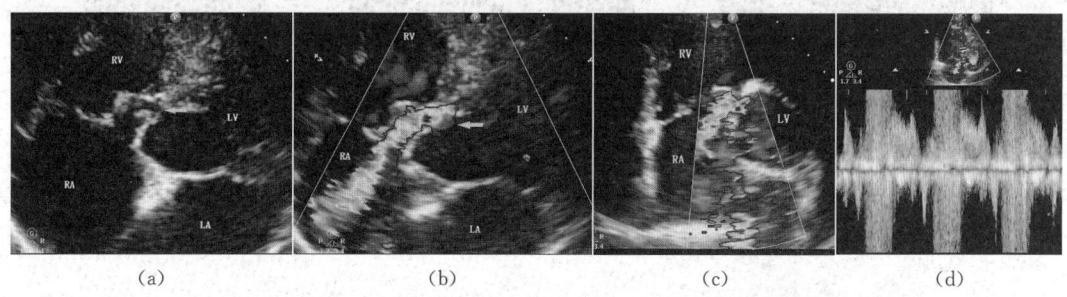

(a) (b) (c) (d)

图17-13 LV-RA通道的超声表现

(a)和(b)为变异的胸骨旁四腔观的二维及CDFI图像,(a)中箭头指示左室至右房的缺损及分流束由左室紧贴三尖瓣隔瓣上方进入右房,如(b)所示;(c)为大血管短轴观,CDFI同样显示左室至右房的高速分流;(d)为分流的PW频谱,为收缩期条带状湍流。
其他注释同前。

三尖瓣的隔瓣附着于膜部室间隔的右侧且低于二尖瓣瓣环,两个房室瓣附着点之间的隔膜为房室隔,其左侧为 LV,右侧为 RA;若房室隔膜缺损,或室间隔膜部缺损伴三尖瓣裂缺即为 LV-RA 通道(图 17-13);此时不仅有 VSD 的表现,还常合并 RA 扩大及 RA 血氧饱和度增加。

2. 流出道部/漏斗部 VSD 在大血管短轴观上通常位于室上嵴与肺动脉瓣环之间,其中嵴内型 VSD 多位于 12 点钟位置,嵴上型 VSD 位于 1~2 点钟位置;胸骨旁长轴及心尖切面常不易探及。干下型又称双动脉下型 VSD,是流出道部 VSD 的特殊类型,缺损位置较高,位于主、肺动脉瓣环之间,其边缘紧邻半月瓣环,可合并半月瓣关闭不全。

3. 肌部 VSD 较少见(约占 3%),为近心尖部的肌小梁间的缺损,可与其他部位 VSD 同时存在(图 17-14),可大可小,可单发也可多发。心肌部的多发缺损也称为瑞士奶酪样 VSD。分流束可直接进入 RV,也可蜿蜒呈蛇行状,有时分流束在 LV 侧起源处为一束,但在 RV 侧发散为多束。肌部 VSD 因收缩期心肌收缩,缺损缩小,对血流动力学影响较小,但因其复杂隐蔽而易漏诊,需多切面仔细扫查,要注意将彩色框移到近场,观察心尖部是否存在分流。

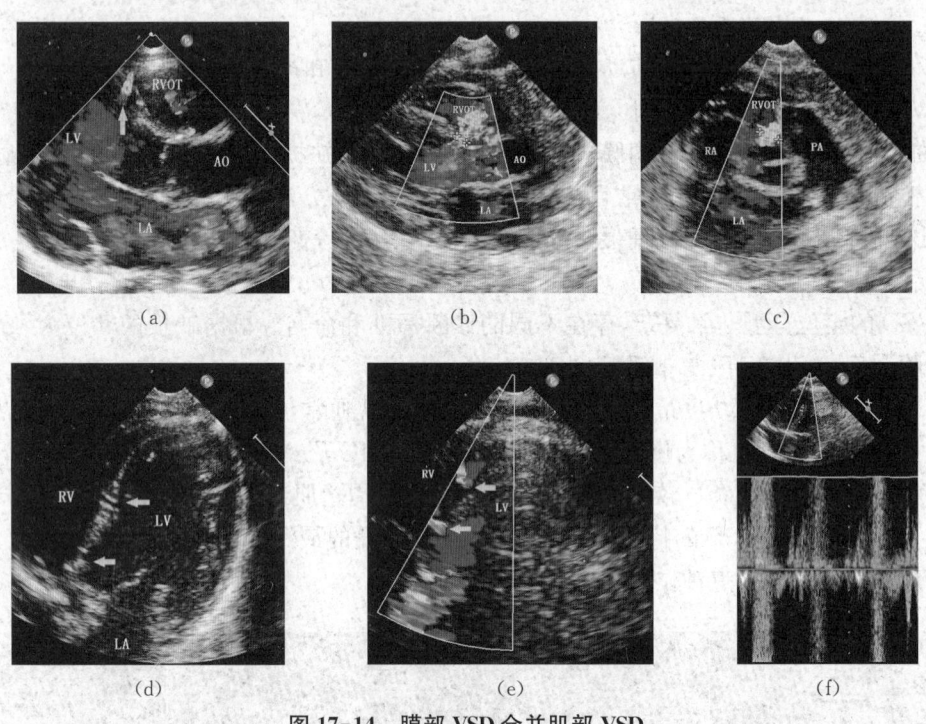

图 17-14 膜部 VSD 合并肌部 VSD

(a)和(b)均为胸骨旁左室长轴观的 CDFI 图像,分别显示室间隔中部的红色的左向右分流,如(a)图箭头所示,以及室间隔膜部的缺损如(b)图十之间;(c)为大血管短轴观,CDFI 显示膜部室间隔缺损之分流束;(d)和(e)为胸骨旁四腔观的二维及 CDFI 图像,同时显示室间隔肌部和膜部的两处回声缺失及分流束(箭头所示),(d)图中肌部的缺损呈典型的"="征;(f)为肌部缺损的 PW 频谱,为典型的收缩期条带状湍流频谱。
其他注释同前。

(四)鉴别诊断

1. 干下型 VSD 需和肺动脉瓣反流相鉴别。当肺动脉瓣反流起源于近主动脉一侧的交界处时,可显示为肺动脉瓣下的红色湍流进入 RVOT 内;但 VSD 是收缩期血流,肺动脉瓣反流为舒张期血流;干下型 VSD 是穿隔血流,与 RVOT 及肺动脉存在夹角,而肺动脉瓣反流不穿隔,血流和 RVOT 及肺动脉长轴平行;VSD 的流速高,压差大,而肺动脉瓣反流流速较低。

2. VSD 还要和主动脉右冠窦瘤破裂到 RVOT 相鉴别。二者均可出现 RVOT 的湍流,且病变部位靠近,均可合并主动脉瓣脱垂和 AR,极易混淆。鉴别要点在于长轴观上主动脉窦瘤破裂的分流起源于主动脉瓣环以上,而 VSD 的分流起源于主动脉瓣下;VSD 为收缩期分流,而主动脉瓣窦瘤破裂的血流多为连续性,舒张期为主。约近 1/2 的主动脉窦瘤可同时合并 VSD,膨出的窦瘤可能会遮盖 VSD 的缺损,导致漏诊或低估 VSD 大小。

三、动脉导管未闭(Patent Ductus Arteriosus, PDA)

为肺动脉主干分叉或左肺动脉起始处与降主动脉远端左锁骨下动脉起始处之间的管道沟通,一般长度为 0.2~3 cm,直径为 5~10 mm,按形状可分为:管型、漏斗型、窗型、哑铃型、动脉瘤型。单纯 PDA 女性多见。PDA 也可合并主动脉缩窄、肺动脉狭窄、法洛四联征、大动脉转位、肺动脉闭锁、主动脉弓离断等其他畸形;在某些复杂心脏畸形中,PDA 有时是供应肺循环或降主动脉的"生命线",在彻底的纠治术前,应维持其开放。

2DE 于肺动脉长轴观上可见后方主动脉(短轴)与肺动脉分叉处之间的异常管道连接,可伴有肺动脉扩张。CDFI 显示连续性左向右分流,为鲜艳的红色湍流,沿肺动脉主干的左侧管壁上行,主动脉一侧可出现血流汇聚。此处分流束和声束平行,有利于 CW 定量分流压差,CW 频谱为基线上方连续性,波形锯齿状,收缩期达到峰值流速。胸骨上凹主动脉弓长轴观可在降主动脉峡部见导管与前方的肺动脉(短轴)沟通,CDFI 显示连续性的分流进入肺动脉(图 17-15)。此处可全程显示导管走行和大小形态,以及是否合并主动脉弓病变及主动脉缩窄,但因声束与分流束夹角较大,不利于测量分流压差。PDA 合并主动脉缩窄时要注意导管与缩窄的位置关系;透声不佳的患者应行 CTA 或 CMR 检查以明确诊断。

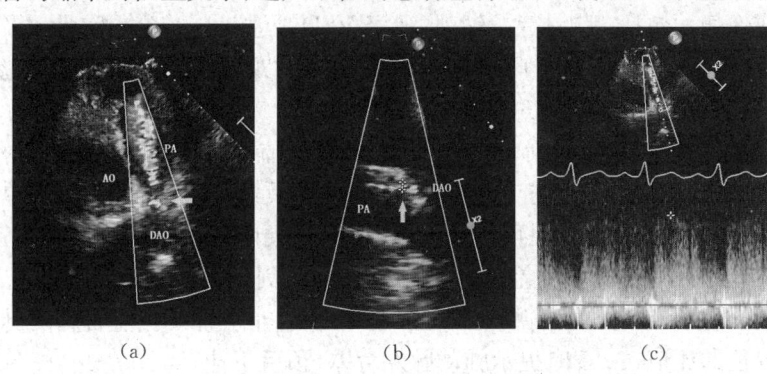

(a) (b) (c)

图 17-15 动脉导管未闭的超声表现

(a)和(b)分别为胸骨旁肺动脉长轴观及胸骨上窝主动脉弓长轴观,CDFI 显示未闭导管的分流束,为亮红色湍流由降主动脉进入肺动脉(箭头所示);(c)与(a)为同一切面,记录分流 CW 频谱,为连续性的基线上方波形,呈锯齿状,可于收缩期测量分流的峰值压差(+标识)。
其他注释同前。

细小的 PDA 无严重的血流动力学后果,但有继发感染性心内膜炎的风险;粗大的 PDA 导致肺循环流量增加,多合并左心扩大和肺动脉压升高。可根据 TR 流速估测 PASP,也可直接测量收缩期 PDA 峰值分流压差,然后用外周动脉收缩压减去分流压差,即为 PASP。随着肺动脉压的升高,分流速度逐渐下降,颜色也趋暗淡,甚至 CDFI 难以检出而漏诊,此时需降低彩色速度标尺,放大增益,减少对低速血流的滤过,有助于提高检出率。出现严重肺高压时,可出现双向分流或右向左分流,表现为暗淡的蓝色血流舒张期由肺动脉进入降主动脉;临床上出现差异性紫绀。对于怀疑 PDA 又合并严重肺高压的患者,如无 ASD 及 VSD 时,经右心声学造影可提高检出率,可见 RA、RV、肺动脉依次显影后,大量气泡经过导管快速充盈降主动脉,从而明确诊断。

PDA 需和主-肺动脉窗进行鉴别。二者的血流动力学意义相近,但主-肺动脉窗为 AAO 及肺动脉主干之间的沟通,不存在管道结构,通常更早出现肺高压表现;而 PDA 存在导管,分流部位是降主动脉和肺动脉远端分叉间的沟通。其他影像检查(CTA,CMR)可助诊断。

PDA 分流还需和肺动脉主干内的涡流相鉴别。后者常见于肺动脉显著扩张时,血流在其中盘旋,可见到上行的红色血流,但流速较慢;肺动脉瓣狭窄产生的高速射流也可在肺动脉分叉处折返上行,也可被误诊为 PDA。主动脉弓长轴观扫查有助于鉴别,后者降主动脉与肺动脉之间并无导管沟通。

冠状动脉-肺动脉瘘也可出现肺动脉内的连续性异常血流。鉴别要点在于病变冠脉多扩张迂曲,其内可见异常高速的血流,汇入肺动脉的瘘口多位于肺动脉瓣上 1 cm 处的肺动脉外侧壁,分流束为肺动脉主干内的蓝色下行血流,和 PDA 分流的部位和色泽不同,冠脉 CTA 或冠脉造影可助确诊。

四、法洛四联症(Tetrad of Fallot,TOF)

TOF 是最常见的紫绀型复杂性先心病,包括四种畸形:RVOT 梗阻、VSD、主动脉骑跨和 RV 肥厚。其中最特征和最根本的病变是胚胎期圆锥动脉干旋转不良,圆锥远端分隔异常导致漏斗部间隔前移。还可合并右位主动脉弓、PDA、ASD 或卵圆孔未闭、左上腔静脉、先天性肺动脉瓣缺如或一侧肺动脉缺如(多为左肺动脉)。

常用的成像切面包括:胸骨旁长轴观(观察 VSD 及主动脉骑跨)、胸骨旁及剑突下大血管水平短轴观(观察 VSD 和 RVOT 梗阻)、RVOT 长轴观及肺动脉长轴观(观察 RVOT 梗阻和肺动脉发育情况)、A4C 及 A5C(图 17-16)。

RVOT 梗阻可位于漏斗部、肺动脉瓣环和瓣膜、主肺动脉、肺动脉分支等一个或多个水平。TOF 典型的肺动脉狭窄为漏斗部狭窄;肺动脉瓣及瓣环可发育不良,为单瓣或二叶瓣畸形,瓣膜增厚粘连狭窄,开放圆顶状。CDFI 可显示梗阻部位多彩镶嵌的高速血流信号。CW 可测量狭窄处血流速度和压差,评价狭窄程度,以剑下观测量最为理想。RVOT 梗阻的部位及程度、以及肺动脉的发育情况对于治疗和预后非常重要。左右肺动脉分支的内径之和与 AO 内径的比值<0.5 时提示肺动脉发育差,预后不佳。

TOF 中 85% 的 VSD 属膜周型缺损,通常为大的非限制性的 VSD,位于主动脉瓣下,伴室水平双向分流。RV 常增大,RV 壁增厚,LV 缩小。PLAX 上主动脉增宽前移、前壁与室间隔连续中断,主动脉骑跨于室间隔残缘上(A5C 也可显示);如骑跨超过 50% 可诊断为右室双出口。胸骨上窝可检测合并的右位主动脉弓、永存左上腔静脉、主-肺动脉侧支循环及 PDA 等。冠状动脉异常走行横跨 RVOT 会影响外科手术方式,CTA 和 CMR 有助于诊断。

TOF 需和右室双出口(合并肺动脉狭窄)鉴别:TOF 主动脉下无肌性圆锥,二尖瓣前叶与主动脉瓣纤维连续,两大动脉的位置正常;而后者主动脉瓣与二尖瓣前叶之间无纤维连续,主动脉骑跨≥50%,两大动脉平行排列。

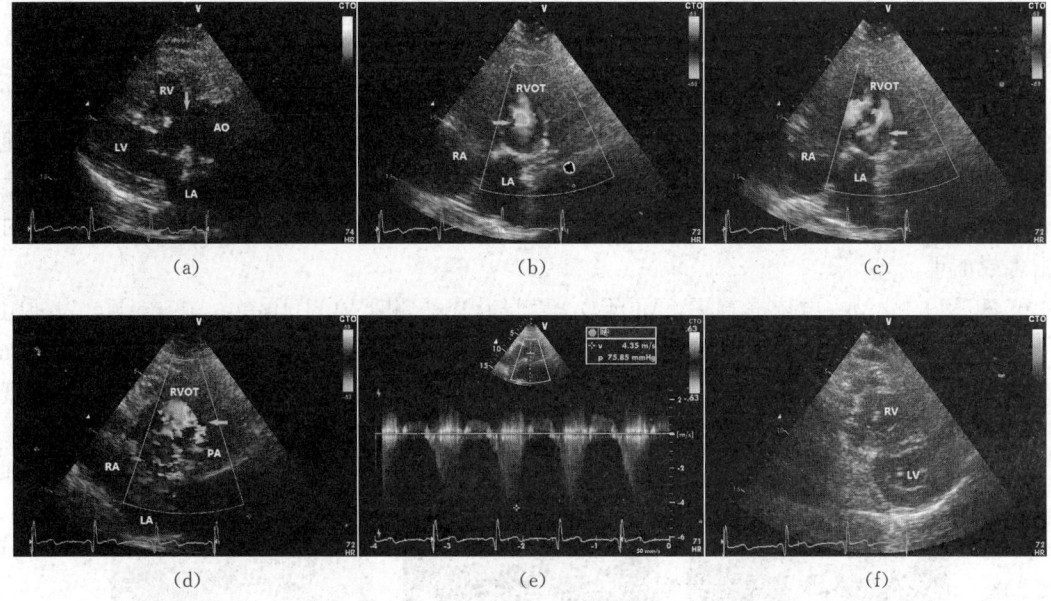

图 17-16 法洛四联症的超声表现

(a)为左室长轴观,箭头指示大的室间隔缺损,增宽的主动脉骑跨于缺损的残缘,右室壁明显增厚;(b)—(d)均为大血管短轴观,CDFI显示室水平双向分流,收缩期室间隔缺损的分流呈红色,由左室进入右室,如(b)图所示,舒张期为蓝色分流束,由右室进入左室,如(c)图所示,(d)显示右室流出道的狭窄湍流,(e)为剑下记录的右室流出道CW频谱,测量其狭窄压差为76 mmHg;(f)为左室的短轴观,可见前方右室壁明显增厚,室间隔平坦,提示右室压力升高。

TOF 需和大 VSD 继发肺动脉高压(艾森曼格综合征)相鉴别,因前者可手术治疗而后者无手术指证。VSD 继发艾森曼格综合征时严重肺高压也会导致 RV 肥厚,室间隔受到 RV 侧高压影响而塌陷,VSD 残缘和主动脉对位不良,形成主动脉"骑跨",VSD 也为双向甚至右向左的分流,患者也伴有紫绀。鉴别要点在于艾森曼格患者肺动脉内径正常或扩张,无 RVOT 梗阻及肺动脉发育不良,临床上患者紫绀是后天逐渐出现的,而非出生即有。

第三节 原发性心肌病超声表现

心肌病的超声表现大多缺乏特异性,诊断需密切结合临床资料及其他影像结果,必要时需行心肌/组织活检及基因检测等。

一、肥厚型心肌病(Hypertrophic Cardiomyopathy,HCM)

是常染色体显性遗传疾病,为编码肌节蛋白的基因突变导致,其基因携带率约 1∶500,多数患者有明显的家族史。发病年龄大多在青春期后及成人前期。

(一) HCM 的超声表现

1. 无其他原因可解释的心肌肥厚

指 LV 一个或多个节段心肌厚度≥15 mm(确诊 HCM 患者的一级亲属≥13 mm),以室间隔、前壁及心尖部肥厚多见,多为非对称性,IVS/LVPW>1.3~1.5,也可单纯累及心尖部(心尖肥厚型心肌病),可伴 RV 肥厚。增厚的心肌回声增强且不均匀。LV 腔狭小变形,少数患者可伴心尖部室壁瘤。LV 腔造影有助于识别心尖部心肌肥厚和室壁瘤。

2. 检测 LVOT 梗阻(LVOT Occlude，LVOTO)

A5C 或 A3C 观测最佳。CDFI 见 LVOT 收缩期高速射流；CW 可检测到特征性频谱曲线(峰值后移，在收缩中晚期流速最大，收缩早期曲面朝上)，测量峰值压差时声束应和血流尽量平行，避开 MR 的干扰。梗阻易受到容量负荷、心率/律、心肌收缩力、药物等干扰而呈间歇性或隐匿性，当心肌收缩增强、心率增快、容量不足、不当使用正性肌力或扩血管药物时出现或加重。

HCM 的分型主要依据有无 LVOTO。静息状态下测 LVOT 压差≥30 mmHg 为梗阻性(HOCM，图 17-17)；<30 mmHg 需进一步做激发试验，患者于坐位或半卧位行 Valsalva 动作，然后直立，复测 LVOT 压差，如仍<30 mmHg 为非梗阻性；如≥30 mmHg 则为隐匿性梗阻。10% 的梗阻位于 LV 中部，其疗效和预后更差。

LVOTO 并非 HCM 所特有，也可见于高血压、容量不足、高动力状态；此外，尚需除外流出道的器质性梗阻(主动脉瓣或主动脉瓣下狭窄、主动脉缩窄等)。

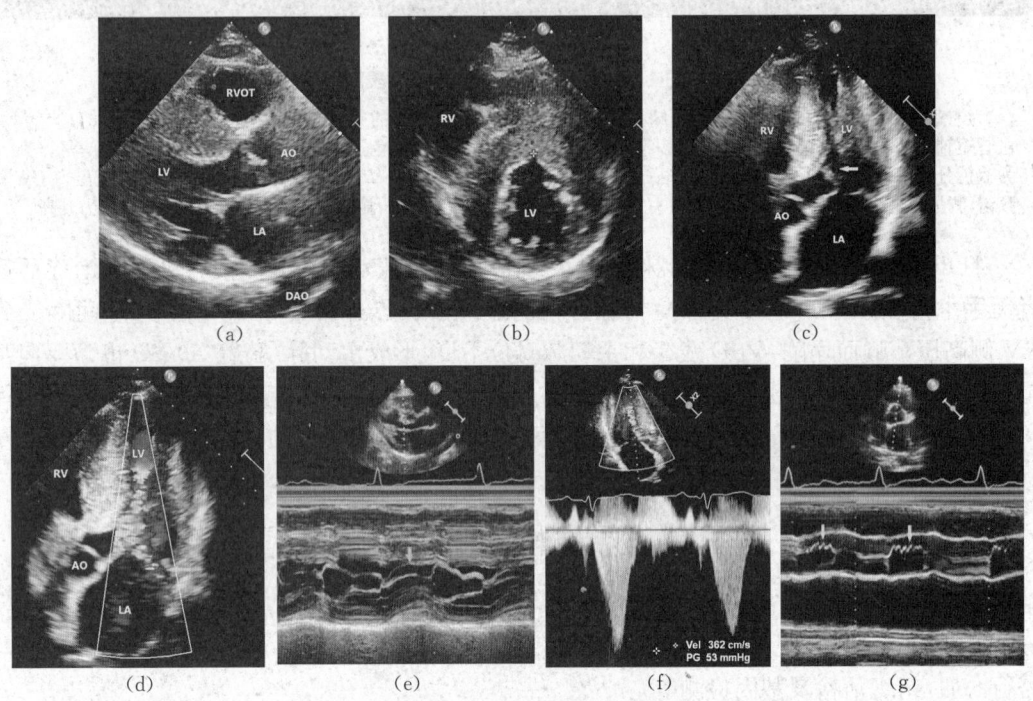

图 17-17 HOCM 的超声表现

(a)为左室长轴观，(b)为左室短轴观，(c)和(d)均为心尖五腔观，(a)—(c)显示左室心肌非对称性肥厚，以室间隔为显著，(c)图可见收缩期左室流出道中段肥厚的室间隔和粗大的乳头肌靠拢，导致流出道内径狭小，箭头标识收缩期二尖瓣前叶向室间隔移动(SAM 征+)，(d)图 CDFI 显示左室流出道收缩期的蓝色为主的高速血流，起源于流出道的中段，左房内可见偏心性二尖瓣反流，沿二尖瓣后叶和左房侧壁走行(黄色箭头所示)，提示反流与 SAM 征有关；(e)为经二尖瓣的 M 型波型，二尖瓣前叶 CD 段弧形前移呈驼峰样，向室间隔靠拢，为 M 型上 SAM 征之典型表现；(f)为心尖长轴观记录的典型的左室流出道梗阻的 CW 频谱，可见血流速度增高(3.6 m/s)，压差为 53 mmHg，频谱峰值后移，下降支为曲面向上的匕首状；(g)为经主动脉瓣的 M 型波型，显示收缩期主动脉瓣开放的盒子型波型出现抖动，提示主动脉瓣叶收缩期开放抖动，是左室流出道梗阻的特征性表现之一。
其他注释同前。

3. 二尖瓣 SAM 现象及 MR

SAM 现象是指二尖瓣前叶的收缩期前向运动，是引起 LVOTO 的重要机制。M 型超声可见二尖瓣前叶 CD 段向室间隔方向运动,呈收缩期向上弧形隆起的驼峰样波型,2DE 可见二尖瓣前叶收缩期向室间隔靠拢。SAM 现象可导致 MV 对合不良及 MR,多发生于收缩中晚期,反流束朝向下后壁,反流程度与 LVOTO 的程度相关,呈动态变化。中心性或前向的 MR 多与 SAM 无关,需考虑 MV 自身病变的可能。SAM 现象也非 HOCM 所特有,也可见于其他原因导致的 LVOTO。

4. HCM 的 LV 功能

HCM 早期即可出现 LV 舒张功能异常(LV Diastolic Dysfunction,LVDD)及 LA 扩大,如合并 Af 及 MR,LA 扩张更加明显。详见第八节相关内容。

HCM 的 LVEF 多正常或升高,晚期 LV 腔可扩大,LVEF 降低。但心肌运动速度和应变在早期即可降低,与心肌纤维化程度与室壁厚度相关,反映了 HCM 患者亚临床的心肌功能异常。

5. 预后

以下超声表现提示 HCM 猝死高风险:室壁最大厚度>30 mm、LVEF<50%、静息状态下 LVOT-PG ≥30 mmHg、心尖部室壁瘤;但单一指标特异性较差,需结合其他影像表现及临床参数来综合判断。

6. 家族成员筛查

已确诊 HCM 的患者应对其一级亲属进行临床和超声的筛查。建议 12~21 岁者每 12~18 个月复查超声;21 岁以上者至少每 5 年随访超声;12 岁以下儿童如有猝死家族史、拟从事职业体育训练、出现症状或临床怀疑早发型 HCM 也需进行超声评估。TDI、斑点追踪等新的心肌定量技术可在室壁肥厚出现前早期诊断。

(二)诊断和鉴别诊断

超声检测到无法解释的心肌异常肥厚,特别是非对称性肥厚时应考虑到 HCM 的可能,患者有明确的 HCM 家族史可以确诊;临床信息不明确的首诊患者需结合临床和其他影像资料。需先除外 AS、主动脉缩窄或外周动脉狭窄等器质性梗阻病变。此外,还要注意和生理性 LV 肥厚(运动员心脏)、高血压性心脏病(Hypertension Hesrt Disease,HHD)、心肌贮积/浸润性疾病等进行鉴别。患者起病年龄、有无高血压病史、运动史、家族遗传史、有无合并心外其他系统的表现、ECG 表现、超声上心肌肥厚的程度和部位、有无累及瓣膜、间隔等其他部位、以及心脏功能等均具有重要的鉴别价值。

运动员心脏有明确的训练史,无临床不适主诉;多为对称性均匀的 LV 肥厚,厚度多<14 mm,无 LVOTO,心肌的功能正常,CMR 上缺乏"病理性"肥厚的特征性钆延迟增强显影(Late Gadolinium Enhancement,LGE)表现。

HCM 和 HHD 均表现为 LV 肥厚和心电图上高电压(表 17-5)。HCM 起病年龄多为青壮年,有 HCM 家族史;而 HHD 多为中老年患者,有高血压家族史和长期未有效控制的高血压病史。HHD 心肌肥厚多为对称性,极少超过 15 mm,且不累及 RV 心肌,多伴有 LV 腔扩大、主动脉扩张和硬化;肥厚的心肌回声均匀,类似于正常心肌组织。心肌明显增厚>15 mm,和高血压程度不匹配时,需进一步行 CMR 来鉴别;如 CMR 探及 HCM 典型的 LGE 特征可明确诊断。也可对疑诊 HCM 患者的家族成员筛查超声和 ECG,如发现家族中存在其他不明原因的 LV 肥厚患者,则支持心肌病诊断;此外,HHD 经有效降压治疗(12 个月)后 LV 肥厚及心功能可改善,也有助于鉴别。LVOTO 和 SAM 征也可见于高血压患者,无助于鉴别。

心肌淀粉样变性是一组以细胞外淀粉样蛋白积聚为特点的疾病,可原发,也可继发于全身慢性疾病(如骨髓瘤)。与 HCM 的鉴别要点在于：心肌淀粉样变性多见于中老年；除心脏受累外,还伴有肾、神经系统、皮肤、舌等心外多系统的症状和表现；超声有严重的 LV 肥厚而心电图为低电压,可出现房间隔的增厚。病程早期即可出现明显的 LVDD 和限制性 LV 充盈、双心房增大及心包积液。CMR、心肌或外周组织活检、病史及血液生化检测等可明确诊断。

表 17-5 肥厚型心肌病(HCM)与高血压心脏病(HHD)的鉴别诊断

	HCM	HHD
年龄	中青年多久	中老年多见
高血压史	−	＋
ECG	高电压,明显的复极异常,Q波＋	高电压,无复极异常,无Q波
家族史	HCM家族史＋,部分有猝死家族史	高血压家族史＋,猝死少见
心室肥厚	不对称性,明显增厚(＞15 mm)回声不均,可累及RV	轻度肥厚＜15 mm,多为对称性正常心肌回声,不累及RV
LV腔	明显缩小,新月形；晚期扩张	正常或轻度缩小,晚期扩张
LVOTO及SAM征	多见	少见
收缩功能	早期正常或升高；晚期降低	早期正常或升高；晚期降低
舒张功能	明显降低	降低
CMR	部分患者有特征性LGE＋	无特征性LGE＋
降压治疗反应	无改善	改善

注：CMR：心脏磁共振；ECG：心电图；HCM：肥厚型心肌病；HHD：高血压心脏病；LGE：钆延迟增强；LV：左室；LVOTO：左室流出道梗阻；SAM：二尖瓣前叶收缩期前向运动。

二、扩张型心肌病(Dilated Cardiomyopathy,DCM)

病因不明,特发性、家族遗传性、病毒感染引起的自身免疫反应、围生期、酒精中毒、化疗药物、心肌能量代谢紊乱和神经激素受体异常等因素均可引起本病。

DCM 的超声表现为：①心脏扩大,以左心扩大为主,晚期可全心扩大,LV 腔可呈球形,室壁相对变薄,心腔内有时可见附壁血栓；②室壁运动弥漫性减弱和/或不同步,LVEF 显著降低,LVDD,甚至限制性充盈改变(E/A＞2)；③瓣膜活动度减小,房室瓣环扩大,CDFI 可见功能性房室瓣反流；④肺高压；⑤心包积液。上述表现缺乏特异性,可见于许多心脏疾病的终末期,需尽可能寻找病因,如严重的瓣膜病、冠心病(Coronary Artery Disease,CAD)等,对诊断和治疗极为重要。

DCM 需与缺血性心肌病(Ischemia Heart Disease,IHD)鉴别：IHD 伴 CAD 高危因素,发病年龄较大(多为 50～70 岁),曾有心绞痛发作(但糖尿病患者例外),室壁功能异常多为节段性，可伴局部心肌回声增强或室壁瘤形成，多合并其他血管病变如外周动脉斑块、主动脉瘤、TIA或脑梗等；而DCM的发病年龄较轻，无CAD高危因素，部分患者有家族史，心肌功能异常多为弥漫性改变。冠脉造影或冠脉CTA可确诊。

重症心肌炎也可出现左心增大、心肌增厚、LV收缩及舒张功能不全、功能性房室瓣反流等类似表现，严重心衰或合并心包炎时可探及心包积液。但其病程短，起病急，近期有病毒感染史，心脏表现为可逆性，治疗后可逐渐改善至正常。

其他继发于贫血、甲减、酒精或药物等毒性物质的心肌病均有相应病史、特异性的临床及血液生化表现，针对病因治疗后可改善。结合上述临床信息可帮助鉴别诊断。

第四节 冠状动脉粥样硬化性心脏病超声表现

超声是检测心肌缺血敏感而有效的方法。一过性心肌缺血导致可逆性的室壁节段运动异常；而心肌梗死则在坏死局部形成心肌疤痕，导致永久性的节段运动异常。广泛而严重的心肌缺血（如多支病变）心室明显扩大，整体收缩功能减弱，有时难以与DCM鉴别。大多数稳定的CAD患者在静息状态下并不出现肉眼可识别的节段运动异常；通过运动或药物负荷诱导心肌缺血，超声同时监测室壁收缩运动、心功能及血流动力学变化，可发现静息时不能诊断的CAD。以往多通过肉眼来判断室壁收缩功能，TDI、斑点追踪、心肌声学造影等超声新技术可定量评估心肌功能和灌注，显著提高了超声诊断CAD的敏感性、特异性和准确性。

一、冠状动脉及其分支与心脏各部位供血的关系

（一）LV壁各节段的分区 [图17-18(a)]

为了更准确地评价室壁运动异常部位和范围，方便分析与交流，美国超声心动图协会（ASE）于1989年推荐了16节段划分法。

1. LV短轴观：二尖瓣水平和乳头肌水平，室间隔被分成前间隔和后（下）间隔两部分，LV游离壁顺时针分为前壁、（前）侧壁、后壁（或称下侧壁）和下壁4个部分。心尖短轴分成室间隔、前壁、侧壁和下壁4个节段。16节段分别由二尖瓣水平6个节段，乳头肌水平6个节段及心尖4个节段组成。

2. 心尖长轴观：A4C显示LV的侧壁和后间隔；A3C显示前间隔和后壁；A2C显示LV前壁和下壁。长轴观自上而下三等分：基底段，即二尖瓣水平，位于LV上1/3；中间段，即乳头肌水平，位于LV中1/3；心尖段，位于LV下1/3。

2002年，美国心脏协会（AHA）在原有的16节段基础上，将原心尖节段LV腔顶端以上部分的心尖帽单独划分为一个新节段，即17节段分段法，对应于牛眼图上[图17-18(b)]的编号为1：前壁基底段；2：前室间隔基底段；3：下室间隔基底段；4：下壁基底段；5：下侧壁基底段；6：前侧壁基底段；7：前壁中间段；8：前室间隔中间段；9：下室间隔中间段；10：下壁中间段；11：下侧壁中间段；12：前侧壁中间段；13：前壁心尖段；14：前室间隔心尖段；15：下壁心尖段；16：下侧壁心尖段；17：心尖帽。

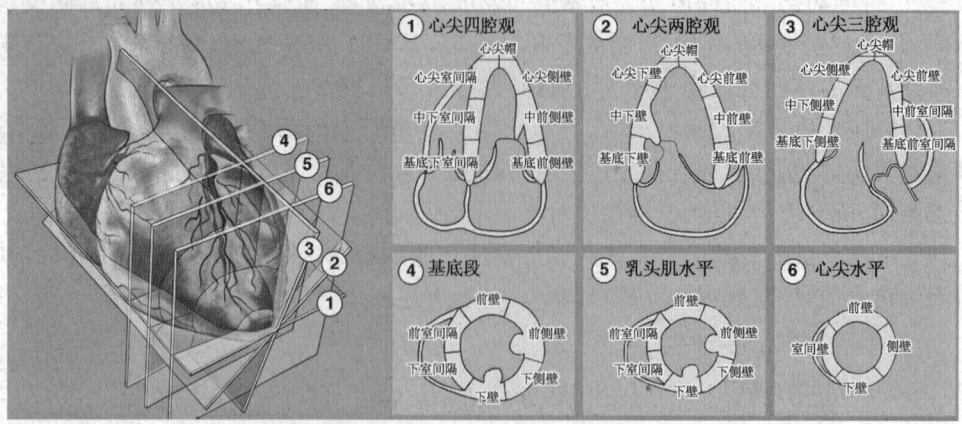

(a) 左室节段划分

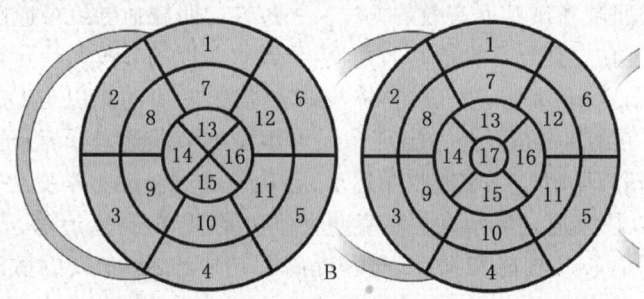

(b) LV 各节段牛眼图

图 17-18　LV 节段划分示意图

(a)为从心尖三个长轴切面和左室短轴三个不同水平对左室节段进行划分；(b)为 LV 各节段的牛眼图，不同编号对应不同的节段。(摘自《2015 年 ASE 指南(中文版)》)

（二）冠状动脉心肌供血区分布（图 17-19）

左前降支(LAD)供应 LV 前壁中下部、室间隔前上 2/3 及心尖部(大部分人)；左回旋支

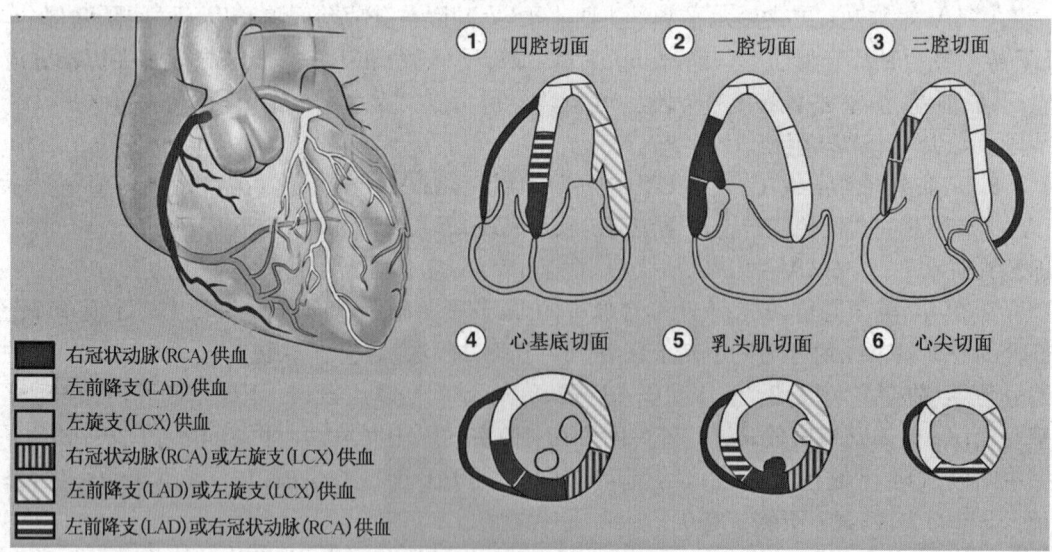

图 17-19　冠脉灌注区示意图

(摘自《2015 年 ASE 指南(中文版)》)

(LCX)供应 LV 前壁上部、侧壁、后壁及乳头肌;右冠状动脉(RCA)供应 RV 壁、LV 下壁、室间隔后 1/3。

3 支冠状动脉灌溉区与 17 节段对应关系为:LAD 灌注 1、2、7、8、13、14、17 节段;LCX 灌注 5、6、11、12 节段;RCA 灌注 3、4、9、10 节段。第 15 节段由 RCA 或 LAD 灌注,第 16 节段由 LCX 或 LAD 灌注。LV 供血 50% 来自 LAD,30% 来自 LCX,20% 来自 RCA;RV 除前壁由 RCA 和 LAD 双重供血外,其他部分由 RCA 供血。

二、LV 局部收缩功能的评价

心肌收缩功能正常时室壁运动协调一致,长轴方向收缩期二尖瓣环向心尖部靠近,心室纵轴缩短,短轴或横向呈向心性运动,室壁增厚。正常室壁运动幅度为 10~14 mm,室间隔为 5~10 mm,室壁收缩期增厚率>30%。游离壁运动幅度强于室间隔,男性高于女性。

评价 LV 节段运动最常用的方法是室壁运动记分法(Wall Motion Score,WMS),为目测半定量法:运动正常=1 分,心内膜运动幅度≥5 mm,室壁收缩期增厚率≥25%;运动减弱=2 分,心内膜运动幅度<5 mm,室壁增厚率<25%;运动消失=3 分,即收缩期心内膜无移位或室壁无增厚;矛盾运动=4 分,收缩期心内膜外移或室壁变薄。室壁运动指数(WMI)=各节段记分之和/观察节段数,正常为 1;WMI 越大,说明心肌活动异常的程度或范围越重。

目测法对观察者的经验有要求,主观性较大,观察者间的变异大,易受到束支传导阻滞或起搏心律的干扰,对于小范围的非透壁的心肌缺血不够敏感。心肌速度和应变等定量指标更加客观敏感,新出现的分层应变可更有效地检测心内膜下心肌缺血,具有广阔的运用前景。

三、心肌梗死(Myocardial Infarction, MI)

(一)超声表现

透壁性 MI 梗死区心肌变薄,运动减弱、消失甚至矛盾运动;非梗死区心肌运动可代偿性增强。及时有效的再灌注治疗后可恢复,否则会残留不同程度的心肌收缩功能异常。梗死局部室壁张力降低,收缩期向外膨出,形成室壁瘤,可伴血栓形成。小面积的、非透壁/心内膜下的 MI 常缺乏肉眼可见的节段功能异常,常规超声技术不够敏感。急性心肌梗死(Acute MI,AMI)或活动性心肌缺血还常出现急性的缺血性 MR,这是一种功能性反流,可随缺血和心功能改善而改善,持续存在提示预后不良。AMI 后常见心包积液。

AMI 可伴 LVDD,二尖瓣 DT 时间、限制性充盈模式、E/e' 均和 AMI 预后密切相关。小面积 AMI,LV 整体收缩功能依靠正常心肌代偿得以维持;大面积 AMI,特别是合并严重并发症时,LV 收缩功能降低,甚至出现泵衰竭和心源性休克。

陈旧性 MI 除残留节段运动异常外,梗死区可疤痕化,室壁回声增强,室壁变薄;LV 重构,心腔扩大,室壁瘤伴血栓形成;功能性 MR;LVEF 降低伴 LVDD。

(二)AMI 并发症

AMI 后心脏破裂包括心室游离壁破裂、乳头肌断裂及室间隔穿孔。游离壁破裂表现为梗死区游离壁回声中断,异常血流进入心包腔内,患者多因心脏压塞而快速死亡;心脏部分破裂可形成假性室壁瘤,呈袋状或球形的额外腔室,通过一个狭小的开口与 LV 沟通。多见于下后壁及 LV 侧壁,其外壁由心外膜和血栓构成,内部多有血块或血栓。与真性室壁瘤区别在于:真性室壁瘤与 LV 的连接为"宽颈",瘤体与 LV 心内膜相连续;而假性室壁瘤为"细颈",通道处心内膜中断。乳头肌断裂(图 17-20)表现为二尖瓣连枷,瓣尖可见乳头肌断裂的残端飘动,通常合并急性的重度 MR 和急性左心衰。室间隔穿孔(图 17-21)表现为梗死区室间隔回声中断,出现左向右的收缩期高速分流。附壁血栓见于 AMI 数小时后,或陈旧性 MI 合并心功能异常者(图 17-22)。血栓多位于心梗区或室壁瘤内(30%~50% 的室壁瘤

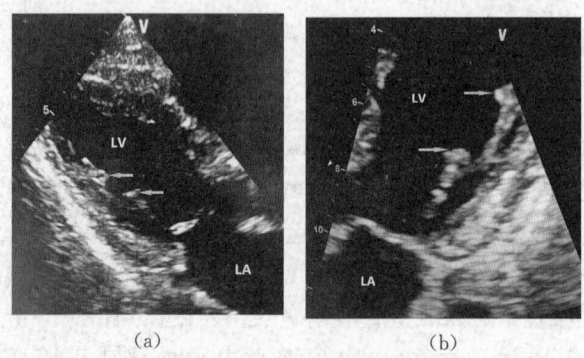

图 17-20 AMI 并发乳头肌断裂

(a)和(b)分别为放大的心尖左室长轴观和心尖四腔观的二维图像,箭头指示乳头肌断裂的残端;该患者合并急性重度的二尖瓣反流和急性左心衰。
其他注释同前。

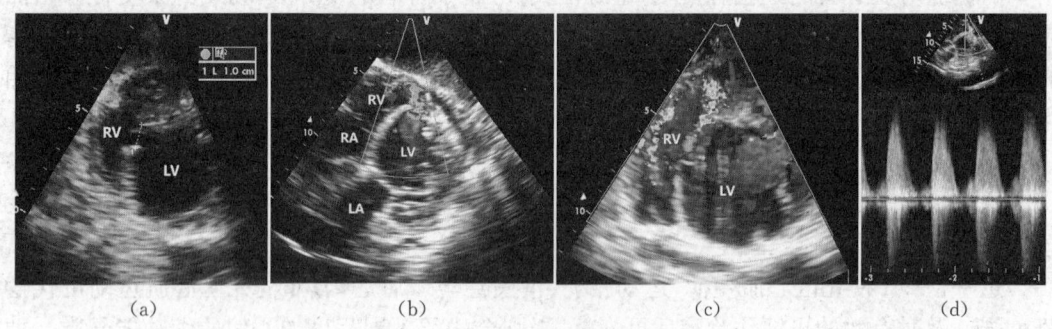

图 17-21 AMI 后室间隔穿孔

(a)和(c)均为左室短轴观,(b)为变异的剑下四腔观。(a)图显示室间隔穿孔的回声中断达到 1 cm;(b)图和(c)图为 CDFI 显示室间隔穿孔的异常分流束由左室进入右室;(d)为在(b)图用 PW 记录的收缩期条带状的分流频谱。
其他注释同前。

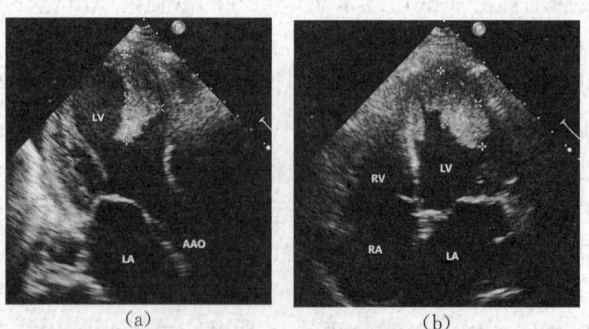

图 17-22 陈旧性 MI 心尖部室壁瘤形成合并血栓

(a)为心尖左室长轴观,(b)为心尖四腔观;可见心尖部室壁瘤形成,其内血栓形成,部分突向左室腔(星号标识)。
其他注释同前。

可伴有血栓),以心尖部或前壁多见,为不规则团块状回声,呈新月状,薄层宽基底,活动度较小;大的血栓可突入心腔。如血栓基底小,活动度较大,可脱落导致外周血管栓塞事件(如脑卒中)。AMI 后的机械并发症及心腔内高活动度的血栓为超声危急值,需通报临床。

(三) 鉴别诊断

AMI 需和 LV 心尖部气球样变(也称为应激性心肌病或心碎综合征)鉴别。后者多见于老年绝经后女性,常由精神或体力应激因素诱发。临床表现类似急性冠脉综合征,超声可见 LV 心尖部广泛而严重的室壁运动异常,呈气球样扩张,而基底段室壁运动亢进,LVEF 明显降低,易误诊为心尖部 AMI 及室壁瘤形成。但超声上功能异常的范围超过单支冠脉供血区,超声表现和 ECG、心肌酶水平及冠状动脉造影(多为阴性)不匹配,有助于鉴别。此外,该病变预后大多良好,LV 功能异常可在 4~8 周内恢复。

第五节 高血压性心脏病超声表现

超声评价高血压性心脏病(HHD)需关注 LV 壁厚度及腔室内径、LV 质量(指数)、LV 收缩及舒张功能、AOR 及 AAO 内径。

一、超声表现

HHD 主要包括 LV 壁增厚,心肌质量增加。早期以向心性肥厚为主,LV 腔大小正常或仅轻度增大。HHD 室壁厚度极少超过 15 mm,心肌回声通常较均匀,类似正常心肌。10%的患者以室间隔基底段增厚为显著,LV 腔较小的患者在高动力状态下可出现 LVOTO 及 SAM 征。早期心功能异常以 LVDD 为主,表现为 LA 扩大(合并 Af 则更加明显)、二尖瓣血流频谱及瓣环 TDI 指标异常、肺高压;LVEF 正常或增强(高动力状态),但心肌应变可早期降低,提示存在亚临床的心肌功能损害。晚期失代偿后可出现 LV 扩大、LVEF 降低。常伴 AOR 及 AAO 扩张、主动脉及颈动脉斑块形成、主动脉瓣钙化等。

二、超声诊断

HHD 主要依据长期高血压病史及 LV 肥厚。LV 肥厚的鉴别要点参见 HCM 一章。对于年轻的顽固的高血压患者,需考虑继发性高血压可能,有时需扫查心脏以外的部位(如肾动脉狭窄、肾上腺肿块等)。

第六节 心脏黏液瘤超声表现

一、超声表现

黏液瘤是成人最常见的原发性良性心脏肿瘤,占心脏原发性良性肿瘤 50%以上。可发生于各个心腔,LA 多见(占 86%)。90%以上为单发,少数多发,可累及同一心腔或多个心腔。超声可见心房内圆形或椭圆形团块,以蒂连接于房间隔卵圆窝,瘤体回声均匀,变形性大,活动度大,舒张期可经二尖瓣口突入心室,影响二尖瓣口的充盈血流,收缩期回到心房内

(图7-23)。瘤体表面可有结节或乳头状突起,有脱落致脑栓塞的危险。CDFI 可显示瓣口血流受阻及反流的情况。部分黏液瘤为家族性(Carney 综合征),常染色体显性遗传,常多发、双侧累及,有复发倾向。

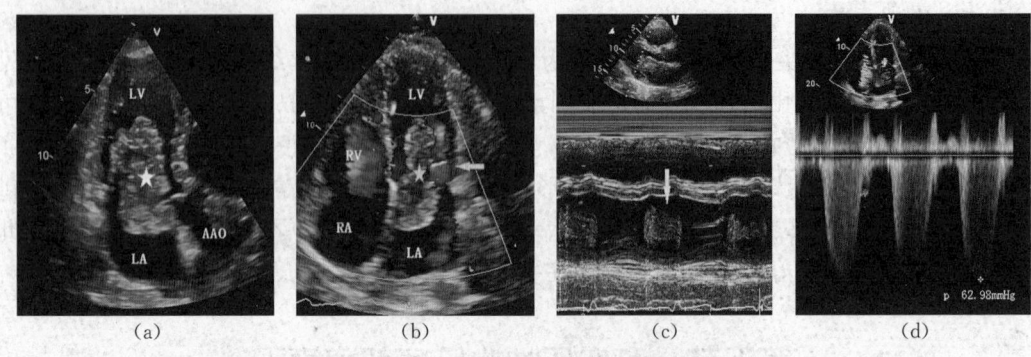

图 17-23　左房黏液瘤的超声表现

(a)为心尖左室长轴观,(b)为心尖四腔观,显示左房内活动性占位(五角星标示)舒张期经二尖瓣口进入左室;(b)图 CDFI 显示舒张期二尖瓣的血流受阻(箭头所示);(c)为经二尖瓣口的 M 型波形,显示舒张期瓣口的云雾状回声(箭头所指),为肿瘤舒张期跨瓣口进入左室所致;(d)为三尖瓣反流的 CW 频谱,提示三尖瓣反流速度升高,为二尖瓣充盈受阻导致的肺高压表现。
其他注释同前。

二、鉴别诊断

LA 黏液瘤须与血栓相鉴别。后者好发于 Af,特别是合并 MS 者,多见于 LAA 及心房的后部。从形态上看,多数血栓为宽基底,形态不规则,无明显活动度和变形性;而黏液瘤大多以蒂连接于房间隔,活动度大,变形性也大。游离的或活动性的血栓随血流而摆动漂移,但其体积变形不明显,有助于与黏液瘤鉴别。血栓多合并心腔内血流淤滞,自发性显影征象。

第七节　心包积液超声表现

一、超声表现

正常心包腔内有少量浆液(<50 ml),超声不能显示。心包腔内液体增加称为心包积液,超声扫查是诊断心包积液最敏感的方法,不但可估测心包积液量,还可观察其变化速度,监测心脏压塞的出现,引导心包穿刺和置管引流。

心包积液典型的超声表现为心脏周围的无回声区;积液可弥漫分布,以心尖部、膈面和 LV 后方较多;也可为局灶或包裹性。包裹性积液及少量多处的局限性积液易漏诊,需仔细扫查。除明确有无积液、积液的量和分布外,还需注意心包的质地及厚度、心包内的回声、有无纤维素沉积等。脓性、血性或机化的积液其中可出现中低回声,明显异常的回声应考虑血肿、肿瘤或细菌性心包炎可能。陈旧性积液可见纤维条索飘动,甚至可形成海绵状纤维分隔。某些超声表现可为病因诊断提供线索,比如心脏肿瘤、室壁节段运动和完整性(AMI 游离壁破裂)、心脏功能(心衰)、AOR 及 AAO 的内径和病变(有无夹层分离)等。

心包积液和左侧胸腔积液的区别在于前者无回声区位于胸主动脉前方,后者则位于胸主动脉后方,且不会蔓延至 RV 或 RA 的表面。有时腹水也可能与心包积液混淆,剑突下成像有助于鉴别,如看见镰状韧带则提示积液是腹水而不是心包积液。局限于心脏前方的少量心包积液需和心脏外周脂肪组织鉴别,后者常见于中老年人和肥胖患者,位于 RV 表面和房室沟内,形态不随体位而改变,提高仪器增益、降低对比时其中可见点状回声。女性患者如"局限性心包积液"仅位于前面和左侧,应考虑乳房植充物可能,询问病史可明确诊断。心包囊肿或心包憩室为突出于心界外的局限性无回声区,圆形或卵圆形,有包膜,以心脏前面与外侧常见,有时与局限性心包积液甚难鉴别,可结合 CT 或 CMR。心包腔内的血凝块常被误诊为软组织,前者多有外伤/手术史,以及低容量、低血压甚至休克等心脏压塞表现,血肿可压迫心脏或血管游离壁而使其塌陷,而软组织则极少导致心脏受压。心包腔内均质的低回声肿瘤(如淋巴瘤)有时会被误诊为心包积液,需提高增益仔细观察,结合临床病史、CT 或 MRI 等其他影像检查有助于鉴别诊断。

二、心包积液定量

需要多角度综合判断,胸骨旁可测量 RV 前方及 LV 后方无回声区,心尖区可测量 LV 及 RV 游离壁外侧、心尖部、房顶部无回声区,剑突下可测量横膈上方无回声区;测值取舒张期。同时还应关注 RA 及 RV 游离壁的活动、各瓣膜血流速度及 IVC 内径对呼吸的反应,来评估心包积液的血流动力学后果。

在 PLAX 上,LV 后方无回声区仅见于收缩期且<0.5 cm,舒张期消失,心包积液为微量(30~50 ml);LV 后方无回声区持续见于收缩期和舒张期,舒张期<1.0 cm,RV 前方未见无回声区,为少量积液(50~200 ml);RV 前方无回声区 0.5~1.0 cm,LV 后方无回声区 1.0~1.9 cm,为中等量积液(200~500 ml);大量心包积液(>500 ml)则心脏前、后及心尖区心包腔内均可见明显无回声区,RV 前方>1.5 cm,LV 后方>2.0 cm,心脏出现明显的"摇摆征"(图 17-24)。

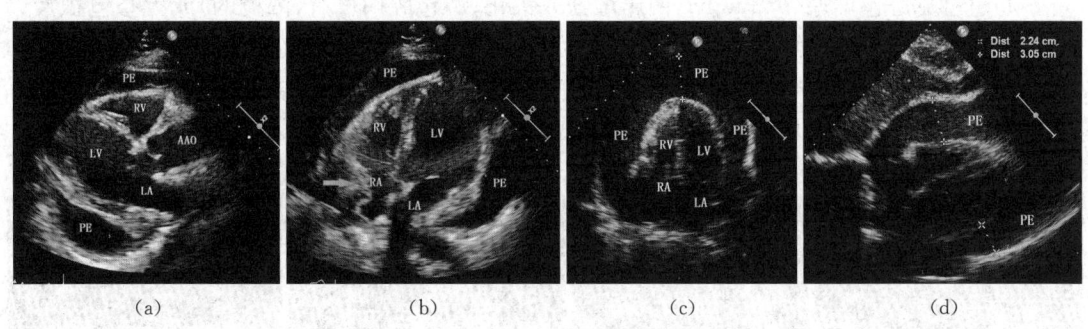

图 17-24 大量心包积液的超声表现

(a)为胸骨旁长轴观,(b)为胸骨旁四腔观,(c)为心尖四腔观,(d)为剑下四腔观;多方观察,见心包腔内弥漫性的大量无回声区,达 2.0~3.0 cm,动态图像可见心脏摇摆,(b)图箭头所指为右房壁塌陷,提示大量心包积液。其他注释同前。

三、链接

(一)心脏压塞的超声表现

大量和(或)快速增加的心包积液可导致心脏压塞;活动性心包出血时少量出血即可导

致压塞。心脏压塞是超声危急值之一，需立即报告，积极处理。

超声检测到心包积液、积血或血凝块，如同时合并 RA 或 RV 游离壁舒张期塌陷，IVC 扩张且呼吸反应减弱，提示心脏压塞（图 17-25）。RA 塌陷的敏感性较高，而 RV 塌陷的特异性较高。多普勒可检测到吸气时经三尖瓣的血流流速增加，经二尖瓣的血流流速降低（呼气时相反），吸气相与呼气相流速差别＞25%。

心脏压塞是心包穿刺的指证之一，超声引导下的心包穿刺成功率高，并发症少。应选择积液量最多、进针距离最近、穿刺径路无重要脏器的位点作为进针点，进针后可注入少量震荡生理盐水确认穿刺针的位置。

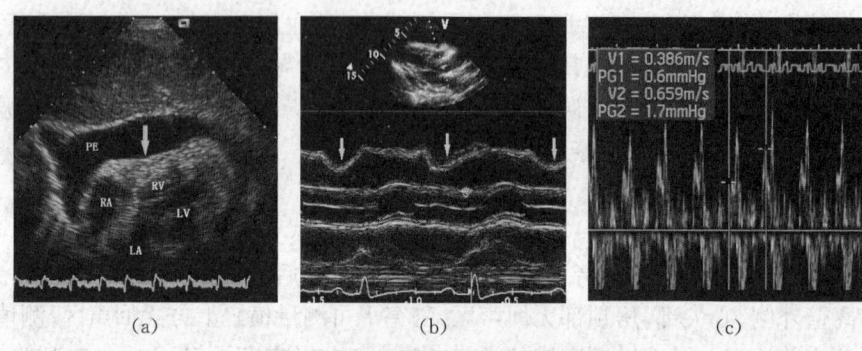

图 17-25　心脏压塞时的超声表现

(a)为剑下四腔观，可见心包内无回声区，箭头指示右室游离壁舒张期塌陷；(b)为同一患者胸骨旁长轴观的心底 M 型波形，箭头指示舒张期右室游离壁塌陷；(c)为另一例患者的二尖瓣血流频谱，可见 E 峰速度随呼吸显著变化，呼气时为 65.9 cm/s，吸气时降低为 38.6 cm/s，变化幅度＞25%。其他注释同前。

（二）缩窄性心包炎的超声表现

缩窄性心包炎（constrictive pericarditis，CP）以结核性心包炎最常见。心包增厚钙化，使得心脏舒张受限，出现体循环淤血及心搏量减低的临床表现。

心超可见心包增厚（＞3 mm），回声增强或钙化；心包腔内可有（浓稠的）或无心包积液；双房常扩大，而心室腔缩小；心室外形僵直变形，可见缩窄环/带；LV 收缩多正常，LV 后壁及侧壁舒张受限；室间隔活动异常（抖动并随呼吸摆动）；腔静脉、肝静脉扩张，呼吸反应差。多普勒可见双心室限制性充盈，跨房室瓣流速随呼吸变化率＞25%（图 17-26）。

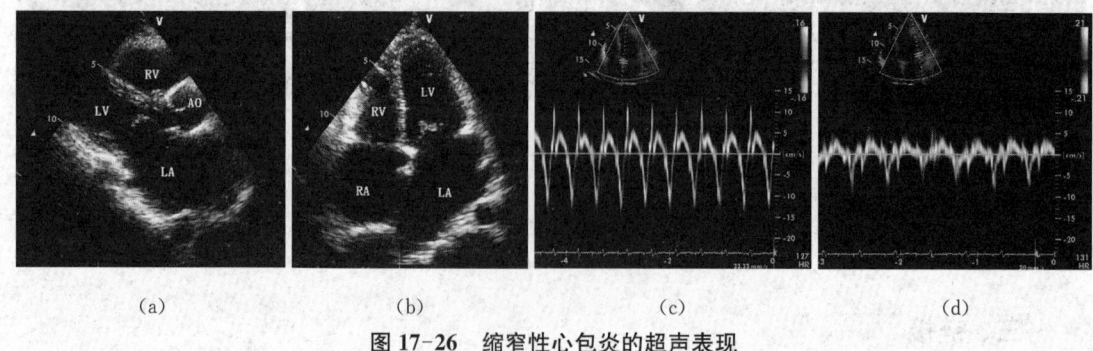

图 17-26　缩窄性心包炎的超声表现

(a)和(b)分别为心尖四腔观和心尖长轴观的二维图像，可见双房明显扩大，心室腔较小，心包增厚，回声增强；(c)和(d)分别为二尖瓣室间隔侧及外侧的组织多普勒频谱，可见室间隔侧瓣环运动速度明显高于外侧，与正常人相反，这是由于外侧瓣环运动受心包限制所致。

需与限制性心肌病鉴别。CP 表现为心包的异常及 LV 舒张受限,而心肌收缩多正常(室间隔 TDI-s′及 e′速度正常),二尖瓣环 TDI 室间隔侧的运动速度大于侧壁,且无心肌肥厚、心内膜增生等表现,较少出现房室瓣反流及肺动脉高压。而限制性心肌病的心肌厚度及质地异常,心包正常,心功能损害除了表现为舒张功能异常外,收缩功能也不同程度降低;TDI 频谱上心肌运动速度降低,侧壁瓣环速度大于室间隔;多伴明显的房室瓣反流和肺高压。

第八节 心功能测定

超声心动图测定心功能具有无创、安全、简便、可多次重复、可在床旁进行等优势,适合手术室、急诊、监护室等各种临床场景;可同时定量心脏整体功能和局部室壁运动,评价心脏解剖结构,寻找可能引起心力衰竭的病因;多普勒超声能定量血流动力学参数,为临床监护及治疗决策提供依据。

一、LV 整体收缩功能的测定

LV 整体收缩功能指标包括:LV 短轴缩短率(FS,%),LV 射血分数(LVEF,%)和 LV 整体纵向应变(GLS,%),分别代表了心动周期中 LV 短轴内径、LV 腔容积和 LV 心肌纵向长度的缩短/缩小的幅度。

(一)LVEF 的测量

测量 LV 舒张末最大容积(EDV)与收缩末最小容积(ESV),二者之差为每搏量(SV,ml)=EDV−ESV;LVEF= SV/EDV×100%,正常值≥52%(男)或≥54%(女)。LVEF 为 41%~51%(男)或 41%~53%(女)为轻度减退;30%~40%为中度减退;<30%为重度减退。

M 型超声测量 LVEF 最简单(图 17-27),仅需测量 LV 收缩末内径(LVDs)及舒张末内径(LVDd),以 Teichholz 校正公式计算得到。当 LV 明显扩张变形或合并室壁节段运动异常时该方法不再适用。M 型测量 LV 短轴缩短分数(FS,%)也可反映 LV 整体收缩功能,FS=(LVDd−LVDs)/LVDd×100%,其正常值为 28%~35%。

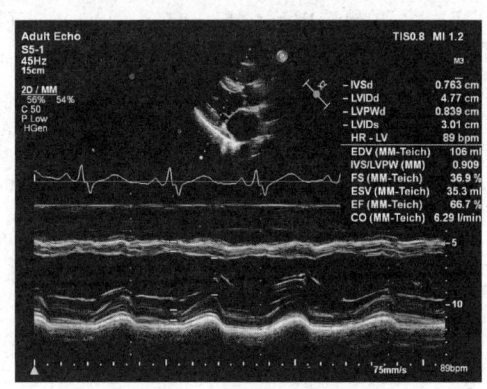

图 17-27 M 型测量 LVEF

二维超声测量 LVEF 较 M 型超声更加准确,双平面改良 Simpson's 法是测量 LVEF 的首选方法,对于心腔变形或节段运动异常也适用。在 A4C 和 A2C 勾画舒张末期及收缩末期的心内膜边界,仪器可自动计算出 EDV、ESV、SV 及 EF(图 17-28)。测量要点在于:首先要获得真正的经过 LV 中央纵轴的 A4C 和 A2C,避免长轴透视缩短,心内膜要显示清晰;描记心内膜边界时,需除外乳头肌和粗大肌束。该技术依赖于图像质量和操作者的经验。新的超声设备可智能识别并追踪心内膜,自动计算 LVEF,可减少观测者之间的变异,提高诊断效率。透声不佳的患者,LV 造影可提高 LVEF 的测量准确性,同时还可提高对心尖部血栓及占位、心尖肥厚型心肌病、AMI 后室间隔穿孔的检测。

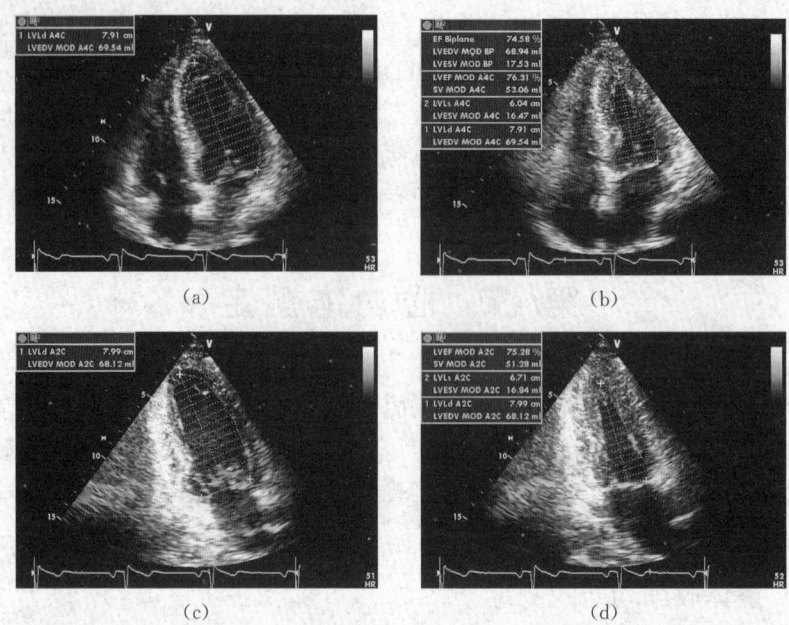

图 17-28　改良双平面 Simpson 法测量 LVEF

(a)和(b)为心尖四腔观的舒张末期和收缩末期;(c)和(d)为心尖两腔观的舒张末期和收缩末期。通过描记其心内膜边界,仪器可自动计算 A4C、A2C 的舒张末和收缩末的左室容积、搏出量、LVEF,以及双平面的左室容积和 LVEF。

M 型和 2DE 测量 LVEF 均需对 LV 进行几何假设,运用公式模拟计算 LV 容积;而 3DE 无需几何假设,可获得 LV 的真实容积,因而更加准确客观,可重复性强。

(二) 评价 LV 整体功能的其他参数

多普勒频谱可定量 LV 心搏量,其原理和方法详见第十六章第六节。该技术不依赖二维图像质量和心内膜描记,也无需对心室腔进行几何假设;但合并明显瓣膜反流或心内分流时不适用。

Tei 指数也称心肌性能指数(myocardial performance index,MPI),定义为等容收缩时间(ICT)与等容舒张期(IRT)之和除以射血时间(ET)。该指标综合反映了 LV 收缩和舒张功能;心脏功能异常时明显延长,与临床症状和预后密切相关。测量二尖瓣频谱 A 峰结束至下一个 E 峰开始的间期 a;测量 LVOT 频谱上 LVOT 射血时间 b,Tei $=(a-b)/b$。TDI 法可在同一个心动周期测得 Tei′,避免了心律不齐的干扰。

其他整体收缩功能指标还包括:斑点追踪技术测量 LV 整体纵向应变(GLS,%),MR 的 CW 频谱加速段的上升斜率可估测 LV dp/dt,TDI 收缩期速度 s',二尖瓣环收缩期位移,斑点追踪技术测量 LV 扭转等。

二、LV 舒张功能测定

LVDD 在各种心脏疾病的早期即可出现,具有重要的预后价值。超声心动图是目前临床上无创性评价 LV 舒张功能的主要手段。

(一) LVDD 的间接征象

LV 肥厚、LA 扩张和功能异常、PASP 升高提示存在 LVDD 可能。其中 LA 容积反映了长期 LVDD 的累积效应,LAVI ≥ 34 ml/m^2 对多种疾病具有较强的预后价值。这些指标尚见于其他病理情况,缺乏特异性,须结合临床资料及其他二维或多普勒参数来综合判断。

(二) 多普勒超声评价 LV 舒张功能的方法和指标

多普勒超声是目前评价 LV 舒张功能的标准技术,常用的方法包括:二尖瓣血流图、肺静脉血流图、二尖瓣环 TDI 及彩色 M 型超声测量二尖瓣血流传播速度等。

1. 二尖瓣血流图

成像方法参见第十六章第六节。常用参数包括:E 峰和 A 峰速度、E 峰减速时间(DT)、E/A 比值等。

二尖瓣血流频谱分为正常、LV 松弛损害、假性正常化(pseudonormal filling, PNF)、限制性充盈四型(图 17-29)。舒张功能正常时,E 峰>A 峰,E/A>1;LVDD 早期表现为 LV 松弛损害,E 峰减小,A 峰增大,E/A<1,DT 延长(>220 ms),心动过缓者 E 波后可出现舒

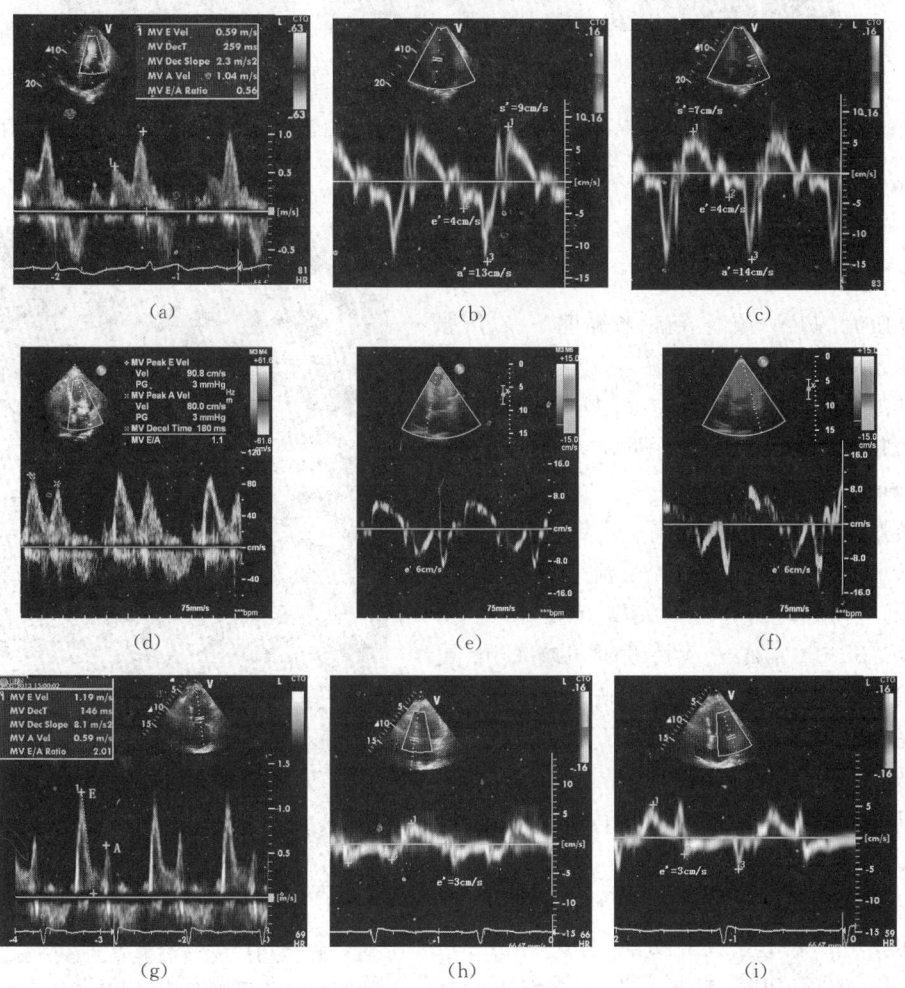

图 17-29 左室舒张功能异常的二尖瓣血流频谱及二尖瓣环的 TDI 频谱

由上至下分别为左室舒张功能异常在二尖瓣血流图上的三个阶段的表现,即上图(a)—(c):松弛受损,中图(d)—(f):假性正常化,下图(g)—(i):限制性生理改变;从左至右则分别为左图(a)—(g):二尖瓣血流图,中图(b)—(h):内侧二尖瓣环 TDI 频谱,右图(c)—(i):外侧二尖瓣环的 TDI 频谱;上图(a)—(c)可见 E/A<1,DT 时间延长,双侧瓣环 TDI 的 e' 均显著下降为 4 cm/s,Avg E/e'=14.7;中图(d)—(f)可见二尖瓣血流图参数基本正常,但患者有高血压左室壁增厚及左心房扩大,双侧 e' 均下降为 6 cm/s,Avg E/e'=15.1,提示为假性正常;下图(g)—(i)为一心衰患者,二尖瓣血流图 E 波高尖,E/A>2,DT 时间缩短为 146 ms,双侧 TDI 速度均显著降低。

张中期 L 波，$\geqslant 20$ cm/s 提示 LV 充盈压升高（图 17-30）；LVDD 进一步发展可出现 PNF，Valsalva 动作可使被掩盖的松弛受损得以显现；LVDD 晚期，LV 顺应性明显下降，LA 压力明显增高，可出现限制性充盈表现：E 峰显著升高，A 峰降低，$E/A \geqslant 2$，DT 通常明显缩短（<160 ms）；如 Valsalva 动作使其转变为松弛受损（$E/A<1$）则预后相对较好，不变者预后不良。

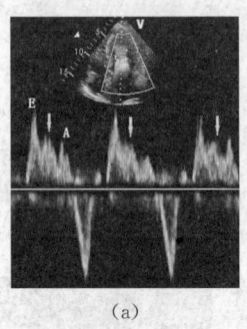 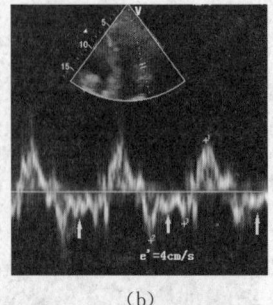 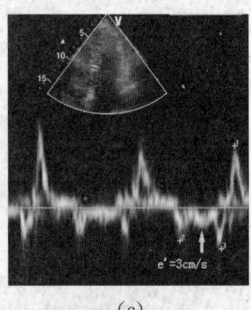

(a)　　　　　　　(b)　　　　　　　(c)

图 17-30　二尖瓣频谱 L 波

此为一例左室舒张功能异常的患者，从左至右则分别为(a)二尖瓣血流图、(b)外侧二尖瓣环 TDI 频谱、(c)内侧二尖瓣环的 TDI 频谱；橘黄色箭头所指为介于 E 波和 A 波之间的 L 波，注意 TDI 上 e' 速度显著降低，提示左室充盈压升高。

2. 肺静脉血流频谱

于 A4C 右肺静脉入口 $0.5\sim 1$ cm 处记录肺静脉血流的 PW 频谱，包括收缩期 S 波、舒张期 D 波和心房收缩产生的逆向 Ar 波。正常年轻人（<40 岁）以 D 波为主，S/D 随着年龄增加而增加；正常人 Ar 波不明显，其流速较低（<35 cm/s），持续时间短。

松弛损害则 S/D 增高；当 LVEDP 升高时，LA 收缩导致更多的血流反流入肺静脉，Ar 波宽深，且持续时间超过二尖瓣 A 波，因此 Ar 波流速 >35 cm/s，$Ar-A$ 持续时间 >30 ms 可鉴别 PNF（图 17-31）。当 LA 顺应性下降，LA 压升高时 S 波降低，D 波升高，$S/D<1$，收缩充盈分数 $[VTI-S/(VTI-S+VTI-D)]<40\%$，$D$ 波减速时间（$D-DT$）缩短 <150 ms。

3. 二尖瓣环 TDI

二尖瓣环的运动速度反应了心脏功能，收缩期速度 s' 代表 LV 收缩功能，舒张早期速度 e' 代表 LV 松弛功能，舒张晚期 a' 反映了心房肌功能；衍生的舒张功能指标包括：e'/a'、E/e' 等。

e' 峰值降低（侧壁 <10 cm/s，室间隔 <7 cm/s）并延迟出现提示松弛功能受损。E/e' 可用于估测 LV 充盈压，且具有预后价值；推荐

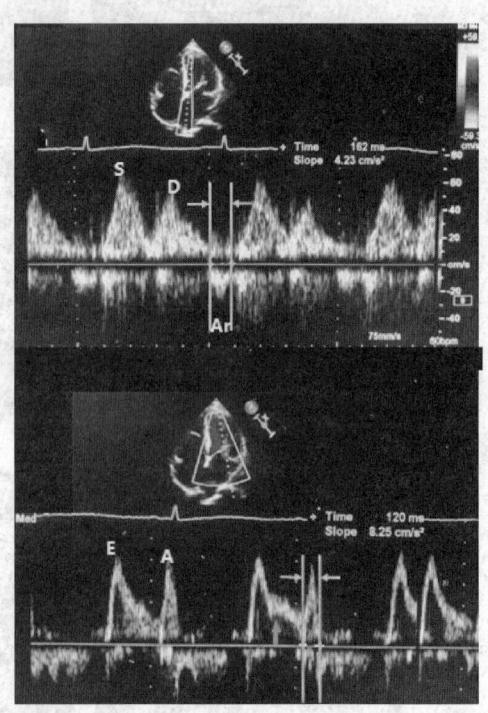

图 17-31　LVDD 患者的 Ar－A

此为一例尿毒症腹透的患者，左室壁厚度 11～12 mm，LVEF 为 49%，左心房扩大（63 mm×49 mm），三尖瓣反流峰值流速为 3.3 m/s（压差 44 mmHg）。上图为肺静脉血流频谱，可见 $S>D$，Ar 波宽深，黄色线条标识其持续时间为 162 ms；下图为二尖瓣血流频谱，A 峰持续时间为 120 ms，$Ar-A>30$ ms，注意该患者 E 波后出现明显 L 波（45 cm/s），提示 LAP 也显著升高。室间隔和侧壁的二尖瓣环 TDI - e 均明显降低，分别为 5 cm/s 和 8 cm/s，Avg $E/e=11$。

取室间隔和侧壁的 e' 的均值计算 avg E/e'，正常人<8，>14 提示 LV 充盈压升高；中间值需结合其他参数。TDI 可鉴别 PNF，若二尖瓣血流图 $E>A$，而 e' 却显著降低、$e'<a'$、E/e' 异常升高则提示 PNF。

4. 二尖瓣血流的传播速度（Propagation Velocity，PV）

在 A4C 上用彩色 M 型记录经二尖瓣的 LV 充盈血流，测量舒张早期二尖瓣血流的斜率 $V_p<50$ cm/s 提示 LVDD。该指标仅适用于 LVEF 降低及 LV 扩张的患者，不推荐作为常规使用。

（三）LVDD 的诊断流程

现行指南推荐了 4 个最实用的指标：$LAVI(>34$ ml/m$^2)$；$TDI-e'$（室间隔 <7 cm/s，侧壁 <10 cm/s）；Avg $E/e'(>14)$；TR $V_{max}(>2.8$ m/s）。LVEF 正常（≥50%）者，上述指标一半以上异常提示 LVDD；若不到一半异常提示 LV 舒张功能正常；正好一半异常则需结合其他参数（图 17-32）。LVEF 降低，或存在心肌病变的患者，通常认为已存在 LVDD，早期为Ⅰ级，随病情而逐渐加重（Ⅱ级），二尖

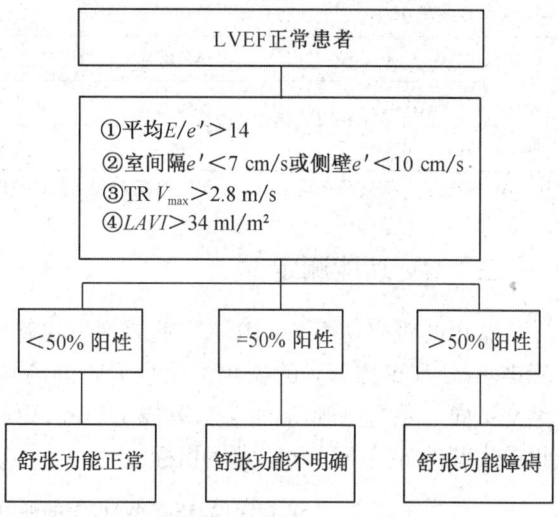

图 17-32　LVEF 正常者诊断 LVDD

（摘自《美国超声心动图协会（ASE）和欧洲心血管影像协会（EACI）联合指南（2016 年版）》）

瓣频谱为限制性充盈或 e' 显著降低时提示严重的 LVDD（Ⅲ级）（图 17-33）。不同程度的 LVDD 的特征见表 17-6。

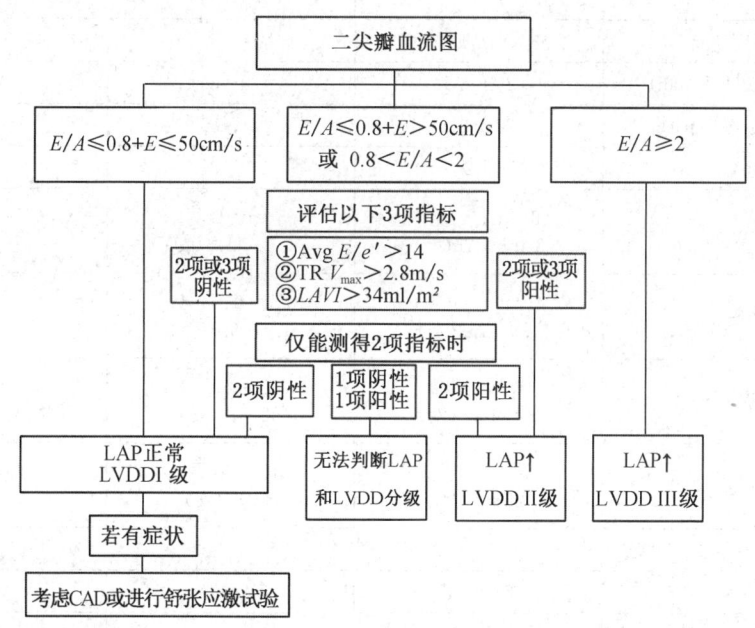

图 17-33　LVEF 降低或合并心肌病变者诊断 LVDD

（摘自《美国超声心动图协会（ASE）和欧洲心血管影像协会（EACI）联合指南（2016 年版）》）

表 17-6 不同级别的 LVDD 的 LV 松弛、充盈压以及二维和多普勒表现

	正常	Ⅰ级	Ⅱ级	Ⅲ级
LV 松弛	正常	受损	受损	受损
LAP	正常	降低或正常	升高	升高
二尖瓣 E/A	≥0.8	≤0.8	0.8~2	>2
Avg E/e'	<10	<10	10~14	>14
TR V_{max}(m/s)	<2.8	<2.8	>2.8	>2.8
$LAVI$(ml/m^2)	正常	正常或扩大	扩大	扩大

注：Avg E/e'：双侧瓣环平均 E/e'；LAVI：左房容积指数；LAP：左房压；LV：左心室；TR：三尖瓣反流。

三、RV 功能测定

常用的观察切面为：PLAX、胸骨旁大血管短轴观及肺动脉长轴观、胸骨旁 LV 短轴观、标准 A4C 和聚焦 RV 的 A4C。聚焦 RV 的 A4C 是在标准 A4C 基础上调整探头角度，使十字交叉向屏幕右侧倾斜，可最大暴露 RV 腔，更好地显示 RV 游离壁。表 17-7 列出了 ASE 指南推荐的评价 RV 功能常用指标。

表 17-7 ASE 指南(2015 年版)推荐的评价 RV 大小及功能的常用参数及正常值

变量	平均值±SD	正常范围	异常值
腔室内径			
RV 基底横径(mm)	33±4	25~41	
RV 中间横径(mm)	27±4	19~35	
RV 长径(mm)	71±6	59~83	
RV 剑下室壁厚度(mm)	3±1	1~5	
RVOT 胸骨旁长轴观(mm)	25±2.5	20~30	
RVOT 短轴观近端(mm)	28±3.5	21~35	
RVOT 短轴观远端(mm)	22±2.5	17~27	
RV EDAI(cm^2/m^2)	8.8±1.9(男) 8.0±1.75(女)	5~12.6(男) 4.5~11.5(女)	
RV ESAI(cm^2/m^2)	4.7±1.35(男) 4.0±1.2(女)	2.0~7.4(男) 1.6~6.4(女)	
RV EDVI(ml/m^2)	61±13(男) 53±10.5(女)	35~87(男) 32~74(女)	
RV ESVI(ml/m^2)	27±8.5(男) 22±7(女)	10~44(男) 8~36(女)	
收缩功能			
TAPSE(mm)	24±3.5		<17
PW-TDI 瓣环 s'(cm/s)	14.1±2.3		<9.5
彩色 TDI 瓣环 s'(cm/s)	9.7±1.85		<6

(续表)

变量	平均值±SD	正常范围	异常值
PW-Tei 指数	0.26±0.085		>0.43
TDI-Tei 指数	0.38±0.08		>0.54
RV FAC(%)	49±7		<35
RV FW 2D 应变(%)	−29±4.5		绝对值<20
3D RVEF(%)	58±6.5		<45
舒张功能			
三尖瓣 E/A 比值	1.4±0.3		<0.8 或 >2.0
E 峰 DT(ms)	180±31		<119 或 >242
TDI-e' (cm/s)	14.0±3.1		<7.8
TDI-e'/a'	1.18±0.33		<0.52
E/e' 比值	4.0±1.0		>6.0

注：DT：减速时间；EDAI：舒张末面积指数；EDVI：舒张末容积指数；ESAI：收缩末面积指数；ESVI：收缩末容积指数；FAC：面积变化分数；FW：游离壁；PW：脉冲波；RV：右心室；RVEF：右室射血分数；RVOT：右室流出道；TAPSE：三尖瓣环收缩期位移；TDI：组织多普勒。

（一）RV 大小

A4C 上正常 RV 大小不超过 LV 的 2/3，心尖由 LV 构成；RV 扩大时 RV 可超过 LV，甚至形成心尖。RV 扩大时室间隔变平，甚至向 LV 塌陷，LV 腔短轴呈 D 字形。LV 前后径与间隔-侧壁径的比值（偏心指数）>1.0 提示 RV 过负荷。

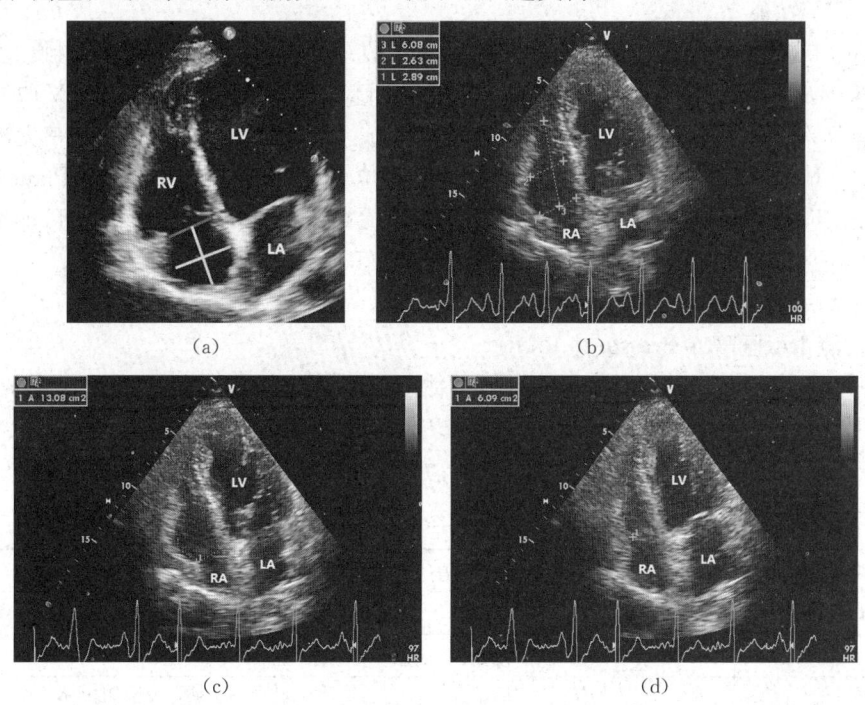

图 17-34　RA 和 RV 的二维测量

聚焦 RV 的 A4C 上进行 RA 和 RV 的二维测量。(a) 为收缩末期测量 RA 的长径（上下径，三尖瓣瓣环中点至右房顶）和横径（左右径，RA 中部与长径垂直，方法和 LA 径向测量类似，蓝色线标识的是三尖瓣瓣环水平；(b) 为舒张末期测量 RV 的基底段横径(1)、中段横径(2)和长径(3)，方法和 LV 的测量类似；(c) 和 (d) 分别为舒张末期和收缩末期描记右室心内膜，得到右室面积，并可计算 RV FAC=54%。

其他注释同前。

可在舒张末期"聚焦 RV 的 A4C"测量 RV 径线,包括 RV 长轴内径、RV 腔基底段及中间段内径(图 17-34)。在胸骨旁 LV 短轴观 12 点钟位置测量 RVOT 近端(≤35 mm),在紧邻肺动脉瓣下测量 RVOT 远端(≤27 mm);PLAX 上也可测量 RVOT(≤33 mm),但该处测值重复性较差(图 17-35)。肺动脉主干及分支的内径分别在肺动脉瓣上及左右肺动脉起始处远端 1 cm 处测量。RV 壁厚度多在剑下或胸骨旁切面测量,>5 mm 提示 RV 壁增厚。

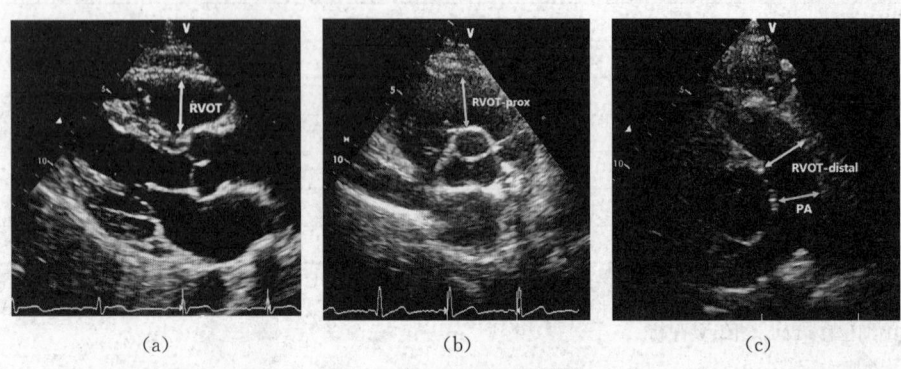

图 17-35 RVOT 的测量

(a)为胸骨旁长轴观测量 RVOT;(b)为胸骨旁大血管水平短轴观,测量 RVOT 近端;(c)为肺动脉长轴观,测量 RVOT 的远端内径(紧邻肺动脉瓣环)及肺动脉内径(瓣上 1 cm 处,蓝色双向箭头线)。
Prox:近端,distal:远端;其他注释同前。

(二) RV 功能

在 A4C 或聚焦 RV 的 A4C 上,分别描记 RV 收缩末期及舒张末期的心内膜边界,得到 RV 面积(图 17-34)。RV FAC=(EDA−ESA)/EDA×100%,<35% 提示 RV 收缩功能减退。测量 RVEF 需用 3DE 技术,正常值为≥45%。在 A4C 上将取样线置于三尖瓣的外侧瓣环,记录 M 型曲线,可测量三尖瓣环收缩期位移(Tricuspid Annular Plane Systolic Excursion,TAPSE),其正常下限是 17 mm。其他参数有:三尖瓣环侧壁的 TDI 收缩期峰值速度 s',根据 TR 频谱测量 RV dP/dt,以及右心 Tei 指数。

(三) 肺动脉压的测定

1. 估测 RA 压(RA Pressure,RAP)

根据 IVC 内径及深吸气时的塌陷程度可估测 RAP(表 17-8)。正常 IVC 内径≤2.1 cm,深吸气后塌陷>50%,RAP 取 3 mmHg。IVC>2.1 cm,深吸气后塌陷<50%,提示 RAP 升高为 15 mmHg。二者不一致时需结合次要指标;如仍不确定,RAP 取中间值 8 mmHg。

表 17-8 根据 IVC 内径与塌陷程度评估 RA 压

变量	正常(0~5[3]mmHg)	中间值(5~10[8]mmHg)	高值(15 mmHg)
IVC 内径	≤2.1 cm	≤2.1 cm	>2.1 cm
吸气后塌陷程度	>50%	<50%	<50%
RAP 升高的次要指标			三尖瓣血流限制性充盈(E/A>2.0,DT<119 ms) 三尖瓣 E/e'>6 肝静脉血流舒张期优势[$Vs/(Vs+Vd)$<55%]

注:如果没有 RAP 升高的次要指标,RAP 可取正常(3 mmHg);如果吸气后塌陷程度很小(<35%)且有 RA 压升高的其他指标,取高值;如不确定,则取 8 mmHg。IVC:下腔静脉;RA:右房。

2. PASP 的测量

2015 年 ESC 指南推荐结合 TR 峰值速度(V_{max},m/s)及其他超声表现来诊断肺高压(表 17-9)。根据简化伯努立方程,RV 与 RA 间的压差等于 $4V_{max}^2$,RVSP = $4V_{max}^2$ + RAP;当 RVOT 无显著梗阻时,PASP 等于 RVSP。静息状态下 TR V_{max}≤2.8 m/s,正常 PASP 的上限为 35~36 mmHg(假定 RAP 为 3~5 mmHg),PASP>40 mmHg 提示肺高压。测量需获得清晰完整的 TR 频谱,声束和反流束尽可能平行,需多角度多切面扫查,取最高值;合并 RVOT 梗阻或肺动脉瓣狭窄者不适用此法。VSD 或者 PDA 患者,可测量收缩期分流压差结合动脉收缩压估测 PASP,特别适用于无 TR,或 TR 受分流束干扰而无法准确测定者。

表 17-9 结合 TR 峰值速度和其他超声表现判断肺高压(2015 年 ESC 指南)

TR V_{max}(m/s)	其他肺高压超声表现*	肺高压的可能性
≤2.8 或无法测量	无	低度可能
≤2.8 或无法测量	有	中度可能
2.9~3.4	无	中度可能
2.9~3.4	有	高度可能
>3.4	不需要	高度可能

注:其他提示肺高压的表现包括:①心室:RV/LV 基底段内径>1,室间隔平坦(收缩期和/或舒张期 LV 偏心指数>1.1);②肺动脉:RVOT 频谱加速时间 AT<105 ms 和/或收缩中期切迹,舒张早期 PR 速度 > 2.2 m/s,PA 内径>25 mm;③IVC 和 RA:IVC≥21 mm,深吸气塌陷率<50% 或平静呼吸<20%,RA 面积>18 cm²;*:需至少出现①②③中两种以上的表现。
AT:加速时间;IVC:下腔静脉;LV:左心室;PR:肺动脉瓣反流;RA:右心房;RV:右心室;RVOT:右室流出道;TR:三尖瓣反流;V_{max}:峰值速度。

四、心脏急症

(一)急性肺动脉栓塞(Acute Pulmonary Embolism,APE)

老龄患者、高凝状态、手术或骨折后制动、腹部加压(大量腹水、妊娠、腹带包扎)解除后、RV 心梗、肿瘤等高危人群,突然出现胸痛、咯血、呼吸困难、休克、低氧血症等表现时,应怀疑 APE 可能。超声直接检测到肺动脉及分支中的栓子可确诊(图 17-36);右心腔内扫查到移行中的栓子(表现为活动度大的蛇形的团块,多缠绕于三尖瓣或欧氏瓣上,或由腔静脉伸入)、巨大的三尖瓣赘生物、右心植入物(起搏导管或 PICC 管)上附着血栓提示 APE 高风险。

多数患者超声表现为右心过负荷:IVC 扩张,管径不随呼吸变化;RV 扩大及功能异常;室间隔平坦/塌陷,抖动;大量 TR,流速增加;肺动脉血流频谱峰值前移、切迹或呈"拳指征"。但上述表现无特异性,需要结合临床和其他影像学检查(如 CT 肺动脉造影、D-二聚体升高、血管超声检测到深静脉血栓);McConnell's 征诊断 APE 的特异性较高,为 RV 游离壁中间段活动异常,而心尖段及基底段运动正常。血流动力学不稳定的患者如未见 RV 扩大及功能异常应另寻其他病因。

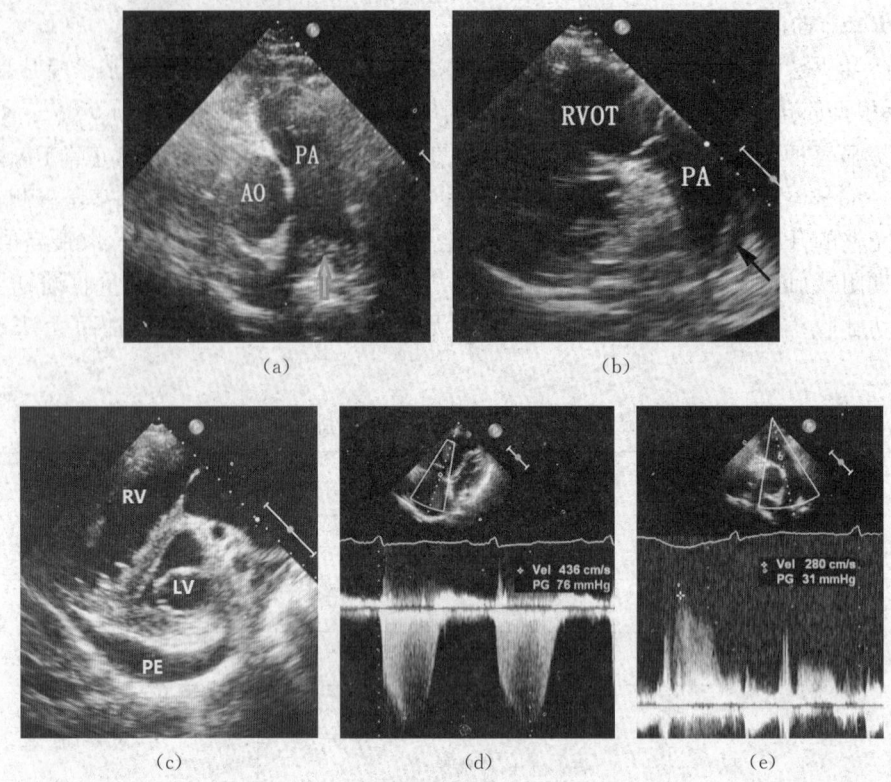

图 17-36 急性肺栓塞检测肺动脉内的血栓

(a)和(b)为肺动脉分叉观和右室流出道观，显示肺动脉内的血栓（箭头指示）；(c)为二尖瓣水平左室短轴观，显示右室扩大，室间隔塌陷，"D型"左室，心脏后方有少量心包积液；(d)和(e)分别为三尖瓣反流和肺动脉瓣反流的CW频谱，显示反流速度升高，肺动脉收缩压和平均压均显著升高。
其他注释同前。

（二）主动脉夹层分离（Aortic Dissection，AD）

突发剧烈胸痛的患者要考虑 AD 可能，特别是当 AAO 扩张＞40 mm 时要注意有无 A 型 AD。超声上检测到主动脉内剥脱的内膜可确诊，其特点为主动脉腔内线形回声飘动，将其分为真腔和假腔；CDFI 可显示破口及真假腔之间的交通血流（图 17-37）；夹层累及冠状动脉可出现室壁节段运动异常；累及主动脉瓣或瓣环可出现大量 AR。出现心包积液、胸腔积液和血管外膜血肿提示破裂高风险；心包积液还可导致心脏压塞。慢性 AD 内膜增厚，活动度差，破口可不明显，假腔内可部分或全部被血栓充填。

分型：同时累及 AAO 及降主动脉为 Debakey Ⅰ 型；仅 AAO 受累为 Ⅱ 型；仅降主动脉受累为 Ⅲ 型。AAO 受累者为 A 型（即 Debakey Ⅰ 型和 Ⅱ 型），局限在降主动脉为 B 型，二者预后及临床处理不同。TTE 可诊断 AAO 近段的夹层、继发的 AR 及心包积液，评价 LV 功能；但对 AAO 远端及 DAO 夹层敏感性较差；TTE 阴性并不能除外 AD，对于临床高度怀疑者，需结合多种影像技术如 TEE、CT 和 MRI 等进行诊断。

（三）心脏钝挫伤

心脏钝挫伤的超声表现包括：心室节段运动异常、心脏扩大及功能异常、心包积液/心脏压塞、心脏破裂或室间隔破裂、瓣膜、腱索及乳头肌损伤导致急性反流、心脏内血栓、主动脉损伤（撕裂、破裂或离断、假性动脉瘤）等。远期并发症有：心肌疤痕或室壁瘤、慢性心脏扩张及心功能异常、继发于结构损伤的功能异常、缩窄性心包炎等。

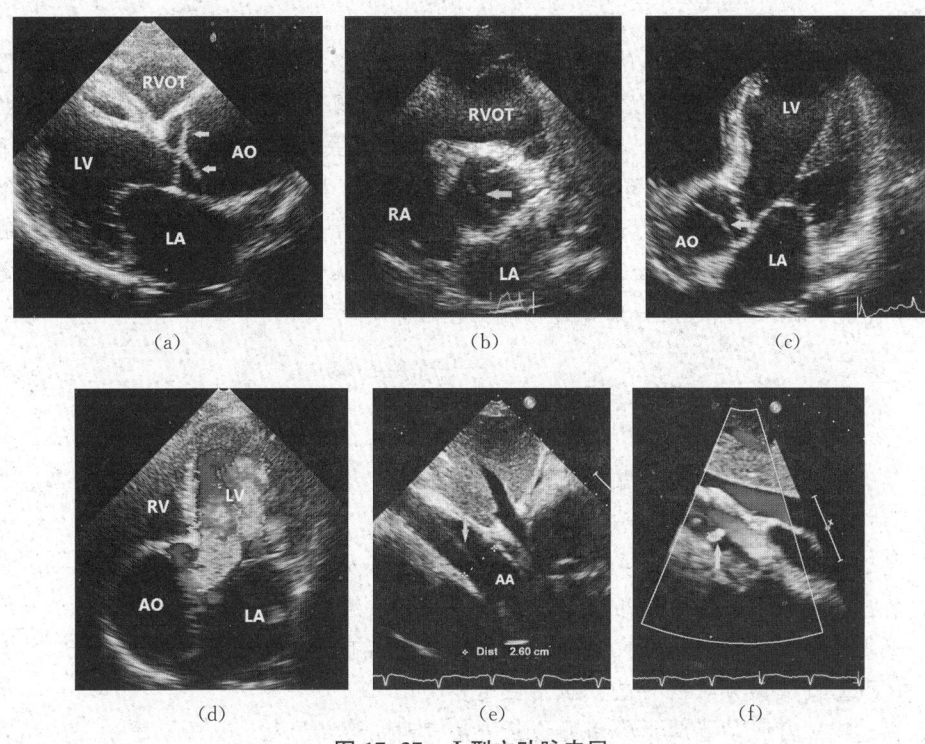

图 17-37　Ⅰ型主动脉夹层

(a)为胸骨旁左室长轴观,(b)为胸骨旁大血管短轴观,(c)为心尖五腔观,均可见升主动脉近端撕裂的内膜片(箭头指示),并影响主动脉瓣的活动,(a)图还可见升主动脉内径增宽;(d)为心尖部五腔观,CDFI 显示大量的主动脉瓣反流;(e)和(f)均为剑下腹主动脉长轴,(e)图中箭头指示撕裂的内膜片,提示为Ⅰ型夹层,受累范围从升主动脉近端至腹主动脉,(f)图中箭头指示真假腔之间的破口血流。
其他注释同前。

(四)心脏超声诊断常见的危急值

危急值是指可能严重影响患者健康甚至导致死亡的异常检查结果;需立即汇报上级医生,通知患者的主管医生及相关人员(门诊办公室、急诊护士、病区值班护士、患者家属),做好记录(专用记录本,记录患者信息、检查时间、项目、阳性结果、报告人及接报人信息等);危重患者应妥善安置好留观、转运事宜,等待交接期间应密切观察患者的生命体征,做好相应记录。

1. 各种原因导致的活动性心包出血或心脏压塞;
2. 急性主动脉夹层、AAO 破裂或离断、假性室壁瘤或大动脉假性动脉瘤;
3. 急性心肌梗死后合并机械并发症,生命体征不稳定者;
4. 高度怀疑严重的急性肺动脉栓塞;
5. 心腔内游离或高活动度的血栓、肿块、巨大赘生物或医源性植入物脱落;
6. 人工心脏瓣膜不固定或急性功能障碍(各种原因导致瓣叶嵌顿或严重瓣周漏)。

本章小结

本章详细介绍了常见的心血管疾病,包括瓣膜病、先天性心脏病、原发性心肌病、冠心病心肌梗死、高血压心脏病、黏液瘤、心包疾病等的超声表现、诊断和鉴别诊断要点,应重点掌握;简明阐述了LV壁节段的划分方法及其冠脉灌注的关系,以及室壁运动异常的评价方法;此外,还介绍了LV收缩及舒张功能的常用评价方法、指标及其正常范围;同时还介绍了右心功能的检测方法,以及右心血流动力学指标(如RAP、肺动脉压等)的测量和应用。最后介绍了主动脉夹层、急性肺栓塞等常见的心血管急重症的表现、诊断和鉴别诊断,提醒工作中给予高度重视,及时通报并配合作好相关处理。

目标检测

1. 简述LV节段的划分及节段运动评分的标准以及室壁运动评分指数的计算。
2. 房间隔缺损的分型、超声表现有哪些?
3. 简述主动脉瓣狭窄及二尖瓣狭窄的超声表现以及诊断的指标和标准。
4. 哪些超声表现提示重度的主动脉瓣反流或二尖瓣反流?
5. 肥厚型心肌病与高血压心脏病的鉴别诊断要点有哪些?
6. LVEF的测量方法有哪些?正常值是多少?
7. 简述LV舒张功能减退常用的诊断方法、指标、诊断流程。
8. 如何鉴别二尖瓣血流图假性正常化?
9. 如何评价肺动脉收缩压?
10. 心包积液如何定量?心脏压塞的超声心动图表现是什么?
11. 简述急性胸痛的超声心动图鉴别诊断。
12. 哪些情况属超声危急值,发现后应如何处置?
13. 室壁运动异常可表现为(　　)。

　　A. 室壁收缩运动减弱,消失

　　B. 心内膜的运动幅度减小

　　C. 收缩期室壁增厚异常,表现为减低,消失和变薄

　　D. 反向运动

　　E. 以上都是

14. 以下反映LV舒张功能减退的间接指标中不包括(　　)。

　　A. LV壁厚度13~14 mm　　　　B. 中度二尖瓣反流

　　C. LA扩大　　　　　　　　　　D. PASP=48 mmHg

　　E. 未控制的高血压病史二十余年

15. 以下除(　　)外,提示RA压(RAP)显著升高。

　　A. IVC扩张>21 mm　　　　　B. 吸气时IVC内径塌陷>50%

　　C. 肝静脉血流为舒张优势型　　D. RA扩张,房间隔朝向左心房侧

　　E. 三尖瓣$E/E'>6$

16. （　　）不提示重度二尖瓣反流。
    A. LA 及 LV 显著增大
    B. 反流颈内径 VC＝7 mm
    C. 肺静脉血流图出现负向 S 波
    D. 二尖瓣血流图 E＜A
    E. 二尖瓣关闭见明显缝隙

17. 关于黏液瘤，以下不正确的是（　　）。
    A. 好发于心房，尤其是 LA
    B. 为宽基底实质性回声，附着于 LA 后壁
    C. 是最常见的心脏原发性良性肿瘤
    D. 大多数为单发
    E. 可出现脑栓塞

18. 下列指标中，可反映长期 LV 舒张功能异常的指标是（　　）。
    A. DT
    B. E/A
    C. Ar 波持续时间
    D. $LAVI$
    E. E/e'

19. HCM 合并 MR，（　　）表现与 SAM 无关。
    A. 中心性反流
    B. 偏心性反流
    C. 收缩中晚期的反流
    D. 反流程度多变
    E. 反流程度与 LVOT 程度有关的

20. 原发孔房间隔缺损在二维超声检查时，（　　）。
    A. 显示房间隔最低位处（房、室间隔连接处）缺损
    B. 显示 LV 扩大
    C. 显示房间隔最上部（近心房顶部处）缺损
    D. 显示室间隔上段缺损
    E. 显示房间隔中央部缺损

21. 扩张型心肌病的二维超声主要所见为（　　）。
    A. 左心室为 D 型
    B. 左心或全心扩大，室壁收缩运动普遍减低
    C. 双心室均减小，双心房均变大
    D. 左室壁弥漫性增厚，呈毛玻璃样改变
    E. LV 收缩活动正常，舒张时后壁及侧壁舒张期受限

22. 大量心包积液（500 ml 以上）用二维超声如何做半定量测定？（　　）。
    A. 明显无回声区包绕心室前、外、后方及心尖部，心室后方无回声区＞20 mm
    B. 心包明显增厚
    C. 只收缩期出现明显无回声区
    D. 只心室后方出现明显无回声区
    E. 心包脏层与壁层间有明显粘连表现

23. 干下型VSD在二维超声显像检查时的表现有（　　）。

A. RA扩大

B. 肺动脉变窄

C. 胸骨左缘RVOT长轴观显示VSD位于肺动脉瓣下

D. 心尖五心腔观显示VSD在三尖瓣隔瓣下方

E. 显示主动脉骑跨

24. 二维超声判断有无冠心病的主要依据是（　　）。

A. LV扩张，形状呈球形　　　　B. LV壁明显增厚

C. 节段性室壁运动异常　　　　D. 明显的二尖瓣反流

E. LV壁收缩运动幅度增大

25. （　　）这一超声表现不提示肺高压。

A. 肺动脉血流频谱加速时间(AT)缩短

B. 肺动脉血流频谱出现收缩中期切迹

C. 下腔静脉深吸气塌陷率＞50%

D. 右心室扩大，D型左心室

E. 三尖瓣反流峰值速度为3.8 m/s

26. 法洛四联症的四种主要畸形不包括（　　）。

A. 主动脉骑跨　　　　　　　　B. RV壁增厚

C. RVOT及肺动脉狭窄　　　　D. 房间隔缺损

E. 室间隔缺损

27. 下列对风湿性二尖瓣狭窄的超声检测描述中，错误的是（　　）。

A. CDFI血流显像显示收缩期从LV流向LA的血流

B. 二尖瓣增厚、纤维化甚至钙化

C. LA扩大

D. 舒张期二尖瓣口的血流速度增快

E. 二尖瓣口变小

第十八章

浅表器官超声检查

> **学习目标**
> 1. 掌握：正常甲状腺扫查方法及声像图特征。
> 2. 熟悉：甲状腺功能亢进症、桥本甲状腺炎、亚急性甲状腺炎、结节性甲状腺肿、甲状腺腺瘤、甲状腺癌的超声表现。
> 3. 了解：上述疾病相互之间的鉴别要点。

第一节 甲状腺超声检查

一、甲状腺的解剖概要

（一）甲状腺的构造和位置

甲状腺是人体最大的内分泌腺，是距离体表 1.0～1.5 cm 的浅表器官，呈"H"形，位于颈前下方软组织内，环于喉和气管的前方和侧方，分左、右两侧叶，呈蝶形或哑铃形，中间由峡部相连。峡部呈方形，位于气管软骨环前方，侧叶下宽上尖的锥形体（图18-1）；正常甲状腺表面有包膜，分内外两层，内层很薄为甲状腺固有膜，紧贴于甲状腺腺体；外层较厚，由致密结缔组织和弹力纤维所组成。甲状腺的形态和大小均有个体差异，有30%～50%的人在峡部上缘有一尖端垂直向上的锥状叶，源于胎儿初期甲状舌骨的残余物，是甲状腺常见的一种变异情况。

（二）甲状腺周围组织解剖

甲状腺的后方为气管，前方由浅入深依次为皮肤、皮下组织、颈筋膜、舌骨下肌群以及胸锁乳突肌等。甲状腺峡部的前面借甲状腺前筋膜与胸骨甲状肌相隔。甲状腺的深面（内侧面）依次有：甲状软骨、环状软骨、气管、咽下缩肌、食管、甲状腺上、下动脉以及喉返神经等。

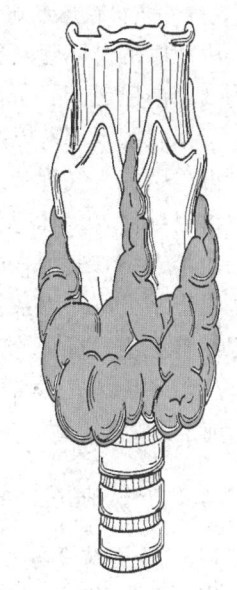

图 18-1 甲状腺及毗邻结构示意图

直接覆盖在甲状腺前面的肌肉是胸骨舌骨肌和胸骨甲状肌，在超声检查中统称为颈前肌群。其外前方为胸锁乳突肌。甲状腺的侧方为颈总动脉、颈内静脉。喉返神经是迷走神经的分支,在颈总动脉与颈内静脉之间下行。甲状旁腺分别位于甲状腺上、下极的后面,多呈扁椭圆形(图18-2)。甲状腺组织可异位生长,异位甲状腺常见于颈前正中,上起自舌根,下至胸骨柄后或前上纵隔。绝大多数(90%)异位的甲状腺腺体位于舌根部,而其余部位少见。

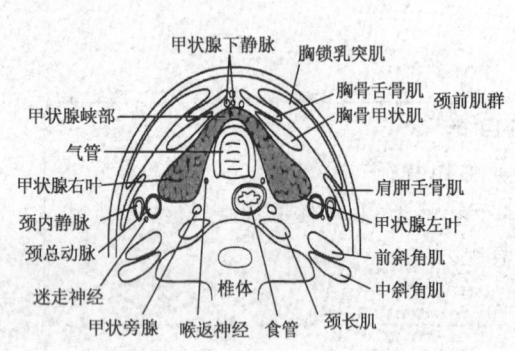

图 18-2 甲状腺及其毗邻结构(横断面示意图)

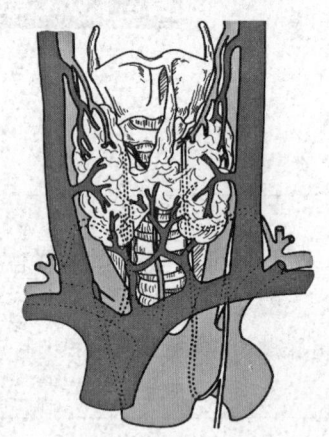

图 18-3 甲状腺动、静脉血管示意图

(三) 甲状腺的血管

甲状腺的血液供应非常丰富,有两对动脉和三对静脉,各动脉彼此吻合,上、下动脉与同名静脉伴行。甲状腺的动脉供应主要由双侧甲状腺上、下动脉及少数个体存在的甲状腺最下动脉构成,并可形成甲状腺动脉网。甲状腺的静脉在腺体表面吻合成丛,起自甲状腺的表面和气管前面的静脉丛,在腺体外汇集而成,分上、中、下 3 对静脉(图18-3)。

(四) 甲状腺淋巴解剖

甲状腺的淋巴管网也极为丰富,其引流淋巴结也较多。大体分为 3 个淋巴结组:①甲状腺上部淋巴引流入喉前、咽前淋巴结。②甲状腺下部淋巴引流入气管前、气管旁淋巴结。③甲状腺侧叶淋巴引流入气管旁及颈内静脉周围淋巴结群。经过以上第一站淋巴结后,再引流至颌下淋巴结、颈下淋巴结及前后纵隔、颈后三角淋巴结。美国耳鼻咽喉头颈外科基金协会在 1991 年提出颈部淋巴结分区法为:Ⅰ区:颏下和颌下淋巴结群;Ⅱ区:颈深淋巴结群上组;Ⅲ区:颈深淋巴结群中组;Ⅳ区:颈深淋巴结群下组;Ⅴ区:颈后枕三角群;Ⅵ区:喉前、颈部气管前、气管旁群;Ⅶ区:前上纵隔群(图18-4)。

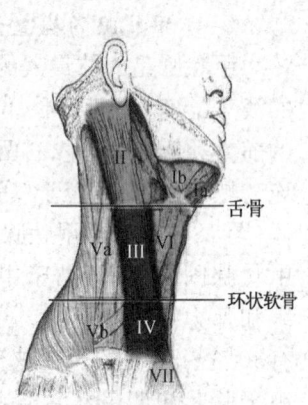

图 18-4 颈部淋巴结分区示意图

二、甲状腺的扫查方法和扫查途径

(一) 检查前准备

甲状腺的检查,一般无需特殊准备。为了不受外物的干扰,方便、快捷地进行检查,同时也有利于保护探头,患者检查时不宜戴颈部饰物(项链、丝巾等),宜穿宽松低领衣服。

检查前,应尽可能全面了解受检者的相关病史,实验室检查及其他影像学资料。为进一步了解受检部位的情况,必要时可进行相关体格检查,从而为超声检查获取更多有价值的参考信息。

(二) 超声仪器、探头频率

目前,甲状腺超声检查一般选用中、高档彩色多普勒超声诊断仪。探头一般采用高频线阵探头,频率为 7 MHz~12 MHz。对于肿大的甲状腺或需观察背侧病变,可换用频率稍低的线阵探头或变频探头的低频段。当甲状腺异常肿大时,可换用凸阵探头直接检查甲状腺,充分发挥其穿透力高、观察深度更深、范围更广的优势从而弥补线阵探头的不足。另外,当甲状腺下极向胸骨后延伸变异时,或甲状腺下极病变向胸骨后延伸所致甲状腺显像欠清晰时,改用腔内探头检查甲状腺可避免胸骨的影响,发挥其体积小、扫查角度大的优势。

(三) 体位与扫查方法

1. 体位

患者一般仰卧于检查床上,抬起下颌充分暴露颈前区,但对某些颈部较短或肥胖的情况,可在颈后垫以小枕,使头略向后仰,呈头低颈高位,以利于检查;如果一侧甲状腺明显肿大,也可采取侧卧位。左右侧甲状腺需分别检查,观察侧叶时,患者头部后仰的同时颜面部朝向对侧,使胸锁乳突肌前缘不至于明显突出,以利于超声扫查(图 18-5、图 18-6、图 18-7)。

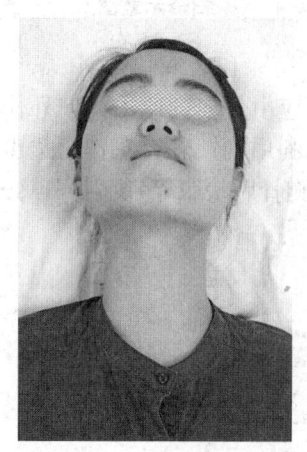 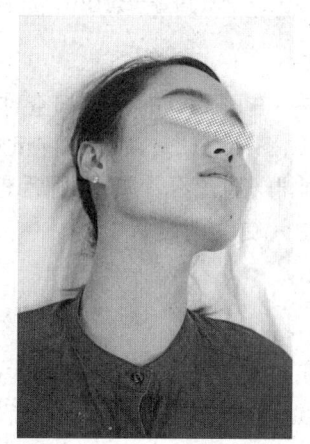 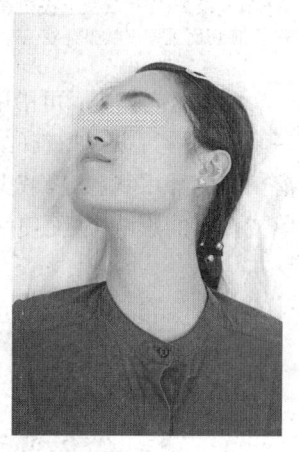

图 18-5　甲状腺检查体位示意图　　图 18-6　患者体位(检查右侧叶时)　　图 18-7　患者体位(检查左侧叶时)
患者仰卧位,抬起下颌,伸展颈部　　　检查右叶时,颜面部朝向左侧,伸展颈部　　检查左叶时,颜面部朝向右侧,伸展颈部

2. 扫查方法

甲状腺的基本扫查方法有纵断面(矢状断面)扫查和横断面(水平断面)扫查。先横断面扫查观察甲状腺全貌,了解整个腺体概况后,再进行纵断面扫查。

(1) 横断面扫查:嘱患者平静呼吸,将探头置于颈前正中、甲状软骨下方,在相当于第 5～7 颈椎水平,从上向下滑行横向扫查,直至甲状腺下极消失为止(图 18-8),可以同时显示甲状腺峡部和左右侧叶,但通常两侧叶不能完全显示,因此要分别对两侧叶进行横向扫查。患者右侧的解剖结构显示在声像图的左侧,左侧的解剖结构显示在声像图的右侧。

作侧叶横向扫查时,从上至下滑行扫查,尽可能完全显示侧叶甲状腺(图 18-9、图 18-10)。扫查过程中应尽可能使探头与皮肤垂直,从而使声束垂直于甲状腺包膜等界面,增加声能反射的同时,不仅提高了超声图像清晰度,而且使测值也更为精确。但是,当甲状腺肿大等导致甲状腺下极位置较低，位于胸骨或锁骨后方时，则探头需向下作扇形扫查，以尽可能充分显示甲状腺全貌。

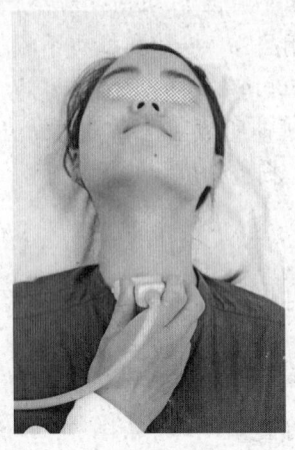 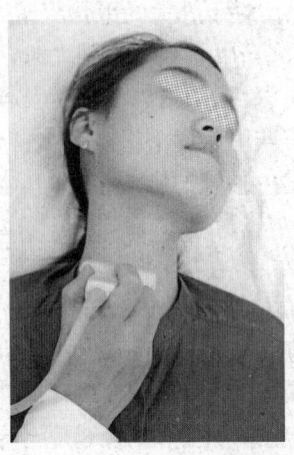 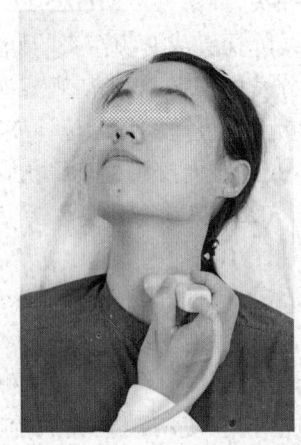

图 18-8　甲状腺整体横向扫查示意图　　图 18-9　甲状腺右侧叶横向扫查示意图　　图 18-10　甲状腺左侧叶横向扫查示意图

平行移动探头，从甲状腺上极扫查至下极，在横切面观察甲状腺全貌

（2）纵向扫查：可沿甲状腺左、右两侧叶的长径扫查，同样也应由外向内或由内向外作一系列的滑行纵行扫查（图18-11，图18-12）。纵向扫查时，可以利用胸锁乳突肌作为透声窗扫查侧叶甲状腺，以减少颈部肌群（胸骨舌骨肌、肩胛舌骨肌和胸骨甲状肌等）反射回声失落或折射的影响，从而使甲状腺显示更为清晰。

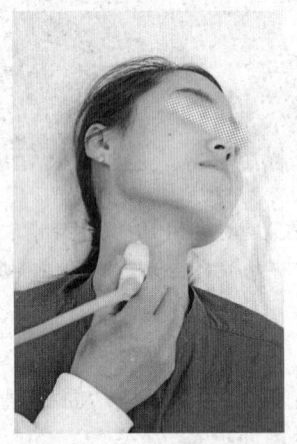 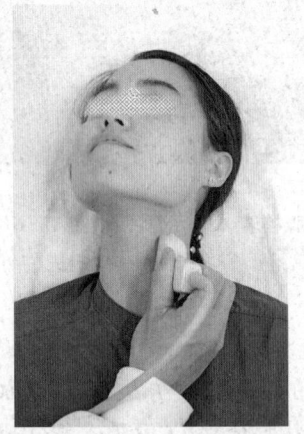

图 18-11　甲状腺右侧叶纵向扫查示意图　　　图 18-12　甲状腺左侧叶纵向扫查示意图

检查右叶时，颜面部朝向左侧，伸展颈部　　　检查左叶时，颜面部朝向右侧，伸展颈部

如甲状腺内出现结节时，需对结节进行横向、纵向等多断面扫查，以明确结节的位置、数目、大小、内部回声、形态、边界、有无声晕、有无钙化及钙化的类型、后方回声有无增强或衰减等。一般而言，相对来说结节的超声图像纵断面比横断面更为清晰。

3. 特殊检查方法

甲状腺体积较大时，可用梯形成像、扇形探头扫查。胸骨后或锁骨后甲状腺肿需采用扇形探头结合病人做吞咽动作进行扫查观察。有些甲状腺结节,可以通过探头加压、吞咽试验、饮水等与食道憩室等疾病相鉴别,从而辨别结节的物理性质和明确结节与周围甲状腺组织的关系。

4. 多普勒血流成像、甲状腺动脉扫查方法

灰阶超声检查完成后开启彩色多普勒血流成像(CDFI)模式,观察甲状腺或结节的内部血流分布。一般情况下不需要作脉冲多普勒超声(PW)检查,但是对于甲亢者,可以开启PW功能检测甲状腺上、下动脉的血流参数,比如收缩期最大血流峰值流速(PSV)、舒张末期流速(EDV)、阻力指数(RI)等。对甲状腺动脉的彩色及脉冲多普勒超声检查方法是先做二维超声找到甲状腺,探头横扫,显示颈动脉鞘,找到颈总动脉,探头向上移行,在颈内外动脉分叉处找到颈外动脉的起始部发出的第一分支即为甲状腺上动脉。其位置表浅行走较直,易寻找,血管内径小于2 mm。甲状腺下动脉扫查也是横切,在甲状腺侧叶的下极,如其背面见平行管状无回声沿颈总动脉后方走行至甲状腺,彩色多普勒显示动脉血流,即是甲状腺下动脉。

(四)检查注意事项

1. 仪器的调节

灰阶状态下调节仪器的深度、增益、输出功率、焦点、线密度等达到最佳成像质量,对于一些颈部脂肪较多的患者,组织谐波成像可以减少脂肪组织的噪声,更有利于清晰显示甲状腺组织。彩色状态下调节取样框、彩色增益、彩色速度标尺及壁滤波至最佳彩色显像。脉冲多普勒状态下调节取样容积、声束-血流夹角、脉冲重复频率、基线、脉冲多普勒增益、壁滤波和频谱速度至适宜多普勒成像效果。

2. 操作手法要点

检查时需注意操作手法要轻,扫查时不能压得太重,以免过多刺激颈动脉窦后引起患者头晕、干咳、面色苍白、出汗等血压下降情况。对于部分颈动脉窦敏感患者,一旦发生上述现象,立即移开探头停止检查,打开窗户呼吸新鲜空气,即可缓解。

3. 超声方位要点

①横断面又称水平断面,患者右侧的解剖结构显示在声像图的左侧;患者左侧的解剖结构显示在声像图的右侧。②纵断面是指平行于气管长轴(人体正中轴)的断面又称矢状断面,在纵断面上声像图的左侧显示的是患者头侧的解剖结构;声像图的右侧显示的是患者足侧的解剖结构。③长轴断面是指平行于甲状腺侧叶长轴的断面(图 18-13)。

4. 观察要点

观察图像时要把重点观察对象放置在图像的中央部。图像中央部分显示条件好,其浅部和深部以及左右区域条件均较中央部差些,仔细观察可以减少漏查,注意到这一点很有必要。

在甲状腺下极,应注意观察甲状旁腺、纵隔内甲状腺肿、纵隔肿瘤等。观察甲状腺时也要关注血管走行、淋巴结肿大等。因甲状腺癌可侵犯周围组织,所以对周围肌层及气管等邻近组织的情况还应仔细观察。如果受锁骨影响到甲状腺下极的显示,可以让患者做深呼气

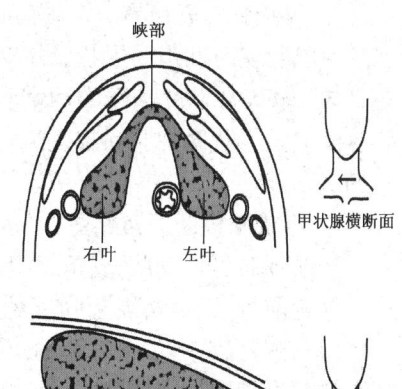

图 18-13 甲状腺超声方位示意图

或改用凸阵探头联合检查。

5. 甲状腺检查常用辅助试验

①探头加压试验：对于疑似亚急性甲状腺炎症患者，超声检查时探头加压于病灶处，部分患者会有疼痛感，有助诊断。另外，对于颈短肥胖透声条件欠佳患者或者甲状腺内部小结节，探头加压可使图像显像更清晰。②吞咽试验：当颈部肿块需区分是否来源于甲状腺时，为了明确肿块与甲状腺的关系，嘱患者做吞咽试验。当超声纵切面同时显示甲状腺组织及肿块时，嘱患者吞咽口水，观察二者之间活动情况。若肿块与甲状腺同步运动，考虑肿块来源于甲状腺，若二者存在相对运动，则首先考虑肿块来源于甲状腺外。另外，当甲状腺极度肿大或甲状腺下缘肿块较大达锁骨后方时，吞咽运动有助于显示其下缘的边界及病灶全貌。③饮液试验：靠近甲状腺后侧的结节，若疑似食道憩室突向甲状腺内部时，嘱患者喝水或碳酸饮料，若能观察到水或气体进入肿块内部，而且肿块大小及回声都有动态变化，即可证实肿块与甲状腺无关，应考虑为食道憩室。另外，不排除个别因炎症水肿导致瘘管关闭后引起误诊可能。

三、正常甲状腺声像图表现和超声测值

（一）正常甲状腺声像图

1. 甲状腺轮廓线

甲状腺轮廓线超声通常表现为一条包绕整个甲状腺的薄层高回声带，表面光滑，整齐，边界清晰。外周轮廓线明显，而近气管侧不明显。该回声由两层被膜界面组成，被膜之间存在少量结缔组织使甲状腺外周轮廓的回声更高。通常情况下这两层被膜相贴较紧，超声很难将两层包膜区分开来（图18-14）。但在肥胖者，甲状腺外周轮廓线偶尔可分为两条分离的强回声带，中间回声较低的为脂肪组织。

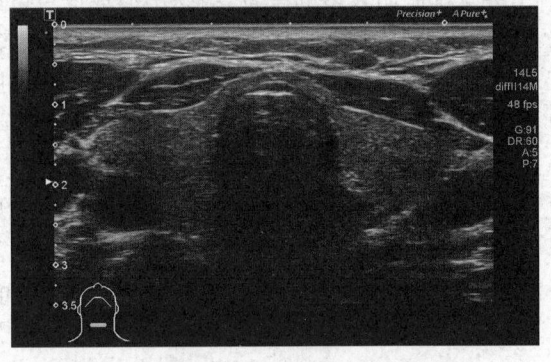

图 18-14 正常甲状腺颈前正中横切声像图

2. 甲状腺实质回声

甲状腺实质回声为甲状腺轮廓线所包绕，呈中等回声，一般呈细而密集的点状回声，分布均匀。正常甲状腺实质的回声明显高于其邻近胸锁乳突肌。甲状腺回声的产生基础为甲状腺滤泡内甲状腺细胞和胶质组成的声学界面，因此腺体正常结构的变化会造成甲状腺回声的改变。

3. 甲状腺横断面声像图

从前到后可见皮肤、皮下组织、颈前和颈侧肌群。甲状腺呈蝶形或马蹄形实质性回声，位于气管前方、回声略高于胸锁乳突肌，中间由较薄的峡部相连，后方为气管衰减型暗区。甲状腺两侧叶较厚，位于气管的两侧，基本对称，其外侧显示左右对称的圆形的颈总动脉和扁平的颈内静脉。甲状腺左叶的内后方显示食管颈段，呈"同心圆"状。

4. 甲状腺侧叶纵断面声像图

在颈侧肌或胸锁乳突肌与颈长肌之间可见上极较尖小而下极较平直的实质均质的甲状腺侧叶，呈"头尖尾钝"状，其后方见颈部血管（图18-15）。

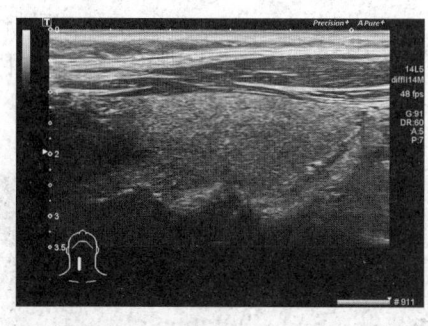 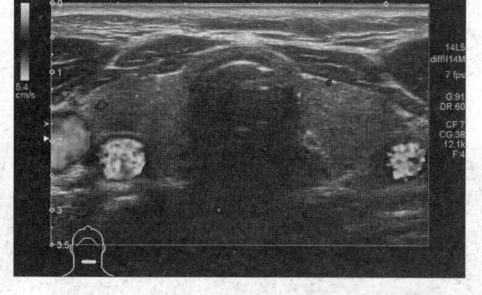

图 18-15　正常甲状腺右叶纵断面声像图　　图 18-16　正常甲状腺彩色多普勒血流图

（二）彩色多普勒血流图

1. 甲状腺血供

甲状腺为血供丰富的器官，但内部血流速度较慢。血流状况的显示因仪器灵敏度不同而有所差异，可呈现稀疏分布的点状、条状血流信号或短棒状的血流信号。灵敏度较高的彩色多普勒超声仪除了能显示甲状腺周边较粗血管内的血流信号外，还可以显示较小血管内的血流信号及实质内血流。动脉表现为闪烁明亮的彩色血流信号，而静脉彩色较为暗淡，无搏动感（图 18-16）。能量多普勒比常规彩色多普勒灵敏度更高，可提高甲状腺微小血流的显示。

2. 甲状腺的血管

甲状腺上动脉和甲状腺下动脉左右各一对，甲状腺最下动脉较难显示（内径细、变异多）。突眼性甲状腺肿、甲状腺功能亢进时，甲状腺血供丰富，上下各一对共 4 条动脉均扩张供血。甲状腺静脉有甲状腺上、中、下静脉，左右各一。

（1）甲状腺上动脉：甲状腺上动脉为颈外动脉的第一个分支，在甲状腺上极分为前内侧支和后侧支，进入甲状腺。侧颈部横断面探查时，甲状腺上动脉位于颈总动脉内侧，呈圆形或椭圆形，内径一般小于 2 mm（图 18-17）；纵断面呈平行管状回声，呈分支状从颈外动脉起始部前壁发出，斜向下走行（图 18-18），在甲状腺侧叶上极附近又分出前、后两支，呈镶嵌状分布于甲状腺侧叶前后两缘。

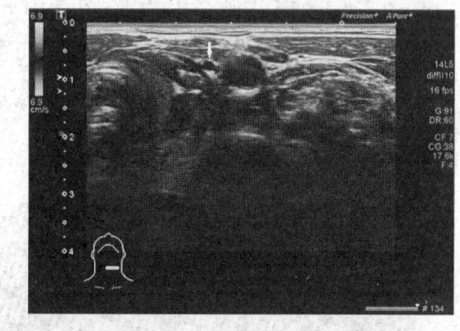

图 18-17　甲状腺上动脉横断面图（箭头所示）

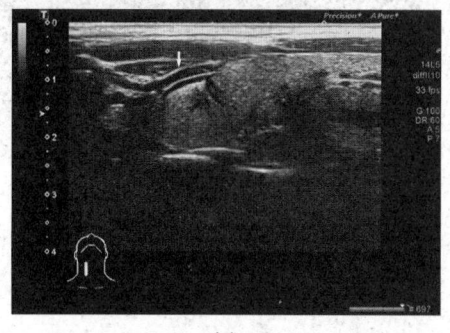 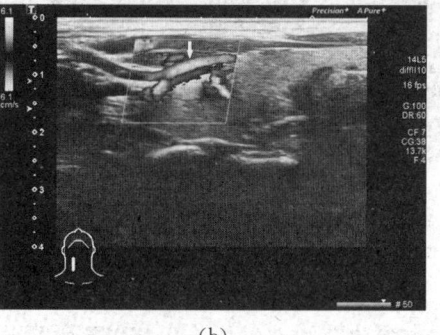

(a)　　　　　　　　　　　　　(b)

图 8-18　甲状腺上动脉纵断面图（箭头所示）

（2）甲状腺下动脉：从锁骨下动脉的第二个分支甲状颈干发出，走行于颈总动脉背侧，二维灰阶超声表现为沿前斜角肌内缘上升的管状无回声，在甲状腺下极的后方进入甲状腺，分为上、下两支（图18-19、图18-20）。甲状腺下动脉也为甲状旁腺供血。

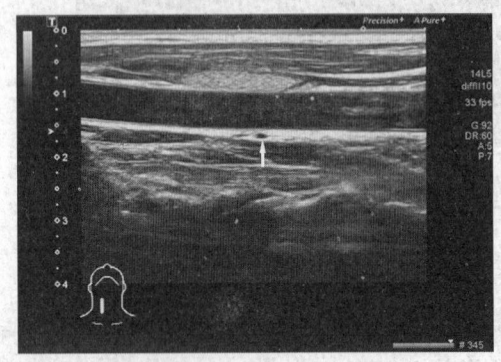

图18-19　甲状腺下动脉横断面图（箭头所示）　　图18-20　甲状腺下动脉纵断面图（沿颈总动脉后方走行至甲状腺背侧）（箭头所示）

（3）甲状腺最下动脉：直接从头臂干或主动脉弓发出，从峡部或下极进入甲状腺。因起源变异较多，内径较细，一般为1mm左右，超声检出率不高。

（4）甲状腺的静脉：①甲状腺上静脉：从甲状腺上极发出，与甲状腺上动脉并列走行，在颈内外动脉分叉部水平汇入颈内静脉。②甲状腺中静脉：从甲状腺侧叶中部发出，汇入颈内静脉。③甲状腺下静脉：从甲状腺下极发出，右侧汇入头臂静脉，左侧汇入锁骨下静脉（图18-21）。甲状腺静脉灰阶图在甲状腺侧叶纵断面上见许多细小的圆形无回声围绕在甲状腺表面，加压探头，见管道回声可被压扁，内径变化。如甲状腺内部见大小不等无回声，无壁，改变探头方向见管道样结构向外延伸，此为甲状腺静脉与甲状腺囊性结节重要鉴别点。

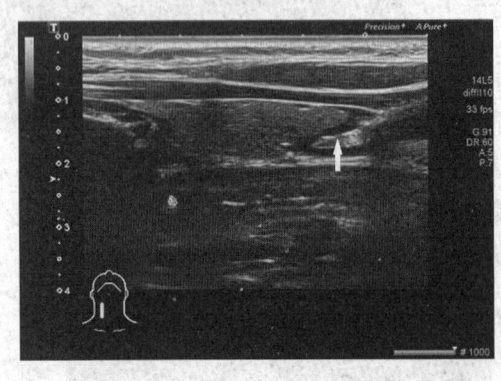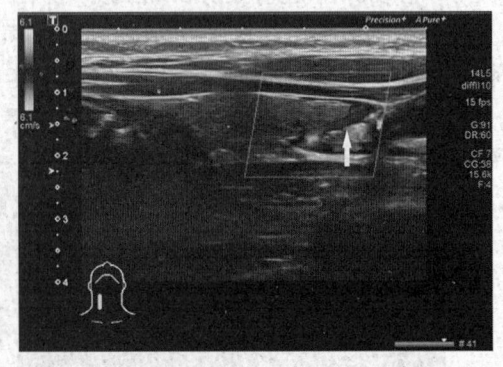

(a)　　(b)

图18-21　甲状腺下静脉图（箭头所示）

（三）脉冲多普勒

可测得甲状腺血管的血流频谱形态和相关血流参数。甲状腺上、下动脉血流频谱为陡直的单向单峰图像。甲状腺静脉频谱为连续性低频单向频谱。

（四）甲状腺超声测量

甲状腺测量一般是在二维灰阶下进行。在作侧叶从上至下滑行横向扫查时，观察其最大横断面，当目测出较大横断面后，在该断面上下小幅度移动探头，若确定为最大横断面时冻结图像，测量侧叶前后径和左右径；颈前正中横切，确定峡部最大厚度的断面后，冻结图像，测得峡部厚度；侧叶纵向扫查时，也可采用滑行的方法确定最大纵断面，测量上下径（图18-22）。

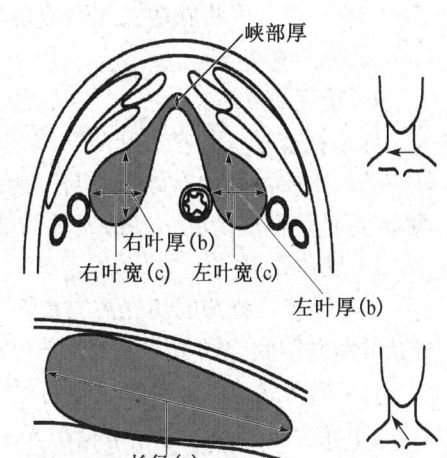

图 18-22 正常甲状腺超声测量图

1. 测量方法

（1）侧叶长径测量：在甲状腺侧叶长轴断面上，从甲状腺侧叶上极的上缘量至甲状腺侧叶下极的下缘。

（2）侧叶前后径测量：在甲状腺侧叶横断面上，从甲状腺侧叶前缘量至甲状腺侧叶后缘。

（3）侧叶左右径测量：在甲状腺侧叶横断面上，从甲状腺侧叶外侧缘量至甲状腺侧叶近气管水平。

（4）峡部厚度测量：甲状腺峡部横断面上，从甲状腺峡部前缘量至甲状腺峡部后缘。

2. 正常值

甲状腺侧叶三个径线中，前后径意义最大、左右径次之、而长径意义最小，因此甲状腺侧叶测量时，一般只测量前后径和左右径，而无需测量上下径。正常甲状腺大小有较大个体差异，但侧叶前后径的个体差异相对较小。成人正常甲状腺大小参考值：侧叶前后径和左右径为 1.0～2.0 cm，上下径为 4.0～6.0 cm，峡部厚度不超过 0.5 cm。甲状腺上动脉内径一般小于 0.2 cm，甲状腺下动脉内径为 0.15～0.2 cm。甲状腺上动脉收缩期峰值流速（PSV）22～33 cm/s，舒张期最低流速（EDV）12～22 cm/s，阻力指数（RI）0.55～0.66。

（五）扫查要点

1. 扫查内容

（1）甲状腺的位置、大小、形态、内部回声有无增强或减低、血流信号有无增多或减少等。

（2）甲状腺内部是否有局灶性病变，如有，需探测其位置、数目、大小、纵横比、形态、边界、内部回声（有无钙化及钙化类型尤为重要）、血流情况等。

（3）扫查双侧颈部是否有可疑淋巴结。

2. 测量要点

（1）甲状腺测量过程中需要强调三点：①扫查时探头保持与皮肤垂直，否则会高估甲状腺的前后径；②同时探头一定要轻放于皮肤上，否则会导致左右径的高估及前后径的低估；③横切时，探头应尽可能处于水平状态，否则会高估甲状腺的左右径。

（2）观察甲状腺内部血流信号时，彩色速度标尺不宜过大，一般以 3～7 cm/s 为宜，同时探头不要挤压颈部组织过重，避免造成甲状腺血流减少假象。同时注重彩色增益的调节，彩色增益从较高的水平需向较低水平调节，以不出现彩色闪烁伪像为准。

(3) 当发生甲状腺功能亢进或桥本甲状腺炎时,可检测甲状腺上动脉血流参数。

(六) 注意事项

1. 观察要点

仔细扫查甲状腺左右叶及峡部,观察甲状腺大小,形态,实质回声是否正常,血供程度如何。若发现甲状腺内有结节,应仔细测量结节大小,评估结节数目、部位、纵横比、边界、内部回声、钙化及血流情况。疑似恶性的结节,还应仔细扫查颈部淋巴结,判定有无转移。

2. 操作要点

(1) 甲状腺背侧的病灶需与食道憩室、淋巴结、甲状旁腺来源的病灶仔细鉴别。甲状腺锥状叶需与甲状腺结节或颈部淋巴结相鉴别。

(2) 当甲状腺极度肿大或下缘结节延伸至胸骨后方时,因受胸骨的遮挡使甲状腺扫查受限,甲状腺下极及下缘结节情况显示不清。嘱患者配合吞咽运动或换用凸阵探头、腔内探头检查甲状腺可避免胸骨的影响,尽可能提高甲状腺下极及下缘结节显示清晰度,同时还需结合CT、MRI等影像学检查资料。

四、甲状腺常见疾病超声图像表现

甲状腺病变可分为弥漫性病变和结节性病变。弥漫性病变代表性的疾病是毒性弥漫性甲状腺肿(甲亢)、桥本甲状腺炎、亚急性甲状腺炎;结节性病变代表性的疾病是结节性甲状腺肿、甲状腺腺瘤、甲状腺癌。

(一) 甲状腺功能亢进症

甲状腺功能亢进症简称甲亢,又称毒性弥漫性甲状腺肿,指甲状腺肿大,伴有甲状腺激素分泌过多的状态,好发于20~40岁女性,女性发病率是男性的4~6倍。临床表现有脉搏加快、体重下降、手指震颤、多汗、突眼、神经过敏等甲状腺毒症表现。

1. 超声表现

甲状腺多呈对称性、均匀性肿大,体积可为正常的2~3倍,严重者可压迫颈动脉鞘,使血管移位,部分老年人也可不肿大。腺体轮廓可呈分叶状,包膜欠平滑(图18-23)。甲状腺实质回声明显受病程和治疗的影响。处于活动期时,腺体回声不均匀性减低,对于病程较长或反复发作者,腺体回声比正常腺体稍强。部分病例还可伴有线状及细线状中高回声。在甲亢时,血流动力学也发生变化,血流量增多,甲状腺内部及周边血管扩张,甲状腺上、下动脉内径

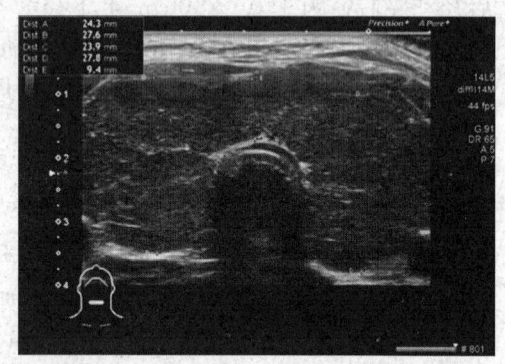

图18-23 甲状腺功能亢进症声像图

增宽,一般大于2 mm。彩色多普勒显示甲状腺周边和实质内布满散在的点状和分枝状的丰富的血流信号,呈"火海征"(图18-24);如果血流信号增多的分布范围较局限,则呈"海岛"征。频谱多普勒甲状腺上、下动脉表现为低阻的高速动脉频谱,PSV可达50~120 cm/s,甚至更高(图18-25),并见较高速的静脉宽带频谱。大部分甲亢,随着治疗后甲状腺功能转为正常,血流信号也随之减少。

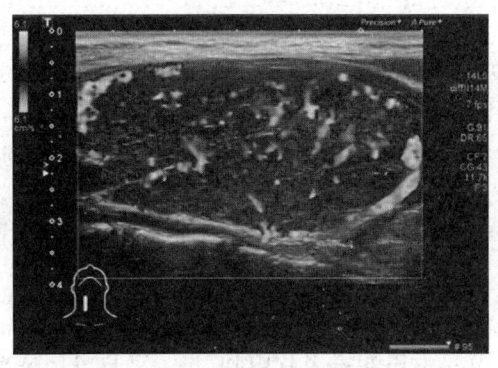

图 18-24　甲状腺功能亢进症"火海征"

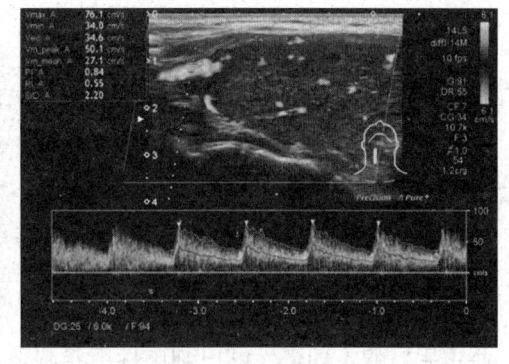

图 18-25　甲状腺功能亢进症甲状腺上动脉频谱

2. 鉴别诊断

甲状腺功能亢进症是甲状腺的一种弥漫性疾病,超声检查时要与其他甲状腺弥漫性疾病相鉴别,甲状腺功能亢进症与桥本甲状腺炎、亚急性甲状腺炎的鉴别要点如表 18-1 所示。

表 18-1　甲状腺功能亢进症与亚急性甲状腺炎、桥本甲状腺炎的鉴别诊断要点

	临床表现或实验室检查	灰阶超声表现	多普勒超声表现
甲状腺功能亢进症	临床表现有脉搏加快、神经过敏、体重下降、多汗、突眼等。实验室检查:T_3、T_4升高,TSH 下降。	甲状腺对称性、均匀性肿大,实质回声均匀性或不均匀性减低或几乎正常,少数可见条索状高回声。	甲状腺内部及周边血管扩张,腺体内见丰富的血流信号,可呈"火海"征或"海岛"征,甲状腺上、下动脉增宽(内径>2 mm),血流速度增快(PSV>40 cm/s)。
亚急性甲状腺炎	临床常见甲状腺区疼痛。实验室检查:C反应蛋白(CRP)或红细胞沉降率升高。	甲状腺可轻度肿大,甲状腺内出现与疼痛部位一致的低回声区,散在或局限,边界模糊。发病数日后,疼痛区低回声可转移至对侧(转移现象)。	急性期甲状腺低回声区内血流信号减少。甲状腺上、下动脉内径正常(<2 mm),血流速度正常(PSV<40 cm/s)。
桥本甲状腺炎	是一种自身免疫性疾病,一般无明显临床症状。实验室检查:抗甲状腺球蛋白抗体(TGAb)、抗甲状腺过氧化物酶抗体(TPOAb)升高。	甲状腺对称或不对称性弥漫性肿大,表面凹凸不平,峡部明显增厚,甲状腺实质回声整体减低,也可发生局部改变或无明显改变,如果纤维化进一步发展,可出现甲状腺萎缩。部分甲状腺实质回声增粗,出现大小不等的类结节。典型者甲状腺回声分布不均匀,可见较多条索状高回声,呈网格状。颈部中央区淋巴结可见炎性肿大。	甲状腺实质血流信号表现各异,常见血流信号较丰富,也可以是正常范围。甲状腺上、下动脉血流速度可增高(PSV>40 cm/s),但内径一般 2 mm 左右。

3. 扫查及诊断要点

1) 扫查内容

(1) 确认有无甲状腺肿大。

(2) 甲状腺实质回声的改变。

(3) 甲状腺血流动力学变化。

二维超声甲状腺侧叶和峡部的横向扫查、纵切扫查,测量甲状腺左、右叶的左右径,前后径,上下径和峡部厚径,同时注意甲状腺内部回声水平,有无增高或减低。彩色多普勒检测甲状腺实质内的血流信号,有无增多或减少,评估其丰富程度,脉冲多普勒检测甲状腺上、下动脉的血流速度和阻力指数等,同时观察其频谱形态特征。

2) 注意事项

（1）甲状腺大小扫查时，探头一定要轻放，并保持与皮肤垂直；横向扫查时探头置于水平状态，纵切时探头应与甲状腺长轴一致，避免甲状腺测值的误差。

（2）彩色多普勒检测时，注意速度标尺和增益的调节，若调节不当会引起对甲状腺血流丰富程度的误判。

（3）脉冲多普勒检测甲状腺上、下动脉时，注意适时调整"声束-血流"的夹角，避免血流速度测量的误差。

（二）桥本甲状腺炎

桥本甲状腺炎即慢性淋巴细胞性甲状腺炎，又称淋巴瘤样甲状腺肿，是一种自身免疫性疾病，为较常见的一种甲状腺炎，是因自身抗体针对特异靶器官产生损害而导致的疾病。常见于中青年女性，30~70岁患者约占80%，多见于30~50岁年龄段。据文献报道男女比例为1:20~1:8不等。患者血清自身免疫性抗体TPOAb和（或）TGAb会升高。很多甲状腺功能减退可继发于桥本甲状腺炎的病理基础上。

1. 超声表现

典型的桥本甲状腺炎常累及整个甲状腺，表现为甲状腺两侧叶弥漫性肿大，表面凹凸不平，有时呈分叶状，以前后径增大最为明显，峡部也明显增厚。病程后期如果纤维化进一步发展，可出现甲状腺萎缩伴回声不均（图18-26）。甲状腺腺体实质回声明显整体减低（回声减低提示严重的滤泡破坏，减低回声区域大小与血TSH水平，血FT_4水平以及血TPOAb水平有关），分布不均匀，甚至低于同侧颈前肌回声。内见较多散在微小低回声及许多条状高回声，呈蜂窝状结构。部分患者甲状腺实质回声增多、增粗，内见大小不等的结节。彩色多普勒超声表现，桥本甲状腺炎的腺体实质内血流信号表现各异，多呈轻度或中等程度增多，部分患者血供呈明显增多，血流丰富（图18-27），可有甲亢的火海征和高速血流的表现，但也可以是正常范围，如果病程后期，甲状腺腺体伴有明显纤维化，其内血流信号仅轻度增加、不增加甚至减少。甲状腺周围中央区气管旁淋巴结增大，直径0.5 cm左右，大多<1.0 cm，淋巴结皮质增厚，血流丰富，呈典型的反应性表现。

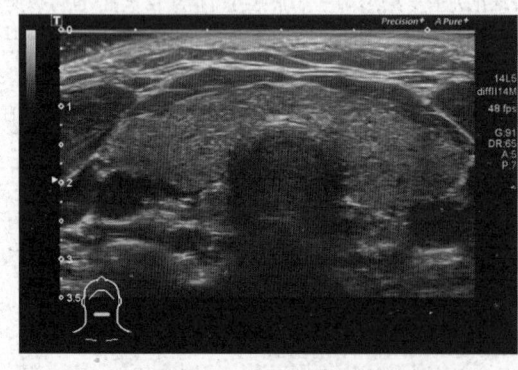 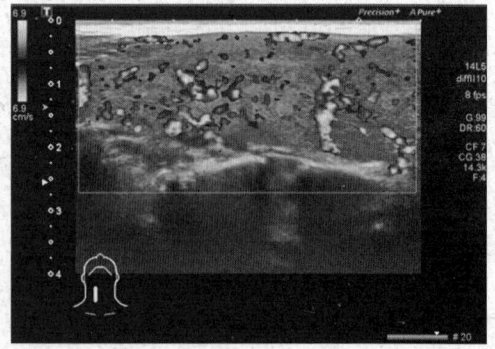

图18-26 桥本甲状腺炎声像图　　　　图18-27 桥本甲状腺炎彩色多普勒血流图

2. 鉴别诊断

桥本甲状腺炎是甲状腺的一种弥漫性疾病，与甲状腺功能亢进症、亚急性甲状腺炎的鉴别要点见表18-1。

3. 扫查及诊断要点

1) 扫查内容

（1）确认有无甲状腺肿大，观察包膜情况。

（2）甲状腺实质回声的改变。

（3）评估甲状腺血流丰富程度。

二维超声测量甲状腺大小，观察其包膜是否平整、表面是否凹凸不平及内部回声改变，是否内部有结节形成及结节的形态、大小、边界及内部回声等，多普勒超声观察甲状腺内部血流信号有无改变。

2) 注意事项

目前倾向于把桥本甲状腺炎分为3种类型，即弥漫型、局限型和结节形成型。病程发展过程中，各型超声图像可互相转化。

甲状腺超声检查发现内部回声减低、不均匀，应高度怀疑桥本甲状腺炎。

（1）弥漫型：是桥本甲状腺炎最常见的类型，以腺体弥漫性肿大伴淋巴细胞浸润的低回声图像为主。

（2）局限型：甲状腺内见局限性不均匀低回声区，形态不规则，呈"地图样"。局灶性浸润常见于疾病的早期阶段，代表病情轻微（图18-28）。

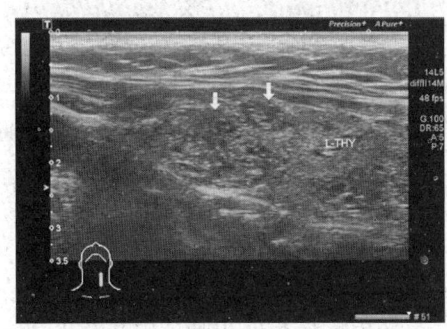

图18-28 局限型桥本甲状腺炎声像图　　图18-29 结节形成型桥本甲状腺炎声像图

（3）结节形成型：桥本甲状腺炎在发展过程中，由于甲状腺实质内纤维组织增生，形成结节。结节可呈单发性，但更多表现为多发性结节，典型者可表现为双侧甲状腺密布散在多个大小不等的以低回声多见的结节样回声区，部分可呈中等回声或高回声结节（图18-29）。

（三）亚急性甲状腺炎

亚急性甲状腺炎简称亚甲炎，亚急性肉芽肿性甲状腺炎，是由病毒感染所致，女性多见，常发生于20~60岁。常伴有上呼吸道感染的前驱症状，出现高热的情况并不少见，临床常见甲状腺局部区域有自发痛和压痛。实验室检查可见白细胞增高、血沉加快、C反应蛋白升高。

1. 超声表现

甲状腺一般为中度增大，不对称，腺体内出现与疼痛部位一致的低回声区，散在或局限，无边界，在病变的边缘或病变区见部分正常回声的甲状腺组织（图18-30）。彩色多普勒超声表现病灶内血流信号杂乱稀少（图18-31）。发病数日后，病变回声及彩色血流随病程而改变（图18-32、图18-33）。低回声区部位可增多或减少，病灶大小、形态可有变化，也可转移至对侧甲状腺，彩色多普勒超声表现病灶内血流信号可增多或减少。恢复期仍能观察到残留的低回声区(比临床症状恢复晚)。甲状腺动脉通常不扩张,病灶内可显示正常甲状腺血管穿行,病灶外腺体血流信号基本正常。

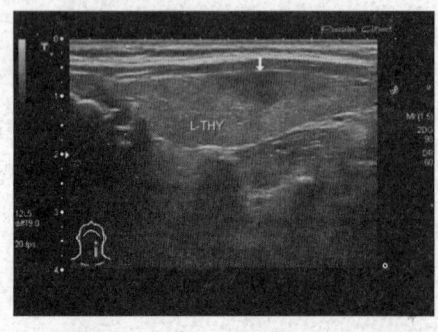 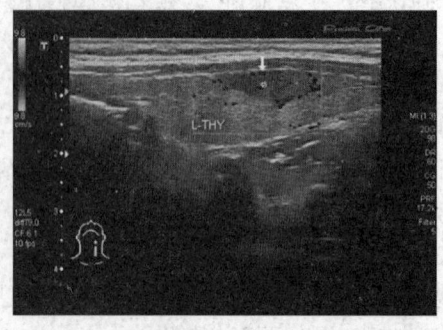

图 18-30 亚急性甲状腺炎声像图　　　图 18-31 亚急性甲状腺炎彩色多普勒血流图

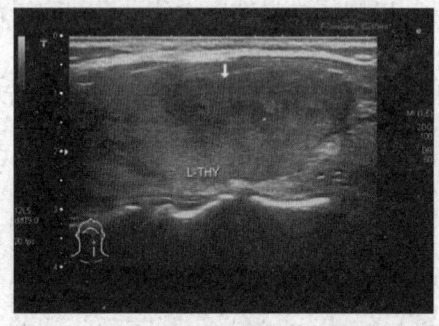 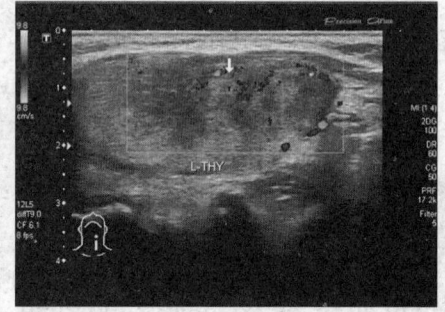

图 18-32 同一病人 2 个月后亚急性甲状腺炎病程进展声像图　　　图 18-33 同一病人 2 个月后亚急性甲状腺炎病程进展彩色多普勒血流图

2. 鉴别诊断

亚急性甲状腺炎需与引起甲状腺自发痛、压痛的疾病如急性化脓性甲状腺炎、腺瘤或腺瘤样(结节性)甲状腺肿的囊性变区域出血等鉴别。如果疼痛不明显,应与甲状腺功能亢进症、桥本甲状腺炎鉴别,其鉴别要点如表 18-1 所示。

3. 扫查及诊断要点

1) 扫查内容

(1) 观察甲状腺肿大情况及实质回声的改变。

(2) 重点观察甲状腺内病灶血流,随病程发展而改变的情况。

二维超声测量甲状腺大小,观察腺体内部是否存在与疼痛位置一致的低回声区,重点观察其形态、大小、边界等,多普勒超声观察甲状腺内部血流信号有无改变。做好超声动态随访工作,常规超声声像图、血流情况与病程进展不同时期的同步对照,指导并提供临床对亚急性甲状腺炎疗效评估和预后的评判依据。

2) 注意事项

(1) 当检测到甲状腺低回声病灶,疑似"亚甲炎"时,分别对正常腺体组织区域及病灶区域给探头施加压力,让患者体会疼痛的部位及有无疼痛感增加,如果疼痛区域与低回声区一致,有助亚甲炎诊断,另外少部分病例,可无自发痛和压痛,给超声鉴别诊断提出更高要求,诊断更应注重声像图特征分析。

（2）常规灰阶超声声像图特征包括大小及回声等，以及病灶处彩色多普勒血流均在短期超声随访复查时发生明显变化，也有助于"亚甲炎"诊断。

（四）结节性甲状腺肿

结节性甲状腺肿是一种常见甲状腺良性疾病，多见于中年女性。由于体内甲状腺激素相对不足致使垂体 TSH 分泌增多，导致甲状腺滤泡复制增生，肥大、伴有各种退行性变，最终形成大小不等的结节。

1. 超声表现

随着结节性甲状腺肿病变发展过程不同，超声表现也不同。甲状腺体积不论变化程度如何，均以多发性结为主要特征。结节大小不等，分布于两侧腺叶或一侧腺叶，结节内部回声与正常甲状腺回声相似或略低，多呈低回声，不均匀，可相互融合。结节无包膜，边界较为模糊，不规整，多见囊性变（图18-34），当出血和伴上皮组织脱落时，囊内见细点状回声。结节内钙化一般为孤立性，也可见点状、环状、米粒状散在分布钙化。当钙化较大时，呈斑片状。彩色多普勒检查呈多彩状，有的结节周边可见血管绕行，或者是彩球状，有的结节因钙化、液化、坏死和囊性变而结节内没有或少有血流信号（图18-35）；当出现血流信号丰富的结节时，要考虑是否为结节性甲状腺肿腺瘤样变或高功能结节（结节性甲状腺肿合并甲亢）。

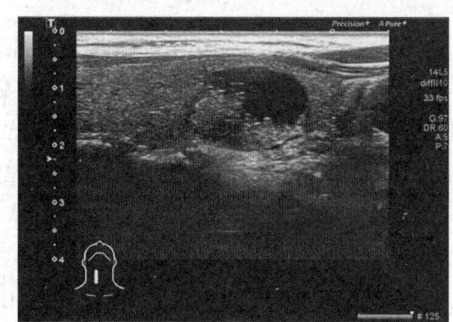 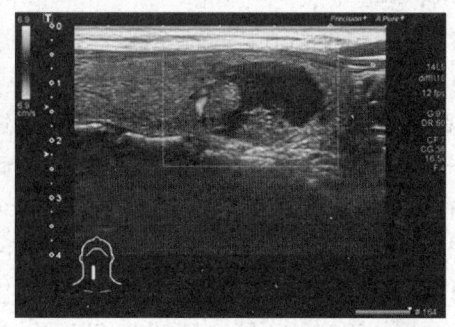

图 18-34　结节性甲状腺肿声像图　　图8-35　结节性甲状腺肿彩色多普勒血流图

2. 鉴别诊断

结节性甲状腺肿也是甲状腺的一种结节性疾病，需要与甲状腺腺瘤、甲状腺癌的结节鉴别，其鉴别要点如表18-2所示。

表18-2　结节性甲状腺肿、甲状腺腺瘤、甲状腺癌的鉴别诊断要点

	结节性甲腺肿	甲状腺腺瘤	甲状腺癌
临床特征	病程长，症状不明显，或有颈部压迫感，好发年龄40~60岁，女性多见，为多发性结节性非肿瘤性疾病。	一般无明显自觉症状，或扪及结节，可随吞咽而活动，以20~40岁女性多见。	症状不明显或颈部压迫感，声音嘶哑。女性发病率高于男性。
二维超声表现	常为大小不等的多发性结节，结节无包膜，内部回声多样（高回声、低回声、混合性回声），纵横比<1，可相互融合。边界欠清，不规整，可见囊性变及钙化。	多数为单发性结节，呈圆形或椭圆形，纵横比<1，通常内部为均匀低回声、稍高回声或中等回声，包膜完整，边界清，周边见低回声晕。当内部伴囊性变时呈混合性回声，也可伴钙化。	单结节为主，多呈实性不均质低回声，无包膜和声晕或声晕不完整，滤泡状癌可有厚而不规整包膜，结节形态不规则，边缘模糊，常伴微小钙化。少数后方出现回声衰减。癌肿较小时，纵横比常>1。

(续表)

	结节性甲腺肿	甲状腺腺瘤	甲状腺癌
多普勒超声表现	周边及内部见血流信号，一般血流信号稀少。	结节周边见血流信号呈环形包绕，内部血流信号常较丰富。	结节内部血流丰富，边缘血流少；结节也可以边缘血流较丰富，内部无或少许血流信号。内部血流分布常较紊乱，可见穿支血管，周边环绕血管常小于1/2圈。
颈部淋巴结	不肿大	不肿大	常于同侧气管前、气管旁或颈内静脉周围发生多发性淋巴结转移，血供较丰富，走行杂乱，其内常伴有微钙化、囊性变等超声表现与其原发肿瘤相似。

3. 扫查及诊断要点

1) 扫查内容

二维超声要仔细观察双侧甲状腺及峡部，重点观察甲状腺是否有结节，如有，仔细观察结节的位置、数目、大小、形态、边界及内部回声，彩色多普勒超声观察结节周边和内部的血流分布情况。

2) 注意事项

(1) 超声扫查必须要全面：30%～50%的甲状腺在峡部上缘有一尖端向上的锥状叶，部分甲状腺可发生异位。其特殊的解剖特征决定了全面超声扫查甲状腺的必要性和重要性，为避免遗漏发生在上述特殊部位的结节，扫查一定要全面。另外，邻近的颈部淋巴结，包括颈外侧区淋巴结（包括颈内静脉淋巴结、颈后三角淋巴结和锁骨上淋巴结）和颈中央淋巴结（左右颈动脉之间，包括气管前或喉前淋巴结、气管旁淋巴结）均应列入观察范围。

(2) 超声评估指标：不仅要评估结节大小、形态、边界、内部回声等直接征象，还应结合颈前肌群、气管等周围组织的浸润情况，即间接征象对其评估，在评估指标的实际应用中，由于理解和把握程度的不同，对操作者经验及依赖性很强，针对同一个结节，不同的超声医生可能会作出不同的诊断。

（五）甲状腺腺瘤

甲状腺腺瘤为较常见的甲状腺良性肿瘤，是滤泡上皮发生的有包膜、具滤泡细胞分化的肿瘤。以20～40岁女性多见，多数为单发性肿块，一般无明显自觉症状，可随吞咽而活动。腺瘤起自于腺上皮组织，可分为滤泡型腺瘤、乳头状腺瘤和混合性三种。

1. 超声表现

甲状腺组织结构正常，体积一般不增大，多数为单发结节，内部为均匀低回声、稍高回声或中等回声，当发生囊性变时呈混合性回声，形态规则呈圆形或椭圆形，包膜完整，边界清，周边见低回声晕(图18-36)。瘤体内部常伴囊性变，囊性变多见于2.0 cm以上腺瘤，当发生囊性变时，囊内可有分隔，囊性变继续发展，肿瘤将呈

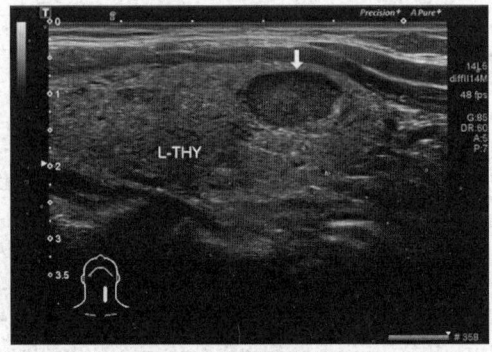

图18-36 甲状腺腺瘤声像图（箭头所示）
L-THY：甲状腺左侧叶

囊肿化。瘤体常伴钙化,大多发生在肿瘤的边缘,可呈大片状、弧形或环状的钙化斑(图 18-37)。腺瘤周边见彩色血流呈环形包绕,内部为多条血管供血,血流常较丰富(图 18-38),但肿瘤周围的甲状腺组织回声均匀。高功能性腺瘤是因腺瘤分泌过多的甲状腺素后引起甲亢的症状而命名,其内血流信号丰富,峰值流速较高,一般大于 40 cm/s。

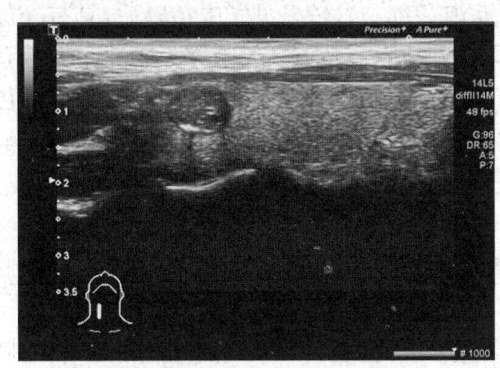 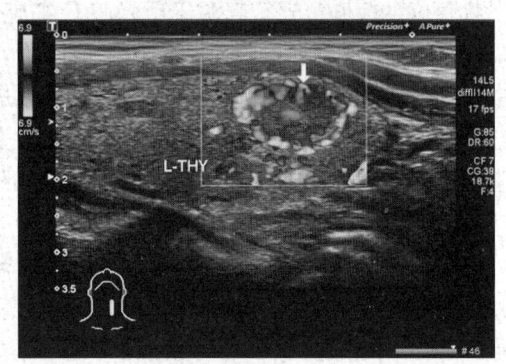

图 18-37　甲状腺腺瘤伴钙化声像图　　图 18-38　甲状腺腺瘤彩色多普勒血流图(箭头所示)

L-THY:甲状腺左侧叶

2. 鉴别诊断

甲状腺腺瘤也是甲状腺的一种结节性疾病,需要与结节性甲状腺肿、甲状腺癌的结节鉴别,其鉴别要点见表 18-2。

3. 扫查及诊断要点

1) 扫查及诊断内容

二维超声检测甲状腺结节的位置、数目、大小、形态、边界及内部回声等,重点观察结节是否有包膜及声晕,彩色多普勒超声观察结节周边是否见环状血流,内部见血流信号。

2) 注意事项

(1) 甲状腺内出现多发性结节性病变时,首先考虑结节性甲状腺肿。单发的结节性甲状腺肿与腺瘤的鉴别较困难,结节性甲状腺肿包膜薄,与周围组织分界不清,而腺瘤包膜完整。

(2) 腺瘤钙化常在肿瘤边缘,当肿瘤内部出现散在的微小钙化时,应高度疑似乳头状癌,须提高警惕。

(3) 滤泡型腺瘤与滤泡型腺癌单凭超声表现或常规针吸细胞学检查很难鉴别,甚至冰冻病理也会出现困难,需石蜡常规病理观察肿瘤是否侵犯包膜和血管而明确诊断,如果结合免疫组化可进一步提高其诊断准确性。

(六) 甲状腺癌

甲状腺癌是最常见甲状腺恶性肿瘤,占内分泌系统恶性肿瘤的 90%。女性发病率比男性高,约为 6.9∶1。甲状腺癌的病情进展相对缓慢,生存时间较长,绝大多数的甲状腺癌患者预后较好,但仍有少数甲状腺癌患者肿瘤局部侵犯,或肿瘤远处转移,但罕有死于甲状腺癌的病例。甲状腺恶性肿瘤按组织学可分为乳头状癌、滤泡状癌、未分化癌、髓样癌、恶性淋巴瘤、其他恶性肿瘤、继发性肿瘤。①甲状腺乳头状癌是最常见的甲状腺恶性肿瘤,约占甲状腺癌的 80% 以上。多见于女性,好发年龄 30~50 岁。肿瘤生长缓慢,恶性程度较低,很少发生局部侵犯,预后良好。②滤泡状癌:发生率为甲状腺癌的 10%~20%,多发于中、老年女性,恶性程度较高,易血行转移至肺、骨骼等。病理诊断滤泡状癌最重要的依据是肿瘤细胞侵犯包膜和血管。③未分化癌:未分化癌占甲状腺癌的5%~10%,好发年龄50岁以上,尤其是70岁以上男性居多,肿瘤生长迅速,向甲状腺外扩展,呈浸润性生长。恶性程度及侵袭性高,早期通过淋巴、血液发生远处转移,5年死亡率超过95%。④髓样癌:髓样癌占甲状腺癌的1%~3%,起源于甲状腺C细胞(滤泡旁细胞),较多见于中年以后,具有家族史,和多发性内分泌腺瘤有关。多为单发圆形,无包膜,边界较清楚,可有多发钙化。恶性程度中等,肿瘤生长缓慢,可发生局部淋巴转移是其特征。预后比滤泡状癌差。⑤恶性淋巴瘤:恶性淋巴瘤占甲状腺癌的2%~3%,女性多见,以40岁以上为甚,桥本病是恶性淋巴瘤的基础疾病,一般甲状腺迅速肿大,常出现颈部压迫感、吞咽困难等。

1. 超声表现

癌肿较小时,甲状腺大小形态正常。癌肿较大时患侧甲状腺可肿大,形态失常。甲状腺癌肿块通常形态不规则,边界模糊,边缘不光整,纵横比>1,以单发性为多,亦可与结节性甲状腺肿、桥本甲状腺炎、腺瘤等其他甲状腺疾病共存。多无包膜和晕环(图18-39)。当癌肿高度恶性浸润性生长时肿瘤边界呈蟹足样改变,肿瘤周边可出现不完整的晕环,一些乳头状癌晕环虽清楚,但往往厚薄不均,但滤泡状癌可有厚而不规则包膜。近年来,甲状腺多灶癌日益增多,因此目前的共识是多发结节并不一定是良性病变,也有恶性病变存在可能,否定了以往片面强调"甲状腺癌与单发性的相关性"的观点。多数甲状腺癌以不均质低回声为主,如乳头状癌、髓样癌和未分化癌,滤泡状癌大多呈均匀的高回声或等回声。囊性乳头状癌亦不少见,其囊变部分所占比例小,囊壁上有实质性突起,可见点状钙化(微钙化)。病灶内微小钙化(针尖样钙化)显示是甲状腺癌特征性超声表现之一,对甲状腺癌的诊断有很高的特异性,多见于甲状腺乳头状癌,极少数髓样癌也可有这种特征性钙化。少数癌灶可在癌肿后方出现回声衰减。乳头状癌浸润周围组织较少见,主要是经颈淋巴结转移,一般位于同侧气管前、气管旁或颈内静脉周围,常为多发,淋巴结的超声表现可与其原发肿瘤相似,常伴有微钙化、囊性变等,血供常较丰富,血管走行杂乱。晚期肿瘤可伴有同侧颈内静脉栓塞以及颈动脉、气管受压。滤泡状癌最重要诊断依据是肿瘤细胞侵及包膜和血管浸润,肿瘤晕环厚度不均、不连续是滤泡状癌重要超声特征。未分化癌肿瘤生长快,恶性度高,常早期侵犯气管、甲状腺包膜、颈前肌肉等周围组织,同时通过淋巴和血液发生远处转移。

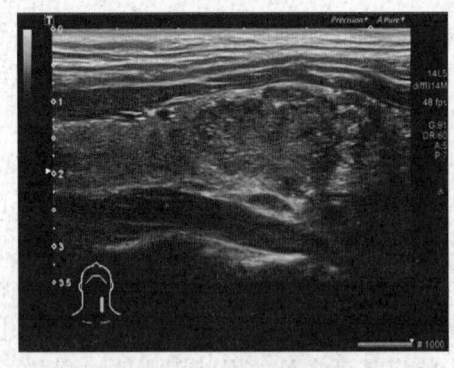 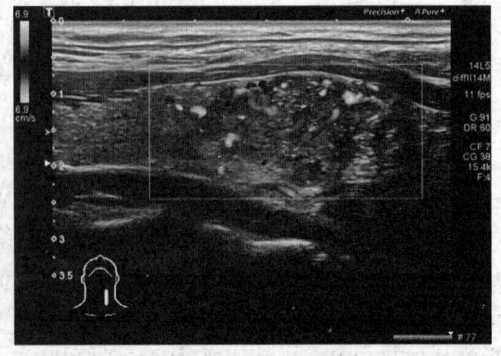

图18-39 甲状腺癌声像图　　　图18-40 甲状腺癌彩色多普勒血流图

彩色多普勒观察甲状腺癌的血流信号,部分肿瘤内部血流丰富,边缘血流少(图18-40),部分肿瘤可以边缘血流较丰富,内部无或少许血流信号,以乳头状癌多见(图 18-41、图18-42)。肿瘤内部血流分布紊乱,血管走形不规则,可见穿支血管,周边环绕血管常小于1/2圈。

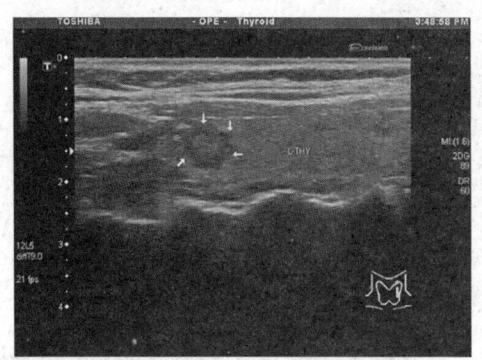
图 18-41　甲状腺乳头状癌形态极不规则（箭头所示）

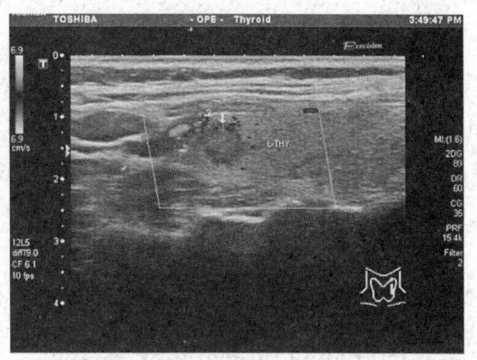
图 18-42　甲状腺乳头状癌周边杂乱血流信号（箭头所示）

2. 鉴别诊断

(1) 亚急性甲状腺炎：甲状腺癌边界不清楚,需与亚急性甲状腺炎鉴别。亚急性甲状腺炎常伴有上呼吸道感染的前驱症状,发病较急,可伴有发热、颈部疼痛等,实验室检查可有C反应蛋白(CRP)或血沉升高。超声检查甲状腺大小可正常或肿大,甲状腺实质内可见与疼痛部位一致的片状低回声区,可以是单处,也可以表现为双侧多处,原甲状腺血管在病灶内穿行,无球体感即"占位效应",血供稀少,超声随访发现,亚急性甲状腺炎的低回声可表现为双侧游走性,大小形态均会有变化,随着病程的自愈,片状低回声区会逐渐缩小,数月内会自行消失。甲状腺癌一般无明确病史,逐渐发病,甲状腺癌较固定,可进一步增大侵犯包膜及向周围组织蔓延,到晚期淋巴结转移时才有疼痛,病情逐渐加重一般不会自行缓解。

(2) 桥本甲状腺炎局灶型声像图改变：桥本甲状腺炎时其实质内局限性回声减低区,边界不清,需与甲状腺癌鉴别,甲状腺癌多为低回声结节,周边不规整,其周围可见正常甲状腺组织。桥本甲状腺炎时,常见整体甲状腺实质回声增多增粗分布不均匀,略呈蜂窝状,CDFI 示血流信号丰富,其回声偏低区内血流信号分布与周围腺体组织内血流分布对照未见明显异常。进一步明确诊断可结合甲状腺球蛋白抗体等生化检查指标或超声引导下经皮细针穿刺抽吸细胞学检查(FNA)。

(3) 结节性甲状腺肿囊性成分吸收后声像图改变：边界模糊的实性低回声团块,部分可伴钙化,偶有纵横比失调,与甲状腺癌声像图易混淆。鉴别时需密切结合病史及既往超声等影像学资料,如果相同部位既往有较大的囊实性结节(一般以液性为主),对照目前声像图病灶体积明显缩小,形态欠规则,结节内囊性区域明显减少甚至消失,内部回声更趋实性,边界模糊,即可考虑结节内囊性成分吸收所致,必要时行 FNA 进行鉴别诊断。

(4) 甲状腺癌要与结节性甲状腺肿的结节、甲状腺腺瘤进行鉴别,其鉴别要点见表18-2。

3. 扫查及诊断要点

1) 扫查内容

二维超声观察结节的位置、数目、大小、形态、边界及内部回声等、重点观察结节纵横比、内部有无微钙化、是否有包膜、声晕以及声晕是否规整,有无不均性增宽等。结节有无侵犯甲状腺包膜或颈部周围组织、有无颈部淋巴结肿大等,彩色多普勒超声观察结节内部的血流信号及分布。

2) 注意事项

(1) 重视甲状腺微小癌的检测,结节纵横比>1,常表现为边界模糊的极低回声(低于颈前肌群),部分结节内伴微钙化。多灶微小癌易发生淋巴结转移。

(2) 腺瘤钙化常在肿瘤边缘,当肿瘤内部出现散在的微小钙化时,应高度疑似乳头状癌,须提高警惕。

(3) 应特别注意颈部淋巴结的扫查,除了要扫查两侧颈部,更要重视扫查气管前、气管旁、颈内静脉周围颈部淋巴结检查。重点观察淋巴结内有无钙化及液化,血流是否丰富等。

五、甲状腺超声检查技术新进展

目前甲状腺超声检查新进展主要包括以下6个方面:超声引导下经皮细针穿刺抽吸细胞学检查、弹性成像、超声造影、三维超声、超微血流成像技术及介入治疗。

1. 超声引导下经皮细针穿刺抽吸细胞学检查(Fine Needle Aspiration,FNA)是一种微创的常规定性甲状腺结节的方法,具有安全性高和性价比高的优势,极少有禁忌症。甲状腺超声检查和细针抽吸细胞学技术的应用,使亚临床甲状腺乳头状癌的检出敏感性明显提高(图18-43、图18-44)。

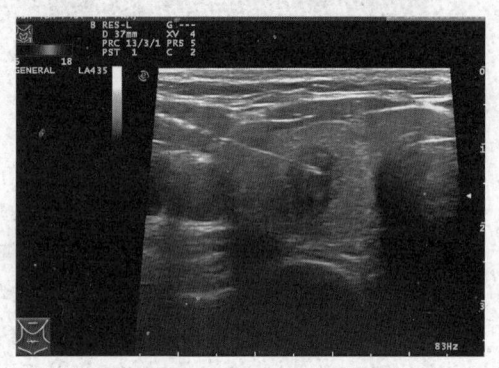

图 18-43　FNA 超声声像图

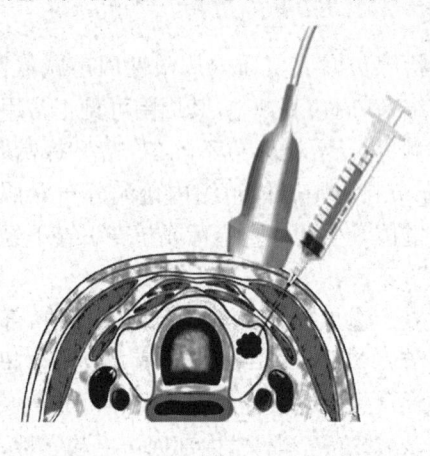
(a)

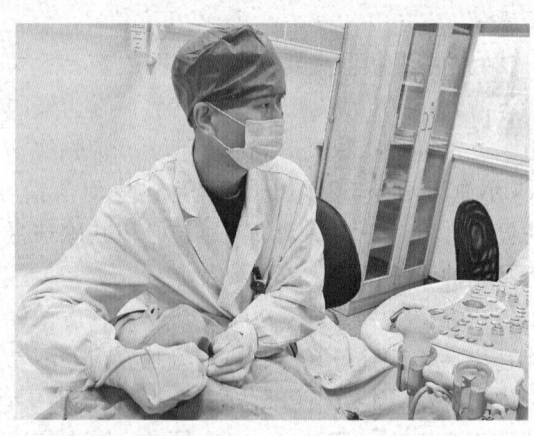
(b)

图 18-44　FNA 操作演示图

2. 弹性成像是超声功能性成像的又一大进展,利用生物组织的弹性信息帮助疾病的诊断,使超声进入了研究组织质地硬度的新阶段。组织硬度是临床判断肿瘤组织良恶性的一项重要参考指标,超声弹性成像可提供有关组织内部弹性特征的信息,它通过检测施加外部压力后所致组织形变的程度或组织产生的剪切波来反映有关组织的弹性特征。

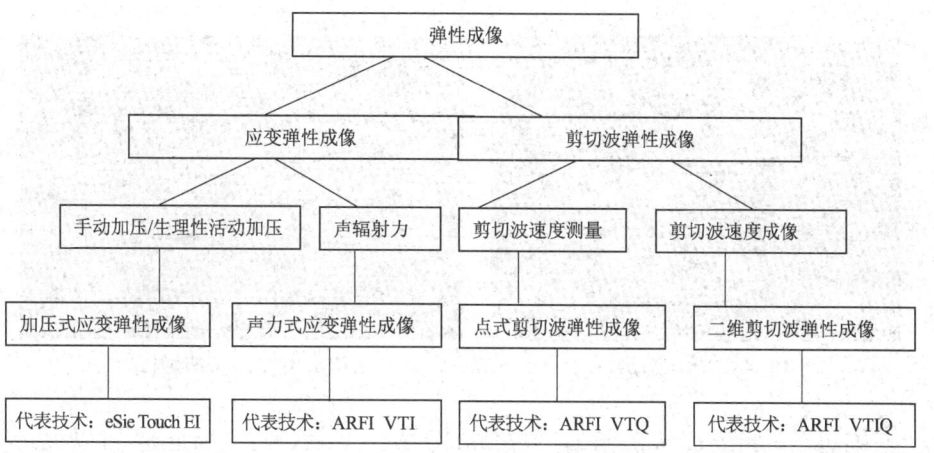

在甲状腺结节良恶性的判断上引入超声弹性技术,分定性和定量分析两种:

(1) 定性分析:根据弹性图的颜色分级(体现硬度)标准进行综合评估(图18-45)。

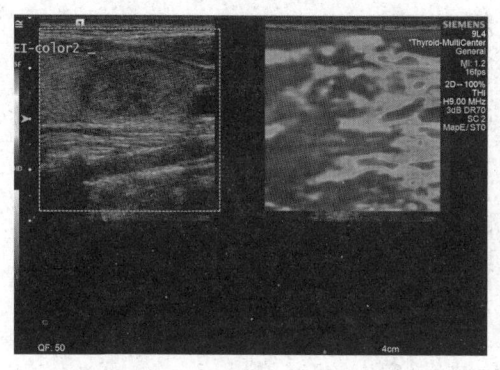

图18-45 超声应变弹性成像图

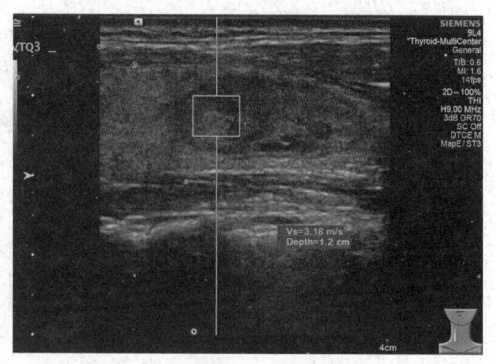

图18-46 剪切波速度测量图(VTQ)

(2) 定量分析:应变弹性成像使用多种参数如应变指数、面积比等对弹性图进行定量评估。剪切波弹性成像测量剪切波速度(图18-46、图18-47)。

3. 超声造影(contrast-enhanced ultrasound, CEUS)是一种利用造影剂微泡显著提高超声检测血流信号水平的方法。超声造影以肿瘤内新生微血管为病理基础,可敏感、动态地显示肿瘤内部特征性的微细血管形态及走行。其给药途径为经外周静脉注射(团注,连续滴注)。有下列情况者避免或暂缓作CEUS:妊娠期或哺乳期妇女;严重心律失常、心力衰竭、近期心绞痛、心梗或其他严重心脏疾患患者;过敏性体质或一个月内有过过敏反应的患者;体外冲击波前24小时。超声造影全程动态观察病灶增强过程,肿瘤定性更加准确(图18-48、图18-49)。

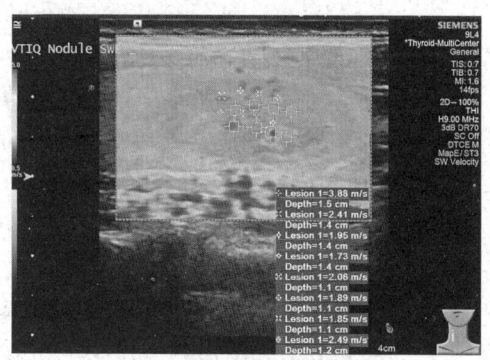

图18-47 剪切波速度成像图(VTIQ)

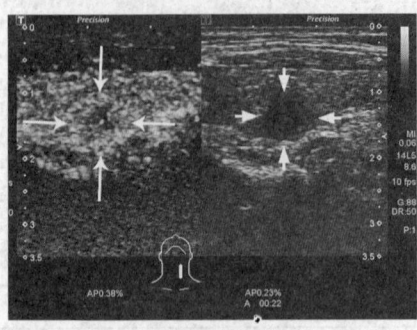
图 18-48 超声造影(一)

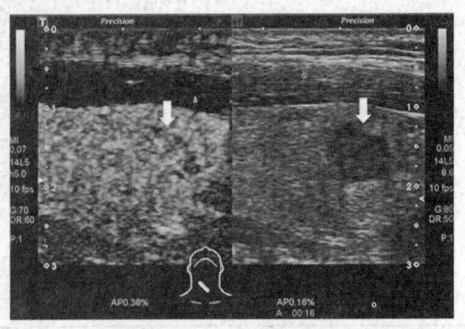
图 18-49 超声造影(二)

4. 三维超声是指通过对二维图像数据经计算机处理后进行三维重建,可以观察二维超声不能显示的冠状切面,通过多角度、多切面对病灶进行切割,可以更直观地观察病灶的立体形态及病灶与周围组织的关系,具有对比度好,立体感强的特点,获得的病变信息更接近实际解剖结构(图 18-50)。

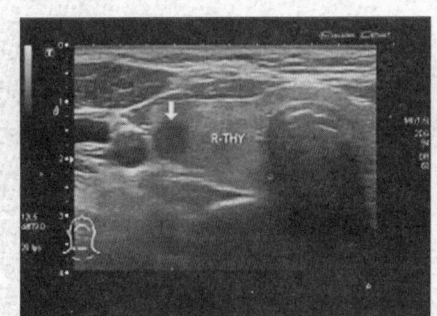

图 18-50 三维超声(箭头示病灶)
R-THY:甲状腺右侧叶

5. 超微血流成像技术(Superb Microvascular Imaging,SMI)是一种通过智能化的计算方法把组织运动噪声与真正的血流信息区分开来,利用独特的处理技术将低速血流的信息显示出来的超声新技术。其优势在于:提高甲状腺结节内微小血流的显示率及能实时动态地显示甲状腺结节内微小血流(图 18-51、图 18-52、图 18-53)。

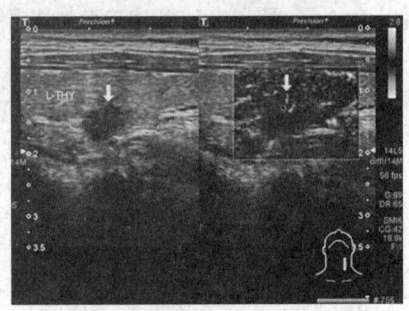

图 18-51 SMI(一)(箭头示病灶)

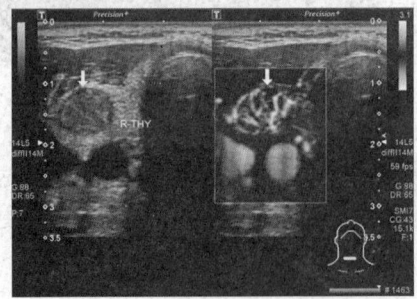

图 18-52 SMI(二)(箭头示病灶)

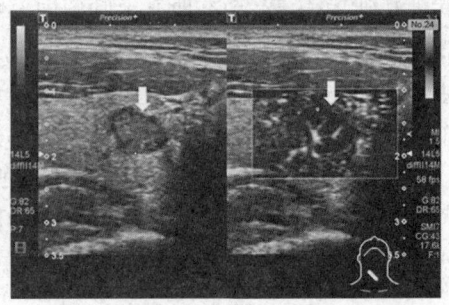

图 18-53 SMI(三)(箭头示病灶)

6. 甲状腺结节超声介入治疗新进展

凡是不将病灶切除拿出体外,而让其保留在原有解剖位置、仅令其发生细胞和组织坏死,最终达到病变明显缩小甚至消失的治疗方法,统称为消融(Ablation),消融具有明确的微创特征,消融技术是一类微创技术的总称,根据治疗介质的不同可分为热消融、化学消融、放射消融和生物消融。

(1) 甲状腺热消融技术包括激光、射频、微波等:具有快速、微创、副作用轻微、恢复快、无瘢痕、不影响甲状腺功能等优势。近年来多种热消融治疗技术与手段促进了甲状腺结节经皮热消融治疗的发展。

(2) 超声引导下经皮穿刺热消融治疗优点主要有以下 3 点:①高频超声对甲状腺等浅表器官病灶显示有其独特优势;②超声引导穿刺一人操纵探头同时手持穿刺针,其协调性和灵活性最佳;③另外,超声全程引导下能实时连续动态地监控整个穿刺操作过程有助于提高一次性穿刺成功率,从而极大地提高了穿刺安全性和微创性(图 18-54、图 18-55)。

(3) 甲状腺热消融技术的适用范围:热消融治疗目前仍以甲状腺良性结节为主要治疗对象;目前已有学者开始积极探索甲状腺乳头状癌的热消融治疗。

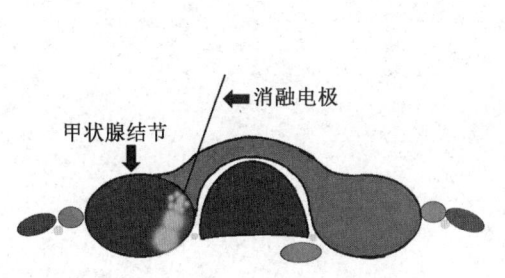

图 18-54　甲状腺消融示意图(一)

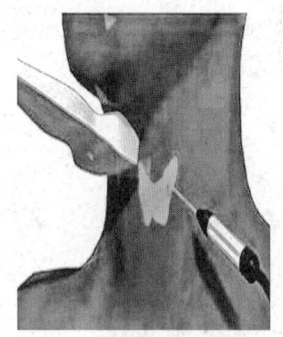

图 18-55　甲状腺消融示意图(二)

第二节　乳腺超声检查

乳腺疾病逐渐成为女性常见疾病,其发病率近年来呈迅速上升趋势,根据美国癌症协会(American Cancer Society,ACS)最新的 2016 年癌症统计数据显示,在新发现的 843 820 名女性恶性肿瘤病例中,乳腺癌 246 660 人,占所有新发病例的 29%,成为所有新发女性恶性肿瘤病例的首位。而在我国根据国家癌症登记中心 2015 年发布的数据显示,在新发现的 1 779 500 名女性恶性肿瘤病例中,乳腺癌 268 600 人,占所有新发病例的 15%,同样位居女性恶性肿瘤首位。

随着乳腺普查工作的广泛开展及影像诊断技术的不断更新,乳腺疾病诊断的发现率和准确性不断提高。乳腺疾病的超声扫查适用于任何年龄和女性任何生理时期,包括妊娠期和哺乳期。扫查前受检者无需特殊准备,操作简单,无扫查盲区,可动态观察。而且,由于乳腺位置表浅,随着图像分辨率和计算机处理技术的不断进步和发展,高频超声对软组织有良好的分辨力,能够清晰的显示乳房及胸壁的各层结构,可以确定病变的解剖部位和层次,可测量乳腺肿块的大小,显示肿块的内部结构,判断肿块的物理性质,了解乳腺肿瘤对周围组织浸润情况。根据声像图表现,结合血流信号特征,有助于进一步鉴别乳腺肿瘤的良恶性。弹性超声、三维超声和超声造影等新技术的不断应用,超声扫查可以越来越多的反映乳腺内的精细结构和微小病灶,超声诊断乳腺疾病已成为一项敏感性和特异性均较高的常规扫查手段,与乳腺 X 线及磁共振一起成为乳腺疾病的重要常规临床辅助扫查方法之一。对不能确定性质的乳腺疾病还可有选择地进行超声引导下穿刺活检。

一、乳腺的解剖概要与生理

(一) 乳腺的大体解剖学

成年女性乳腺为一对称性的半球形性征器官,轮廓均匀,呈圆锥型,两侧大小相似。位于胸廓前第二至第六肋间水平的浅筋膜浅层与深层之间。乳腺内侧缘为胸骨旁线,外侧缘至腋前线或腋中线,外上方伸向腋窝称为乳腺尾叶或斯潘氏尾,向前以 Cooper's 韧带与皮肤相连,向后以悬韧带与胸肌筋膜相连;乳腺中央为乳头,其周围为环状乳晕,如图 18-56 所示。

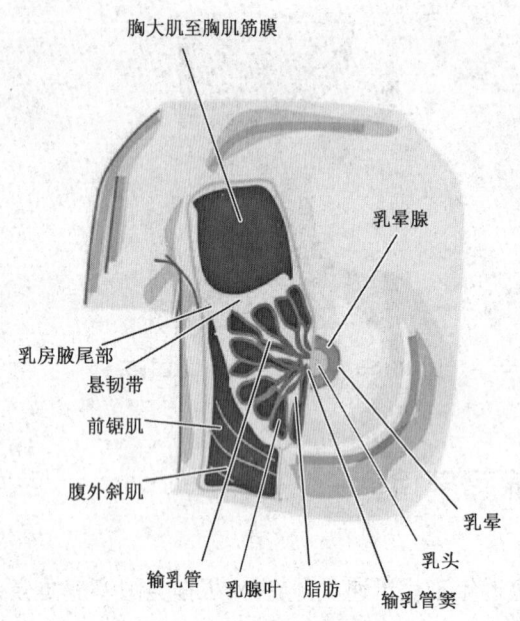

图 18-56 乳腺的大体解剖结构示意图

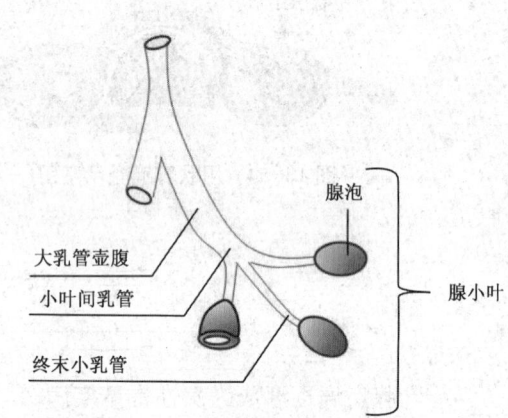

图 18-57 乳腺腺管结构示意图

(二) 乳腺的结构

成人的乳腺由腺体、腺管、脂肪和纤维组织构成。每个乳腺含有 15～20 个呈放射状排列的腺叶,每个腺叶又分成若干个腺小叶,每个腺小叶由数量不等的末端闭合的终末小导管(也称为腺泡)组成。小叶间、腺管与腺泡之间均有结缔组织间隔。腺叶间上连皮肤与浅筋膜浅层,下连浅筋膜深层的纤维束称为 Cooper's 韧带,使乳腺保持一定的活动度。各腺小叶内与腺泡相通的乳管,向乳头方向汇集形成腺叶乳管,逐渐增大形成壶腹,再分成 6～8 个开口于乳头表面。乳管内衬有上皮细胞,其基底层(生发层)明显增生时,可形成不同的病变(图 18-57)。

(三) 乳腺的血液供应

乳房的动脉供应（图 18-58）主要来自：腋动脉的分支、胸廓内动脉的肋间分支及降主动脉的肋间血管穿支。乳腺的静脉与动脉、淋巴管伴行，乳腺的静脉回流分深、浅两组，在乳腺癌的血行转移中有重要意义。浅静脉分布在乳房皮下，多汇集到内乳静脉及颈前静脉；深静脉分别注入胸廓内静脉、肋间静脉及腋静脉各属支，然后汇入无名静脉、奇静脉、半奇静脉、腋静脉等。当发生乳腺癌血行转移时，进入血行的癌细胞或癌栓可通过以上途径进入上腔静脉，发生肺或其他部位的转移；亦可经肋间静脉进入脊椎静脉丛，发生骨骼或中枢神经系统的转移（图 18-59）。

(四) 乳腺的淋巴引流途径

乳腺的淋巴网甚为丰富，无论是浅表皮下的淋巴引流还是深部的引流系统均在乳腺癌的局限性播散和转移中起着重要的作用。其中，浅表皮下的淋巴引流包括乳头、乳晕及周围皮肤和皮下区域，当乳腺癌累及乳腺浅表淋巴管网时，可导致所属区域的淋巴回流受阻，发生淋巴水肿，导致皮肤毛囊出现"橘皮样"改变。乳腺的淋巴引流主要有以下途径：腋窝淋巴结、内乳淋巴结、锁骨下/上淋巴结、腹壁淋巴管及两乳皮下淋巴网的交通。其中，最重要的是腋窝淋巴结和内乳淋巴结，它们是乳腺癌淋巴转移的第一站。

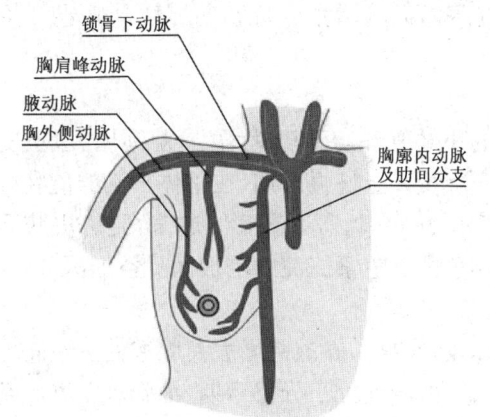

图 18-58 乳房动脉供应来源

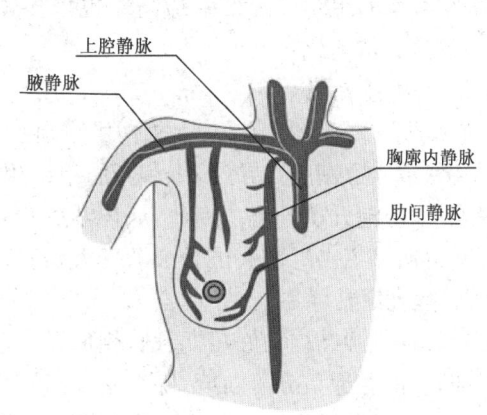

图 18-59 乳房静脉及其属支

主要引流途径为：①乳房大部分淋巴液经胸大肌外侧缘淋巴管引流至腋窝淋巴结，再引流入锁骨下淋巴结；②乳房上部淋巴液直接穿过胸大肌的淋巴管流入锁骨下淋巴结，继而汇入锁骨上淋巴结；③一部分乳房内侧淋巴液，经肋间淋巴管流向胸骨旁淋巴结（主要在第二、三肋间，沿胸廓动、静脉分布），继而引流至锁骨上淋巴结；④经两侧乳房间皮下的一些交通淋巴管，一侧乳房淋巴液可流向对侧；⑤乳房深部淋巴网可与腹直肌鞘和肝镰状韧带的淋巴管相通，使乳房深部的淋巴引流向肝（图 18-60）。

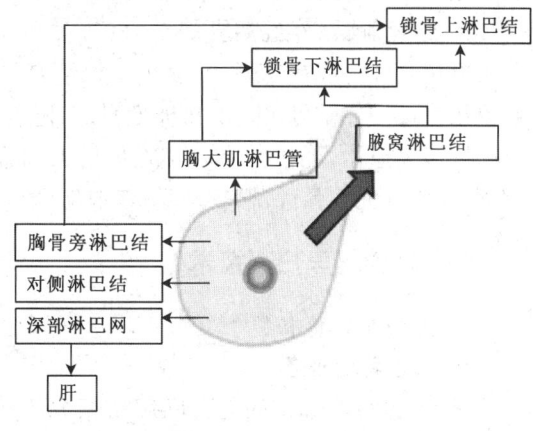

图 18-60 乳腺的淋巴引流途径

（五）乳腺的生理改变

乳腺的生理活动受垂体前叶激素、肾上腺皮质激素和性激素的调节。垂体前叶产生的乳腺促激素，直接影响乳房；同时又通过卵巢和肾上腺皮质间接地影响乳房。在卵巢卵泡刺激素和促肾上腺皮质激素的作用下，卵巢和肾上腺皮质均分泌雌激素，促使乳房的发育和生长。在妊娠和哺乳期，由于胎盘分泌大量的雌激素和脑垂体分泌生乳素的影响，乳腺明显增生，腺管延长，腺泡分泌乳汁。在月经周期的不同阶段，乳腺的生理状态也在各种激素的影响下，呈现周期性变化。

1. 青春期乳腺

女孩 10~12 岁开始，下丘脑促性腺激素释放激素分泌进入下丘脑—垂体系统，女孩进入青春期。前垂体的嗜碱性粒细胞释放卵泡刺激素和黄体生成素。卵泡刺激素使原始卵巢滤泡成熟，形成囊状卵泡，分泌雌激素。这些激素诱导乳房和性器官的发育和成熟。雌激素对成熟中乳腺的生理作用是刺激导管上皮的生长，青春期乳房生长加速，乳头乳晕相继增大，颜色加深，腺体开始发育。随着成熟卵泡的排出，黄体释放孕激素。腺体的发育是在以雌激素为主，泌乳素、生长激素等的共同参与下，乳腺导管及间质增生。导管不断变长并产生分支，同时小导管末端基底细胞增生，发育为腺泡芽，逐渐出现管腔，最终形成乳腺小叶结构。此时，脂肪组织及纤维结缔组织也增多，乳腺内血管增生。青春期男性乳腺也开始增生，但仅是轻微变化。

2. 妊娠期乳腺

妊娠期在雌激素和孕激素的作用下，乳腺的小导管和腺泡迅速增生，腺泡增大，上皮为单层柱状或立方细胞，结缔组织和脂肪组织相应减少。至妊娠后期，在垂体分泌的催乳激素的影响下，腺泡开始分泌。因此，从怀孕后 6~7 周开始，乳房逐渐膨胀起来，乳房皮肤下的血管变得明显突出。乳头也会渐渐变大，乳晕颜色由于色素沉淀的增加而日益加深。

3. 哺乳期乳腺

哺乳期乳腺结构与妊娠期乳腺相似，但腺体发育更好，腺泡腔增大。腺泡处于不同的分泌时期，有的腺泡呈分泌前期，腺细胞呈高柱状；有的腺泡处于分泌后期，细胞呈立方形或扁平形，腺腔充满乳汁，腺细胞内富含粗面内质网和线粒体等，呈分泌状态的腺细胞内有许多分泌颗粒和脂滴。断乳后，催乳激素水平下降，乳腺停止分泌，腺组织逐渐萎缩，结缔组织和脂肪组织增多，乳腺又转入静止期。

4. 绝经前期/绝经期乳腺

成年女性一般在 45~55 岁进入绝经前期，体内雌激素及孕激素水平下降，卵巢功能开始退化，月经紊乱，可出现不排卵性月经，随着月经的变少或停止，其乳腺也随之变化，表现为腺体萎缩退化，乳腺小叶结构减少，上皮细胞萎缩消失，间质萎缩，脂肪沉积增多，乳房体积缩小，乳腺失去弹性，松软下垂，皮肤皱襞增加。

二、乳腺超声扫查技术

（一）扫查前的准备

1. 扫查者的准备

（1）病史询问：询问与乳腺疾病相关的病史，如月经周期、妊娠或哺乳史等，乳腺有无疼痛不适、乳头溢液或溢血史，是否触及乳腺肿块等，有无既往史、手术史等。

(2) 观察及触诊：超声扫查前应先进行双侧乳腺的常规观察及触诊，包括乳腺外形是否形态异常；皮肤表面是否红肿；有无橘皮样改变；乳腺皮肤局部或乳头有无牵拉；乳头有无凹陷及扭曲；有无肿块，以及肿块的活动度等。

2. 受检者的准备

无需特殊准备，积极配合，充分暴露乳腺及双侧腋窝区域，放松情绪。

3. 扫查体位

一般取平卧位，上肢自然上举，充分暴露乳腺及腋窝。必要时可嘱患者采取对侧卧位，如需术前超声体表定位者，需尽量与手术体位保持一致，仍采取仰卧位。

（二）超声适应症

1. 乳腺超声扫查适应症

(1) 当在乳腺体检时触诊到乳腺肿块，可以使用超声扫查肿块范围大小位置，有助于诊断肿块良恶性；

(2) 当发现明显的乳头溢液，尤其是血性时，可以使用超声扫查乳腺导管情况，探查是否存在恶性病变；

(3) 当乳腺腺体较多缺乏对比时发现肿块，乳腺密度逐渐增加或局限性不对称时，超声对钼靶扫查为致密乳房的乳腺能够起到很好的鉴别作用；

(4) 当乳腺出现炎性表现时，超声可以用于鉴别急性乳腺炎、乳腺脓肿和炎性乳腺癌；

(5) 当临床上初步诊断为乳腺癌时，使用超声扫查可以了解癌肿是否为多灶性，对侧乳腺是否存在病灶，腋窝淋巴结是否已经转移；

(6) 对乳腺钼靶发现的边界清楚的结节，超声能够鉴别囊性或实质性病变。

2. 超声扫查的优势

(1) 超声扫查无辐射，适用于常规筛查及短期内周期性复查，特别适用于35岁以下年轻女性及生育期、哺乳期妇女。

(2) 超声可显示部分钼靶或MRI因解剖或生理因素影响未能显示的病灶，如致密性乳腺或因经期变化导致的背景强化。

(3) 超声引导下介入诊断及治疗，具有操作简便、实时、易观测、易调整的特点。

（三）仪器调节

切换高频浅表探头，选择"乳腺"设置，以10~13 MHz之间的线阵探头为宜，通常对于腺体较为丰满的乳腺，可适当降低频率；在肿块位置表浅，必要时适当提高探头频率。根据实际情况，选择合适的图像深度、聚焦、增益等。以图像显示清晰、适于观察为宜。彩色血流显像时，聚焦调节至近病变附近，取样框调节至略大于需要显示的区域为最佳，彩色增益调节至显示取样框范围血管内全部血流而不发生彩色溢出为最佳；脉冲多普勒检测血流参数时，探头轻放，调整扫查方向使声束与血管的夹角减小，血管方向不确定时将多普勒 θ 角设为0，以防止对血流峰值的误判。

（四）扫查方法

1. 扫查原则

双侧乳腺及腋窝区域依次扫查，一般先右后左。乳腺超声扫查的原则应融合多种超声扫查技术，包括常规灰阶超声、彩色多普勒、弹性超声，乃至三维超声及超声造影等，系统全面，可重复性高。并且，扫查力度要适度，特别是在观察病灶内彩色血流时，探头应轻放不宜加压,加压会导致微小血流信号无法显示。扫查范围要广,覆盖整个乳腺及腋窝区域,探头在交界区域应重叠扫查,包括腺体边缘的脂肪层,特别注意乳头-乳晕区及尾叶区。

2. 扫查方式

一般常用的扫查方式有两种,一种是分区扫查法,将乳腺的四个象限(外上、内上、外下、内下)及乳头-乳晕区和尾叶区,探头逐一先后纵横十字交叉。探头纵向扫查时左右缓慢移动扫查,横向扫查时上下移动扫查。

第二种是辐射状或放射状扫查法,以乳头为中心,从乳头向外周做放射性移动,或者外周区向乳头区辐射状移动,以便更好地显示乳腺管树,能较好地连续观察导管细微改变。

乳头-乳晕区扫查时,可适当多涂抹耦合剂,并将探头适当偏移乳头旁,将声束斜行进入乳头-乳晕区深部,可避免后方衰减干扰,使得乳头-乳晕区重要的结构如主导管得以清晰显示。如图 18-61 所示,为避免乳头乳晕伪像,必要时可采用单手或双手辅助的冠状扫查。

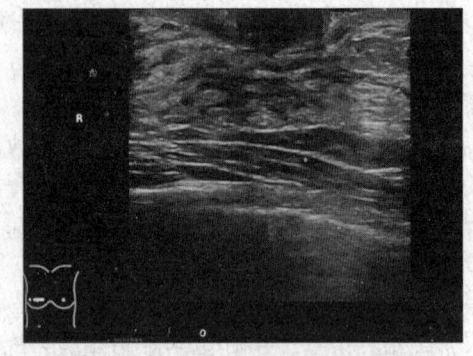

图 18-61 乳头区超声声像图

(五)观察内容

1992 年,美国放射学会推出了(American College of Radiology,ACR)乳腺影像报告和数据系统(Breast Imaging Reporting and Data System,BI-RADS)第一版,用于乳腺 X 线扫查中的病灶特征术语和报告术语标准化、规范化,降低乳腺影像解读中出现的混淆。其后经 3 次修订,至 2003 年不仅修订乳腺 X 线诊断(第四版),而且新增了超声部分(BI-RADS-US 第一版),规范了超声报告的术语,提出了乳腺超声诊断的分类标准,使乳腺声像的阐述有了统一的词典,以提升乳腺超声的临床功效,也在一定程度上解决了由于超声扫查的操作者依赖性而限制超声应用的问题。2013 年,BI-RADS 第五版中对超声部分给予了更新(BI-RADS-US 第二版)。本章节参照 BI-RADS-US 第二版的观察指标,分别详述如下。

1. 腺体组织构成

BI-RADS-US 第二版中新增了腺体的组织构成部分的描述,将其分成如下三种类型:①均匀性腺体背景——以脂肪为主,如图 18-62 所示;②均匀性腺体背景——以纤维腺体为主,如图 18-63 所示;③不均匀性腺体背景,如图 18-64 所示。

2. 病灶

若发现病灶,除描述病灶的数量外,还应描述优势结节的大小、部位、形态、边缘、内部回声、后方回声特征。若发现淋巴结,须描述大小、部位、单发或多发、有无融合。观察肿块或淋巴结内部及周边有无血流信号,确定血流

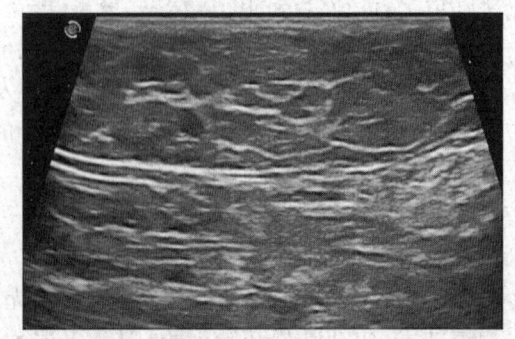

图 18-62 均匀性腺体背景——以脂肪为主超声声像图

信号的强度及分布情况。

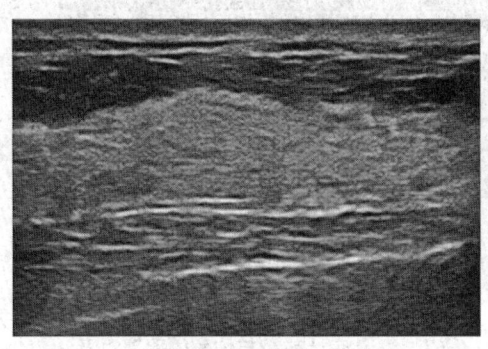

图 18-63　均匀性腺体背景——以纤维腺体为主超声声像图

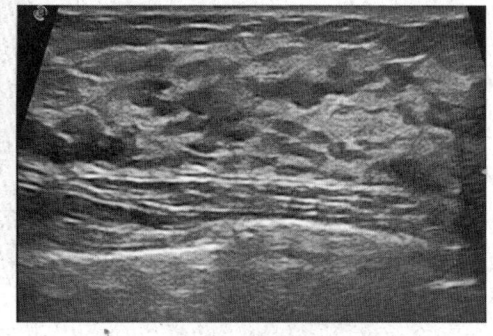

图 18-64　不均匀性腺体背景超声声像图

(1) 大小(SIZE)：病灶的测量一般基于病灶的最大断面测量其长径(Long Diameter，L)和与之垂直的短径(Short Diameter，S)，于最大断面的垂直断面测量其横径(Transverse Diameter，T)。若周边伴声晕，则测量时需注意包括声晕厚度在内；若其边缘模糊，则测量时需包括其周边区。(图 18-65)

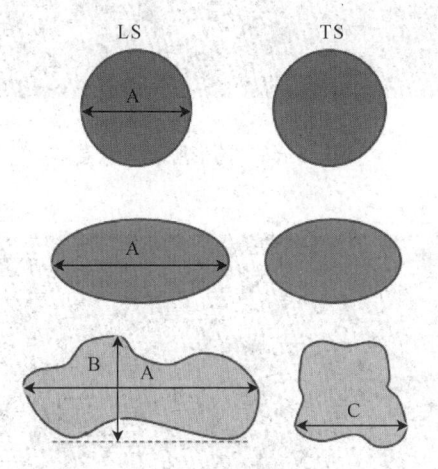

图 18-65　肿块大小及测量方法示意图
如图最大面上测量 L(A线)和 S(B线)，垂直面上测量 T(C线)

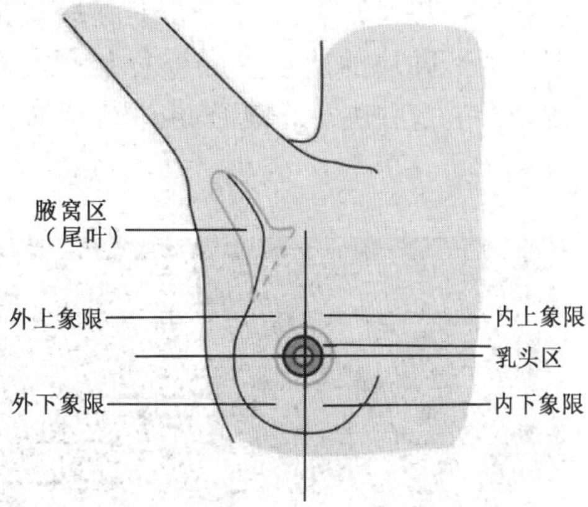

图 18-66　乳腺超声扫查分区

(2) 部位：乳腺病灶定位需要通过乳头中心作垂直线和水平线，再绕乳晕外作环行线而将乳房分为6个区，即外上象限、外下象限、内下象限、内上象限、乳头-乳晕复合区及乳腺尾叶区。

首先明确病灶位于乳腺的左、右侧；然后按照6区法(图 18-66)、时钟法(图 18-67)分别详细描述病灶的位置，必要时标明病灶前缘与体表的距离以及与乳头的关系(图 18-68)。

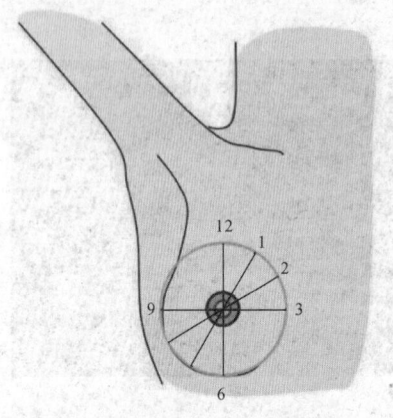

图 18-67　乳腺图像扫查时钟方位

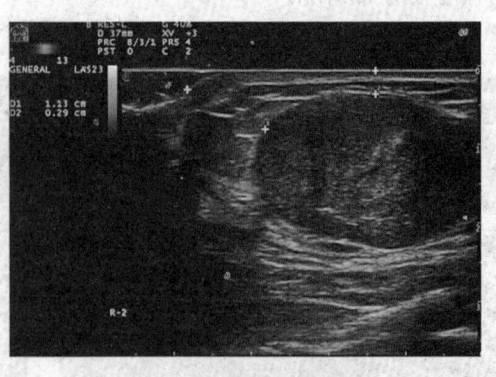

图 18-68　测量病灶前缘与体表的距离以及距乳头距离的声像图

图示右侧(R)乳腺 2 点钟位置
肿块距乳头 11.3 mm,距体表 2.9 mm

(3) 形态：肿块的形态与肿块的生长类型有关。BI-RADS-US 中将形态分成圆形（图 18-69）、椭圆形（图 18-70）及不规则形（图 18-71）三种类型。其中，椭圆形是指肿块呈椭圆形或卵形（可能包括 2 个或 3 个波状起伏，即"大分叶状"），圆形是指肿块呈球形。圆形肿块的前后径和横径相同。而不规则形是指肿块既非圆形，也非椭圆形。

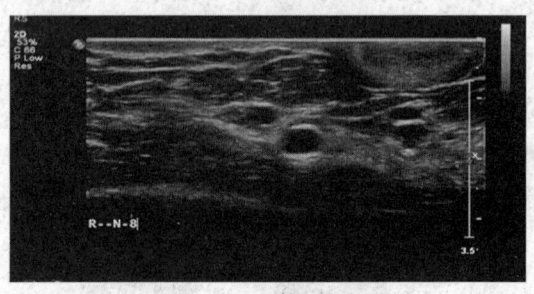

图 18-69　圆形肿块声像图

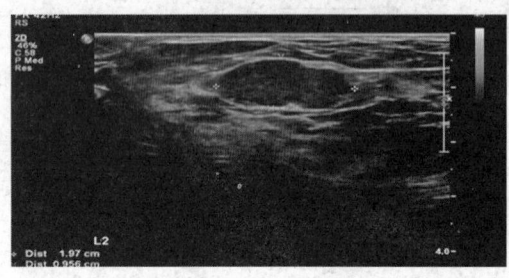

图 18-70　椭圆形(大分叶状)肿块声像图

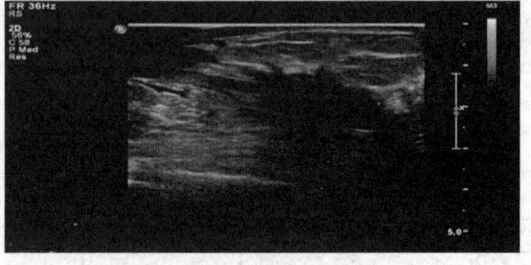

图 18-71　不规则形肿块声像图

(4) 方位：方位是乳腺三大影像学中超声的一个描述病灶特征独有的指标。以皮肤回声线作为参照来定义方位。BI-RADS-US 中将方位划分为以下两种情况：平行即病灶长轴与皮肤平行（宽径大于高度，水平位）（图 18-72）；不平行即病灶长轴垂直于皮肤（图 18-73）。良性结节多为水平位生长，特别见于纤维腺瘤。然而，一些乳腺癌也表现为水平位生长。垂直位生长对诊断乳腺癌的特异性较高，但是敏感性并不高。

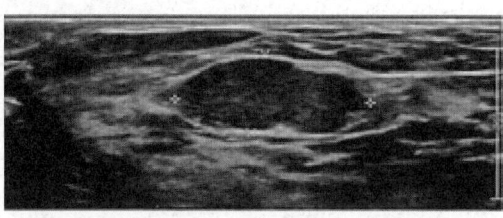 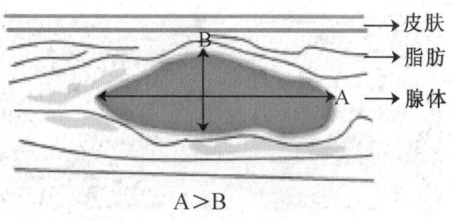

图 18-72 平行方位乳腺肿块超声及测量示意图

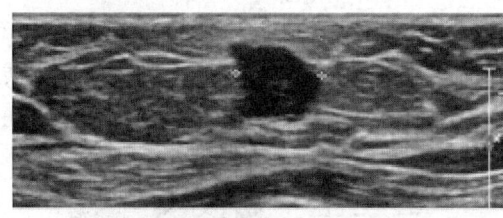 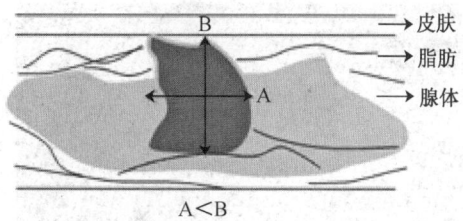

图 18-73 不平行方位乳腺肿块超声及测量示意图

(5) 边缘：BI-RADS-US 中将边缘分为：界限清楚，是指病灶和周围组织的边缘明确；界限不清是指肿块有下列一项或多项特征：①模糊是指在肿块和周围组织间无明确界限，肿块的边界难以明确限定（图 18-74）；②成角是指部分或全部边缘有锐利角度，通常形成锐角（图 18-75）；③微小分叶是指肿块的微小波动起伏，使其边缘呈圆齿状外观（图 18-76）；④细刺状是指从肿块突出锐利针状物形成肿块边缘，良性结节一般界限清楚（图 18-77）。

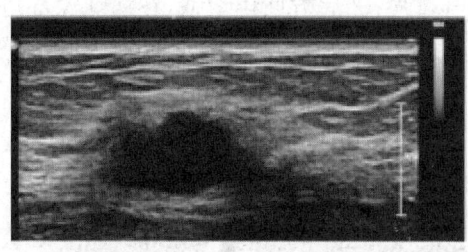 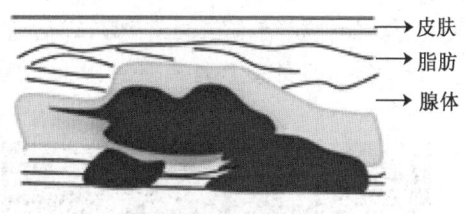

图 18-74 乳腺肿块超声及示意图（边缘模糊）

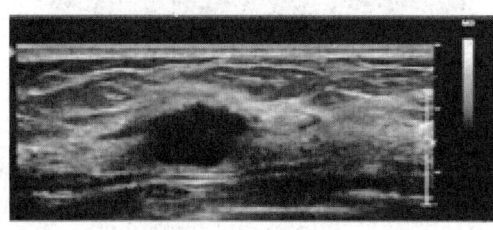 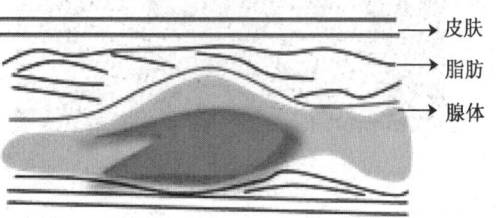

图 18-75 乳腺肿块超声及示意图（边缘成角）

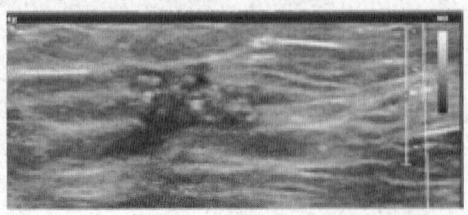 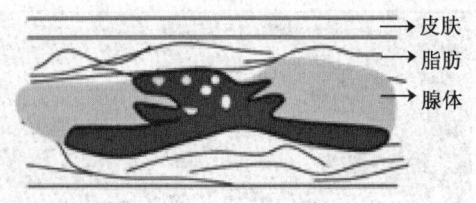

图 18-76 乳腺肿块超声及示意图（边缘微小分叶）

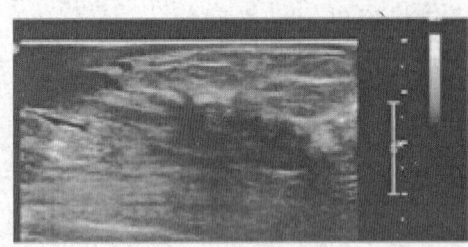 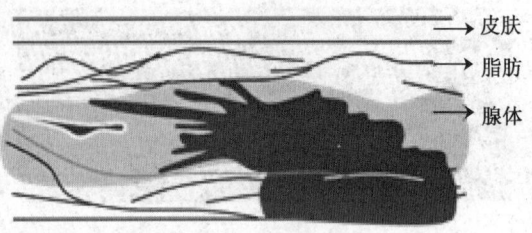

图 18-77 乳腺肿块超声及示意图（边缘细刺）

(6) 回声模式：反映肿瘤的内部组织物理特性，其回声的强弱及分布的均匀性取决于肿块内部的病理结构，如纤维组织、钙化、肿瘤血管和坏死等。BI-RADS-US 第二版分成①无回声。②低回声，低回声是相对脂肪而言。③等回声，指和脂肪有相同的回声。④高回声，回声高于脂肪组织，与乳房腺体纤维成分相同。⑤混合囊实性回声，病灶内含有无回声（囊性）和有回声（实性）成分。⑥不均质回声。

(7) 后方回声：后方回声反映病灶的声衰减特性。BI-RADS 中分成以下四种类型：①后方回声无改变，在病灶深部无后方声影或回声增强；②后方回声增强，在病灶深部可见一回声增高的柱状结构（图 18-78）；③后方声影，为病灶后方区域出现回声减低的区域（图 18-79）；④混合性改变病灶有一种以上的后方回声特征。

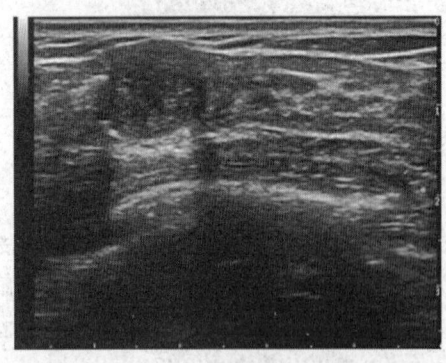 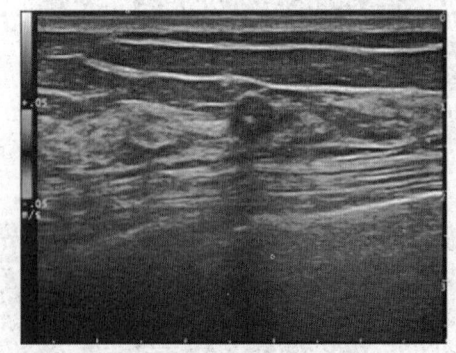

图 18-78 后方回声增强　　　　图 18-79 后方声影

3. 钙化

超声对评估乳腺病灶内的钙化价值有限，2003 年的 BI-RADS-US 第一版中将钙化分成：①大钙化是指≥0.5 mm的粗糙钙化，后方伴声影；②肿块外微钙化腺体内发现直径＜0.5 mm的细小钙化，后方没有声影，于脂肪和纤维腺组织内的钙化较不容易发现，如果钙化的数目足够多而能够被辨别出来，则可显示为在超声扫查区域的组织内散在的或聚集的强回声；③肿块内的微钙化显示为肿块低回声中的小斑点强回声灶，通常乳腺癌的微钙化点只能在低回声背景下检出。

2013年的BI-RADS-US第二版中对于钙化的大小没有明确分类，而是根据钙化的部位做了新的分类，分别为肿块内的钙化（图18-80）、肿块外钙化（图18-81）和导管内钙化（图18-82）。

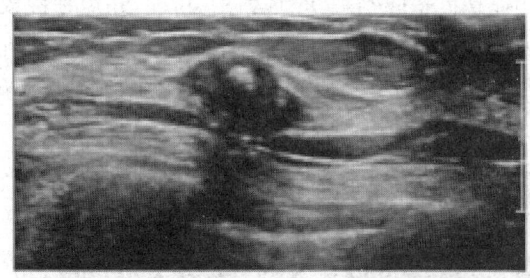 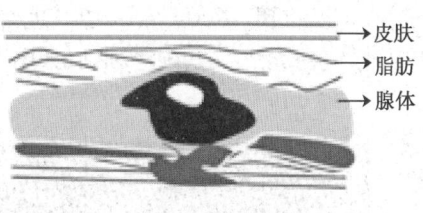

图18-80　乳腺肿块内的钙化

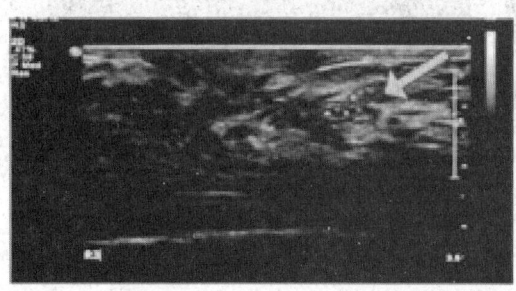 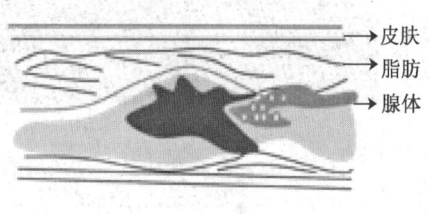

图18-81　乳腺肿块外钙化

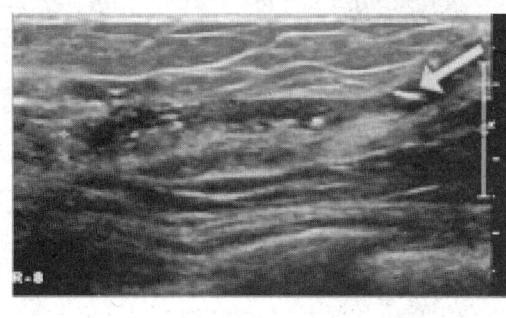 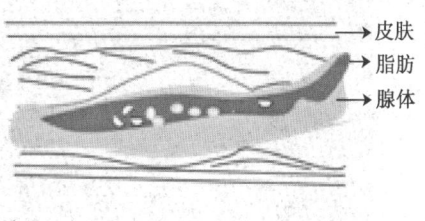

图18-82　导管内钙化

4. 血流供应

血供是评估乳腺结节性质的又一个指标。2003年的BI-RADS-US第一版中指出肿块内部有无血流信号可能和彩色多普勒敏感性设置等技术因素有关。用力压迫可能使小血管闭塞,因此在彩色或能量多普勒超声扫查时,应尽量不施加压力。BI-RADS-US 第一版根据血流丰富程度分成无血流信号、少许血流以及丰富血流信号等。2013 年的 BI-RADS-US 第二版中将其分成以下三种情况:①无血流信号,如图 18-83 所示;②内部血流信号,如图 18-84 所示;③边缘血流信号,如图 18-85 所示。

5. 弹性分析

超声弹性成像(Ultrasound Elastography,UE)技术在肝、乳腺、甲状腺、前列腺疾病中的应用价值已经得到了大量研究证实,欧洲超声医学与生物学联合会(European Federation of Societies for Ultrasound in Medicine and Biology,EFSUMB)在有关弹性应用指南中提出,乳腺弹性超声成像可作为常规超声的一个补充,能提高良恶性鉴别诊断信心。目前,超声弹性成像已被 2013 年的 BI-RADS-US 第二版纳入其中作为常规超声的一个辅助性诊断方法,将乳腺结节分成三种类型:软、中等和硬,如图 18-86 所示。

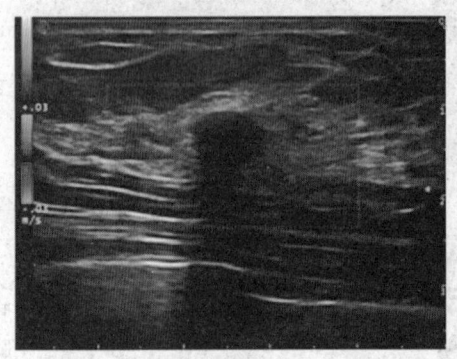

图 18-83 乳腺肿块多普勒血流图像
图示无血流信号

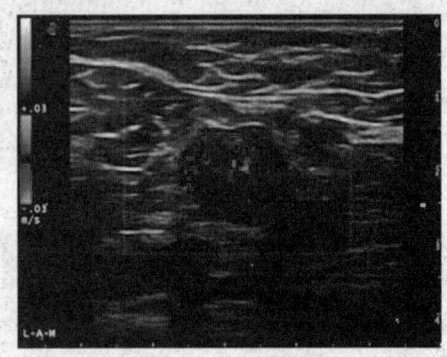

图 18-84 乳腺肿块多普勒血流图像
图示内部血流信号

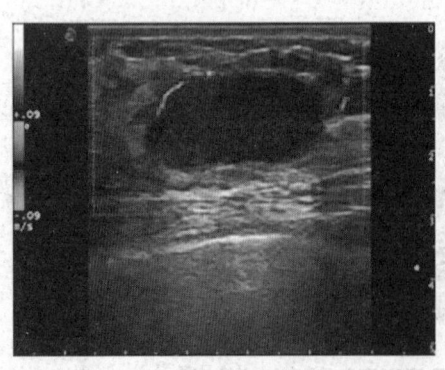

图 18-85 乳腺肿块多普勒血流图像
图示边缘血流信号

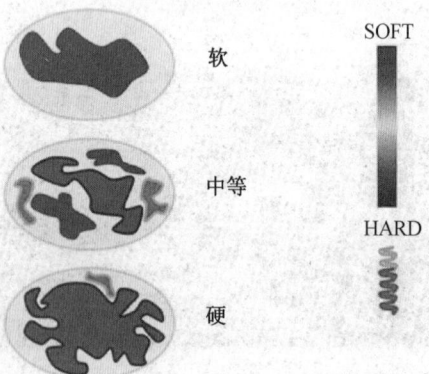

图 18-86 超声弹性成像肿块硬度示意图
右侧彩标表示以其为参照,将红色定义为软,蓝色为硬,根据各代表色在肿块内所占不同比例将弹性硬度分为软、中等、硬三类。弹簧为绿色表示图像质量好。

6. 腋窝淋巴结

淋巴结是人体的免疫器官,分布于全身各处,腋窝淋巴结是一组区域淋巴结,引流躯干上部、乳腺和胸壁等的淋巴液,乳腺癌较易发生同侧腋窝淋巴结转移。研究显示,腋窝淋巴结转移与否是影响乳腺癌患者生存率的独立预后因素。腋窝淋巴结状态评估作为临床TNM分期的依据之一对乳腺癌患者意义重大。同时,腋窝淋巴结状态影响乳腺癌患者治疗决策的制定。

目前,腋窝淋巴结状态判定的金标准是前哨淋巴结活检或腋窝淋巴结清扫手术的最终病理结果。在腋窝淋巴结诊断方面,灰阶超声主要依据淋巴结大小、形态、内部回声、结构改变等进行良恶性鉴别诊断,彩色多普勒成像则依据淋巴结内部血流模式及血流丰富程度进行鉴别诊断。2013年的BI-RADS-US第二版中腋窝淋巴结的评估指标包括①大小;②形态:椭圆形、圆形或不规则形;③皮质增厚:分成皮质整体增厚和局部增厚;④边缘清晰或边缘不清晰;⑤淋巴门受压或淋巴结消失。

虽然大量研究表明,相对于非转移淋巴结,转移性淋巴结往往体积增大、形态趋圆、皮质增厚或淋巴门消失、内部回声不均匀、血流较丰富且多为杂乱血流。然而,各家研究报道的诊断效能存在较大差异,常规超声诊断敏感性和特异度并不令人满意。因此,2013年的BI-RADS-US第二版指出目前对淋巴结的超声诊断并没有统一标准,并没有特定的超声扫查特征可以可靠地区分转移性淋巴结和良性反应性淋巴结。

(六) BI-RADS 分类

美国放射学会(ACR)在1992年提出乳腺影像报告和数据系统(BI-RADS)至今,经过多次不断完善和发展,目前发布了乳腺X线、超声和磁共振三者均使用统一的专业术语、标准的诊断归类和规范的扫查流程,建立起影像诊断医生和临床医生之间沟通的共同的桥梁,同时也使得影像学扫查之间有了更为紧密的联系。一个良好的分类系统,需要具备如下特征:特异性中等以上,以减少穿刺结果的良性率;阴性预期值高,可避免对良性肿块随访中采取的有创操作;不同观察者和同一观察者间误差低;灵活简便,适用于不同仪器和不同患者群。

BI-RADS-US提出乳腺超声诊断评估的0~6类标准,将病灶的恶性风险度及进一步的处理建议分述如下:

表 18-3 BI-RADS 分类

BI-RADS 分类	说明
0	评估未完成,需要进一步的影像学评估和与既往影像学扫查比较。
1	阴性,是正常的超声扫查结果。
2	良性发现,是非恶性的。如单纯囊肿、乳腺内淋巴结、乳腺植入物、术后积液,或至少经2年或3年无改变的复杂囊肿及可能的纤维腺瘤。
3	可能良性发现,恶性可能>0但≤2%的典型良性影像发现。包括边缘光整的椭圆形平行位生长肿块、单发的复杂囊肿、簇状小囊肿、脂肪坏死、脂肪小叶的边缘产生的折射声影、术后瘢痕所致的结构扭曲。建议短期随访或继续监控。
4	可疑恶性,应考虑组织病理学诊断:此类病灶恶性的可能性>2%但<95%。

(续表)

BI-RADS 分类	说明
4A	指发现的病灶需要进行介入确诊但属于低度可疑恶性,恶性可能性>2%但≤10%。
4B	包括有中等可能的恶性病灶,恶性可能性>10%但≤50%。
4C	指恶性可能较大,但不象5类那样典型的恶性,恶性可能性>50%但<95%。
5	高度提示恶性,恶性可能性≥95%,对于这类病变如果经皮组织学活检为非恶性,则需进行再次活检,通常采取手术活检。
6	活检证实的恶性,应采取适当的措施,在患者寻求治疗前已经活检证实恶性的属于该级。治疗包括新辅助化疗,外科肿块切除术或乳房切除术。

三、正常乳腺声像图表现

正常乳腺及周围的各种解剖结构分别包括有皮肤、皮下浅筋膜及皮下脂肪、乳腺腺体、深筋膜、乳腺后间隙、胸大肌、肋骨及肋间隙(图18-87)。另外,不同生理状态下乳腺的声像图表现各有其特点,主要表现在皮下脂肪及腺体层的回声差异。

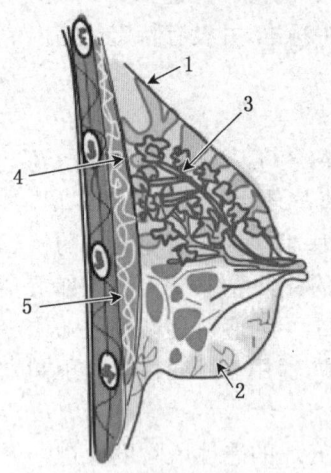

1. 皮肤
2. 皮下脂肪层
3. 腺体层
4. 乳腺后间隙
5. 胸壁肌层

图 18-87 正常乳腺及周围的各种解剖结构

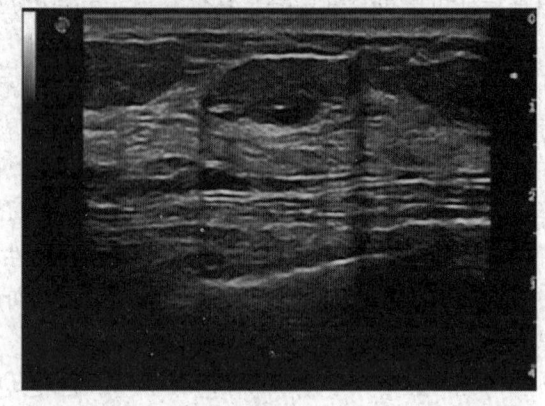

图 18-88 正常乳腺超声图像 显示乳腺的各层解剖结构

正常乳腺的各层解剖结构的超声声像图(图18-88)表现如下:

（一）**皮肤**

呈稍高回声带。

（二）**皮下浅筋膜及皮下脂肪**

呈低回声为主,脂肪厚度的个体差异大,皮下脂肪内可见呈细回声带的悬韧带(Cooper's ligament)穿过,该带状回声通常是斜行抵达皮肤表面。Cooper's 韧带的带状回声在乳腺脂肪内显示的比较清楚,而在呈高回声的乳腺实质内则显示不清。

（三）**乳腺**

成人的乳腺由腺体、腺管、脂肪和纤维组织等组成。

1. 腺体组织构成:(观察内容见前描述)。
2. 腺管:正常生育期成年女性在未孕期的乳腺管呈低回声带,管腔结构通常显示不清。在部分成人乳腺中的扩张腺管表现为：从乳头乳晕区向外周区延伸,管腔逐步内径缩小,走形规则无扭曲,管壁光滑。乳头区包含输乳管窦和主导管,输乳管窦是主乳管的最粗部分,位于乳头后方。妊娠末期至哺乳期可见丰富扩张的腺管,其内径明显增宽,伴有乳汁充盈时管腔内透声差(图18-89)。

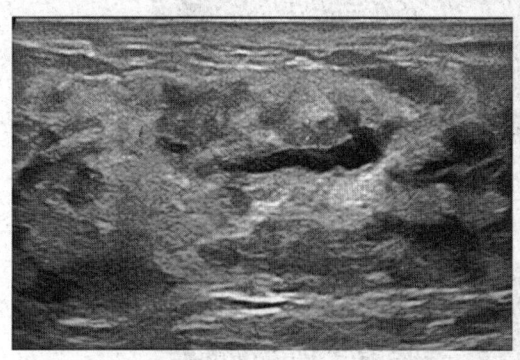

图18-89 哺乳期乳腺腺管超声图像

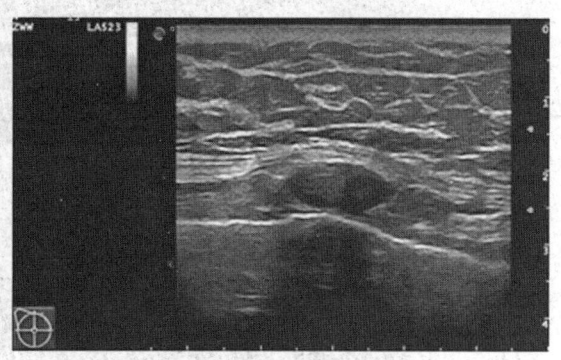

图18-90 肋骨短轴切面(椭圆形低回声)

(四)乳腺后区域

乳腺后区域内有深筋膜、乳腺后间隙、胸大肌、肋骨及肋间隙等组成,短轴切面时乳腺后区域中的肋骨表现为椭圆形的低回声(图18-90),初学者在不熟悉乳腺周围解剖结构时易误认为是乳腺内部的结节。

四、乳腺常见疾病超声图像表现

(一)乳腺增生症

乳腺增生症病名繁杂,国外多称为乳腺纤维囊性病或乳腺囊性增生病。它是指乳腺上皮、间质增生和复旧不全引起的乳腺腺泡、导管和间质不同程度的增生及退行性改变。1981年世界卫生组织(WHO)国际肿瘤组织学分类中更名为乳腺结构不良症,并注明与纤维性囊性乳腺病为同义词。2003年版WHO乳腺肿瘤组织学分类中回避了1981年版中的"纤维囊性乳腺病"及"乳腺结构不良"名称,重点强调该疾病不同发展阶段的组织学改变形式以及这些组织学改变与乳腺癌的关系。因此,建议使用"乳腺增生症"这一病名。

乳腺增生症由于乳腺腺泡、导管和间质不同程度的增生及退行性改变,因此其灰阶超声表现也呈现复杂性和多样性。大多表现为双侧乳腺腺体组织不同程度的增厚,回声强弱不一,结构紊乱,轮廓不清,境界模糊(图18-91)。有时也可伴有实性或囊性结节样甚至于肿块样回声形成,表现为腺体内见单个或多个低回声、混合回声或无回声结节,形态多可不规则,部分切面球体感不明显(图18-92、图18-93)。经常会在患者的一侧乳腺中同时存在囊性或实性结节或回声紊乱的增生性改变并存。当不伴有炎症时,彩色/能量多普勒超声显示腺体内及实性或囊性结节样甚至于肿块样回声区内部及周边无异常血流信号。

(二)纤维腺瘤

乳腺纤维腺瘤是一种比较常见的乳腺良性肿瘤,多数患者都是在无意中发现乳房无痛性肿块而就诊。若是伴随着乳腺增生的患者,则有可能会出现乳房疼痛的现象,并且会伴随

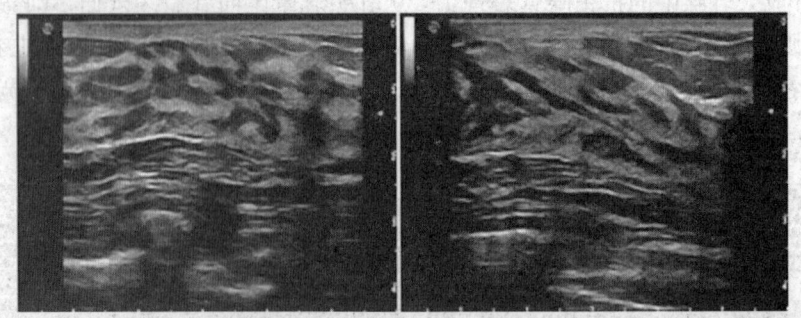

图 18-91 单纯性乳腺增生症

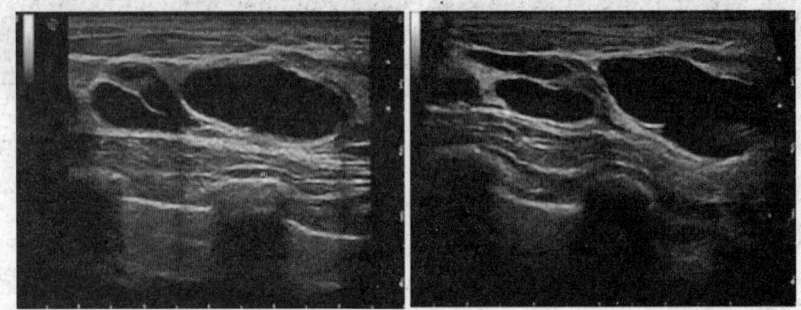

图 18-92 囊性乳腺增生症

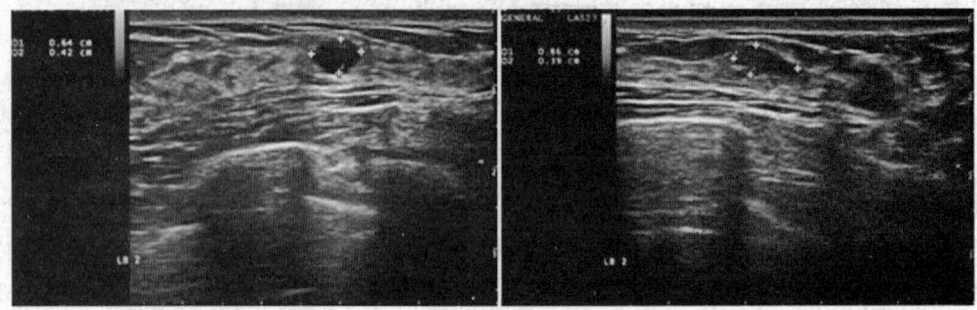

图 18-93 结节样乳腺增生症

着月经周期的变化而变化。在临床上最常见发生于外上象限,单发或多发。结节多表现为椭圆形,表面光滑,边界清楚,质地坚韧,与皮肤和周围组织无粘连,活动度大,触之有滑动感,不会伴有腋下淋巴结肿大(图 18-94、图 18-95)。

超声上多表现为椭圆形,水平位,边缘清晰,低回声,不伴钙化,后方回声无明显改变,彩色多普勒没有明显血流信号,或者内部有少许血流信号。弹性超声一般表现为软或中等硬度。BI-RADS 分类多为 3 类。当结节形态不规则或伴有较丰富血流信号或弹性超声中等硬度等特征时,BI-RADS 分类可给出 4A 甚至于 4B 类,临床上需结合磁共振或钼靶及超声造影等扫查,必要时需超声引导下穿刺。

超声弹性成像(Ultrasonic Elastography, UE)是由 Ophir 等 1991 年首先提出,2000 年

Pesavento 等开发出实时组织弹性成像技术,根据生物组织硬度不同,对施加外力刺激时表现出不同的应变和位移改变。目前国内外应用较多的由日本筑波大学植野教授提出的 Itoh 5 分法,随着 BI-RADS-US 第二版的推出,弹性成像技术在乳腺疾病的诊断中发挥着越来越重要的作用。BI-RADS-US 第二版中将乳腺结节的硬度分成软、中等和硬,而良性乳腺结节大多表现为质软或中等。弹性指南中提出对于常规超声中表现为趋向良性而弹性成像表现为硬的结节推荐穿刺排除恶性的可能。

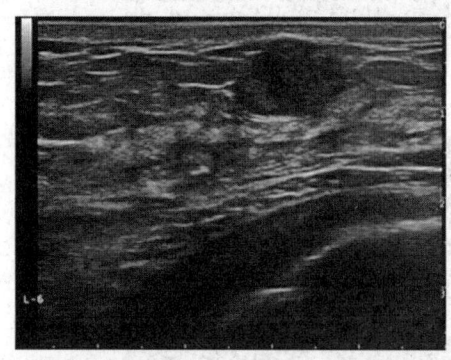 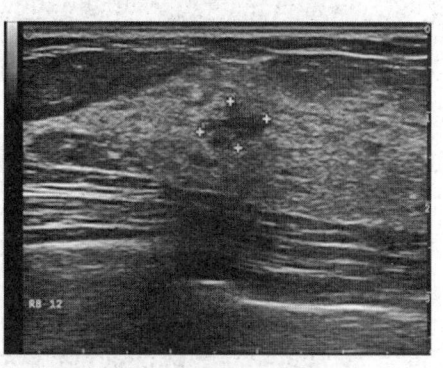

图 18-94 典型的纤维腺瘤　　　　图 18-95 不典型的纤维腺瘤

(三) 乳腺癌

乳腺癌是最常见的女性恶性肿瘤,在欠发达国家是导致女性死亡的"头号杀手"。2016 年美国预计乳腺癌发生率占所有女性恶性肿瘤的 29%,在临床上,早期乳腺癌通常缺乏典型的临床症状,易被忽视,当患者触及明显肿块或者因出现皮肤改变等显著体征而就诊时,通常已为晚期,预后较差,而肿瘤晚期较肿瘤早期手术率、生存率均存在明显差异,因此准确、有效的乳腺癌早期诊断尤为重要。早期乳腺癌的筛查与诊断目前主要依赖于影像学扫查,较为成熟的扫查方法包括 X 线乳腺(Mammography,MMG)、超声(Ultrasound,US)和磁共振成像(Magnetic Resonance Imaging,MRI)等。影像学扫查在乳腺癌的早期诊断中发挥着非常重要的作用,有效的影像学早期诊断可提高乳腺癌的生存率。

超声扫查对人体无放射性、无创、经济便捷、扫查结果可重复和随访,并且中国女性乳房小,腺体致密,使得超声成为乳腺疾病普查和临床诊疗中的首要手段,尤其是年青妇女、妊娠及哺乳期妇女的筛查。常规灰阶超声扫查主要是根据乳腺肿瘤与周围腺体组织的特异性声阻抗差异成像来观察乳腺肿瘤的边缘、形态和回声分布等特征,从而对乳腺肿瘤进行良恶性判别。20 世纪 90 年代以来,随着高频探头、彩色多普勒血流显像(Color Doppler Flow Imaging,CDFI)及彩色多普勒能量图(Color Doppler Energy,CDE)的应用,乳腺结节的细微结构和血流信息得到较好显示,为鉴别提供了更多有价值的指标。在欧洲和亚洲等国家,乳腺超声被用于乳腺癌的筛查已经有很多年的历史,在美国,乳腺超声也是钼靶的重要补充手段。

常规超声上,根据 BI-RADS 乳腺超声部分的描述,传统超声对乳腺肿块的鉴别诊断主要是通过形态学改变,如形状、方位及边缘等。多数乳腺癌会表现为形态不规则、垂直位生长、边缘模糊或成角/微小分叶/毛刺、后方回声伴有衰减或混合性改变、肿块内伴有钙化、肿块内部血供或边缘环状血供(图 18-96),这些征象与肿瘤的生长速度不一、浸润性生长方式、周围间质反应、营养不良性钙化等病理改变相关。虽然很多 BI-RADS-US 指标在良恶性乳腺肿瘤中具有显著性差异,但是单个指标的诊断敏感性和特异性波动均比较大,部分参数受主观因素的影响也较大,比如边缘特征等。

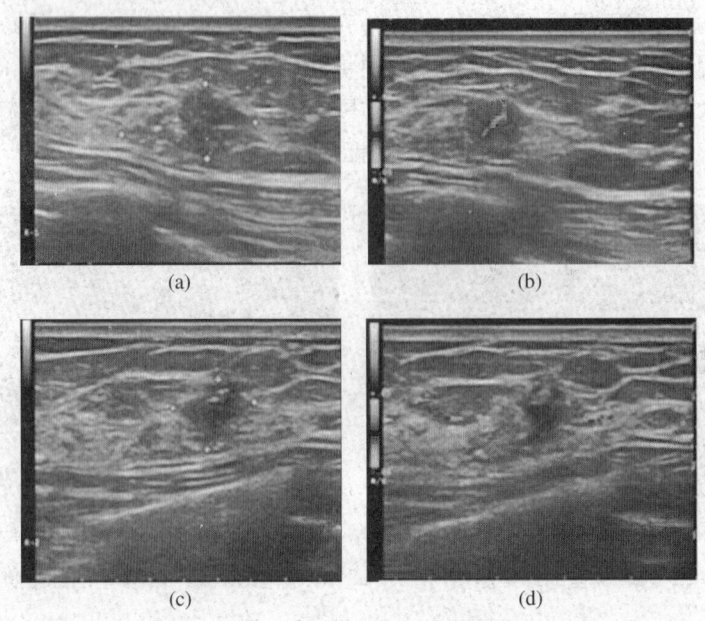

图 18-96　乳腺肿块及血流超声声像图
(a)不规则肿块,水平位,边缘模糊,内散在细点状钙化;(b)肿块内血流信号呈粗大穿入支样;(c)同一患者另一病灶,垂直位,边缘成角,内见细点状及粗大强回声钙化灶;(d)肿块边缘见血流信号。

对乳腺癌的众多研究均表明,大多数乳腺癌表现为质硬(图 18-97)。弹性指南中强调不是所有的乳腺癌都是硬的。病理类型及组织学成分等都会影响超声弹性成像的结果,比如部分乳腺癌内部可伴有坏死,甚至于中央大片坏死(图 18-98),另外,髓样癌等乳腺癌超声弹性成像也会呈现质地软的结果。

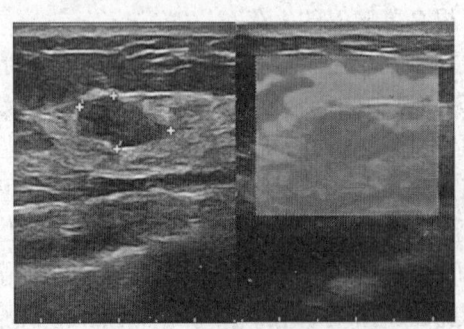

图 18-97　乳腺癌超声声像图及对于弹性图像(质硬)
病理结果为"浸润性导管癌Ⅱ~Ⅲ级"

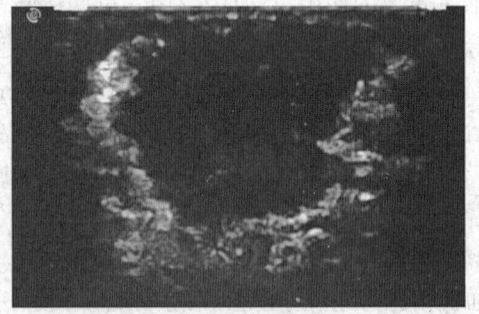

图 18-98　乳腺癌伴中央大片坏死
第一次粗针穿刺仅见大片坏死,造影呈周边粗大毛糙环形增强,内部无明显增强,手术病理证实浸润性乳腺癌伴中央大片坏死。

综上所述,与其他一些辅助扫查方法相比,超声扫查具有无创性、简便、易行等优点,还可进行动态观察,临床诊断符合率也较高,因此,乳腺超声目前已作为临床上重要常规影像学扫查方法之一。但是,乳腺超声扫查具有操作者依赖、主观因素以及隐匿性病灶等局限性。

近几年来,随着弹性超声、三维超声及超声造影等新技术的不断涌现,乳腺超声扫查的临床应用越来越广泛。

首先,超声造影对于传统超声诊断为 BI-RADS3、4A、4B 及 4C 的部分病例,有助于 BI-RADS 分类的最终确定。其次,对于一些非肿块的乳腺病灶,特别是来源于导管内的病变,超声造影或许可以提供有价值的信息。除此之外,超声造影可以指导穿刺避开坏死区域。因此,乳腺超声在肿块鉴别诊断发挥着无可取代的作用,通过超声造影可以提供更多有价值的信息,并且与乳腺钼靶、磁共振互为补充,解决更多实际的临床问题。

三维超声成像(Three-Dimensional Ultrasonogrphy, 3D-US)是将连续的系列二维图像进行计算机处理,得到立体容积数据库后进行各种后处理而获得立体结构声像图的超声技术。三维超声显示整体结构更为清楚,通过各种重建模式不仅能获得断面结构,还能显示肿块的整体结构和内部血流特征,对于小乳腺癌的检出、肿瘤形态改变的观察和管道结构的显示均更加清晰。三维超声可显示乳腺癌的特征性表现-汇聚征,仅在独有的冠状断面上才能观察到。(图 18-99)

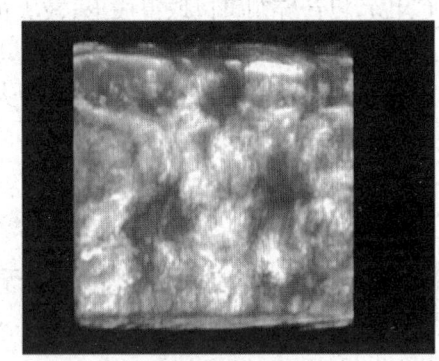

图 18-99 三维超声冠状面显示乳腺癌特征性表现汇聚征

超声造影技术结合三维超声技术使三维超声造影(Three-Dimensional Contrast-Enhanced Ultrasonography, 3D-CEUS)具备了双重优势,能立体完整地显示乳腺肿瘤的血管空间分布形态学和血流动力学特征,客观评价肿瘤血供丰富程度,使其在评价乳腺肿瘤血管生成方面成为可能,其应用价值得到肯定。乳腺血管的三维超声造影成像除了显示血管数目外,对血管的走行、分布、血供等,均可提供重要信息(图 18-100)。

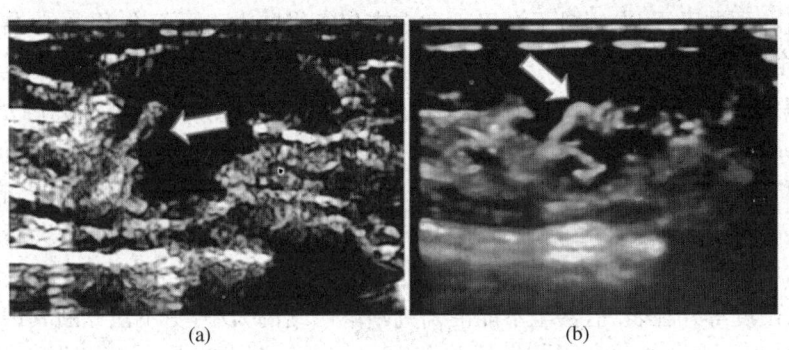

图 18-100 乳腺常规二维超声造影及三维超声造影声像图
(a)显示乳腺癌病灶内部大片坏死区域无微泡充填,病灶边缘有数支血管伸向病灶内部;
(b)直观清晰显示乳腺癌病灶边缘数支伸向病灶内部血管,血管走形扭曲伴分支。

超声引导下穿刺活检属于介入性超声,是在超声仪器实时监控引导下对活体组织进行穿刺,以取得细胞学及组织学病理诊断的方法,是目前影像学引导下最为安全的活检术。随着超声仪器性能的进步和穿刺针具的改进以及操作医生经验的积累,超声引导下穿刺活检术已经成为非常成熟和非常重要的诊断技术,在乳腺结节的鉴别诊断中发挥着巨大的作用,使得乳腺癌能够得到及时明确的诊断,并为患者治疗方式的选择,手术方式的选择以及治疗中,治疗后的评价与随访提供了最重要的信息。

常见的穿刺方式有细针穿刺和粗针穿刺。

细针穿刺细胞学诊断(Fine Needle Aspiration,FNA),扫查的准确率达70%~90%,对结节与肿块的处理很有帮助,该方法的广泛应用大大减少了不必要的甲状腺、乳腺手术,提高了术中恶性肿瘤的发现率,最大程度保留了器官的功能及美观。

美国国立综合癌症网络(National Comprehensive Cancer Network,NCCN)以及BI-RADS分类对于4B结节推荐超声引导下粗针穿刺组织学诊断(Core Needle Biopsy,CNB),粗针穿刺可以取得成形、较大的组织条块,获取标本扫查的成功率及与手术病理的符合率均可达90%以上。获取的组织条块可以用于病理诊断、免疫组化诊断和弥漫性疾病的分级定性,特别是在术前排除乳腺炎症(如非哺乳期炎症)、淋巴瘤(乳腺淋巴瘤)等疾病起着至关重要的作用。

第三节 淋巴结超声检查

淋巴系统由全身的淋巴管网和淋巴器官(淋巴结、脾等)组成。存在于组织间的为毛细淋巴管,毛细淋巴管汇集成淋巴管网,又引流入深、浅淋巴管。浅淋巴管收集皮肤和皮下组织的淋巴液(简称淋巴)。深淋巴管常与深部动静脉伴行,收集肌肉、内脏等处的淋巴。最终体内的淋巴管于人体中线处汇合形成体内两条淋巴导管,左侧的为胸导管,右侧的为右淋巴导管,分别进入左、右锁骨下静脉。胸导管是全身最粗、最长的淋巴管,由左、右腰淋巴干和肠区淋巴干汇合形成,收集左上半身和左、右下半身的淋巴,约占全身淋巴总量的3/4。右淋巴导管由右颈淋巴干、右锁骨下淋巴干和右支气管纵隔淋巴干汇合形成,收集右上半身的淋巴,约占全身淋巴总量的1/4。

淋巴结(Lymph nodes)是哺乳动物特有的淋巴器官,形状呈圆形或椭圆形,分布于颈部、肠系膜、腹股沟及腋下等处。淋巴结是人体参与免疫应答的重要器官之一,主要功能是滤过淋巴液,产生淋巴细胞和浆细胞,参与机体的免疫反应。炎症、结核、淋巴瘤、恶性肿瘤淋巴结转移时均可表现为淋巴结肿大。因此掌握淋巴结肿大的性质,对于疾病的诊断有重要意义。临床上触诊是诊断淋巴结病变的主要手段,但触诊只能部分反映浅表淋巴结的位置、移动度、硬度等外在表现,甚至不能准确判断淋巴结的大小,更不能诊断其内在生长情况以及血流状况。

超声目前广泛应用于颈部、腋窝和腹股沟区的淋巴结扫查。随着高分辨力超声扫查仪器的问世,超声能清晰地显示淋巴结内部结构,确定淋巴结有无肿大,对毗邻器官组织有无浸润,从而判断肿大淋巴结的良恶性。而彩色多普勒血流成像(Color Doppler Flow Imaging,CDFI)通过多普勒原理来显示淋巴结的血流状况,其诊断恶性淋巴结的特异性和准确性比灰阶超声更好。近年来,超声弹性成像与超声造影等新技术的发展也使淋巴结超声有了更多的诊断手段,超声引导下穿刺活检术则是在病理诊断层面为淋巴结的诊断提供了新方法。

一、淋巴结的正常解剖与生理

(一)淋巴结解剖分布

1. 头部淋巴结

头部淋巴结位于头颈交界处皮下(图 18-101),呈环状排列,环形链的主要构成有:

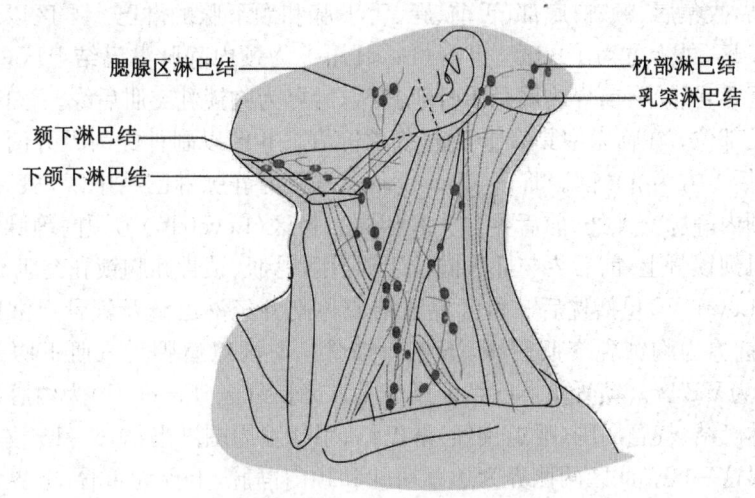

图 18-101 头部淋巴结解剖分布

(1) 枕部淋巴结:位于枕部皮下,收集枕、项部和头皮区淋巴。

(2) 乳突淋巴结:在耳后乳突区皮下,收集颅顶部头皮、外耳道、耳廓和乳突区的淋巴。

(3) 腮腺区淋巴结:位于腮腺表面及实质内,收集腮腺、耳中部和外侧、颊部和头皮部的淋巴。

(4) 下颌下腺淋巴结:位于下颌下腺附近,收集颜面部和口腔的淋巴。

(5) 颏下淋巴结:位于颏下部,收集颏部、下唇部、口底部、舌尖等处的淋巴。

2. 颈部淋巴结

颈部淋巴结可分为颈前淋巴结和颈外侧淋巴结。

(1) 颈前淋巴结:位于胸锁乳突肌后缘及浅面,沿颈外浅静脉排列,收集喉、甲状腺和气管颈段等处的淋巴。

(2) 颈外侧淋巴结:可分为浅、深两群,颈外侧浅淋巴结沿着颈外静脉排列,颈外侧深淋巴结沿颈内静脉排列成一条纵向淋巴链。①颈外侧浅淋巴结:沿颈外静脉排列,位于胸锁乳突肌浅面,收集颈浅部及头部的淋巴,回流至颈外侧深淋巴结,该组淋巴结是淋巴结结核的好发部位。②颈外侧深淋巴结:沿颈内静脉排列,数目较多,根据颈静脉与二腹肌后腹及肩胛舌骨肌的交界,可将颈外侧深淋巴结分为颈深上淋巴结、颈深中淋巴结和颈深下淋巴结。颈深上淋巴结位于二腹肌上方,收集喉、甲状腺、气管、食管、腭扁桃体及舌的淋巴,回流至颈深下淋巴结。颈深中淋巴结位于二腹肌和肩胛舌骨肌之间,收集鼻咽部、腭扁桃体及舌的淋巴,该组淋巴结是上述部位的原发恶性肿瘤转移时首先累及的淋巴结群。颈深下淋巴结位于肩胛舌骨肌下方,又称锁骨上淋巴结,是头和颈淋巴的总汇合处。其输出管集合成颈干,左侧注入胸导管,右侧注入右淋巴管或直接注入颈静脉角。左侧锁骨上淋巴结,是胃癌转移的好发部位,当肿瘤向左侧锁骨上窝淋巴结群转移,形成的肿大淋巴结称为 Virchow 淋巴结。

目前,在国际外科学和肿瘤学上普遍应用的颈部淋巴结分组法是美国癌症联合委员会(American Joint Committee on Cancer,AJCC)的分组法(图 18-102)。AJCC 基于临床肿瘤淋巴结转移累及的范围和水平,将颈部淋巴结分为七区。Ⅰ区(Level Ⅰ)包括颏下区及颌下区淋巴结,收集唇、颊、口底部、舌前、腭、舌下腺和颌下腺的淋巴。Ⅰ区以二腹肌为界,内下方为ⅠA区,外上方为ⅠB区。Ⅱ区(Level Ⅱ)为颈内静脉淋巴结上区,即二腹肌下,相当于颅底至舌骨水平,前界为胸骨舌骨肌侧缘,后界为胸锁乳突肌后缘。该区淋巴结常是喉癌转移首发部位,在临床中具有重要的参考价值。Ⅱ区以副神经为界分两部分,其前下方为ⅡA区,后上方为ⅡB区。Ⅲ区(Level Ⅲ)为颈内静脉淋巴结中区,从舌骨水平至肩胛舌骨肌与颈内静脉交叉处,前后界与Ⅱ区相同。Ⅳ区(Level Ⅳ)为颈内静脉淋巴结下区,从肩胛舌骨肌到锁骨上,前后界与Ⅱ区同位于肩胛舌骨肌、锁骨和胸锁乳突肌侧缘所围成的区域。Ⅴ区(Level Ⅴ)包括枕后三角区淋巴结或称副神经淋巴链及锁骨上淋巴结,后界为斜方肌前缘,前界为胸锁乳突肌后缘,下界为锁骨。Ⅴ区以肩胛舌骨肌下腹为界,上方为ⅤA区,下方为ⅤB区。锁骨上淋巴结即属于ⅤB区。Ⅵ区(Level Ⅵ)为内脏周围淋巴结,包括环甲膜淋巴结、气管周围(喉返神经)淋巴结、甲状腺周围淋巴结,6~16 枚,有人把咽后淋巴结也归属这一区。此区两侧界为颈总动脉和颈内静脉,上界为舌骨,下界为胸骨上窝。其中喉前淋巴结位于环甲膜部,收集声门下区淋巴,在临床中具有重要意义。Ⅶ区(Level Ⅶ)为 AJCC 在公布 TNM 分期时又补充的第 7 个分区,即上纵隔淋巴结,两侧界为颈总动脉,上界为胸骨上窝,下界为主动脉弓水平。

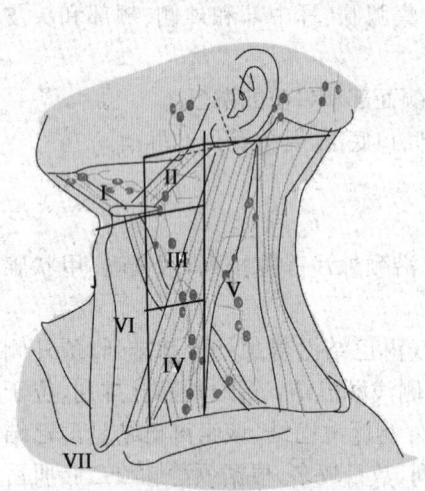

图 18-102 颈部淋巴结 AJCC 分组法

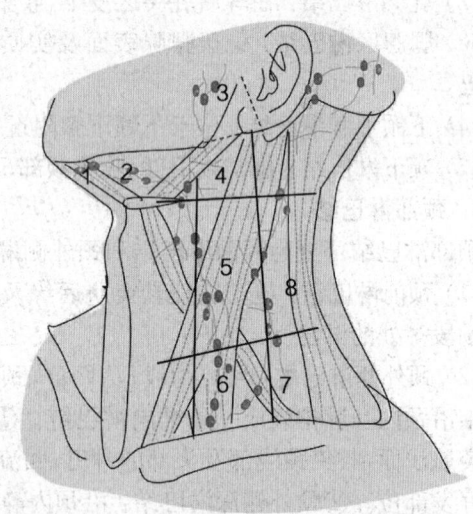

图 18-103 Hajek 颈部淋巴结超声扫查分组法

其中,Ⅱ、Ⅲ、Ⅳ区共同构成颈内静脉淋巴结链,收集腮腺、颌下、颏下、咽后壁及颈前淋巴结的淋巴液,因此是颈淋巴结清扫术中的重点区域。尽管 AJCC 分组现已广泛应用于确定颈部淋巴结的位置,但有一些重要的淋巴结,如腮腺和咽后淋巴结没被纳入分组。为便于超声扫查,避免遗漏,Hajek 制订了简单易行的颈部淋巴结超声扫查分组(图 18-103)。

根据淋巴结的位置该方法将颈部淋巴结分为八组：第一组为颏下淋巴结；第二组为下颌下淋巴结；第三组为腮腺淋巴结；第四组为颈上淋巴结；第五组为颈中淋巴结；第六组为颈下淋巴结；第七组为锁骨上窝淋巴结；第八组为颈后三角淋巴结。

3. 上肢淋巴结

上肢的淋巴结多位于掌侧面和内侧面的凹陷处，如手掌侧、肘窝。

（1）肘窝淋巴结：肘深淋巴结位于肱动脉分叉处。肘浅淋巴结位于肱骨内上髁上方3～4 cm处，肱二头肌与肱三头肌间沟贵要静脉附近，又名滑车上淋巴结；收集手与前臂尺侧半的淋巴，其输出管注入腋淋巴结。

（2）腋窝淋巴结：腋窝（Axilla）是手臂和胸壁之间的一个锥状凹陷，前界为腋前襞，由胸大肌下缘构成，后界为腋后襞，由大圆肌及背阔肌下缘构成，此二襞外侧端在臂部的连线构成腋窝的外界，二襞的内侧端在胸壁的连线构成内界。腋窝淋巴结（Axillary lymph nodes）是上肢淋巴结中最大的一群，20～30个沿腋血管分布，一般用5群分法（图18-104）：即外侧淋巴结群、胸肌淋巴结群、肩胛下淋巴结群、中央淋巴结群和腋尖淋巴结群。各群淋巴结之间联系为淋巴管内瓣膜的开放方向决定了淋巴的引流方向，但淋巴结群之间引流方向可能是多向性的，如胸肌淋巴结群既有向中央淋巴结群引流的淋巴管，又有从中央淋巴结群向胸肌淋巴结群淋巴管。淋巴结群之间的双向引流，为癌肿的逆行转移提供了有力的解剖学依据。①外侧淋巴结群：外侧淋巴结群位于腋窝的外侧襞，腋静脉远端，沿腋静脉前、内侧分布。收集上肢大部前臂及手的淋巴，其输出淋巴管引入中央群和尖群。②胸肌淋巴结群：胸肌淋巴结群又称前群，位于胸大肌深面，沿胸小肌下缘和胸外侧动、静脉排列。收集脐以上腹前外侧壁、胸前外侧壁及乳房侧部的淋巴。其输出淋巴管引入中央淋巴结群或腋尖淋巴结群。乳腺癌侵犯时大多首先累及此群。③肩胛下淋巴结群：肩胛下淋巴结群又称后群，位于腋后壁，沿肩胛下血管排列。收集背部，肩部，脐平面以上腹、胸后壁浅层的淋巴，其输出淋巴管引入中央淋巴结及腋尖淋巴结群。④中央淋巴结群：中央淋巴结群位于腋窝底脂肪组织内，多散在分布，为腋窝中最大的淋巴结群，接收外侧淋巴结群、胸肌淋巴结群及肩

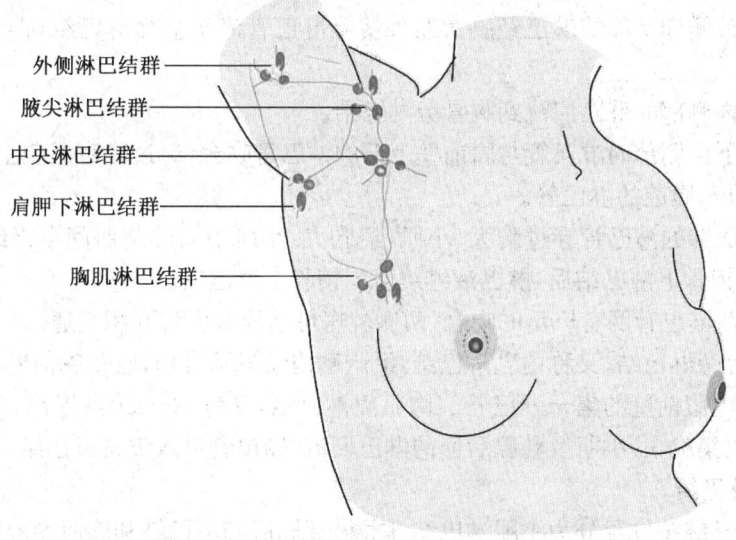

图 18-104　腋窝淋巴结五群法分组

胛下淋巴结群的输出淋巴管,也直接收集乳房的淋巴,其输出淋巴管引入腋尖淋巴结群。⑤腋尖淋巴结群:腋尖淋巴结群位于腋尖部,沿腋静脉近侧端排列。接收上述4群的输出淋巴管。腋尖淋巴结的输出管汇合形成锁骨下淋巴干。该群淋巴结肿大时,锁骨下窝丰满为其体表标志。

此外,Berg在1955年按照腋窝淋巴结所在的部位与胸小肌边缘的关系将腋窝淋巴结分为三级(图18-105),Level Ⅰ是指背阔肌前缘至胸小肌外侧缘,Level Ⅱ指胸小肌外侧缘至胸小肌内侧缘,Level Ⅲ指胸小肌内侧缘至腋静脉入口处(Halsted韧带)。这种分级方法对乳腺癌患者的评估较重要。

4. 乳腺区淋巴结

在女性乳房的组织内有极其丰富的淋巴管互相吻合成丛,整个腺体、腺叶、小叶都被细密的淋巴网所包围。乳房的淋巴循环(图18-106)主要引流到:腋窝淋巴结、内乳淋巴结、锁骨下/上淋巴结、腹壁淋巴管及两侧乳房皮下淋巴网的交通,各个象限的淋巴液都可以向腋窝或内乳淋巴结引流,腋窝淋巴结约收集75%的乳房淋巴液,另外约25%流向内乳淋巴结。因此,乳房外侧的肿瘤向腋窝淋巴结转移较多,而肿瘤位于内侧时内乳淋巴结的转移率较高。

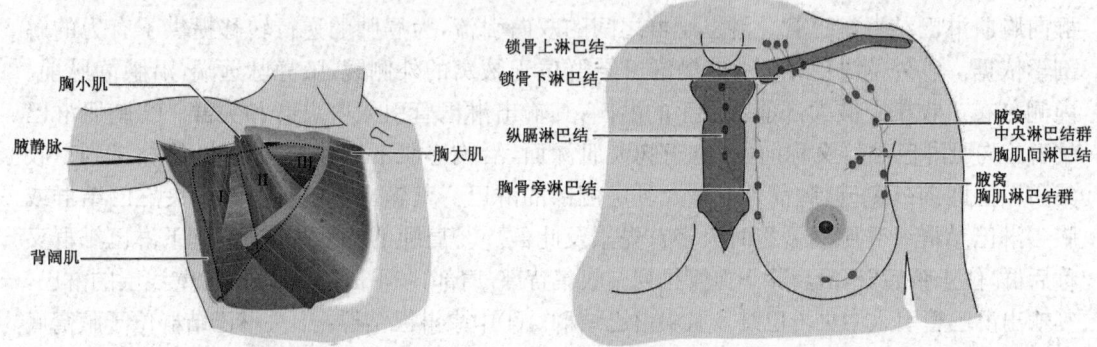

图18-105 Berg腋窝淋巴结三级分法　　图18-106 乳腺引流淋巴结解剖分布

(1)乳房外侧和上部的淋巴经胸大肌外侧缘淋巴管流至腋窝淋巴结,再流向锁骨下淋巴结。

(2)乳房内侧部的淋巴回流到胸骨旁淋巴结。

(3)乳房下内侧部的淋巴管与腹前壁上部的淋巴管吻合,通过腹直肌鞘上部、肝镰状韧带引入膈下、肝和腹腔的淋巴管。

(4)乳房深部的淋巴管穿过胸大、小肌,经胸大、小肌中间的胸肌间淋巴结后直达腋淋巴结群。通过锁骨下淋巴结后,淋巴液继续流向锁骨上淋巴结。

(5)乳房浅淋巴管网有广泛的吻合,两侧乳房可借浅淋巴管互相交通。

其中,胸骨旁淋巴结,又称内乳淋巴结,沿胸廓内动静脉排列,收集胸前壁、肋胸膜前部、乳腺内侧部和上腹前壁的集合淋巴管。胸肌间淋巴结,又称Rotter淋巴结,沿胸肩峰动脉胸肌支排列,收集胸大、小肌及乳腺后面的淋巴回流,输出管进入尖群淋巴结。

5. 下肢淋巴结

下肢的淋巴结按位置分为小腿淋巴结、腘淋巴结、股部淋巴结和腹股沟淋巴结。

(1)小腿淋巴结:小腿淋巴结主要沿深部血管分布,收集足、踝部、小腿等处的淋巴。

(2) 腘淋巴结：腘部淋巴结位于腘窝内，分为浅、深两群。①腘浅淋巴结：腘浅淋巴结位于小隐静脉与腘静脉的汇合处，收集足外侧、小腿后面浅层，其输出淋巴管注入腘深淋巴结；②腘深淋巴结：腘深淋巴结位于腘窝深部，沿腘静脉排列，其输出淋巴管注入腹股沟淋巴结。

(3) 股淋巴结：股淋巴结位于大腿的前面，沿股静脉两侧散在排列，下部的淋巴结多在收肌管内，中部的淋巴结位于大收肌前面，上部的股淋巴结即腹股沟深淋巴结。

(4) 腹股沟区淋巴结：可分为腹股沟浅淋巴结和腹股沟深淋巴结两组。①腹股沟浅淋巴结：位于阔筋膜浅面的皮下组织内，在体表容易触摸到，特别在下肢有感染时此群淋巴结肿大，更易触及。腹股

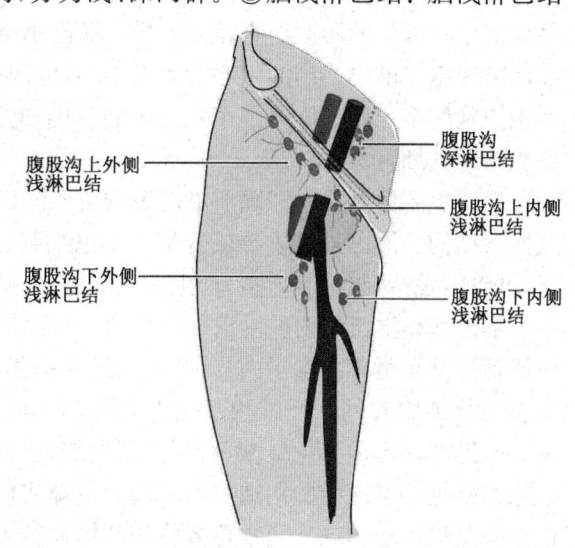

图 18-107　腹股沟区淋巴结解剖分布

沟浅淋巴结有上、下两群（图 18-107），上群排列于腹股沟韧带下方并与其平行，该群以大隐静脉注入股静脉处向上的垂直线为界，分为上内侧群和上外侧群，收集腹前壁下部、臀部、外阴部、会阴区浅层、肛管皮肤部及子宫底的部分淋巴。下群沿大隐静脉末端纵行排列，以大隐静脉为界分为下内侧群和下外侧群，收集足外侧缘和小腿后外侧部以外的整个下肢的浅淋巴，并接受来自外阴部、会阴区及肛管皮肤部及子宫底部的部分淋巴。②腹股沟深淋巴结：位于股静脉根部周围，多位于股静脉内侧和前方，收集骨盆和后肢肌、腹壁肌的淋巴。

（二）淋巴结组织结构

如图 18-108 所示，淋巴结形态呈圆形或椭圆形，大小因位置不同差异较大，常聚集成群，位于淋巴管汇入静脉的途中，与淋巴管相通。表面覆盖被膜，被膜由致密的纤维性结缔组织和少量平滑肌组成，数条输入淋巴管穿过被膜，汇聚入被膜下淋巴窦，结缔组织则伸入实质构成小梁。淋巴结的另一侧向内凹陷形成门部，有血管、神经和输出淋巴管通过。内部的实质分为皮质和髓质。

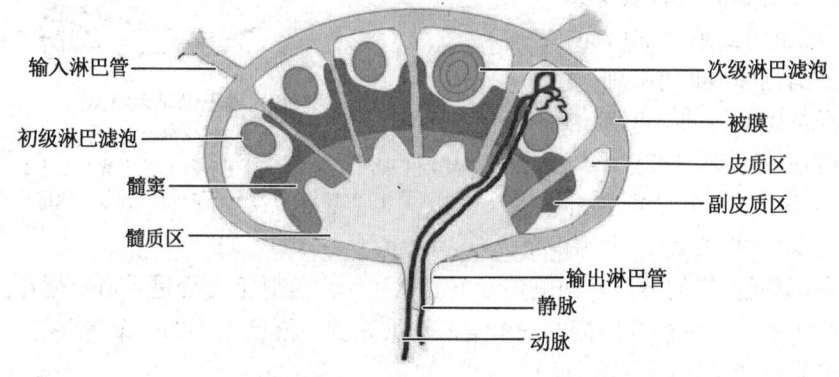

图 18-108　淋巴结组织结构模式

皮质位于被膜下面,为淋巴结实质的周围部分,由淋巴小结、副皮质区等构成,其结构与厚度因分布部位的不同而有较大差异。淋巴小结由密集的 B 细胞构成,其间有少量 T 细胞和巨噬细胞。淋巴小结的中心为生发中心,可因机体异物、病菌侵染而使得免疫功能活跃,幼稚细胞增多。副皮质区位于淋巴小结和髓质之间,有大量散在淋巴细胞,主要是 T 淋巴细胞与巨噬细胞。

髓质主要由淋巴索和髓质淋巴窦构成。淋巴索又称为髓索,由皮质的淋巴小结相连形成网状结构。淋巴索的主要成分是 B 淋巴细胞、浆细胞和巨噬细胞等。机体免疫功能活跃时,淋巴索发达,浆细胞增多,产生大量抗体;免疫不活跃时,淋巴索弯曲而不发达。

淋巴窦是淋巴结内的淋巴循环通道,由皮质淋巴窦和髓质淋巴窦构成,互相联通成网。淋巴窦的壁是由单层扁平内皮细胞组成,无基膜,淋巴细胞和淋巴液可经窦壁出入,窦内有许多网状细胞和网状纤维相互交织成网,支撑着淋巴窦,巨噬细胞附于其上或游离于窦腔内。淋巴液在窦内流动缓慢,有利于巨噬细胞行使吞噬清除功能,清除病原微生物、异物及抗原物质等。淋巴结的构造可因不同的生理或病理情况而有所改变,机体内不同部位的淋巴结构造也不尽相同。通常位置较浅和体积较大的淋巴结,其小梁明显。随着年龄的增加,淋巴小结和髓索逐渐变小变细,结内的网状细胞亦逐渐减少,网状纤维变粗。至老年阶段,在淋巴门和被膜处,可出现脂肪细胞,并伴有结缔组织增生现象。

(三)淋巴结的生理

淋巴是组织间液进入毛细淋巴管生成的。组织间液则由毛细血管中的血浆滤过血管壁生成。组织间液进入淋巴管,即成为淋巴液。淋巴液每天生成 2~4 L。组织液和毛细淋巴管之间的压力差是促进组织液进入淋巴管的动力。毛细淋巴管是一端封闭的盲端管道,管壁由单层扁平内皮细胞构成,内部形成开口于管内的单向活瓣,组织液只能流入,但不能倒流。组织液中的蛋白质及其代谢产物、漏出的红细胞、侵入的细菌以及经消化吸收的小脂肪滴都很容易经细胞间隙进入毛细淋巴管。淋巴液在毛细淋巴管形成后流入集合淋巴管,全身集合淋巴管最后汇合成两条大干,即胸

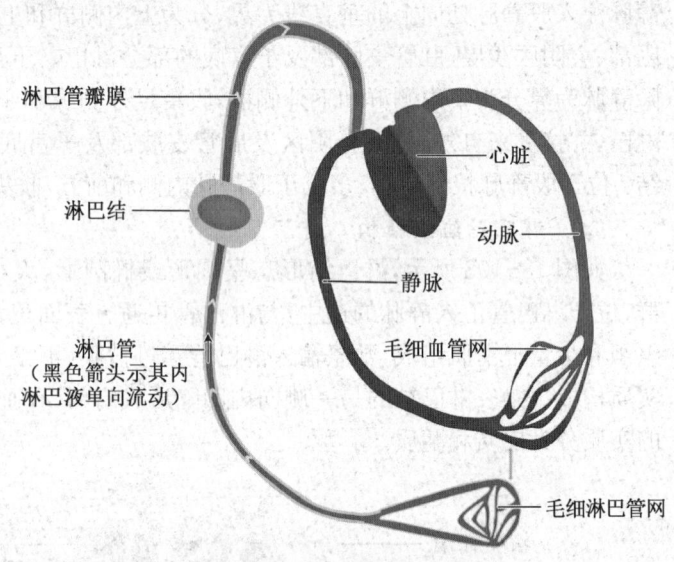

图 18-109 淋巴循环示意图

组织液进入毛细淋巴管成为淋巴液,经淋巴系统回流最后汇合成胸导管和右淋巴导管,在两侧锁骨下静脉和颈内静脉汇合处进入血液循环,毛细血管中的血浆滤过血管壁生成组织液,形成淋巴系统的单向循环。

导管和右淋巴导管,它们分别在两侧锁骨下静脉和颈内静脉汇合处进入血液循环。因此,淋巴系统是组织液向血液循环回流的一个重要辅助系统。淋巴循环的一个重要特点是单向流动而不形成真正的循环(图 18-109)。

淋巴流入血液循环系统具有很重要的生理意义。

1. 回收蛋白质。组织间液中的蛋白质分子不能通过毛细血管壁进入血液,但比较容易透过毛细淋巴管壁而形成淋巴的组成部分。每天有 75～200 g 蛋白质由淋巴带回血液,使组织间液中蛋白质浓度保持在较低水平。

2. 运输脂肪和其他营养物质。由肠道吸收的脂肪 80%～90% 是由小肠绒毛的毛细淋巴管吸收。

3. 调节血浆和组织间液的液体平衡。每天生成的淋巴 2～4 L 回到血浆,大致相当于全身的血浆量。

4. 淋巴流动还可以清除因受伤出血而进入组织的红细胞和侵入机体的细菌,对机体起着防御作用。

淋巴液由输入淋巴管导入被膜下窦,经过小梁周窦到达髓窦,最后汇入输出淋巴管。在输入及输出淋巴管内均有瓣膜,可防止淋巴液的逆流。淋巴窦内外的巨噬细胞可吞噬清除淋巴中的绝大部分异物和病菌,起防御作用,还能处理提呈抗原,并可迁入淋巴组织内,协助淋巴细胞识别抗原,引起免疫应答。淋巴结的功能为产生淋巴细胞和浆细胞;T 淋巴细胞参与细胞免疫过程,B 淋巴细胞经抗原刺激后转为浆细胞,参与体液免疫过程;淋巴结还有贮存淋巴液和参与体内脂肪代谢的功能。经淋巴结滤过后的淋巴液基本已无细菌及异物,并含有较多的抗体及淋巴细胞。

二、正常淋巴结超声扫查

(一) 扫查前准备

病人取仰卧位,颈部淋巴结扫查时宜在颈下或肩下垫枕使头部后仰以充分暴露颈部,扫查一侧颈部时嘱患者将头转向对侧以方便扫查。腋窝淋巴结及乳腺区淋巴结扫查时,宜暴露上肢,取双手上举抱头姿势。扫查腹股沟淋巴结区时,宜将下肢略分开,暴露腹股沟区和大腿内侧。

(二) 扫查方法

1. 扫查仪器

淋巴结超声扫查使用 7.5～13 MHz 线阵探头,极为表浅的淋巴结扫查可用薄的水囊做为声垫或用更高频率的探头(15～20 MHz)。探头应可近距离聚焦调节。为显示淋巴结内低速血流,超声诊断仪应具有高灵敏度的彩色多普勒血流成像(Color Doppler Flow Imaging,CDFI)和能量多普勒显示(Color Doppler Energy,CDE)功能。

2. 仪器调节

(1) 深度(Depth):深度调节要适当,将感兴趣淋巴结尽量放中场。

(2) 图像放大(Zoom):对相对较小的淋巴结评价时可将感兴趣区进行放大。

(3) 动态范围(Dynamic Range):动态范围越大接收的回波信号越丰富,对比越模糊,动态范围越小接收的回波信号越少,对比越清晰。动态范围的调节与噪音、灵敏度有关,一般设置为 20 dB,深部脏器为 40 dB,周围血管为 30 dB,浅表脏器为 25 dB。

(4) 深度/时间增益补偿(Depth/Time Gain Compensation,DGC/TGC):调节超声图像在不同的深浅层次之间的回声强度,使图像整体回声均匀一致。

(5) 彩色多普勒(CDFI):增益(Gain)大小调节应满足显示取样框范围内血管内全部血流而不发生彩色溢出;频率(Frequency)可根据所测血管的深度和血流速度调节,高频一般用于测量浅表的低速血流,低频可用来测量较深部位的高速血流,中频率则处于二者之间;扫查时可适当调节彩色基线(Baseline),即彩色多普勒的零线,以消除或减轻色彩倒错,使彩色多普勒更准确的反映血流状态;取样框调节以选调至略大于需要显示的区域为最佳。

3. 扫查原则

首先,常规进行认真细致的二维灰阶超声扫查,观察有无肿大的淋巴结、数目及其分布。对肿大的异常淋巴结,应采用多切面、不同方向扫查,包括纵断面(最大长轴,冠状断面)和横断面(短轴)扫查(图18-110),描述和记录淋巴结的形状、包膜,以及内部回声(皮、髓质有无异常,包括有无钙化和液化等),注意区域淋巴结肿大是单发或多发,多发的淋巴结是否呈现"串珠"状或"蜂窝"状,有无相互融合,以及病变与周围毗邻结构(皮肤、皮下软组织、大血管等)的关系如有无存在压迫、浸润、周围软组织肿胀和液化等。

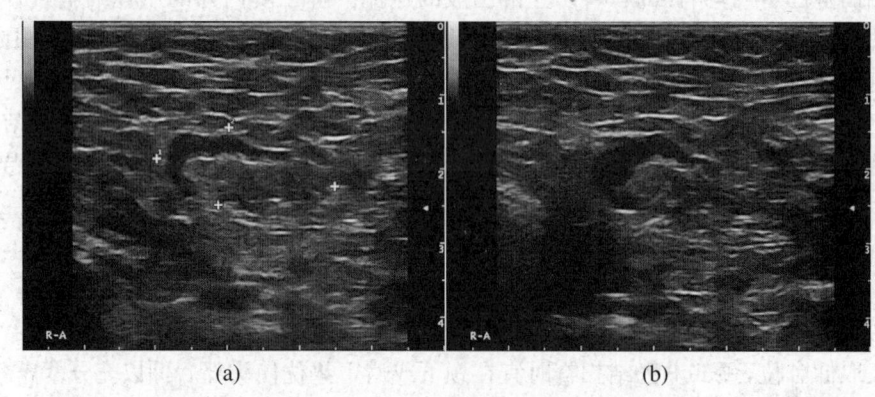

图 18-110 正常淋巴结超声图像

(a)在淋巴结横断面测量长短径;(b)同一淋巴结纵断面扫查观察内部回声等超声特征,避免遗漏。

不同部位淋巴结扫查方法如下:

(1)颈部:为使扫查全面而有系统性,可按照Hajek制订的颈部淋巴结超声分组,顺序扫查。探头先置于下颌体下方扫查颏下和下颌下淋巴结,探查到淋巴结时,采用横切、移动、侧动探头的手法以对淋巴结进行全面扫查,向上侧动探头时需尽量使声束朝颅骨方向倾斜以显示被下颌体掩盖的一些下颌下淋巴结,可配合使用斜切和纵切扩大扫查范围;而后沿下颌支横切和纵切扫查腮腺淋巴结;从腮腺下方开始,沿颈内静脉和颈总动脉自上而下横断扫查,直至颈内静脉和锁骨下静脉的汇合处,依次显示颈内静脉淋巴链的颈上、颈中和颈下淋巴结,配合使用纵切和斜切,精确地评估淋巴结与颈部血管之间的位置关系;探头向后侧移,横切扫查锁骨上淋巴结;在胸锁乳突肌和斜方肌间,即沿迷走神经走行方向自下而上横切,直至乳突,继续扫查颈后三角淋巴结。

需要注意的是,位于甲状腺下极尾部和深面的淋巴结扫查常需患者配合作吞咽试验,以更好地显示淋巴结。

(2)腋窝:腋窝淋巴结的超声扫查应先须沿腋静脉和锁骨下动静脉作横切扫查,至锁骨下血管在胸大肌前寻找淋巴结,可做纵切侧切扩大扫查范围。因乳腺转移癌扫查需要,应注意包括腋窝淋巴结在内的乳房周围淋巴结的区域划分。临床以胸小肌为标志对淋巴结进行区域划分,通常将在胸小肌外侧定为第一平面,胸小肌后面为第二平面,胸小肌内侧为第三平面。超声扫查时依照尖群—中央群—胸肌群—肩胛下群—肩胛外侧群的顺序进行扫查,注意腋窝深部的淋巴结。

(3) 乳腺内区域:乳腺内的淋巴结超声扫查应在双侧的肋间隙进行,一般从第1肋间扫至第5肋间隙,对于乳房内侧的局部淋巴结,需要沿胸廓内动脉和乳房内动静脉,相当于胸骨旁第1~5肋间进行纵断扫查。顺着乳腺引流淋巴结扫查,注意观察的指标有乳腺内动脉前壁深度,乳腺内动脉内界与内线的相对位置,这些指标对乳腺癌的放疗有指导意义。

(4) 腹股沟区:腹股沟区淋巴结的扫查范围大约需要10 cm,沿腹股沟韧带下缘下方扫查腹股沟浅淋巴结上群,反复扫查避免遗漏。腹股沟韧带中、内1/3交点下方约1横指处阔筋膜的卵圆形薄弱区为隐静脉裂孔,大隐静脉穿隐静脉裂孔后于隐股点汇入股静脉,沿大隐静脉左右扫查腹股沟浅淋巴结下群。采用垂直于股血管的扫查法扫查腹股沟深淋巴结。

(三) 超声评估指标及临床意义

1. 解剖区域

主要适用于颈部淋巴结评估。正常颈部淋巴结常见于下颌下、腮腺、上颈部和颈后三角区域。非特异性感染如淋巴结炎通常受累在同一解剖区域,特异性感染如淋巴结结核及恶性淋巴瘤常累及整个解剖区域及相邻解剖区域。转移性淋巴结的分布区域根据原发肿瘤的来源不同而不同。对于已知有原发肿瘤的患者,转移性淋巴结的分布有助于确定转移和肿瘤分级。

2. 淋巴结大小

淋巴结大小的测量采用纵切面的长、短径线。在同一切面图上测量最大长径 L(Long Diameter,L)和与之相垂直的短径 S(Short Diameter,S),如图18-111 所示。

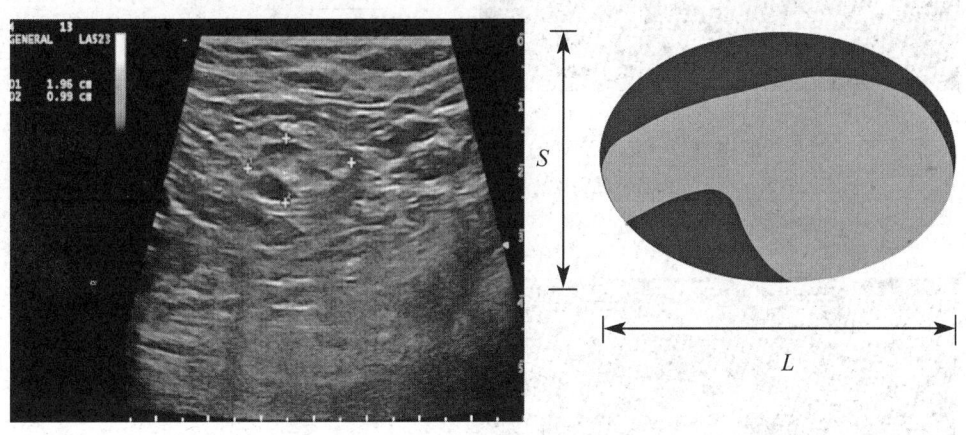

图 18-111　淋巴结的长短径测量超声图像及示意图
采用纵切面显示淋巴结最大长径和与之相垂直的短径

正常淋巴结短径上限为5~8 mm。常引起浅表淋巴结肿大的原因有感染和肿瘤等。非特异性炎性淋巴结通常是长短径均匀性增大。由病毒、细菌和结核杆菌感染的浅淋巴结肿大程度与急性期或慢性期以及治疗前后有关,急性期在头部、腋窝及腹腔沟区肿大淋巴结的最大直径可达 1.0~2.0 cm,但在治疗后会明显缩小甚至难以显示。慢性感染易造成淋巴结肿大增生。肿瘤引起的浅表淋巴结肿大与原发淋巴结的恶性肿瘤来源及治疗前后有关。恶性淋巴瘤引起浅表淋巴结的大小不等,最大直径 1.0~5.0 cm。在临床实践中,对已经明确有原发性肿瘤的患者进行动态观察,如发现淋巴结有增大则高度提示转移。

3. 长短径比值

长短径比值是指在同一切面上淋巴结的长径除以短径,它是声像图鉴别良恶性肿大淋巴结的主要指标,在一定程度上反映淋巴结的形态变化。良性淋巴结多趋向于梭形、长椭圆形、长卵圆形,$L/S>2$,恶性淋巴结多趋向于圆形,$L/S<2$。但恶性淋巴结在早期阶段可能呈卵圆形。

4. 淋巴结边界

转移性淋巴结常有清晰边界,可能是因为淋巴结内肿瘤浸润和脂肪沉积的减少,这种改变增大了淋巴结和周围组织的特异性声阻抗差。结核性淋巴结的边界通常不清晰,可能是因为淋巴结周围软组织水肿和感染导致的炎症蔓延,然而在实际诊断操作过程中发现,边界清晰度常常对鉴别诊断的意义不明确。如已被确诊为恶性的淋巴结有边界不清,则可预示包膜外蔓延,虽然这有助于患者预后的评估,但也反映了边界清晰度指标的局限性(图18-112、图 18-113)。

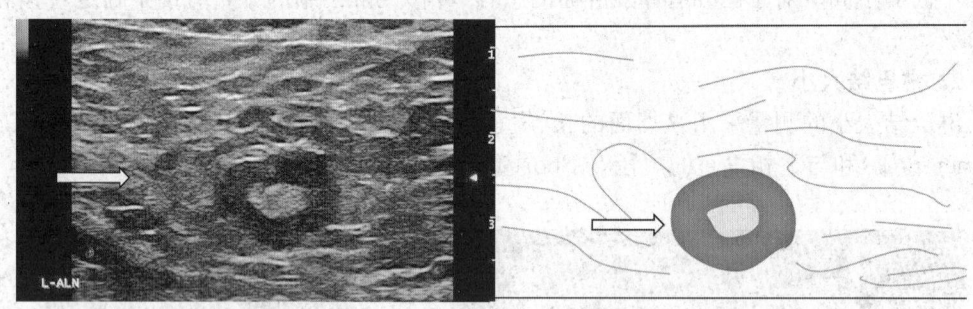

图 18-112　边界清晰的转移性淋巴结超声图像及示意图
图中箭头所示左侧腋窝乳腺癌转移淋巴结,淋巴门存在,皮质增厚,边界清晰

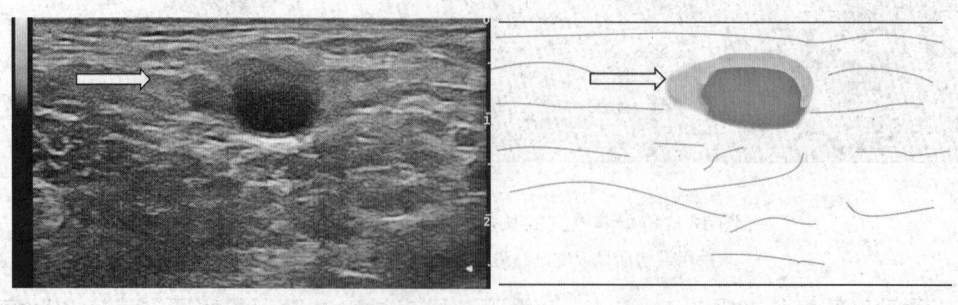

图 18-113　边界模糊的结核性淋巴结超声图像及示意图
图中箭头所示左侧颈部淋巴结结核,淋巴门消失,边缘模糊

5. 淋巴结门

淋巴结门可分为三种类型：①宽阔型，淋巴门的形态与淋巴结一致，在长轴切面上呈椭圆形(图18-114)；②狭窄型，淋巴门呈裂隙样改变(图18-115)；③缺失型，淋巴结中间的高回声带消失(图18-116)。正常情况下，85%～90%的淋巴结有与淋巴结形状相符合的宽阔型淋巴门。炎症活跃和恶性淋巴结可导致淋巴门狭窄变形，最后常可导致完全消失。尽管转移性淋巴结、淋巴瘤和结核性淋巴结趋向于使淋巴门消失，但在早期阶段因髓窦内回声不均，淋巴门回声可能依然存在，但已变形移位。

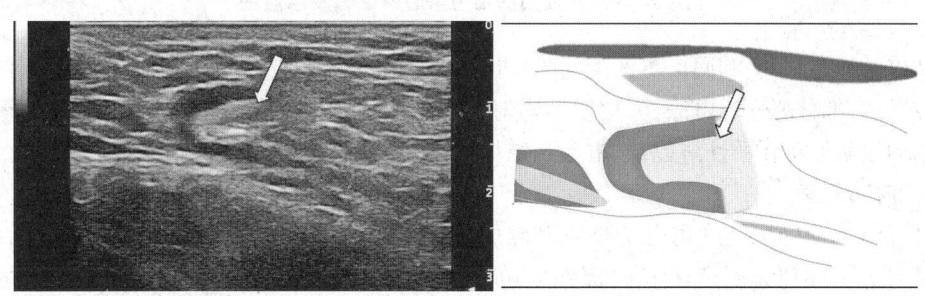

图 18-114　宽阔型淋巴门超声图像及示意图

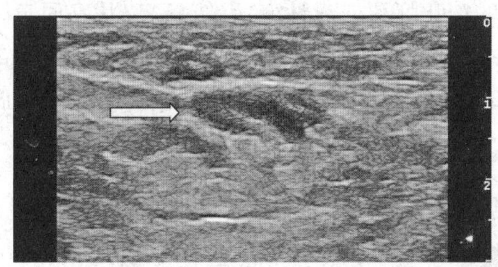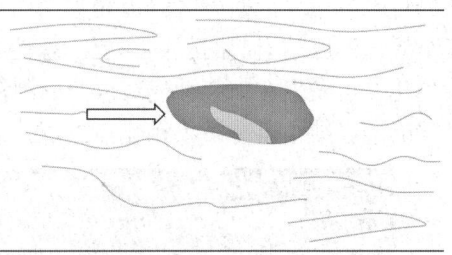

图 18-115　狭窄型淋巴门超声图像及示意图

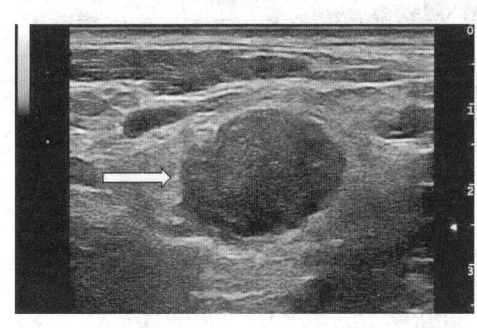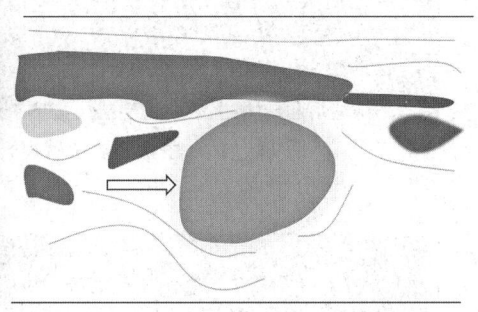

图 18-116　缺失型淋巴门超声图像及示意图

6. 淋巴结皮质

淋巴结包膜下周边部分是淋巴结皮质区，正常时一般表现为包绕淋巴门的低回声，内部回声较均匀，与髓质分界较清(图18-117)。

少数正常淋巴结(如部分颈部Ⅵ区淋巴结)可无淋巴门结构，整个淋巴结呈均匀低回声。

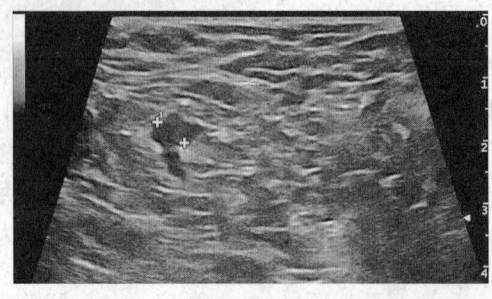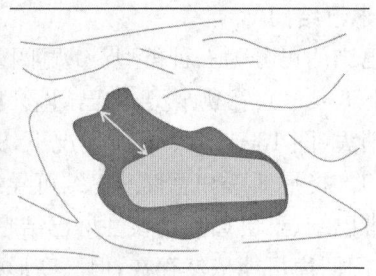

图 18-117　皮质测量方法超声图像及示意图

淋巴结皮质形态、厚度和回声等改变对疾病诊断有一定提示意义，皮质均匀增厚常见于淋巴结反应性增生、部分恶性淋巴瘤等，皮质不均匀增厚常见于转移性淋巴结、多数恶性淋巴瘤，皮质回声不均匀常见于转移性淋巴结、淋巴结结核等，皮质回声明显降低多见于恶性淋巴瘤。

7. 内部回声

淋巴结内部回声强度可分为增强和减弱，而分布情况则分为回声均匀和不均匀，回声不均匀又可分为内部无回声区和内部强回声。正常淋巴结与毗邻肌肉相比较呈显著的低回声。淋巴瘤的回声强度常因组织的纤维化而呈回声增强。转移性淋巴结通常呈低回声，但甲状腺乳头状癌的淋巴结转移趋向于高回声，因而高回声可以作为甲状腺乳头状癌淋巴结转移的特殊标志。无回声区常由转移癌引起的液化坏死或囊性变所致。斑块状高回声区可见于结核性淋巴结引起的凝固坏死。恶性和结核性淋巴结的内部常可见强回声。皮质部的大块钙化灶可发生在肉芽肿病或放疗、化疗后的淋巴结中。而在以甲状腺乳头状癌或髓样癌转移的淋巴结中可有微小钙化点。（图 18-118、图 18-119）

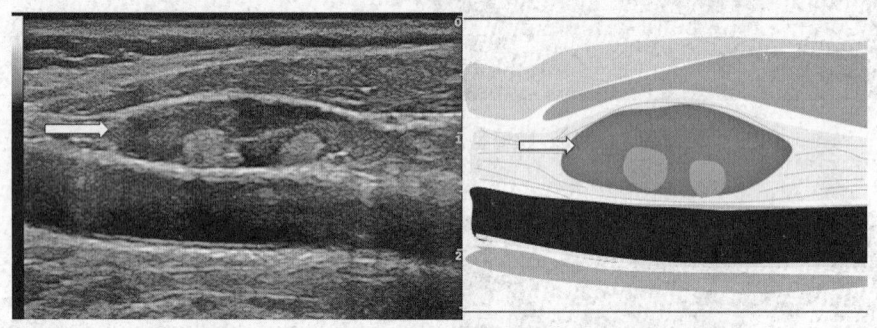

图 18-118　甲状腺乳头状癌转移淋巴结超声图像及示意图

图中箭头所示淋巴结内部存在高回声区

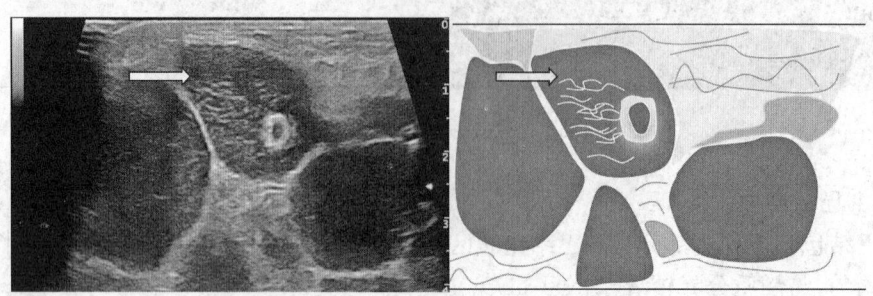

图 18-119　淋巴瘤化疗后淋巴结超声图像

图中箭头所示淋巴结内部存在环状钙化灶，为淋巴瘤化疗后改变

8. 与邻近血管的关系

对淋巴结的超声扫查要注意与邻近血管的位置关系,观察血管是否受到压迫,血管壁是否完整,是否对血管形成浸润,并用超声触诊及吞咽试验来判断血管的浸润程度。当肿大的淋巴结压迫血管时,可造成血管变形,动脉搏动减弱,如转移性淋巴结浸润到血管内时,直接征象为血管壁回声带被低回声所间隔,甚至搏动消失(图 18-120)。

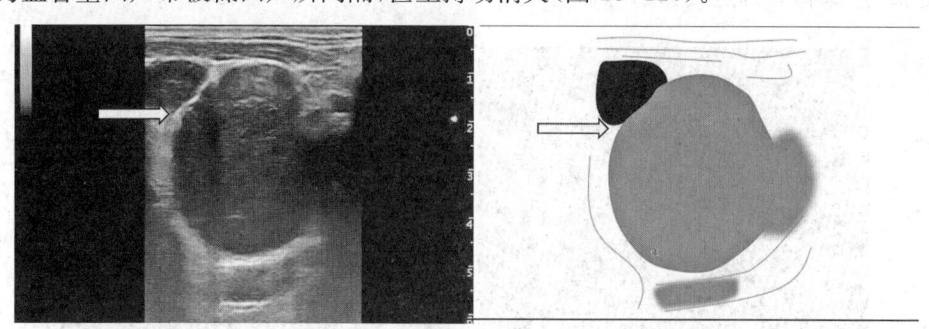

图 18-120　左侧锁骨上淋巴瘤性淋巴结

图中箭头位置示颈部血管被肿大的淋巴结压迫变形

超声诊断静脉浸润比较困难,但超声扫查颈内静脉内有血栓形成时,排除颈内静脉内膜炎症后,应考虑转移性淋巴结浸润所引起的血栓。

9. 淋巴结内血流类型

多普勒彩色血流的观察主要是看淋巴结内血流的分布模式,血管模式对于淋巴结疾病的鉴别有重要价值。淋巴结血流分布可分为四种类型。

(1) 淋巴门型:血流信号主要沿淋巴门分布,或血流信号从淋巴门血管主干放射状发出。淋巴门型血流多见于良性淋巴结,也可见于淋巴瘤(图 18-121)。

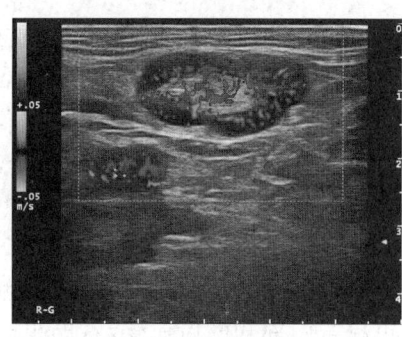 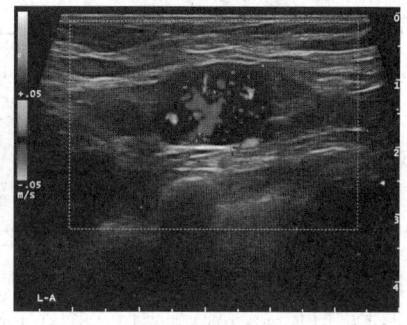

图 18-121　淋巴门型血流信号　　　图 18-122　中央型血流信号

(2) 中央型:血流信号位于淋巴结中央,多个切面扫查均显示该血流信号不是源于淋巴门部。紊乱的中央型血流多见于恶性淋巴结(图 18-122)。

(3) 边缘型:血流信号位于淋巴结边缘,多个切面扫查显示其血供来源于从淋巴结外周穿过包膜进入淋巴结的血管或无法显示来源。边缘型血流对恶性淋巴结的诊断最有价值,但结核性淋巴结炎也可见边缘型血流(图 18-123)。

(4) 混合型:同时显示两种或以上的血流类型。混合型血流可见于恶性淋巴结和结核性淋巴结炎(图18-124)。

若灰阶超声未显示淋巴门,对于穿过淋巴结包膜的血管是否为淋巴门血流的判断方法为:当血管较粗大,血管有较好的连续性,可见树枝状或放射状分支时,则判定其为淋巴门血管;当血管相对较细、较短、走形扭曲、未见到分支或分支少而细,尤其在邻近部位见到相似的血流分布时,则判定其为边缘血管。

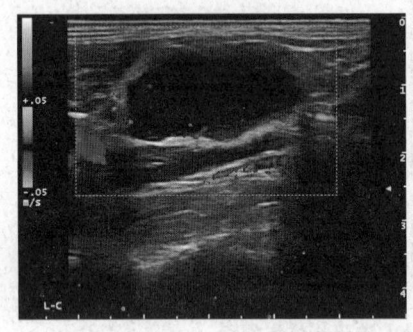
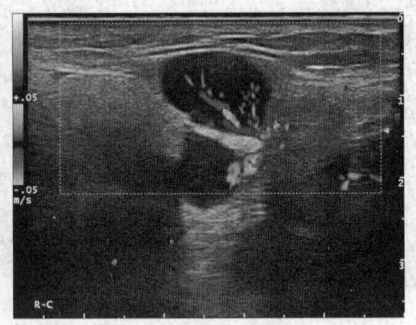

图 18-123　边缘型血流信号　　　　图 18-124　混合型血流信号

(四) 正常淋巴结的超声表现

正常淋巴结的超声形态学结构类似肾,呈"靶样"结构,其声像图表现如下:

1. 形态:正常淋巴结通常呈扁卵圆形或卵圆形,包膜整齐光滑。正常的下颌下淋巴结及腮腺淋巴结可能因为口腔炎症的影响趋向于呈圆形。

2. 大小:正常淋巴结长径差异较大,可在 2~25 mm 之间,短径 2~5 mm。短径测值<5 mm 可作为正常淋巴结较好的判断指标,短径>5 mm 通常表明淋巴结肿大。

3. 长短径比值(L/S):正常淋巴结通常 $L/S>2$。但是正常颌下淋巴结和颏淋巴结也可能 $L/S<2$。

4. 内部回声:正常淋巴结多数可区分皮质(cortex)和髓质(medulla)。髓质在中央(纵断面)或与淋巴结门部连成一片,呈稍强回声。由于髓质和门部存在着较多脂肪组织,回声显著增强。淋巴结边缘的低回声为皮质,皮质大部分呈向心性宽阔型,小部分呈狭窄型。皮质的低回声包绕髓质的高回声,形成规则的"C形"征,在冠状断面上显示最清楚,它是正常和良性增生淋巴结的特征。部分正常淋巴结的髓质显示不清,可能与淋巴结体积过小,位置过深或过浅,以及超声仪器分辨力有限等相关。

5. 淋巴结门:淋巴结的门部呈中高回声,位于淋巴结的一侧凹陷位置,对侧膨凸。部分正常淋巴结难以显示门部,利用 CDFI/CDE 可显示门部和髓质血管,有助于增加髓质和门部的辨认。腋窝和腹股沟处的淋巴门有丰富的淋巴窦脂肪,故腋窝、腹股沟处淋巴结的淋巴门比较明显,而颈部淋巴结的淋巴门有时难以观察。

6. 淋巴结血流:多普勒超声表现为门部和髓质的细线状或点状彩色血流信号,通常闪烁出现(动脉较静脉容易显示)。来自门部或进入髓质的血流多为一支或两支淋巴门动脉供血,其在淋巴门分支出微动脉,通过淋巴结髓质并在其内分支。通过小梁到达皮质的微动脉较少。静脉血流始于副皮质区的后微静脉,这些微静脉组成较大的微静脉,向心性汇入淋巴门的静脉主干。动脉和静脉通常相互平行(图 18-125、图 18-126、图 18-127)。

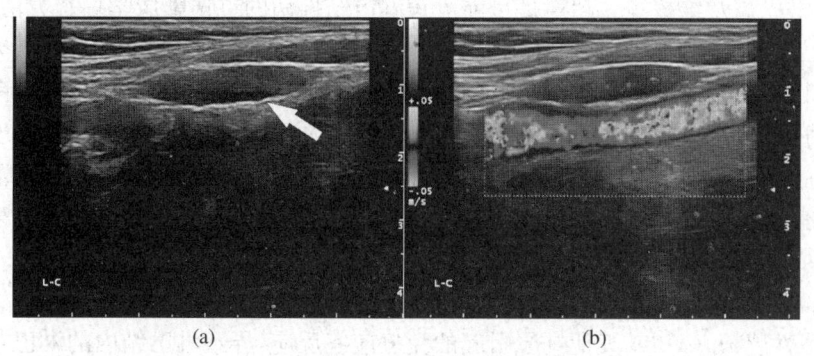

图 18-125　颈部正常淋巴结超声图像

(a)为灰阶超声图像,示淋巴结呈梭形,淋巴门未见;
(b)为多普勒超声图像,示门髓部血流信号闪烁出现。

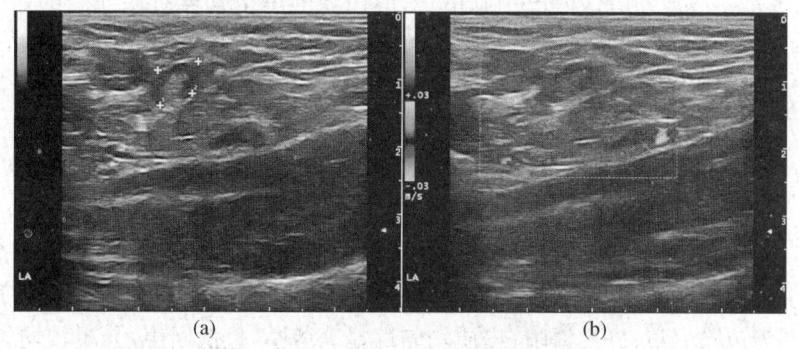

图 18-126　腋窝正常淋巴结超声图像

(a)为灰阶超声图像,示淋巴结呈类椭圆形,淋巴门可见,皮质的低回声呈"C形"征;
(b)为多普勒超声图像,示少许门部血流信号。

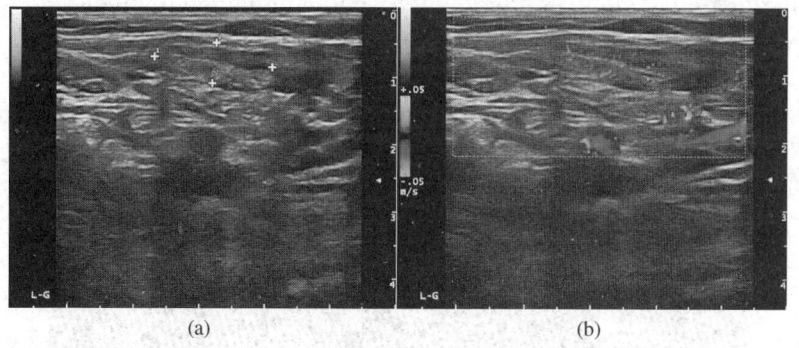

图 18-127　腹股沟正常淋巴结超声图像

(a)为灰阶超声图像,示淋巴结呈长椭圆形,淋巴门宽阔;
(b)为多普勒超声图像,示丰富门部血流信号。

三、常见淋巴结疾病的超声表现

淋巴结是人体内重要的免疫器官,常见的淋巴结病变有反应性增生、淋巴结炎,恶性肿瘤的转移、淋巴瘤及结核等。超声是目前浅表淋巴结疾病的首选影像学扫查方法,通过测量和评判淋巴结的形状、边界、长短径之比、皮质回声、淋巴门情况、淋巴结的血流类型等多项指标,为淋巴结的定性诊断提供了丰富的诊断依据。但这些指标在浅表淋巴结良恶性鉴别诊断中仍存在一些重叠,例如:淋巴结结核与淋巴瘤均可表现为淋巴结肿大,淋巴门偏心移位,淋巴结内混合型血流,为鉴别诊断带来困难。近年来,三维成像技术、实时超声弹性成像、剪切波弹性成像、超声造影和超声引导下穿刺活检等超声新技术的开展为浅表淋巴结疾病诊断提供了更多的信息。

(一) 淋巴结反应性增生

由急慢性感染、药物或其他抗原引起的免疫应答反应,导致淋巴结内的淋巴细胞和组织细胞反应性增生,使淋巴结肿大,称为淋巴结反应性增生。淋巴结反应性增生在临床上多见,由于致病原因和所属部位不同,所引起反应性增生的成分和分布情况不同。例如化脓性扁桃体炎、牙龈炎可引起颈部淋巴结反应性增生。基本病理改变表现为淋巴滤泡增生增大,生发中心扩大增生或滤泡旁区淋巴细胞增生,淋巴滤泡增生常伴有滤泡间的血管增生。淋巴结反应性增生为良性病变,淋巴结肿大随着感染的控制可以好转和恢复,但肿大的淋巴结仅凭触诊容易与淋巴结的肿瘤混淆,应注意结合辅助扫查进行鉴别诊断。由于淋巴结反应性增生并非一定由细菌、病毒引起的炎症,与化脓性细菌性淋巴结炎、结核等肉芽肿性淋巴结炎,病毒性如组织细胞坏死性淋巴结炎等不同。因此,应将淋巴结反应性增生与淋巴结炎区分开来。

反应性增生超声下表现为淋巴结大小增大(图 18-128),呈单发或多发,可发生相互融合,形态多呈规则的卵圆形或扁圆形,长径与短径比值 $L/S \geqslant 2$。反应性增生一般局限在包膜内部,表现为包膜完整、分界清晰,皮质均匀性显著增厚,呈低回声,分布较均匀,皮质和髓质均匀性扩大,淋巴门位置居中,回声稍增强。部分淋巴结可见内部无回声,为液性无回声区,内部通常无钙化。由于淋巴滤泡内的淋巴细胞增生、淋巴窦扩张和巨噬细胞着边,导致淋巴结皮质增厚。而在病变后期阶段,淋巴结内将形成新的生发中心,组成新的淋巴滤泡,原有淋巴门结构消失。

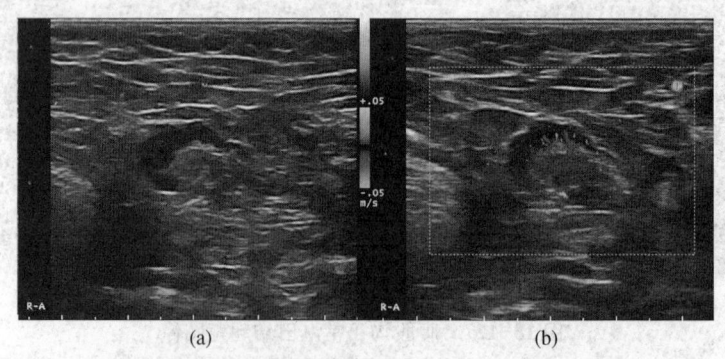

图 18-128　右侧腋窝淋巴结反应性增生

(a)为灰阶超声图像,示包膜完整、边界清晰,皮质均匀性显著增厚,皮质和髓质均匀性扩大;
(b)为多普勒超声图像,示丰富的门型血流。

反应性淋巴结常可见清晰的淋巴门血流,这表示反应性淋巴结的淋巴门血管不发生移位。彩色血流图上,纵行主干血管和皮肤表面或淋巴结长轴的夹角接近于 0°。偶尔显示的边缘血流可能是炎症导致包膜微动脉扩张或分支增生,周围组织血供增加引起通过包膜进入淋巴结的血流增加,需要与恶性病变的边缘血流鉴别。在反应性淋巴结,通常有淋巴门结构和丰富的淋巴门血流,而恶性淋巴结淋巴门大多消失且无淋巴门血流。

(二)淋巴结炎

淋巴结炎是病原体从破损的皮肤或黏膜侵入,或从其他感染性病灶,如疖、足癣等处侵入,经组织的淋巴间隙进入淋巴管,进而累及淋巴结导致的非特异性炎症。病原体常为金黄色葡萄球菌和溶血性链球菌。急性淋巴结炎具有局部红、肿、热、痛等急性炎症特点,表现为起病急,病程短,常伴发热,淋巴结触痛明显。主要病理变化是变质渗出,同时伴有淋巴窦扩张。肿大的淋巴结柔软、有压痛,表面光滑,无粘连,肿大至一定程度即停止。通过及时抗感染治疗后红肿可消退,病情加重时也可发展成脓肿,伴有全身感染症状。慢性淋巴结炎的临床症状往往不明显,患者可能因无意中发现浅表淋巴结肿大就诊。慢性淋巴结炎病程长,症状轻,淋巴结较硬,可活动,压痛不明显,最终淋巴结可缩小或消退。

淋巴结炎超声下表现为淋巴结大小增大,形态一般呈椭圆形,边界清晰,包膜光整,皮质、副皮质区回声均匀性减低,髓质-淋巴门结构回声略有增强。可能因为病理上皮质区堆积大量的中性粒细胞和组织坏死碎片致微脓肿形成使淋巴结皮质区形成无回声区。当同一病灶引流区有多个淋巴结肿大时,大的淋巴结周围可观察到其他小淋巴结呈"卫星样"排布,淋巴结之间可出现相互融合(图18-129)。

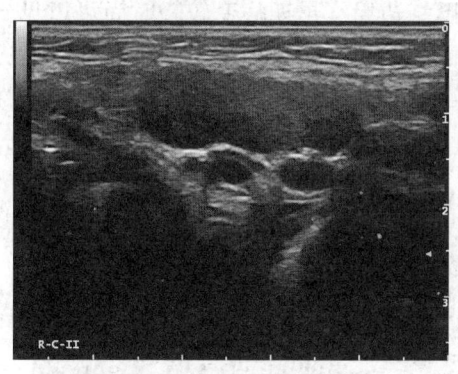 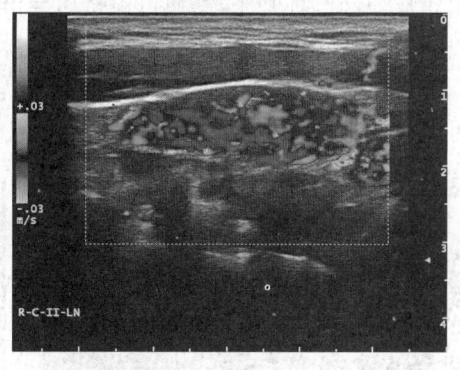

图18-129　右侧颈部Ⅱ区淋巴结炎
超声示数个淋巴结相互融合

图18-130　右侧颈部Ⅱ区急性淋巴结炎
多普勒示血供丰富,淋巴结血流呈"火球样"

急性淋巴结炎由于血流速度加快,血管径增宽,在多普勒超声图像上表现为血供丰富,淋巴结血流呈"火球样"(图18-130);慢性淋巴结炎中淋巴结内纤维化导致血管阻力增加,血流减少,超声显示的血流不丰富。

(三)淋巴结结核

淋巴结结核多见于儿童和青年人,可能的发病原因如下:

1. 结核杆菌可通过口腔及上呼吸道在口咽部、鼻咽部尤其是扁桃体腺引起的原发灶上感染,后沿淋巴管到达浅深层淋巴结。

2. 原发结核感染后结核杆菌随原发脏器的淋巴循环进入淋巴结,引起淋巴结结核。

3. 结核杆菌从皮肤粘膜破损处进入血行和淋巴系统引起感染,然后深部淋巴结群继发感染。

全身表现为低热、盗汗、食欲不振、消瘦等全身中毒症状,局部可触及多个大小不等的肿大淋巴结。初期,肿大的淋巴结相互分离,可移动,无压痛。此时,如机体抵抗力强,侵入的结核菌少,在经过治疗后,淋巴结可缩小。如机体抵抗力弱或未经治疗,则病变继续发展,可发生淋巴结周围炎,使淋巴结与皮肤和周围组织发生粘连;各个淋巴结也可互相粘连,融合成团,形成不易推动的结节性肿块。晚期,淋巴结发生干酪样坏死、液化,形成寒性脓肿,局部皮肤发亮,呈紫红色,触之有波动感。脓肿破溃后,排出混有豆渣样碎屑的稀薄脓液,最后形成一经久不愈的窦道或慢性溃疡。已破溃的淋巴结容易继发感染,引起急性炎症表现。干酪样变的淋巴结毗邻颈静脉者可破溃入颈静脉,导致结核杆菌播散至身体远处。上述不同阶段的病变可同时出现于同一病人的各个淋巴结。淋巴结内病理组织学表现为结核结节和干酪样坏死。结核菌素试验检测结核阳性。胸部X线检查常为阴性或陈旧结核灶。

在超声下结核受累的淋巴结常为多发,且多累及整个解剖区域及相邻解剖区域。在颈部,结核性淋巴结炎主要发生于颈后三角和锁骨上窝。淋巴结肿大,外形也通常呈圆形或类圆形。淋巴结之间可以融合成不规则块状。淋巴结回声为不均匀,内部通常呈低回声,在液化坏死的结节内可出现小片状无回声区,加压扫查可及质地软和内低回声移动现象,代表结核性脓肿。由于淋巴结周围水肿和炎性反应,导致结核性淋巴结炎的边界模糊不清。早期病变由于皮质向心性肿胀,髓质可被挤压至淋巴结边缘。早期病变较轻时尚可以见到淋巴结门。病变严重时由于淋巴结髓质的破坏,淋巴门消失。结核性淋巴结炎可伴有后方回声增强。淋巴结结核内部出现钙化性强回声比较少见,但经过抗结核治疗后以及陈旧性结核内部可出现伴声影的团状或点状强回声(图18-131)。

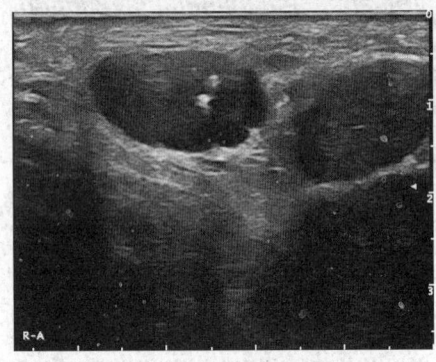 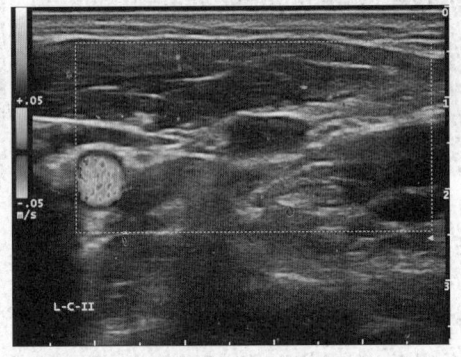

图18-131　右侧腋窝淋巴结结核　　图18-132　淋巴结结核多普勒血流图像
图示淋巴结内部可见团状强回声,为粗大钙化灶　多普勒显示淋巴结内血流信号消失,仅边缘有少许血流

从淋巴结的分布、外形、大小和内部结构这些特征,结核性淋巴结炎与转移性淋巴结难以鉴别。但可发现间接征象,皮肤、皮下组织受累时,局部皮肤肿胀或厚薄不均、粘连,淋巴结边缘与周围界限模糊不清。毗邻软组织水肿和淋巴结融合是结核性淋巴结的常见特征。发现以上这些超声间接征象,有利于淋巴结结核诊断。

CDFI显示淋巴结内血流信号减少或消失(图18-132)。彩色血流信号常位于淋巴结周围形成边缘环绕现象或靠近被挤压的门部。周围血流信号比正常淋巴结增多,可能代表淋巴结周围组织的炎性反应。结核性淋巴结炎可见淋巴门血管移位,而在反应性淋巴结通常没有。因此,淋巴门血管移位是一个将结核性淋巴结炎和反应性淋巴结鉴别开的特征。尽管结核性淋巴结炎为良性病变,但其血流分布模式如淋巴门血管移位、混合型血流和转移性淋巴结的特征相似,这可能是由于结核性淋巴结炎的血管形成过程与恶性淋巴结的形成过程类似。结核破坏淋巴门血流供应系统,结果导致从先前存在的淋巴结边缘血管或淋巴结周围相连组织的血管获得血液供应,在结核性淋巴结炎的淋巴结边缘实质和包膜处可观察到微动脉。淋巴结内无血供区可能是由于肉芽肿性坏死导致的淋巴结内血管的消失,与结节内坏死相关联的淋巴结内无血供有助于将结核性淋巴结同恶性淋巴结、反应性淋巴结相鉴别。

(四)淋巴瘤

淋巴瘤是淋巴系统常见恶性肿瘤,可发生在淋巴结内或结外淋巴组织。男性多见,各年龄段均可发生,国内以 50～60 岁发病率高。分为两类,即非霍奇金淋巴瘤(Non-Hodgkin Lymphoma,NHL)和霍奇金淋巴瘤(Hodgkin's Lymphoma,HL),我国以 NHL 多见,其中 B 细胞来源占多数,T 细胞来源约占 1/3,其余还可来自 NK 细胞等。淋巴瘤所致淋巴结肿大相当多见,常见部位依次为颈部、纵隔、腹腔、腋窝、腹股沟。临床上,肿大的淋巴结常首先出现于颈部,散在、稍硬、无压痛、尚活动;随着疾病进展,肿大淋巴结互相粘连成团,生长迅速,进而腋窝、腹股沟淋巴结和肝、脾均肿大,并有不规则的高热,全身各组织器官均可受累,可出现贫血、食欲下降,体重减轻或局部压迫症状。病理组织学上可见恶性淋巴细胞增殖、浸润和破坏,HL 的基本病理形态学改变为在以多种非肿瘤性炎症细胞的混合增生背景中见到诊断性 R‐S 细胞及其变异型细胞。经典型 HL 的免疫组化特征为:CD15+,CD30+,CD25+;结节淋巴细胞为主型 HL 的免疫组化特征为:CD19+,CD20+,EMA+,CD15-,CD30-。NHL 组织病理形态学改变为正常淋巴结结构消失,皮质和髓质分界不清,整个淋巴结呈弥漫性,为不同分化程度的淋巴细胞代替,使淋巴结组织结构包括血液供应与上述反应增生性淋巴结有许多相同之处。

超声下表现为单发或多发性淋巴结肿大,多发的淋巴结可相互融合,形态趋向于圆形,淋巴结的 L/S<2,淋巴瘤的淋巴结包膜和边界清晰,平滑而整齐,绝大多数淋巴瘤淋巴结的淋巴门消失,皮质呈不规则增厚(图 18-133)。淋巴瘤的早期阶段,淋巴门回声依然存在多呈不规则偏心狭窄型,这是因为髓质淋巴窦还没有被完全破坏而消失。中央坏死可导致淋巴门回声消失,结节内可见囊性坏死。淋巴瘤淋巴结化疗后内部可发生钙化。

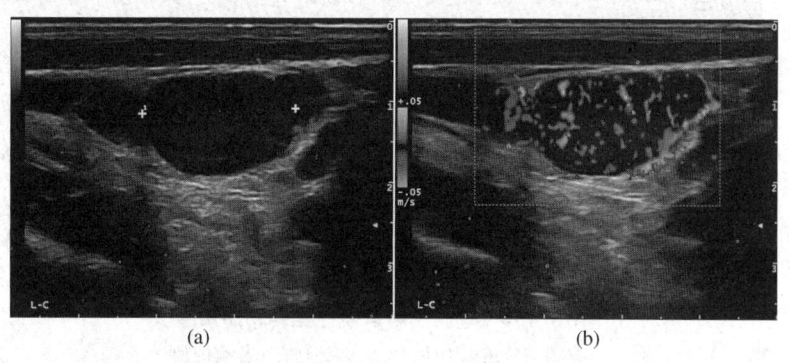

图 18-133 左侧颈部淋巴结(淋巴瘤)超声图像
(a)为灰阶超声图像;(b)为多普勒彩色血流图像。

CDFI扫查可见淋巴结内血流信号丰富,门部血管呈粗大主干状,从主干血管发出许多分支伸向髓质和皮质,分布于整个淋巴结。大多数淋巴结同时存在边缘血流。淋巴瘤虽然是恶性病变,但其血流分布既有恶性淋巴结病变的特征,又和良性病变相类似。边缘血流被认为是恶性淋巴结的典型特征,而淋巴门血供被认为是良性反应性淋巴结的特征。淋巴瘤的淋巴结大多是丰富的血供。病理组织学上结节中央和边缘出现多发口径较大血管。淋巴瘤丰富血供的特点使其不易发生结节内坏死,这一点与转移性淋巴结不同。淋巴瘤仅有晚期发生结节内坏死,而早期的转移性淋巴结大多可见结节内坏死。

(五) 转移性淋巴结肿大

浅表淋巴结肿大以颈部为多见,其次为腋窝及腹股沟。淋巴结肿大可引起局部压迫症状:颈部的肿大淋巴结压迫食道可引起吞咽困难;压迫上腔静脉引起上腔静脉综合征;压迫气管导致咳嗽、胸闷、呼吸困难及紫绀等。鼻咽部、舌根、扁桃体和甲状腺等处的原发癌,多转移至颈部淋巴结;乳腺癌多向腋窝、锁骨区淋巴结转移;消化道、纵隔、肺等部位的癌可转移至锁骨上、锁骨下淋巴结;躯干下部、会阴、直肠、肛门、卵巢、前列腺等处的癌可转移至腹股沟淋巴结。其中,当患者的胸、腹、盆部的肿瘤,尤其是食管腹段癌和胃癌时,癌细胞可经胸导管、左颈淋巴干逆流至左锁骨上淋巴结,常发生左锁骨上淋巴结转移,是胃癌的晚期症状。此时常可在胸锁乳突肌后缘与锁骨上缘形成的夹角处触摸到肿大、质硬的淋巴结,称为Virchow淋巴结。转移性淋巴结多为进行性淋巴结肿大,质硬,多可推动,早期彼此不粘连,晚期则可融合,抗炎、抗结核治疗无效,并侵及周围组织,肿块呈结节状、固定,有局部或放射性疼痛,可有坏死以致溃破、感染、出血,外观呈菜花样,分泌物有恶臭。全身症状有发热、盗汗、消瘦、体重减轻的表现。组织病理改变为淋巴结发生癌细胞转移时,首先经过输入淋巴管进入淋巴结边缘窦,由于窦内网状纤维的阻碍,癌细胞停留在边缘窦。组织膨胀性生长,可呈局灶性、多灶性和弥漫浸润性生长,不同程度地破坏正常淋巴结组织结构,甚至整个淋巴结被转移癌细胞取代。

超声下表现为肿大的淋巴结形态呈圆形或类圆形或不规则形,淋巴结之间可以融合。内部回声多与原发灶回声类似,可呈不均匀低回声或者高回声(图18-134)。转移性淋巴结包膜的特点是比较模糊、表面不平整,回声高低不均。当包膜有局部隆起,形状异常极不规则,考虑包膜外浸润。此时淋巴结边界不清,与周围组织无明确分界,可有软组织水肿。皮

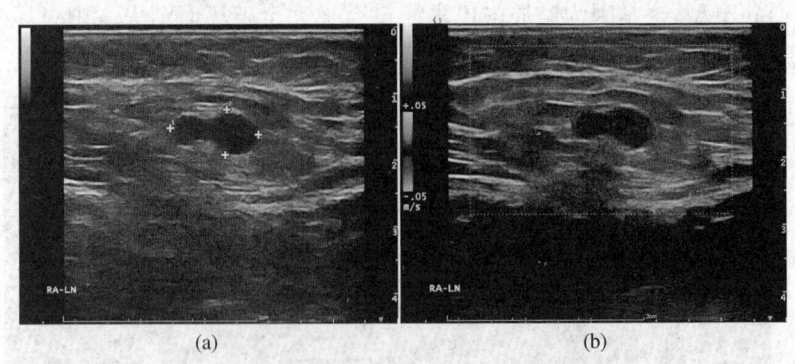

图18-134 乳腺癌腋窝淋巴结转移超声图像

(a)为灰阶超声图像;(b)为多普勒彩色血流图像。

质回声较高,但与邻近肌肉回声相比仍为低回声,但甲状腺乳头状癌的淋巴结转移与肌肉相比表现为高回声。转移性淋巴结的皮质多呈不规则增厚,淋巴门多呈狭窄型、偏心甚至消失。内部可见钙化灶(特别是甲状腺乳头状癌转移或乳腺癌转移),甲状腺乳头状癌转移常为结节内凝固性或液化性坏死导致回声不均(图 18-135),后方可伴声影,淋巴结内出现特征性钙化是确定甲状腺乳头状癌的特征(图 18-136)。甲状腺髓样癌的转移也可发生钙化。

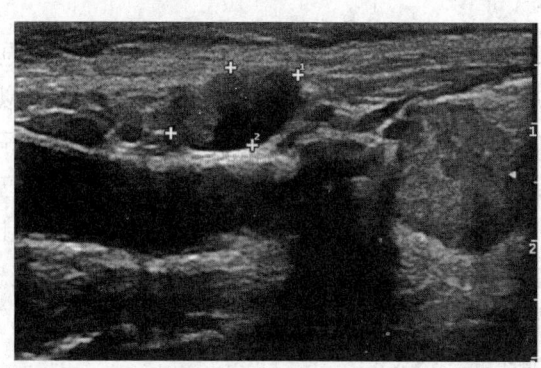 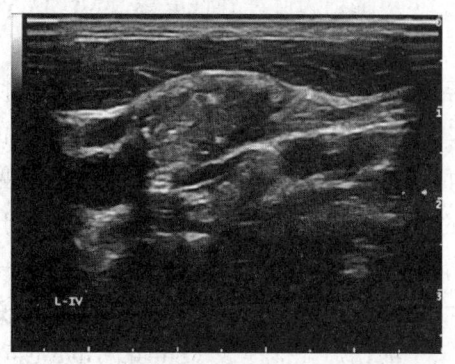

图 18-135　甲状腺乳头状癌转移性淋巴结超声图像　　图 18-136　甲状腺乳头状癌转移性淋巴结超声图像
　　　　图示淋巴结内部液化坏死灶　　　　　　　　　　　　　图示淋巴结内部钙化灶

近年来,随着高分辨率超声仪器的发展,超声在淋巴结疾病的诊断中起着越来越重要的作用。随着一批新技术的出现,超声技术已从 A 型超声,B 型超声发展到如今灰阶超声(Gray-Scale Ultrasound)、彩色多普勒血流成像(Color Doppler Flow Imaging, CDFI)、超声造影(Contrast-Enhanced Ultrasound, CEUS)、超声弹性成像(Ultrasonic Elastography, UE)多种超声成像模式。在本章节进展部分,将着重于超声弹性成像和超声造影的介绍。

1. 弹性成像(Elastography)

是一种新型超声技术,可用于不同组织硬度的评价。1991 年,Ophir 等首次提出了弹性成像的概念,利用探头加压使组织产生应变,具有较高硬度的组织所造成的形变小,而较低硬度的组织所造成的形变大。弹性成像近年来发展迅速,已广泛应用于甲状腺、乳腺、前列腺、肝、胰腺、淋巴结、脾、肾等脏器的扫查和研究中。目前的超声弹性成像检测浅表淋巴结的方法有应变弹性成像(Strain elastography, SE)、声辐射力脉冲弹性成像(Acoustic Radiation Force Impulse imaging, ARFI)和剪切波弹性成像(Shear Wave Elastography, SWE)。近年来,超声弹性成像技术的发展,使其在浅表淋巴结疾病的诊断和评价中得到了越来越广泛的应用。超声弹性成像对淋巴结和恶性病变的鉴别诊断具有良好的应用价值,具有广阔的应用前景。

1) 应变弹性成像(SE)

应变弹性成像是一种利用超声探头通过手动施压产生微小变形来估计组织硬度的方法,通过超声作用下的形变反射来计算组织的弹性系数,并覆盖以伪彩色编码形成图像。淋巴结的评分方法很多,最常用的是 Furukawa 4 分法,其中 Furukawa 3 分或 4 分仅出现在恶性淋巴结中,而良性及恶性淋巴结均可表现为 Furukawa 1 分或 2 分。应变弹性成像有助于区分反应性增生和恶性淋巴结,但难以鉴别淋巴瘤和结核淋巴结。应变弹性成像是一种定性分析,具有一定的局限性:①操作者的主观性强、影响大。②ROI 的测定不清楚,ROI 应包含至少 5 mm 的靶区周围组织。③重复性差,探头施加的手动压力很难在检测过程中精确控制,影响其重复性。应变比值法是一种半定量评价方法,即以评估靶组织与相邻组织的应变比,相对而言提高了评估的客观性。

2) 声辐射力脉冲弹性成像(ARFI)

ARFI 是动态成像,利用调制聚焦超声束在粘弹性组织中产生声剪切波。在特定的电子系统中收集剪切波信号,并通过检测剪切波速来评价组织的弹性模量。ARFI 包括虚拟硬组织定量和触诊组织成像。ARFI 技术的优点是扫描过程中不需要手动施压,具有良好的重复性,对操作者的依赖性较小。与应变弹性成像相比,可通过 ARFI 技术定量评估淋巴结的硬度,结果更为客观。但是 ARFI 对于一些较大的淋巴结,采样帧通常是固定的,并且采样区域小。它只能显示部分区域中的一些弹性值,并且很难评估整个淋巴结的弹性值。此外,ARFI 技术也受到组织深度的限制,只能评价表面组织的弹性值。

3) 剪切波弹性成像(Shear Wave Elastography,SWE)

SWE 通过超脉冲波跟踪技术获得纵向剪切波速后处理转换为弹性模量(kPa)。SWE 采样框是可调节的,组织的硬度可以直接显示在伪彩色代码中。红色表示组织的硬度高,蓝色表示组织的硬度低,可以直接获得目标的最大、平均和最小弹性值。SWE 技术具有实时性和可重复性的优点。

弹性成像技术作为一种超声新技术,在一定程度上弥补了常规超声的不足。评估浅表淋巴结病变的硬度不仅可以为淋巴结疾病的诊断提供方向,而且还可以通过评估治疗前后淋巴结硬度的变化来评价恶性淋巴结疾病的治疗效果。但目前弹性成像技术仍有局限性。与常规超声联合应用有助于更全面地诊断和鉴别浅表淋巴结疾病。

2. 超声造影(Contrast-Enhanced Ultrasound,CEUS)

具有实时动态、简便、安全、无创等特点,可以反映淋巴结微循环灌注的类型和特点,有助于淋巴结病变的鉴别诊断。

正常淋巴结超声造影表现为静脉注射造影剂后,10~15 s 为动脉相,淋巴门部血管开始增强,充盈均匀,血管分支规则,走行自然。15~25 s 为实质相,皮质均匀性增强。40~45 s 开始廓清,多数 60~90 s 廓清结束。

转移性淋巴结超声造影表现为经静脉注入造影剂后,造影剂首先聚集在转移淋巴结皮质被膜下血管中,然后自周边向内显示扭曲变形的血管,而淋巴门则难以显示。15~25 s 后实质相增强但不均匀,表现为低灌注区或无灌注区,淋巴结形态结构多不完整,后期增强区多表现为快速非均匀性廓清。整体表现是自周边向中心的不均匀性高增强。与常规超声相比,超声造影对良恶性淋巴结的诊断准确率明显提高。

不均匀强化是转移性淋巴结在超声造影诊断中的特异表现,具有较高的诊断价值。这主要是因为肿瘤组织占据淋巴结,压迫或直接阻断淋巴结中的血管,所以淋巴结区域缓慢而低灌注,淋巴结不均匀增强。超声造影的时间-强度曲线是指对造影后存储的动态图像进行定量分析并提供随时间变化的造影剂浓度和浓度随时间变化的数据信息。转移性淋巴结呈陡峭的升支,在峰值处缓慢下降。良性淋巴结也表现为陡峭的升支,但在到达峰值后先迅速下降而后缓慢下降。总体来说,转移性淋巴结较良性上升时间快,峰值强度低。这主要是因为肿瘤细胞的新生血管是在肿瘤细胞释放的血管生成因子的作用下产生的。这些血管往往迂曲,结构异常,壁薄,缺乏肌层,易形成动静脉瘘。肿瘤细胞继续克隆和增殖,阻断和挤压淋巴管。瘤内压力的增加导致淋巴结中央区域的低灌注,从而形成上述表达。超声造影 TIC 定量分析对转移性淋巴结的鉴别诊断有一定价值。

　　经皮淋巴结超声造影可应用于癌症前哨淋巴结转移的扫查中。所谓前哨淋巴结指的是在原发性肿瘤的局部的淋巴结引流区域中的第一组引流的淋巴结。前哨淋巴结和转移灶的定位对于临床治疗和预后具有重要意义。在临床实践中,亚甲基蓝和核素标记是前哨淋巴结定位的常用方法。但是传统的方法有缺陷,例如亚甲基蓝,有时需要广泛的切口和组织来追踪淋巴结的引流,并且手术本身是破坏性的和潜在的并发症;核素标记则是具有放射性。因此,经皮超声造影作为一种定位前哨淋巴结的新方法,通过皮下或外周注射造影剂,能更好地显示淋巴管和淋巴管的强化,可追踪前哨淋巴结的位置并显示其内部条件。

3. 超声引导下穿刺活检(Ultrasound-Guided Biopsy)

　　是一种细胞学和组织学诊断方法,对淋巴结疾病的鉴别诊断具有重要意义。临床工作中,经常需要明确肿大淋巴结的性质和起源。传统的方法是切除完整的淋巴结,具有病理组织、切片容易的优点,但创伤大,在取出材料时出血量大,周围重要血管和神经容易受损,患者术后恢复时间长。经常留下手术疤痕,影响美观,很多患者都难以接受。在常规超声实时引导和彩色多普勒超声实时监测下,淋巴结穿刺活检简便易行,创口较小且成功率较高。常见的超声引导穿刺方式有细针穿刺细胞学诊断(Fine Needle Aspiration,FNA)和粗针穿刺组织学诊断(Core Needle Biopsy,CNB),超声引导下细针穿刺活检术对浅表增大淋巴结诊断具有实时观察、安全、准确、创伤小等优点,但由于细针穿刺的组织量及其细胞成分较少,标本中的组织形态和细胞间质结构大部分或完全丧失,不能反映病变类型的全貌,少数病例可存在假阴性,对判断转移灶的组织来源有的病例尚存局限性。粗针穿刺可以取得成形、较大的组织条块,获取标本的成功率及与手术病理的符合率均可达 90% 以上。获取的组织条块可以用于病理诊断、免疫组化诊断和弥漫性疾病的分级定性对于一些未能确定原发病灶的病例,活检证实的转移淋巴结可为原发性肿瘤的诊断提供线索;对于已知原发肿瘤,经活检证实的淋巴结转移,有助于分级和分期。肿瘤、制定治疗方案和疗效评价。因此,淋巴结穿刺活检在浅表淋巴结肿大诊断中起着非常重要的作用。

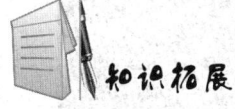

第一节　甲状腺超声检查

案　例　一

　　患者:女,30 岁。体检发现甲状腺内肿块,可能的诊断是什么?

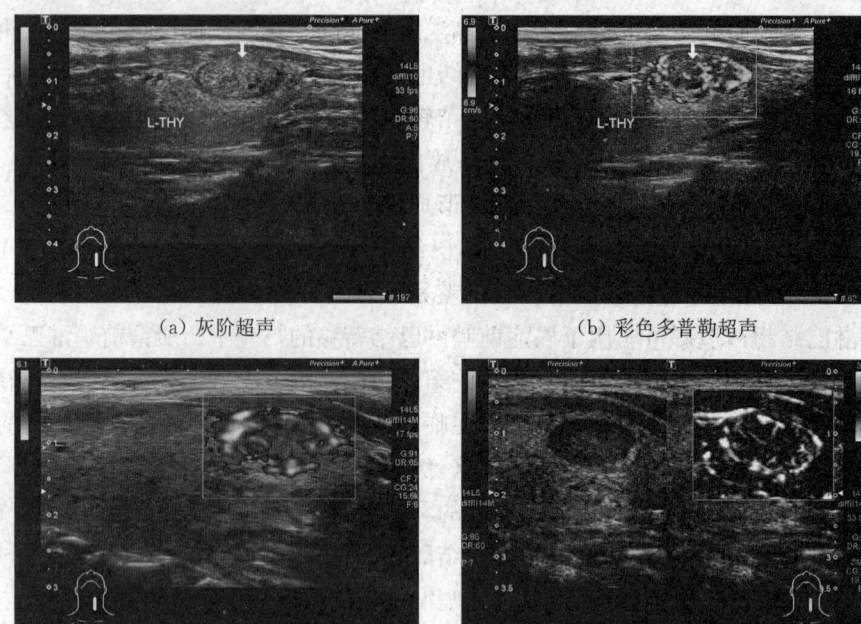

(a) 灰阶超声　　　　　　　　　　(b) 彩色多普勒超声

(c) 弹性超声　　　　　　　　　　(d) 超声造影

案例图 18-1

第二节　乳腺超声检查

1. 推荐网址

(1) 欧洲超声医学和生物学联合会超声造影指南

http://www.efsumb-atlas.org/v2/index.asp?xref=f1-info-nonliver.asp

(2) 美国放射学会 ACR 乳腺影像报告和数据系统 BI-RADS

https://www.acr.org/Clinical-Resources/Reporting-and-Data-Systems/Bi-Rads

2. 推荐书籍

《Breast Ultrasound: How, Why and When》,Anne-Marie Dixon 主编

3. 案例分析

案　例　二

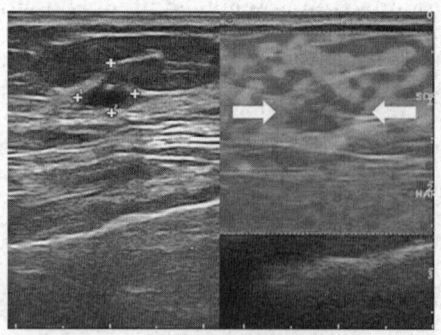

案例图 18-2　乳腺肿块超声弹性成像(一)

双幅图像患者：女性,59 岁；图左为超声灰阶图像；BI-RADS 分类 4B 类；图右为弹性超声图像；质软；病理结果为"导管内乳头状瘤"。

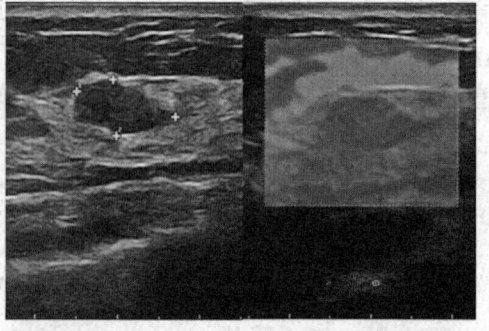

案例图 18-3　乳腺肿块超声弹性成像(二)

双幅图像患者：女性,45 岁；图左为超声灰阶图像；BI-RADS 分类 4A 类；图右为弹性超声图像；质硬；病理结果为"浸润性导管癌Ⅱ～Ⅲ级"。

案 例 三

在案例图 18-4 的病例中,超声诊断该肿块为 4B 类,也就是小于 50% 的恶性可能,但在超声造影后,肿块表现为边界欠清晰,周围可见扭曲的血管样灌注穿入到肿块中,因此将肿块诊断升级为 4C 类,最终病理证实为浸润性导管癌。同时,我们也发现超声造影后肿块范围扩大,可能是由于周围的血管、炎症反应以及浸润等造成的,在常规超声上难以发现,而肿块范围的确定也将有助于手术切缘及范围的确定,特别是对于保乳手术的患者。

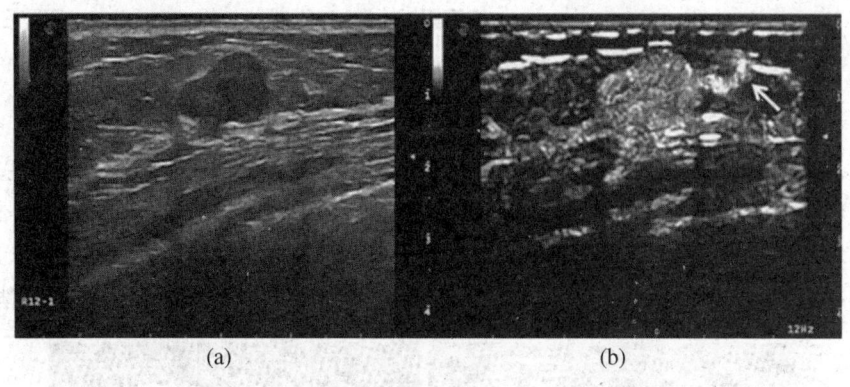

案例图 18-4

案 例 四

案例图 18-5 是一例经粗针穿刺证实的乳腺炎患者,在超声造影以后,肿块表现为快速出现的整体高灌注,并未见到明显的周边灌注情况,因此降为 4A 类,考虑炎性的可能性大,然而磁共振扫查作出 4B 类的诊断,降低了诊断的特异性。

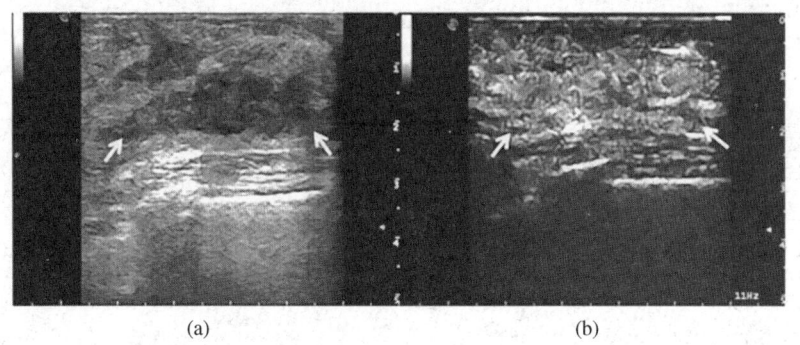

案例图 18-5

案 例 五

案例图 18-6 是一例导管内乳头状瘤的患者,常规表现为囊实性混合性肿块,超声造影后实性部分可以见到明显的结节样增强。

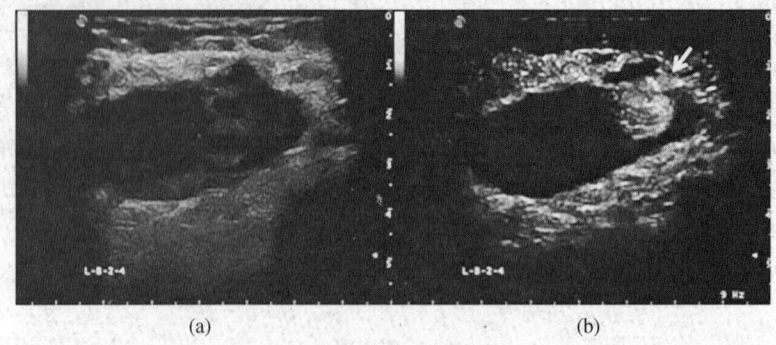

案例图 18-6

案 例 六

案例图 18-7 是一例浸润性导管癌患者，常规超声将其诊断为 4C 类，然而粗针穿刺病理结果并未发现任何恶性肿瘤细胞。经过多学科讨论，医生最终决定对该患者进行超声造影扫查，发现肿块仅表现为边缘的环形灌注，中央出现了大片状坏死区域，这也就是穿刺失败的关键因素。因此，超声造影可以指导穿刺，避开坏死区域，从而降低粗针或细针穿刺的假阴性结果。

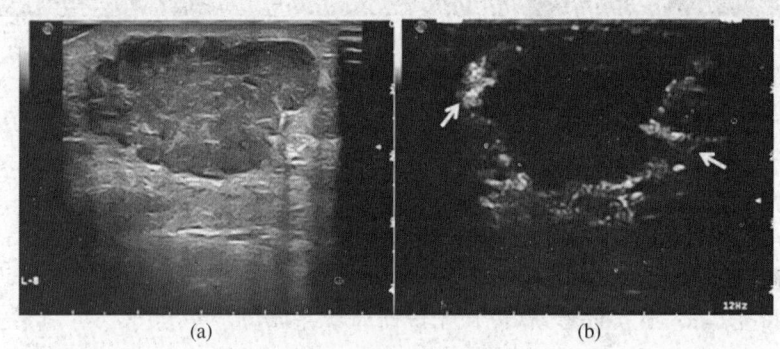

案例图 18-7

第三节 淋巴结超声检查

1. 推荐网址

(1) 欧洲超声医学和生物学联合会超声造影指南

http://www.efsumb-atlas.org/v2/index.asp?xref=f1-info-elasto.asp

(2) 国际超声造影学会超声造影指南

http://www.icus-society.org/ceus-guidelines

2. 推荐书籍
3. 案例分析

案 例 七

患者：女，61岁。3月前因"咳嗽"发现颈部有淋巴结肿大，以左侧颌下和颈部明显，当地医院使用"消炎药物"后，淋巴结肿大一度好转，但随后又逐渐肿大。体格扫查示左侧颈部可及多枚淋巴结肿大,质中,无触痛,活动度可,大小不等,最大约蚕豆大小。经超声扫查示淋巴结大小增大,包膜光整,与周围软组织分界清,外形趋圆,部分淋巴结淋巴门消失,内部呈低回声(与毗邻肌肉相比较),分布欠均,淋巴结内未见钙化强回声,未见液性无回声。CDFI可显示淋巴结丰富血流信号。随后行超声引导下左颈部淋巴结粗针穿刺活检,病理提示符合外周T细胞淋巴瘤,非特指性(淋巴上皮样细胞变异型,Lennert淋巴瘤);免疫组化:B淋巴细胞 AE1/3(−),CD20(+),CD79a(+),CD10(+),T淋巴细胞 CD3(+),CD43(+),CD5(+),MIB-1(60%+);组织细胞 Kp-1(+),PGM-1(+);生发中心 CD21(+),CD23(染色不佳)。这是一例因首发颈部淋巴结肿大而就诊的患者,抗炎药物治疗无效,淋巴结进行性肿大,体格扫查与超声扫查高度提示淋巴瘤,后经超声引导下左颈部淋巴结粗针穿刺,病理结果证实为外周T细胞淋巴瘤。

案 例 八

患者:1年前因"左乳癌"行左乳癌改良根治术。病理示:左乳浸润性导管癌Ⅲ级,脉管内见癌栓。左侧腋窝淋巴结28/29(+),ER(−),PR(−),KI67 30%+,Her-2(2+),FISH阴性。术后行辅助放化疗。患者7天前行术后常规复查,体格扫查示:左乳缺如;右侧乳腺未及明确肿块,右侧腋窝可扪及2 cm×1.5 cm肿大淋巴结,活动可;左侧腋窝及双侧锁骨上未扪及异常肿大淋巴结。乳腺钼靶扫查示:右乳少许点状钙化,拟BI-RADS 2类,右腋下稍大淋巴结。经超声扫查示:右侧乳腺实质性结节性病灶:11点方向,5.4 mm×4.8 mm,拟US-BI-RADS 4B类。右侧腋窝见低回声数个,之一大小约13.8 mm×6.8 mm,边缘清晰,淋巴门结构可见,CDFI:较丰富血流信号。右侧腋窝淋巴结肿大。随后行超声引导下细针穿刺,细胞学扫查结果提示:淋巴结腺癌转移。后患者入院行右乳改良根治术及右侧腋窝淋巴结清扫术,病理示:右乳肿块"浸润性导管癌Ⅱ级伴中级别导管原位癌;腋下淋巴结20/23枚见癌转移。这是一例乳腺癌腋窝淋巴结转移的患者,患者1年前行左乳癌改良根治术,后于复查时发现右侧腋窝淋巴结肿大,超声扫查高度提示右侧乳腺肿块为乳腺癌对侧转移及右侧腋窝淋巴结癌转移,随后进行超声引导下淋巴结细针穿刺,细胞学结果提示:淋巴结腺癌转移。后经手术病理证实右乳肿块"浸润性导管癌及右侧腋窝淋巴结癌转移。

由于癌细胞分泌血管生长因子刺激淋巴结产生周围组织新生滋养血管,故转移性淋巴结更多地依靠周边血供而非正常门部血供。淋巴结髓质和门部血流偏心甚至可能完全消失。转移性淋巴结特征性的表现为边缘型血供或混合型血供(即同时有中央和边缘血管)。

在肿瘤早期阶段,由于局部免疫反应血供可能增加,淋巴结可能表现为淋巴门型血供,这也是表现为淋巴门血供的恶性淋巴结体积较小,外形细长的原因(L/S较大)。随着癌细胞产生血管生成因子,导致新生血管形成,在超声上表现为边缘区血供增多。因为肿瘤压迫和包裹血管,转移性淋巴结

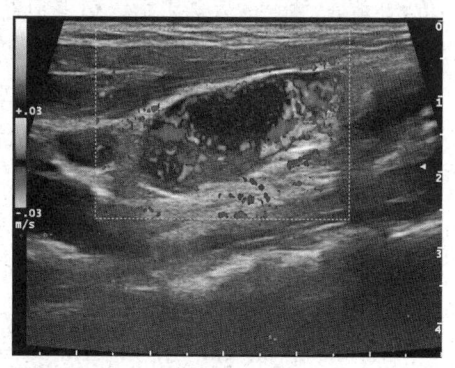

案例图 18-8 转移性淋巴结多普勒超声图像
图示淋巴结内部血流无血供区

的血管扭曲、异常。在组织学上可见结节中央因肿瘤生长迅速导致的坏死和角化。因而在这些转移性淋巴结没有灌注血流可以显示，表现为无血供区（案例图18-8）。

《Interventional Ultrasound：A Practical Guide and Atlas》，Dietrich 著

本章小结

超声检查具有实时和便捷、无创、分辨力高的优点，已常规应用于甲状腺疾病的诊断和鉴别诊断，超声检查可用于亚急性甲状腺炎等甲状腺疾病的实时动态观察随访、疗效评估，在甲状腺微小癌超声诊断及超声引导介入方面弥补了CT和MRI的局限性。当然超声也有其不足之处，对于某些常规超声表现不典型的甲状腺结节鉴别诊断困难，需结合临床病史资料、实验室检查及超声造影、弹性成像技术、三维超声等超声新技术综合判断，必要时行FNA。

淋巴结是人体重要的淋巴器官，主要功能是滤过淋巴液，产生淋巴细胞和浆细胞，参与机体的免疫反应。浅表淋巴结包括分布于颈部、腋窝、腹股沟区域的淋巴结，其结构与深部淋巴结类似，均由被膜和实质组成，实质分为皮质和髓质。输入淋巴管自淋巴结周边穿入被膜，输出淋巴管自淋巴门部位与淋巴结血管相伴行穿出淋巴结。

超声目前被广泛应用于浅表淋巴结评估，使用高分辨率超声诊断仪进行扫查，选用7.5~13 MHz线阵探头，主要依据淋巴结的大小、形态、内部回声、边缘、皮质、淋巴门状态、血流等进行评估。正常淋巴结一般短径2~5 mm，呈椭圆形，内部回声表现为周边均匀低回声的皮质部分包绕高回声的髓质部分，边缘较清，皮质厚度均匀，多数淋巴门存在，血流呈中央型或门型。

当淋巴结发生病变时，其相应声像图也发生改变，各种类型淋巴结病变均可能导致淋巴结增大，淋巴结形态趋圆多见于淋巴瘤、转移性淋巴结、淋巴结结核等，内部回声不均匀常见于转移性淋巴结、淋巴结结核、淋巴瘤等，淋巴门消失常发生于转移性淋巴结、淋巴瘤等，血流模式异常如出现周边型或混合型血流多见于转移性淋巴结、淋巴结结核等。

此外，超声弹性成像及超声造影等超声新技术在浅表淋巴结状态评估中也存在潜在价值，目前正在进一步研究中。超声引导下穿刺活检在临床对浅表淋巴结的准确诊断中同样发挥着重要作用。

乳腺的解剖层次是认识正常乳腺的超声图像的基础，了解由于腺体内腺泡、导管、脂肪和纤维组织混合而出现的复杂的图像特征，并了解其随年龄、生育期、生理期等不同激素水平的波动而出现不同的表现非常重要。

乳房的动脉供应主要来自腋动脉的分支、胸廓内动脉的肋间分支及降主动脉的肋间血管穿支。乳腺的静脉与动脉、淋巴管伴行，在乳腺癌的血行转移中有重要意义。乳腺的淋巴网甚为丰富，主要的五条引流途径在乳腺癌的局限性播散和转移中起着重要的作用。

掌握正确的仪器调节、乳腺扫查、病灶辨认和定位是乳腺超声扫查操作技术的根本。充分掌握六大分区中可采用的合适的扫查手法及发现病灶时获取正确的图像信息，准确描述方位信息等，是一位合格的乳腺超声扫查者必不可少的基本功，根据超声表现合理诊断乳腺疾病是学习要点。

根据美国放射学会推出的乳腺影像报告和数据系统(BI-RADS)第二版,乳腺疾病诊断描述有了规范的术语和标准,熟悉各项指标并能合理运用于临床,将有助于更规范化的诊断、标准化分类和临床有效沟通并给予患者正确的后续指导。

乳腺疾病有其特殊性及复杂性,通过病灶大小、部位、形态、方位、边缘、回声、钙化、血流及弹性硬度等指标,结合腺体及腋窝淋巴结状态,根据疾病特征,准确诊断疾病性质非常重要。同时,了解和正确使用弹性、三维、造影等超声新技术将有助于更好的评估病灶,为临床诊治提供有效的信息。

目 标 检 测

1. 正常甲状腺声像图表现是什么?
2. 简述甲状腺肿瘤的分类。
3. 甲状腺癌的声像图共性特征是什么?
4. 亚急性甲状腺炎声像图表现如何?与桥本甲状腺炎如何鉴别?
5. 在乳腺三大影像学检查中,超声相比乳腺钼靶和MRI检查有哪些优缺点?
6. 简述乳腺影像学检查BI-RADS分级的意义。
7. 超声新技术包括弹性成像、超声造影、三维超声,这些新技术在乳腺癌检查中起到什么作用?
8. 影响颈部淋巴结超声检查的因素有哪些?请从病人、超声仪器、检查者角度思考。
9. 转移性淋巴结与淋巴瘤在超声检查中有哪些容易混淆的特征?该如何鉴别?
10. 超声引导下穿刺活检在淋巴结疾病检查中起什么作用?
11. 正常甲状腺横切时的声像图特征是( )。
  A. 甲状腺包膜完整,呈圆形,均质弱回声
  B. 甲状腺包膜不完整,呈蝶形,不均质强回声
  C. 甲状腺包膜完整,呈蝶形,均质中等回声
  D. 甲状腺包膜完整,呈蝶形,强回声
  E. 甲状腺包膜不完整,呈蝶形,均质弱回声
12. 甲状腺超声探测时,哪一种方法是错误的?( )。
  A. 采取仰卧位
  B. 摘除颈部项链
  C. 充分暴露颈前部
  D. 无需特殊准备及要求
  E. 必须加仿生模块
13. 成人甲状腺超声的正常测值范围是( )。
  A. 前后径及左右径1.5 cm,上下径4～5 cm,峡部为0.6 cm
  B. 前后径及左右径2 cm,上下径5～6 cm,峡部为0.5 cm
  C. 前后径及左右径2 cm,上下径4～5 cm,峡部>0.6 cm
  D. 前后径及左右径1.5 cm,上下径5～6 cm,峡部>0.5 cm
  E. 前后径及左右径2 cm,上下径4～5 cm,峡部<0.4 cm

14. 甲状腺的正常大体解剖是（　　）。
    A. 位于颈侧方，呈椭圆形，位于气管的侧方
    B. 位于颈前，呈蝶形，距体表 1～1.5 cm 的浅表器官
    C. 位于胸锁乳突肌内侧，颈总动脉的前方
    D. 位于颈前，呈 H 形，距体表 2 cm 的浅表器官
    E. 位于食管的后方，气管前方

15. 根据美国放射学会 ACR 的指南，TI-RADS 5 类的结节恶性可能性为（　　）。
    A. >95%　　　B. >80%　　　C. >50%　　　D. >20%　　　E. >10%

16. 丁某，女性，42 岁，甲状腺区疼痛伴低热 2 周，超声显示：甲状腺弥漫性中度肿大，回声减低，血流丰富。它最可能是（　　）。
    A. 原发性甲状腺功能亢进　　　B. 结节性甲状腺肿
    C. 腺瘤　　　　　　　　　　　D. 亚急性甲状腺炎
    E. 慢性淋巴性甲状腺炎

17. 患者，女性，48 岁，自觉颈部增粗 2 年，超声显示，甲状腺非对称性肿大，实质回声增粗，内见多个结节，有的内部可见液性区，结节边界欠清晰，CDFI 显示血流较丰富，粗大纡曲的分支血管在结节间穿行，绕行。其最可能是（　　）。
    A. 结节性甲状腺肿　　　　　　B. 甲状腺癌
    C. 毒性甲状腺肿　　　　　　　D. 甲状腺腺瘤
    E. 桥本病

18. 关于甲状腺癌，其声像图特点为（　　）。
    A. 肿块形态不规则，边界模糊，以单发性为多
    B. 内部以实性不均质低回声为主，多无包膜和晕环
    C. 部分可发生囊变，其囊变部分所占比例较小，囊壁不光滑常有钙化
    D. 晚期常伴有淋巴结转移以及颈动脉，气管受压
    E. 以上均正确

19. 甲状腺囊肿的表现，不正确的是（　　）。
    A. 一般无症状　　　　　　　　B. 临床少见
    C. 少数来自腺癌囊性变　　　　D. 多数来自腺瘤囊性变
    E. 大的囊肿可达 10 cm

20. 桥本病的声像图特点是（　　）。
    A. 甲状腺两叶轻度增大，峡部增大明显
    B. 内部回声减低、增粗、分布不均匀、呈网格状
    C. 多普勒超声：多见丰富血流信号
    D. 以上都是

21. 下列关于乳腺解剖说法正确的是（　　）。
    A. 成人的乳腺由腺体、腺叶、脂肪和纤维组织构成
    B. 每个乳腺含有 15～20 个呈放射状排列的腺叶
    C. 腺内侧缘为胸骨旁线，外侧缘至腋中线或腋后线
    D. 乳腺腺体后方以悬韧带与胸小肌相连
    E. 乳房的动脉供应主要来自：腋动脉的分支、胸肩峰动脉的肋间分支及降主动脉的肋间血管穿支

22. 关于乳腺检查操作,以下正确的是( )。
A. 探头以 3.5~5 MHz 以上的线阵探头为宜
B. 双侧乳腺及腋窝区域依次扫查,一般先左后右
C. 如不确定血管的方向,则将多普勒的 θ 角设为 90°
D. 分区扫查法探头纵切时上下移动扫查,横切时左右移动扫查
E. 辐射状扫查法为外周区向乳头区辐射状移动

23. ( )不是正常乳腺的声像图。
A. 皮肤呈稍高回声带
B. 皮下浅筋膜及皮下脂肪呈低回声为主
C. 皮下脂肪内可见呈细回声带的悬韧带
D. 正常生育期成年女性在未孕期的乳腺导管呈低回声带
E. 肋骨横切时呈椭圆形高回声,后伴声影

24. 关于乳腺增生症,以下不正确的是( )。
A. 双侧乳腺腺体组织不同程度的增厚
B. 结构紊乱,回声强弱不一
C. 内可有肿块样回声形态不规则
D. 可有囊性或实性结节
E. 较丰富血流信号

25. 关于乳腺纤维腺瘤,以下不正确的是( )。
A. 为乳腺良性病变
B. 患者在无意中发现乳房无痛性肿块而就诊
C. 随着月经周期变化
D. 临床上最常见发生于内上象限
E. 不伴腋窝下淋巴结肿大

26. 乳腺纤维腺瘤的常见超声表现为( )。
A. 形状为椭圆形   B. 垂直位
C. 边缘不清   D. 粗大钙化
E. 较丰富血流信号

27. 发生乳腺癌最常见的部位为( )。
A. 乳头部位   B. 内上象限
C. 外上象限   D. 内下象限
E. 外下象限

28. 根据超声 BI-RADS,对于 BI-RADS 3 类的肿块,正确的处置建议是( )。
A. 建议随访   B. 建议细针活检
C. 建议手术   D. 建议放疗
E. 建议化疗

29. 以下病变中的( )纳入乳腺的 BI-RADS 分类范畴。
A. 乳腺淋巴瘤   B. 乳腺转移癌
C. 乳腺纤维腺瘤   D. 乳腺黑色素瘤
E. 乳腺肉瘤

30. 关于乳腺癌的超声表现,以下不正确的是( )。
   A. 形态不规则   B. 垂直位生长
   C. 边缘清晰   D. 肿块内伴有钙化
   E. 边缘环状血供

31. 颈部Ⅴ区淋巴结以( )下腹为界。
   A. 肩胛舌骨肌   B. 甲状舌骨肌
   C. 胸骨舌骨肌   D. 胸锁乳突肌
   E. 二腹肌

32. 关于颈部淋巴结,下列正确的选项是( )。
   A. Ⅰ区以甲状舌骨肌为界,内下方为ⅠA区,外上方为ⅠB区
   B. Ⅲ区为颈内静脉淋巴结上区,从舌骨水平至肩胛舌骨肌与颈内静脉交叉处
   C. 腮腺和咽后淋巴结已被纳入AJCC分组
   D. 位于甲状腺下极尾部和深面的淋巴结检查常需病人配合作吞咽试验
   E. 扫查时探头先置于乳突淋巴结

33. ( )不是乳腺的淋巴引流主要途径。
   A. 腋窝淋巴结   B. 锁骨上淋巴结
   C. 锁骨下淋巴结   D. 胸廓内淋巴结
   E. 胸肌间淋巴结

34. 关于超声评估指标,以下不正确的是( )。
   A. 淋巴门可分为三种类型:宽阔型,狭窄型,缺失型
   B. 转移性淋巴结常边界不清
   C. 皮质均匀增厚常见于淋巴结反应性增生、恶性淋巴瘤
   D. 正常淋巴结与毗邻肌肉相比较呈显著的低回声
   E. 用超声触诊及吞咽试验来判断血管的浸润程度

35. 超声操作时应注意( )。
   A. 检查一侧颈部时嘱病人将头转向同侧以方便扫查
   B. 检查腹股沟淋巴结区时,宜将下肢略分开,暴露腹股沟区和大腿内侧
   C. 极为表浅的淋巴结可用很厚的水囊做为声垫
   D. 应采用多切面、不同方向扫查,包括纵断面(短轴)和横断面(长轴)扫查
   E. 对于乳房内侧的局部淋巴结,需要沿胸肩峰动脉和乳房内动静脉扫查

36. 彩色多普勒成像时,正常淋巴结最常见血流类型是( )。
   A. 边缘型   B. 淋巴门型
   C. 中央型   D. 混合型
   E. 以上都不对

37. 淋巴结呈类圆形,回声不均匀,边界模糊不清,淋巴门消失,内可见点状强回声,彩色多普勒未见明显血供,应考虑为( )。
   A. 反应性增生   B. 淋巴结炎
   C. 淋巴结结核   D. 淋巴瘤
   E. 转移性淋巴结

38. 以下不是淋巴瘤的特征的是（　　）。
A. 临床上，肿大的淋巴结常首先出现于颈部，散在、稍硬、伴压痛、尚活动
B. 超声下表现为单发或多发性淋巴结肿大，多发的淋巴结可相互融合，
C. 淋巴结的形态趋向于圆形，$L/S>2$
D. 绝大多数淋巴瘤淋巴结的淋巴门消失
E. CDFI检查可见淋巴结内血流信号丰富

39. 甲状腺乳头状癌颈部淋巴结转移的特征表现为（　　）。
A. 皮质呈不规则增厚　　　　　B. 淋巴门呈狭窄型
C. 淋巴结边界不清　　　　　　D. 回声高低不均
E. 淋巴结内出现钙化

40. Virchow淋巴结是指（　　）。
A. 胃癌细胞经胸导管、左颈淋巴干转移至左锁骨上淋巴结
B. 胃癌细胞经胸导管、右颈淋巴干转移至右锁骨上淋巴结
C. 乳腺癌细胞经胸导管、左颈淋巴干转移至左锁骨上淋巴结
D. 乳腺癌细胞经胸导管、左颈淋巴干转移至左锁骨下淋巴结
E. 乳腺癌细胞经胸导管、右颈淋巴干转移至右锁骨下淋巴结

第十九章
肌肉-骨骼系统超声检查

> **学习目标**
> 1. 掌握:正常肌肉-骨骼系统超声检查方法;正常肌肉-骨骼系统的声像图特征。
> 2. 熟悉:肌肉-骨骼系统常见疾病的超声表现。
> 3. 了解:肌肉-骨骼系统常见疾病的诊断注意事项。

20世纪80年代末高频探头的出现,使超声更清晰地显示肌肉、肌腱、韧带、骨骼和关节囊及外周神经等结构成为可能。肌骨超声检查也成为与X线、CT和MRI并列的肌肉骨骼系统临床影像诊断技术之一,被广泛应用于骨关节外科、风湿科、康复科、疼痛科、内分泌科等专业领域。

第一节 肌肉-骨骼系统超声检查基础

近年来肌骨超声检查发展迅速,在临床中应用的深度和广度不断扩大。肌骨超声检查的研究重点主要针对疼痛和功能障碍问题,并且需要熟练掌握系统的解剖学知识。

一、应用范围和适应证

肌骨超声检查的涵盖范围很广,可用于评价筋膜、肌肉、肌腱、韧带和周围神经等软组织,以及关节和部分骨骼的病变。肌骨超声检查没有绝对禁忌证,可广泛应用于创伤骨科、运动医学、疼痛科、康复科和风湿免疫科、内分泌代谢科等。

二、检查目的

肌骨超声检查的主要目的是评价患者的疼痛和功能障碍、神经损伤的类型、风湿免疫性病变的活动性、小儿骨关节异常和软组织肿块等。针对不同的检查对象,具有相对明确的检查目的。

三、仪器设备

根据检查部位的不同,探头使用频率一般在 3~18 MHz 之间,梯形拓宽成像功能有助于诊断。尽可能选用较高频率的线阵探头检查肌腱和神经。二维超声、彩色多普勒超声、能量多普勒超声是常用的超声诊断手段。

四、检查技术及方法

检查者应熟悉肌骨系统的解剖,了解患者的症状和体征,对于观察目标以及目标周围的结构依照顺序检查。原则上可采取任意体位,以清楚显示病变、患者舒适为原则。病变的双侧对比扫查(患侧与健侧的比较)有助于异常声像图识别。动态扫查及探头加压试验、改变体位等方法,有助于疾病诊断。

第二节 肩关节超声检查

肩关节是人体活动度最大的关节,其损伤主要包括慢性劳损和外伤等病变。在肩关节软组织结构中,肩袖是最易损伤的部位,也是超声扫查重点。超声扫查肩关节除提供大体解剖学信息外,还能运动状态下观察肌腱功能。

一、正常肩关节的超声检查

(一)解剖概要

肩袖由4个肌腱组成。前部为肩胛下肌及其肌腱,止于肱骨小结节。上部为冈上肌腱,止于肱骨大结节上骨面及中骨面前部。冈下肌腱起于肩胛骨的后面、肩胛冈的下方,止于肱骨大结节中骨面。小圆肌腱则止于肱骨大结节下骨面。肱骨大结节与小结节之间为结节间沟,其内为肱二头肌长头肌腱。该肌腱不是肩袖的组成部分,位于关节腔内部分走行于肩袖间隙。并由盂肱上韧带和喙肱韧带组成的滑车所固定。正常情况下,盂肱关节腔与肱二头肌长头肌腱的腱鞘相连通。肩峰下三角肌滑囊位于肩袖与三角肌、肩峰之间。关节盂周缘可见由纤维软骨构成的盂唇。

(二)检查内容

肩关节超声扫查包括肩袖结构和非肩袖结构等。肩袖结构主要包括肩胛下肌腱、冈上肌腱、冈下肌腱和小圆肌腱。非肩袖结构主要包括肱二头肌长头肌腱、肩部韧带、盂肱关节、肩锁关节、滑囊及盂唇。

(三)检查仪器

根据患者体形和目标深度调整探头频率,一般采用7~10 MHz线阵探头,检查盂唇等深部结构、体形肥胖、肌肉发达者可适当降低频率至5~7 MHz。

(四)检查体位

一般推荐的体位是患者面向检查者,坐在可调节高度旋转椅上(部分患者如脑梗死或其他原因无法坐立者,也可卧位检查)。先从前面和内侧面开始,再依次检查外侧和背部。

(五)扫查方法及声像图

肩关节超声检查,尤其是肩袖的超声检查,首先从肱二头肌长头肌腱开始。该肌腱近段位于肱骨头结节间沟内,声像图容易识别。解剖学上,通过该肌腱可区分其内侧的肩胛下肌腱和外侧的冈上肌腱。

1. 肱二头肌长头肌腱

受检者坐于检查者对面，手掌面向上，肘关节屈曲90°。探头置于肱骨大结节和小结节之间做横切面[图19-1(a)]，显示肱横韧带长轴及位于结节间沟内的肱二头肌长头肌腱[图19-1(b)]。该体位下，探头旋转90°[图19-1(c)]，显示肱二头肌长头腱的长轴[图19-1(d)]，扫查时应追踪至肌腱和肌腹连接处。

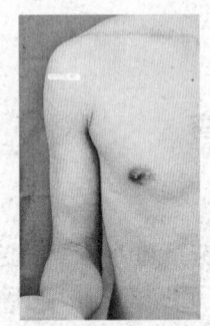
(a) 肱二头肌长头腱短轴体标图

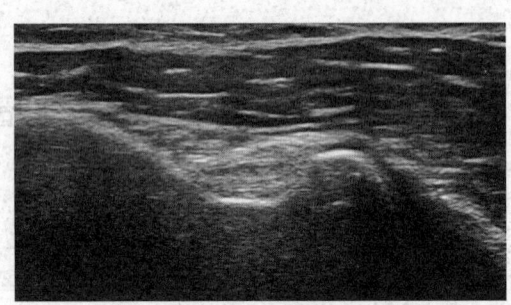
(b) 肱二头肌长头腱短轴声像图

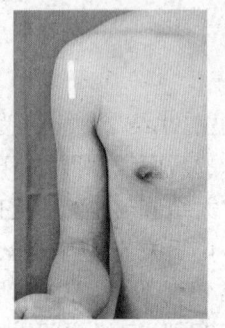
(c) 肱二头肌长头腱长轴体标图

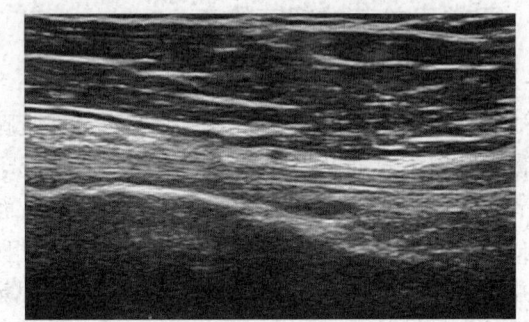
(d) 肱二头肌长头腱长轴声像图

图19-1 肱二头肌长头腱短轴及长轴声像图

2. 肩胛下肌腱

受检者屈肘90°，肘部紧贴外侧胸壁，肩关节外旋位，探头置于肱骨小结节内侧取横断面[图19-2(a)]，显示肩胛下肌腱的长轴，最外侧止于小结节[图19-2(b)]。该体位下探头旋转90°[图19-2(c)]，可显示肌腱短轴[图19-2(d)]。在短轴切面有时可见强回声肌腱间隔低回声肌肉组织，为正常现象。同时，可在肩关节内旋和外旋动作时，动态观察肩胛下肌腱。

3. 冈上肌腱

受检者将手背放在对侧后背上，肘部紧贴侧胸壁。这个体位下的肌腱纤维更加伸展，但有可能高估其撕裂的范围。

以肱二头肌长头腱短轴的关节内部分作为识别冈上肌腱的标志。当向后外侧移动探头时[图19-3(a)]，可显示冈上肌腱的短轴断面[图19-3(b)]，肌腱形态为向前方凸起的圆弧形，肌腱深方为肱骨头，呈圆形的强回声伴声影。浅方为三角肌，呈低回声。肌腱浅方称"滑囊面"，深方称"关节面"，中间为"腱体"。在冈上肌腱和三角肌之间，可以看到正常的肩峰下-三角肌下滑囊，其表现为一个窄的低回声带。探头位置如[图19-3(c)]所示，显示冈上肌腱长轴[图19-3(d)]，从上至下分别可见圆形的肱骨头表面、向深方略凹陷的解剖颈和向前方隆起的肱骨大结节。上述骨性标志可作为描述肌腱内异常区域的定位点。

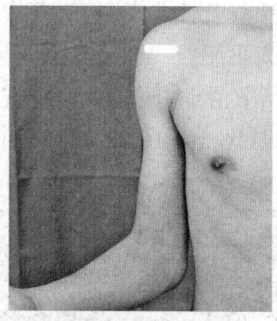
(a) 肩胛下肌腱长轴体标图

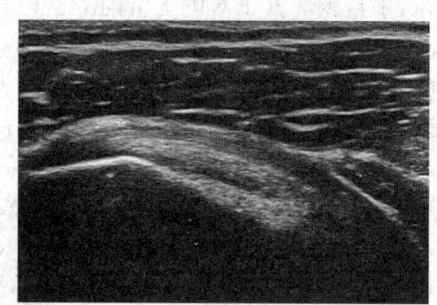
(b) 肩胛下肌腱长轴声像图

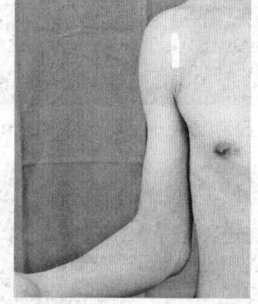
(c) 肩胛下肌腱短轴体标图

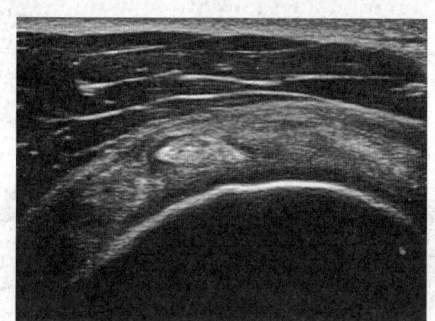
(d) 肩胛下肌腱短轴声像图

图 19-2　肩胛下肌腱长轴及短轴声像图

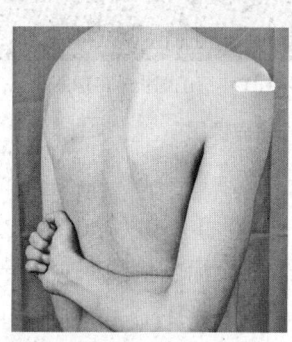
(a) 冈上肌腱短轴体标图

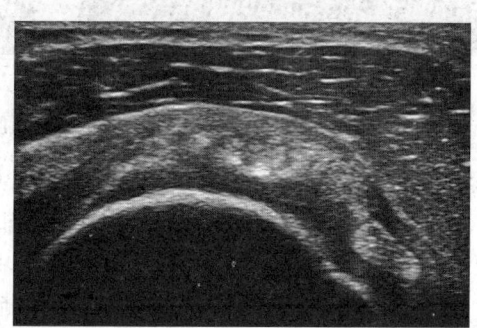
(b) 冈上肌腱短轴声像图

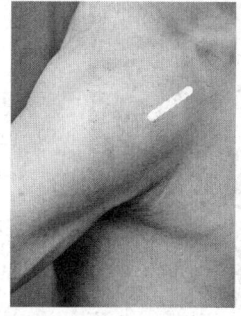
(c) 冈上肌腱长轴体标图

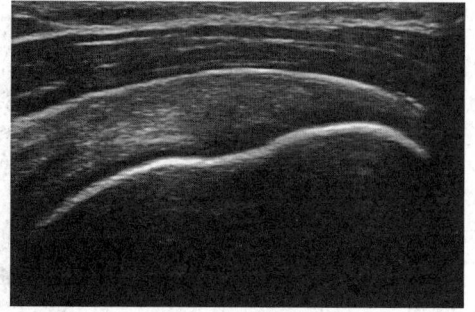
(d) 冈上肌腱长轴声像图

图 19-3　冈上肌腱短轴及长轴声像图

4. 冈下肌腱及小圆肌腱

受检者坐位,手自胸前置于对侧上臂前方。检查者坐于后方或侧方,探头置于冈下窝纵断面[图 19-4(a)],可显示冈下肌肌腹和其下方的小圆肌肌腹。在识别冈下肌和小圆肌肌腹后,探头旋转 90°[图 19-4(b)],在矢状面上向着大结节滑动,便能看到肌腱呈现为两个独立的结构,从各自的肌肉中延伸并止于肱骨大结节后缘[图 19-4(c)、图 19-4(d)]。

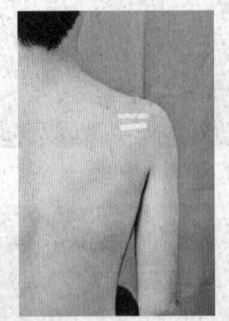 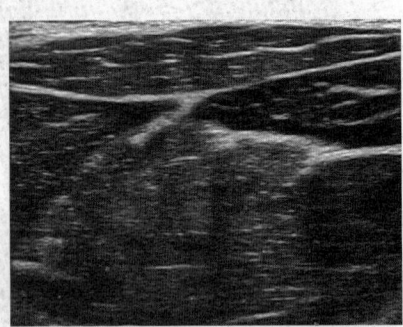

(a) 冈下肌腱及小圆肌腱长轴体标图　　(b) 冈下肌腱及小圆肌腹短轴声像图

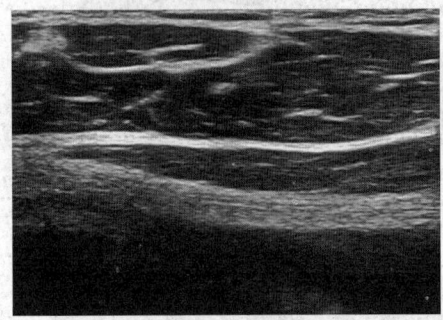 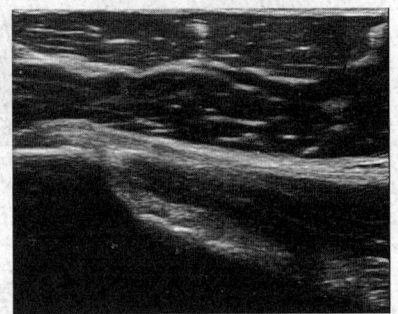

(c) 冈下肌腱长轴声像图　　(d) 小圆肌腱长轴声像图

图 19-4　冈下肌腱及小圆肌腱长轴声像图

5. 后盂唇及盂肱关节后面观

检查者面向受检者背面或侧面,探头频率可适当降低,选择 5.0~7.0 MHz。探头置于肱骨头后缘和关节盂后面之间做横切[图 19-5(a)],两个骨性标志呈强回声伴声影,二者之间可见后盂唇,呈三角形高回声,尖部指向深方关节腔,底部朝向体表[图 19-5(b)]。在横断面上,探头往盂唇内侧移动可以看到冈盂切迹。

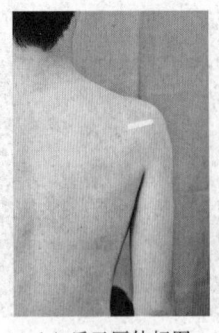 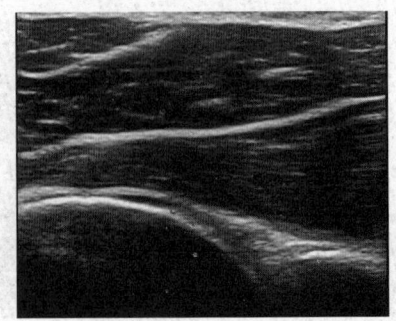

(a) 后盂唇体标图　　(b) 后盂唇及盂肱关节声像图

图 19-5　后盂唇及盂肱关节声像图

6. 喙肩韧带

以肩胛骨的喙突和肩峰作为解剖标志,探头两端置于喙突和肩峰表面[图19-6(a)],可显示喙肩韧带长轴,正常为一薄层条索样结构[图19-6(b)]。喙肩韧带与其两端的喙突、肩峰一起,再加上锁骨远端和肩锁关节这五者共同形成喙肩弓,加强肩关节的稳定性。

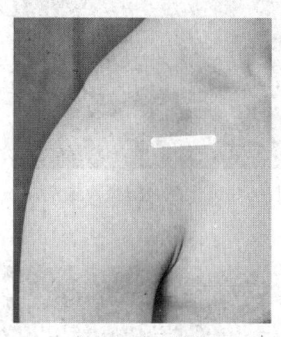
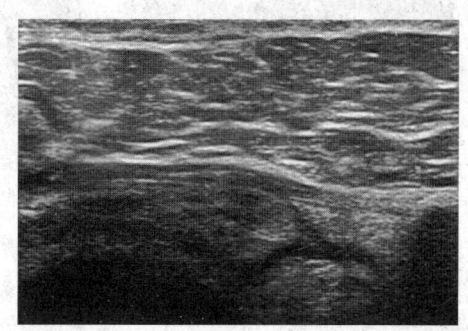

(a) 喙肩韧带长轴体标图　　　　(b) 喙肩韧带长轴声像图

图 19-6　喙肩韧带声像图

7. 肩袖活动度检查(肩峰撞击试验)

当肩关节外展和内旋时,肩袖及肩峰下滑囊可在肩峰下自由滑动而不受限制。而在某些病理情况下(如肩峰异常或肩峰下滑囊增厚等),肩峰下间隙相对变窄,肩袖活动度下降,临床称"肩峰撞击综合征"。肩峰下撞击试验:在上肢外展和内收交替时,将超声探头内侧缘置于肩峰外侧缘获取冠状切面,可动态观察肩峰下(向前上)撞击试验。通过该动作,可显示冈上肌腱及肩峰下滑囊在深部穿过喙肩弓。

二、肩关节异常超声图像

(一)钙化性肌腱炎

肩袖的钙化性肌腱炎大多数原因不明,其特征是钙盐沉积于肩袖和肱二头肌腱内,最常见为冈上肌腱附着部,其次为肩胛下肌腱。可分为慢性形成期和急性吸收期。慢性形成期沉积的钙盐为干粉状物质,类似结石。急性吸收期沉积的钙盐为液性,类似牙膏。患者肩关节有急性或反复发作的疼痛史,静止期疼痛轻微或无症状,吸收期疼痛剧烈。钙化性肌腱炎通常不伴有肩袖撕裂。

1. 声像图表现

肌腱内出现强回声,静止期钙化物表现为强回声斑块,边界清晰,后方伴有明显声影(图19-7)。吸收期液性钙化物表现为片状强回声,通常形状不规则,后方伴弱声影或不伴声影。钙化物可刺激肌腱组织引起炎性反应,肌腱肿胀增厚。吸收期的液性钙化物还可破溃入三角肌下滑囊引起钙化性滑囊炎,超声表现为滑囊分离、滑囊增生。

2. 诊断与鉴别诊断

(1) 诊断思路:钙化性肌腱炎患者多慢性起病,局部疼痛为主,夜间加重。患肩外展明显受限。肌腱内钙化物的沉积可引起肌腱运动功能障碍,导致相应部位疼痛。超声图像显示增厚的冈上肌腱组织内成簇分布的强回声、声影可不明显。探头加压局部有明显疼痛。

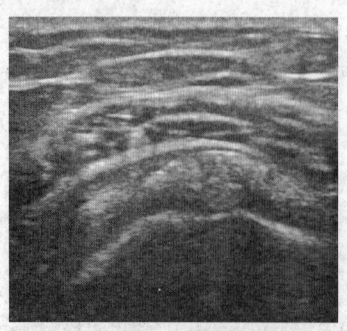 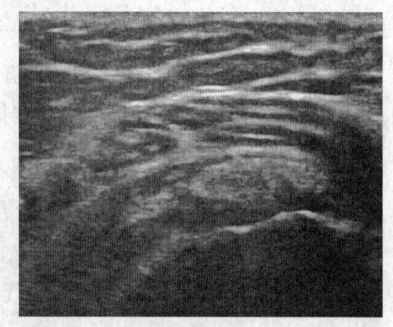

(a) 冈上肌腱钙化性肌腱炎声像图　　(b) 冈上肌腱钙化性肌腱炎声像图

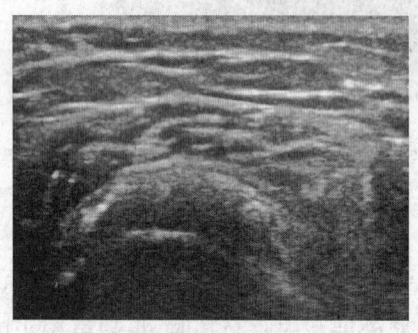 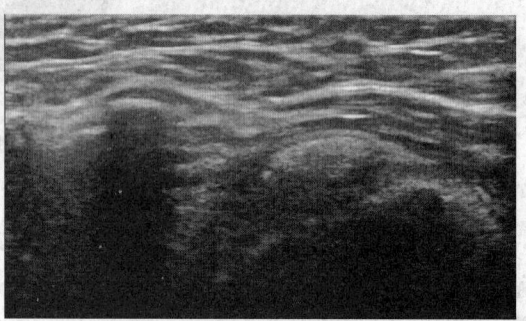

(c) 冈上肌腱钙化性肌腱炎声像图　　(d) 冈上肌腱钙化性肌腱炎声像图

图 19-7　冈上肌腱钙化性肌腱炎声像图

(2) 诊断要点：①肌腱内出现强回声斑块或片状强回声；②肌腱组织可有炎性反应，肿胀增厚；③吸收期液性钙化物可破溃入肩峰下三角肌滑囊引起钙化性滑囊炎。

(3) 鉴别诊断：①黏连性滑囊炎：好发于中老年人群，又称"五十肩"。主要表现为关节囊挛缩、黏连，关节腔容积缩小，肩袖间隙呈低回声，局部血流信号增多。②骨性关节炎：发生在以上肢活动为主的运动员，超声可显示肱骨大结节、肩峰和肩锁关节骨质增生，外展时可引起肱骨头与肩峰撞击。

（二）肩袖撕裂

肩袖撕裂最好发于冈上肌腱前部，接近大结节附着处，此处为肌腱的乏血供区。肩袖撕裂的共同超声表现是肌腱内出现低回声区，该低回声区通过调整探头入射角度不能消除。增加肌腱应力时，裂口可见增大。根据撕裂的厚度常分为部分撕裂和全层撕裂。

1. 声像图表现

(1) 部分撕裂发生率高于全层撕裂。①滑囊面部分撕裂可表现为肌腱局部变薄、表面向内凹陷、大结节附着部局部缺损或滑囊面出现局灶性低回声。可伴有三角肌滑囊内少量积液或者三角肌下滑囊滑膜增生，增生的滑膜组织可疝入裂口内[图 19-8(a)]。②关节面部分撕裂表现为肌腱关节面出现局灶性低回声或混合性回声，并伴有纤维连续性中断[图 19-8(b)]。③腱内撕裂在肌腱内出现局灶性低回声或混合回声，滑囊面及关节面完整。④部分撕裂的继发征象包括大结节表面骨皮质不规则，见缺损或骨质增生改变[图 19-8(c)]。关节面部分撕裂时，损伤处深方软骨回声增强，呈软骨"暴露征"[图 19-8(d)]。

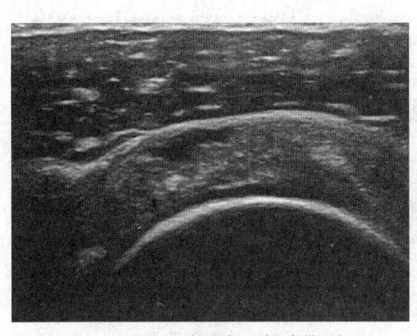 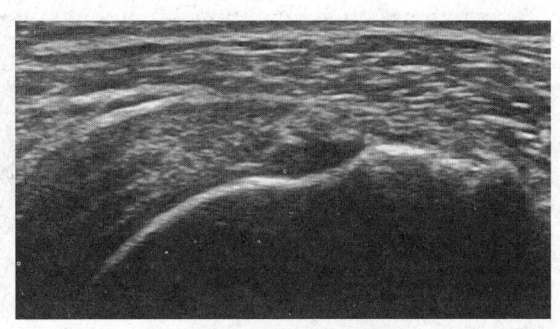

(a) 冈上肌腱滑囊面部分撕裂　　　　　　(b) 冈上肌腱关节面部分撕裂

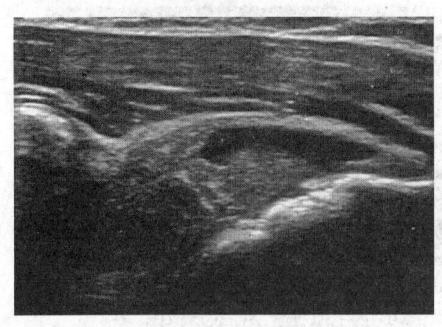 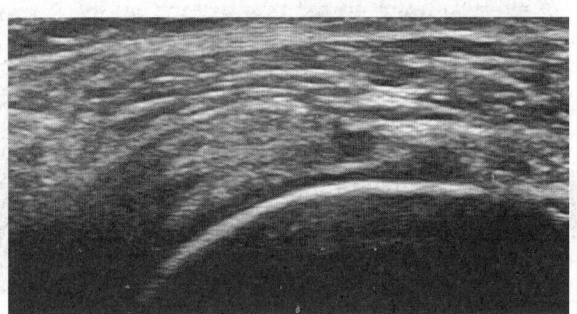

(c) 冈上肌腱部分撕裂肱骨骨皮质不连续　　(d) 冈上肌腱部分撕裂局部软骨暴露

图 19-8　冈上肌腱部分撕裂声像图

(2) 全层撕裂的原发征象包括：肩袖不显示、肩袖部分缺损、肩袖不连续、肩袖局部回声异常。①肩袖不显示：发生在肩袖巨大撕裂患者，声像图上肱骨头周围不能显示肩袖或显示仅残留少许肌腱组织，三角肌与肱骨头紧贴。一些肩袖缺损患者肱骨头表面可见一层薄的低回声组织，代表增厚的三角肌下滑囊[图 19-9(a)]。②肩袖部分缺损：主要发生在冈上肌腱大结节附着部，发生撕裂后，断端回缩，引起大结节裸露，三角肌直接与肱骨头及肱骨头表面覆盖的软骨接触[图 19-9(b)]。③急性损伤患者，撕裂可发生在肌肉肌腱连接处，外侧肌腱附着在大结节上，裂口内充满无回声液体或组织碎片，三角肌及三角肌下滑囊也可疝入裂口内。④较小撕裂可不引起明显断端回缩，声像图上显示为肌腱内局灶性低回声或混合回声区[图 19-9(c)]。⑤继发征象：为大结节表面骨皮质不规则、软骨回声增强[图 19-9(d)]、三角肌下滑囊炎和盂肱关节积液。全层撕裂时，三角肌下滑囊积液和关节积液往往同时存在。

2. 诊断与鉴别诊断

(1) 诊断思路：冈上肌、冈下肌、小圆肌和肩胛下肌肌腱，从后、上、前面围绕肩关节，对于维持关节的稳定意义重大。肩袖撕裂是引起肩部疼痛和功能障碍的常见原因。肌腱撕裂主要发生在冈上肌近大结节附着部的"缺血危险区"。

(2) 诊断要点：①超声诊断肩袖撕裂应将直接征象和间接征象相结合，并配合肢体的伸屈、旋转等进行动态观察。②检查时做到"双侧对比、临近对比、长短轴对比、动静结合对比和手法的适当加压"。

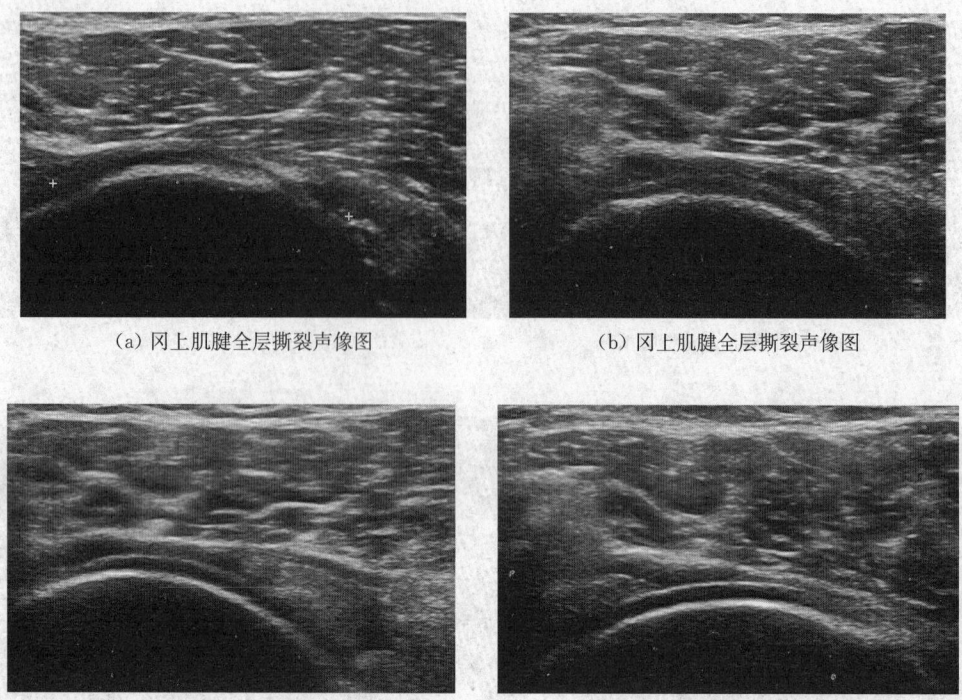

(a) 冈上肌腱全层撕裂声像图　　(b) 冈上肌腱全层撕裂声像图

(c) 冈上肌腱全层撕裂声像图　　(d) 冈上肌腱全层撕裂声像图

图 19-9　冈上肌腱全层撕裂声像图

(3) 鉴别诊断：①肩锁关节损伤：肩锁关节的损伤多见于外伤，超声对于肩锁韧带的肿胀或撕裂等可提供诊断信息，双侧对比检查易发现病变。声像图可表现为肩锁韧带及喙锁韧带增粗，关节间隙增宽和关节内钙化。②喙突炎多见于青壮年，是肩部疼痛的常见原因之一。其特点是超声探头"触诊"阳性。超声扫查可发现喙突部骨表面钙化灶、喙突部滑囊积液、周围韧带肿胀等表现。

第三节　肘关节超声检查

肘部的主要韧带和肌腱位置表浅，超声可以清楚显示肘部的伸肌群、屈肌群及其肌腱、肱二头肌肌腱、内侧副韧带及外侧副韧带，肱三头肌远端肌腱及鹰嘴滑囊等结构，超声检查具有方便快捷、可动态观察等优点，在慢性劳损和急性运动损伤的诊断中作用显著。

一、正常肘关节的超声检查

(一) 解剖概要

肘关节为滑膜关节，由尺骨与肱骨滑车、桡骨头与肱骨小头、桡骨与尺骨近端关节构成。其关节隐窝明显，前面位于冠突窝和桡窝，后面位于尺骨鹰嘴窝。每个关节隐窝内均可见脂肪垫。

在肘前部,肱肌止于尺骨,而对于肱二头肌腱,远端则分为两部分:浅层为短头肌腱,深层为长头肌腱,均止于桡骨粗隆。在肘后部,肱三头肌腱止于尺骨近端的鹰嘴突,其止点浅方为尺骨鹰嘴滑囊。肱三头肌腱的浅层为外侧头和长头,深层为内侧头。肘内侧为屈肌总腱,包括桡侧腕屈肌、掌长肌、尺侧腕屈肌和指浅屈肌均起自肱骨内上髁。肘关节内侧由尺侧副韧带所固定,由前束、后束、斜束构成,其中前束最为重要,其向前延伸止于尺骨冠突内侧面。肘外侧,为伸肌总腱,包括桡侧腕短伸肌、指伸肌、小指伸肌和尺侧腕伸肌,均起自肱骨远端的外上髁,其中桡侧腕短伸肌位于最前部。桡侧腕长伸肌则起自肱骨外上髁近侧的肱骨干骺端外侧。肘关节外侧由桡侧副韧带复合物所固定,包括桡侧副韧带、环状韧带、副桡侧副韧带、桡侧尺副韧带。尺骨鹰嘴与肱骨内上髁之间的组织间隙由肘管支持带覆盖,其内为尺神经。尺神经在肘管内位于尺侧腕屈肌的两个头之间,且位于弓状韧带深方。正中神经位于肱动脉内侧,向远端走行于旋前圆肌的尺骨头与肱骨头之间。桡神经位于肱骨干的后面,向远侧和外侧走行,位于肱桡肌的深方,然后分为深支和浅支,深支走行在旋后肌的两个头之间,而浅支于肱桡肌深方走行至前臂。

(二)检查内容

肘关节超声扫查不仅可以观察关节积液、滑膜、软骨和骨皮质等,还能观察肱二头肌腱、肱三头肌腱、伸肌总腱、屈肌总腱及内、外侧副韧带的急、慢性损伤和附着点炎,对于肘关节的滑囊病变,肘部神经损伤,肘部的皮下组织和肌肉病变等也可作出明确诊断。

(三)检查仪器

肘关节超声扫查时,需要高性能彩色多普勒超声诊断仪,一般使用 7~10 MHz 或更高频率的探头。

(四)检查体位

检查时患者坐位,面对检查者,根据不同检查部位,肘部位置摆放不同。

(五)扫查方法及声像图

1. 肘关节前部

(1)检查体位:患者坐位,面对检查者,肘关节伸直,前臂旋后放在检查台,可在肘关节后方放置枕头以保持肘关节伸直。可分为尺侧及桡侧的纵断面及横断面扫查,横断面扫查范围应至少包括肘窝上、下 5 cm 范围。

(2)检查内容:观察关节腔积液、游离体和滑膜增生、关节软骨和骨皮质等。在前臂旋前和旋后位动态扫查桡骨颈凹陷处。同样体位,动态扫查肱二头肌腱及其附着的桡骨粗隆。肘前部检查内容还包括正中神经、桡神经和肱肌等。

(3)超声图像:在肱骨远端水平,横切面可显示强回声波浪形的肱骨骨皮质,外侧为肱骨小头,内侧为肱骨滑车,表面覆盖薄层低回声,为关节透明软骨(图 19-10)。肘前桡侧纵切面显示肱骨小头和桡骨头,肱二头肌肌腱远端附着于桡骨粗隆上(图 19-11)。尺侧纵切面显示肱骨滑车和尺骨冠突,弧形强回声为骨皮质,表面薄层低回声为关节软骨(图 19-12)。探头在关节前方可以对正中神经做连续的横断面扫查,正中神经横断面呈筛网状结构,在旋前圆肌水平形态较扁平。肘关节前方偏桡侧横断面扫查可对桡神经进行连续追踪探测,由近及远显示桡神经主干及其浅支和深支,正常桡神经横断面也呈圆形筛网状结构,在分叉水平神经干呈椭圆形,其两个分支由于神经干较细,内部的神经束结构较难显示(图 19-13)。

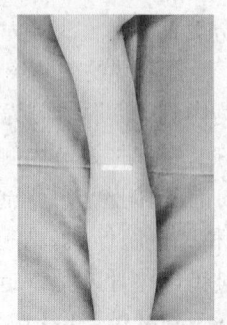 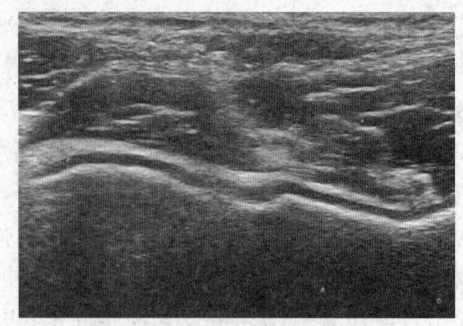

(a) 肘关节前面横断面体标图　　(b) 肘关节前面横断面声像图

图 19-10　肘关节前部横断面声像图

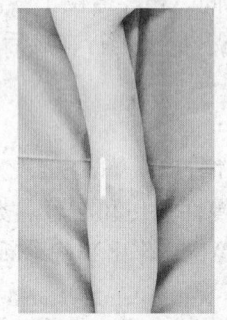 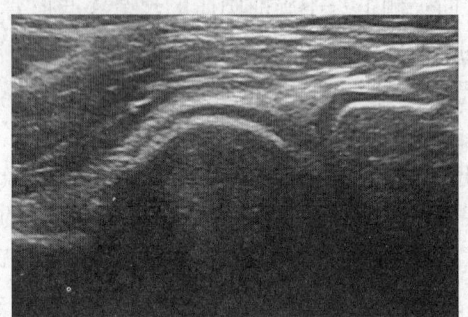

(a) 肘关节桡侧纵断面体标图　　(b) 桡侧纵断面声像图

图 19-11　肘关节前部桡侧纵断面声像图

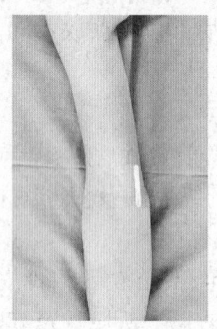 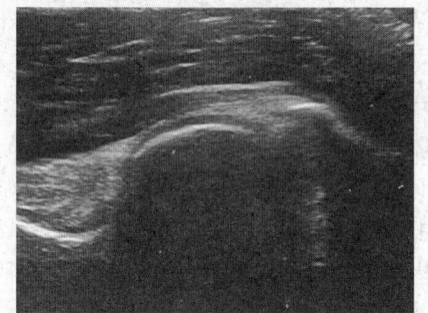

(a) 肘关节尺侧纵断面体标图　　(b) 肘关节尺侧纵断面声像图

图 19-12　肘关节前部尺侧纵断面声像图

2. 肘关节内侧

(1) 检查体位：检查肘内侧面时，患者身体倾向被检查侧，手放在检查桌上，前臂尽量外旋、肘关节伸开或稍屈曲。

(2) 检查内容：屈肌总腱、肱骨内上髁和尺侧副韧带等。

(3) 超声图像：以肱骨内上髁为体表标志，探头在肘关节内侧做冠状扫查。屈肌总腱在长轴图像呈稍高回声，短而薄，肌腱附着处的强回声即为肱骨内上髁（图 19-14）。尺侧副韧带呈薄层纤维结构，连接于肱骨内上髁与尺骨滑车之间，位于屈肌总腱深部的是尺侧副韧带前束（图 19-15）。

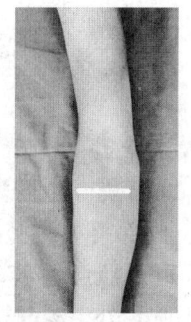 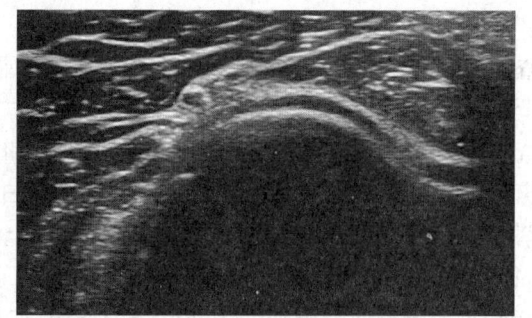

(a) 桡神经分叉体标图　　　　　　　(b) 桡神经声像图

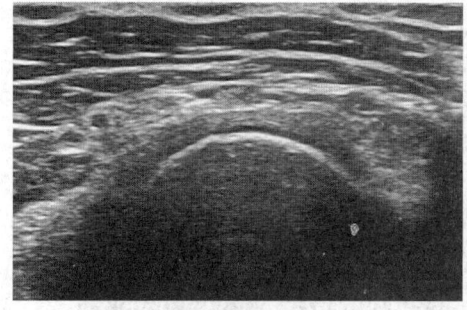 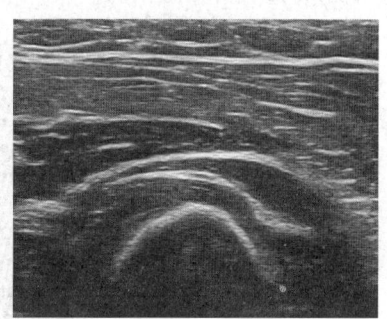

(c) 桡神经声像图　　　　　　　　　(d) 桡神经声像图

图 19-13　肘关节前部桡神经声像图

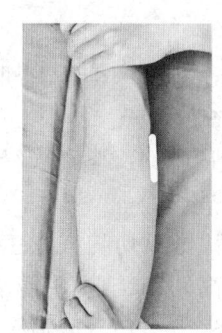 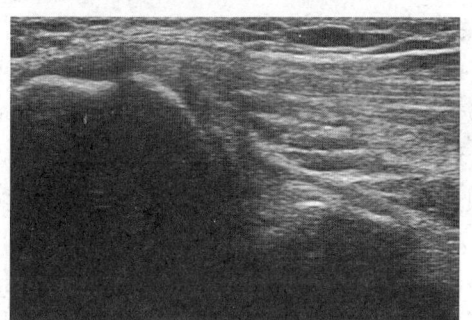

(a) 肘关节内侧屈肌总腱体标图　　　(b) 肘关节内侧屈肌总腱声像图

图 19-14　肘关节内侧屈肌总腱声像图

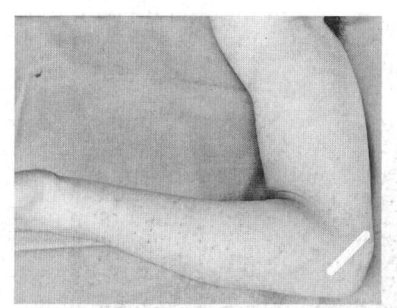 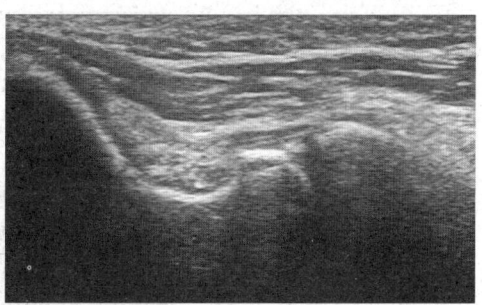

(a) 肘关节内侧副韧带体标图　　　　(b) 肘关节内侧副韧带声像图

图 19-15　肘关节内侧副韧带声像图

3. 肘关节外侧

(1) 检查体位：受检者拇指向上，双掌合拢，肘关节屈曲90°，或者双上肢前伸，拇指向上双手合十，类似"祈祷"体位。

(2) 检查内容：伸肌总腱、肱骨外上髁、桡侧副韧带和肱桡关节等。

(3) 超声图像：探头以肱骨外上髁为标志作冠状面扫查，即可获得伸肌总腱长轴图像。伸肌总腱长轴呈"三角形"高回声结构，向上止于肱骨外上髁。内部可见致密平行排列的肌腱纤维结构，回声分布均匀，内部无血流信号；探头旋转90°，可对肌腱附着端行横断面扫查。桡侧副韧带是位于伸肌总腱深面的薄层纤维结构，连接于肱骨外上髁与桡骨之间，二者在声像图上不易区分（图19-16）。

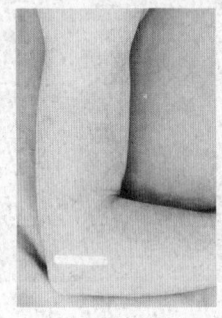
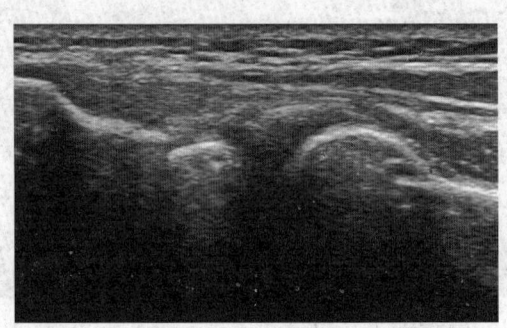

(a) 肘关节外侧体标图　　(b) 肘关节外侧伸肌总腱及桡侧副韧带声像图

图19-16　肱关节外侧伸肌总腱及桡侧副韧带声像图

4. 肘关节后方

(1) 检查体位：受检者肘关节屈曲90°，手掌向下平撑于检查床上，检查肘管时，尽量让鹰嘴朝向检查者。从前臂远端至手臂远端，在短轴面上扫查尺神经。

(2) 检查内容：观察肘后关节腔，三头肌腱（止于尺骨鹰嘴），鹰嘴滑囊，尺神经（位于鹰嘴与肱骨内上髁之间），做屈肘、伸肘动作时可动态检查尺神经脱位。

(3) 超声图像：探头以尺骨鹰嘴为体表标志，平行上臂做纵切扫查肱三头肌腱。尺骨鹰嘴呈弧形强回声，表面光滑，肱三头肌腱附着于鹰嘴，为高回声结构，附着端呈"鸟嘴样"，肌腱内部可见平行排列的肌腱纤维，近端与肌纤维延续（图19-17）。鹰嘴隐窝位于肱骨远端后部，内充填脂肪垫，鹰嘴后方皮下有潜在的鹰嘴滑囊。肱骨内上髁与尺骨鹰嘴之间横断扫查，尺神经呈椭圆形筛网状低回声，位于二者之间（图19-18）。

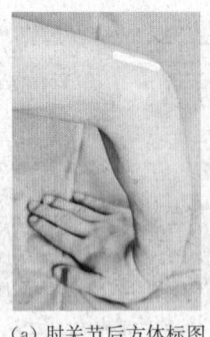
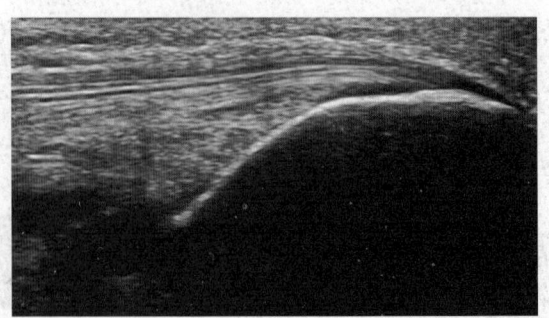

(a) 肘关节后方体标图　　(b) 肱三头肌腱长轴声像图

图19-17　肱三头肌腱长轴声像图

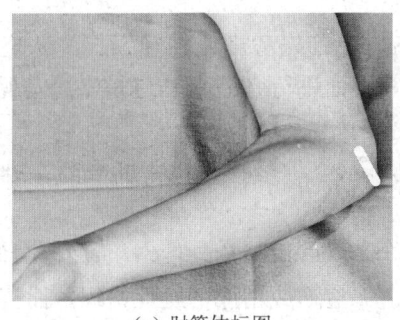
(a) 肘管体标图

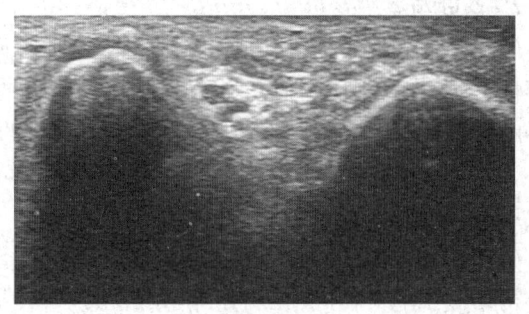
(b) 肘管声像图

图 19-18　肘管声像图

二、肘关节异常超声图像

(一) 桡神经损伤的超声诊断

桡神经损伤居上肢各神经损伤之首,近、中段桡神经损伤的特征性临床表现为垂腕。近段桡神经损伤常见于桡神经沟外伤处,大多与肱骨干骨折有关,患者有垂腕、前臂背外侧感觉障碍,但无肌肉功能障碍。

1. 声像图表现

桡神经完全离断时,超声表现为神经连续性中断,局部未见明确神经结构,有时可见断端神经瘤形成。桡神经被周围组织卡压时,可见神经局部变细,周围可见钢板、疤痕等,卡压近端的神经则呈弥漫性增粗、回声减低表现(图 19-19)。

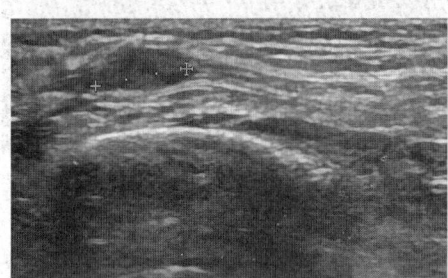
(a) 桡神经损伤声像图

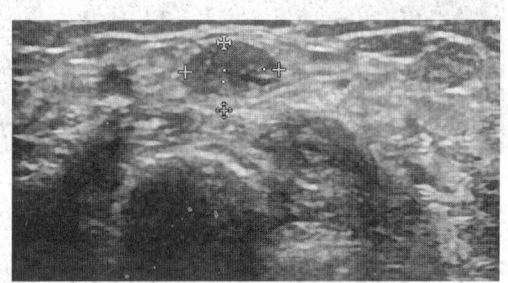
(b) 桡神经损伤声像图

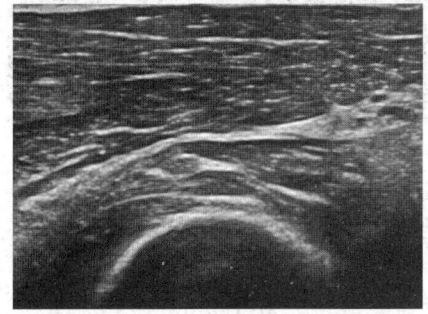
(c) 桡神经损伤声像图

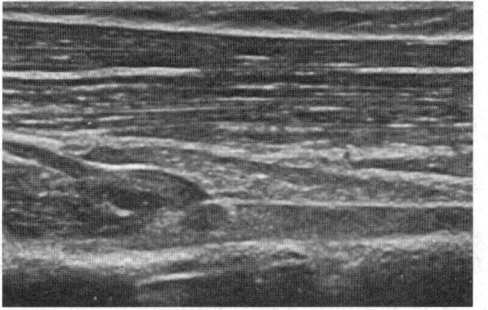
(d) 桡神经损伤声像图

图 19-19　桡神经损伤声像图

2. 诊断与鉴别诊断

(1) 诊断思路：患者出现垂腕及前臂感觉障碍时，应首先考虑桡神经损伤。从桡神经连续性、神经周围组织、神经束膜及神经外膜完整性等方面进行判断，超声扫查时，应观察桡神经断裂位置，并注意桡神经周围组织与桡神经的关系。

(2) 诊断要点：患者有前臂外侧外伤史；超声可显示桡神经连续性中断及断端神经瘤形成或桡神经受周围组织卡压的表现。

(3) 鉴别诊断：桡神经炎超声表现包括：神经连续性好，可呈均匀性增粗，回声减低，束状结构模糊或消失，神经无明显缩窄或压迹，神经周边无疤痕或增厚的腱性组织。而桡神经损伤的超声表现则包括桡神经连续性中断，断端神经瘤形成或桡神经受周围组织卡压等。

（二）肘管综合征的超声诊断

肘管综合征是肘部尺神经在肘管内因受压或牵伸，尺神经支配区出现感觉异常及功能障碍，临床主要表现为前臂及手指疼痛，小指及无名指尺侧半麻木感，远端指间关节屈曲呈"爪形手"。

1. 声像图表现

尺神经局部受压变细，其近端神经增粗，内部神经纤维束结构显示不清。肘管支持带可见增厚。在肱骨内上髁水平尺神经横截面积$>7.5~mm^2$可提示肘管综合征。超声检查可发现引起尺神经卡压的一些病因，如骨质增生等。CDFI：部分病例可见神经干内血流信号增多（图 19-20）。

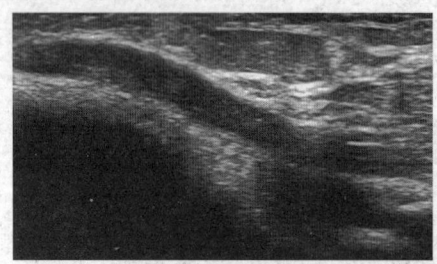

(a) 肘管综合征声像图

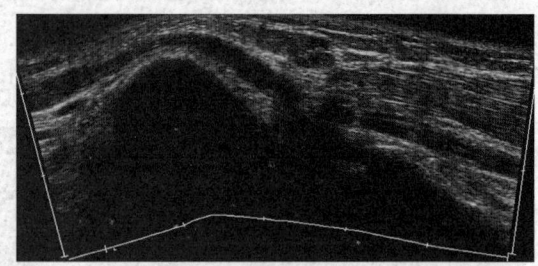

(b) 肘管综合征声像图

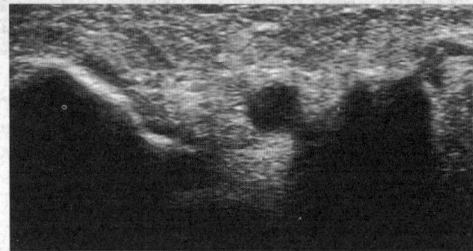

(c) 肘管综合征声像图

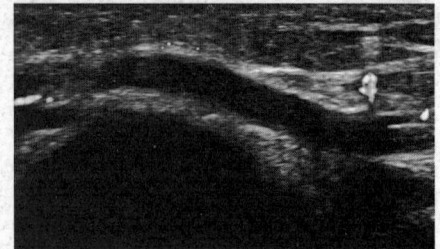

(d) 肘管综合征声像图

图 19-20　肘管综合征声像图

2. 诊断与鉴别诊断

(1) 诊断思路：当患者尺神经肘管处突然变细，肘管近端增粗，神经结构显示不清，肱骨内上髁水平尺神经横截面积$>7.5~mm^2$，应考虑肘管综合征可能。超声扫查时，应观察肘管处尺神经与周围组织关系，寻找尺神经卡压的病因。

(2) 诊断要点：尺神经肘管水平变细，肘管近端增粗；肱骨内上髁水平尺神经横截面积≥7.5 mm²；尺神经干内血流信号增多。

(3) 鉴别诊断：肱骨内上髁炎超声表现包括屈肌总腱附着处较健侧增厚、回声减低、不均匀；屈肌总腱可出现撕裂，肱骨内上髁骨皮质表面不光整。尺神经结构正常、横截面积正常，神经干内无血流。而肘管综合征超声表现为尺神经回声不均匀，肘管处突然变细，肘管近端神经增粗，神经干内血流可增多。

（三）伸肌总腱炎

伸肌总腱炎是由于伸肌总腱反复的伸缩用力，引起肌腱炎症、变性甚至撕裂，从而产生疼痛症状，俗称"网球肘"。主要超声表现：伸肌总腱增厚肿胀，回声减低，肌腱纤维结构模糊，超声触诊疼痛加剧。撕裂时肌腱纤维可见部分或完全性中断，病程较长者肌腱内可形成钙化，炎症处于活动期时肌腱内可探及丰富的血流信号。伸肌总腱强裂收缩引起肱骨外上髁撕脱骨折时，超声可显示游离碎骨片（图19-21）。对于症状不典型者，双侧对比可提高诊断准确性。此外需排除由于探头位置不当引起肌腱各向异性所导致的伪像。

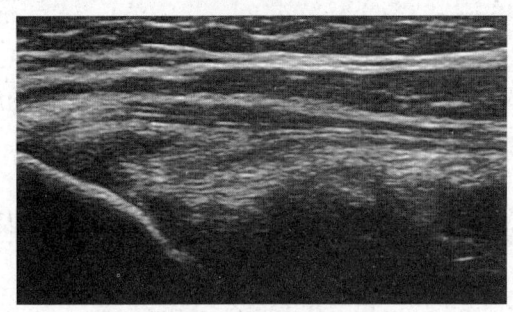 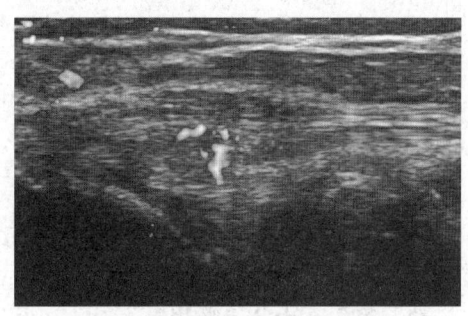

(a) 伸肌总腱炎灰阶声像图　　　　　(b) 伸肌总腱炎彩色多普勒声像图

图19-21　伸肌总腱炎声像图

第四节　手与腕关节超声检查

腕关节及手关节检查是最常见的四肢肌骨超声检查的适应症之一，可以为腕、手关节的肌腱、韧带、神经、滑膜、骨侵蚀等诸多病变提供诊断信息，其简便实用，已成为临床不可缺少的影像学手段。

一、正常手与腕关节的超声检查

（一）解剖概要

1. 腕部关节包括位于桡骨远端、尺骨远端、近侧腕骨弓（手舟骨、月骨、三角骨、豌豆骨）和远侧腕骨弓（大多角骨、小多角骨、头状骨和钩骨）之间的数个滑膜关节。桡腕关节位于桡骨远端和近侧腕骨弓之间，远侧桡尺关节位于桡骨与尺骨之间。这两个关节被纤维三角软骨隔开。纤维三角软骨自桡骨远端尺侧延至尺骨茎突底部。腕骨间关节位于各个腕骨之间，通过舟月韧带和月三角韧带与桡腕关节相隔。

2. 腕部掌侧，腕管内走行正中神经、指深屈肌腱、指浅屈肌腱和拇长屈肌腱。腕管外的肌腱有桡侧腕屈肌腱、掌长肌腱和尺侧腕屈肌腱。

3. 腕部背侧的肌腱分为6个骨纤维腔室,自桡侧到尺侧分别为:①拇长展肌腱和拇短伸肌腱;②桡侧腕长伸肌腱和桡侧腕短伸肌腱;③拇长伸肌腱;④指伸肌腱和示指固有伸肌腱;⑤小指伸肌腱;⑥尺侧腕伸肌腱。桡骨背侧的Lister结节是鉴别肌腱的骨性标志结构,位于桡侧腕伸肌腱和拇长伸肌腱之间。

4. 手指掌侧的肌腱包括指浅屈肌腱和指深屈肌腱,每一指浅屈肌腱于近侧指间关节分成两束后走行于指深屈肌腱两侧,止于指骨中节,指深屈肌腱止于指骨远节。指深和指浅屈肌腱被纤维滑车固定在邻近指骨上,以防止手指屈曲时肌腱膨出。环状滑车包括位于掌指关节处的A1滑车;位于近侧指骨的A2滑车;位于近侧指间关节的A3滑车;位于中节指骨的A4滑车;位于远侧指间关节的A5滑车。每一个掌指关节和指间关节掌侧有一纤维结构,称为掌板。在每一手指的背侧,指伸肌腱的中央束止于中节指骨,而两个侧束止于远节指骨。掌指关节处伸肌腱背侧有一伸肌腱帽,起稳定伸肌腱的作用。掌指关节和指间关节为滑膜关节,其背侧关节隐窝明显,侧方由尺侧副韧带和桡侧副韧带所加固。

(二)检查体位

检查时患者坐于检查者对面,腕部及肘部放松,手平放于检查床上。对于不能坐位的患者,可平卧于检查床上,上肢置于身体两侧。

(三)检查内容

主要包括腕关节、掌指关节和指间关节,以及上述关节周围的肌肉、肌腱、韧带和神经等。

(四)扫查方法及声像图

1. 腕关节背侧

由伸肌支持带发出分隔,形成6个腔室,有12根伸肌肌腱通过,自桡侧至尺侧分别扫查腕部伸肌腱的6个腔室。

(1)第一腔室:拇长展肌腱和拇短伸肌腱。保持腕关节在中立位,手尺侧放于检查床上,探头放置于桡骨茎突表面横断面显示第一腔室,可显示支持带与桡骨茎突之间上述两个肌腱的短轴断面,部分患者可见分隔将腔室分成两部分。探头转动90°,可显示肌腱长轴,可追踪拇长展肌腱至舟状骨。拇长展肌腱和拇短伸肌腱在桡侧腕长伸肌腱和桡侧腕短伸肌腱浅方进入第一腔室(图19-22)。

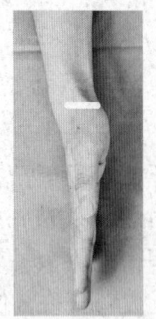
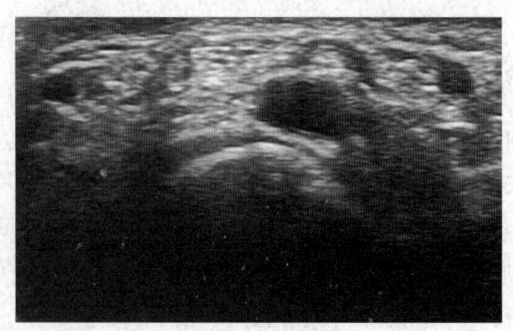

(a)第一腔室体标图　　　　(b)第一腔室声像图

图19-22　第一腔室声像图

(2) 第二腔室：桡侧腕长伸肌腱（桡侧）及桡侧腕短伸肌腱（尺侧）位于第一腔室的尺侧，分别止于第 2、3 掌骨底。肌腱位于 Lister 结节的桡侧，Lister 结节显示为桡骨背侧的强回声突起结构（图 19-23）。

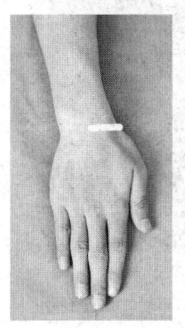 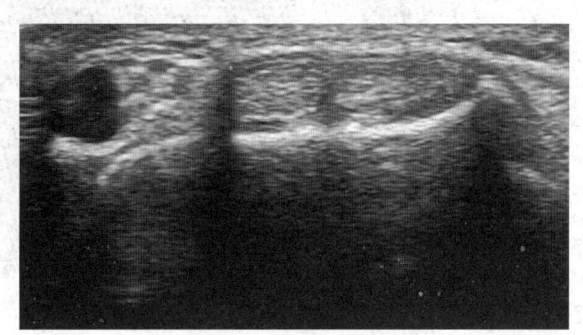

(a) 第二腔室体标图　　　　　　(b) 第二腔室声像图

图 19-23　第二腔室声像图

(3) 第三腔室：拇长伸肌腱。探头置于桡骨 Lister 结节处，该标志是区分第二腔室和第三腔室的标记，拇长伸肌腱位于 Lister 结节尺侧。由近端至远端从尺侧到桡侧跨过桡侧腕长伸肌腱和桡侧腕短伸肌腱（图 19-24）。

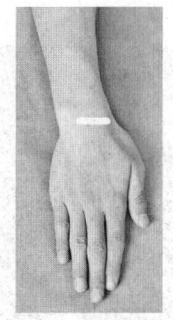 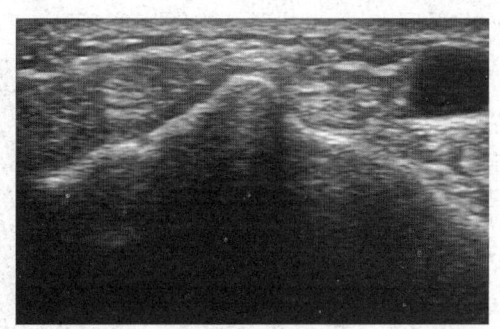

(a) 第三腔室体标图　　　　　　(b) 第三腔室声像图

图 19-24　第三腔室声像图

(4) 第四及第五腔室：第四腔室内是指总伸肌腱及示指伸肌腱；第五腔室内侧是小指伸肌腱。探头横断放置于背侧腕部的中部，观察第四及第五腔室，手指屈伸时动态扫查有助于区分不同肌腱（图 19-25）。

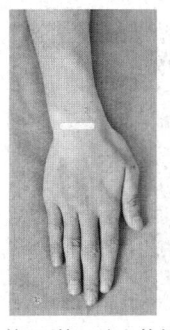 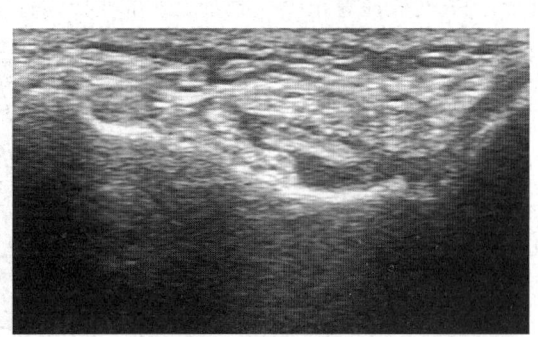

(a) 第四、第五腔室体标图　　　　(b) 第四、第五腔室声像图

图 19-25　第四、第五腔室声像图

(5) 第六腔室：尺侧腕伸肌腱。手部尺侧向上，腕关节轻度向桡侧偏斜，探头置于尺骨茎突，显示尺侧腕伸肌腱位于尺骨表面略微凹陷处（图 19-26）。

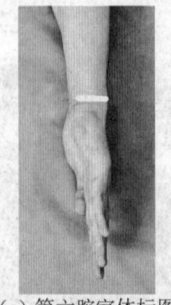
(a) 第六腔室体标图

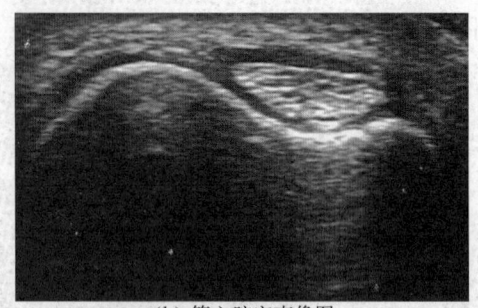
(b) 第六腔室声像图

图 19-26 第六腔室声像图

2. 腕关节掌侧

(1) 近端腕管：探头横断面放置在腕关节掌侧，寻找近端腕管的骨性标志，即舟骨结节（桡侧）和豌豆骨（尺侧）。舟骨及豌豆骨为腕管两端边界，月状骨及三角骨为腕管底部，腕管浅方为屈肌支持带。依次观察屈肌支持带、正中神经和腕管内的九个屈肌肌腱（四个指浅屈肌腱，四个指深屈肌腱和一个拇长屈肌腱）。腕管内最浅表的是正中神经，紧贴屈肌支持带，短轴切面为筛网状低回声，呈扁圆形结构（图 19-27）。

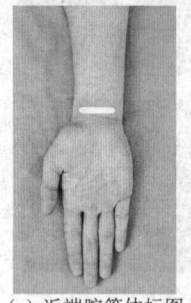
(a) 近端腕管体标图

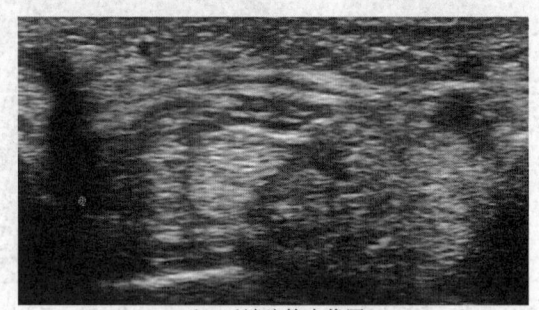
(b) 近端腕管声像图

图 19-27 近端腕管声像图

(2) 远端腕管：探头横断继续向远端移动，找到远端腕管两个骨性标志，即大多角骨结节（桡侧）和钩骨（尺侧），大多角骨及钩骨为腕骨两端边界，小多角骨和头状骨为腕管底部，浅方为屈肌支持带，扫查时应注意正中神经有无解剖变异，如正中神经双束支等（图19-28）。

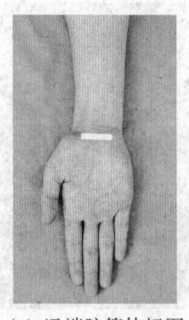
(a) 远端腕管体标图

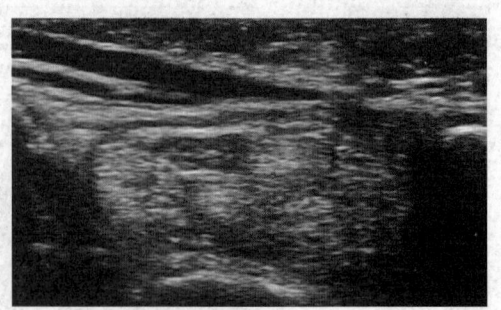
(b) 远端腕管声像图

图 19-28 远端腕管声像图

（3）纤维三角软骨复合体：腕部轻度向桡侧偏，检查时前臂旋前，探头置于腕部尺侧做纵切面。纤维三角软骨复合体超声表现是类似三角形强回声，尖端指向关节腔（图19-29）。

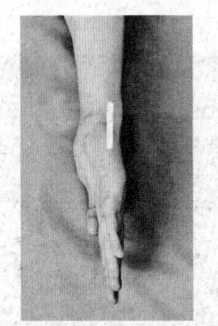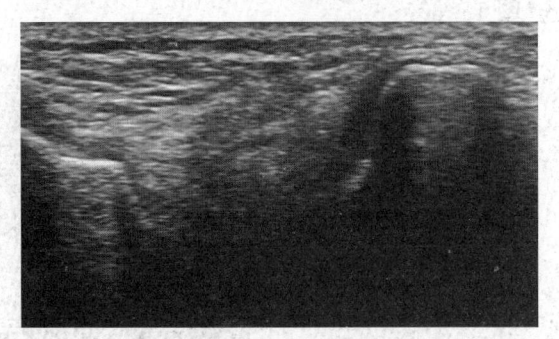

(a) 纤维三角软骨复合体体标图　　(b) 纤维三角软骨复合体声像图

图 19-29　纤维三角软骨复合体声像图

3. 手指关节

（1）掌指关节：单侧共5个，由掌骨头及近节指骨底构成（图19-30）。

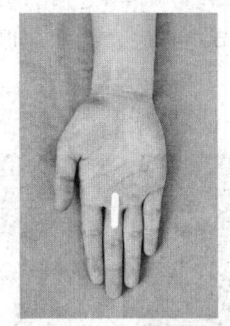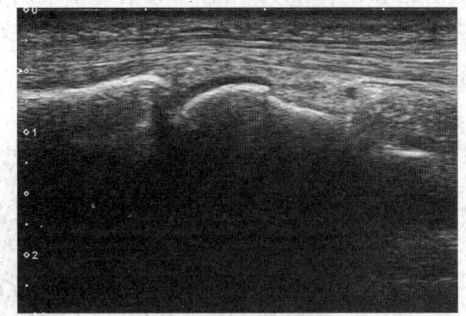

(a) 中指掌指关节体标图　　(b) 中指掌指关节声像图

图 19-30　中指掌指关节声像图

（2）指间关节：单侧共9个，由各指近节指骨头及远节指骨底构成，2~5指包括近端及远端指间关节，拇指仅有一个指间关节（图19-31）。

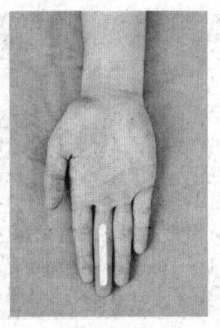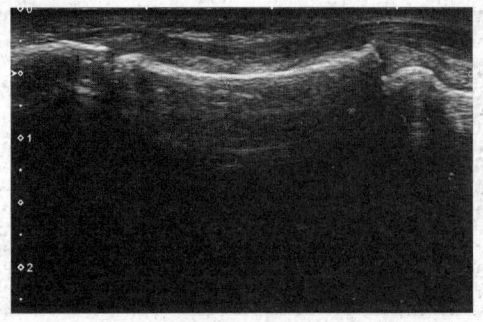

(a) 中指指间关节体标图　　(b) 中指指间关节声像图

图 19-31　中指指间关节声像图

（3）指伸肌腱：位置表浅，检查时局部应多涂耦合剂。先纵切，再横切扫查。在近节指骨,伸肌腱分成三股继续向前,即一条中央束和两条侧束。中央束止于中节指骨底及关节囊,在中节指骨中远侧两条侧束则逐渐汇成一条,止于远节指骨底及关节囊,两束间有横向纤维相连(图19-32)。

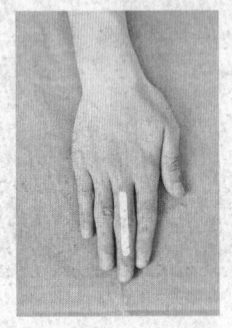
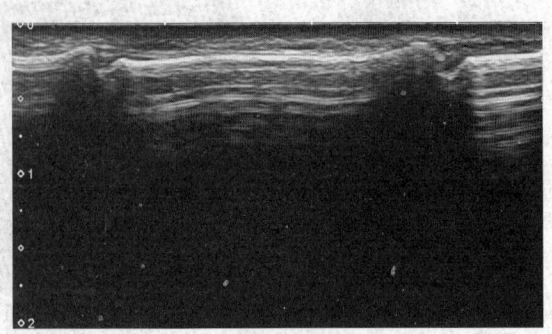

(a) 中指指伸肌腱体标图　　(b) 中指指伸肌腱声像图

图 19-32　中指指伸肌腱声像图

(4) 指屈肌腱:在手掌部,指浅屈肌腱位于指深屈肌腱浅方;在掌指关节水平,逐渐变薄加宽,至近节指骨近端开始分叉;至近节指骨中段时,分裂为两半;之后分裂的肌腱围绕指深屈肌腱侧方至其背侧,再彼此交叉至对侧,最后止于中节指骨底。指深屈肌腱止于远节指骨底(图19-33)。

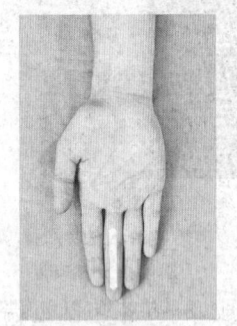 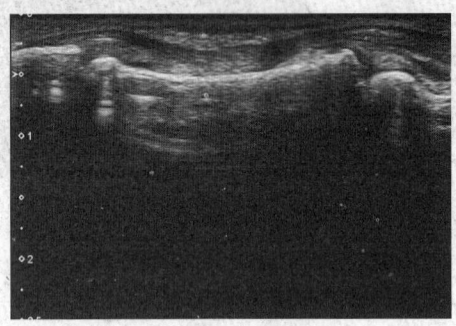 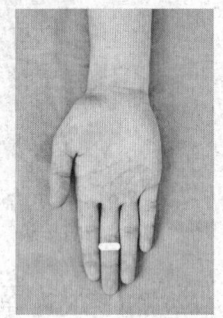

(a) 中指指屈肌腱纵断面体标图　　(b) 中指指屈肌腱纵断面声像图　　(c) 中指指屈肌腱横断面体标图

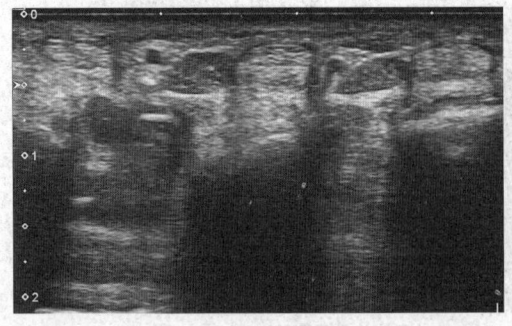 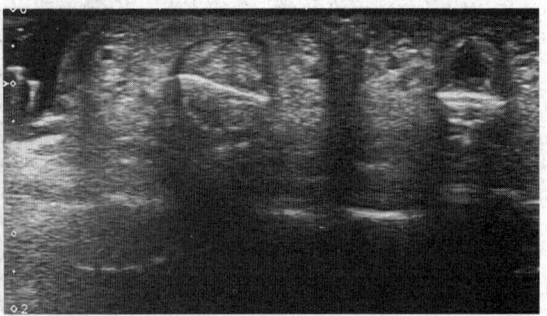

(d) 中指指屈肌腱横断面声像图　　(e) 中指指屈肌腱横断面声像图

图 19-33　中指指屈肌腱声像图

二、手与腕关节异常超声图像

(一) 腕管综合征的超声诊断

正中神经最常见的疾病为腕管综合征。腕管综合征的常见病因包括：腕管内容物增多、腕管容积变小。临床表现主要有桡侧3个半手指麻木、疼痛，夜间加重，好发于中年妇女及频繁使用手腕者，两侧手掌可同时受累，以常用手明显，可同时伴有大鱼际肌萎缩。

1. 声像图表现

二维超声表现：①腕管处的正中神经受压变扁；②腕管近端的正中神经增粗；③局部腕横韧带向掌侧隆起或腕横韧带增厚；④腕管近端的正中神经横截面积>10 mm^2；⑤神经内网状回声模糊。CDFI：部分病例可显示神经干内血流信号增多（图19-34）。

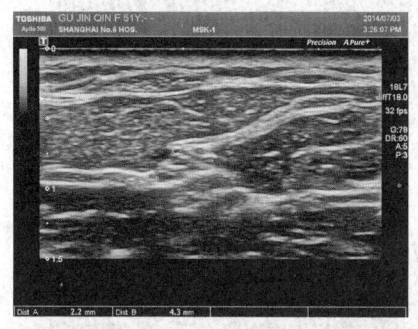

(a) 前臂正常正中神经横断面灰阶声像图

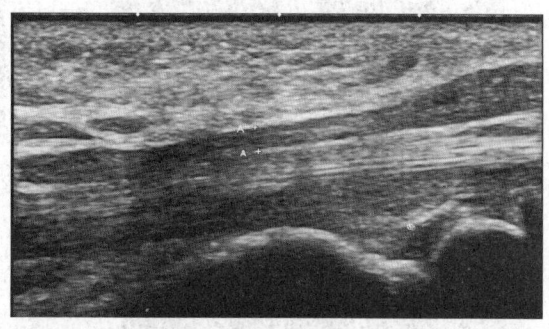

(b) 腕管正中神经卡压处明显变细

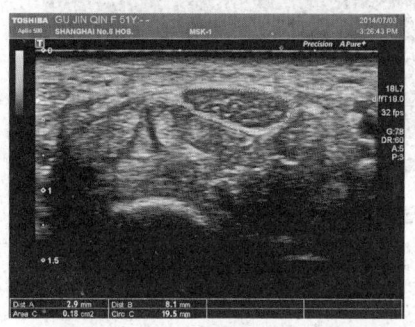

(c) 腕管处正中神经横断面明显增粗肿胀

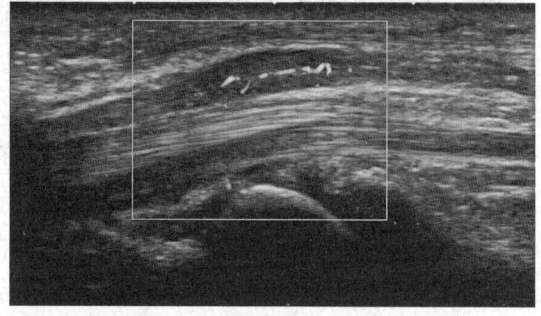

(d) 正中神经卡压近端神经干内血流信号明显增多

图 19-34 腕管综合征声像图

2. 诊断与鉴别诊断

(1) 诊断思路：当超声检查发现腕管处正中神经突然变细，腕管近端正中神经增粗，可考虑腕管综合征。对正中神经在豌豆骨水平、钩骨水平前后径、左右径和横截面积进行测量，观察正中神经受卡压部位，神经内筛网状回声是否模糊，神经内血流情况，腕横韧带是否增厚，从而判断正中神经是否卡压，是否为腕管综合征。

(2) 诊断要点：①正中神经腕管水平变细，腕管近端增粗；②正中神经干内血流信号增多；③腕横韧带与健侧相比增厚。

(3) 鉴别诊断：旋前圆肌综合征的正中神经卡压部位在肘部旋前圆肌处，腕管处正中神经结构正常、横截面积正常,神经干内无明显血流信号。腕管综合征的正中神经卡压部位在腕管处,腕管处正中神经变细,腕管近端神经变粗,神经干内血流信号增多。

(二)桡骨茎突狭窄性腱鞘炎

典型超声表现是拇长展和拇短伸肌腱肿胀,在支持带下方的横断面较对侧正常肌腱更圆。急性期,可见腱鞘积液;慢性期,伸肌腱可呈低回声或不均质回声,伸肌支持带增厚和回声减低。彩色多普勒超声可显示腱鞘及肌腱内血流信号增多(图19-35)。

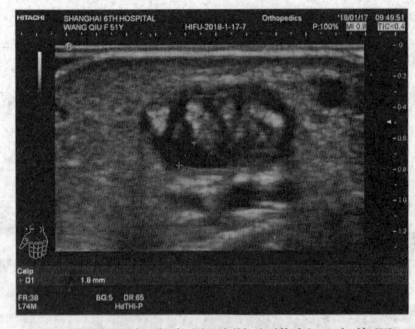
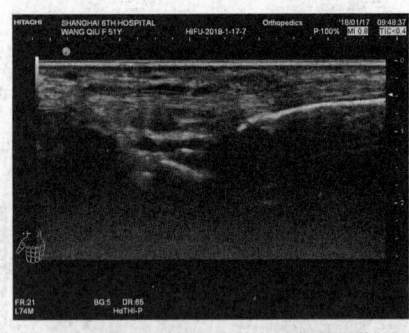

(a)桡骨茎突狭窄性腱鞘炎横断面声像图　　　　(b)桡骨茎突狭窄性腱鞘炎纵断面声像图

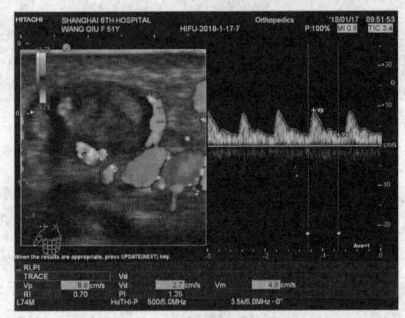
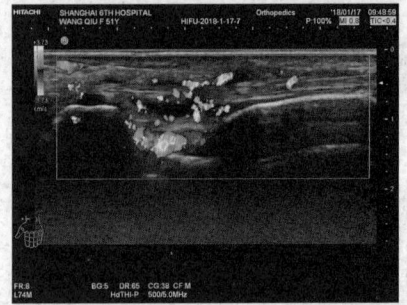

(c)桡骨茎突狭窄性腱鞘炎横断面多普勒频谱声像图　　(d)桡骨茎突狭窄性腱鞘炎纵断面彩色多普勒声像图

图19-35　桡骨茎突狭窄性腱鞘炎声像图

第五节　髋关节及大腿超声检查

成人髋关节位置相对较深,根据受检者身材和所观察结构的深浅,可选择5～7 MHz的探头和7～12 MHz的探头相结合进行探测。髋关节的超声扫查需要熟练掌握髋部的重要骨性标志,如髂前上棘、髂前下棘、股骨头、股骨大转子、坐骨结节等。

一、正常髋关节的超声检查

(一)解剖概要

髋关节为髋臼与股骨近端形成的滑膜关节,关节隐窝自髋臼延伸至转子间线水平。关节囊较厚,前部关节囊沿股骨颈向上反折。股骨头上覆盖透明软骨,覆盖髋臼的软骨则呈倒"U"形,髋臼周缘是由纤维软骨构成的盂唇。

髋关节周围的肌肉组织既有起自盆腔,也有起自股骨的,起自髂骨后面的肌肉为臀小肌、臀中肌和臀大肌。梨状肌起自骶骨,向下外延伸,止于股骨大转子。位于梨状肌下方,自坐骨延伸至股骨近段的肌肉包括:上孖肌、闭孔内肌、下孖肌和股方肌。髋关节前部的髂腰肌由髂肌与腰大肌组成,止于股骨小转子。前部其他的肌肉有缝匠肌和阔筋膜张肌。股直肌直头起自髂前下棘,斜头则起自髂前下棘后外侧的髋臼上缘。髋关节内侧的肌肉包括长收肌、短收肌和大收肌。内收肌的内侧浅层有股薄肌,为鹅足腱的一部分。在大腿后部,从内向外依次为半膜肌、半腱肌和股二头肌,半腱肌腱亦为鹅足腱的一部分。

大腿前部,其他重要的结构自外向内分别为股神经、股动脉和股静脉。坐骨神经邻近股二头肌,于腘窝处分为胫神经和腓总神经。髋关节周围有数个滑囊,其中髂腰肌滑囊沿髂腰肌腱内缘分布。大转子囊则位于股骨大转子后外侧的后骨面和外骨面处,并位于臀大肌与髂胫束的深方。

(二)检查仪器

采用中高档彩色多普勒超声诊断仪,一般首选线阵探头,频率5.0～12.0 MHz,深部病变可选择3.5～5.0 MHz凸阵探头。

(三)检查体位

髋关节超声扫查可根据病变的不同部位而选择相应的体位。髋前区扫查时取仰卧位,大腿轻度外旋;髋内侧区屈膝,关节适度外展、外旋;髋外侧区患者取侧卧位,受检侧髋部朝上;髋后区扫查时取俯卧位,足悬于检查床外。

(四)检查内容

髋关节超声主要检查内容包括髋关节腔、髋臼盂唇、髋关节周围的肌肉、肌腱、滑囊和神经等。

(五)扫查方法及声像图

根据患者体型,可选用合适频率的探头,以增加穿透性。患者取仰卧位,将髋部分为4个区域前、后、内、外进行检查。

1. 髋关节前部:探头与股骨颈长轴平行,观察股骨头和股骨颈,此区扫查的主要结构为髋关节及其前隐窝[图19-36(a)],髋臼唇[图19-36(b)],髂腰肌及其肌腱、髂腰肌滑囊[图19-36(c)(d)],大腿近段肌肉的起点(缝匠肌和股直肌)[图19-36(e)(f)],股动静脉、股神经和股外侧皮神经[图19-36(g)]等。

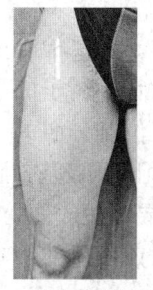 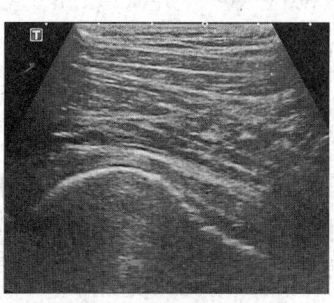 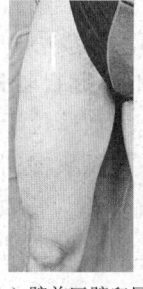 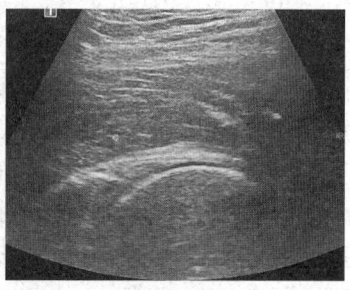

(a) 髋前区前隐窝体标图　(b) 髋前区前隐窝声像图　(c) 髋前区髋臼唇体标图　(d) 髋前区髋臼唇声像图

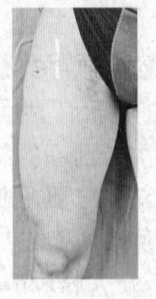 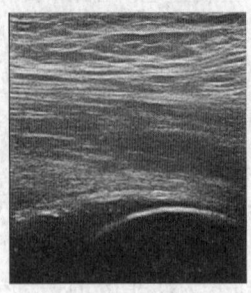 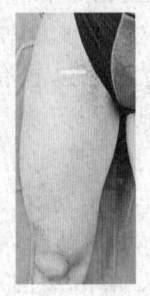 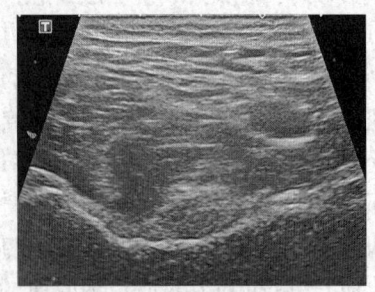

(e) 髋前区髂腰肌腱纵断面体标图　　(f) 髋前区髂腰肌腱纵断面声像图　　(g) 髋前区髂腰肌横断面体标图　　(h) 髋前区髂腰肌横断面声像图

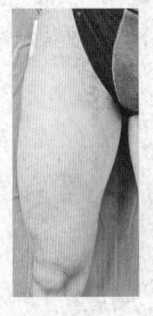 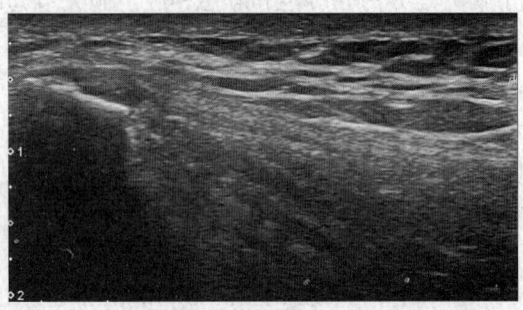

(i) 髋前区缝匠肌肌腱体标图　　(j) 髋前区缝匠肌声像图

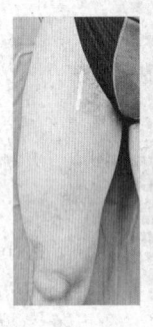 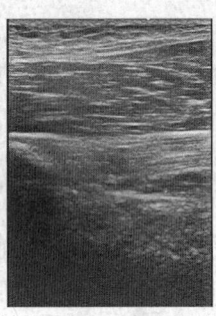 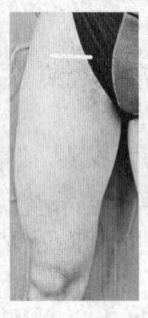 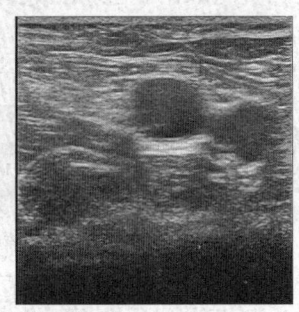

(k) 髋前区股直肌肌腱体标图　　(l) 髋前区股直肌声像图　　(m) 髋前区股神经血管束体标图　　(n) 髋前区股血管神经束横断面声像图

图 19-36　髋关节前部体表图及声像图

2. 髋关节内侧：患者仰卧位，髋关节轻度外展、外旋进行检查，呈蛙式位。主要检查内收肌群。耻骨肌位于股动脉的内侧，起自耻骨上支，向下、外、后走行，止于股骨小转子的下方。耻骨肌构成股三角的底部。股血管位于其浅方和外侧，因此股血管是定位耻骨肌的一个重要解剖学标志。扫查时可首先探头横切扫查显示股动、静脉和其内侧的耻骨肌，耻骨肌再向内可见三层内收肌：浅方偏外侧为长收肌，浅方偏内侧为股薄肌，中间层为短收肌，深面为大收肌。内收肌的近端于耻骨止点处易发生撕裂或撕脱骨折，应注意对该部位的检查（图 19-37）。

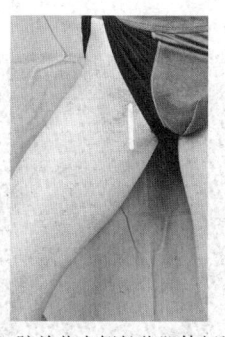
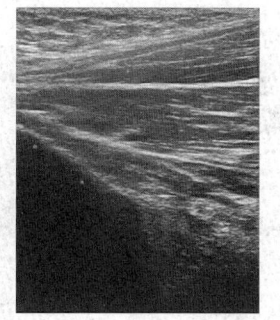

(a) 髋关节内侧长收肌体标图　　　　(b) 髋关节内侧长收肌声像图

图 19-37　髋关节内侧长收肌体标图和声像图

3. 髋关节外侧：患者取侧卧位，下肢伸直。此区主要观察股骨大转子、臀肌及其肌腱以及滑囊。探头横切放置于股骨大转子上，可见股骨大转子的前骨面、外侧骨面及两骨面之间的骨突。股骨外侧骨面的后方为较圆的后骨面。横切面可见臀小肌肌腱止于前骨面，臀中肌肌腱的前部分止于外侧骨面，臀中肌肌腱的后部分止于后上骨面。髂胫束位于臀中肌肌腱、臀小肌肌腱的浅方，呈高回声带，向后与臀大肌筋膜、向前与阔筋膜张肌筋膜相延续（图 19-38）。

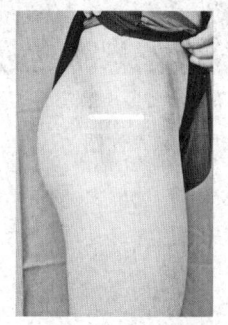
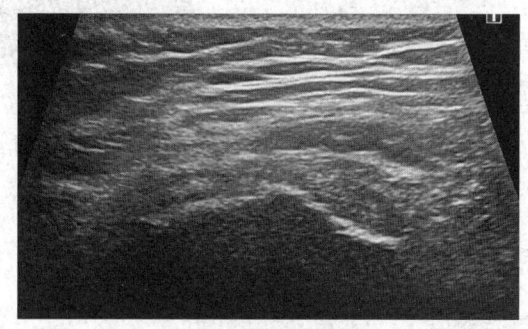

(a) 髋关节外侧臀肌体标图　　　　(b) 髋关节外侧臀肌声像图

图 19-38　髋关节外侧臀肌体标图和声像图

4. 髋关节后部：患者取俯卧位，下肢伸直。此区主要观察臀肌、腘绳肌[图 19-39(a)(b)(c)(d)]和坐骨神经[图 19-39(e)(f)]等。腘绳肌由股二头肌的长头、半腱肌和半膜肌组成，起自坐骨结节，坐骨结节是臀后部超声检查的骨性标志结构。检查时探头可首先放置于坐骨结节处，显示强回声的坐骨结节及其外侧的腘绳肌腱。向下追踪探查，可显示由股二头肌长头肌腱-半腱肌腱形成的联合腱、半膜肌腱、坐骨神经形成的三角形结构。

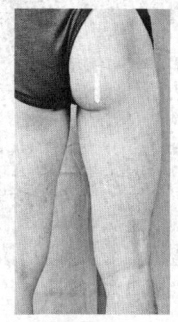
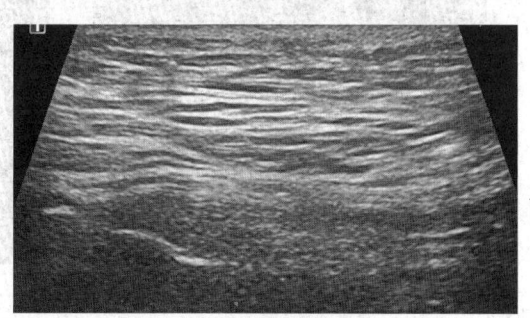

(a) 髋关节后部腘绳肌腱纵断面体标图　　　　(b) 髋关节后部腘绳肌腱纵断面声像图

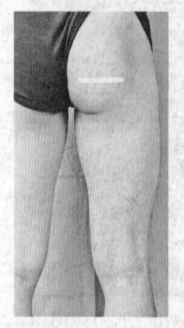 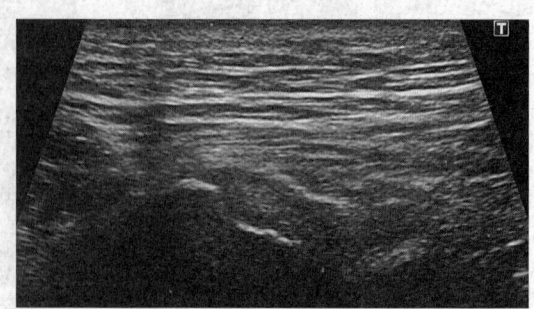

(c) 髋关节后部腘绳肌腱横断面体标图　　　(d) 髋关节后部腘绳肌腱横断面声像图

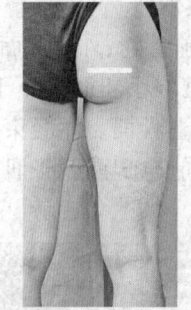 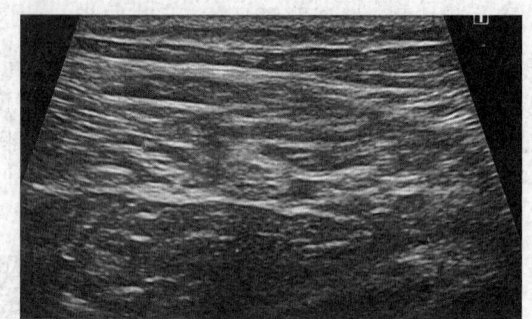

(e) 髋关节后部坐骨神经体标图　　　　　　(f) 髋关节后部坐骨神经声像图

图 19-39　髋关节后部腘绳肌腱及坐骨神经体标图和声像图

二、髋关节异常超声图像

（一）关节积液

最常见于前隐窝处，是髋关节疼痛时超声探测经常出现的异常。在髋关节前方股骨颈斜矢状位声像图中，髋关节前隐窝增厚，内可探及无回声区，探头加压，无回声的厚度可明显变薄[图 19-40(a)]。积液浑浊时也可呈低回声，或可见絮状回声漂浮，代表陈旧性出血或炎症反应后的碎屑[图 19-40(b)]。髋关节积液增多时，无回声区范围增大，可超过前隐窝到达股骨头前方甚至关节周围。CDFI：无回声区内未见明显血流信号。

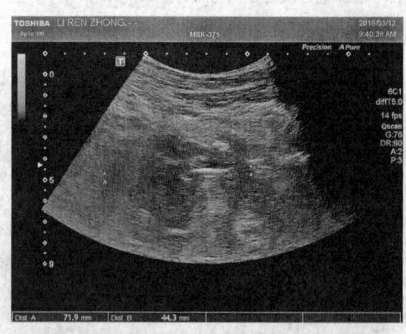 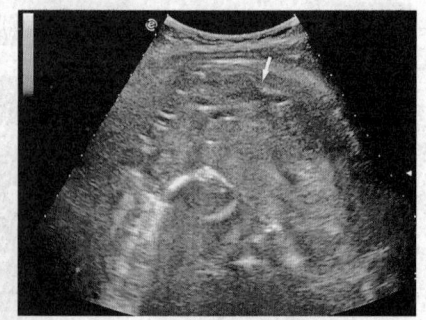

(a) 髋关节积液声像图　　　　　　　　　(b) 髋关节积脓声像图

图 19-40　髋关节积液和积脓声像图

(二) 髋关节滑膜炎

关节急性或慢性损伤、骨关节炎[图 19-41(a)]、感染、关节置换术后、全身性疾病（如风湿病、痛风）等均可造成髋关节滑膜增生、滑膜炎。观察滑膜的最佳位置是关节前隐窝，在股骨颈前方斜矢状位进行探测，在声像图上表现为前隐窝增厚，呈低回声[图 19-41(b)]。探头加压，滑膜的厚度基本不可压缩，可与关节积液进行鉴别。根据病变活动状态，可分为活动性滑膜炎和静止期滑膜炎，前者在滑膜内可探测到彩色多普勒血流信号。滑膜厚度和血流信号的变化有助于判断治疗效果。

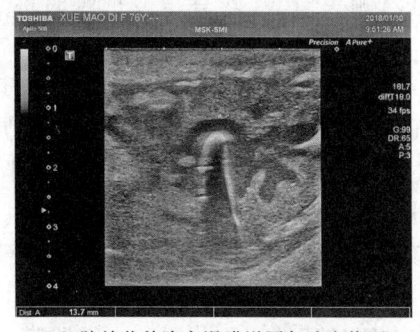 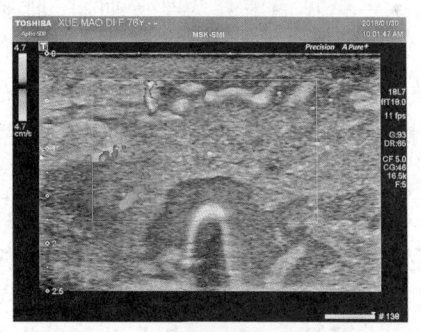

(a) 髋关节前隐窝滑膜增厚灰阶声像图　　(b) 髋关节前隐窝滑膜增厚彩色多普勒声像图

图 19-41　髋关节前隐窝滑膜增厚二维及彩色多普勒声像图

(三) 坐骨结节囊肿

坐骨结节滑囊正常情况下超声无法显示。坐骨结节滑囊积液的原因可能是各种原因所致的滑囊炎，包括创伤性、感染性、炎性(类风湿)疾病等，急性滑囊炎的临床特征是局部疼痛、红肿、活动障碍，触诊有压痛。超声可显示滑囊滑膜增生、囊壁增厚、囊内积液、囊内钙质沉积等，彩色多普勒超声显示滑膜血流信号的丰富程度，与炎症反应的严重程度有较好的相关性(图 19-42)。

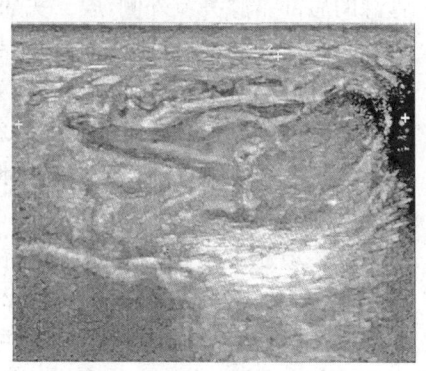

图 19-42　坐骨结节囊肿声像图

第六节　膝关节超声检查

膝关节由股骨下端、胫骨上端、髌骨构成，属于屈曲关节，也是人体最大的关节。超声能够清晰显示膝关节诸多结构，实时动态扫查则成为评价膝关节肌肉、肌腱、韧带、滑囊及周围软组织病变的首选方法。

一、正常膝关节的超声检查

(一) 解剖概要

膝关节是位于股骨、胫骨和髌骨之间有透明软骨的滑膜关节。髌上囊位于股骨与髌骨之间,是膝关节腔向上延伸所形成的关节隐窝,并与膝内侧隐窝与外侧隐窝相通。膝内、外侧隐窝分别位于髌骨支持带与股骨内侧髁与外侧髁之间。矢状切面上,股四头肌脂肪垫位于前部的髌上囊与股四头肌腱之间;髌前脂肪垫位于髌上囊与股骨之间;髌下脂肪垫位于膝关节腔前部与髌腱之间,也称为 Hoffa 脂肪垫,属于滑膜外但关节囊内的脂肪垫。膝关节腔前部周围有数个滑囊,包括髌骨前方的髌前滑囊;髌腱远段浅方的髌下浅囊;髌腱与胫骨近端之间的髌下深囊。膝内侧周围的滑囊,则包括位于鹅足腱深方的鹅足腱滑囊、位于膝内侧副韧带与半膜肌腱之间的呈倒"U"形的半膜肌腱-内侧副韧带滑囊,这两个滑囊不与膝关节腔相通。另一常见的滑囊为半膜肌腱-腓肠肌内侧头滑囊,内有积液扩张时称为 Baker 囊肿。

膝关节由数个韧带所固定,内侧副韧带在冠状切面自股骨内侧髁延伸至胫骨,其浅层较厚,由股骨向下一直延伸至胫骨,并位于鹅足腱的深方。其深层较薄,自半月板延伸至股骨和胫骨。膝外侧副韧带起自股骨外侧,向下经过腘肌腱与股二头肌腱一起止于腓骨外侧。前、后交叉韧带位于髁间窝内,自股骨延伸至胫骨近端,为关节囊内、滑膜外的结构。

膝关节前面为股四头肌腱,止于髌骨上极,其浅层部分纤维经髌骨上方向下止于胫骨粗隆而作为髌腱的一部分。髌骨内侧及外侧支持带分别自髌骨的两侧延伸至股骨,其中内侧支持带由内侧髌-股韧带进一步加强。膝关节前内侧,缝匠肌、股薄肌和半腱肌腱合称为鹅足腱,止于膝内侧副韧带胫骨止点处附近。膝关节后部,腓肠肌内侧头和外侧头分别起自股骨髁的后部。膝关节外侧,股二头肌腱与外侧副韧带止于腓骨头的外侧缘。膝关节的前外侧,髂胫束止于胫骨近段的 Gerdy 结节。

坐骨神经常于膝关节后方腘窝处分支为胫神经和腓总神经。其中胫神经向远侧走行,于腘动、静脉的后方;腓总神经向外斜行,于腓骨长肌起点深方绕腓骨颈后向前走行,并分支为腓浅神经和腓深神经,其中腓深神经于骨间膜处伴胫前动脉走行于胫骨与腓骨之间。

(二) 检查内容

膝关节超声检查主要包括膝前区、膝关节内侧、膝关节外侧和膝关节后部,膝前区结构主要包括股四头肌腱、髌上囊、膝关节前部隐窝、髌腱、髌前区滑囊、股骨滑车处软骨、前交叉韧带。膝关节内侧面结构主要包括膝内侧副韧带、内侧半月板的体部、股胫关节内侧和鹅足腱止点等。膝关节外侧结构包括髂胫束、腘肌腱的起点、膝外侧副韧带和股二头肌腱。膝关节后部结构主要包括腘动脉、腘静脉、胫神经、腓肠肌的内、外侧头、半膜肌腱远段和小腿筋膜等。

(三) 检查仪器

扫查膝关节前部、内侧和外侧时,可用 10 MHz 以上的线阵探头,扫查腘窝时,可用 5~10 MHz 的线阵探头或凸阵探头。

(四) 检查体位

膝关节的扫查可分为前区、内区、外区和后区,各区域的扫查应选择相应的体位以充分暴露被检查的区域,并注意在紧张和松弛状态下动态观察肌腱或韧带的声像图特点,推荐双侧对比扫查。

(五) 检查方法及声像图

1. 膝前区

(1) 股四头肌腱:以髌骨作为髌上囊和膝关节前部隐窝体表标志,探头纵切置于髌骨上端从内侧向外侧扫查,以检查整个髌上囊和股四头肌腱。显示股四头肌腱长轴断面,其内呈三层结构:浅层为股直肌腱,中层为股内侧肌腱和股外侧肌腱构成,深层由股中间肌腱构成。各层之间可见高回声的分隔。但有时分层表现也可不明显。股四头肌腱的后方即为髌上囊,其位于髌骨上方、股四头肌腱深部,前方为股四头肌腱后脂肪垫、后方为股骨前脂肪垫(图19-43)。

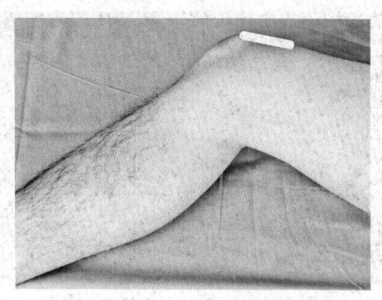
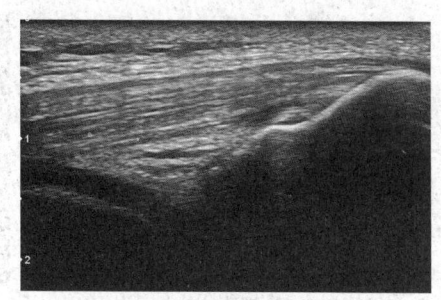

(a)膝前区股四头肌腱体标图　　(b)膝前区股四头肌腱声像图

图 19-43　股四头肌腱体标图和声像图

(2)髌腱:膝关节轻度屈曲30°~45°探头纵切放置于髌骨下方中线处,可显示髌腱的近中段,向下方移动探头可检查髌腱下段及其胫骨粗隆附着点[图19-44(a)],其起止点处是重点检查部位。由于髌腱较宽,所以检查时应从内向外移动探头检查整个髌腱。然后探头旋转90°,横切面扫查髌腱[图19-44(b)(c)]。检查时应注意使声束垂直于肌腱,从而避免各向异性伪像的产生。

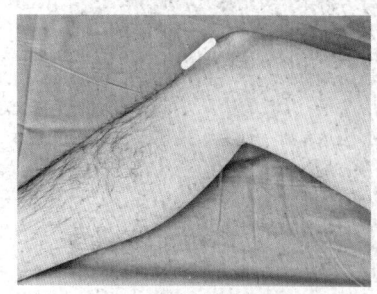
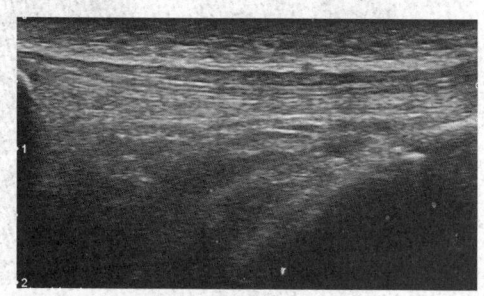

(a)膝前区髌韧带纵断面体标图　　(b)膝前区髌韧带纵断面声像图

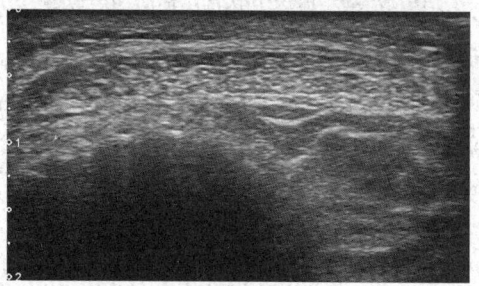

(c)膝前区髌韧带横断面声像图

图 19-44　膝前区髌韧带体标图和声像图

病变处应采用彩色及能量多普勒观察局部血流状况,检查时探头切勿加压,并保持肌腱松弛状态,以免影响局部血流的显示。

(3) 髌内侧支持带和髌外侧支持带:超声检查髌骨支持带时,探头横切面放置在髌骨上半部分与股骨内上髁或外上髁之间,正常时呈单层或双层状结构,是分别位于髌骨内、外侧缘与股骨内、外侧髁之间的带状高回声(图19-45)。

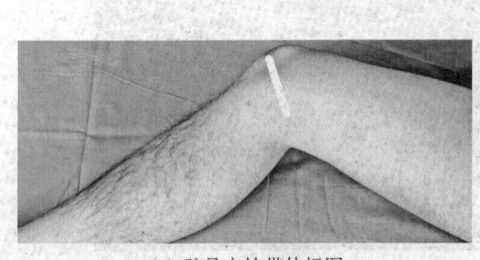 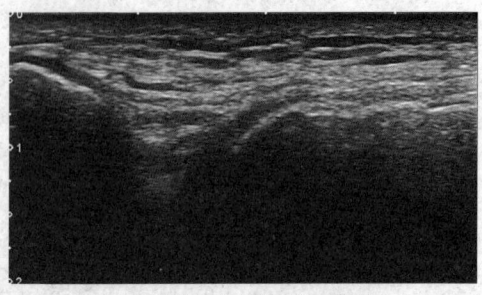

(a) 髌骨支持带体标图　　　　　　　(b) 膝前区髌骨支持带声像图

图 19-45　髌骨支持带体标图和声像图

(4) 膝前部滑囊:该部位的滑囊包括髌前滑囊、髌下浅囊和髌下深囊。髌前滑囊位于髌骨下段和髌腱上1/3与皮下组织之间,为皮下滑囊。髌下浅囊位于髌腱下段与皮下组织之间,髌下深囊则位于髌腱深方与胫骨之间。

(5) 关节软骨:扫查膝关节软骨时,膝关节完全屈曲,以使股骨滑车处软骨充分暴露。探头横切放置于髌骨近侧检查覆盖股骨滑车处软骨。膝关节透明软骨超声图像表现为边界清楚的低回声带,以髁间窝处软骨最厚,内外侧髁处软骨则稍薄(图19-46)。

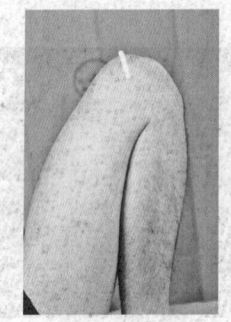 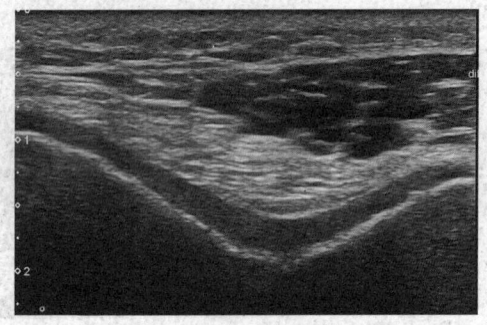

(a) 膝前区关节软骨体标图　　　　　　　(b) 膝前区关节软骨声像图

图 19-46　膝关节软骨体标图和声像图

(6) 膝前交叉韧带:检查前交叉韧带需要膝关节屈曲位,以显示髁间窝的前部和减少骨性结构的重叠。膝关节屈曲的范围可从45°至完全屈曲。该体位可显示前交叉韧带的中远段。前交叉韧带由于位置较深,可用5 MHz线阵或凸阵探头进行检查。探头上端向外、下端向内旋转约30°,应沿前交叉韧带的长轴走向(图19-47)。

2. 膝关节内侧

(1) 膝内侧副韧带:扫查时,探头纵切放置在膝内侧[图19-48(a)]。内侧副韧带在超声图像上呈三层结构:浅层偏高回声为内侧副韧带浅层;中间呈低回声,为脂肪组织或内侧副韧带滑囊;深层为偏高回声,为内侧副韧带深层[图19-48(b)]。

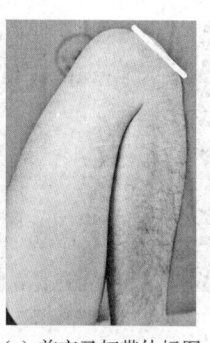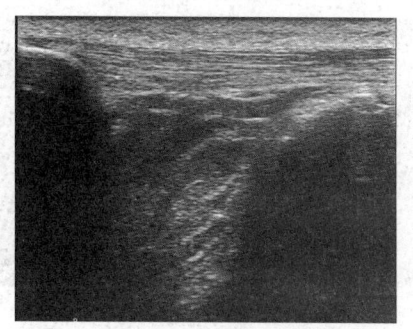

(a)前交叉韧带体标图　　　　　　(b)前交叉韧带声像图

图19-47　膝关节前交叉韧带体标图和声像图

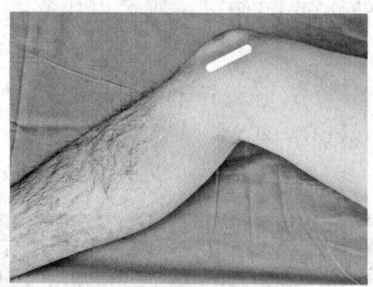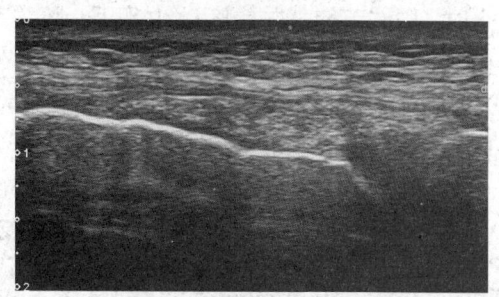

(a)膝内侧副韧带体标图　　　　　　(b)膝内侧副韧带声像图

图19-48　膝关节内侧副韧带体标图和声像图

(2)内侧半月板：内侧半月板位于股骨与胫骨之间，由纤维软骨构成，故在超声图像上呈高回声(图19-49)。纵断面上呈三角形，三角形的尖部朝向关节内；底部紧邻呈线状偏高回声的关节囊。显示内侧半月板体部后，将探头继续向前移动，可显示半月板前角。

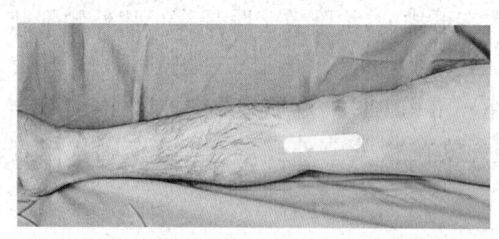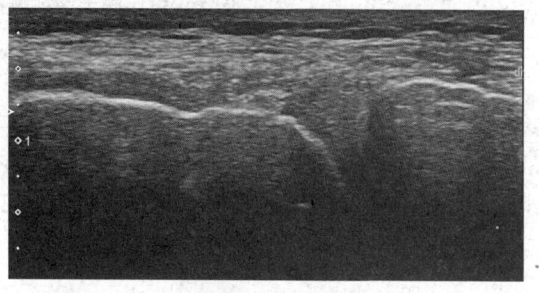

(a)内侧半月板体标图　　　　　　(b)内侧半月板声像图

图19-49　膝关节内侧半月板体标图和声像图

(3)鹅足腱：由缝匠肌、半腱肌及股薄肌的肌腱共同组成，其胫骨的附着处位于膝内侧副韧带胫骨附着处的前下方。膝内侧副韧带浅层的最远端为寻找鹅足腱的解剖标志。扫查时首先显示膝内侧副韧带胫骨远端附着处，在其浅侧可见鹅足腱的横断面，此时将探头上端向后旋转45°后，可显示鹅足腱的长轴，鹅足腱滑囊位于鹅足腱远端与胫骨之间(图19-50)。

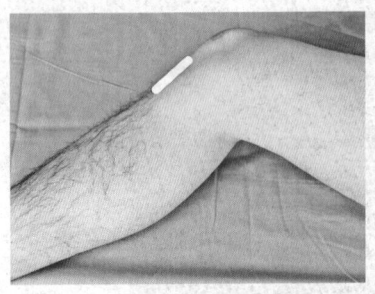
(a) 鹅足腱体标图

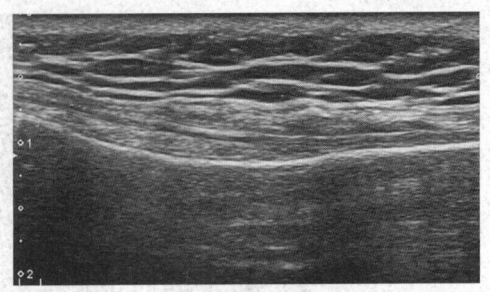
(b) 鹅足腱声像图

图 19-50　膝关节内侧鹅足腱体标图和声像图

3. 膝关节外侧

扫查时：膝关节伸直并内旋；身体侧卧，膝关节外侧朝上；俯卧位则可以用来扫查膝后外侧结构。

(1) 髂胫束：扫查时，探头置于胫骨近端的 Gerdy 结节（胫骨外上髁结节），可显示附着于 Gerdy 结节的髂胫束。声像图呈较高回声的纤维状结构（图 19-51）。

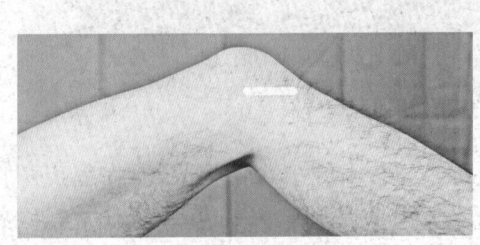
(a) 髂胫束体标图

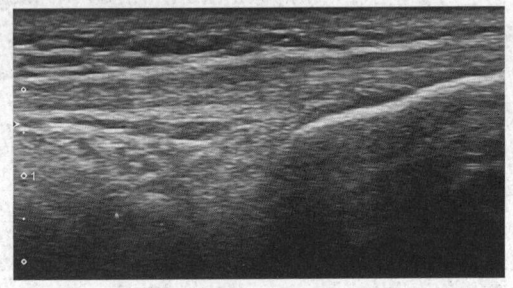
(b) 髂胫束声像图

图 19-51　膝关节外侧髂胫束体标图和声像图

(2) 膝外侧副韧带和股二头肌腱：二者呈"V"字形排列，均附着于腓骨头。膝外侧副韧带上段偏前，股二头肌腱上段偏后，腓骨头是重要的解剖学标志。正常膝外侧副韧带呈薄带状等回声结构，厚 2～3 mm，其远端腓骨头附着处显示稍增厚。腘肌在腘肌腱沟内的部分较易显示，腘肌腱止于此处。检查腘肌腱时探头放在膝关节外侧的偏后部，冠状扫查（图 19-52）。

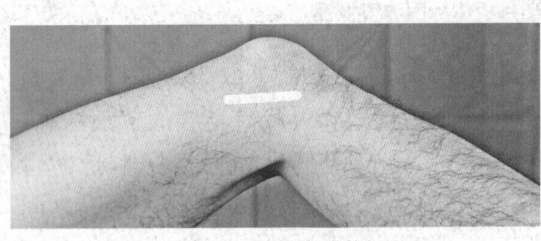
(a) 膝关节外侧副韧带体标图

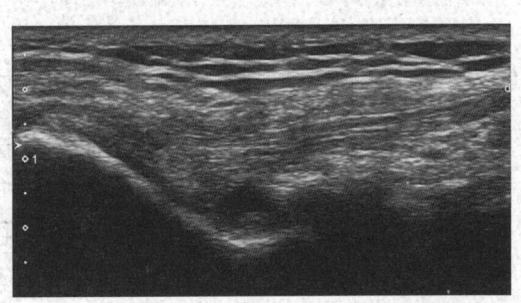
(b) 膝关节外侧副韧带上端声像图

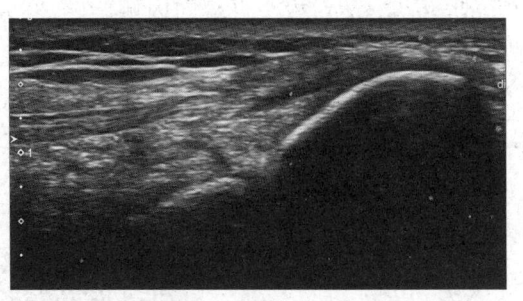

(c)膝关节外侧副韧带下端声像图

图 19-52 膝关节外侧副韧带体标图和上、下端声像图

4. 膝关节后部

(1) 腓肠肌内侧头-半膜肌腱滑囊：位于腓肠肌内侧头与半膜肌腱之间，称为腓肠肌内侧头-半膜肌腱滑囊。正常情况下，该滑囊仅有少量滑液。伴滑囊积液扩张时，形成 Baker 囊肿（腘窝囊肿）（图 19-53）。

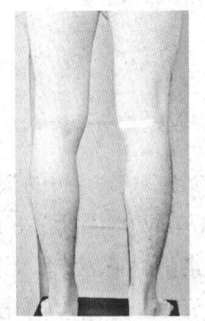 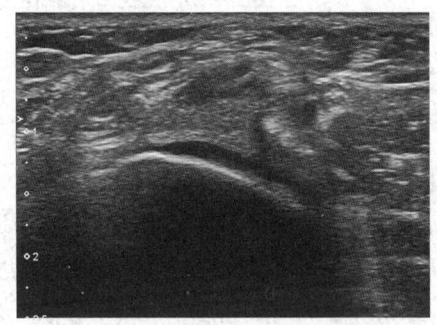

(a)腓肠肌内侧头-半膜肌腱滑囊体标图　　(b)腓肠肌内侧头-半膜肌腱滑囊声像图

图 19-53 腓肠肌内侧头-半膜肌腱滑囊体标图和声像图

(2) 半月板、半膜肌腱：探头在膝后内侧矢状扫查，可显示内侧呈三角形高回声的半月板后角（图 19-54）。探头冠状面放置在膝关节内侧的后 1/3，可显示半膜肌腱附着于半膜肌腱沟处。

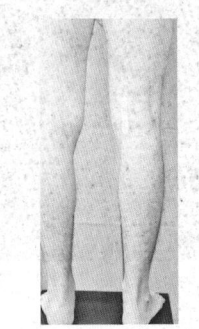 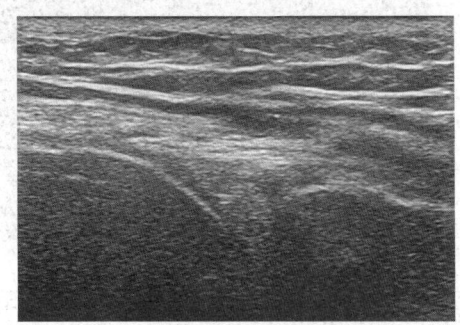

(a)膝关节后部半月板体标图　　(b)膝关节后部半月板声像图

图 19-54 膝关节后部半月板体标图和声像图

(3) 后交叉韧带：扫查时可适当降低探头频率。将探头纵切放置于腘窝中线处，股骨

远端后部和胫骨近端为解剖学标志,然后探头近端向内侧旋转30°左右(检查右侧膝关节时为逆时针旋转,检查左侧膝关节时为顺时针旋转),并略微向内侧或外侧移动探头以显示整个后交叉韧带。后交叉韧带于长轴上显示为位于髁间窝后部边界清楚的低回声带状结构,再将探头旋转90°,从内上向外下移动横切面检查整个韧带(图19-55)。

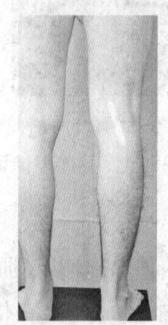 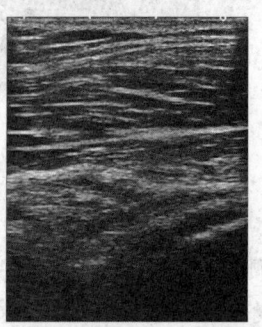

(a) 膝关节后部后交叉韧带体标图　　(b) 膝关节后部后交叉韧带声像图

图19-55　膝关节后部后交叉韧带体标图和声像图

二、膝关节异常超声图像

(一) 膝关节积液

关节积液常是各种关节滑膜炎症的共同症状,也是诊断关节疾病的最重要证据。积液的性质可分为脓性、浆液性、血性、脂血性及晶体性。膝关节液体深度>3 mm为诊断标准。大量关节积液,关节囊扩张外凸,关节腔明显增宽。单纯浆液性积液,呈无回声表现,关节软骨线明显,探头加压时,液体随之从加压区散开。血性积液时,无回声内出现密集的漂浮细点状回声,静息状态下可出现液-液平面回声。脓性积液时,无回声区出现不均匀粗大斑点状、线条状或碎屑样回声。痛风或高尿酸患者关节积液中可出现尿酸结晶点状强回声(图19-56)。

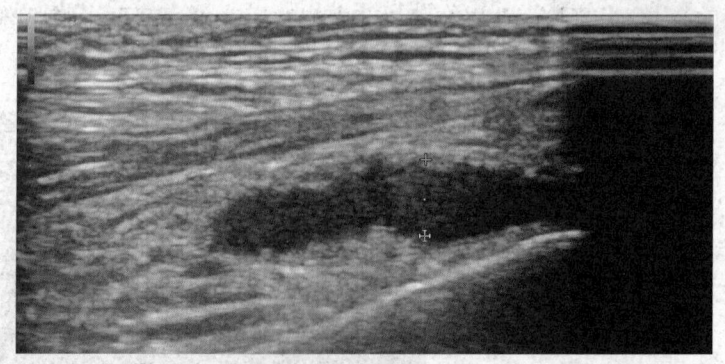

图19-56　膝关节积液声像图

(二) 痛风性关节炎

痛风是由嘌呤代谢障碍产生过多的尿酸盐在体内沉积,引起一种组织损伤性疾病,包括高尿酸血症、反复发作的急性关节炎、痛风石的形成等(图19-57)。

急性期会引起膝关节周围软组织肿胀,滑膜增厚;累及周围肌腱和腱鞘时,肌腱肿胀增厚,肌腱周围出现回声减低区,CDFI局部血流增多。关节软骨可呈"双轨征",关节积液内可见不规则点状强回声。

慢性期,膝关节周围的肌腱及韧带内会出现痛风石,并侵蚀破坏骨皮质。痛风石通常表现为边缘清楚的圆形或卵圆形的低回声,回声强度高于肌肉、低于骨,发生钙化时则可呈不均匀高回声。

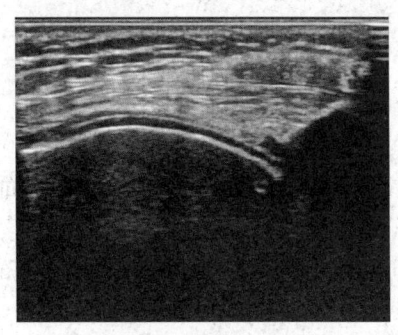 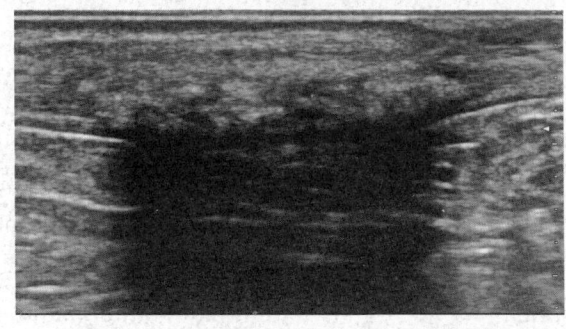

(a) 痛风性关节炎"双轨征"　　　　　(b) 痛风性关节炎、痛风石

图 19-57　痛风性关节炎声像图

(三) 腘窝囊肿

腘窝囊肿亦称 Baker 囊肿,是膝部最常见的滑膜囊肿之一。它是由于膝关节积液,关节滑膜经腘肌腱向外突出,进入腓肠肌-半膜肌滑囊使之扩张,或经过一个窄颈突向腓肠肌后方所致。

腘窝囊肿呈圆形、椭圆形或不规则无回声区,无搏动,有时可见分隔,边缘清楚光滑。位于腘窝区后内侧,一般位于腓肠肌内侧头和半膜肌的后内缘。当有炎症、感染时,囊壁增厚,囊肿内可见细密点状回声(出血)、多发性碎屑样回声。囊肿破裂时,囊肿下部的圆形边缘消失,而向下逐渐变细,囊液向下流入腓肠肌与深筋膜之间或腓肠肌与比目鱼肌之间,或进入腓肠肌内侧头,偶尔向上进入股内侧肌内,并伴有剧烈压痛(图 19-58)。

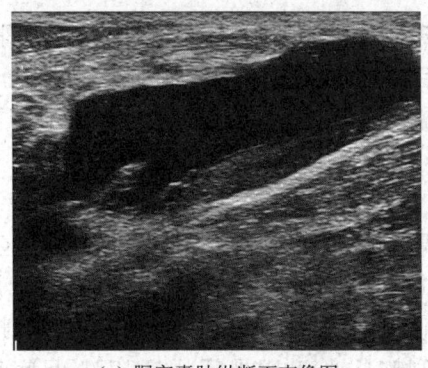 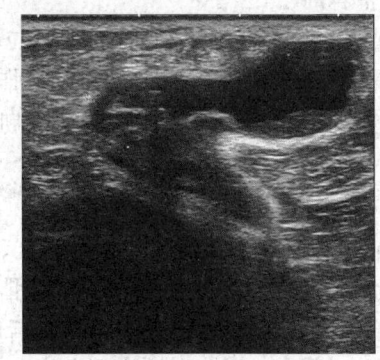

(a) 腘窝囊肿纵断面声像图　　　　　(b) 腘窝囊肿横断面声像图

图 19-58　腘窝囊肿声像图

第七节 足踝关节与小腿超声检查

超声显像评价足踝关节是一种有效的临床检查手段,可用来评价肌腱、韧带、关节及软组织的急慢性病变,尤其对运动性损伤的诊断起到独特的作用。

一、正常足踝关节与小腿的超声检查

(一) 解剖概要

1. 骨性解剖

踝关节是位于胫骨和腓骨远端与距骨之间的滑膜关节,距骨与跟骨通过三个关节面相连,并由位于跗骨窦内的颈韧带和距跟骨间韧带加固。足舟骨依次与内侧、中间、外侧楔骨相关节;而内侧、中间、外侧楔骨则分别与第一至第三跖骨相关节;骰骨则与第四和第五跖骨关节;跖骨远侧则与趾骨相关节。

2. 肌肉和肌腱解剖

(1) 踝前部:从内侧向外侧依次为胫骨前肌腱、𣎴长伸肌腱和趾长伸肌腱。踝前部肌腱由伸肌上、下支持带所固定。胫前动脉自伸肌上支持带下方经过,移行为足背动脉,位于𣎴长伸肌腱与趾长伸肌腱之间。腓深神经与胫前动脉伴行,在踝前处分为内侧支和外侧支。

(2) 踝内侧:从前向后依次为胫骨后肌腱、趾长屈肌腱和𣎴长屈肌腱。在趾长屈肌腱与𣎴长屈腱之间为胫神经和胫后动静脉。屈肌支持带自内踝延至跟骨,覆盖内踝各肌腱和胫神经,从而形成跗骨管的顶部。胫神经向下分为足底内侧神经、足底外侧神经,继续向足趾走行而移行为趾足底总神经,继而移行为趾足底固有神经。

(3) 踝外侧:腓骨长短肌腱位于外踝后方,由腓骨上、下支持带所固定。向远侧,腓骨长、短肌腱分别走行于跟骨的腓骨肌滑车两侧,继而向远侧走行。

(4) 在小腿后部,腓肠肌内侧头和外侧头与比目鱼肌汇合形成跟腱,止于跟骨。足底筋膜则起自跟骨内侧,向远侧分为内侧、中间和外侧束。

3. 韧带解剖

外踝固定的韧带包括:距腓前韧带(位于腓骨和距骨之间)、跟腓韧带(自腓骨下端向后延伸至跟骨,并位于腓骨长短肌深方)、距腓后韧带、胫腓前韧带和胫腓后韧带(分别自胫骨斜向下外方延伸至腓骨)等。内踝固定的韧带则称为三角韧带,由胫跟韧带、胫距韧带、胫舟韧带组成。

(二) 检查内容

踝关节超声检查主要内容包括踝前区、踝外侧区、踝内侧区和踝后区,踝前区结构主要包括伸肌肌腱、踝前隐窝、距腓前韧带、胫腓前韧带。踝外侧区结构主要包括腓骨长短肌腱、跟腓韧带。踝内侧区结构主要包括胫骨后肌腱和趾长屈肌腱、跗管和胫神经、𣎴长屈肌腱(短轴)、三角韧带。踝后区结构包括𣎴长屈肌腱(长轴)和跟骨后滑囊、跟腱、足底筋膜。

(三) 检查仪器

足与踝部超声扫查一般采用线阵高频超声检查,常用的探头频率在 10 MHz 左右。跖趾关节可以选用更高频率的探头。

(四) 扫查方法及声像图

1. 踝前区

受检者采取仰卧位,屈膝,足底平放于检查床。踝前区肌腱应进行长轴和短轴扫查,从近侧端肌肉和肌腱连接处追踪至肌腱远端止点。从内向外,依次为胫骨前肌腱、𬟽长伸肌腱和趾长伸肌腱,关节前陷凹处可探查关节积液。胫腓前韧带位于外踝上内侧,在远端胫骨和腓骨之间,可采用向内上 10°~15° 的斜横断面扫查(图 19-59)。

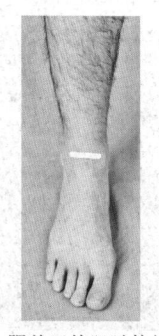
(a) 踝前区伸肌腱体标图

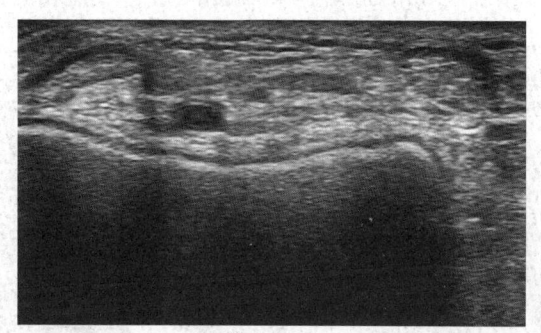
(b) 踝前区伸肌腱声像图

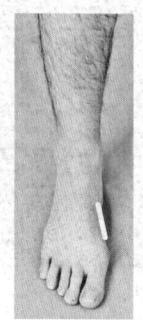
(c) 胫骨前肌腱止点体标图

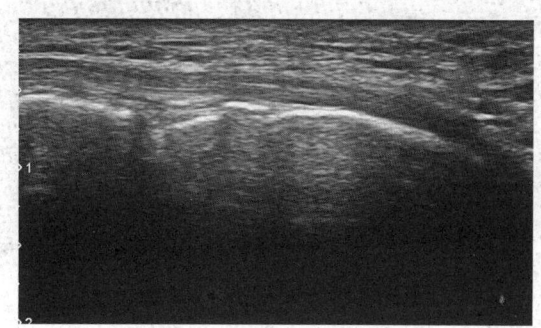
(d) 胫骨前肌腱止点声像图

图 19-59 踝前区肌腱体标图和声像图

2. 踝内侧区

受检者采用仰卧位,屈膝,足底平放于检查床。检查过程中可以适度采用足外翻,以充分显示韧带。踝内侧区肌腱,从前向后,依次为胫骨后肌腱、趾长屈肌腱和𬟽长屈肌腱。分别进行长轴和短轴扫查,从近侧端肌肉和肌腱连接处追踪至肌腱远端止点[图 19-60(a)(b)]。

在内踝水平,胫神经位于前侧的趾长屈肌腱和后方的𬟽长屈肌腱之间,与胫后动脉伴行,找到神经后应从近侧至远端追踪其走向[图 19-60(c)(d)]。

三角韧带扫查时超声探头一端置于内踝的中部,另一端向前下显示胫舟韧带;向下方显示胫跟韧带和后下方显示胫距韧带[图 19-60(e)(f)]。

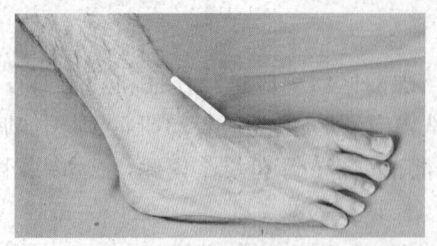 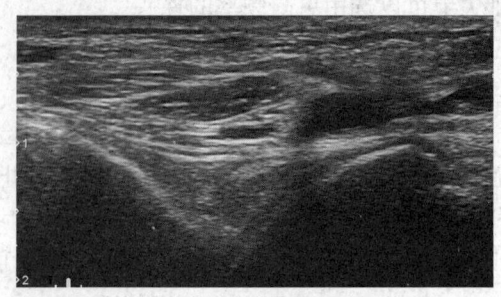

(a) 踝关节内侧胫骨后肌腱、趾长屈肌腱和踇长屈肌腱体标图　　(b) 踝关节内侧胫骨后肌腱、趾长屈肌腱和踇长屈肌腱声像图

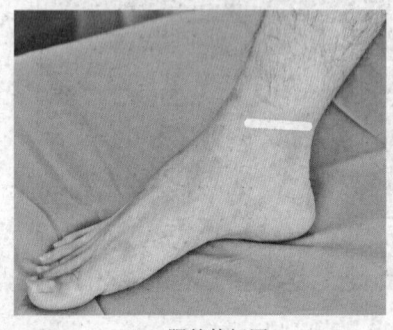 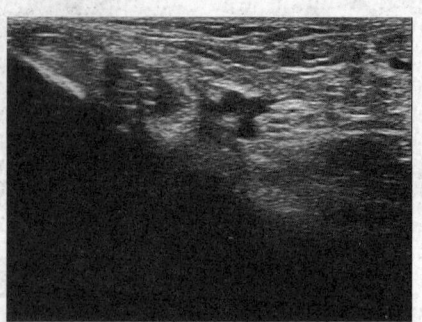

(c) 踝管体标图　　(d) 踝管声像图

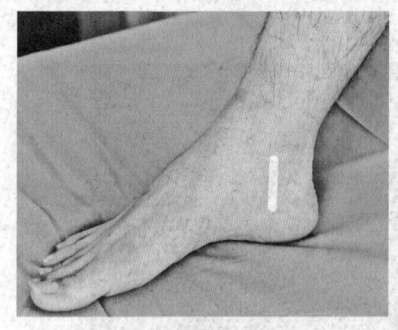 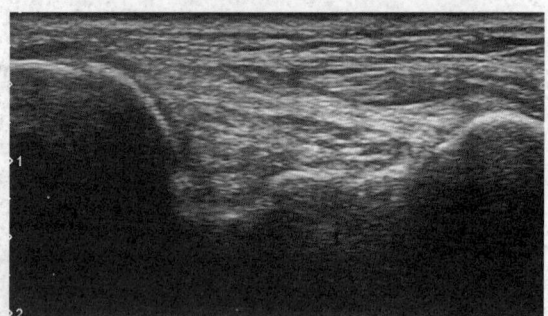

(e) 三角韧带体标图　　(f) 三角韧带声像图

图 19-60　踝内侧区体标图和声像图

3. 踝外侧区

受检者采用仰卧位，屈膝，足底朝向检查床，轻度倒置位，足尖轻度内收。在外踝水平可观察腓骨长肌腱和腓骨短肌腱[图 19-61(a)(b)]，长轴切面连续追踪，腓骨长肌腱在骰骨沟转向内侧，止于第一跖骨和内侧楔骨。腓骨短肌腱止于第五跖骨。探头置于外踝尖处，向前及向后斜水平位分别显示距腓前和距腓后韧带[图 19-61(c)(d)]。后斜垂直位即可显示跟腓韧带(图 19-61(e)(f))，同时可以显示腓骨长、短肌的肌腱位于跟腓韧带的浅方。

4. 踝后区

受检者采用俯卧位，足置于检查床尾，足尖下垂。分别从长短轴观察跟腱，做背屈和拉伸动作，动态观察其有无部分撕裂。跟骨后滑囊位于跟腱与跟骨上缘之间，有积液时可呈无回声表现(图 19-62)。

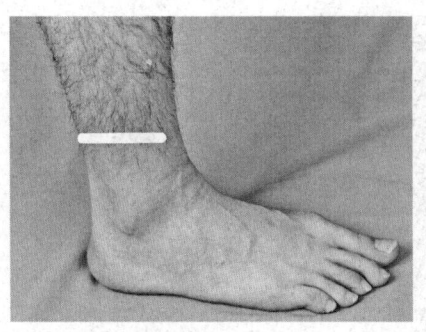
(a) 腓骨长短肌腱体标图

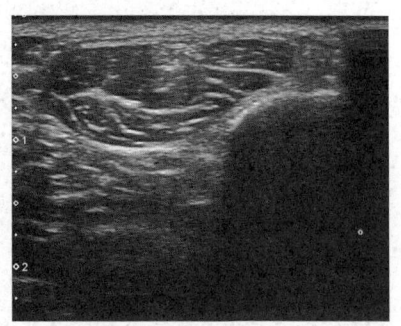
(b) 腓骨长短肌腱声像图

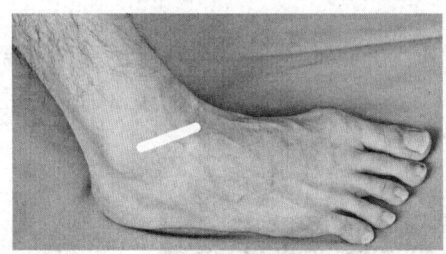
(c) 距腓前韧带体标图

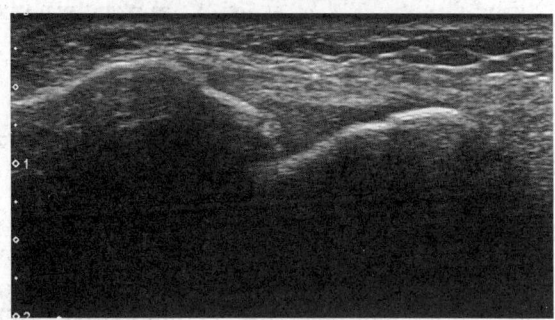
(d) 距腓前韧带声像图

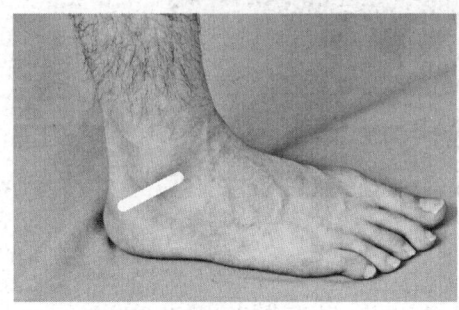
(e) 跟腓韧带体标图

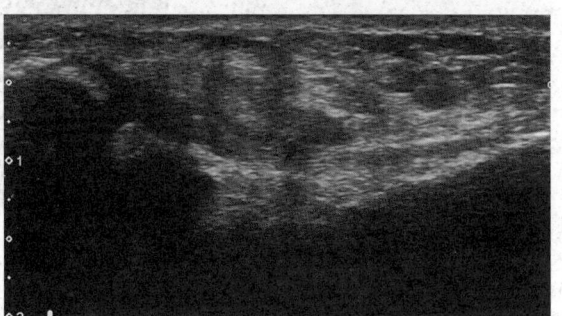
(f) 跟腓韧带声像图

图 19-61 踝外侧区体标图和声像图

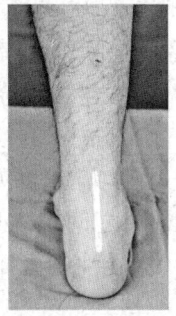
(a) 跟腱纵断面体标图

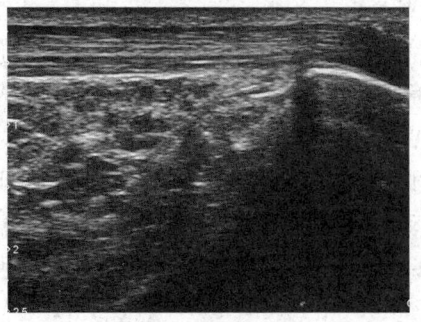
(b) 跟腱纵断面声像图

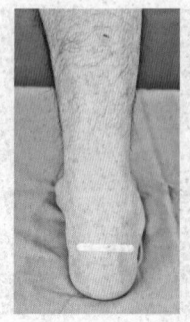 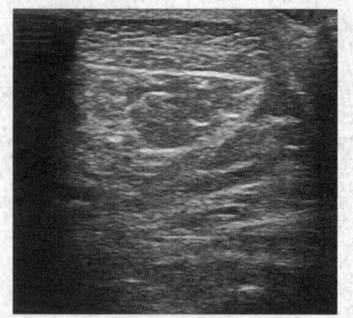

(c) 跟腱横断面体标图　　　　(d) 跟腱横断面声像图

图 19-62　跟腱纵断面及横断面体标图和声像图

5. 足底检查

足底检查内容主要包括足底筋膜和足底的肌肉。足底筋膜是足底维持足弓厚而致密的结缔组织，起自跟骨结节，前部呈分叉状，大致呈三角形，向前止于跖骨头（图 19-63）。

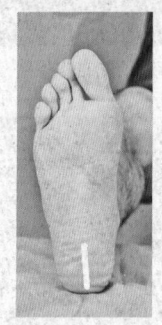 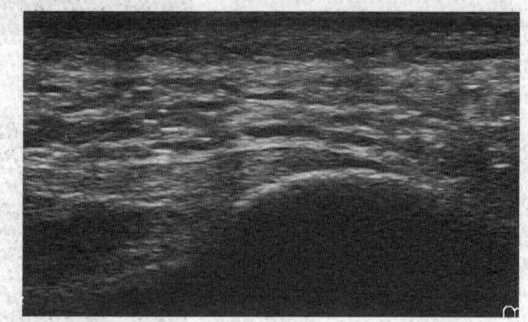

(a) 足底筋膜体标图　　　　　(b) 足底筋膜声像图

图 19-63　足底筋膜体标图和声像图

二、足踝关节与小腿异常超声图像

（一）跟腱断裂

足踝部肌腱损伤最常见的是跟腱断裂，正常跟腱在声像图上呈纤维带样连续均质高回声。距跟骨附着处 2~6 cm 范围内相对无血管区域是最常见的跟腱断裂部位，可为完全性断裂及部分性断裂。

1. 完全性断裂：肌腱纤维连续性完全中断，肌腱失去运动功能，可见断端挛缩肿胀，主动运动或被动运动状态下扫查时，断端间距加大。两断端之间代之以不规则无回声区，随时间推移，无回声区逐渐为强回声的肉芽组织所替代；慢性期为瘢痕组织充填（图 19-64）。

2. 部分性断裂：肌腱纤维部分性中断，仅残存部分连续的跟腱组织回声，不连续的肌腱间内可见低或无回声区。

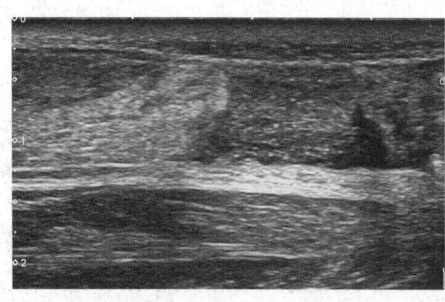
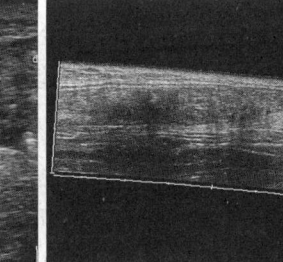

(a) 跟腱完全性断裂纵断面声像图　　　　(b) 跟腱完全性断裂宽景成像

图 19-64　跟腱完全性断裂声像图

(二) 距腓前韧带损伤

踝关节扭伤常造成韧带损伤,以外侧的距腓前韧带损伤最常见。根据严重程度可分为挫伤、部分撕裂、完全撕裂。韧带挫伤声像图表现为韧带肿胀,其连续性尚好,但回声不均匀[图 19-65(a)]。部分撕裂声像图:韧带呈肿胀表现,周围可见不规则低或无回声区,韧带尚有部分连续[图 19-65(b)]。韧带完全撕裂声像图可见韧带连续性完全中断,呈无回声或低回声。动态扫查时可发现无回声或低回声增宽,韧带张力消失。

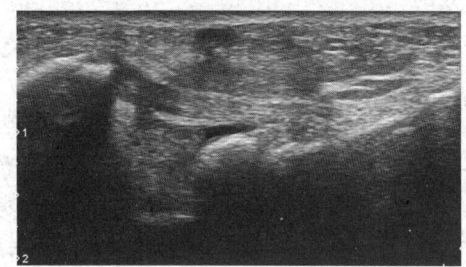
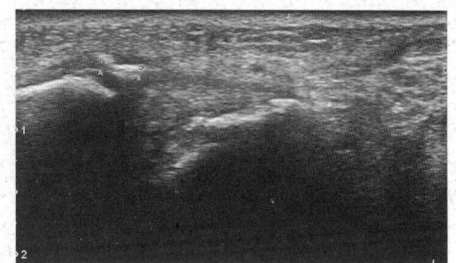

(a) 距腓前韧带挫伤声像图　　　　(b) 距腓前韧带部分撕裂声像图

图 19-65　距腓前韧带损伤声像图

(三) 腓肠肌内侧头撕裂 (网球腿)

腓肠肌内侧头撕裂有多种超声表现。主要取决于撕裂大小和检查时间。较小的撕裂超声纵断面显远端腱膜和内侧头远端肌腹之间不规则、不均质回声区。较大的断裂在内侧头远端和正常腱膜后方可见无回声区,说明局部血肿形成[图 19-66(a)]。撕裂范围在肌肉宽度一半以上的部分撕裂以及完全性撕裂,内侧头腱膜被破坏,液体积聚于近端的内侧头和比目鱼肌之间,血肿较大时纵断面扫查呈梭形,可向上延伸至小腿上 1/3[图 19-66(b)]。

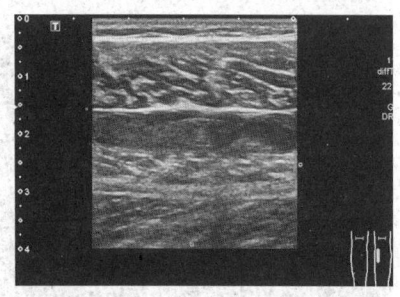
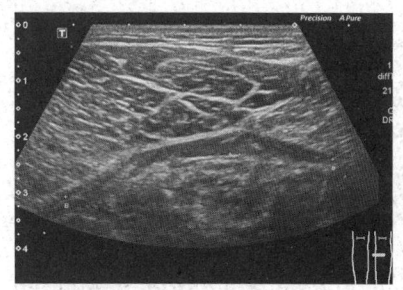

(a) 腓肠肌内侧头撕裂局部血肿声像图　　(b) 腓肠肌内侧头撕裂积血呈梭形

图 19-66　腓肠肌内侧头撕裂声像图

第八节 肌肉-骨骼系统超声检查新技术

近年来,多种超声新技术逐渐应用于临床,这些技术在肌骨超声检查中的应用也不断得到重视和推广。超声造影用于肌骨系统肿瘤的诊断和炎症性疾病的血流灌注评价。超声弹性成像通过检测外力或超声波作用下组织应变、应变率或剪切波速度等参数来判断组织硬度,可量化模拟临床触诊的作用,已被用于浅表组织肿瘤良恶性鉴别和肝纤维化评估,有研究表明使用该技术对肌肉肌腱组织进行弹性测定,有助于检测某些创伤性及退变性病变。超高频探头(>25 MHz)的应用,可对浅表细小结构进行成像。三维超声成像技术的逐渐完善,为肌骨超声提供了立体观察和多维度测量的可能,并能增加超声引导介入操作的准确性。全景成像采用一幅图记录病变的范围,测量病变的大小,对肌腱神经断裂的诊断很有帮助。SMI(超微血流成像)和PDU(能量多普勒超声)可对组织内的细微异常血流信号进行显示。

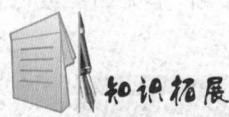

知识拓展

案 例 一

患者:男,67岁,右手尺侧1个半手指麻木9月,小鱼际肌萎缩2月。右手爪形手畸形,小鱼际肌萎缩,小指掌指关节呈屈曲位,对掌不全。肌电检查:右侧尺神经肘部运动传导潜伏期6.8 ms,感觉潜伏期4.9 ms,波幅14.5 uv。超声所见:右侧尺神经走行如常,肘部神经位于尺神经沟内,局部尺神经受压变细,外膜受压凹陷,受压近端神经干增粗肿胀,最大横截面积约18 mm^2,增粗段神经外膜回声增高,神经干回声减弱,神经束膜及神经束结构不清,增粗段尺神经内见少许血流信号。请根据声像图(案例图19-1)特点作出初步判断,并给出判断依据。

案例分析:

1. 初步判断:右侧肘管处尺神经卡压,符合肘管综合征表现。

2. 判断依据:①右手爪形手畸形,小鱼际肌萎缩;②局部尺神经受压变细,受压近端神经干增粗肿胀,最大横截面积约18 mm^2;③尺神经干内血流信号增多。

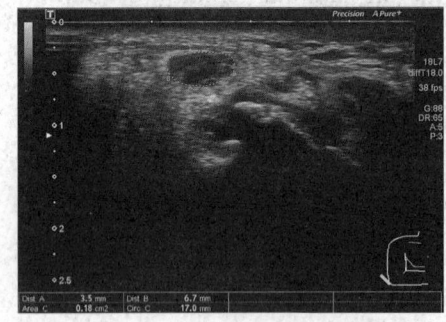

(a) 尺神经增粗横断面声像图

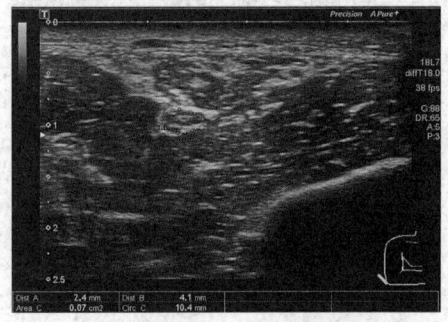

(b) 尺神经肘管远端正常横断面声像图

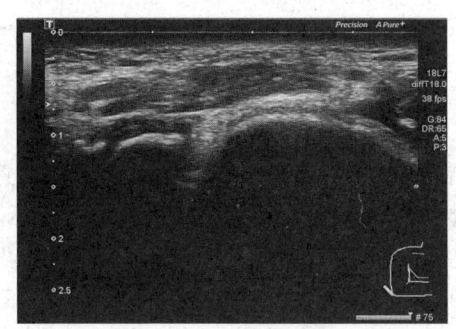
(c) 尺神经增粗纵断面声像图

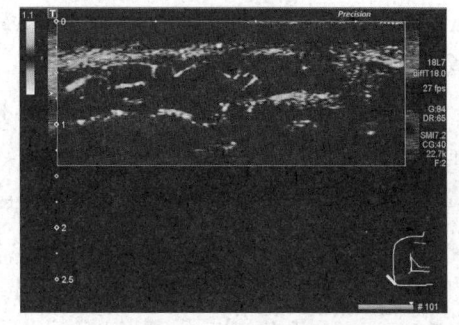
(d) 增粗尺神经神经干内血流信号增多

案例图 19-1　肘管综合征尺神经声像图

案 例 二

患者：女，40岁。右腕背部桡侧疼痛3月，拇指外展受限2周。患者产后9个月，为家庭主妇，2月前逐渐出现右腕部疼痛症状，进行性加重。桡侧腕背部压痛明显。拇指被动外展时疼痛加重，运动受限，握拳尺偏试验阳性。超声所见：右侧腕背部超声探头触诊阳性，可见环形增厚的低回声腱鞘，包绕两根高回声肌腱（拇长展肌腱、拇短伸肌腱），肌腱回声稍增厚，腱鞘内血流信号丰富，肌腱内未见明显血流信号。请根据声像图（案例图19-2）特点作出初步判断，并给出判断依据。

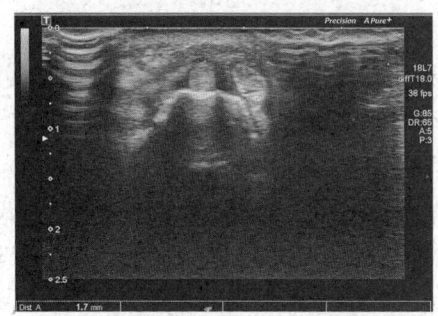
(a) 桡骨茎突狭窄性腱鞘炎横断面声像图

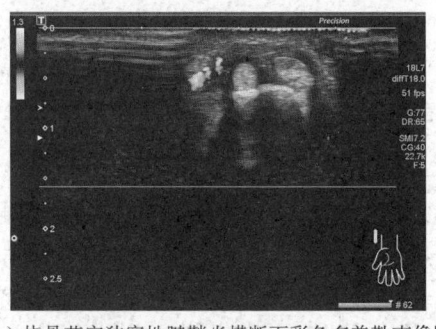
(b) 桡骨茎突狭窄性腱鞘炎横断面彩色多普勒声像图

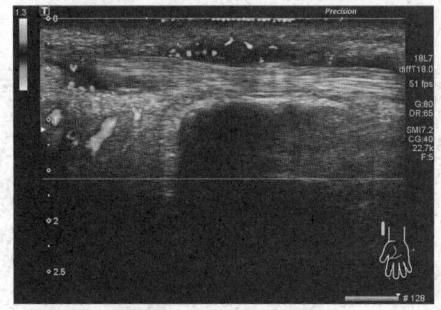
(c) 桡骨茎突狭窄性腱鞘炎纵断面腱鞘增厚声像图

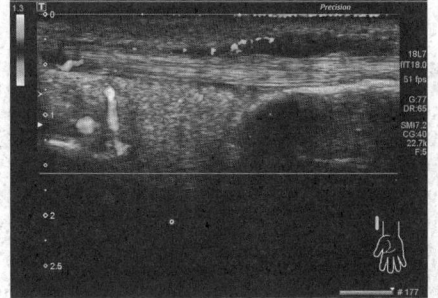
(d) 桡骨茎突狭窄性腱鞘炎纵断面彩色多普勒声像图

案例图 19-2

案例分析：
1. 初步判断：右侧桡骨茎突狭窄性腱鞘炎。

2. 判断依据：①右腕背部桡侧疼；②握拳尺偏试验阳性；③拇长展肌腱、拇短伸肌腱腱鞘增厚；④腱鞘内血流信号丰富。

案例三

患者：女，55岁，右手桡侧3个半手指麻木半年余，劳作后加重。桡侧3个手指触觉稍减弱，大鱼际肌萎缩。右侧正中神经腕部运动传导潜伏期7 ms，感觉潜伏期4.2 ms，波幅15.3 uv。超声所见：腕横韧带深部的正中神经受压变细，其近端神经干增粗肿胀，增粗段的神经干内血流信号增多。请根据声像图（案例图19-3）特点作出初步判断，并给出判断依据。

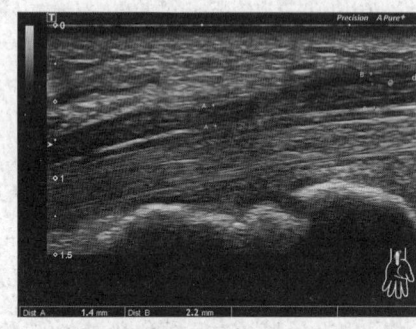 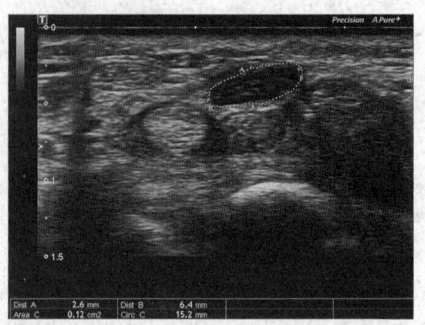

(a) 腕管处正中神经受压纵断面声像图　　(b) 腕管处正中神经受压横断面声像图

案例图 19-3

案例分析：

1. 初步判断：右侧腕管综合征。
2. 判断依据：①右手桡侧3个半手指麻木，大鱼际肌萎缩；②右侧正中神经肌电图异常；③正中神经受压变细，近端神经干增粗肿胀，增粗段神经干内血流信号增多。

案例四

患者：女，68岁。发现右腘窝无痛性肿块2年余。右侧腘窝内侧可触及包块，质地软。超声检查结果如图所示：于腓肠肌内侧头与半膜肌肌腱之间可见一无回声区，从深面的关节旁通过腓肠肌-半膜肌肌腱间隙延伸至皮下，大小约50 mm×7 mm×21 mm，囊壁薄，内部透声好，周围组织内无游离液体。CDFI：内部未见血流信号。请根据声像图（案例图19-4）特点作出初步判断，并给出判断依据。

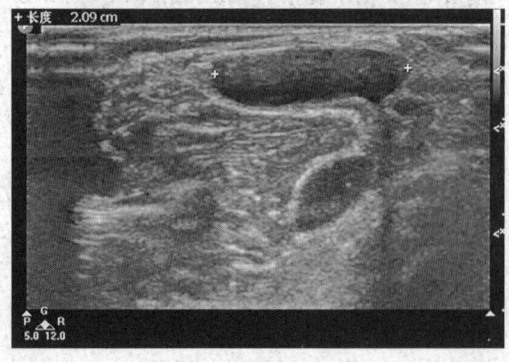 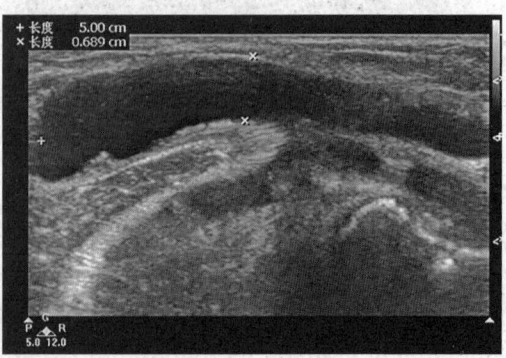

(a) 腘窝囊肿横断面声像图　　(b) 腘窝囊肿纵断面声像图

案例图 19-4

案例分析：

1. 初步判断：腘窝囊肿。

2. 判断依据：①右侧腘窝内侧可触及包块；②包块位于腓肠肌内侧头与半膜肌肌腱之间；③与关节腔相通；④无回声区内未见明显血流信号。

案 例 五

患者：男，41岁，打网球时突发右小腿疼痛约15天。自述运动时右侧小腿有重物击打感，随后小腿疼痛，无缓解。右侧内踝处皮肤见瘀血斑。超声所见：右侧腓肠肌内侧头下缘增厚，肌纤维回声模糊、紊乱，连续性差，与比目鱼肌之间见无回声，范围：上下径90 mm，厚径4 mm，左右径49 mm，跟腱未见撕裂。请根据声像图（案例图19-5）特点作出初步判断，并给出判断依据。

案例图 19-5 腓肠肌内侧头撕裂宽景成像

案例分析：

1. 初步判断：右侧腓肠肌内侧头下缘撕裂。

2. 判断依据：①运动时突发小腿疼痛，有重物击打感；②腓肠肌内侧头下缘增厚，与比目鱼肌之间见无回声。

案 例 六

患者：男，41岁，自述一周前起跑发力时右侧小腿觉重物击打感，且听见响声，随后小腿疼痛且行走无力。跟腱后方凹陷，周围伴有肿胀，脚踝处皮肤见大片瘀血斑，跟腱处触诊空虚感。超声检查所见：右侧跟腱连续性中断，局部呈无回声，范围约10 mm＊9 mm，内见絮状回声，残端面不平整，两侧断端之间的距离22 mm。小腿三头肌下端肌腱肌腹相连处肌纤维结构紊乱。请根据声像图（案例图19-6）特点作出初步判断，并给出判断依据。

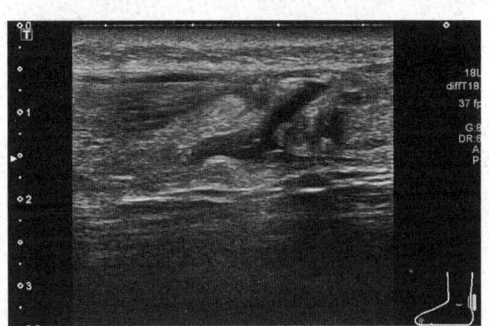

案例分析：

1. 初步判断：右侧跟腱断裂。

2. 判断依据：①小腿疼痛且行走无力，跟腱后方凹陷；②跟腱处触诊空虚感；③右侧跟腱连续性中断。

案例图 19-6 右侧跟腱断裂局部血肿

本 章 小 结

由于高频超声的技术发展，肌肉-骨骼系统超声检查不断向纵深发展，且成为超声医学研究的热点之一。本章简洁讲述了肌肉-骨骼系统的解剖概要，详细介绍了肌肉-骨骼系统的超声检查方法及肌肉骨骼系统的正常超声表现，重点描述了肌肉-骨骼系统常见疾病的超声诊断要点和注意事项，为肌肉-骨骼系统的疾病临床诊断及治疗提供了影像学依据。

目 标 检 测

1. 简述肩袖撕裂的超声表现及鉴别诊断。
2. 简述肘管综合征的超声表现及鉴别诊断。
3. 腕部伸肌腱有几个骨性腔室？每个腔室对应的伸肌腱分别是什么？
4. 简述腕管综合征的超声特点及鉴别诊断。
5. 简述腘窝囊肿的超声表现及鉴别诊断。
6. 简述腓肠肌内侧头撕裂的超声表现。
7. 简述跟腱断裂的超声表现。
8. 内踝三角韧带由哪几条韧带组成？
9. 简述网球肘的超声表现。
10. 简述痛风性关节炎的超声表现。
11. （　　）不是运动系统的急性损伤。
    A. 疲劳骨折　　　B. 韧带损伤　　　C. 外周神经损伤　　　D. 关节脱位
    E. 肌腱断裂
12. 下列叙述错误的是（　　）。
    A. 正常关节腔有少量液体,通常其深度不超过 2 mm
    B. 超声敏感、准确,能发现少量渗出
    C. 关节积液声像图表现：关节囊膨胀、关节间隙增宽,大关节少量液体出现在关节隐窝
    D. 关节积液是特异征象
    E. 关节积液是非特异征象
13. （　　）不属于踝关节周围的韧带。
    A. 三角韧带　　　B. 内侧副韧带　　　C. 距腓前韧带　　　D. 胫腓后韧带
    E. 跟腓韧带
14. 囊壁与关节相延续的是（　　）。
    A. 腱鞘囊肿　　　B. 滑囊积液　　　C. 滑膜囊肿　　　D. 皮样囊肿
    E. 腱鞘积液
15. 腘窝囊肿位于腓肠肌内侧头与（　　）之间。
    A. 半腱肌　　　B. 半膜肌腱　　　C. 腓肠肌外侧头　　　D. 股二头肌
    E. 股四头肌
16. 网球肘的炎症部位是（　　）。
    A. 肱骨内上髁　　　B. 肱骨外上髁　　　C. 尺骨鹰嘴　　　D. 桡骨小头
    E. 桡骨茎突
17. 桡骨茎突狭窄性腱鞘炎累及的肌腱是（　　）。
    A. 拇长展肌腱和拇短伸肌腱　　　B. 拇长伸肌腱
    C. 拇长屈肌腱　　　D. 桡侧腕长伸肌腱
    E. 桡侧腕短伸肌腱

18. 肘管综合征是( )受到卡压造成的。
   A. 坐骨神经　　　B. 尺神经　　　C. 桡神经　　　D. 正中神经
   E. 肌皮神经

19. 肩袖撕裂最好发于( )。
   A. 冈上肌腱　　　B. 肩胛下肌腱　　C. 冈下肌腱　　D. 肱二头肌腱
   E. 小圆肌腱

20. 男性,50岁,肩部疼痛四周余,静息时轻微活动时加剧,超声检查示:冈上肌腱关节面连续性中断,裂口内可见少量液体,局部骨关节面不规则,骨质破坏。下列诊断正确的是( )。
   A. 肩袖撕裂　　　　　　　　　B. 类风湿性关节炎
   C. 肩周炎　　　　　　　　　　D. 钙化性肌腱炎
   E. 痛风性关节炎

21. 男性,51岁,因提重物行走突感肩部疼痛两日来院就诊,肩关节无力,活动受限,该患者肩部疼痛最可能的原因是( )。
   A. 肱骨骨折　　　B. 肩袖撕裂　　　C. 腱鞘囊肿　　D. 滑囊炎
   E. 以上都不是

22. 男性,51岁,慢性肾功能衰竭史,患者肩关节有反复发作的疼痛史,超声检查示冈上肌腱内出现片状强回声,较肌腱回声强,形状不规则,后方伴弱声影,肌腱肿胀增厚,三角肌下滑囊积液。该患者最可能的诊断是( )。
   A. 钙化性肌腱炎　　B. 冈上肌腱撕裂　　C. 肩周炎　　D. 骨关节炎
   E. 痛风性关节炎

23. 肩袖由肩部的肌肉及其肌腱组成,不包括( )这一项。
   A. 冈上肌腱　　　B. 冈下肌腱　　　C. 肩胛下肌腱　　D. 小圆肌腱
   E. 肱二头肌腱

24. 类风湿性关节炎的最常见病变( )。
   A. 骨侵蚀和腱鞘炎　　　　　　B. 滑囊炎和关节腔积液
   C. 滑膜炎和骨侵蚀　　　　　　D. 腱鞘炎和附着点炎
   E. 关节腔积液和双轨征

25. 关于类风湿性关节炎的说法正确的是( )。
   A. 膝关节类风湿关节炎时多并发腘窝囊肿、髌上滑囊滑膜增厚和积液
   B. 可见到卵圆形高回声区,边界清楚
   C. 发病以关节软骨变性、破坏开始,继发骨质增生为主
   D. MRI是最好的诊断手段
   E. 主要见于大关节的疼痛

26. 患者确诊类风湿性关节炎3年,两个月前自觉膝部后方鼓出包块,近2天腘窝部出现剧烈疼痛不适,不能行走,患者最有可能的疾病是( )。
   A. 膝关节脱位　　　　　　　　B. 后交叉韧带撕裂
   C. 膝关节半月板撕裂　　　　　D. 下肢深静脉血栓形成
   E. 腘窝囊肿破裂

27. 患者因膝关节红肿疼痛前来就诊,喜食海鲜及豆制品,尿酸值在 680 umol/L,患者的膝关节超声图像可见软骨双轨征。该患者最可能的病变为（   ）。

A. 化脓性关节炎 B. 焦磷酸盐沉积关节病
C. 痛风性关节炎 D. 骨关节炎
E. 膝关节结核

28. 患者因踢球时致使膝关节受伤,旋转挤压实验疼痛加剧。超声探头沿膝纵、横向探测,可见半月板处内、外横向两个较强回声界面,其间呈线状低回声,患者可能的诊断为（   ）。

A. 膝关节半月板撕裂 B. 深静脉栓塞
C. 腓肠肌内侧头撕裂 D. 腘窝囊肿破裂
E. 化脓性关节炎

29. 高尔夫球肘的炎症部位是（   ）。

A. 肱骨外上髁 B. 肱骨内上髁 C. 尺骨鹰嘴 D. 桡骨小头
E. 桡骨茎突

30. 腕管综合征是（   ）受到卡压造成的。

A. 坐骨神经 B. 尺神经 C. 正中神经 D. 桡神经
E. 肌皮神经

参 考 答 案

第一章

1. 答:正压电效应是指当晶体受到某固定方向外力的作用时,内部就产生电极化现象,同时在某两个表面上产生符号相反的电荷;当外力撤去后,晶体又恢复到不带电的状态;当外力作用方向改变时,电荷的极性也随之改变;晶体受力所产生的电荷量与外力的大小成正比。压电式传感器大多是利用正压电效应制成的。

逆压电效应是指对晶体施加交变电场引起晶体机械变形的现象。压电敏感元件的受力变形有厚度变形型、长度变形型、体积变形型、厚度切变型、平面切变型5种基本形式。

1880年皮埃尔·居里和雅克·居里兄弟发现电气石具有压电效应。1881年,他们通过实验验证了逆压电效应,并得出了正逆压电常数。

2. 答:国际上,1952年美国D. H. Howry和Bilss最早开始使用静态B超做肝标本的显像。到了20世纪60年代,就有了类似现在的实时显示人体内情况的各类B型超声显像仪,其间代表人物很多,不胜枚举。超声也成为了各大国际大型医疗厂商重点研发的项目,纷纷投入巨额资金研发。至20世纪80年代,彩色多普勒技术终于大放异彩,使大家第一次在银幕上亲眼看到了人体内血液流动的状况,那就是我们通常所说的彩超。

3. 答:超声波在医学中的应用最早是从超声治疗开始的。1932年,弗伦德里希首次报道将超声波应用于治疗。

4—7 BDCC

第二章

1. 答:超声波从一种介质传播到另一种介质时,在两种介质的分界面上一部分能量反射回原介质内,称为反射波;另一部分能量透过界面在另一介质内传播,称为透射波。在界面上声能(声压、声强)的分配和传播方向的变化都将遵循一定的规律。

超声波在传播过程中遇到障碍物时,一方面产生反射、折射,另一方面产生绕射(即衍射),绕射本领的大小取决于障碍物的尺寸D和波长λ的相对大小。

当$D \ll \lambda$时,几乎只绕射无反射,这时无反射回波。

当$D \gg \lambda$时,几乎只反射无绕射,这时反射回波很强。

当D与λ相当时,既反射又绕射。

当超声波遇到的障碍物的尺寸小于和近似等于波长时,发生散射和衍射。它是超声波在遇到与波长相当的小障碍目标时,使传播方向和路径发生了不可逆转的改变,使超声能量衰减。

2. 答:当超声波垂直入射到足够大的光滑平界面时,将在第一介质中产生一个与入射波方向相反的反射波,在第二介质中产生一个与入射波方向相同的透射波。反射波与透射波的声压(或声强)是按一定规律分配的。这个分配比例由声压反射率(或声强反射率)和透射率(或声强透射率)来表示。

第一介质和第二介质交界面上反射波声压P_r与入射波声压P_0之比,称为界面的声压反射率(Pressure Reflection Coefficient),用r表示为:

473

$$r = \frac{P_r}{P_0} = \frac{Z_{c2} - Z_{c1}}{Z_{c2} + Z_{c1}}$$

式中，Z_{c1} 是第一介质的声阻抗率；Z_{c2} 是第二介质的声阻抗率。

反射波声强 I_r 与入射波声强 I_0 之比，称为声强反射率，用 R 表示如下：

$$R = \frac{I_r}{I_0} = \frac{\frac{P_r^2}{2Z_{c1}}}{\frac{P_0^2}{2Z_{c1}}} = \frac{P_r^2}{P_0^2} = r^2 = \left(\frac{Z_{c2} - Z_{c1}}{Z_{c2} + Z_{c1}}\right)^2$$

3. 答：目前能采用许多方法来产生超声波，如利用激光可以得到频率高至几百兆赫或几千兆赫的超声；基于光学方法的接收和观察被用于超声全息和超声声场显示等方面。但目前医学超声设备大多采用声-电换能器来实现超声波的发射与接收。

4—8 BCCDE   **9—13** BDAEE   **14—15** AB

第三章

1. 答：脉冲波多普勒是由同一个（或一组）晶片发射并接收超声波的。它用较少的时间发射，而用更多的时间接收。由于采用深度选通（或距离选通）技术，可进行定点血流测定，因而具有很高的距离分辨力，也可对选点血流的性质做出准确的分析。由于脉冲波多普勒的最大显示频率受到脉冲重复频率的限制，在检测高速血流时容易出现混叠。这对像二尖瓣狭窄、主动脉瓣狭窄等这类疾病的检查十分不利。

连续波多普勒由于采用两个（或两组）晶片，由其中一组连续地发射超声，而由另一组连续地接收回波。它具有很高的速度分辨力，能够检测到很高速的血流，这是它的主要的优点。而其最主要的缺点是缺乏距离分辨能力。

2. 答：脉冲多普勒所发射的脉冲频率就是探头工作频率，而脉冲重复频率则是探头每秒内所发射的脉冲个数，也就是取样频率。当取样频率固定，被检测目标的频率超过一定值时，就会出现频率失真。因此，脉冲多普勒成像会受到脉冲重复频率的限制，即脉冲重复频率必须大于被检测目标多普勒频移的两倍。通常将脉冲重复频率的 1/2 称为奈奎斯特频率极限。如果被检测目标的多普勒频移值超过这一极限，脉冲多普勒所检出的频移改变就会出现频率失真或频率混迭，表现出方向或大小的伪差，故其不能测量高速运动的目标。因此，须满足：$PRF > 2f_d$。

3. 答：三维数据采集是实现三维成像的第一步，也是确保三维成像质量的关键一步。根据三维成像技术的发展过程可分为间接三维数据采集和直接三维数据采集。

间接三维数据采集：以二维超声技术为基础，三维数据的采集是借助已有的二维超声成像系统完成的。在采集二维图像数据的同时，采集与该图像有关的位置信息，再将图像与位置信息同步存入计算机，重建出三维图像。间接三维数据采集是通过探头的移动来实现，根据探头移动轨迹的不同，采集方式又分为平移式、倾斜式和旋转式。

直接三维数据采集：直接三维数据采集方式采用矩阵探头，直接获得三维体积的数据。

4. 答：人体组织（包括血液）的回波，其基频的幅度远大于谐波。所以在超声成像中，往往滤去谐波，仅用基波的信息进行成像。在某些谐波丰富的情况下，通过滤去基波，利用谐波的信息进行成像。

近场处谐波能量很少，不易产生伪像。谐波的旁瓣比基波低很多，有利于消除旁瓣伪像。可提高声噪比，所以谐波成像明显提高了超声图像质量。谐波成像能明显改善心内膜边界、附壁血栓、心包腔肿物、腹部肿物边界以及混合性肿物的显示和辨别。由于二次谐波频率比基波高 1 倍，所以检测低速血流速度的阈值为基波的 2 倍，即对低速血流的检测更灵敏。对比谐波成像增强了心腔或血管内血液的显示，特别是灌注心肌血管和腹部深部组织中血管血流的显示。

5—9 DDBBC   **10—14** DBDBA

第四章

1. 答：单元探头是指仅有一片压电晶片的探头，简称单探头。在超声诊断仪发展的初期，广泛用于A型超声诊断仪。随着超声诊断仪的发展，A型超声诊断仪大多被B型超声诊断仪取代，单元探头的数量大幅减少。目前的应用范围主要有A型眼科超声诊断仪、M型超声诊断仪，同时在颈颅多普勒诊断仪也有应用。

典型的单元探头结构，主要包括换能器、壳体、电缆和其他部分组成。

换能器

(1) 匹配层(一层或多层)：压电晶体和人体皮肤声阻抗存在很大的差别，如果换能器直接与人体接触并发射超声，超声在晶体和皮肤界面上发生反射，达不到检查的结果。因此，匹配层介于换能器和人体之间，使晶体辐射的超声有效进入人体，实现对组织的检查。

(2) 压电晶体：在发射时将电信号转换成超声波，在接收时将超声波转换成电信号。压电晶体的厚度决定发射超声的频率，其形状决定声束的形状和声场分布。

(3) 吸声材料：由于压电元件具有双向辐射作用，当发射脉冲激励时，它不仅向前辐射声能，而且也向后进行辐射。吸声材料的作用是吸收晶体背向辐射的超声，减少或消除晶体两端之间超声的多次反射造成的干扰。同时，吸声材料可以增大晶片阻尼，使晶体发射窄脉冲，从而提高纵向分辨力。

保护层和外壳

主要用于保护仪器，起支撑、容纳、密封、绝缘、承压、屏蔽及保护振子的作用。

电极、导线用于传导电信号。

声学绝缘层位于壳体与振动体之间，防止超声能量传至外壳引起反射，产生干扰信号。

2. 答：目前的压电材料品种繁多、性能各异，可分为四大类：

压电(单)晶体

压电晶体一般指压电单晶体。石英为典型的压电单晶体。天然石英单晶由于昂贵，加工不便，在超声诊断中用得很少。只有在频率较高时，才显示出其优点。这种单晶体材料的制作过程非常复杂。目前，有部分三维超声成像设备配有单晶体矩阵换能器。

压电多晶体

多晶体是指具有相同排列方式但晶格相不一致的晶体。压电多晶体需要用原料进行混合、成型、高温烧结而成。压电陶瓷是典型的压电多晶体，因具有转换效率快、与电路匹配高、机械强度好、成型简单、制造工艺成熟和成本低等优势而得到广泛应用。但压电陶瓷材料存在压电性受温度和时间影响、抗拉强度低、具有较高的声阻抗、不易与人体组织和水的声阻抗匹配等缺陷。

钛酸钡是最先研制出来的人造陶瓷材料，但自1955年以来，PZT(锆钛酸铅)逐步取代了其位置。PZT是由铁电相材料和反铁电相材料构成的固溶体，其制备成型简单、原材料价格低、可制成各种复杂的形状，是目前国内外生产厂商制备压电超声换能器的一种重要的压电材料。

压电高分子聚合物

1969年，具有实用价值的有机压电材料——压电高分子聚合材料被研制成功。这是一种半结晶聚合物，其中性能较好的为聚偏氟乙烯(PVF_2或PVDF)，分子式为$(CH_2-CF_2)_n$，材料外貌与聚乙烯相似。以聚偏氟乙烯(PVDF)为代表的压电高分子聚合物具有柔韧性高、成本低、结构简单和声阻抗低等优点。因其声阻抗接近水和人体组织，所以不需要制备匹配层，适合制备宽带接收型换能器。但是，PVDF机电耦合系数和发射常数较低，不适合制备发射型换能器。

复合压电材料

复合材料是将压电陶瓷或单晶体与其他材料按一定比例、一定方式和一定空间几何分布复合而成。具有机电耦合系数较高、声阻抗较低、电性能优异、温度稳定性好、容易制备且价格低廉等特点。在医用超声换能器中应用较多的是1-3型压电复合材料和2-2型压电复合材料。其中1-3型压电复合材料，1是指压电材料纵向导通,3是指3维方向均为绝缘物质。

3. 答: 医用诊断仪器中使用的超声探头种类繁多,分类方法多种多样,同一种探头有不同的名称。超声探头通常是从以下几个方面进行分类:

1) 按波束控制方式:线扫探头、相控阵探头、机械扇扫(包括单元式、多元切换式和环阵)探头等;
2) 按探头所用阵元(压电晶体)数目:单元探头和多元探头;
3) 按探头的几何形状:矩形探头、弧形探头(凸形探头)、喇叭形探头、圆形探头、菊花形探头等;
4) 按诊断部位:心脏探头、腹部探头、眼科探头、颅脑探头等;
5) 按应用方式:体外探头、体内探头、穿刺活检探头等。

4. 答: 超声相控阵探头分为线阵、面阵两种。面阵相控阵探头又有矩阵、环阵等类型。环阵相控阵探头晶片呈同心圆环状排布,主要实现不同深度的聚焦功能。另外还有将环阵切割为小型扇阵的,聚焦的同时可实现偏转。

凸形探头的结构与线阵探头相同,只是阵元排列成凸形。相同阵元结构凸形探头的视野要比线阵探头大。由于其探查视场为扇形,故对某些声窗较小的脏器的探查比线阵探头优越。但凸形探头波束扫描远程扩散,必须给予线插补,否则会因线密度低而影响图像的清晰度。

5—9 DABCA **10—14** DDABC

第五章

1. 答: 电子线阵探头是利用电子开关切换阵元,使之按一定的顺序轮流工作,从而产生不同位置的声束来实现扫描。由于电子聚焦的原因,每次发射和接受都是由一组阵元组合在一起工作,扫描切换时也是由一组阵元切换到另一组阵元。这种组合切换可以有不同的分组顺序,也就形成了不同的扫描方式。B超仪中常用的扫描方式有组合顺序扫描、组合间隔扫描和微角扫描等。

2. 答: 由于超声波随传播距离(时间)会造成衰减,使相同反射系数的界面近距离反射强,远距离反射弱,若不给予补偿,则图像将随深度(时间)而逐渐变暗。时间增益补偿的原理是:控制接收放大器增益随探测时间的增加而加大,以补偿超声随传播距离(时间)的衰减。

可变增益放大器(Variable Gain Amplifer,VGA)的增益受TGC电压控制,如果TGC电压随着时间改变,就能使放大器增益随着时间改变。TGC电压发生器产生一个随接收时间(深度)而变的TGC控制电压波形,用以控制可变增益放大器的增益变化。操作者由面板输入调节量,可调整TGC电压的波形,实现临床随机干预TGC过程的目的。

3. 答: 波束合成是超声成像中最为重要的技术,主要包括动态聚焦,可变孔径等环节。

超声接收是在一个超声脉冲发射之后一段时间内,不断接收不同深度的超声回波信号的过程。从接收回波开始,可以认为回波到达的时间正比于其来源的深度。因为超声成像能够检测的人体区域应该没有超声多重反射的影响,并且要求声速是大致均匀一致的。所以,从发射脉冲发出时刻作为0时刻算起,回波信号到达探头的时间与其来源的反射面到达探头的距离成正比。接收动态聚焦就是基于这个时间和超声传播的速度,求出当前接收的距离,并动态地改变焦距与此距离保持一致。完全等声速的动态电子聚焦理论上焦点有无穷多个,但是实际是做不到的,焦点越多,系统技术上越复杂,造价越高。因此只能在可行性和性价比适宜的范围内选择焦点数目,实现等声速分段动态电子聚焦。

为了在近区和远区均有较窄的声束而得到较好的横向分辨力,超声电子聚焦采用随着焦距的变化动态地改变换能器工作孔径的办法,近区用小孔径,远区用大孔径。

4. 答: 1. 直角-直角平移变换

在进行直角-极坐标变换前,需进行一次坐标平移运算,称为直角-直角平移变换(X',Y'到X,Y),如图5-39所示。

由图可见,显示坐标系(X'-Y')的原点O'与转换直角坐标系(X-Y)的原点O之间横坐标及纵坐标上的差值分别为a和b,计算可得:

$$x = x' + a \quad y = y' + b$$

2. 极坐标变换

极坐标变换是 X-Y 直角坐标到 R-θ 极坐标的变换。其关系采用：

$$\begin{cases} \theta = \mathrm{tg}^{-1}\left(\dfrac{x}{y}\right) \\ R = \sqrt{x^2 + y^2} \end{cases}$$

3. 软件设计思路

设图像数据存入内存的形式 Buf[ln][p]，如图 5-40 所示。其中，ln 表示行数（扫描线号或角度 θ），p 表示列数（线上第几个点，表示深度，即 R）。

考虑到实时性要求以及 CPU 的处理速度，采用查表的方式实现点信息的获取，可以设计三个表：LPL：线位置查找表；PPL：点位置查找表；PVL：像素显示表。

要显示的点在数据缓冲器中为 DataBuf[m][n]，如图 5-41 中的黑实线框区域，可以通过 PPL 及 LPL 快速查询到与相邻 4 个点的偏移。

$$\mathrm{LPL}[m][n] = lineNum * Angle/MaxAngle$$

其中，$lineNum$ 为总的线数，如 128 条；$MaxAngle$ 为探头最大扫描角度；$Angle$ 为当前扫描线的角度。LPL[m][n] 的值为浮点型，整数部分索引 Buf[ln][p] 的 ln 扫描线，小数部分表示方位角偏移量。

$$\mathrm{PPL}[m][n] = R - r$$

其中，R 表示当前离探头表面的曲率原点的距离；r 表示探头表面的曲率半径。

PPL[m][n] 的值也是浮点型，整数部分索引 Buf[ln][p] 的 p 深度，小数部分表示径向偏移量。

由此，可以通过二维插值得到 DataBuf[m][n] 的值。

5—9　CCEDC　　10—14　ADDBD

第六章

1. 答：以 DP-9900 型 B 超为例，分析全数字 B 超的基本结构和工作原理。DP-9900 型 B 超系统结构图如图 6-1 所示。

2. 答：波束合成板的功能是信号的 AD 转换和波束合成。探头板接收的 48 个信道的模拟信号通过整序板后，具有相同相位的信道信号组合形成一个信号，因此，48 个信道减少为 24 信道。24 个信道信号进入波束合成板。波束合成板除完成信号的 A/D 转换，还要实现相位调整。调相后的回波信号数据，先进行 A/D 转换器的零偏差补偿，然后经加权求和，形成合成信号。

3. 答：整序功能是根据扫描线号的变化，实现 48 路非中心对称信号到 48 路中心对称信号的转换，然后将互相对称的信号相加，使 48 路信号变成 24 路信号。整序板的核心是通过三级模拟开关实现的整序开关矩阵。

4. 答：控制面板电路主要完成以下功能：①对按键的扫描和读取，并转换为键码值传输给主机；②接收轨迹球消息并发送给主机；③光电码盘接口控制。光电码盘输出 2 位的格雷码，控制电路对其输出进行方向判断和计数，并将计数值传送给主机；④STC 消息传送。当检测到面板上的 STC 调节电位器发生变换时，读取当前的值发送给主机。

5—9　EADCA　　10—14　CDBAA

第七章

1—5　略　　6—10　EBEAB　　11—15　DBCDA

第八章

1—3 略   4—8 BABCE   9—13 AABBA

第九章

1—3 略   4—8 BEADA   9—13 BEEAA

第十章

1—3 略   4—8 BCCEC   9—13 ECEAB   14—18 ECABD   19. D

第十一章

1—5 略   6—10 CBCCE   11—15 ABBAB   16—20 CBBCB   21—25 CBDBB   25—30 EBEAD   31—39 CACC

第十二章

1—5 略   6—10 ABDAC   11—15 DCECD

第十三章

1—3 略   4—8 EDCCB   9—13 ECDEE

第十四章

1—3 略   4—8 EBECE   9—13 EDECB

第十五章

1—3 略   4—8 EBCDD   9—13 AABDD

第十六章

1—5 略   6—10 CCDCB   11—15 ABDEB   16—20 AEAEC

第十七章

1—12 略   13—17 EBBDB   18—22 DAABA   23—27 CCCDA

第十八章

1—10 略   11—15 CEEBA   15—20 DAECD   21—25 BEEED   26—30 ACACC   31—35 ADDBB   36—40 BCCEA

第十九章

1—10 略   11—15 ADBBB   16—20 BABAA   21—25 BAECA   26—30 ECABC

参 考 文 献

[1] 万明习. 生物医学超声学[M]. 北京：科学出版社，2010.
[2] 姜玉新，王志刚. 医学超声影像学[M]. 北京：人民卫生出版社，2010.
[3] 刘吉斌，王金锐. 超声造影显像[M]. 北京：科学技术出版社，2010.
[4] 李胜利. 胎儿畸形产前超声诊断学[M]. 北京：人民卫生出版社，2010.
[5] Callen PW. 妇产科超声学[M]. 5版. 常才，译. 北京：人民卫生出版社，2010.
[6] 周永昌，郭万学. 超声医学[M]. 6版. 北京：人民军医出版社，2011.
[7] 何文. 实用介入性超声学[M]. 北京：人民卫生出版社，2012.
[8] 伍于添. 医学超声设备原理·设计·应用[M]. 北京：科学技术文献出版社，2012.
[9] 严英榴，杨秀雄. 产前超声诊断学[M]. 2版. 北京：人民卫生出版社，2012.
[10] 朱天刚，霍勇，张运. 超声心动图规范化培训教材[M]. 北京：人民卫生出版社，2012.
[11] 中国医师协会超声医师分会. 腹部超声检查指南[M]. 北京：人民军医出版社，2013.
[12] 任卫东，常才. 超声诊断学[M]. 3版. 北京：人民卫生出版社，2013.
[13] 章东，郭霞生. 医学超声基础[M]. 北京：科学出版社，2014.
[14] 周进祝，李彩娟. 超声诊断学[M]. 2版. 北京：人民卫生出版社，2014.
[15] 何为，王平，罗晓华. 数字超声成像原理和架构体系设计[M]. 北京：科学出版社，2014.
[16] 黄文华，萧洪文. 系统解剖学[M]. 高等教育出版社，2014.
[17] Stefano Bianchi，Carlo Martinoli. 肌肉骨骼系统超声医学[M]. 房勤茂，译. 北京：人民军医出版社，2014.
[18] 姜玉新，张运. 超声医学[M]. 北京：人民卫生出版社，2015.
[19] 陈灏珠. 实用心脏病学[M]. 5版. 上海：上海科技出版社，2016.
[20] 石明国，韩丰谈. 医学影像设备学[M]. 北京：人民卫生出版社，2016.
[21] 轩辕凯. 超声医学专科能力建设专用初级教材基础分册[M]. 北京：人民卫生出版社，2016.
[22] 胡兵. 超声医学专科能力建设专用初级教材腹部分册[M]. 北京：人民卫生出版社，2016.
[23] 雅各布森. 肌骨超声必读——基础体位、病理和超声诊断[M]. 王月香，译. 北京：科学出版社，2017.
[24] 中国医师协会超声医师分会. 中国超声造影临床应用指南[M]. 北京：人民卫生出版社，2017.
[25] 中国医师协会超声医师分会. 中国介入超声临床应用指南[M]. 北京：人民卫生出版社，2017.
[26] 中国医师协会超声医师分会. 中国肌骨超声检查指南[M]. 北京：人民卫生出版社，2017.
[27] 梁萍，姜玉新. 超声E成像临床应用指南[M]. 北京：人民卫生出版社，2018.
[28] American College of Radiology (ACR), Society for Pediatric Radiology (SPR), Society of Radiologists in Ultrasound (SRU). AIUM practice guideline for the performance of a musculoskeletal ultrasound examination[J]. J Ultrasound Med, 2012, 31(9): 1473-1488.
[29] Claudon M, Dietrich C F, Choi B I, et al. Guidelines and good clinical practice recommendations for contrast enhanced ultrasound (CEUS) in the liver-update 2012: a WFUMB-EFSUMB initiative in cooperation with representatives of AFSUMB, AIUM, ASUM, FLAUS and ICUS[J]. Ultraschall Med, 2013, 34(1): 11-29.
[30] Feigenbaum H, Armstrong W F, Ryan T. Feigenbaum's Echocardiography [M]. 6th ed.

Philadelphia: Lippincott Williams & Wilkins, 2004.

[31] 宋庆达,滕剑波,李吉昌.睾丸少见肿瘤的高频超声诊断价值[J].中国超声医学杂志,2010,26(08): 747-750.

[32] 孙倩,王正滨,刘荣桂,等.超声检查对肾上腺占位病变的检出率与定性诊断价值[J].中国超声医学杂志,2010,26(5): 452-455.

[33] 李学广.胎儿全前脑畸形的超声诊断分析[J].医学影像学杂志,2010,20(7): 970-976.

[34] 熊晓苓,贾立群,王晓曼.超声对儿童睾丸肿瘤的诊断价值[J].中华医学超声杂志(电子版),2011,8(05): 1082-1091.

[35] 陈晓端.妊娠滋养细胞疾病病理学特点[J].中国实用妇科与产科杂志,2011,27(09): 647-650.

[36] 张波,姜玉新.甲状腺结节的超声诊断思维[J].中华超声影像学杂志,2011,20(8): 726-728.

[37] Slapa R Z, Jakubowski W S, Slowinska-Srzednicka J, et al. Advantages and disadvantages of 3D ultrasound of thyroid nodules including thin slice volume rendering[J]. Thyroid Res, 2011, 4(1): 1.

[38] 燕翠菊,黄备建,王文平,等.超声造影提高疑难肾肿瘤检出率的研究[J].中国超声医学杂志,2012,28(06): 542-545.

[39] 昝星有,周卫平,胡滨,等.输尿管囊肿患者超声表现与漏误诊分析[J].中华医学超声杂志(电子版),2012,9(4): 340-343.

[40] Oz A, Demirkazik F B, Akpinar M G, et al. Efficiency of ultrasound and ultrasound-guided fine needle aspiration cytology in preoperative assessment of axillary lymph node metastases in breast cancer[J]. J Breast Cancer, 2012, 15(2): 211-217.

[41] Piscaglia F, Nolsøe C, Dietrich C F, et al. The EFSUMB guidelines and recommendations on the clinical practice of contrast enhanced ultrasound (CEUS): update 2011 on non-hepatic applications[J]. Ultraschall Med, 2012, 33(1): 33-59.

[42] 王晓荣,刘霞,姚兰辉.颈部淋巴结淋巴瘤皮质回声及其病理基础的初步探讨[J].中国超声医学杂志,2013,(08): 676-680.

[43] 老兆航,游蕴仪,肖丽达,等.经腹高频超声对膀胱肿瘤的诊断应用价值[J].临床超声医学杂志,2013,15(2): 136-137.

[44] Cosgrove D, Piscaglia F, Bamber J, et al. EFSUMB guidelines and recommendations on the clinical use of ultrasound elastography. Part 2: Clinical applications[J]. Ultraschall Med, 2013, 34(3): 238-253.

[45] Elmore L C, Appleton C M, Zhou G, et al. Axillary ultrasound in patients with clinically node-negative breast cancer: which features are predictive of disease?[J]. J Surg Res, 2013, 184(1): 234-240.

[46] Vahanian A, Alfieri O, Andreotti F, et al. Guidelines on the management of valvular heart disease (version 2012): the joint task force on the management of valvular heart disease of the european society of cardiology (ESC) and the European association for cardio-thoracic surgery (EACTS)[J]. Eur J Cardiothorac Surg, 2012, 42(4): S1-44.

[47] Yilmaz A, Sechtem U. Diagnostic approach and differential diagnosis in patients with hypertrophied left ventricles[J]. Heart, 2013, 100(8): 662-671.

[48] Klein A L, Abbara S, Agler D A, et al. American society of echocardiography clinical recommendations for multimodality cardiovascular imaging of patients with pericardial disease endorsed by the society for cardiovascular magnetic resonance and society of cardiovascular computed tomography[J]. J Am Soc Echocardiogr, 2013, 26: 965-1012.

[49] 王小燕,凌冰,黄向红,等.前列腺癌经直肠超声表现及特征与临床分期探讨[J].中国超声医学杂志,

2014,30(2):150-154.

[50] 姚金朋,周纯武,陈雁,等.肾上腺皮质大腺瘤超声表现[J].中华医学超声杂志(电子版),2014,11(7):590-592.

[51] 方朝晖,朱红燕.彩色多普勒超声诊断肾上腺髓样脂肪瘤临床分析[J].医学影像学杂志,2014,24(8):1433-1434.

[52] 文静,余资江.肾上腺超声诊断中的重要三维断层解剖层面[J].贵阳医学院学报,2014,39(5):701-705.

[53] Elliott P M, Anastasakis A, Borger M A, et al. 2014 ESC guidelines on diagnosis and management of hypertrophic cardiomyopathy: the task force for the diagnosis and management of hypertrophic cardiomyopathy of the European society of cardiology (ESC)[J]. Eur Heart J, 2014, 35(39):2733-2779.

[54] Sun J, Cai J, Wang X. Real-time ultrasound elastography for differentiation of benign and malignant thyroid nodules: A meta-analysis[J]. J Ultrasound Med, 2014, 33:495-502.

[55] Cui X W, Hocke M, Jenssen C, et al. Conventional ultrasound for lymph node evaluation, update 2013[J]. Z Gastroenterol, 2014, 52(2):212-221.

[56] 张荣,王晓荣,姚兰辉.超声新技术诊断浅表淋巴结病变的进展[J].临床超声医学杂志,2015,(11):761-763.

[57] 李艺,王燕,常婷,等.经皮超声造影对乳腺癌腋窝前哨淋巴结良恶性鉴别诊断的价值[J].中国超声医学杂志,2015,(06):546-548.

[58] 陈红燕,刘维燕,王栋华,等.甲状腺癌278例超声声像图特征分析[J].蚌埠医学院学报,2015,40(11):1561-1564.

[59] 陈红燕,王栋华,朱慧,等.超声造影在甲状腺微小乳头状癌临床应用中的初步探索[J].中国超声医学杂志,2015,31(10):868-870.

[60] 陆萍萍,王秀云,付遵峰,等.不同超声影像检查方法在前列腺癌诊断及病变活检中的应用[J].中华医学超声杂志(电子版),2015,12(6):435-437.

[61] 中国超声医学工程学会肌肉骨骼系统超声专业委员会.肌肉骨骼超声检查及报告规范[J].中华医学超声杂志(电子版),2015,12(1):11-17.

[62] Shiina T, Nightingale K R, Palmeri M L, et al. WFUMB guidelines and recommendations for clinical use of ultrasound elastography: Part 1: basic principles and terminology[J]. Ultrasound Med Biol, 2015, 41(5):1126-1147.

[63] Ferraioli G, Filice C, Castera L, et al. WFUMB guidelines and recommendations for clinical use of ultrasound elastography: Part 3: liver[J]. Ultrasound Med Biol, 2015, 41(5):1161-1179.

[64] Scali E P, Chandler T M, Heffernan E J, et al. Primary retroperitoneal masses: what is the differential diagnosis?[J]. Abdom Imaging, 2015, 40(6):1887-1903.

[65] Yao G H, Deng Y, Liu Y et al. Echocardiographic measurements in normal Chinese adults focusing on cardiac chambers and great arteries: A prospective, nationwide and multicenter study[J]. J Am Soc Echocardiogr, 2015, 28(5):570-579.

[66] Lang R M, Badano L P, Mor-Avi V, et al. Recommendations for cardiac chamber quantification by echocardiography in adults: An update from the American society of echocardiography and the European association of cardiovascular imaging[J]. J Am Soc Echocardiogr, 2015, 16(3):233-270.

[67] Silver R M. Abnormal placentation: placenta previa, vasa previa, and placenta accreta[J]. Obstetrics & Gynecology, 2015, 126(3):654-668.

[68] Marwick T H, Gillebert T C, Aurigemma G, et al. Recommendations on the use of echocardiography

in adult hypertension: A Report from the European association of cardiovascular imaging (EACVI) and the American society of echocardiography (ASE)[J]. J Am Soc Echocardiogr, 2015, 28(7): 727-754.

[69] Torre L A, Bray F, Siegel R L, et al. Global cancer statistics, 2012[J]. CA Cancer J Clin, 2015, 65(2): 87-108.

[70] Sedgwick E L, Ebuoma L, Hamame A, et al. BI-RADS update for breast cancer caregivers[J]. Breast Cancer Res Treat, 2015, 150(2): 243-254.

[71] Van Wely B J, De Wilt J H, Francissen C, et al. Meta-analysis of ultrasound-guided biopsy of suspicious axillary lymph nodes in the selection of patients with extensive axillary tumour burden in breast cancer[J]. Br J Surg, 2015, 102(3): 159-168.

[72] Lenghel L M, Botar Jid C, Bolboaca S D, et al. Comparative study of three sonoelastographic scores for differentiation between benign and malignant cervical lymph nodes[J]. Eur J Radiol, 2015, 84(6): 1075-1082.

[73] 叶琴,薛恩生,梁荣喜,等.输尿管尿路上皮癌的彩色多普勒超声诊断与鉴别诊断[J].中华超声影像学杂志,2016,25(11): 975-979.

[74] 陈红燕,陈悦,朱慧,等.超微血流显像与超声造影鉴别诊断甲状腺微小结节的对比研究[J].中华超声影像学杂志,2016,25(1): 44-47.

[75] 中华医学会超声分会超声心动图学组.中国成年人超声心动图检查测量指南[J].中华超声影像学杂志,2016,25(8): 645.

[76] 陈红燕,朱慧,朱丽,等.微血流成像对甲状腺微小癌诊断价值的初步探索[J].中国超声医学杂志,2016,32(2): 101-103.

[77] 沈根松,徐丽萍.肾上腺肿瘤与肿瘤样病变的超声特征分析[J].临床超声医学杂志,2016,18(3): 212-213.

[78] Miller K D, Siegel R L, Lin C C, et al. Cancer treatment and survivorship statistics, 2016[J]. CA Cancer J Clin, 2016, 66(4): 271-289.

[79] Chen W, Zheng R, Baade P D, et al. Cancer statistics in China, 2015[J]. CA Cancer J Clin, 2016, 66(2): 115-132.

[80] Nagueh S F, Smiseth O A, Appleton C P, et al. Recommendations for the evaluation of left ventricular diastolic function by echocardiography: An update from the American society of echocardiography and the European association of cardiovascular imaging[J]. J Am Soc Echocardiogr, 2016, 17(12): 1321-1360.

[81] Galiè N, Humbert M, Vachiery J L, et al. 2015 ESC/ERS guidelines for the diagnosis and treatment of pulmonary hypertension: The joint task force for the diagnosis and treatment of pulmonary hypertension of the European society of cardiology (ESC) and the European respiratory society (ERS): endorsed by: association for European paediatric and congenital cardiology (AEPC), international society for heart and lung transplantation (ISHLT)[J]. Eur Heart J, 2016, 37(1): 67-119.

[82] Haugen B R, Alexander E K, Bible K C, et al. 2015 American thyroid association management guidelines for adult patients with thyroid nodules and differentiated thyroid cancer[J]. Thyroid, 2016, 26(1): 1-133.

[83] Chen H Y, Liu W Y, Zhu H, et al. The diagnostic value of contrast-enhanced ultrasound in thyroid papillary microcarcinoma[J]. Experimental and Therapeutic Medicine, 2016, 11(5): 1555-1562.

[84] Siegel R L, Miller K D, Jemal A. Cancer statistics, 2016[J]. CA Cancer J Clin, 2016, 66(1): 7-30.

[85] Zhu Y, Zhou W, Zhou J Q, et al. Axillary staging of early-stage invasive breast cancer by ultrasound-guided fine-needle aspiration cytology: Which ultrasound criteria for classifying abnormal lymph nodes should be adopted in the post-ACOSOG Z0011 trial era?[J]. J Ultrasound Med, 2016, 35(5): 885-893.

[86] 祁明伸. 肾上腺占位病变患者超声、CT、MRI诊断价值分析[J]. 中国CT和MRI杂志, 2017, 15(1): 86-88.

[87] Lu R, Meng Y, Zhang Y, et al. Superb microvascular imaging (SMI) compared with conventional ultrasound for evaluating thyroid nodules[J]. BMC Med Imaging, 2017, 17(1): 65.

[88] Tessler F N, Middleton W D, Grant E G, et al. ACR thyroid imaging, reporting and data system (TI-RADS): White paper of the ACR TI-RADS committee[J]. J Am Coll Radiol, 2017, 14(5): 587-595.

[89] Spak D A, Plaxco J S, Santiago L, et al. BI-RADS® fifth edition: A summary of changes[J]. Diagn Interv Imaging, 2017, 98(3): 179-190.

[90] Lee S H, Yi A, Jang M J, et al. Supplemental screening breast US in women with negative mammographic findings: Effect of routine axillary scanning[J]. Radiology, 2017, 286(3): 830-837.

[91] Liu Z, Zeng W, Liu C, et al. Diagnostic accuracy of ultrasonographic features for lymph node metastasis in papillary thyroid microcarcinoma: a single-center retrospective study[J]. World J Surg Oncol, 2017, 15(1): 32.

[92] Kennedy P, Wagner M, Castéra L, et al. Quantitative elastography methods in liver disease: Current evidence and future directions[J]. Radiology, 2018, 286(3): 738-763.

[93] Hong Y R, Luo Z Y, Mo G Q, et al. Role of contrast-enhanced ultrasound in the pre-operative diagnosis of cervical lymph node metastasis in patients with papillary thyroid carcinoma[J]. Ultrasound Med Biol, 2017, 43(11): 2567-2575.

[94] Agliata G, Valeri G, Argalia G, et al. Role of contrast-enhanced sonography in the evaluation of axillary lymph nodes in breast carcinoma: A monocentric study[J]. J Ultrasound Med, 2017, 36(3): 505-511.

[95] 宋素红, 王振华. 超声对原发性腹膜后良恶性肿瘤的诊断价值[J]. 实用医学影像杂志, 2018, 19(02): 125-127.

[96] 欧洲肌肉骨骼放射学会超声分会. 肌肉骨骼超声技术指南[M]. 刘红梅, 译. 天津: 天津出版传媒集团, 2018.

[97] Otto C M, Bonow, R O. Braunwald's heart disease: A textbook of cardiovascular medicine[M]. 9th ed. Philadelphia: Saunders an imprint of Elsevier Inc, 2011.

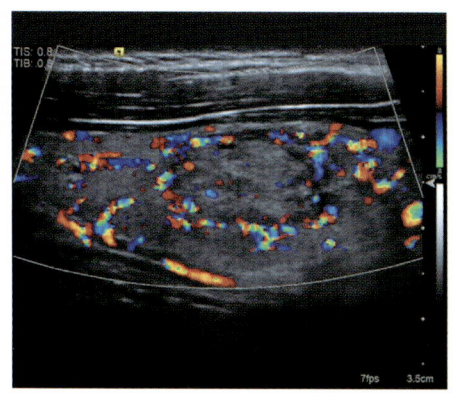
图 3-20 血流的彩色图像实例

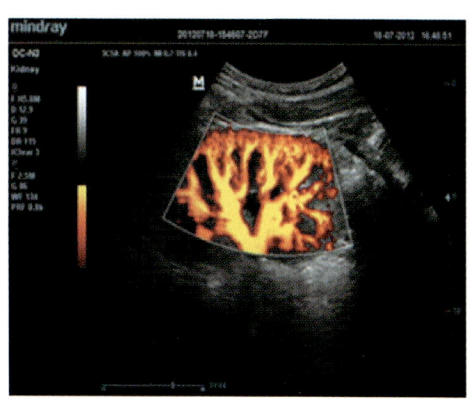
图 3-21 彩色多普勒能量图实例

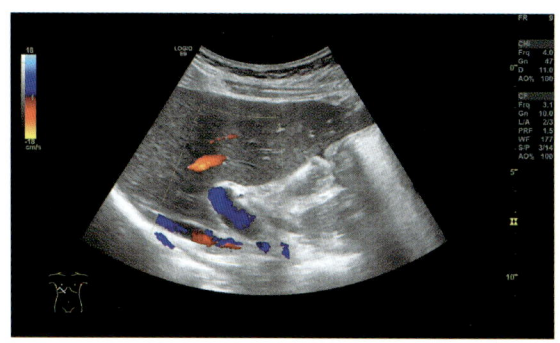
图 8-21 门静脉彩色多普勒

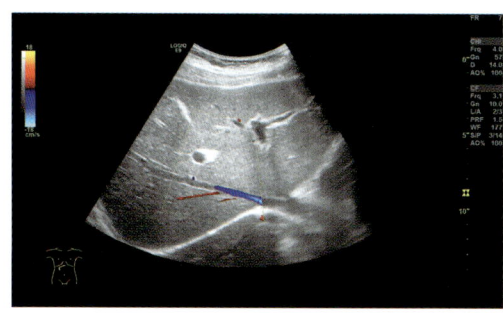
图 8-22 肝静脉彩色多普勒

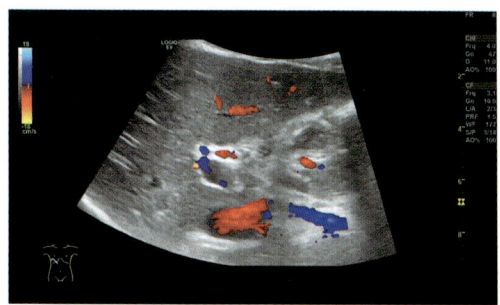
图 8-23 肝固有动脉彩色多普勒

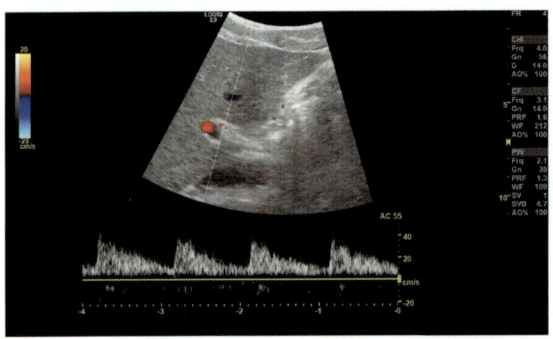

图 8-24　肝固有动脉脉冲多普勒（正确测量）

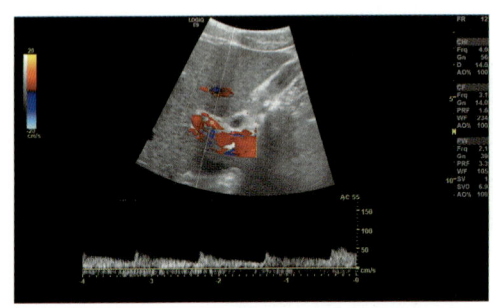 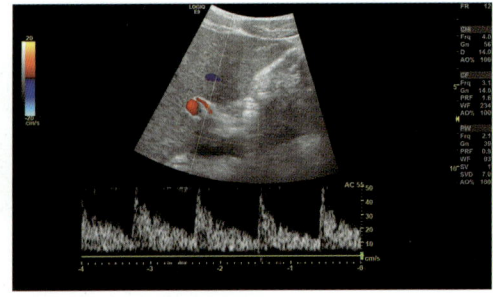

图 8-25　肝固有动脉脉冲多普勒（量程过大）　　图 8-26　肝固有动脉脉冲多普勒（量程过小）

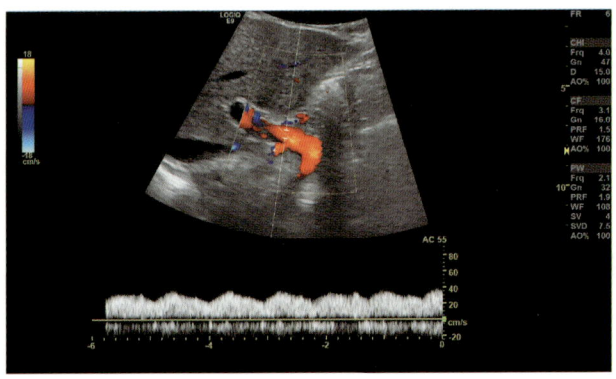

图 8-27　门静脉脉冲多普勒（正确测量）

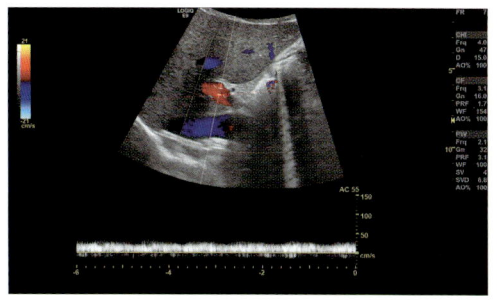
图 8-28 门静脉脉冲多普勒(量程过大)

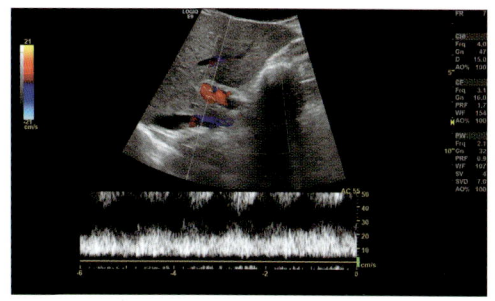
图 8-29 门静脉脉冲多普勒(量程过小)

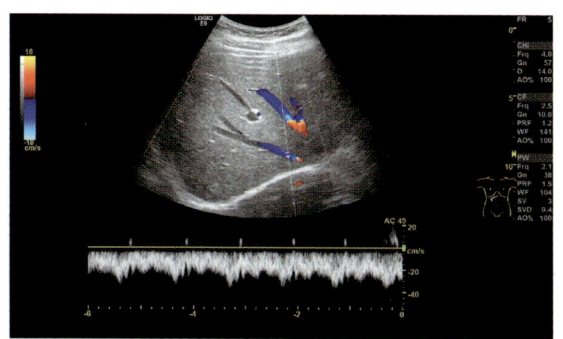
图 8-30 肝静脉脉冲多普勒(正确测量)

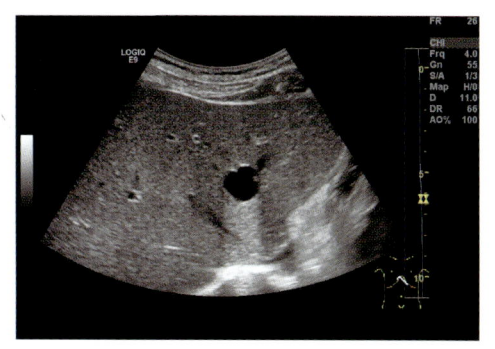
图 8-44 肝囊肿灰阶超声

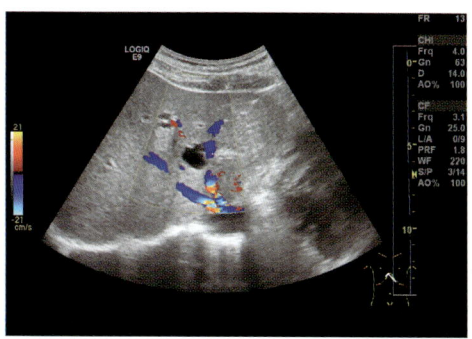
图 8-45 肝囊肿彩色多普勒超声

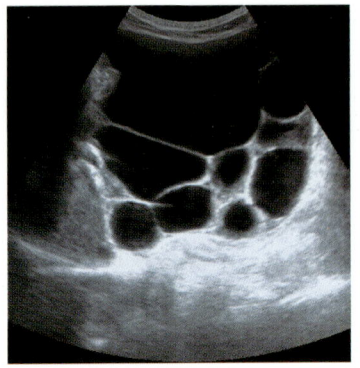 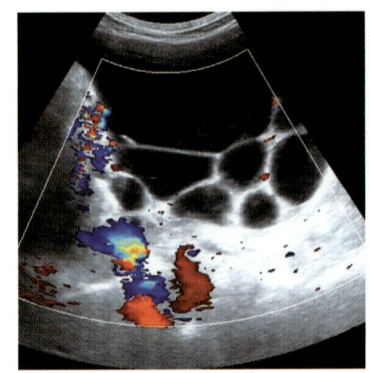

图 8-46　肝包虫病灰阶超声　　　　图 8-47　肝包虫病彩色多普勒超声

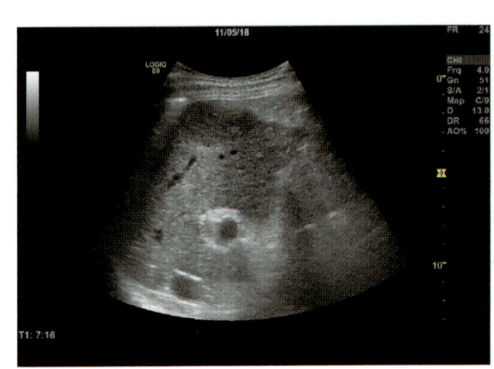 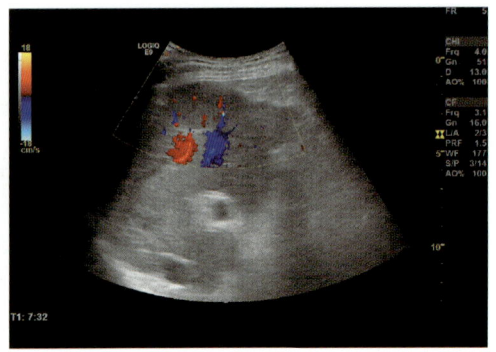

　　　　（a）灰阶　　　　　　　　　　　　　　　（b）多普勒
图 8-48　HCC 灰阶超声及彩色多普勒超声

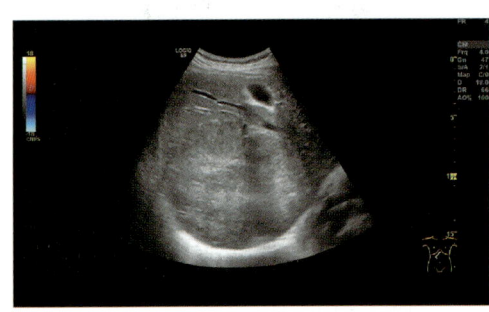 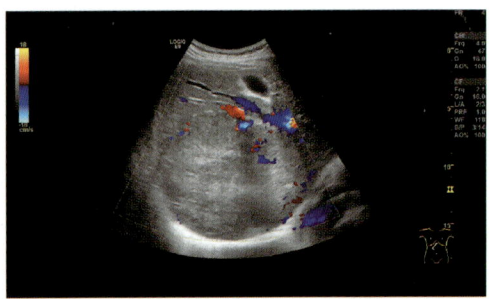

　　　　（a）灰阶　　　　　　　　　　　　　　　（b）多普勒
图 8-49　巨块型 HCC 灰阶超声及彩色多普勒超声

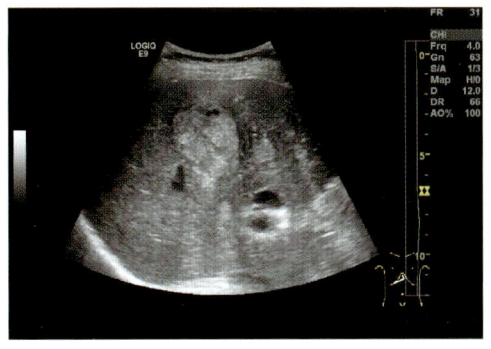
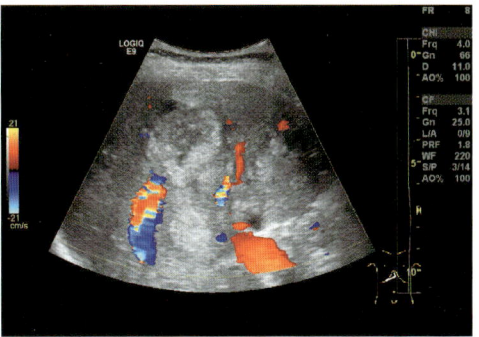

(a) 灰阶　　　　　　　　　　　　　　　(b) 多普勒

图 8-50　ICC 灰阶超声及彩色多普勒超声

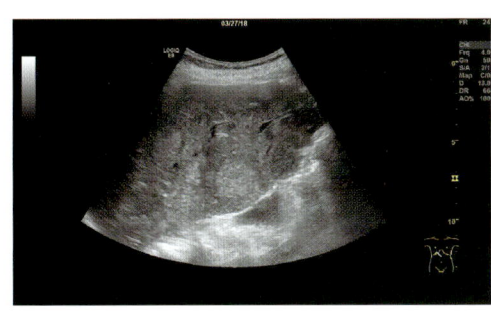
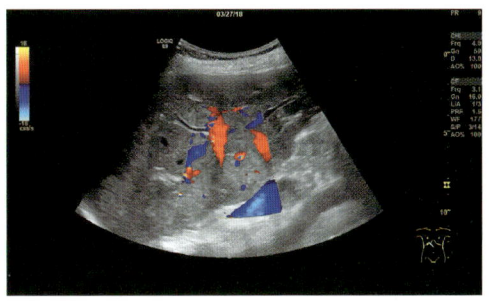

(a) 灰阶　　　　　　　　　　　　　　　(b) 多普勒

图 8-51　转移性肝癌灰阶超声及彩色多普勒超声

(a) 灰阶超声显示肝右叶多发高回声结节, 形态规则, 类圆形, 边界欠清晰, 内部回声不均匀;
(b) 彩色多普勒超声显示结节内部见少量血流。

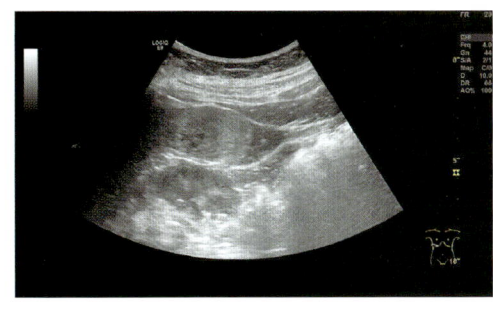
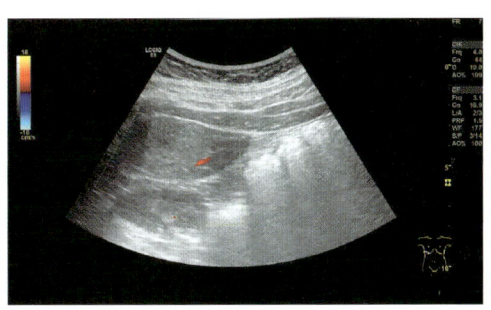

(a) 灰阶　　　　　　　　　　　　　　　(b) 多普勒

图 8-52　肝血管瘤灰阶及彩色多普勒超声

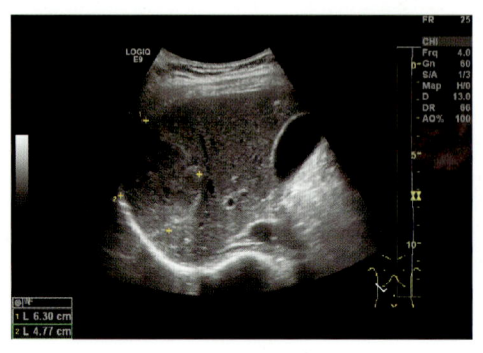

(a)灰阶超声

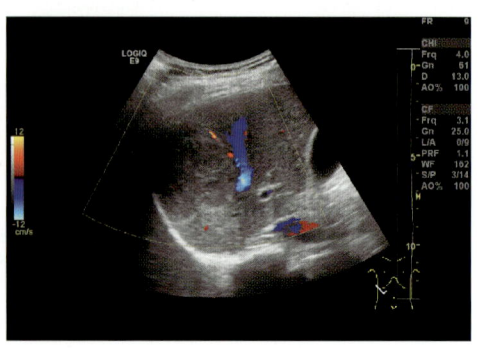

(b)彩色多普勒超声

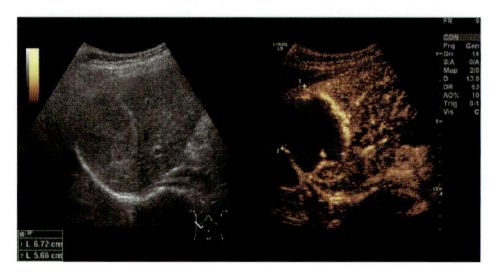

(c)超声造影动脉期

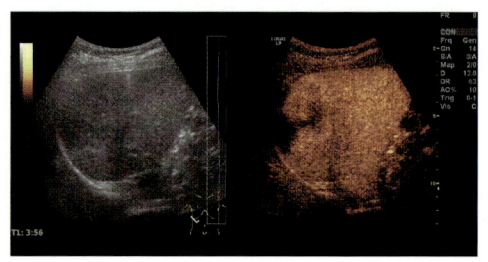

(d)超声造影门静脉期

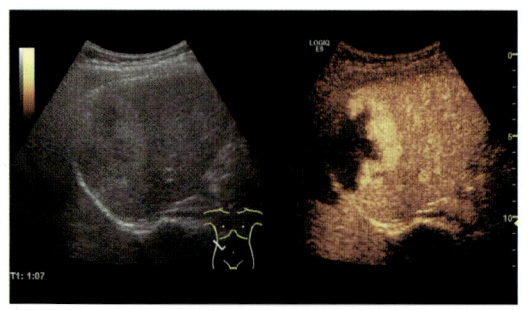

(e)超声造影延迟期

案例图8-1　肝血管瘤

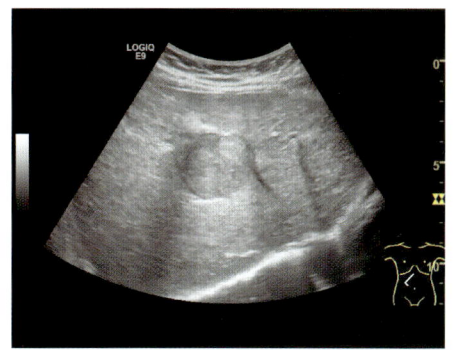

(a) 灰阶超声

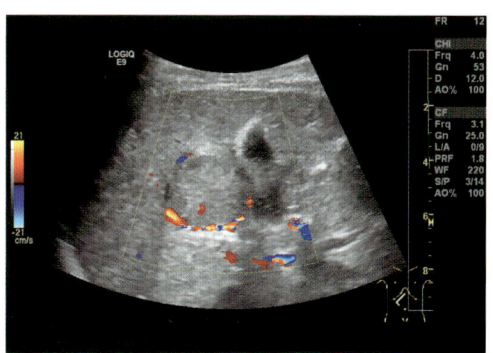

(b) 彩色多普勒超声

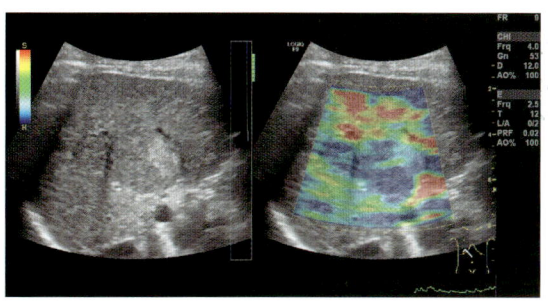

(c) 弹性超声

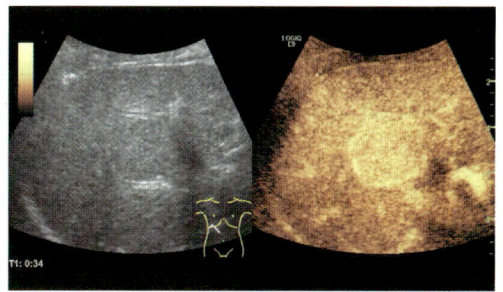

(d) 超声造影动脉期

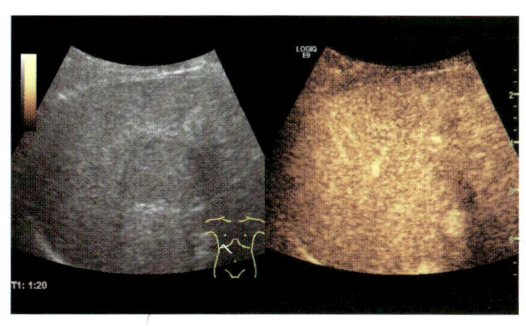

(e) 超声造影门静脉期

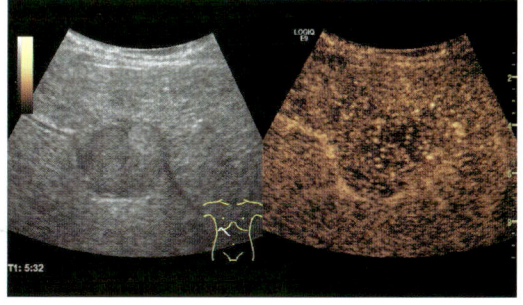

(f) 超声造影延迟期

案例图 8-2　肝细胞肝癌

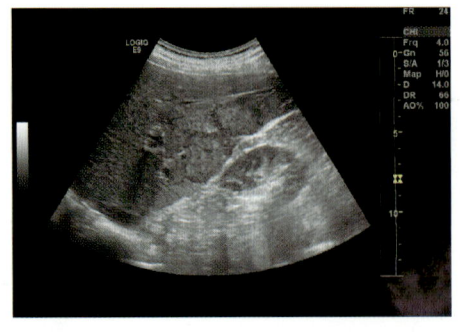

(a) 灰阶超声

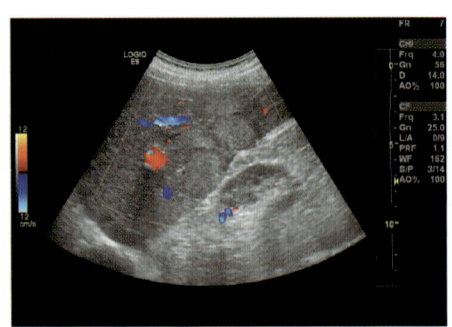

(b) 彩色多普勒

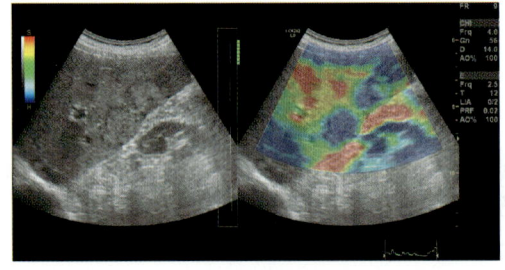

(c) 弹性超声

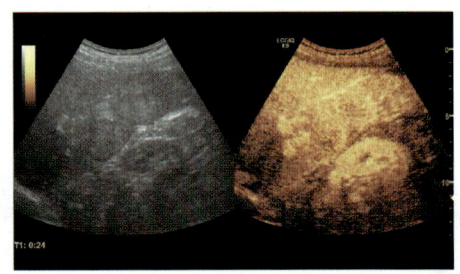

(d) 超声造影动脉期

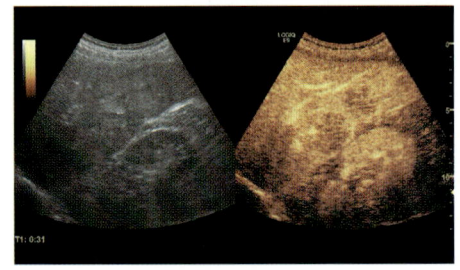

(e) 超声造影门静脉期

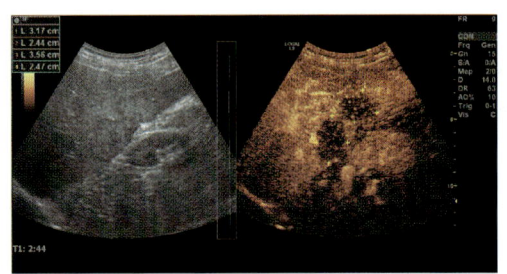

(f) 超声造影延迟期

案例图 8-3　转移性肝癌

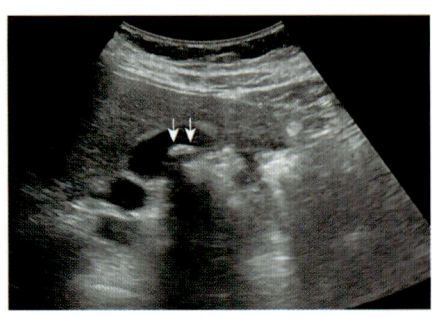

(a)

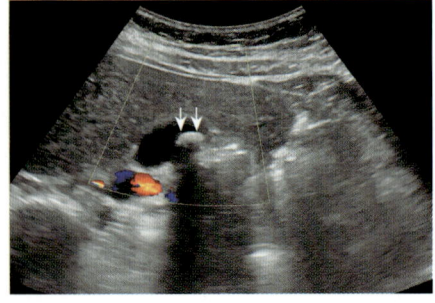

(b)

图 9-9　胆囊结石典型超声表现

(a) 灰阶超声显示胆囊内见团块状强回声，后方伴声影，改变体位可移动；
(b) 彩色多普勒超声检查，病变内未检出血流信号（箭头所指处）。

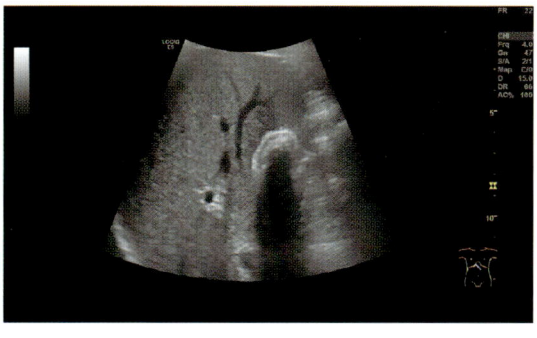
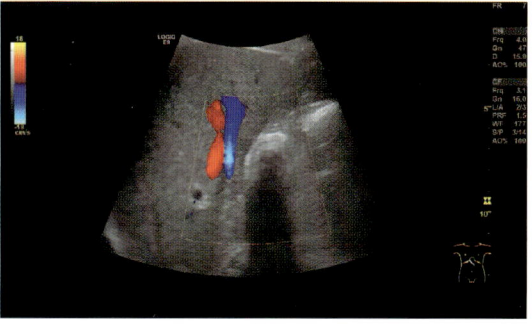

(a) (b)

图 9-10　胆囊充满型结石

(a)胆囊充满型结石灰阶超声;(b)胆囊充满型结石彩色多普勒超声。

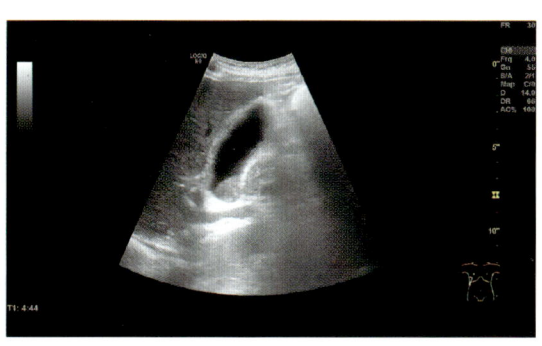
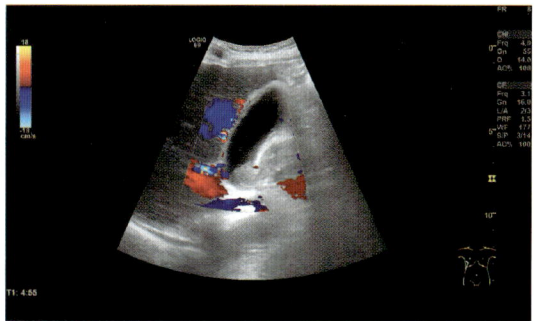

(a) (b)

图 9-11　胆囊泥沙样结石

(a)胆囊泥沙样结石灰阶超声;(b)胆囊泥沙样结石彩色多普勒超声。

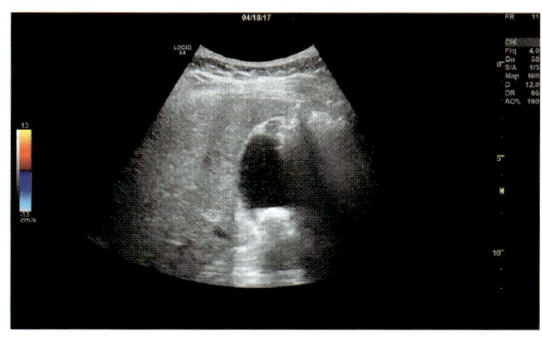
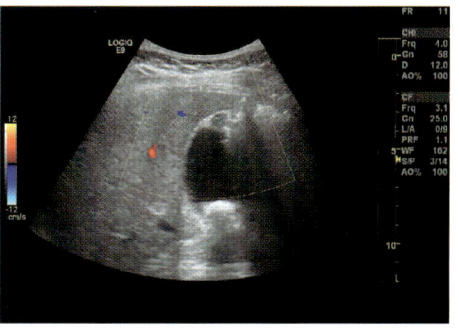

(a) (b)

图 9-12　胆囊颈部结石

(a)胆囊颈部结石灰阶超声;(b)胆囊颈部结石彩色多普勒超声。

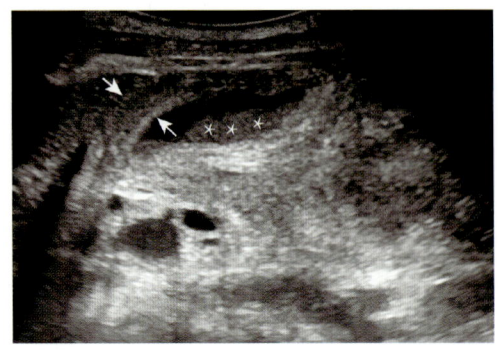
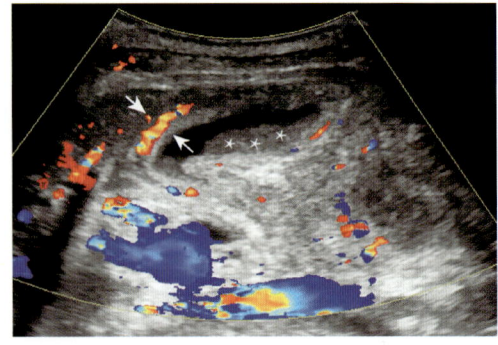

(a) (b)

图 9-13　急性胆囊炎超声表现

(a) 灰阶超声显示胆囊壁毛糙增厚(箭头所指处),胆囊内见中等回声区,后方无声影,改变体位可移动(＊所指处);
(b) 彩色多普勒超声检查于胆囊壁检出较丰富血流信号。

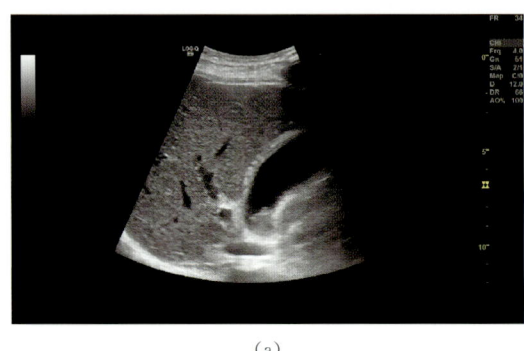
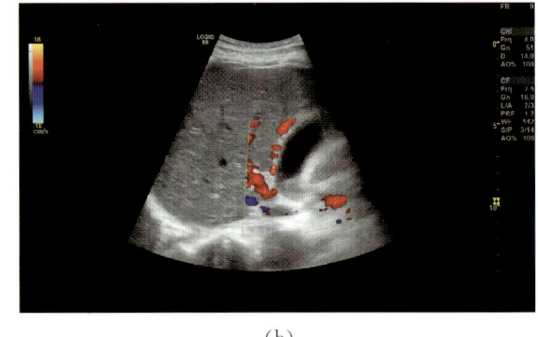

(a) (b)

图 9-14　慢胆囊炎典型超声表现

(a) 灰阶超声显示胆囊壁毛糙增厚,厚约 0.5 cm,胆囊颈部见一高回声结构,大小 2.4 cm×1.6 cm(如箭头所示);
(b) 彩色多普勒超声检查示胆囊壁、胆囊颈部高回声结构内均未检出明显血流信号。胆囊颈部高回声结构为胆泥。

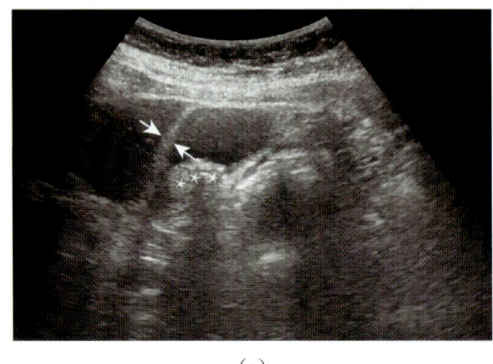
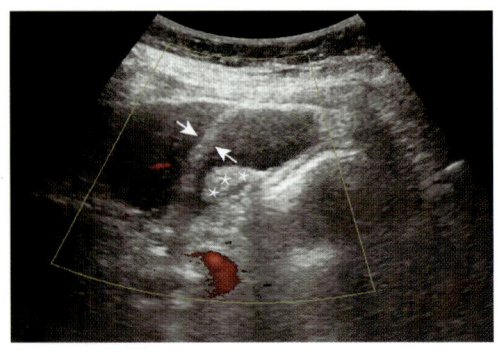

(a) (b)

图 9-15　慢胆囊炎典型超声表现

(a) 灰阶超声显示胆囊壁毛糙、增厚,厚约 0.4 cm,胆囊内胆汁极少,充满高回声区(如箭头所示);
(b) 彩色多普勒超声检查胆囊壁及内部高回声区未见明显血流信号。胆囊颈部高回声区为胆囊疏松结石或胆泥(如＊＊＊所示)。

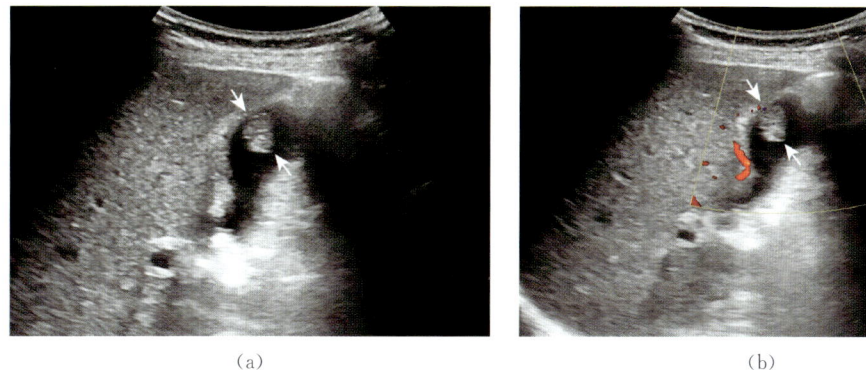

图 9-16 胆囊息肉

(a) 灰阶超声于胆囊内壁见高回声隆起性病变,大小约 1.4 cm×1.0 cm,后方无声影,改变体位移动不明显(如箭头所示);
(b) 彩色多普勒超声检查,病灶内部检出点状血流信号。

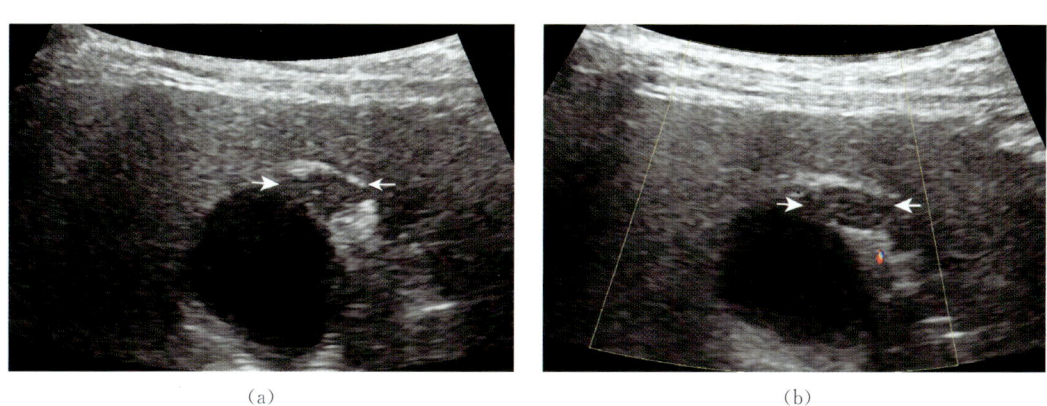

图 9-17 胆囊腺肌症

(a) 灰阶超声于胆囊底部见一低回声区(箭头所指处),大小约 1.5 cm×0.6 cm,后方无声影,改变体位移动不明显;
(b) 彩色多普勒超声检查增厚的囊壁内部未检出血流信号。

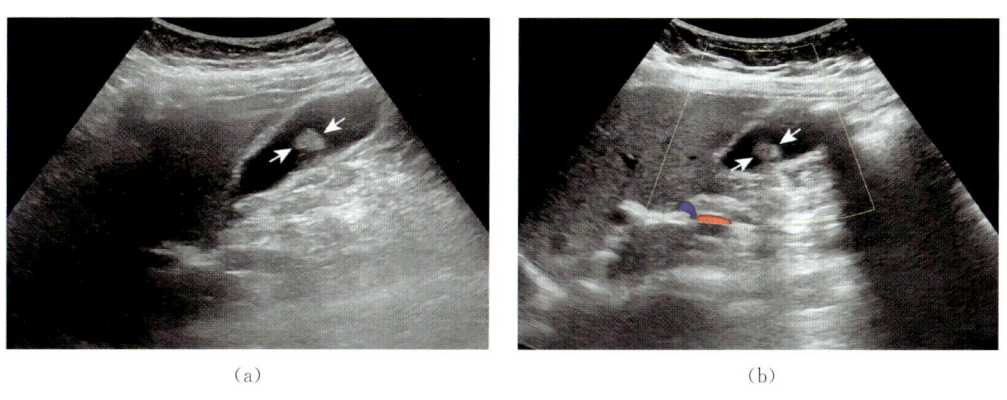

图 9-18 胆囊腺瘤

(a) 灰阶超声于胆囊内壁见高回声隆起性病变,大小约 1.4 cm×0.9 cm,后方无声影,改变体位移动不明显(如箭头所示);
(b) 彩色多普勒超声检查于病灶内部检出点状血流信号。

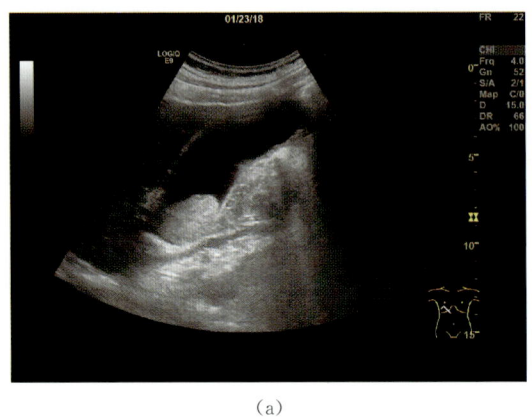
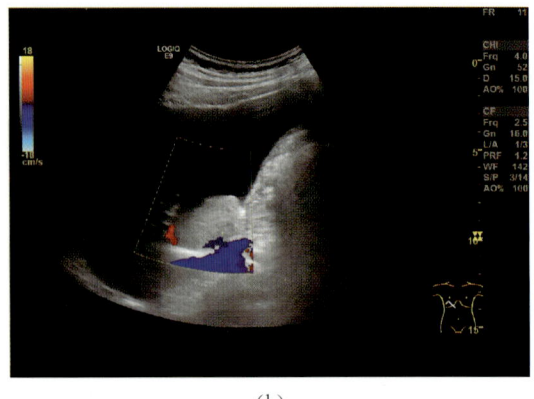

(a) (b)

图 9-19 胆囊癌

(a) 灰阶超声示胆囊体积增大,胆囊壁毛糙,胆囊颈见一稍高回声区,大小约 3.5 cm×2.2 cm,边界清晰,形态尚规则,内部回声欠均匀;
(b) 彩色多普勒超声检查于病灶内部未检出明显血流信号。

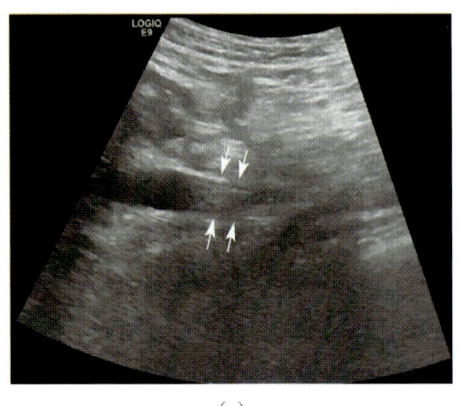
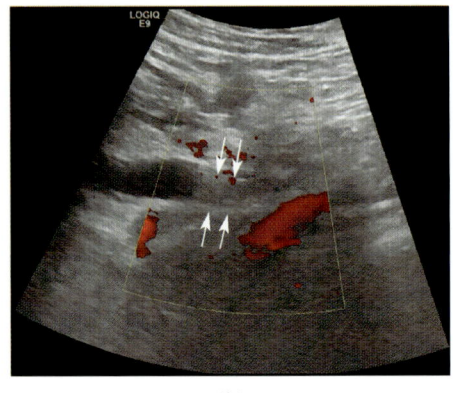

(a) (b)

图 9-22 胆管癌

(a) 灰阶超声显示胆总管末端见一等回声区,大小 1.7 cm× 1.1 cm,后方无声影,改变体位移动不明显(如箭头所示);
(b) 彩色多普勒超声显示等回声区未见明显血流信号。

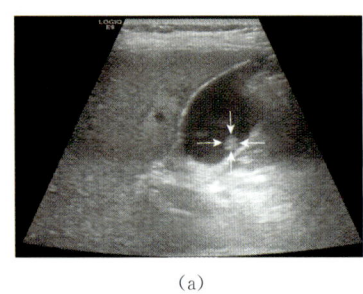
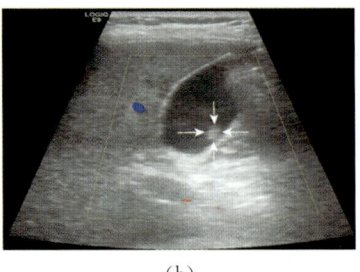
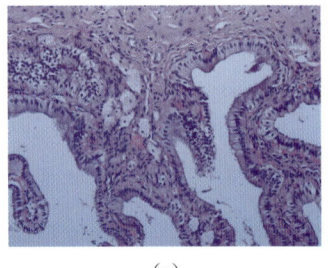

(a) (b) (c)

案例图 9-1 胆囊息肉

(a) 右肋间斜向扫查灰阶超声于胆囊内壁见一椭圆形高回声区,边界清晰,大小 0.8 cm×0.7 cm,不随体位改变而移动,后方无声影;
(b) 彩色多普勒超声于息肉样病变内部未检出明显血流信号(如箭头所示);
(c) 手术后病理证实为慢性胆囊炎伴胆固醇性息肉形成。

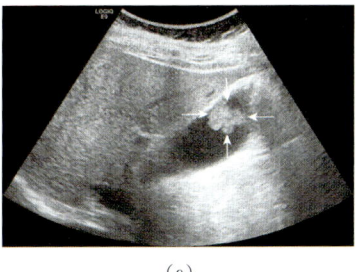 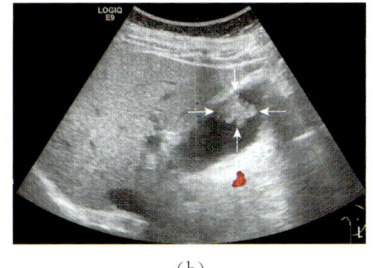 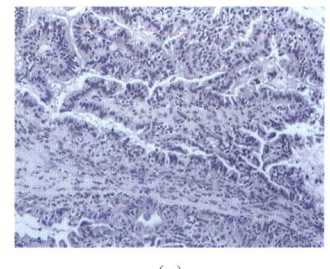

(a) (b) (c)

案例图 9-2　胆囊癌

(a) 右肋间斜向扫查灰阶超声于胆囊底部见一高回声区,大小 2.1 cm×1.8 cm,呈分叶状,基底部较宽,不随体位改变而移动,后方无声影;
(b) 彩色多普勒超声在肿块内部未检出明显血流信号(如箭头所示);
(c) 手术后病理证实为胆囊中分化腺癌。

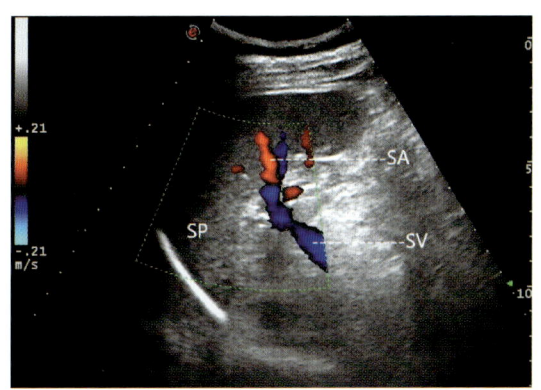

图 10-2　正常脾彩色多普勒声像图
图示脾门处红色的脾动脉及蓝色的脾静脉
SP:脾,SA:脾动脉,SV:脾静脉

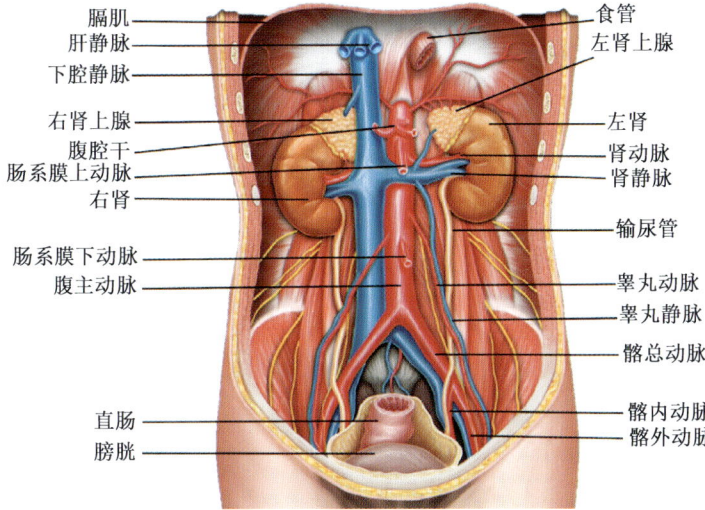

图 12-1　肾的解剖

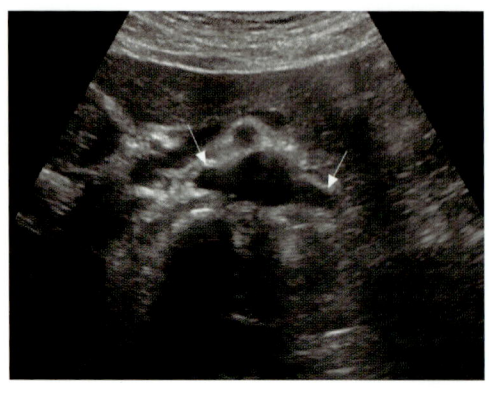
(a)

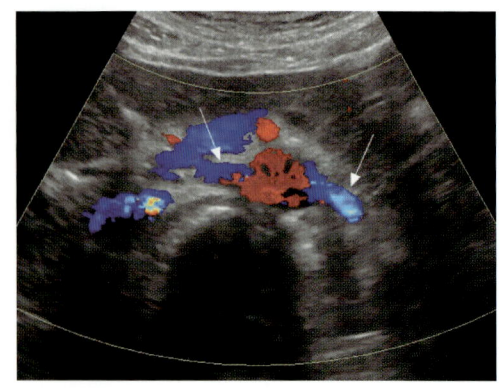
(b)

图 12-4　左右肾动脉起始段(箭头所示)

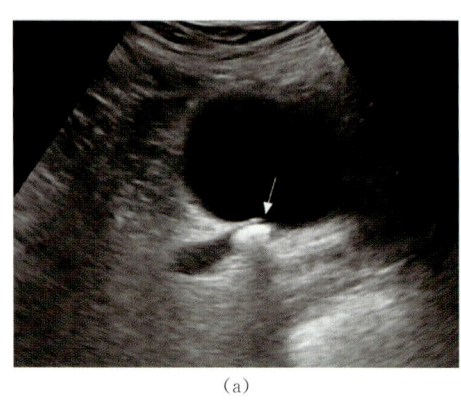
(a)

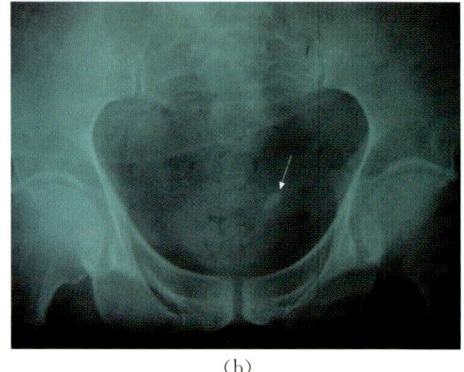
(b)

图 12-13　输尿管下段结石

输尿管下段近膀胱开口处结石伴其上方输尿管扩张及腹部平片显示输尿管下段结石(箭头所示)

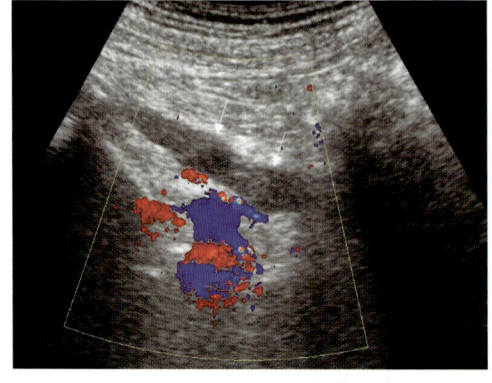

图 12-15　输尿管癌

输尿管中段管腔内不规则呈低回声的肿瘤，无明显血流信号(箭头所示)

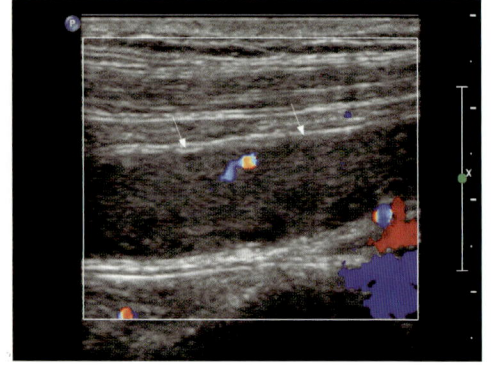

图 12-16　高频超声显示输尿管癌

使用高频超声显示输尿管癌，分辨力更高，可见少量血流信号(箭头所示)

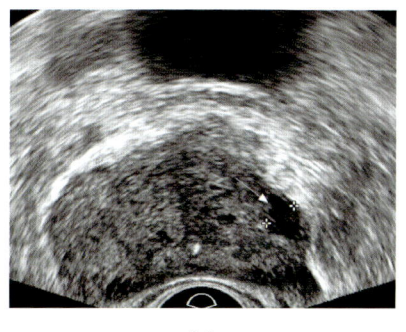 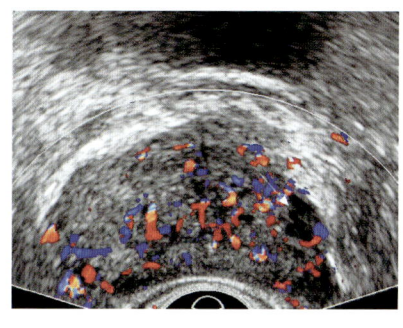

(a) 左侧外周带低回声区(箭头所示),形态不规则　(b) 彩色多普勒超声显示该病灶少量周边血流信号(箭头所示)

图 12-23　前列腺癌(经直肠)

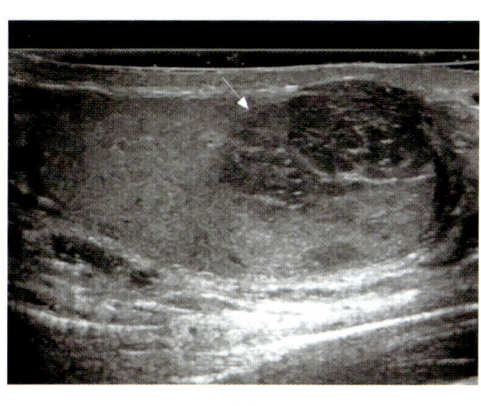

(a)　　　　　　　　　　　　　　(b)

图 12-26　睾丸精原细胞瘤

(a) 灰阶超声显示睾丸中下部稍低不均质回声肿瘤(箭头所示);
(b) 彩色多普勒超声显示其内少量血流信号(箭头所示),病理为精原细胞瘤。

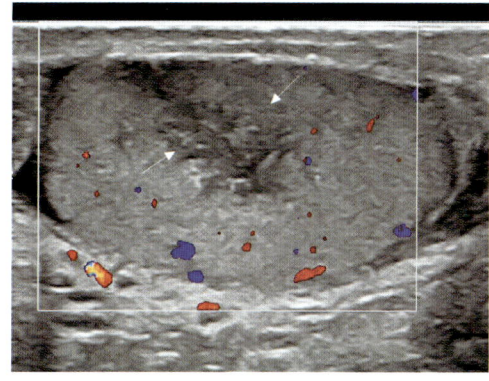 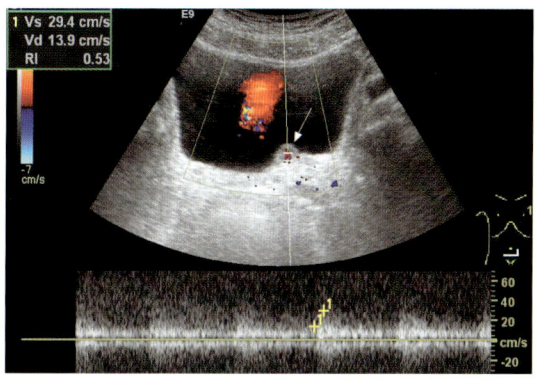

图 12-27　睾丸扭转　　　　　　　案例图 12-3
睾丸扭转后局限性回声减低,局部血流消失
(箭头所示)

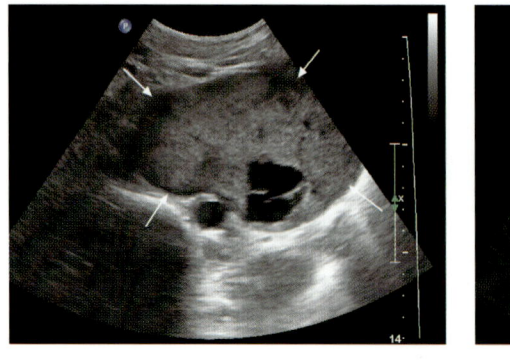 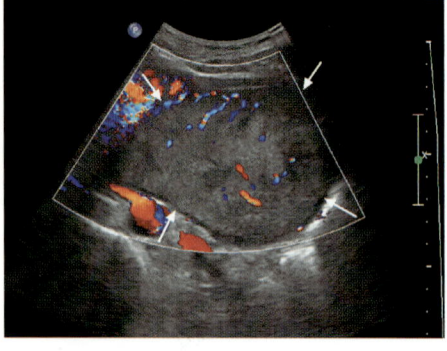

(a) (b)

图 13-2 腹膜后副神经节瘤

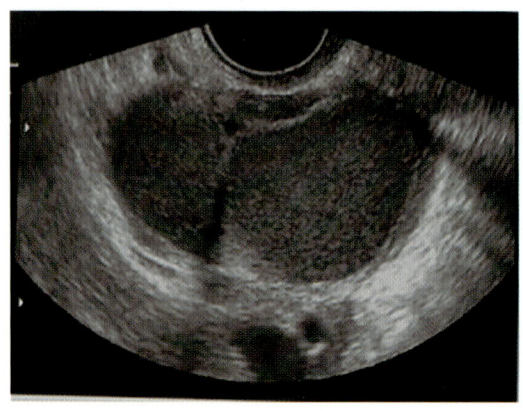

图 14-8 卵巢子宫内膜异位囊肿声像图

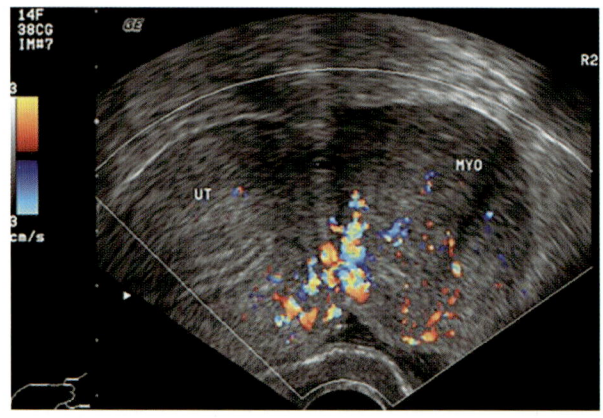

案例图 14-1 子宫浆膜下肌瘤声像图

UT：子宫，MYO：浆膜下肌瘤

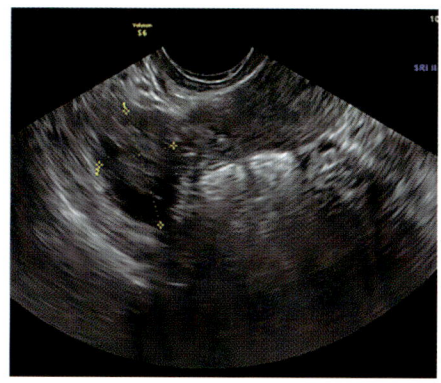

(a) 右侧卵巢二维声像图

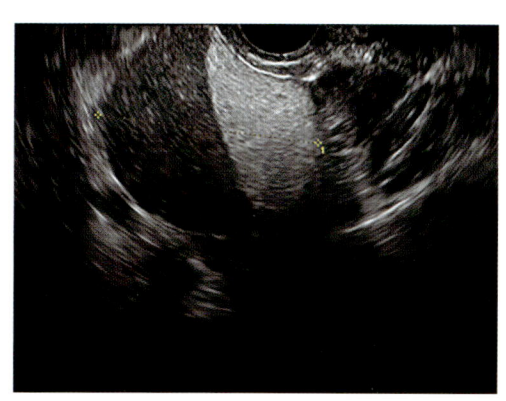

(b) 左侧卵巢畸胎瘤二维声像图

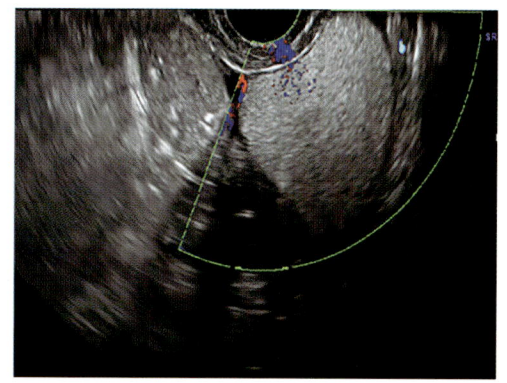

(c) 左侧卵巢畸胎瘤彩色多普勒声像图

案例图 14-2　卵巢畸胎瘤声像图

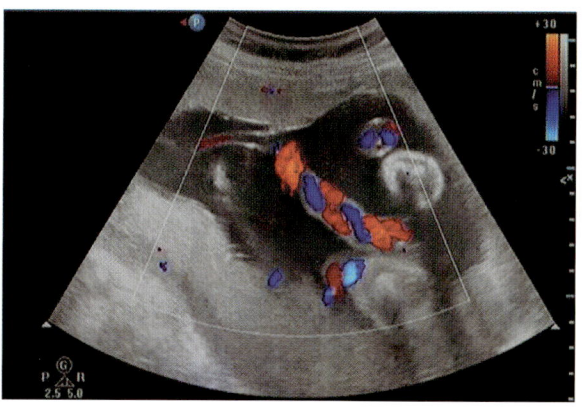

图 15-8　脐带彩色多普勒超声声像图

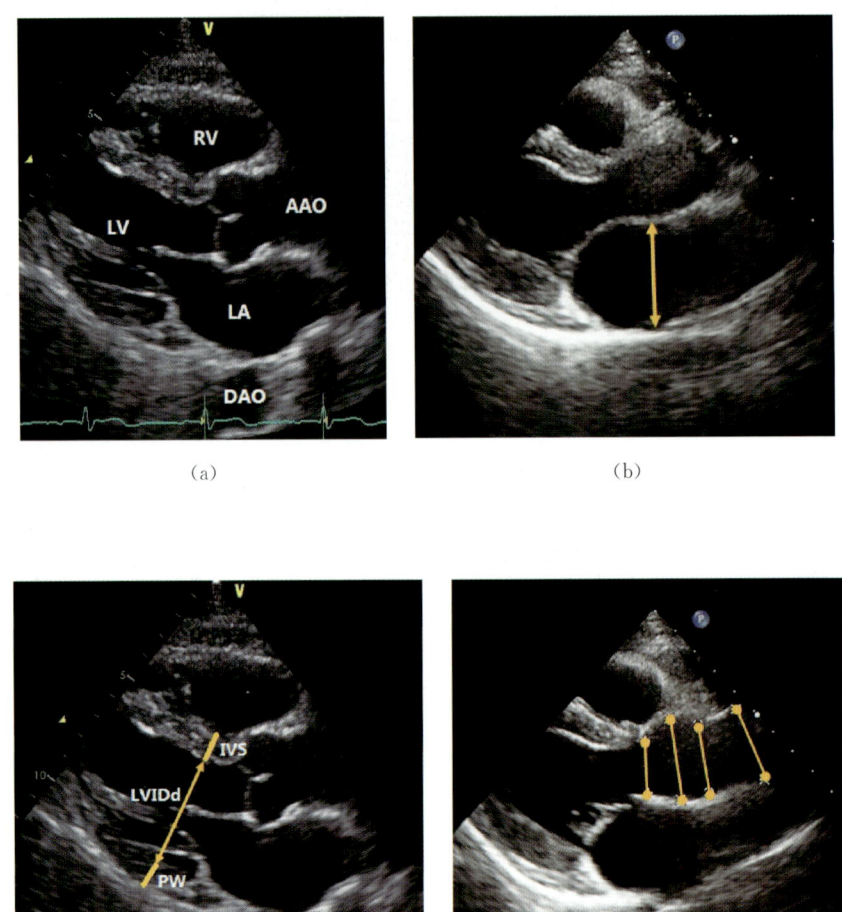

图 16-1　胸骨旁 LV 长轴观及相关径线的二维测量

(a)为胸骨旁长轴观对应的解剖结构;(b)为收缩末期二维测量 LA 前后径(黄色双箭头);(c)为二维测量 LV 内径(黄色双箭头)和室壁(黄色短线);(d)为主动脉根部的测量,从左至右分别为主动脉瓣环、主动脉窦、窦干结合部和升主动脉内径(黄色双圆头线)。

AAO:升主动脉,DAO:降主动脉,IVS:室间隔,LA:左心房,LV:左心室,LVIDd:左心室舒张末内径,PW:后壁,RV:右心室。

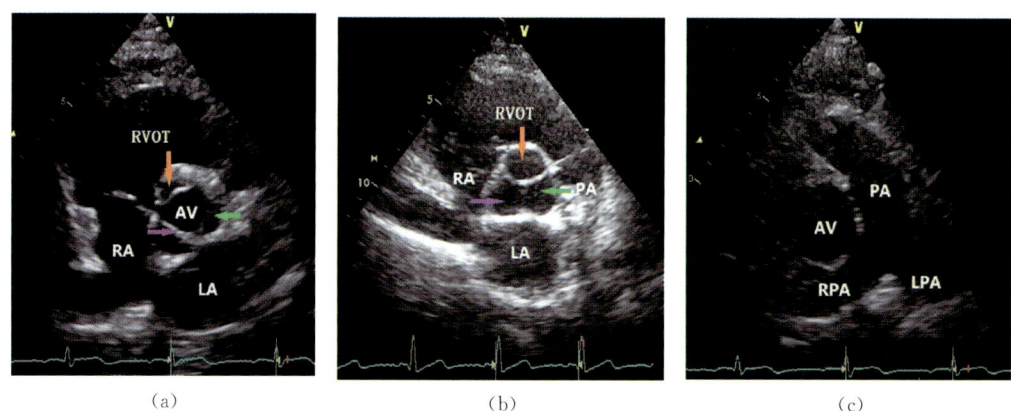

图 16-2 胸骨旁大血管短轴观(a)(b)及肺动脉分叉观(c)

(a)为主动脉瓣开放时相;(b)为主动脉瓣关闭时相,橙色、绿色及紫色的箭头分别代表右冠瓣、左冠瓣及无冠瓣;(c)为肺动脉分叉观。
AV:主动脉瓣,LPA:左肺动脉,PA:肺动脉,RA:右心房,RPA:右肺动脉,RVOT:右室流出道;其他注释同前。

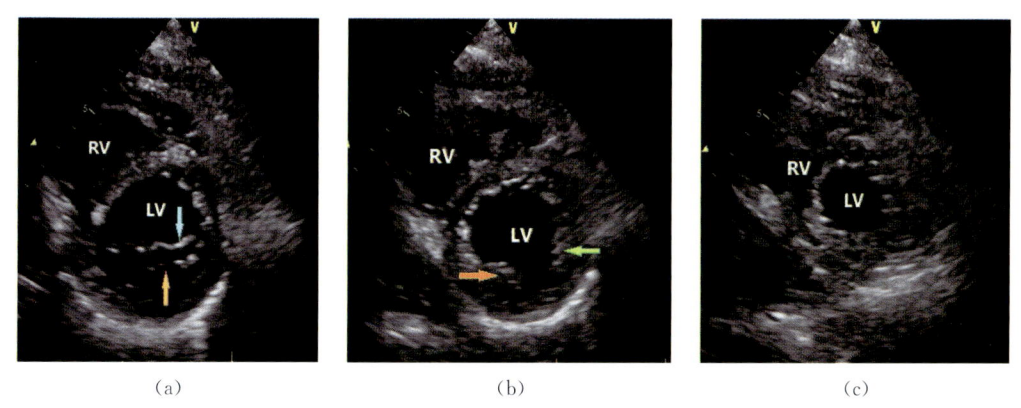

图 16-4 胸骨旁左室系列短轴观

(a)为二尖瓣水平,蓝色和黄色箭头分别指示二尖瓣的前叶和后叶;(b)为乳头肌水平,绿色及黄色箭头分别指示前外乳头肌和后内乳头肌;(c)为心尖水平。
其他注释同前。

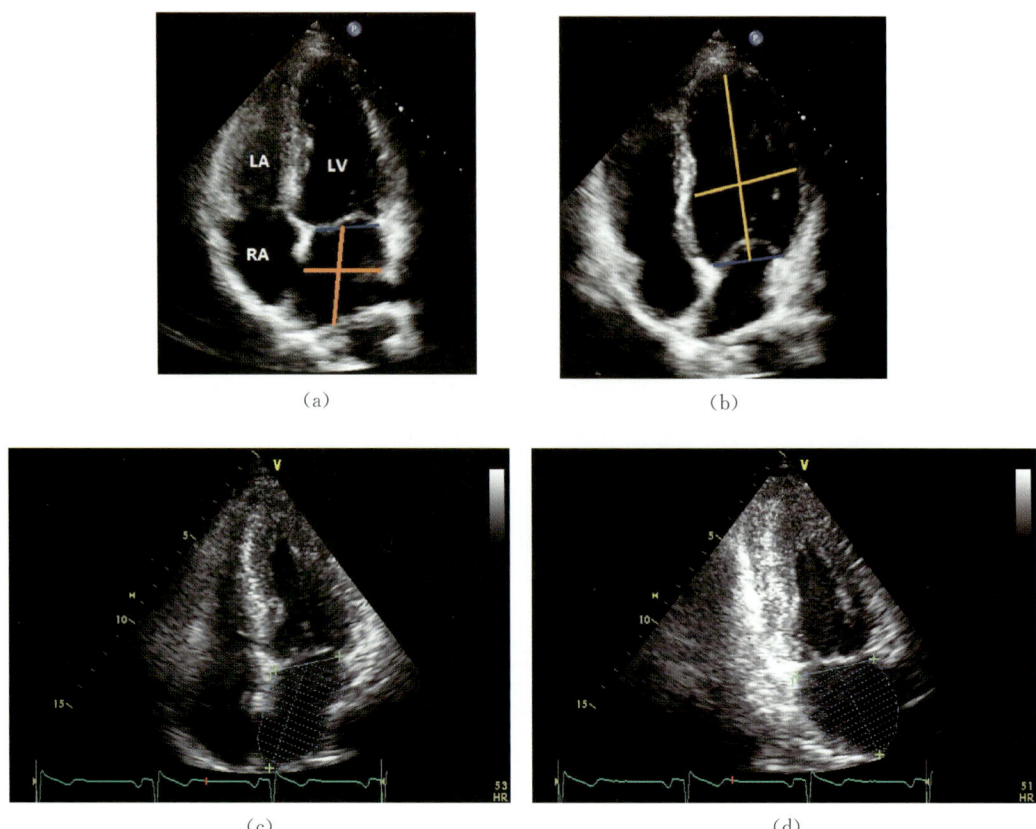

图 16-6　LA 及 LV 的二维测量

(a)和(b)均为心尖四腔观,(a)为收缩末期测量 LA 长径及横径,(b)为舒张末期测量 LV 的内径,均为黄色线条所示,绿色为二尖瓣环水平;(c)和(d)为收缩末期 Simpson 法测量 LA 最大容积,其中(c)为心尖四腔观,(d)为心尖两腔心。
其他注释同前。

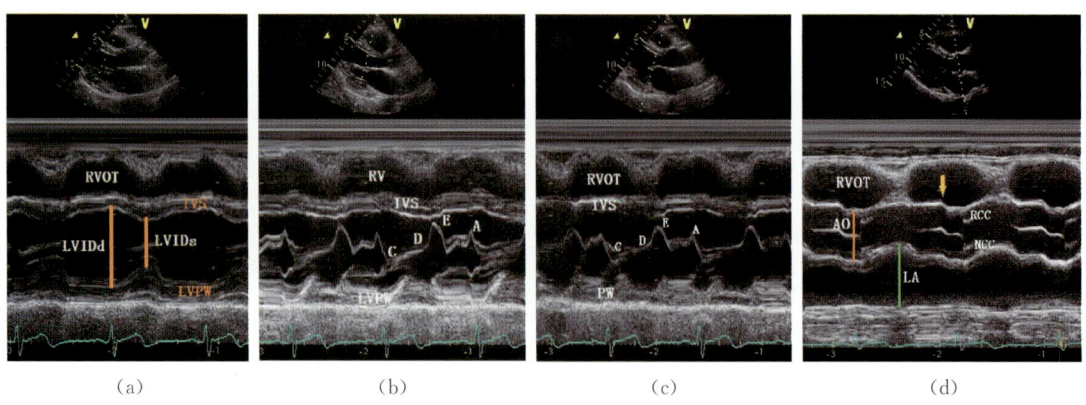

图 16-9　正常 M 型超声波群

(a)为 2a 区,即腱索水平的 M 型波形,橙色线条代表舒张末期和收缩末期测量左室内径,从室间隔的内膜面至后壁的内膜面;(b)为 2b 区,取样线位于前叶瓣尖处,二尖瓣前叶舒张期开放呈双峰状,早期为 E 峰,晚期为 A 峰,收缩期瓣叶闭合呈一斜行向上直线(CD 段);(c)为 3 区,位于前叶体部,类似于(b);(d)为 4 区,即心底水平,箭头所示为主动脉重搏波,橙色及绿色线条分别代表舒张末期测量主动脉内径及收缩末期测量左房前后径。

IVS:室间隔,LVIDd:舒张末期左室内径,LVIDs:收缩末期左室内径,LVPW:左室后壁,NCC:无冠瓣,RCC:右冠瓣;其他注释同前。

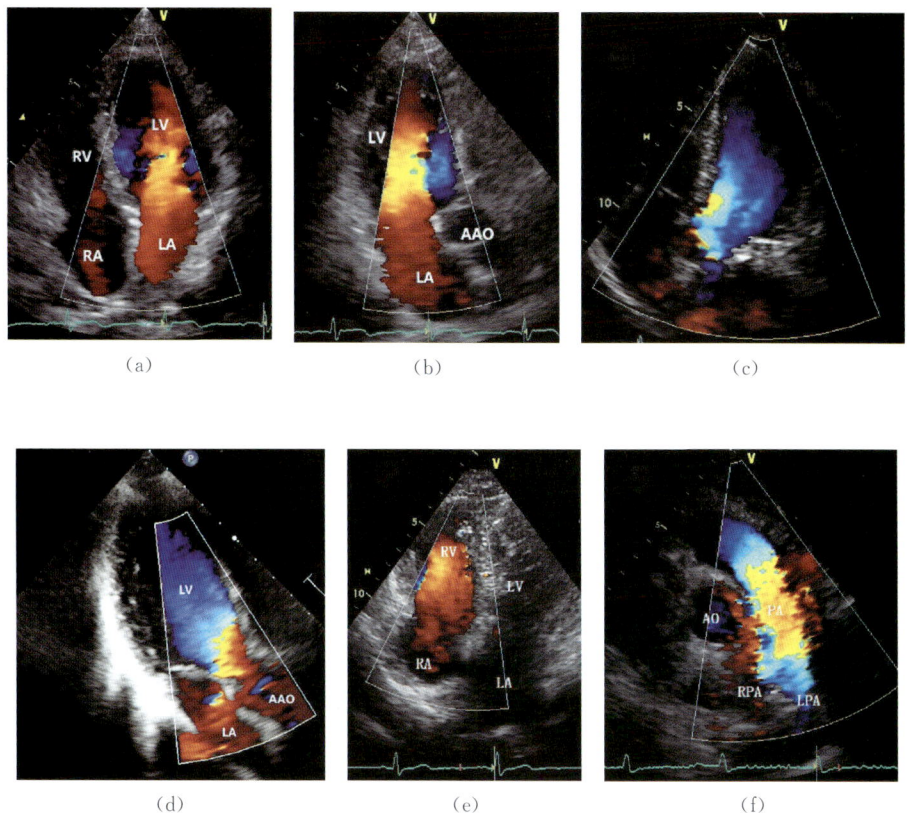

图 16-10　正常人各瓣膜的 CDFI 图像

(a)和(b)显示舒张期经二尖瓣的红色血流充盈左心室,(a)为心尖四腔观,(b)为心尖长轴观;(c)和(d)显示收缩期经主动脉瓣的蓝色血流,(c)为心尖五腔观,(d)为心尖长轴观;(e)为舒张期经三尖瓣的红色血流;(f)为收缩期经肺动脉瓣的蓝色血流。
其他注释同前。

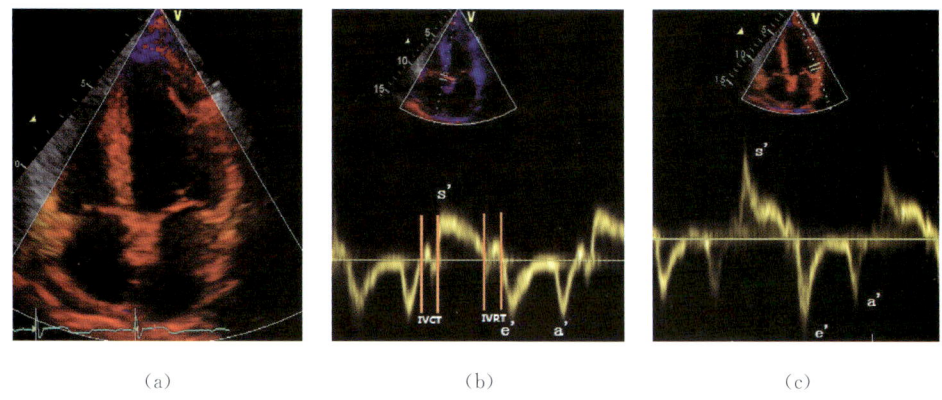

图 16-12　正常人二尖瓣环的组织多普勒频谱

(a)为二维彩色组织多普勒,在此基础上将 PW 取样容积分别置于二尖瓣环的室间隔侧和侧壁则可分别得到二尖瓣环运动速度频谱(b)和(c);s'、e'和a'分别代表收缩期、舒张早期和舒张晚期瓣环的运动波型;IVCT 和 IVRT 分别代表等容收缩期和等容舒张期。

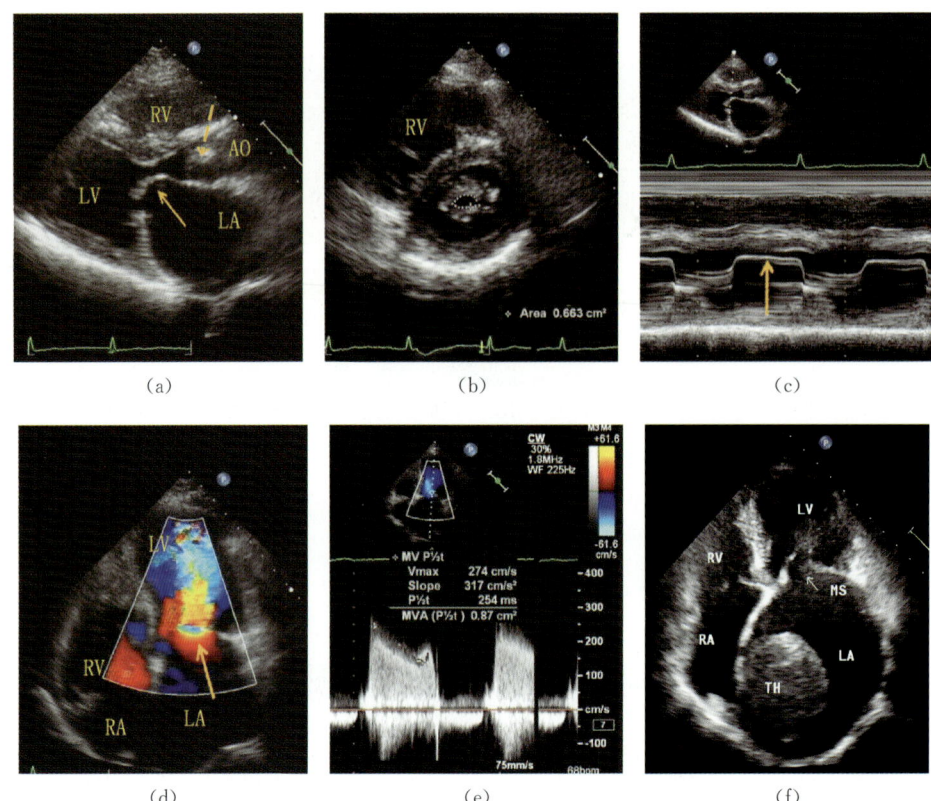

图 17-1 风湿性二尖瓣狭窄的超声心动图表现

(a)为胸骨旁左室长轴观二维图像显示左房增大,二尖瓣增厚,舒张期开放受限,前叶体部呈气球状膨出(黄色实线箭头),该患者合并主动脉瓣狭窄,可见主动脉瓣增厚(黄色虚线箭头);(b)为二尖瓣短轴观显示交界粘连,瓣口狭小,开放呈鱼口状,二维描记 MVA 为 0.7 cm^2;(c)为经瓣口的 M 型超声显示瓣叶开放呈典型的城墙垛样改变(黄色箭头指示);(d)为心尖四腔心观 CDFI 显示舒张期跨二尖瓣的高速射流,左房面可见血流汇聚现象(黄色箭头所示);(e)为二尖瓣 CW 频谱显示跨瓣血流速度升高,根据 PHT 估测瓣口面积为 0.87 cm^2;(f)为另一例二尖瓣狭窄患者,心尖四腔观显示左房内巨大血栓。

AO:主动脉,LA:左心房,LV:左心室,MS:二尖瓣狭窄,RA:右心房,RV:右心室,TH:血栓。

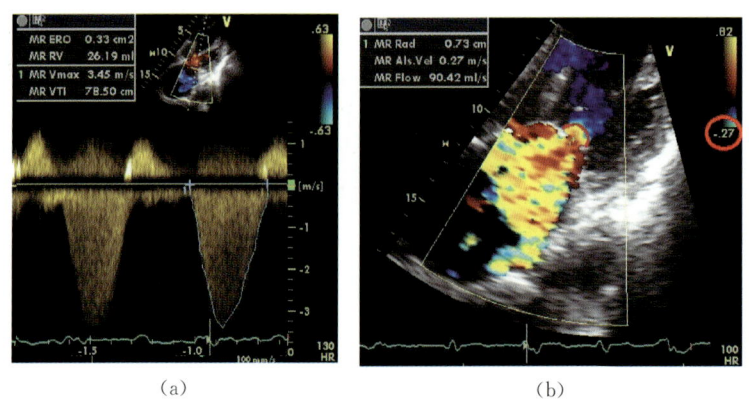

图 17-2 血流汇聚(PISA)法定量 MR 反流程度

(a)为描记 MR 的 CW 频谱,得到反流的 VTI 和峰值速度;(b)为下调彩色基线至尼奎斯特速度极限为 27 cm/s,使反流束左室面的血流汇聚区显示清晰(红色曲线包绕),测其半径为 0.73 cm;设备自动计算并显示有效反流口面积(MR ERO)为 0.33 cm^2,反流容积(MR RV)为 26.19 ml。

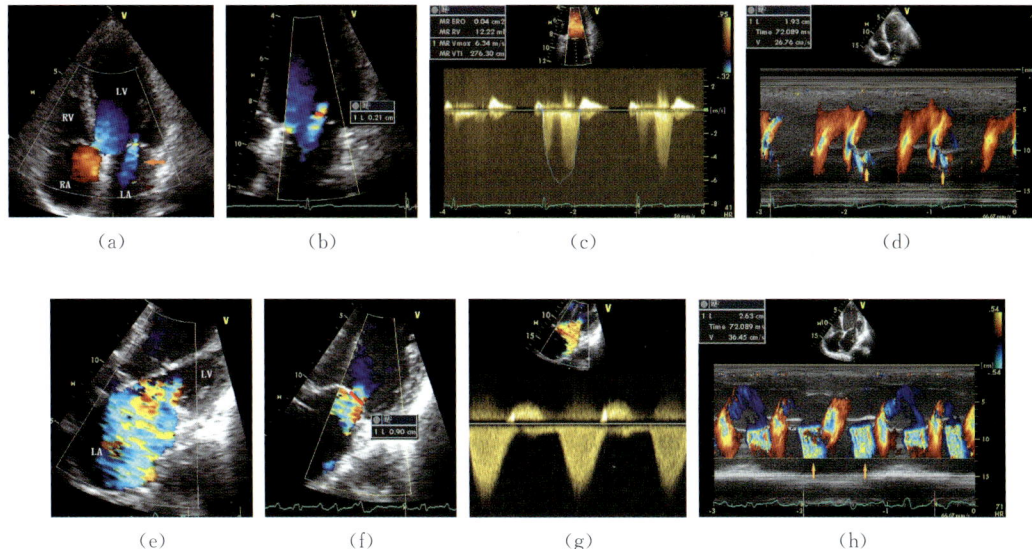

图 17-3　轻度 MR 及重度 MR 反流的比较

(a)—(d)为轻度二尖瓣反流,(e)—(h)为重度二尖瓣反流。从左向右依次:(a)和(e)为彩色多普勒显示反流束的长度和面积及其与左房的比例;(b)和(f)中红色短线为反流颈的宽度;(c)和(g)为 CW 频谱以及彩色 M 型显示反流持续的时相;(d)中黄色箭头,指示轻度 MR 反流束细小,反流颈内径＜3 mm,CW 频谱暗淡且不完整,彩色 M 型上为时相局限于收缩早期;(h)中黄色箭头指示重度 MR 反流束几乎充填了整个左心房,反流颈为 0.9 cm,反流频谱致密,呈三角型,彩色 M 型上反流持续整个收缩期。
LA:左心房,LV 左心室,RA:右心房,RV 右心室。

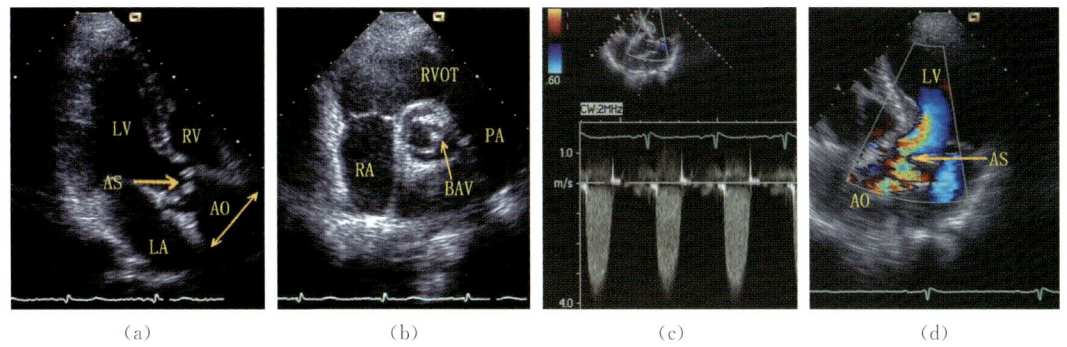

图 17-4　先天性二叶式主动脉瓣畸形合并主动脉瓣狭窄的超声表现

(a)为心尖长轴观显示主动脉瓣增厚钙化,开放受限呈圆顶状(单向箭头),同时合并升主动脉扩张(双向箭头);(b)为大血管短轴观显示收缩期开放的主动脉瓣口,可见 2 个交界,瓣口呈橄榄状,并可见瓣叶的增厚和钙化;(c)为主动脉瓣 CW 血流频谱示收缩期血流速度升高(约 4 m/s);(d)为心尖五腔观 CDFI 显示收缩期跨主动脉瓣的高速射流(箭头所示)。
AS:主动脉瓣狭窄,BAV:二叶式主动脉瓣,PA:肺动脉,RVOT:右室流出道;其他注释同前。

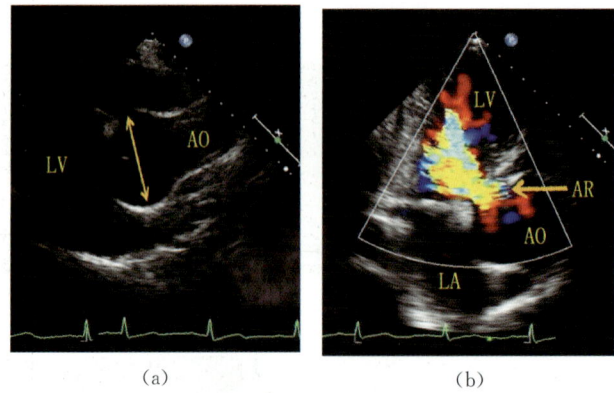

图 17-6　主动脉根部瘤形成合并功能性主动脉瓣反流

(a)为胸骨旁左室长轴观二维图像显示主动脉窦干结合部近端瘤样扩张(双向箭头),而主动脉瓣叶无明显增厚;(b)为心尖部左室长轴观 CDFI 显示大量主动脉瓣反流。
其他注释同前。

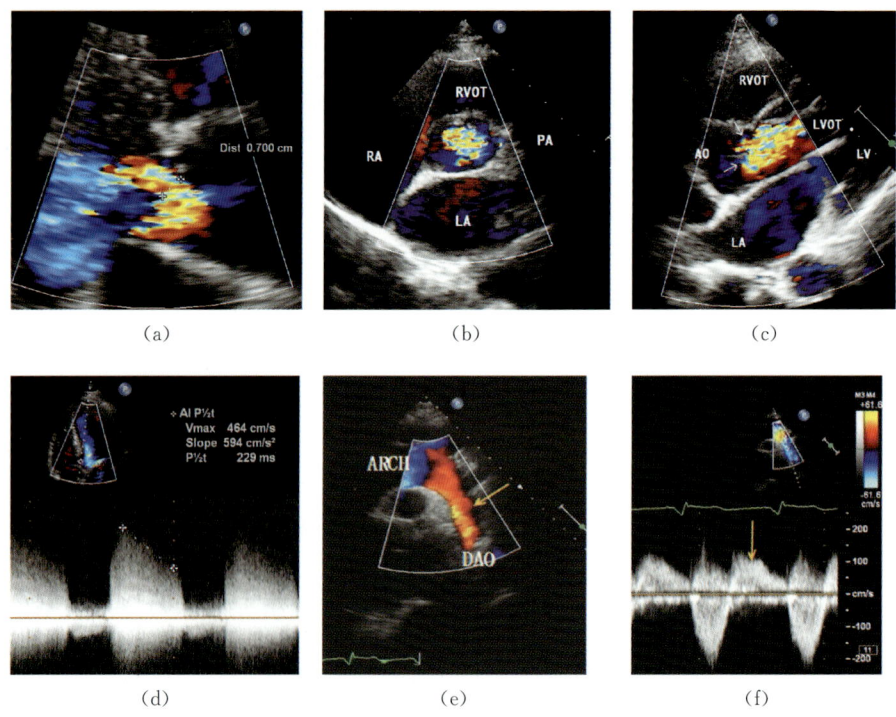

图 17-7　重度偏心性 AR

(a)为局部放大的胸骨旁左室长轴观,CDFI 显示重度主动脉瓣反流,呈偏心性朝向室间隔,测量反流颈宽度为 7 mm;(b)为大血管短轴观显示反流束横断面占据左室流出道的大部分;(c)为心尖五腔观 CDFI 显示粗大的反流束;(d)为显示 AR 的 CW 频谱,测 PHT 为 229 ms,明显缩短;(e)为胸骨上凹主动脉弓长轴观,CDFI 显示降主动脉内的舒张期逆流(箭头所指的红色血流);(f)为 CW 记录到降主动脉内持续全舒张期的逆流频谱(箭头所指的基线以上的血流信号),为重度主动脉瓣反流的特异性标志。
ARCH:主动脉弓,DAO:降主动脉;其他注释同前。

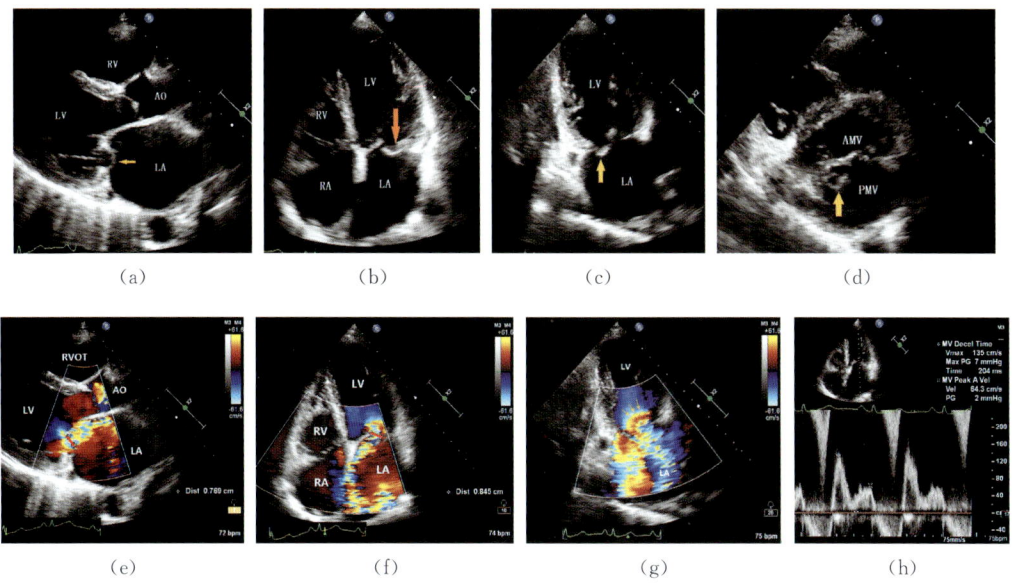

图 17-8 二尖瓣后叶脱垂合并重度 MR

(a)—(d)为二尖瓣后叶脱垂的二维图像,从左至右依次为(a)胸骨旁左室长轴观、(b)心尖四腔观、(c)心尖两腔观、(d)二尖瓣水平短轴观,黄色箭头指示脱垂部位为后叶近内交界处;(e)—(g)是(a)—(c)对应切面的 CDFI,显示收缩期重度 MR 反流,反流束呈偏心性,呈漩涡状,沿二尖瓣前叶和房间隔贴壁走行,直至房顶,反流颈宽度为7 mm~8 mm,在正常血流速度极限(61.6 cm/s)下,反流束的左室面出现明显的大的血流汇聚(三个黄色细箭头所指),提示反流程度为重度;(h)为二尖瓣血流 PW 频谱,呈 E 峰优势型,E 峰速度显著升高(135 cm/s),$E/A>2$。其他注释同前。

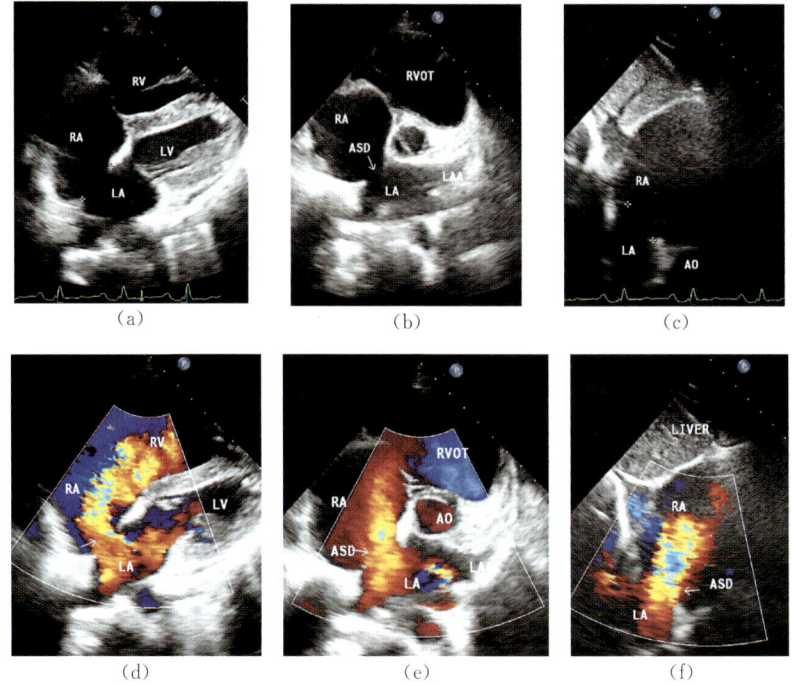

图 17-10 Ⅱ孔型房间隔缺损的超声表现

(a)—(c)为Ⅱ孔型 ASD 的二维图像,从左至右分别为(a)胸骨旁四腔观、(b)大血管水平短轴观和(c)剑下双房观,可见房间隔中段回声缺失;(d)—(f)为对应的 CDFI 图像,显示房水平鲜艳的红色分流从左房经房间隔缺损进入右房。ASD:房间隔缺损,LIVER:肝;其他注释同前。

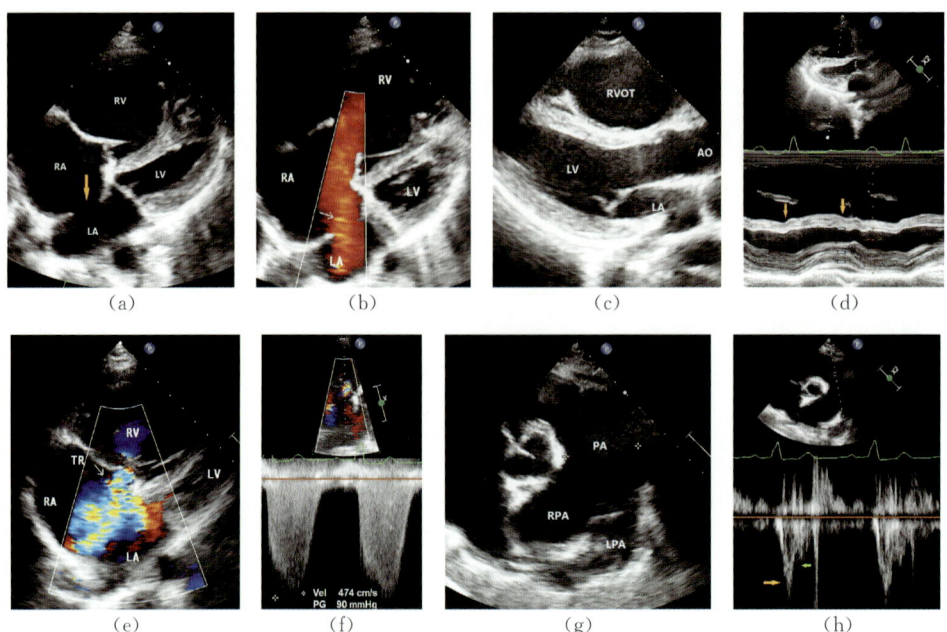

图 17-11 房间隔缺损合并肺高压的超声表现

(a)、(b)和(e)分别为胸骨旁四腔观的二维及 CDFI 图像,(a)中箭头指示房间隔中段回声缺失,及(b)中此处左向右房水平分流,注意(a)中房间隔向左房侧膨出、(b)中分流束(a)中为暗淡的红色,提示右心压力升高,分流量和分流速度降低;(e)为收缩期,可见明显的三尖瓣反流,部分经缺损进入左心房;(c)为胸骨旁长轴观,可见右室扩大,室间隔塌陷;(d)为 M 型波形,显示室间隔和 LV 后壁呈同向运动(箭头所示);(f)为三尖瓣反流的 CW 频谱,测反流峰值速度明显升高达 4.7 m/s,压差为 90 mmHg;(g)显示明显扩张的肺动脉及其分支;(h)为肺动脉血流频谱,可见其峰值前移(黄色箭头),且上升支存在切迹(绿色箭头),提示肺高压。
其他注释同前。

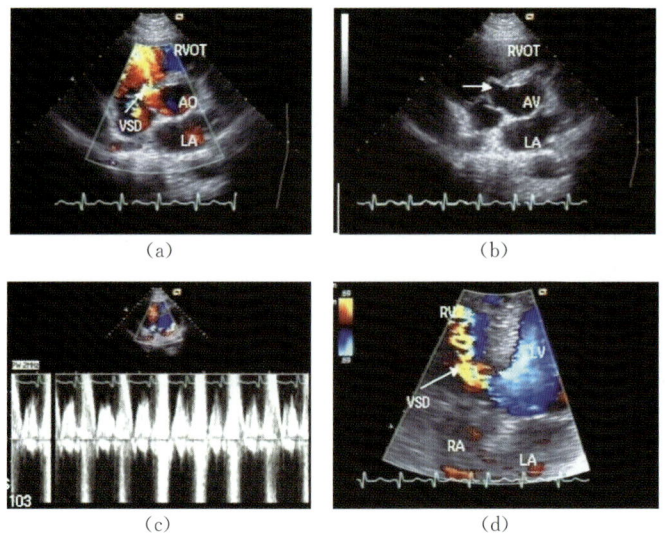

图 17-12 室间隔膜部瘤合并室间隔缺损的超声表现

(a)为大血管水平短轴观的 CDFI,箭头指示室间隔膜部收缩期左向右分流,呈鲜艳的红色经膜部瘤顶端破口进入右室;(b)为同一切面的二维图像,箭头指示室间隔膜部瘤向右室侧膨出;(c)为典型的室间隔缺损的 PW 频谱,因分流速度高,呈收缩期的条带状湍流性质;(d)为胸骨旁四腔观的 CDFI 局部放大图像,箭头指示收缩期室间隔缺损的明亮的红色分流束由左室进入右室。
VSD:室间隔缺损;其他注释同前。

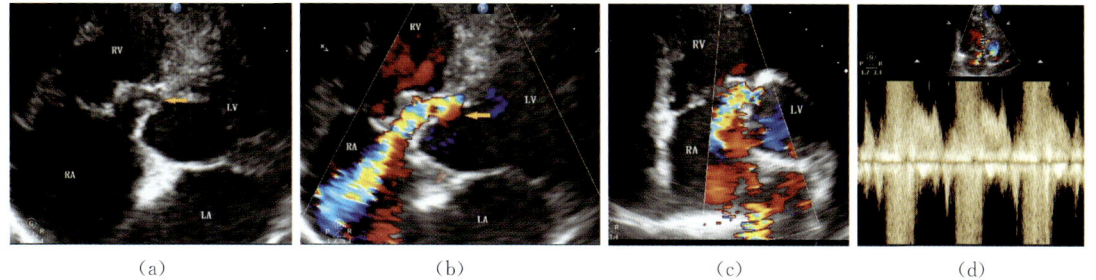

图 17-13 LV-RA 通道的超声表现

(a)和(b)为变异的胸骨旁四腔观的二维及 CDFI 图像,(a)中箭头指示左室至右房的缺损及分流束由左室紧贴三尖瓣隔瓣上方进入右房,如(b)所示;(c)为大血管短轴观,CDFI 同样显示左室至右房的高速分流;(d)为分流的 PW 频谱,为收缩期条带状湍流。

其他注释同前。

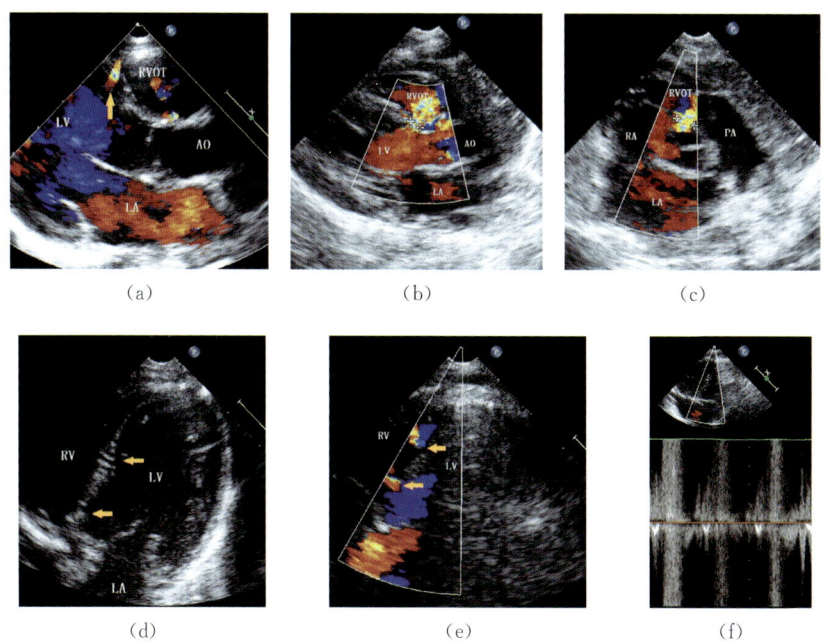

图 17-14 膜部 VSD 合并肌部 VSD

(a)和(b)均为胸骨旁左室长轴观的 CDFI 图像,分别显示室间隔中部的红色的左向右分流,如(a)图箭头所示,以及室间隔膜部的缺损如(b)图+之间;(c)为大血管短轴观,CDFI 显示膜部室间隔缺损之分流束;(d)和(e)为胸骨旁四腔观的二维及 CDFI 图像,同时显示室间隔肌部和膜部的两处回声缺失及分流束(箭头所示),(d)图中肌部的缺损呈典型的"="征;(f)为肌部缺损的 PW 频谱,为典型的收缩期条带状湍流频谱。

其他注释同前。

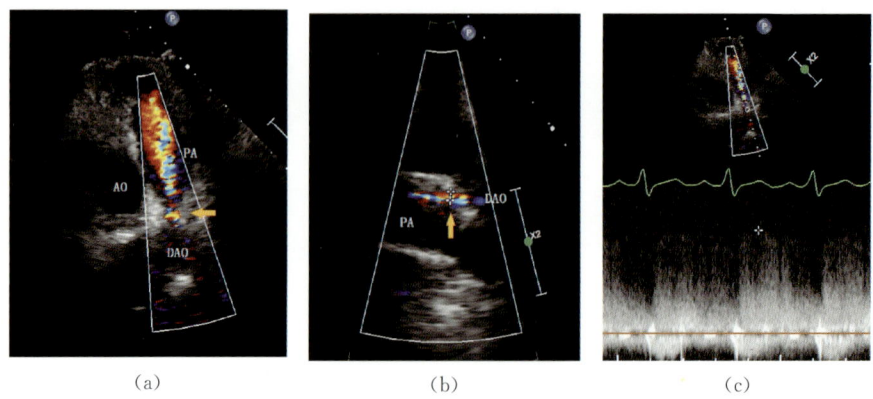

图 17-15　动脉导管未闭的超声表现

(a)和(b)分别为胸骨旁肺动脉长轴观及胸骨上窝主动脉弓长轴观,CDFI 显示未闭导管的分流束,为亮红色湍流由降主动脉进入肺动脉(箭头所示);(c)与(a)为同一切面,记录分流 CW 频谱,为连续性的基线上方波形,呈锯齿状,可于收缩期测量分流的峰值压差(+标识)。
其他注释同前。

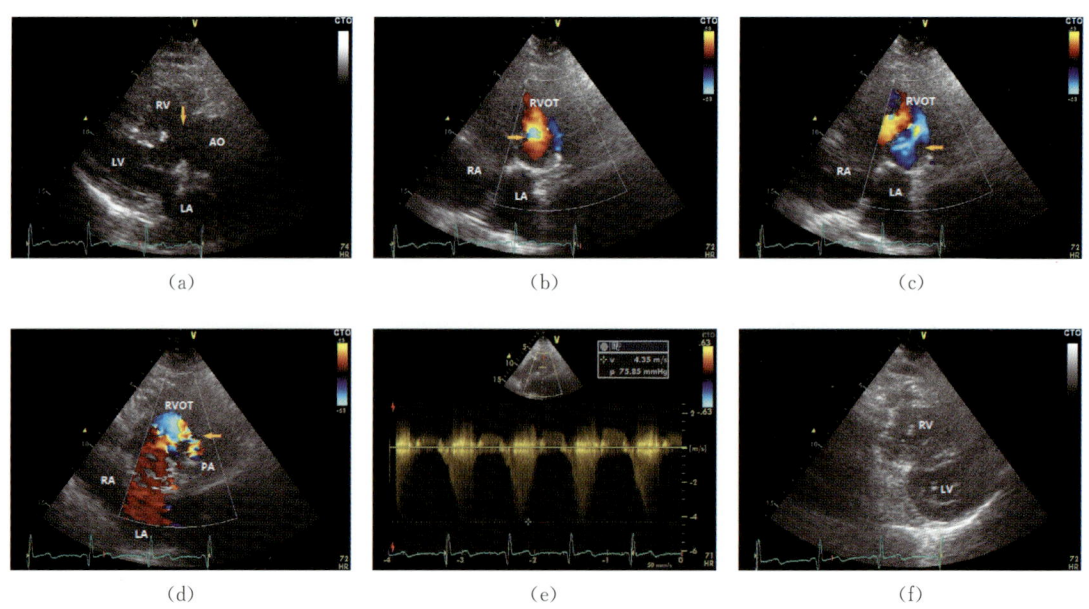

图 17-16　法洛四联症的超声表现

(a)为左室长轴观,箭头指示大的室间隔缺损,增宽的主动脉骑跨于缺损的残缘,右室壁明显增厚;(b)—(d)均为大血管短轴观,CDFI 显示室水平双向分流,收缩期室间隔缺损的分流呈红色,由左室进入右室,如(b)图所示,舒张期为蓝色分流束,由右室进入左室,如(c)图所示,(d)显示右室流出道的狭窄湍流;(e)为剑下记录的右室流出道 CW 频谱,测量其狭窄压差为76 mmHg;(f)为左室的短轴观,可见前方右室壁明显增厚,室间隔平坦,提示右室压力升高。

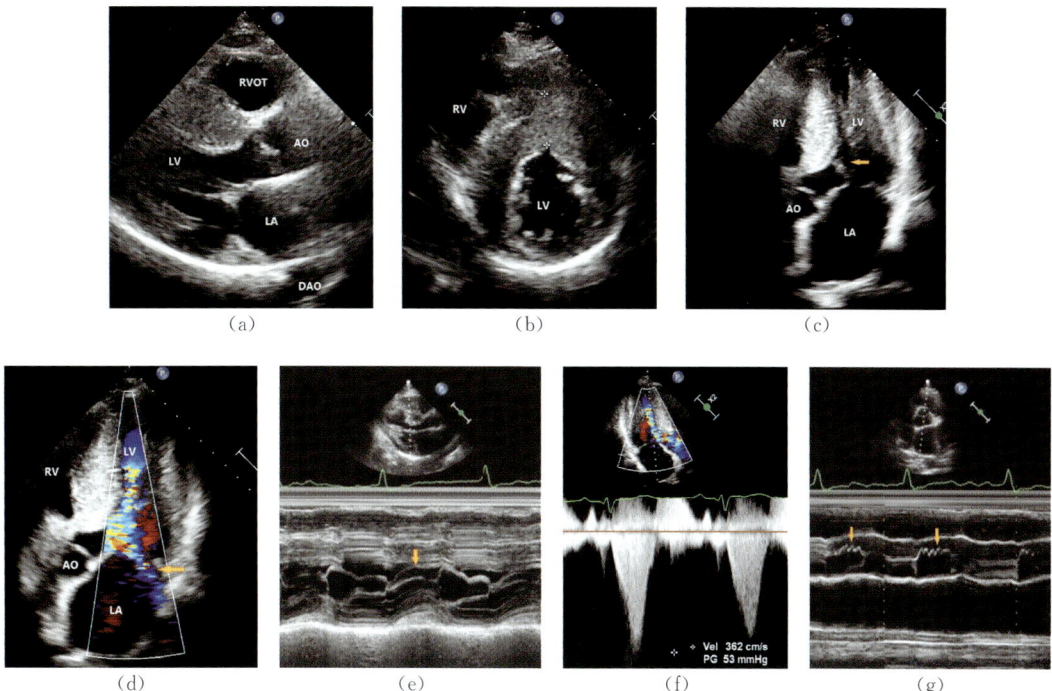

图 17-17 HOCM 的超声表现

(a)为左室长轴观,(b)为左室短轴观,(c)和(d)均为心尖五腔观,(a)—(c)显示左室心肌非对称性肥厚,以室间隔为显著,(c)图可见收缩期左室流出道中段肥厚的室间隔和粗大的乳头肌靠拢,导致流出道内径狭小,箭头标识收缩期二尖瓣前叶向室间隔移动(SAM征+),(d)图 CDFI 显示左室流出道收缩期的蓝色为主的高速血流,起源于流出道的中段,左房内可见偏心性二尖瓣反流,沿二尖瓣后叶和左房侧壁走行(黄色箭头所示),提示反流与 SAM 征有关;(e)为经二尖瓣的 M 型波型,二尖瓣前叶 CD 段弧形前移呈驼峰样,向室间隔靠拢,为 M 型上 SAM 征之典型表现;(f)为心尖长轴观记录的典型的左室流出道梗阻的 CW 频谱,可见血流速度增高(3.6 m/s),压差为 53 mmHg,频谱峰值后移,下降支为曲面向上的匕首状;(g)为经主动脉瓣的 M 型波型,显示收缩期主动脉瓣开放的盒子型波型出现抖动,提示主动脉瓣叶收缩期开放抖动,是左室流出道梗阻的特征性表现之一。
其他注释同前。

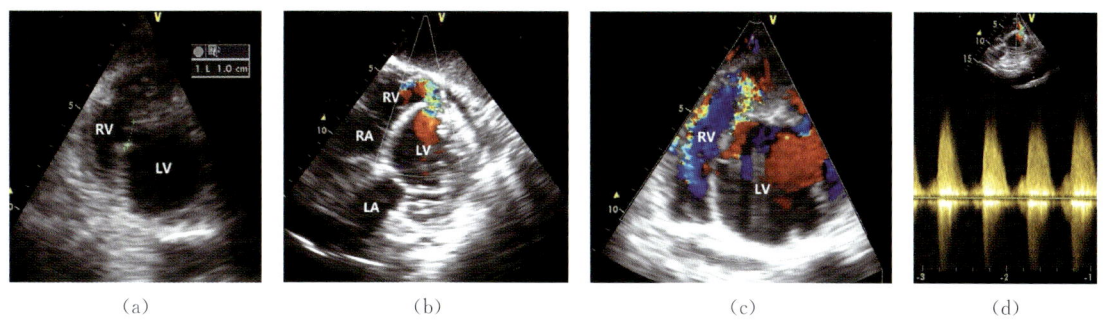

图 17-21 AMI 后室间隔穿孔

(a)和(c)均为左室短轴观,(b)为变异的剑下四腔观。(a)图显示室间隔穿孔的回声中断达到 1 cm;(b)图和(c)图为 CDFI 显示室间隔穿孔的异常分流束由左室进入右室;(d)为在(b)图用 PW 记录的收缩期条带状的分流频谱。
其他注释同前。

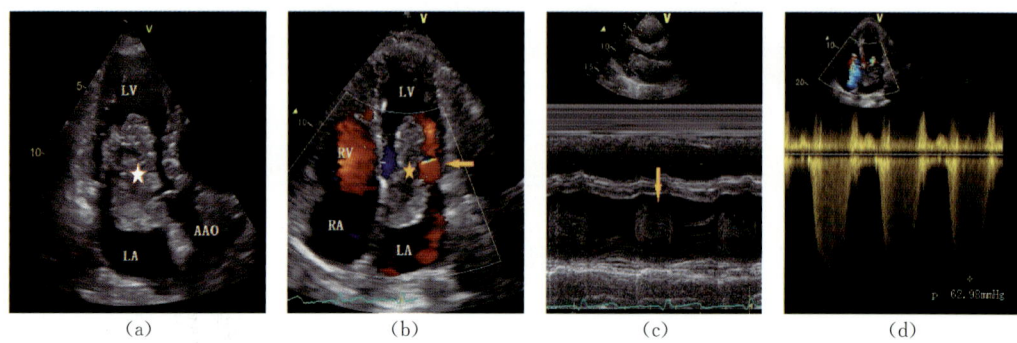

图 17-23　左房黏液瘤的超声表现

(a)为心尖左室长轴观,(b)为心尖四腔观,显示左房内活动性占位(五角星标示)舒张期经二尖瓣口进入左室;(b)图 CDFI 显示舒张期二尖瓣的血流受阻(箭头所示);(c)为经二尖瓣口的 M 型波形,显示舒张期瓣口的云雾状回声(箭头所指),为肿瘤舒张期跨瓣口进入左室所致;(d)为三尖瓣反流的 CW 频谱,提示三尖瓣反流速度升高,为二尖瓣充盈受阻导致的肺高压表现。
其他注释同前。

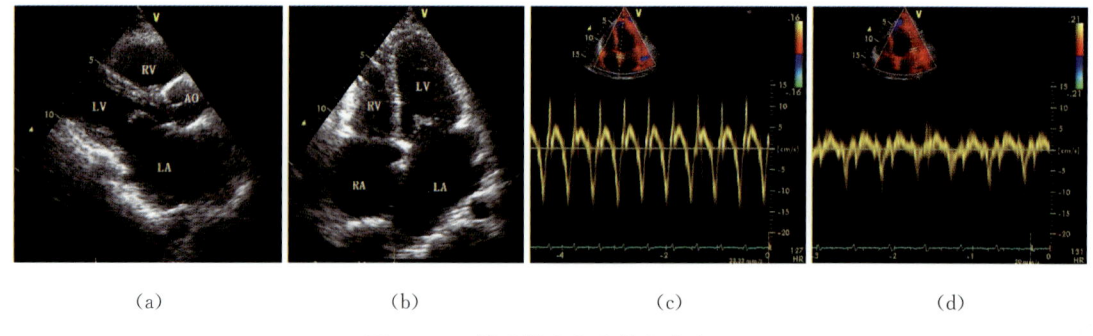

图 17-26　缩窄性心包炎的超声表现

(a)和(b)分别为心尖四腔观和心尖长轴观的二维图像,可见双房明显扩大,心室腔较小,心包增厚,回声增强;(c)和(d)分别为二尖瓣环室间隔侧及外侧的组织多普勒频谱,可见室间隔侧瓣环运动速度明显高于外侧,与正常人相反,这是由于外侧瓣环运动受心包限制所致。

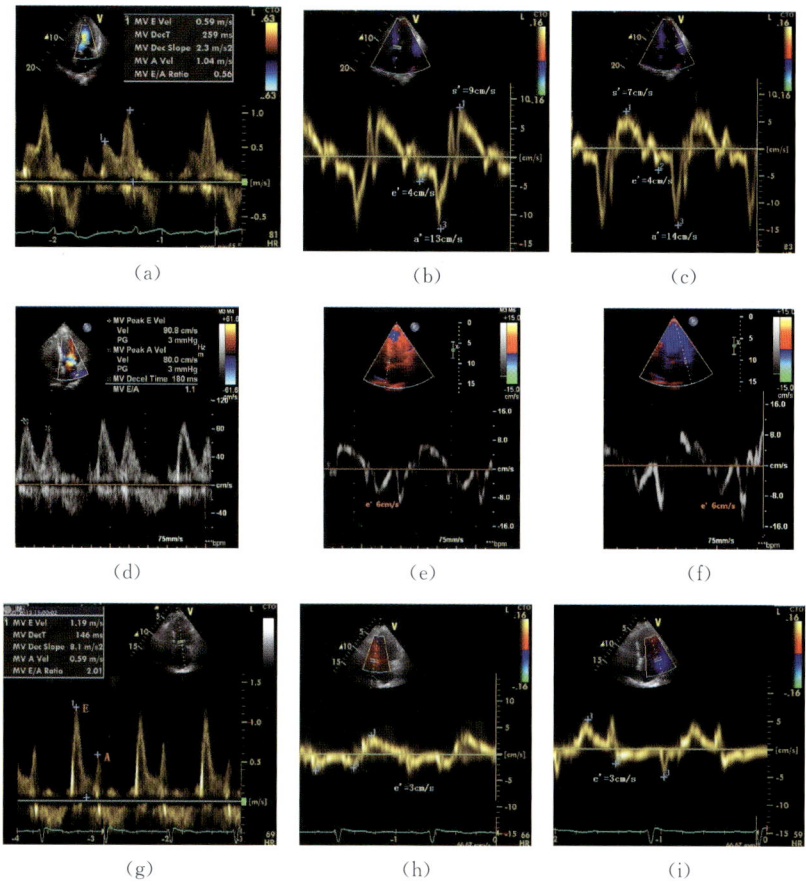

图 17-29 左室舒张功能异常的二尖瓣血流频谱及二尖瓣环的 TDI 频谱

由上至下分别为左室舒张功能异常在二尖瓣血流图上的三个阶段的表现,即上图(a)—(c):松弛受损,中图(d)—(f):假性正常化,下图(g)—(i):限制性生理改变;从左至右则分别为左图(a)—(g):二尖瓣血流图,中图(b)—(h):内侧二尖瓣环 TDI 频谱,右图(c)—(i):外侧二尖瓣环的 TDI 频谱;上图(a)—(c)可见 $E/A<1$,DT 时间延长,双侧瓣环 TDI 的 e' 均显著下降为 4 cm/s,Avg $E/e'=14.7$;中图(d)—(f)可见二尖瓣血流图参数基本正常,但患者有高血压左室壁增厚及左心房扩大,双侧 e' 均下降为 6 cm/s,Avg $E/e'=15.1$,提示为假性正常;下图(g)—(i)为一心衰患者,二尖瓣血流图 E 波高尖,$E/A>2$,DT 时间缩短为 146 ms,双侧 TDI 速度均显著降低。

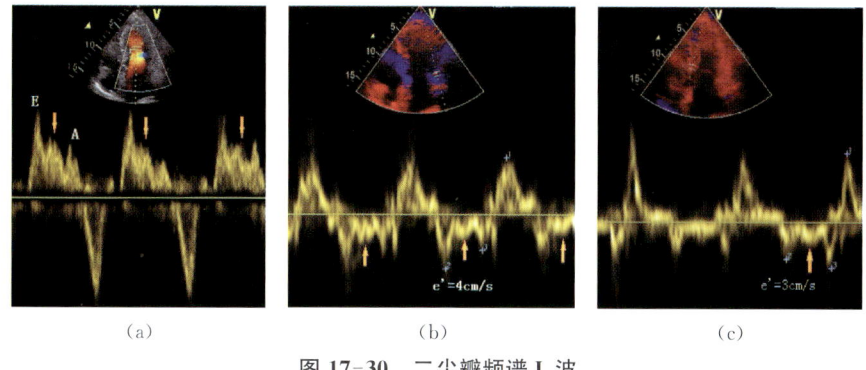

图 17-30 二尖瓣频谱 L 波

此为一例左室舒张功能异常的患者,从左至右则分别为(a)二尖瓣血流图、(b)外侧二尖瓣环 TDI 频谱、(c)内侧二尖瓣环的 TDI 频谱;橘黄色箭头所指为介于 E 波和 A 波之间的 L 波,注意 TDI 上 e' 速度显著降低,提示左室充盈压升高。

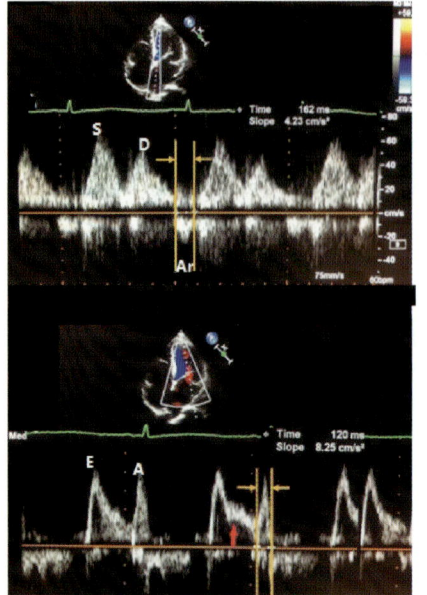

图 17-31　LVDD 患者的 Ar-A

此为一例尿毒症腹透的患者,左室壁厚度 11~12 mm, LVEF 为 49%,左心房扩大(63 mm×49 mm),三尖瓣反流峰值流速为 3.3 m/s(压差 44 mmHg)。上图为肺静脉血流频谱,可见 $S>D$,Ar 波宽深,黄色线条标识其持续时间为 162 ms;下图为二尖瓣血流频谱,A 峰持续时间为 120 ms,$Ar-A>30$ ms,注意该患者 E 波后出现明显 L 波(45 cm/s),提示 LAP 也显著升高。室间隔和侧壁的二尖瓣环 TDI-e 均明显降低,分别为 5 cm/s 和 8 cm/s,Avg $E/e=11$。

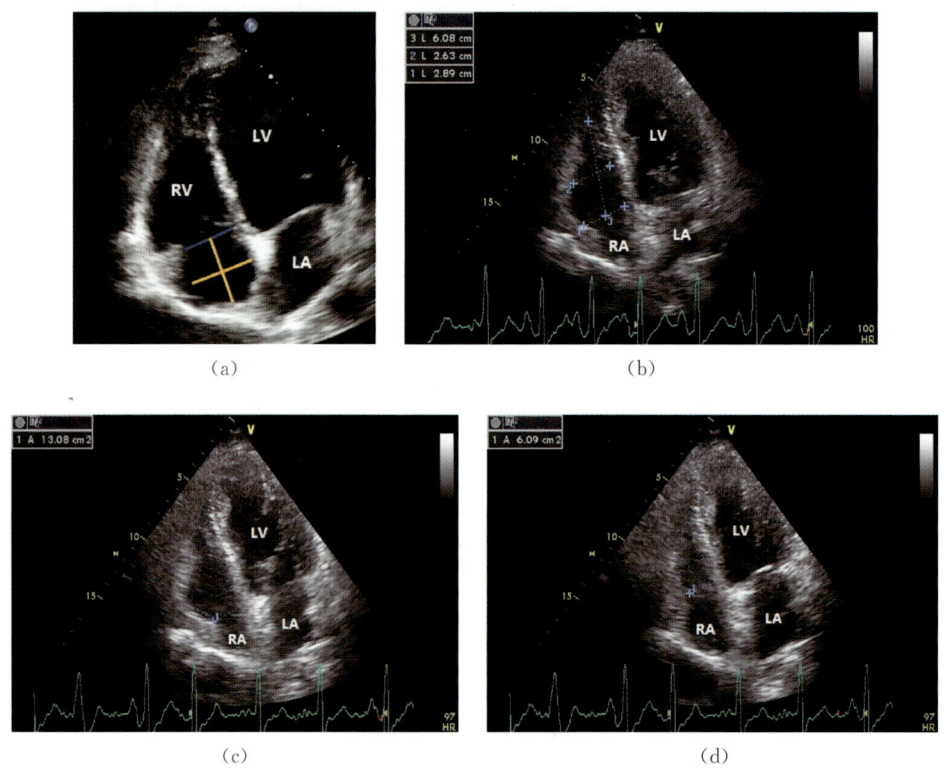

图 17-34　RA 和 RV 的二维测量

聚焦 RV 的 A4C 上进行 RA 和 RV 的二维测量。(a)为收缩末期测量 RA 的长径(上下径,三尖瓣环中点至右房顶)和横径(左右径,RA 中部与长径垂直),方法和 LA 径向测量类似,蓝色线条标识的是三尖瓣环水平;(b)为舒张末期测量 RV 的基底段横径(1)、中段横径(2)和长径(3),方法和 LV 的测量类似;(c)和(d)分别为舒张末期和收缩末期描记右室心内膜,得到右室面积,并可计算 RV FAC=54%。
其他注释同前。

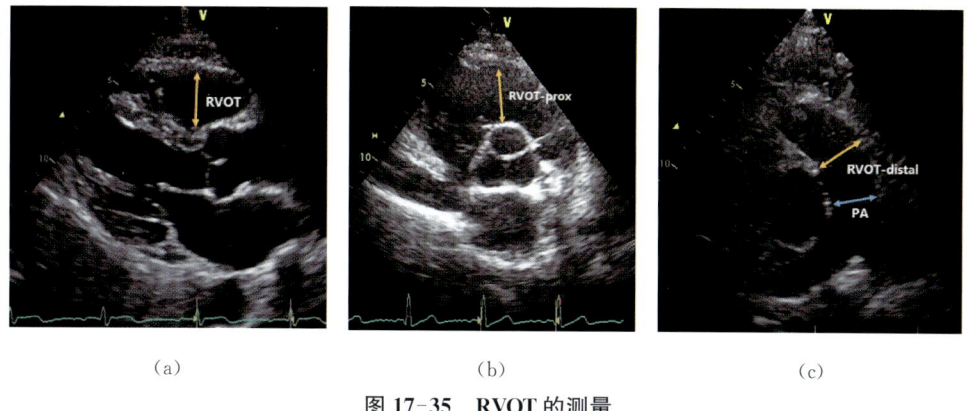

图 17-35 RVOT 的测量

(a)为胸骨旁长轴观测量 RVOT;(b)为胸骨旁大血管水平短轴观,测量 RVOT 近端;(c)为肺动脉长轴观,测量 RVOT 的远端内径(紧邻肺动脉瓣环)及肺动脉内径(瓣上 1 cm 处,蓝色双向箭头线)。
Prox:近端,distal:远端;其他注释同前。

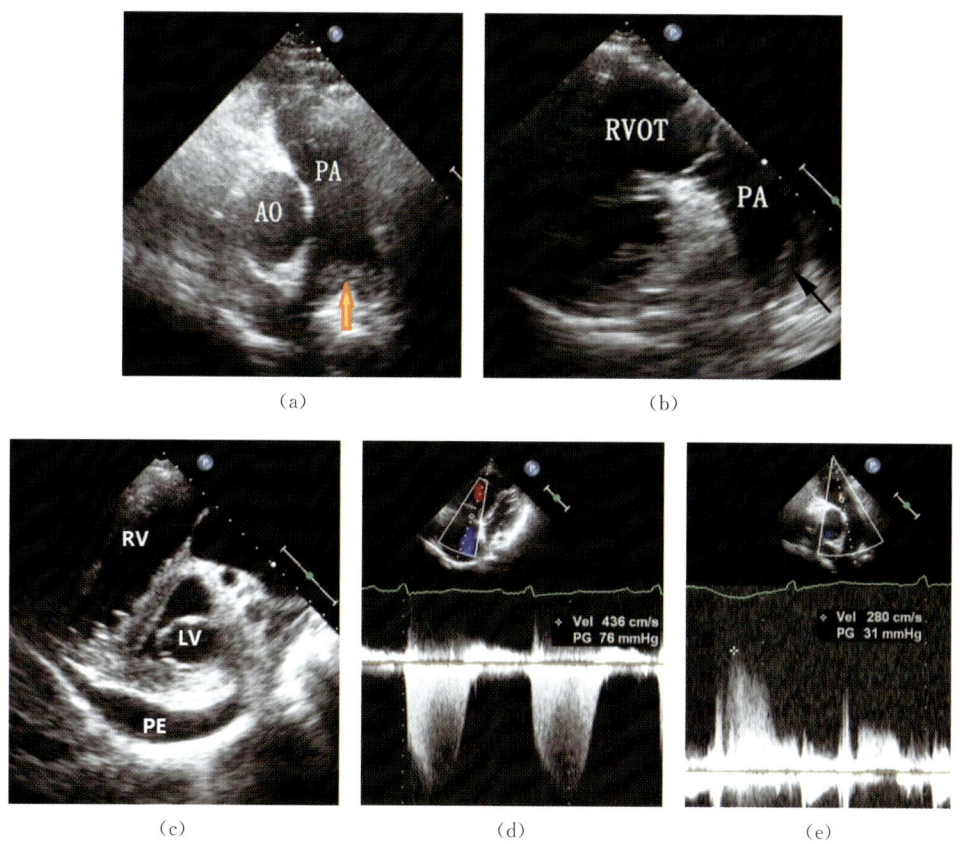

图 17-36 急性肺栓塞检测肺动脉内的血栓

(a)和(b)为肺动脉分叉观和右室流出道观,显示肺动脉内的血栓(箭头指示);(c)为二尖瓣水平左室短轴观,显示右室扩大,室间隔塌陷,"D型"左室,心脏后方有少量心包积液;(d)和(e)分别为三尖瓣反流和肺动脉瓣反流的 CW 频谱,显示反流速度升高,肺动脉收缩压和平均压均显著升高。
其他注释同前。

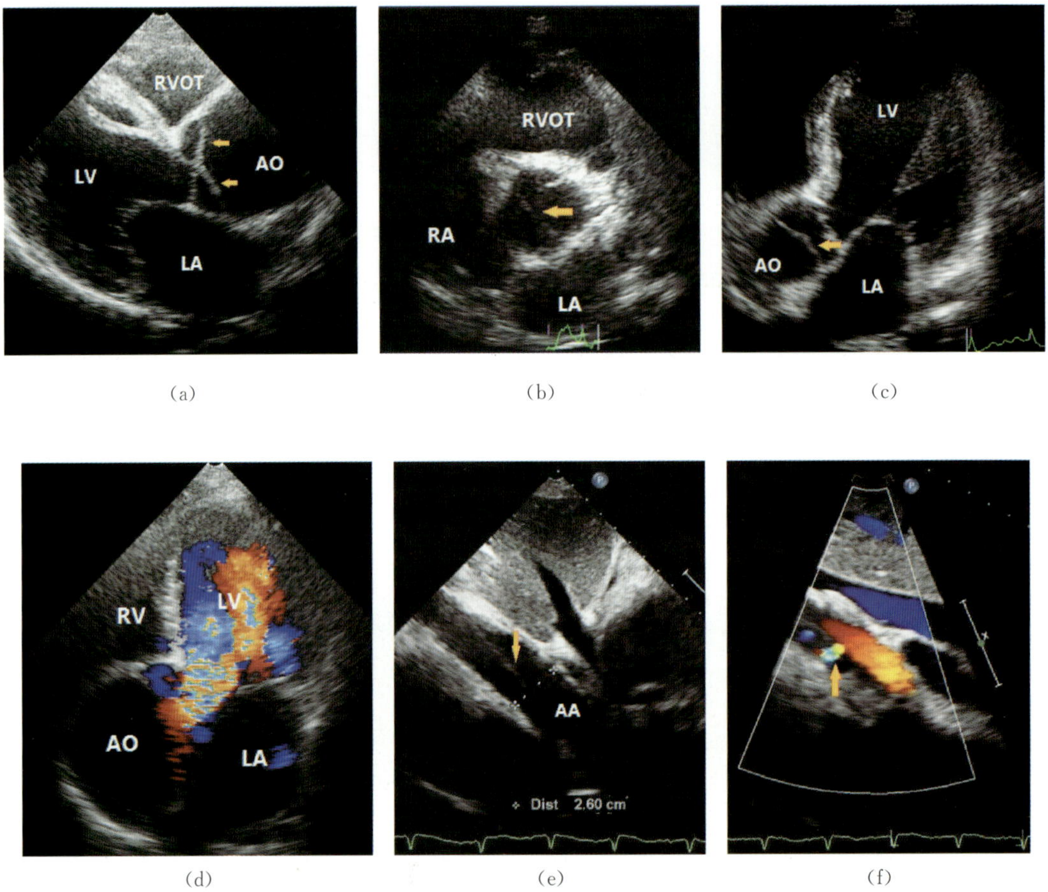

图 17-37　Ⅰ型主动脉夹层

(a)为胸骨旁左室长轴观,(b)为胸骨旁大血管短轴观,(c)为心尖五腔观,均可见升主动脉近端撕裂的内膜片(箭头指示),并影响主动脉瓣的活动,(a)图还可见升主动脉内径增宽;(d)为心尖部五腔观,CDFI 显示大量的主动脉瓣反流;(e)和(f)均为剑下腹主动脉长轴,(e)图中箭头指示撕裂的内膜片,提示为Ⅰ型夹层,受累范围从升主动脉近端至腹主动脉,(f)图中箭头指示真假腔之间的破口血流。
其他注释同前。

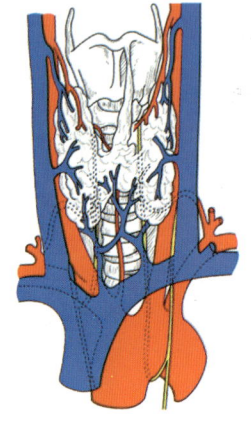

图 18-3　甲状腺动、静脉血管示意图

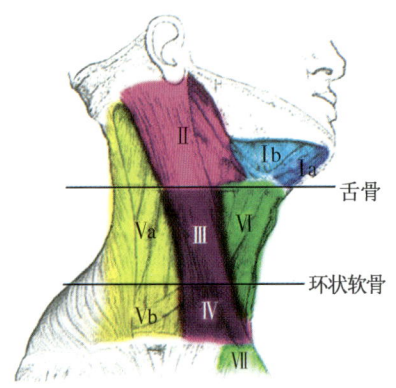

图 18-4　颈部淋巴结分区示意图

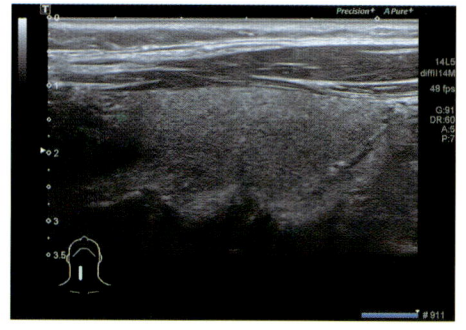

图 18-15 正常甲状腺右叶纵断面声像图

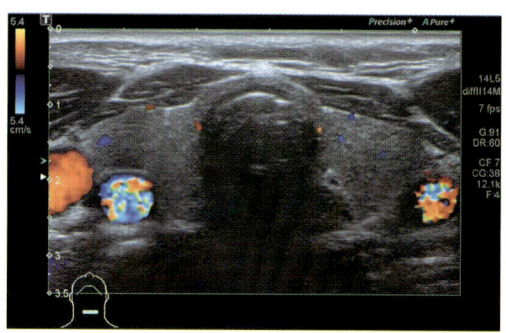

图 18-16 正常甲状腺彩色多普勒血流图

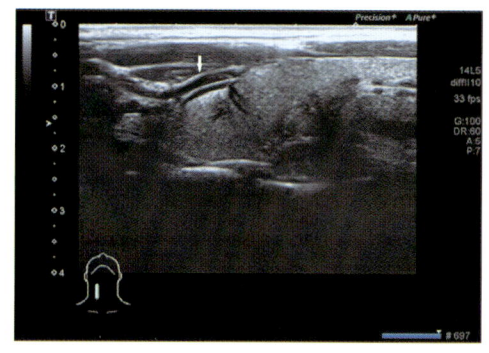

(a)

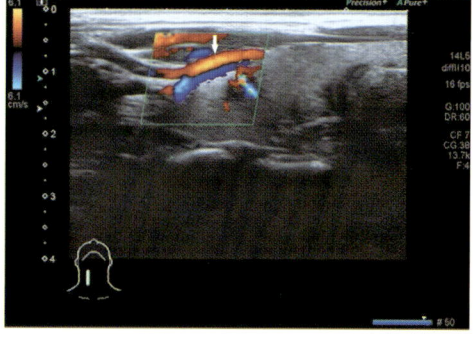

(b)

图 8-18 甲状腺上动脉纵断面图(箭头所示)

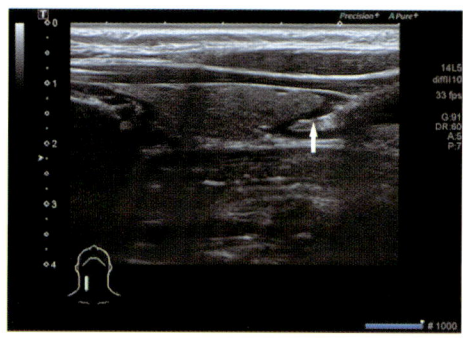

(a)

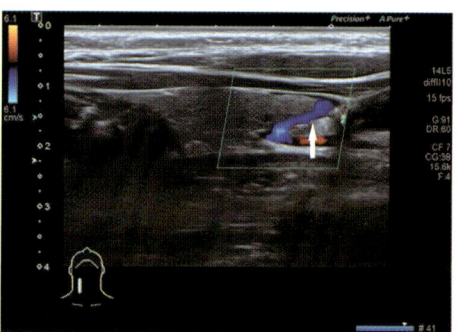

(b)

图 18-21 甲状腺下静脉图(箭头所示)

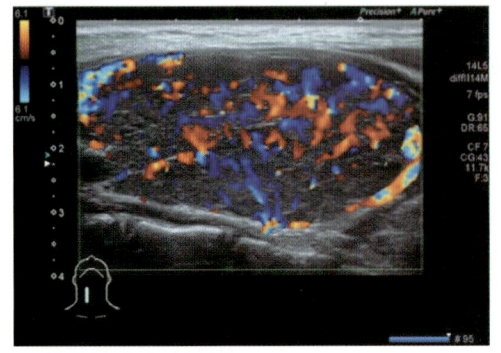
图 18-24 甲状腺功能亢进症"火海征"

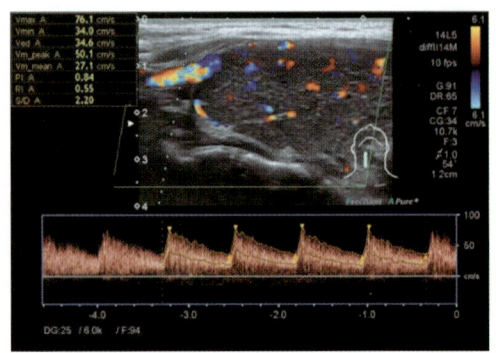
图 18-25 甲状腺功能亢进症甲状腺上动脉频谱

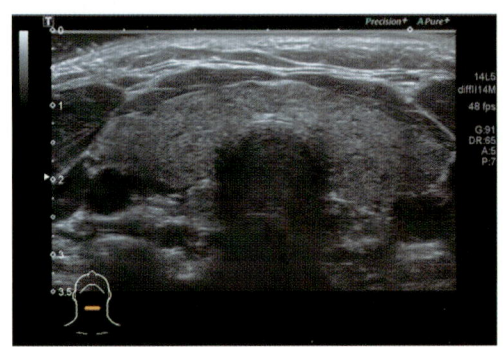
图 18-26 桥本甲状腺炎声像图

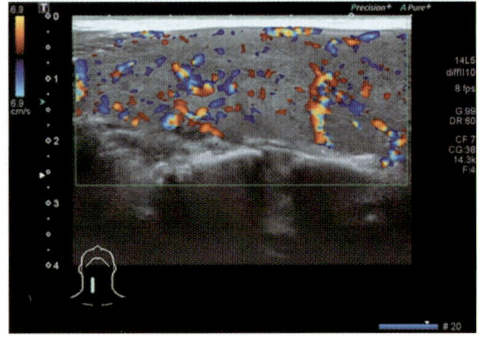
图 18-27 桥本甲状腺炎彩色多普勒血流图

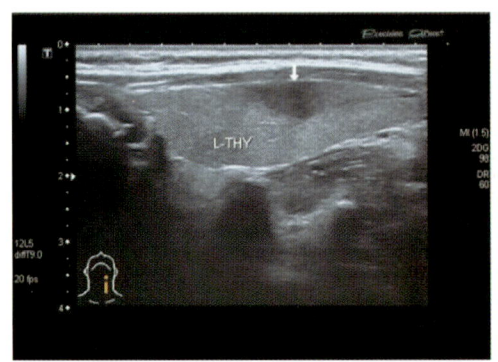
图 18-30 亚急性甲状腺炎声像图

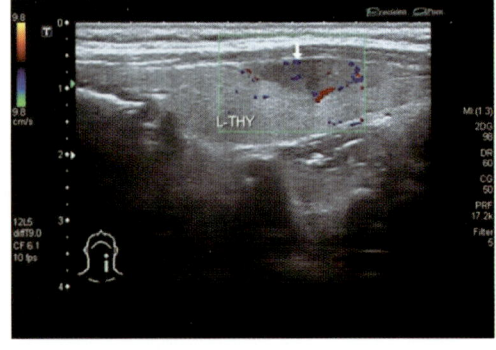
图 18-31 亚急性甲状腺炎彩色多普勒血流图

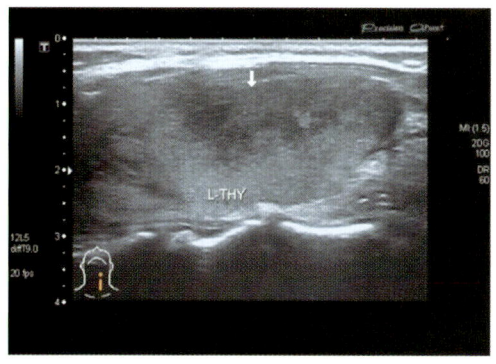

图 18-32　同一病人 2 个月后亚急性甲状腺炎病程进展声像图

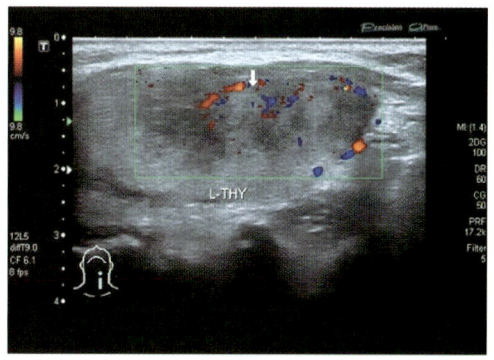

图 18-33　同一病人 2 个月后亚急性甲状腺炎病程进展彩色多普勒血流图

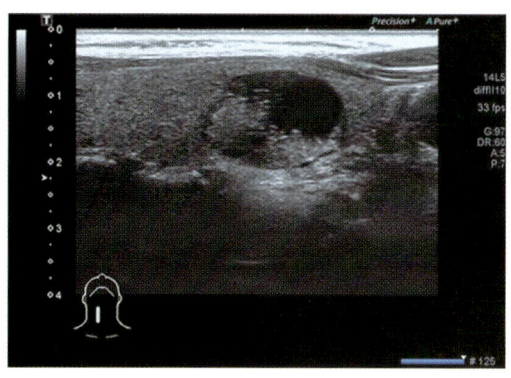

图 18-34　结节性甲状腺肿声像图

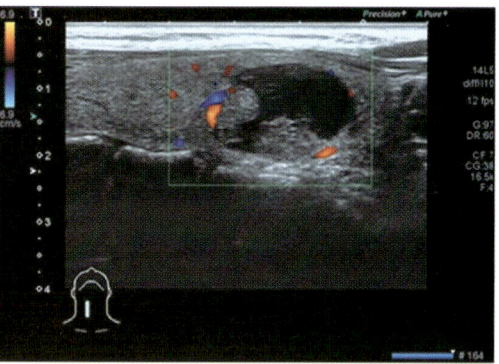

图 18-35　结节性甲状腺肿彩色多普勒血流图

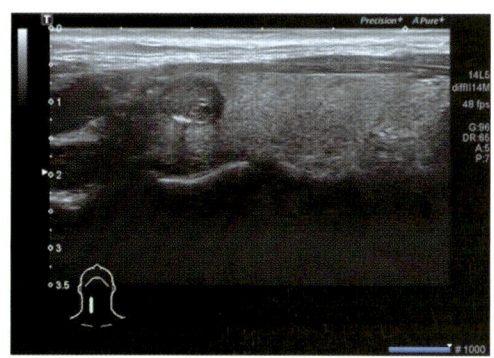

图 18-37　甲状腺腺瘤伴钙化声像图

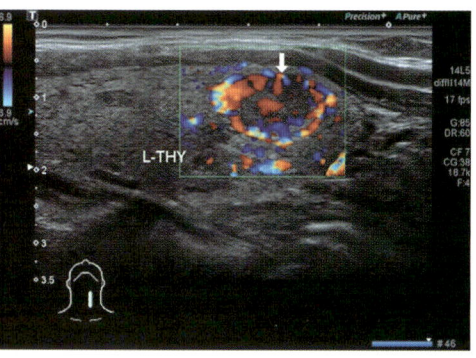

图 18-38　甲状腺腺瘤彩色多普勒血流图(箭头所示)

L-THY：甲状腺左侧叶

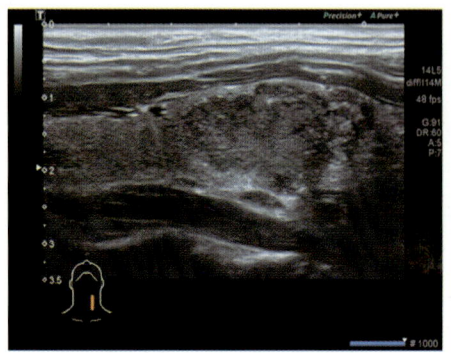

图 18-39 甲状腺癌声像图

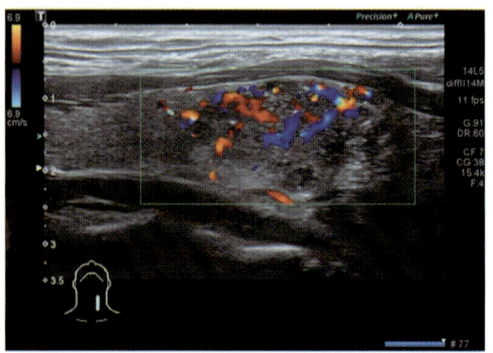

图 18-40 甲状腺癌彩色多普勒血流图

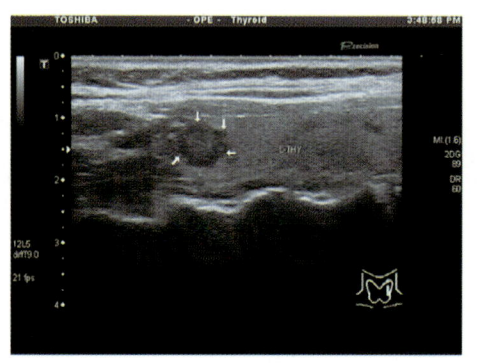

图 18-41 甲状腺乳头状癌形态极不规则
（箭头所示）

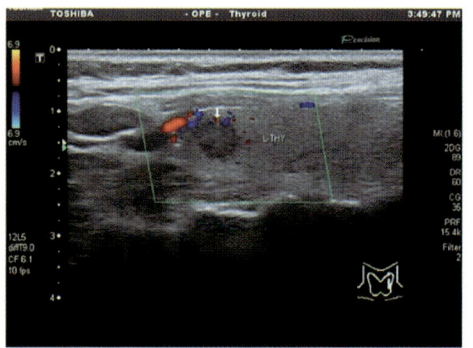

图 18-42 甲状腺乳头状癌周边杂乱血流信号
（箭头所示）

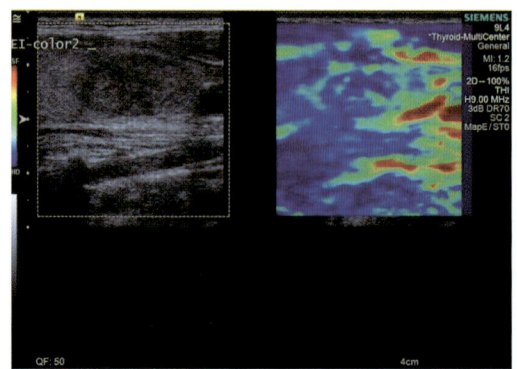

图 18-45 超声应变弹性成像图

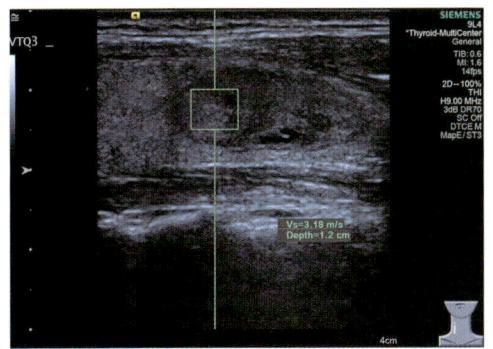
图 18-46 超声剪切波速度成像图(VTQ)

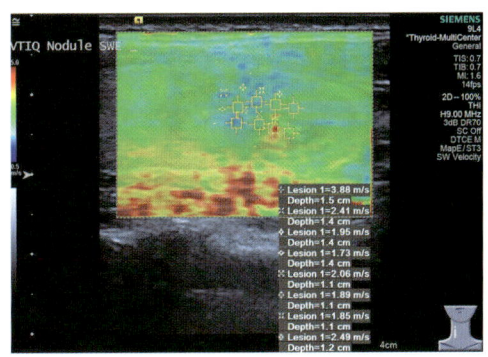
图 18-47 超声剪切波速度成像图(VTIQ)

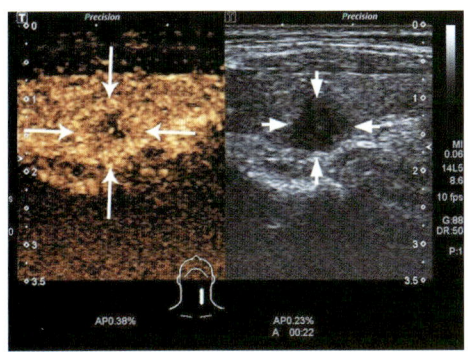
图 18-48 超声造影(一)

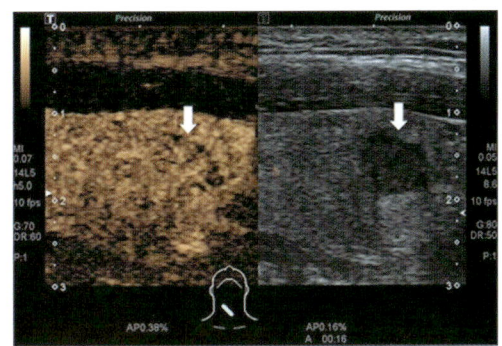
图 18-49 超声造影(二)

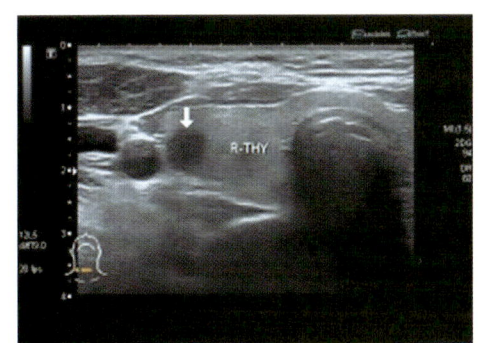
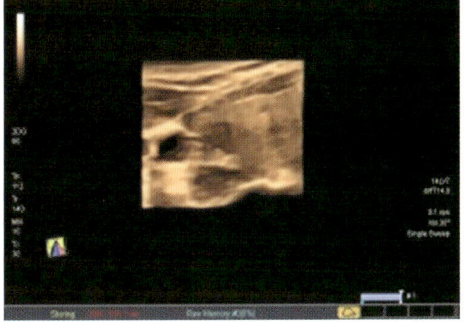
图 18-50 三维超声(箭头示病灶)

R-THY：甲状腺右侧叶

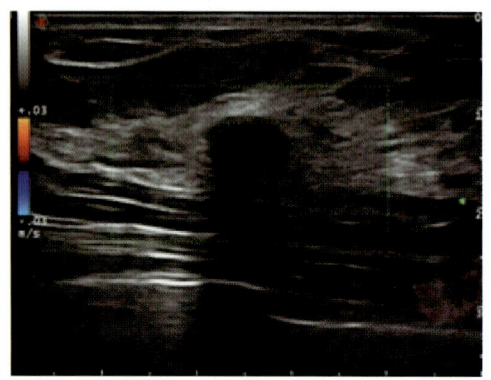

图 18-83　乳腺肿块多普勒血流图像
图示无血流信号

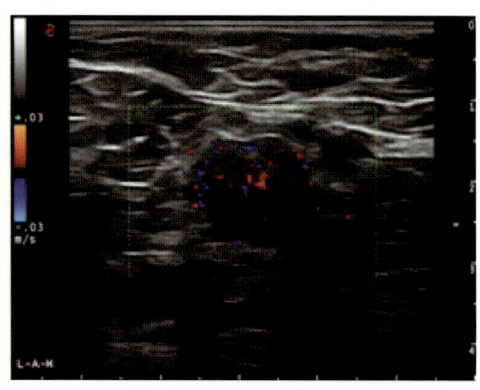

图 18-84　乳腺肿块多普勒血流图像
图示内部血流信号

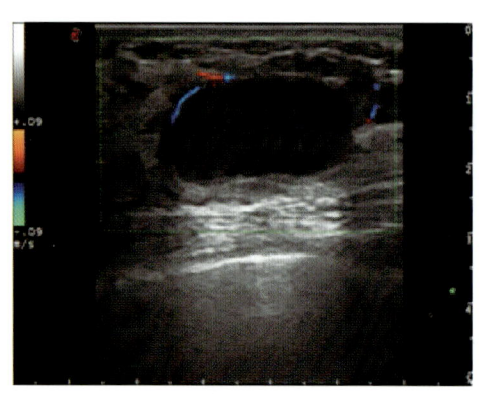

图 18-85　乳腺肿块多普勒血流图像
图示边缘血流信号

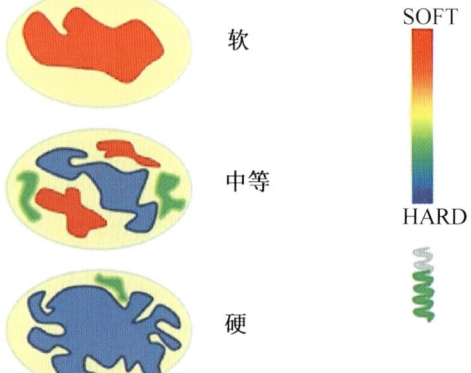

图 18-86　超声弹性成像肿块硬度示意图

右侧彩标表示以其为参照,将红色定义为软,蓝色为硬,根据各代表色在肿块内所占不同比例将弹性硬度分为软、中等、硬三类。弹簧为绿色表示图像质量好。

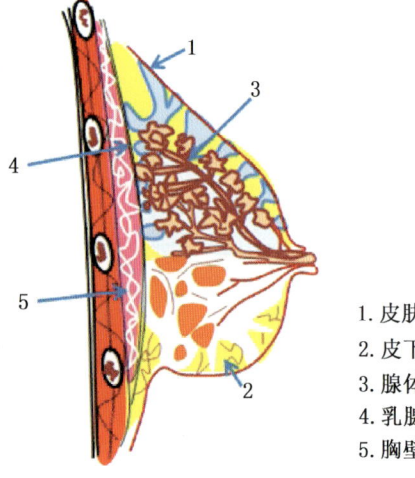

1. 皮肤
2. 皮下脂肪层
3. 腺体层
4. 乳腺后间隙
5. 胸壁肌层

图 18-87　正常乳腺及周围的各种解剖结构

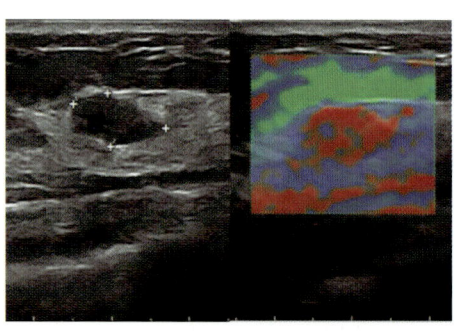

图 18-97　乳腺癌超声声像图及对于
弹性图像(质硬)

病理结果为"浸润性导管癌Ⅱ～Ⅲ级"

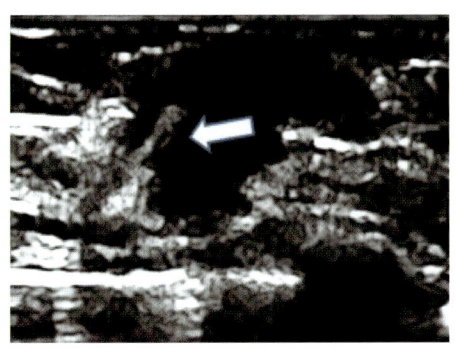 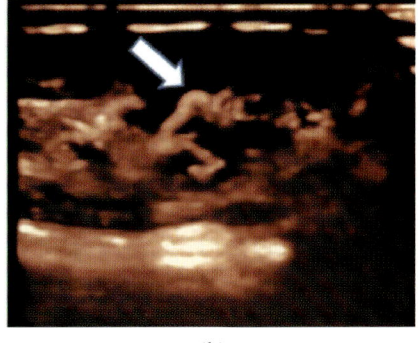

(a) (b)

图 18-100　乳腺常规二维超声造影及三维超声造影声像图

(a)显示乳腺癌病灶内部大片坏死区域无微泡充填,病灶边缘有数支血管伸向病灶内部;
(b)直观清晰显示乳腺癌病灶边缘数支伸向病灶内部血管,血管走形扭曲伴分支。

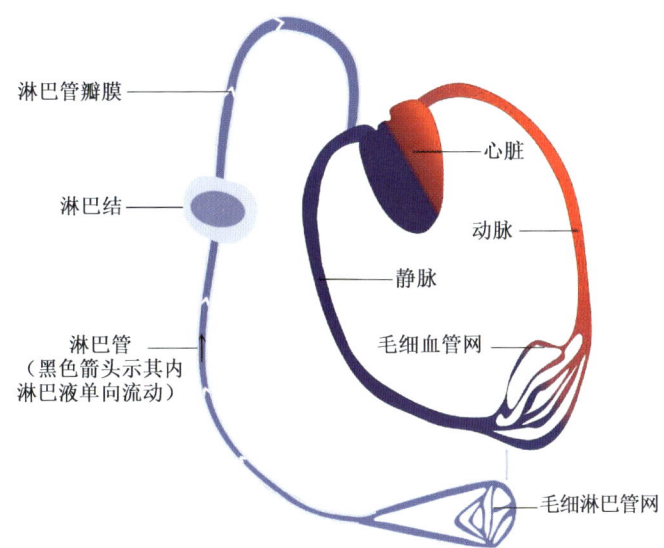

图 18-109　淋巴循环示意图

组织液进入毛细淋巴管成为淋巴液,经淋巴系统回流最后汇合成胸导管和右淋巴导管,在两侧锁骨下静脉和颈内静脉汇合处进入血液循环,毛细血管中的血浆滤过血管壁生成组织液,形成淋巴系统的单向循环。

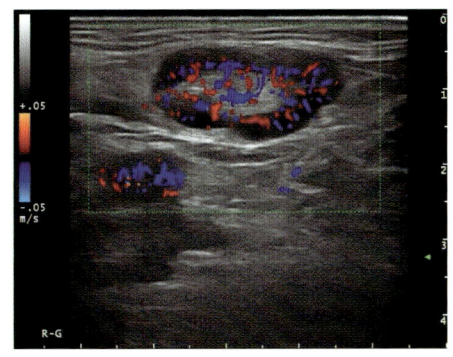 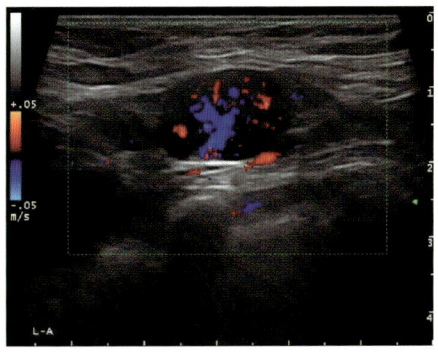

图 18-121　淋巴门型血流信号　　　　　图 18-122　中央型血流信号

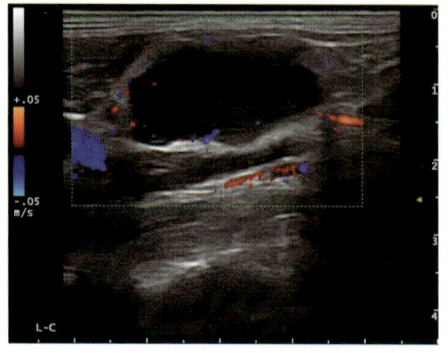 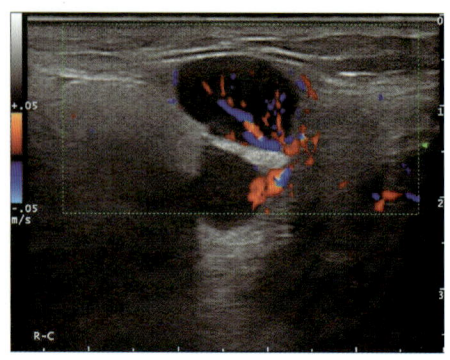

图 18-123　边缘型血流信号　　　　图 18-124　混合型血流信号

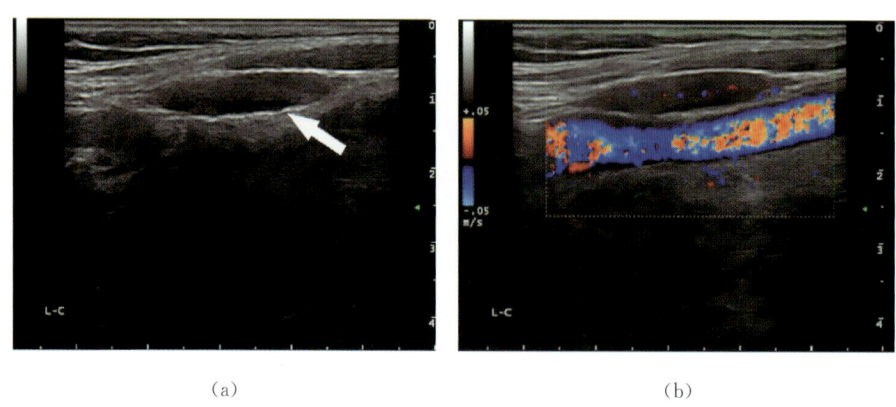

(a)　　　　　　　　　　　　　　(b)

图 18-125　颈部正常淋巴结超声图像

(a)为灰阶超声图像,示淋巴结呈梭形,淋巴门未见;
(b)为多普勒超声图像,示门髓部血流信号闪烁出现。

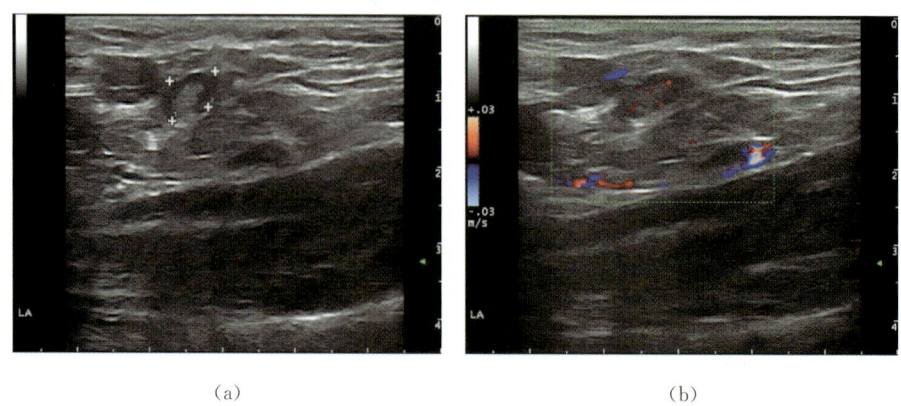

(a)　　　　　　　　　　　　　　(b)

图 18-126　腋窝正常淋巴结超声图像

(a)为灰阶超声图像,示淋巴结呈类椭圆形,淋巴门可见,皮质的低回声呈"C形"征;
(b)为多普勒超声图像,示少许门部血流信号。

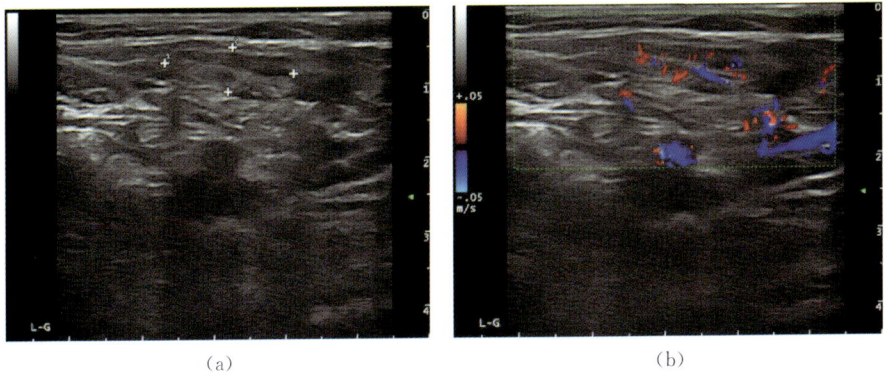

图 18-127　腹股沟正常淋巴结超声图像

(a)为灰阶超声图像,示淋巴结呈长椭圆形,淋巴门宽阔;
(b)为多普勒超声图像,示丰富门部血流信号。

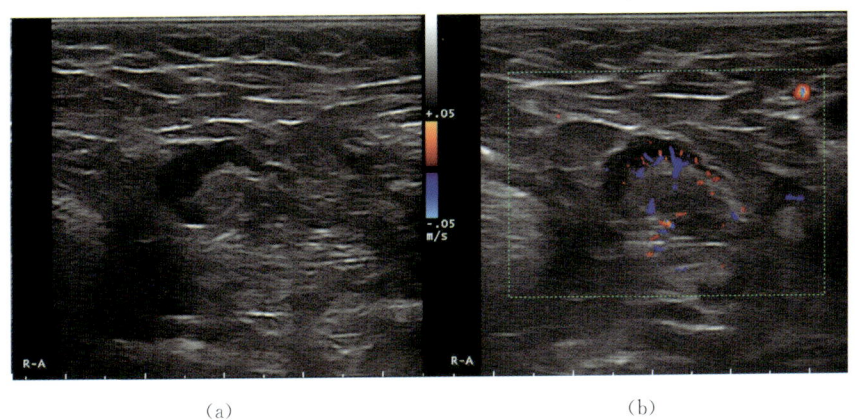

图 18-128　右侧腋窝淋巴结反应性增生

(a)为灰阶超声图像,示包膜完整、边界清晰,皮质均匀性显著增厚,皮质和髓质均匀性扩大;
(b)为多普勒超声图像,示丰富的门型血流。

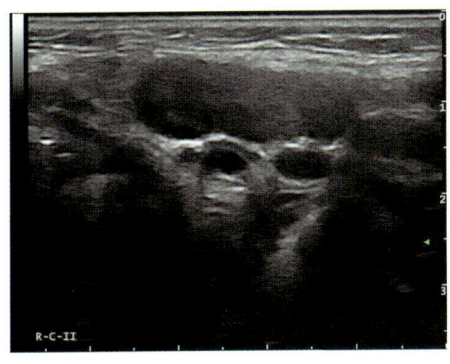 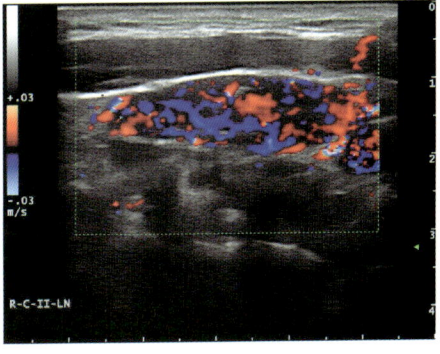

图 18-129　右侧颈部Ⅱ区淋巴结炎

超声示数个淋巴结相互融合。

图 18-130　右侧颈部Ⅱ区急性淋巴结炎

多普勒示血供丰富,淋巴结血流呈"火球样"。

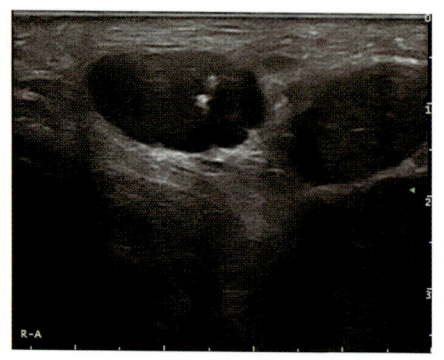

图 18-131　右侧腋窝淋巴结结核

图示淋巴结内部可见团状强回声,为粗大钙化灶。

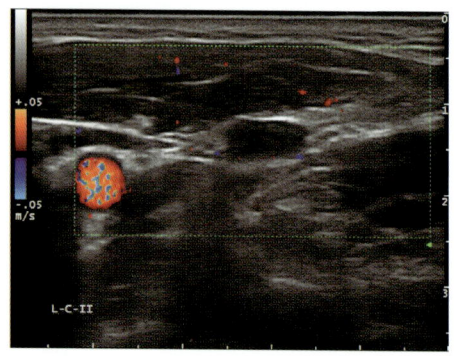

图 18-132　淋巴结结核多普勒血流图像

多普勒显示淋巴结内血流信号消失,仅边缘有少许血流。

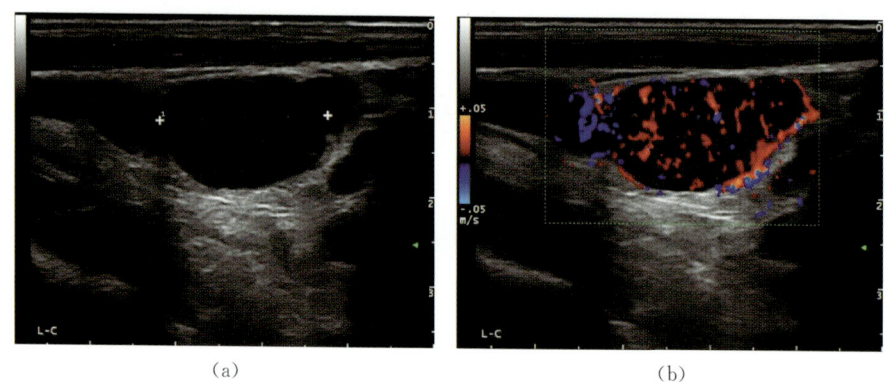

(a)　　　　　　　　　　　　　(b)

图 18-133　左侧颈部淋巴结(淋巴瘤)超声图像

(a)为灰阶超声图像;(b)为多普勒彩色血流图像。

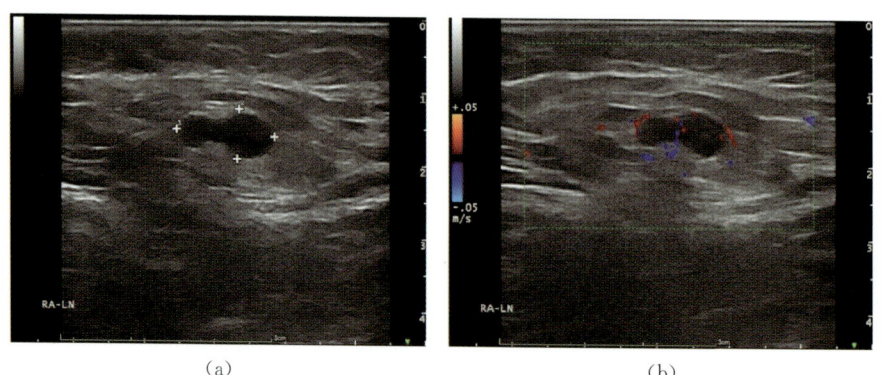

(a)　　　　　　　　　　　　　(b)

图 18-134　乳腺癌腋窝淋巴结转移超声图像

(a)为灰阶超声图像;(b)为多普勒彩色血流图像。

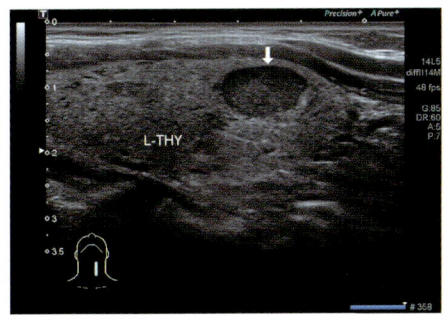

(a) 灰阶超声　　　　　　　　　(b) 彩色多普勒超声

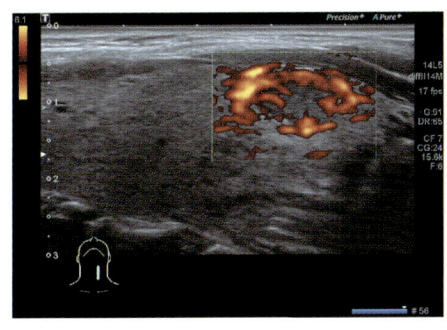 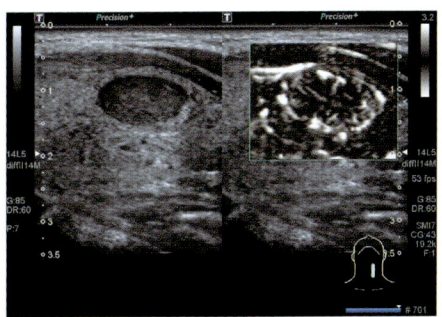

(c) 弹性超声　　　　　　　　　(d) 超声造影

案例图 18-1

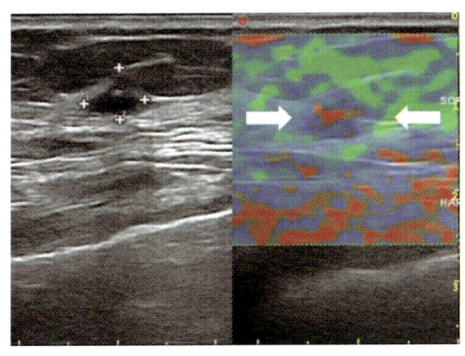 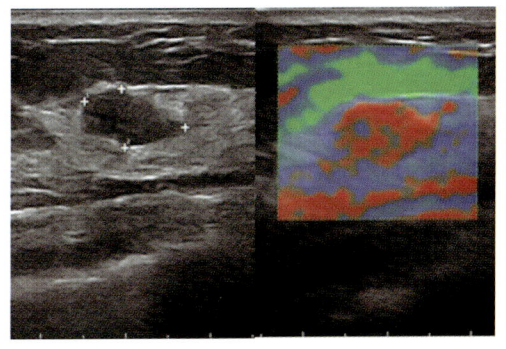

案例图 18-2　乳腺肿块超声弹性成像（一）
双幅图像患者：女性，59 岁；图左为超声灰阶图像；BI-RADS 分类 4B 类；图右为弹性超声图像；质软；病理结果为"导管内乳头状瘤"。

案例图 18-3　乳腺肿块超声弹性成像（二）
双幅图像患者：女性，45 岁；图左为超声灰阶图像；BI-RADS 分类 4A 类；图右为弹性超声图像；质硬；病理结果为"浸润性导管癌Ⅱ～Ⅲ级"。

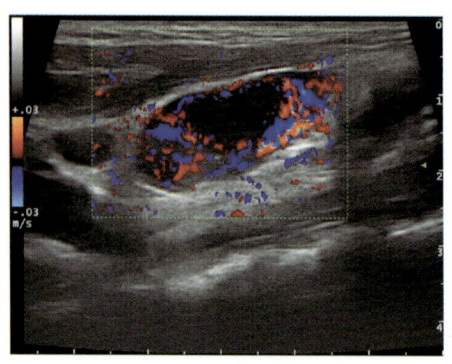

案例图 18-8　转移性淋巴结多普勒超声图像

图示淋巴结内部血流无血供区

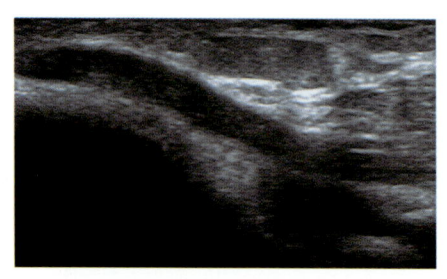

(a) 肘管综合征声像图

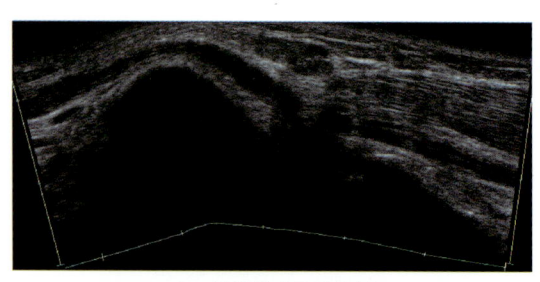

(b) 肘管综合征声像图

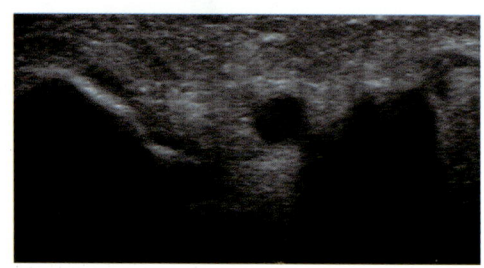

(c) 肘管综合征声像图

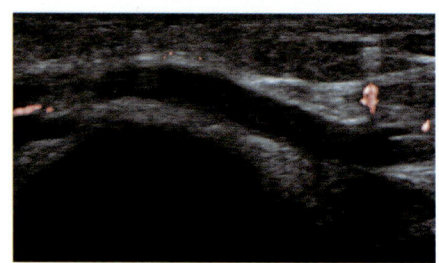

(d) 肘管综合征声像图

图 19-20　肘管综合征声像图

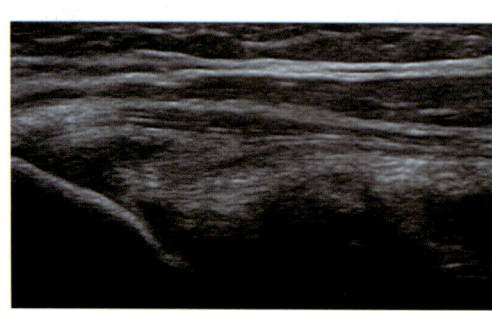

(a) 伸肌总腱炎灰阶声像图

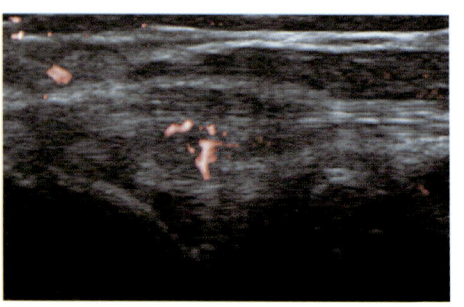

(b) 伸肌总腱炎彩色多普勒声像图

图 19-21　伸肌总腱炎声像图

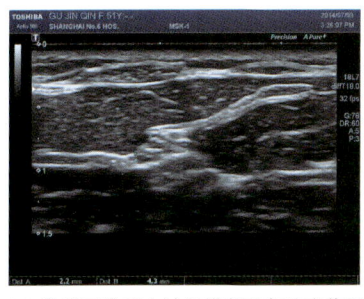
(a) 前臂正常正中神经横断面灰阶声像图

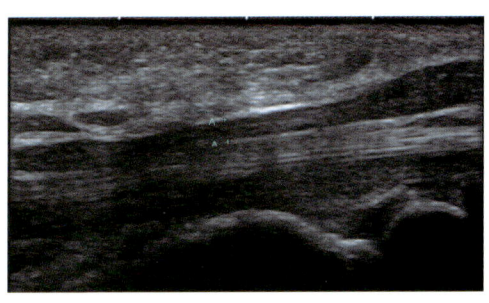
(b) 腕管正中神经卡压处明显变细

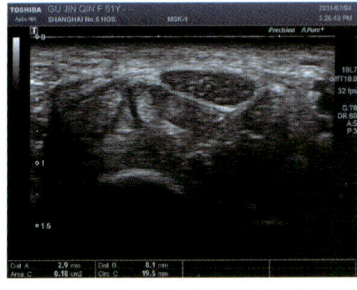
(c) 腕管处正中神经横断面明显增粗肿胀

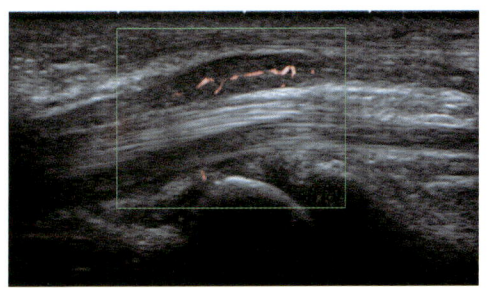
(d) 正中神经卡压近端神经干内血流信号明显增多

图 19-34　腕管综合征声像图

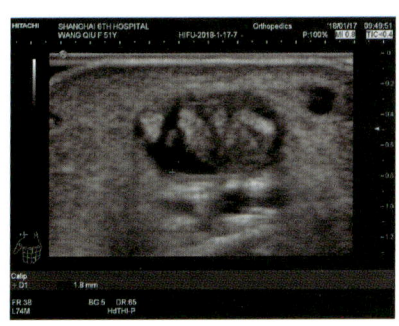
(a) 桡骨茎突狭窄性腱鞘炎横断面声像图

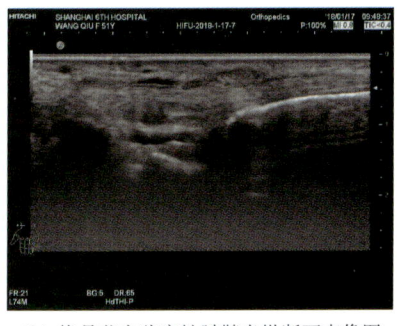
(b) 桡骨茎突狭窄性腱鞘炎纵断面声像图

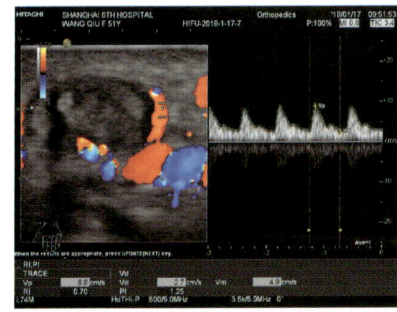
(c) 桡骨茎突狭窄性腱鞘炎横断面多普勒频谱声像图

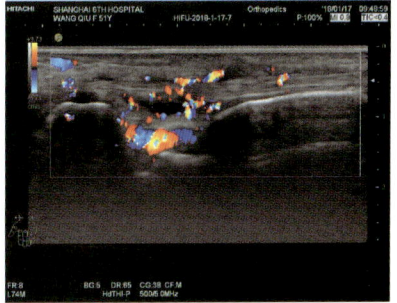
(d) 桡骨茎突狭窄性腱鞘炎纵断面彩色多普勒声像图

图 19-35　桡骨茎突狭窄性腱鞘炎声像图

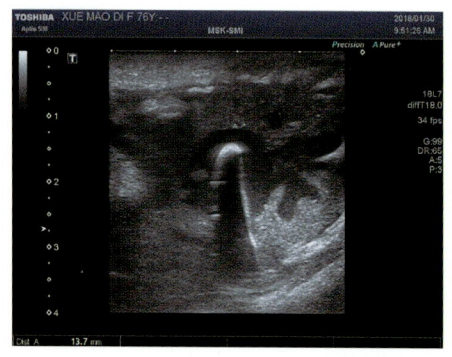 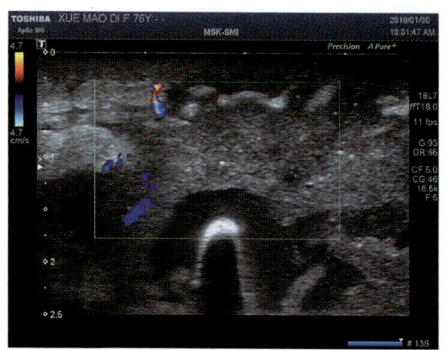

(a) 髋关节前隐窝滑膜增厚声灰阶像图　　(b) 髋关节前隐窝滑膜增厚彩色多普勒声像图

图 19-41　髋关节前隐窝滑膜增厚二维及彩色多普勒声像图

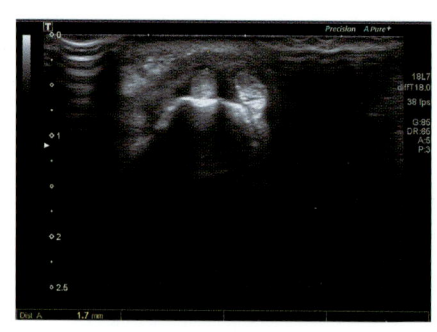 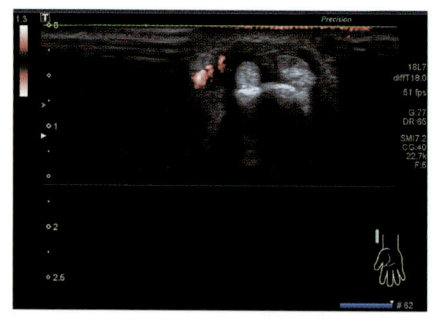

(a) 桡骨茎突狭窄性腱鞘炎横断面声像图　　(b) 桡骨茎突狭窄性腱鞘炎横断面彩色多普勒声像图

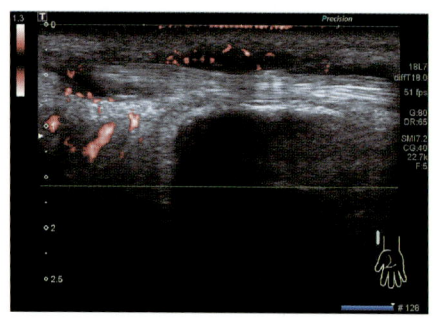 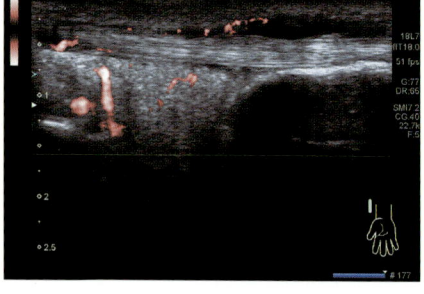

(c) 桡骨茎突狭窄性腱鞘炎纵断面腱鞘增厚声像图　(d) 桡骨茎突狭窄性腱鞘炎纵断面彩色多普勒声像图

案例图 19-2